国家卫生健康委员会"十三五"规划教材

专科医师核心能力提升导引丛书

供专业学位研究生及专科医师用

血液内科学

Hematology

第**3**版

主　编　黄晓军　黄　河　胡　豫

副主编　邵宗鸿　吴德沛　周道斌

人民卫生出版社

图书在版编目（CIP）数据

血液内科学/黄晓军，黄河，胡豫主编．—3版
．—北京：人民卫生出版社，2020
教育部、国家卫生健康委员会第三轮全国高等学校医
学专业研究生国家级规划教材
ISBN 978-7-117-30039-1

Ⅰ．①血…　Ⅱ．①黄…②黄…③胡…　Ⅲ．①血液病
—诊疗—高等学校—教材　Ⅳ．①R552

中国版本图书馆 CIP 数据核字（2020）第 087387 号

人卫智网	www.ipmph.com	医学教育、学术、考试、健康，购书智慧智能综合服务平台
人卫官网	www.pmph.com	人卫官方资讯发布平台

血液内科学

第 3 版

主　　编：黄晓军　黄　河　胡　豫
出版发行：人民卫生出版社（中继线 010-59780011）
地　　址：北京市朝阳区潘家园南里 19 号
邮　　编：100021
E - mail：pmph @ pmph.com
购书热线：010-59787592　010-59787584　010-65264830
印　　刷：三河市延风印装有限公司
经　　销：新华书店
开　　本：850×1168　1/16　　印张：27.5　　插页：1
字　　数：776 千字
版　　次：2008 年 12 月第 1 版　　2020 年 12 月第 3 版
　　　　　2022 年 12 月第 3 版第 2 次印刷（总第 4 次印刷）
标准书号：ISBN 978-7-117-30039-1
定　　价：119.00 元
打击盗版举报电话：010-59787491　E-mail：WQ @ pmph.com
质量问题联系电话：010-59787234　E-mail：zhiliang @ pmph.com

编　者 <small>(按姓氏笔画排序)</small>

王　昭　首都医科大学附属北京友谊医院

王建祥　中国医学科学院血液病医院(血液学研究所)

艾辉胜　中国人民解放军总医院第五医学中心

刘代红　中国人民解放军总医院第一医学中心

江　倩　北京大学血液病研究所

许兰平　北京大学血液病研究所

阮长耿　江苏省血液研究所

李　娟　中山大学附属第一医院

李军民　上海交通大学医学院附属瑞金医院

李建勇　南京医科大学第一附属医院

肖志坚　中国医学科学院血液病医院(血液学研究所)

吴德沛　苏州大学附属第一医院

何爱丽　西安交通大学第二附属医院

宋永平　郑州大学附属肿瘤医院

张连生　兰州大学第二医院

陈方平　中南大学湘雅医院

邵宗鸿　天津医科大学总医院

周道斌　中国医学科学院北京协和医院

胡　豫　华中科技大学同济医学院附属协和医院

胡建达　福建医科大学附属协和医院

侯　明　山东大学齐鲁医院

侯　健　上海交通大学医学院附属仁济医院

高素君　吉林大学第一医院

黄　河　浙江大学医学院附属第一医院

黄晓军　北京大学血液病研究所

常英军　北京大学血液病研究所

路　瑾　北京大学血液病研究所

蔡　真　浙江大学医学院附属第一医院

主 编 简 介

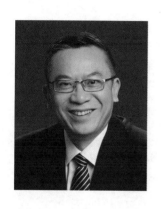

黄晓军 博士研究生导师,教授,北京大学血液病研究所所长,血液病专家。国家血液系统疾病临床医学研究中心主任,国家自然科学基金委员会创新研究群体、科技部创新团队、教育部创新团队带头人,国家重点学科、国家临床重点专科负责人;兼任亚太血液联盟常委会主任、中国医师协会血液科医师分会会长、中华医学会血液学分会主任委员。

主持国家重点基础研究发展计划(973 计划)项目、高技术研究发展计划(863 计划)项目、国家杰出青年科学基金重点项目等国家级课题;以通讯或第一作者发表 SCI 论文 300 余篇,包括 *New Engl J Med*、*Lancet Oncol*、*J Clin Oncol*、*Blood*、*Leukemia*、*Biology of Blood and Marrow Transplantation* 和 *Bone Marrow Transplantation* 等,入选 2014—2018 年中国高被引学者榜单(医学);移植领域的相关成果被美国、英国骨髓移植协会、美国国家癌症研究所等共 40 项国际指南或共识引用;作为第一完成人获得国家科学技术进步奖二等奖 2 项、省部级科学技术进步奖一等奖 4 项、何梁何利基金科学与技术进步奖及吴阶平医药创新奖。任《中华血液学杂志》总编辑,*Brit J Haematol*、*J Hematol Oncol*、*Chin Med J*(*Engl*)副主编,*Annals of Hematology* 高级编委;*Blood, Bone Marrow Transplantation* 及 *Blood Reviews* 的 Editorial Board。牵头制定 17 项指南/共识;培养博士后 7 名、博士研究生 60 名、硕士研究生 10 名,北京市青年拔尖人才 2 名、科技新星 1 名,省部级突出贡献专家 1 名。

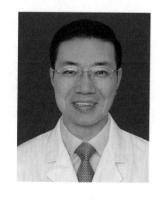

黄河 浙江大学求是特聘教授,浙江省特级专家,主任医师,博士研究生导师。现任浙江大学血液学研究所所长,浙江大学医学院党委书记、副院长,浙江大学医学院附属第一医院骨髓移植中心主任。任中华医学会血液学分会造血干细胞应用学组副组长、中华骨髓库专家委员会副主任委员、亚太国际骨髓移植组织国际学术委员会常务委员、欧洲骨髓移植登记组国际学术委员会委员、亚洲细胞治疗组织学术委员会委员、浙江省医学会血液专业委员会主任委员、浙江省抗癌协会血液淋巴肿瘤专业委员会主任委员等学术职务。

主要研究方向为造血干细胞移植的临床和基础研究、干细胞基础及应用研究、细胞免疫治疗临床基础及应用。获国家科学技术进步奖二等奖 2 项,教育部高等学校科学研究优秀成果奖(科学技术)之科学技术进步奖一等奖 1 项,浙江省科学技术奖 11 项。作为负责人承担国家重点基础研究发展计划(973 计划)项目、高技术研究发展计划(863 计划)项目、国家自然科学基金重点项目及国家自然科学基金国际合作与交流项目等 27 项。在 *Blood*、*Leukemia* 等 SCI 杂志发表论文 170 余篇,授权发明专利 17 项。在国际大型会议担任主席、特邀报告和口头报告 70 余次。任 *Bone Marrow Transplantation*、*Biology of Blood and Marrow Transplantation* 及 *Journal of Hematology and Oncology* 等杂志编委。

主 编 简 介

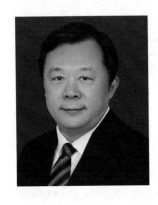

胡豫 教授，博士研究生导师。全国政协委员，华中科技大学同济医学院附属协和医院院长、血液病学研究所所长。国家重点学科带头人、教育部长江学者特聘教授、教育部新世纪百千万人才、国家杰出青年科学基金获得者。担任中华医学会血液学分会副主任委员、血栓与止血学组组长，中国医师协会血液科医师分会副会长，中国病理生理学会实验血液学专业委员会副主任委员，中华医学会内科学分会副主任委员，国际血栓与止血学会教育委员会委员，亚太血栓与止血协会常务委员等。担任 *Thrombosis Haemostasis*、*Thrombosis Research* 副主编，《临床急诊杂志》主编，《中华血液学杂志》《临床血液学杂志》副主编。

在出凝血疾病及恶性血液病等领域承担国家及省部级课题 20 余项，包括"重大新药创制"国家科技重大专项、国家重点基础研究发展计划（973 计划）项目、国家杰出青年科学基金项目、原卫生部临床学科重点项目、教育部"创新团队发展计划"、国家自然科学基金国际（地区）合作与交流项目、面上项目等。在国内外期刊发表论文 200 余篇，其中 SCI 论文 100 余篇。获国家科学技术进步奖二等奖、圣安东尼 -EBMT（欧洲血液和骨髓移植协会）成就奖、教育部科技进步奖一等奖、湖北省科学技术进步奖一等奖、湖北省科学技术成果推广奖等。主编及参编《内科学》《血液内科学》《血液病学》《临床血液学》等20 余部规划教材和专著。

副主编简介

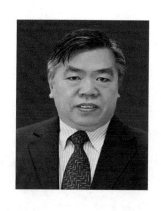

邵宗鸿　教授，博士研究生导师，天津医科大学总医院血液科主任。现任中华医学会血液学分会副主任委员，中国免疫学会血液免疫学分会主任委员、临床流式细胞术学组主任委员，中国医师协会血液科医师分会副会长，中华医学会微生物与免疫学会血液学分会副主任委员，天津市医师协会血液科医师分会会长，天津市医学会血液学分会副主任委员等。

承担多项省部级教学改革项目，发表教学改革与研究论文数篇，参编本科和七年制规划教材 12 部。始终不渝地坚守在临床、教学及科研一线，作为全国血液病学术带头人之一，率先提出骨髓衰竭性疾病纯化、分类诊断、分层治疗概念，首先发现一类自身抗体介导的骨髓衰竭病。将化疗用于难治 / 复发阵发性睡眠性血红蛋白尿，多指标综合诊断、分层治疗骨髓增生异常综合征，利妥昔单抗注射液治疗难治 / 复发自身免疫性溶血性贫血、免疫性血小板减少症等，再生障碍性贫血的流行病学调查及序贯强化免疫抑制联合促造血治疗重症再生障碍性贫血等，创新性提出多类疑难血液病诊疗新思维和方案，获得了中华医学科技奖（二等奖）等科研奖励 18 项，承担国家、省部级课题 30 余项，发表学术论文 300 余篇，主 / 参编专著 34 部。

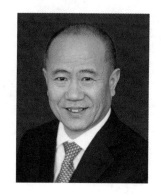

吴德沛　主任医师，二级教授，博士研究生导师。现任苏州大学附属第一医院血液科主任、江苏省血液研究所副所长、苏州大学造血干细胞移植研究所所长、苏州大学临床医学研究院副院长，第十三届全国政协委员，中华医学会血液学分会候任主任委员兼全国实验诊断学组组长，中国医师协会血液科医师分会副会长。

以第一完成人身份获国家科学技术进步奖二等奖 2 项、省部级科学技术进步奖一等奖 2 项。获第十八届吴阶平 - 保罗•杨森医学药学奖、圣安东尼 -EBMT（欧洲血液和骨髓移植协会）成就奖，获全国优秀科技工作者、中国好医生、江苏省先进工作者等荣誉称号。

副主编简介

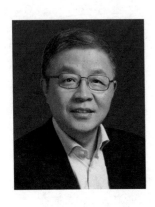

周道斌 主任医师，博士研究生导师，现任北京协和医院血液内科主任。中华医学会北京分会血液学分会第十届、十一届主任委员，中华医学会血液学分会第十届委员会副主任委员，中国医师协会血液科医师分会第四届委员会副会长。

从事本科生和研究生教学工作近 20 年，专业领域为血液系统肿瘤的临床研究，在淋巴系统疾病和浆细胞疾病方面位于国内领先水平。发表论文 80 余篇，SCI 论文 30 余篇，包括 *Blood*、*Leukemia* 等杂志。获得第十一届中国医师奖。

全国高等学校医学研究生"国家级"规划教材
第三轮修订说明

进入新世纪,为了推动研究生教育的改革与发展,加强研究型创新人才培养,人民卫生出版社启动了医学研究生规划教材的组织编写工作,在多次大规模调研、论证的基础上,先后于2002年和2008年分两批完成了第一轮50余种医学研究生规划教材的编写与出版工作。

2014年,全国高等学校第二轮医学研究生规划教材评审委员会及编写委员会在全面、系统分析第一轮研究生教材的基础上,对这套教材进行了系统规划,进一步确立了以"解决研究生科研和临床中实际遇到的问题"为立足点,以"回顾、现状、展望"为线索,以"培养和启发读者创新思维"为中心的教材编写原则,并成功推出了第二轮(共70种)研究生规划教材。

本套教材第三轮修订是在党的十九大精神引领下,对《国家中长期教育改革和发展规划纲要(2010—2020年)》《国务院办公厅关于深化医教协同进一步推进医学教育改革与发展的意见》,以及《教育部办公厅关于进一步规范和加强研究生培养管理的通知》等文件精神的进一步贯彻与落实,也是在总结前两轮教材经验与教训的基础上,再次大规模调研、论证后的继承与发展。修订过程仍坚持以"培养和启发读者创新思维"为中心的编写原则,通过"整合"和"新增"对教材体系做了进一步完善,对编写思路的贯彻与落实采取了进一步的强化措施。

全国高等学校第三轮医学研究生"国家级"规划教材包括五个系列。①科研公共学科:主要围绕研究生科研中所需要的基本理论知识,以及从最初的科研设计到最终的论文发表的各个环节可能遇到的问题展开;②常用统计软件与技术:介绍了SAS统计软件、SPSS统计软件、分子生物学实验技术、免疫学实验技术等常用的统计软件以及实验技术;③基础前沿与进展:主要包括了基础学科中进展相对活跃的学科;④临床基础与辅助学科:包括了专业学位研究生所需要进一步加强的相关学科内容;⑤临床学科:通过对疾病诊疗历史变迁的点评、当前诊疗中困惑、局限与不足的剖析,以及研究热点与发展趋势探讨,启发和培养临床诊疗中的创新思维。

该套教材中的科研公共学科、常用统计软件与技术学科适用于医学院校各专业的研究生及相应的科研工作者;基础前沿与进展学科主要适用于基础医学和临床医学的研究生及相应的科研工作者;临床基础与辅助学科和临床学科主要适用于专业学位研究生及相应学科的专科医师。

全国高等学校第三轮医学研究生"国家级"规划教材目录

1	医学哲学（第 2 版）	主 编	柯 杨	张大庆			
		副主编	赵明杰	段志光	边 林	唐文佩	
2	医学科研方法学（第 3 版）	主 审	梁万年				
		主 编	刘 民	胡志斌			
		副主编	刘晓清	杨土保			
3	医学统计学（第 5 版）	主 审	孙振球	徐勇勇			
		主 编	颜 艳	王 彤			
		副主编	刘红波	马 骏			
4	医学实验动物学（第 3 版）	主 编	秦 川	谭 毅			
		副主编	孔 琪	郑志红	蔡卫斌	李洪涛	
			王靖宇				
5	实验室生物安全（第 3 版）	主 编	叶冬青				
		副主编	孔 英	温旺荣			
6	医学科研课题设计、申报与实施（第 3 版）	主 审	龚非力	李卓娅			
		主 编	李宗芳	郑 芳			
		副主编	吕志跃	李煌元	张爱华		
7	医学实验技术原理与选择（第 3 版）	主 审	魏于全				
		主 编	向 荣				
		副主编	袁正宏	罗云萍			
8	统计方法在医学科研中的应用（第 2 版）	主 编	李晓松				
		副主编	李 康	潘发明			
9	医学科研论文撰写与发表（第 3 版）	主 审	张学军				
		主 编	吴忠均				
		副主编	马 伟	张晓明	杨家印		
10	IBM SPSS 统计软件应用	主 编	陈平雁	安胜利			
		副主编	欧春泉	陈莉雅	王建明		

11	SAS 统计软件应用（第 4 版）	主　编　贺　佳 副主编　尹　平　石武祥
12	医学分子生物学实验技术（第 4 版）	主　审　药立波 主　编　韩　骅　高国全 副主编　李冬民　喻　红
13	医学免疫学实验技术（第 3 版）	主　编　柳忠辉　吴雄文 副主编　王全兴　吴玉章　储以微　崔雪玲
14	组织病理技术（第 2 版）	主　编　步　宏 副主编　吴焕文
15	组织和细胞培养技术（第 4 版）	主　审　章静波 主　编　刘玉琴
16	组织化学与细胞化学技术（第 3 版）	主　编　李　和　周德山 副主编　周国民　肖　岚　刘佳梅　孔　力
17	医学分子生物学（第 3 版）	主　审　周春燕　冯作化 主　编　张晓伟　史岸冰 副主编　何凤田　刘　戟
18	医学免疫学（第 2 版）	主　编　曹雪涛 副主编　于益芝　熊思东
19	遗传和基因组医学	主　编　张　学 副主编　管敏鑫
20	基础与临床药理学（第 3 版）	主　编　杨宝峰 副主编　李　俊　董　志　杨宝学　郭秀丽
21	医学微生物学（第 2 版）	主　编　徐志凯　郭晓奎 副主编　江丽芳　范雄林
22	病理学（第 2 版）	主　编　来茂德　梁智勇 副主编　李一雷　田新霞　周　桥
23	医学细胞生物学（第 4 版）	主　审　杨　恬 主　编　安　威　周天华 副主编　李　丰　吕　品　杨　霞　王杨淯
24	分子毒理学（第 2 版）	主　编　蒋义国　尹立红 副主编　骆文静　张正东　夏大静　姚　平
25	医学微生态学（第 2 版）	主　编　李兰娟
26	临床流行病学（第 5 版）	主　编　黄悦勤 副主编　刘爱忠　孙业桓
27	循证医学（第 2 版）	主　审　李幼平 主　编　孙　鑫　杨克虎

28	断层影像解剖学	主　编	刘树伟　张绍祥			
		副主编	赵　斌　徐　飞			
29	临床应用解剖学（第2版）	主　编	王海杰			
		副主编	臧卫东　陈　尧			
30	临床心理学（第2版）	主　审	张亚林			
		主　编	李占江			
		副主编	王建平　仇剑崟　王　伟　章军建			
31	心身医学	主　审	Kurt Fritzsche　吴文源			
		主　编	赵旭东			
		副主编	孙新宇　林贤浩　魏　镜			
32	医患沟通（第2版）	主　审	周　晋			
		主　编	尹　梅　王锦帆			
33	实验诊断学（第2版）	主　审	王兰兰			
		主　编	尚　红			
		副主编	王传新　徐英春　王　琳　郭晓临			
34	核医学（第3版）	主　审	张永学			
		主　编	李　方　兰晓莉			
		副主编	李亚明　石洪成　张　宏			
35	放射诊断学（第2版）	主　审	郭启勇			
		主　编	金征宇　王振常			
		副主编	王晓明　刘士远　卢光明　宋　彬			
			李宏军　梁长虹			
36	疾病学基础	主　编	陈国强　宋尔卫			
		副主编	董　晨　王　韵　易　静　赵世民			
			周天华			
37	临床营养学	主　编	于健春			
		副主编	李增宁　吴国豪　王新颖　陈　伟			
38	临床药物治疗学	主　编	孙国平			
		副主编	吴德沛　蔡广研　赵荣生　高　建			
			孙秀兰			
39	医学3D打印原理与技术	主　编	戴尅戎　卢秉恒			
		副主编	王成焘　徐　弢　郝永强　范先群			
			沈国芳　王金武			
40	互联网＋医疗健康	主　审	张来武			
		主　编	范先群			
		副主编	李校堃　郑加麟　胡建中　颜　华			
41	呼吸病学（第3版）	主　编	王　辰　陈荣昌			
		副主编	代华平　陈宝元　宋元林			

42	消化内科学（第3版）	主　审	樊代明	李兆申		
		主　编	钱家鸣	张澍田		
		副主编	田德安	房静远	李延青	杨　丽

43	心血管内科学（第3版）	主　审	胡大一			
		主　编	韩雅玲	马长生		
		副主编	王建安	方　全	华　伟	张抒扬

| 44 | 血液内科学（第3版） | 主　编 | 黄晓军 | 黄　河 | 胡　豫 | |
| | | 副主编 | 邵宗鸿 | 吴德沛 | 周道斌 | |

45	肾内科学（第3版）	主　审	谌贻璞			
		主　编	余学清	赵明辉		
		副主编	陈江华	李雪梅	蔡广研	刘章锁

| 46 | 内分泌内科学（第3版） | 主　编 | 宁　光 | 邢小平 | | |
| | | 副主编 | 王卫庆 | 童南伟 | 陈　刚 | |

47	风湿免疫内科学（第3版）	主　审	陈顺乐			
		主　编	曾小峰	邹和建		
		副主编	古洁若	黄慈波		

48	急诊医学（第3版）	主　审	黄子通			
		主　编	于学忠	吕传柱		
		副主编	陈玉国	刘　志	曹　钰	

49	神经内科学（第3版）	主　编	刘　鸣	崔丽英	谢　鹏	
		副主编	王拥军	张杰文	王玉平	陈晓春
			吴　波			

| 50 | 精神病学（第3版） | 主　编 | 陆　林 | 马　辛 | | |
| | | 副主编 | 施慎逊 | 许　毅 | 李　涛 | |

| 51 | 感染病学（第3版） | 主　编 | 李兰娟 | 李　刚 | | |
| | | 副主编 | 王贵强 | 宁　琴 | 李用国 | |

| 52 | 肿瘤学（第5版） | 主　编 | 徐瑞华 | 陈国强 | | |
| | | 副主编 | 林东昕 | 吕有勇 | 龚建平 | |

53	老年医学（第3版）	主　审	张　建	范　利	华　琦	
		主　编	刘晓红	陈　彪		
		副主编	齐海梅	胡亦新	岳冀蓉	

| 54 | 临床变态反应学 | 主　编 | 尹　佳 | | | |
| | | 副主编 | 洪建国 | 何韶衡 | 李　楠 | |

55	危重症医学（第3版）	主　审	王　辰	席修明		
		主　编	杜　斌	隆　云		
		副主编	陈德昌	于凯江	詹庆元	许　媛

| 56 | 普通外科学（第 3 版） | 主　编 | 赵玉沛 | | | |
| | | 副主编 | 吴文铭 | 陈规划 | 刘颖斌 | 胡三元 |

57	骨科学（第 3 版）	主　审	陈安民			
		主　编	田　伟			
		副主编	翁习生	邵增务	郭　卫	贺西京

58	泌尿外科学（第 3 版）	主　审	郭应禄		
		主　编	金　杰	魏　强	
		副主编	王行环	刘继红	王　忠

| 59 | 胸心外科学（第 2 版） | 主　编 | 胡盛寿 | | | |
| | | 副主编 | 王　俊 | 庄　建 | 刘伦旭 | 董念国 |

| 60 | 神经外科学（第 4 版） | 主　编 | 赵继宗 | | |
| | | 副主编 | 王　硕 | 张建宁 | 毛　颖 |

| 61 | 血管淋巴管外科学（第 3 版） | 主　编 | 汪忠镐 | | | |
| | | 副主编 | 王深明 | 陈　忠 | 谷涌泉 | 辛世杰 |

| 62 | 整形外科学 | 主　编 | 李青峰 |

63	小儿外科学（第 3 版）	主　审	王　果	
		主　编	冯杰雄	郑　珊
		副主编	张潍平	夏慧敏

64	器官移植学（第 2 版）	主　审	陈　实		
		主　编	刘永锋	郑树森	
		副主编	陈忠华	朱继业	郭文治

65	临床肿瘤学（第 2 版）	主　编	赫　捷			
		副主编	毛友生	沈　铿	马　骏	于金明
			吴一龙			

| 66 | 麻醉学（第 2 版） | 主　编 | 刘　进 | 熊利泽 | |
| | | 副主编 | 黄宇光 | 邓小明 | 李文志 |

67	妇产科学（第 3 版）	主　审	曹泽毅			
		主　编	乔　杰	马　丁		
		副主编	朱　兰	王建六	杨慧霞	漆洪波
			曹云霞			

| 68 | 生殖医学 | 主　编 | 黄荷凤 | 陈子江 | | |
| | | 副主编 | 刘嘉茵 | 王雁玲 | 孙　斐 | 李　蓉 |

| 69 | 儿科学（第 2 版） | 主　编 | 桂永浩 | 申昆玲 |
| | | 副主编 | 杜立中 | 罗小平 |

70	耳鼻咽喉头颈外科学（第 3 版）	主　审	韩德民			
		主　编	孔维佳	吴　皓		
		副主编	韩东一	倪　鑫	龚树生	李华伟

71	眼科学（第3版）	主　审	崔　浩	黎晓新		
		主　编	王宁利	杨培增		
		副主编	徐国兴	孙兴怀	王雨生	蒋　沁
			刘　平	马建民		
72	灾难医学（第2版）	主　审	王一镗			
		主　编	刘中民			
		副主编	田军章	周荣斌	王立祥	
73	康复医学（第2版）	主　编	岳寿伟	黄晓琳		
		副主编	毕　胜	杜　青		
74	皮肤性病学（第2版）	主　编	张建中	晋红中		
		副主编	高兴华	陆前进	陶　娟	
75	创伤、烧伤与再生医学（第2版）	主　审	王正国	盛志勇		
		主　编	付小兵			
		副主编	黄跃生	蒋建新	程　飚	陈振兵
76	运动创伤学	主　编	敖英芳			
		副主编	姜春岩	蒋　青	雷光华	唐康来
77	全科医学	主　审	祝墡珠			
		主　编	王永晨	方力争		
		副主编	方宁远	王留义		
78	罕见病学	主　编	张抒扬	赵玉沛		
		副主编	黄尚志	崔丽英	陈丽萌	
79	临床医学示范案例分析	主　编	胡翊群	李海潮		
		副主编	沈国芳	罗小平	余保平	吴国豪

全国高等学校第三轮医学研究生"国家级"规划教材评审委员会名单

吴文源	吴忠均	吴雄文	邹和建	宋尔卫	张大庆	张永学
张亚林	张抒扬	张建中	张绍祥	张晓伟	张澍田	陈 实
陈 彪	陈平雁	陈荣昌	陈顺乐	范 利	范先群	岳寿伟
金 杰	金征宇	周 晋	周天华	周春燕	周德山	郑 芳
郑 珊	赵旭东	赵明辉	胡 豫	胡大一	胡翊群	药立波
柳忠辉	祝墡珠	贺 佳	秦 川	敖英芳	晋红中	钱家鸣
徐志凯	徐勇勇	徐瑞华	高国全	郭启勇	郭晓奎	席修明
黄 河	黄子通	黄晓军	黄晓琳	黄悦勤	曹泽毅	龚非力
崔 浩	崔丽英	章静波	梁智勇	谌贻璞	隆 云	蒋义国
韩 骅	曾小峰	谢 鹏	谭 毅	熊利泽	黎晓新	颜 艳
魏 强						

前　言

临床医学专业研究生国家级规划教材《血液内科学》至今已经是第 3 版,本书的读者对象为血液内科学专业研究生,我们希望通过对本学科现状的剖析、在必要的地方辅以回顾和展望的写作方式,在研究生临床创新思维及临床技能的培养过程中起到手电筒、导航系统的作用,培养学生提出问题、分析问题、解决问题的能力。

有别于传统教材和学术专著的写法对我们的编写工作来说是极大的挑战,在再版的过程中,我们在继续贯彻本套教材编写思想的同时,及时关注血液学研究的新领域、新热点,及时跟进国内外新发现、新进展,并更新了指南和共识,第 3 版在原有内容的基础上增加了 POEMS 综合征、噬血细胞性淋巴组织细胞增多症、血液系统感染性疾病的诊疗进展等热点问题的相关介绍。各章节在注重解决临床实际问题的前提下,强调对诊疗现状的剖析,针对目前血液疾病诊疗中的困惑、局限与不足以及诊疗实践中应注意的问题等现状深入分析;在回顾中主要涉及对血液疾病发病机制的认识过程以及诊断依据、治疗方案发展过程的回溯,重在对这些发展沿革的点评并揭示其背后的启发意义;而在展望中对血液学领域的研究热点及发展趋势进行深入分析评议。同时本书聚焦血液病学领域尚有争议的课题,从多个角度展示相关的研究进展,目的是激发读者的求知欲望,希望能为他们进一步深入学习起到抛砖引玉的作用。本书内容翔实、图文并茂,强调临床实用性,有较高的可读性,力争让研究生通过自学了解血液系统疾病的专业理论及学科发展的关键前沿问题,为下一步工作奠定基础。

本书的编者由长期从事血液内科工作、具有丰富的临床和教学经验以及对所编著章节有较深学术造诣的专家组成。在编写过程中得到了各位编者及其所在单位同事们的大力支持,他们利用大量业余时间参与并完成了编写工作,谨此一并致以衷心感谢。

本书也适用于本科毕业生、住院医师、社会同等学力人员使用,相信该书将对读者提高专业理论水平和指导临床实践有重要帮助。

尽管在修订过程中大家已经做了很大努力,但书中内容不当或错误之处仍在所难免,恳请广大读者批评与指正,以便再版时进一步修改和完善。

黄晓军

2020 年 4 月

目　录

第一章　恶性血液病诊疗趋势

血液系统恶性疾病是严重危害人类生命健康的重大疾病，近年来，血液疾病在发病机制、分子标记、靶向药物等方向均取得了长足的进步乃至重大突破，使恶性血液疾病逐渐由"不可治愈"变为"可治愈"疾病。规范化诊疗是迅速提高恶性血液病的治疗水平、改善患者预后的关键：①精确的诊断；②靶向药物为代表的多元化治疗手段；③分层治疗与个性化治疗结合的治疗策略，是形成规范化诊疗体系的核心，也是血液专业研究生培养的重点。

第一节　精确诊断为恶性血液病规范化治疗奠定基础

规范化治疗应建立在对治疗有指导意义的精确诊断基础上，而非仅仅停留在经验层面。精确诊断核心是对疾病本质的深入认识而非简单地对疾病归类。实验室检查技术和发病机制研究的进展极大地提高了我们的认知水平，使得精确诊断成为可能。在详细询问病史和体格检查上，一名好的血液科临床医师应选择最恰当的实验室检查，并紧密结合临床以明确诊断。

血液病初步实验室检查以细胞形态学、生化指标等为主，分子诊断技术的发展则使血液病诊断逐步发展到精确诊断，除在血红蛋白病、血友病等单基因血液病中建立诊断体系外，更重要的是对于恶性血液病等多基因复杂疾病的诊断提供了帮助。例如急性白血病是一类异质性较强的恶性血液肿瘤，其诊断主要经历了三个发展阶段：20世纪70～80年代以血细胞形态学（morphology，M）为基础的FAB分型，但单纯依靠形态学分类不能揭示恶性血液病的发病机制，也不能提供治疗方案的优化选择和预后信息参考；20世纪90年代逐渐加入细胞免疫学（immunology，I）和细胞遗传学（cytogenetic，C）的细胞学诊断；以及2000年后年融入分子生物学（molecular，M）后，形成以WHO诊断标准为代表的细胞形态 - 免疫表型 - 细胞和分子遗传学特征（morphology-immunology-cytogenetics-molecular，MICM）综合诊断体系。近10年随着测序技术、10色以上流式细胞检测、分选细胞荧光原位杂交（fluorescence in situ hybridization，FISH）等技术等分子诊断技术的发展推动MICM持续进步，使"精确诊断 - 危险分层"体系日趋完善。以下将分别介绍恶性血液病精确诊断的进展。

一、细胞免疫学（I）

不同发育阶段的血细胞表面和胞质胞核可出现不同的抗原，该过程受到严密的基因调控，存在明显的规律性。白血病等细胞经常出现异常的抗原表达模式，利用单克隆抗体（mono-antibody，MoAb）识别这些标记物，通过流式细胞仪（flow cytometry，FCM）等方法可以进行定性或定量，从而识别异常的血细胞为精确诊断提供有效信息。细胞免疫学检测经历了从相对定量到绝对定量，从单色到多色荧光检测（目前常用8～10色以上），从细胞膜成分到细胞内成分等技术的进步，成为血液疾病诊断不可或缺的手段。

恶性血液病免疫分型是细胞免疫学的核心应用，如常见的白血病免疫学标记如下：

髓系（粒单核、红系、巨核）：MPO、CD117、CD13、CD33、CD65、CD14、CD15、CD64。

B 淋巴细胞系：CD79a、Cy CD22、Cy IgM、CD19、CD20、CD10、TdT、CD24。

T 淋巴细胞系：CD3、TCR-αβ、TCRγδ、CD2、CD5、CD8、CD10、TdT、CD7、CD1a。

特定的疾病免疫表型与细胞形态、细胞遗传学等存在一定的相关性，因此每一种免疫表型都不能孤立地形成诊断。

形态学难以辨识的残存血液恶性肿瘤细胞（minimal residual disease，MRD）是患者复发的重要原因，多参数 FCM 是检测 MRD 的主要方法之一。白血病相关的免疫表型（leukemia associated immune phenotype，LAIP）是指正常骨髓和外周血不表达或者低表达的免疫表型，包括①跨系列或交叉抗原表达；②跨期或者不同期抗原共表达；③抗原表达量的异常；④细胞形态的色散光（FSC/SSC）异常。LAIP 是 FCM 检测 MRD 的主要标志，灵敏度 $10^{-3}\sim10^{-5}$，适用于 98% 的急性淋巴细胞白血病（ALL）及 80%~90% 的急性髓细胞白血病。

FCM 目前也广泛用于非恶性血液疾病的诊断。阵发性睡眠性血红蛋白尿（PNH）是一种以溶血为主要临床表现疾病，以检测补体溶血为基础的传统诊断方法如酸化血清溶血试验（Ham 试验）、糖水试验等，缺乏足够敏感性和特异性。分子诊断技术的发展揭示了其发病机制：PNH 是一种血细胞表面 GPI 锚链接蛋白缺失，细胞抵抗补体攻击能力减弱，进而发生溶血的克隆性疾病。由此，可以通过 FCM 检测 GPI 锚链接蛋白如 CD55、CD59 表达的缺失情况对 PNH 进行早期诊断和分型；利用 FCM 直接标记 GPI 锚链蛋白的"FLAER 技术"出现可以检测微小 PNH 克隆，并避免由于自身抗体覆盖胞膜 GPI 锚链蛋白形成的假性 PNH 克隆，有助于鉴别诊断和疾病进展判断。除细胞表型外，FCM 检测细胞功能也是血液病常用诊断手段，如在噬血细胞综合征中，NK 细胞活性、脱颗粒功能的 FCM 检测具有重要诊断意义。

质谱流式细胞技术（mass cytometry）是利用质谱原理对单细胞进行多参数检测的流式技术，兼具传统 FCM 的高通量和质谱技术的高分辨特性，是未来 FCM 的重要发展方向，目前已开始用于血液病研究领域，未来必将在血液病诊断方面发挥重要作用。

二、细胞遗传学（C）

细胞遗传学通过监测细胞染色体变化来预测其生物学效应：①染色体数目异常，如染色体单体、三体或多倍体异常等；②染色体结构异常，如断裂、缺失、重复、易位和倒位等。重现性的细胞遗传学异常及其对应的融合基因，例如 t（15;17）（q22;q21）及其对应的 *PML/RARα* 融合基因、t（8;21）（q22;q22）及其对应的 *AML1-ETO* 融合基因等，是目前急性白血病 WHO 诊断分型的主要标准之一，同时这些特定的染色体核型也是对恶性血液疾病进行危险分层以及预后评估的重要依据。

染色体显带技术是目前最广泛采用的常规染色体核型分析手段，最常用的包括 G 显带技术和 R 显带技术，即对有丝分裂中期的细胞染色，显微镜获取染色体影像进行分析。显带方法可以提供全部染色体的数目和结构异常信息，但容易受中期分裂细胞的数量和分裂象质量影响，对于较小片段的缺失重复不易判断。

荧光原位杂交（fluorescence in situ hybridization，FISH）已成为特异染色体异常的主要手段，它利用与待检测区域 DNA 序列互补的荧光探针与目的染色体序列杂交，在荧光显微镜下观察探针的荧光信号来判断突变。FISH 操作简便，可以检测间期细胞杂交信号，多在常规染色体核型分析失败，或对显带分析不能确定的可疑的特定异常进行精确识别，或者利用特定疾病的探针组合进行初诊筛查。如中华医学会组织国内 50 多家单位进行 FISH 探针组合在骨髓增生异常综合征（MDS）、多发性骨髓瘤（MM）、慢性淋巴细胞白血病（CLL）等恶性血液疾病中应用的多中心研究，为上述疾病的诊断和预后分层提供了重要依据。

比较基因组杂交（comparative genomic hybridization，CGH）是一种进一步改进的染色体荧光原位杂交技术，在不了解染色体结构及其可能存在异常的情况下，通过比较样本基因组和对照基因组的 DNA 拷贝数差异（copy number alterations，CNA），仅需微量 DNA 即可检测基因组遗传物质增加、减少或缺失异常。

三、分子生物学（M）

分子生物学诊断，俗称"基因诊断"，是将特定基因变化与临床进程和预后紧密联系的精确诊断方法。细胞遗传学诊断与分子生物学诊断关系紧密，前者侧重染色体等遗传物质本身改变，后者侧重这些遗传物质转录及转录后的功能变化，二者有交叉和很强的互补性。分子生物学诊断主要包括特异性基因、非特异性基因、非编码基因、表观遗传学修饰、单核苷酸多态性等。

特异性基因，主要指对恶性血液病诊断分类具有关键识别作用的关键特殊致病基因，一般均由特定的重现性细胞遗传学异常所致，其动态监测也是指导分子靶向治疗的重要依据，如慢性粒细胞白血病（CML）中 C-ABL 与 BCR 融合形成的 BCR-ABL，急性早幼粒白血病（APL）中维甲酸 A 受体 α 与 PML 基因融合形成的 PML-RARα。对于相同的致病位点，绝对定量的分子生物学方法，如实时定量聚合酶链反应（real-time quantitative polymerase chain reaction，real-time qPCR）检测敏感度较细胞遗传学方法更高，更适合用于 MRD 检测。

非特异性基因，主要在一类恶性血液病中广泛表达、一般不用于疾病分类的基因，例如 WT-1、PRAME 在急性髓细胞白血病（AML）、急性淋巴细胞白血病（ALL）、MDS 等恶性血液病中均有表达，对于缺乏特异性基因的疾病的初诊危险分层、MRD 检测具有重要意义。

非编码基因（non-coding RNAs，ncRNAs），如长度 22bp 左右的 miRNA 及长度 200bp 以上的 LncRNA，本身不编码功能蛋白质，但可在转录、转录后多种层面上调节靶基因功能从而发挥重要的生物学作用。近年来，细胞和循环中的非编码基因是分子生物学诊断标记的一个主要进展。例如细胞遗传学为标准的 AML 分层中，染色体核型正常的中危 AML 患者占总体 45%，但这群患者异质性较强，预后差异较大。2008 年 Bloomfield 等对 64 例染色体核型正常的 AML 患者进行 miRNA 芯片诊断，显示其中 12 种 miRNA 与患者无事件生存率（EFS）明显相关，累计特异性 miRNA 所划分的高表达量组患者 PFS 明显较低表达量组短，提示 miRNA 可以用于细胞遗传学标危 AML 患者的再分层。

表观遗传学检测是血液疾病分子生物学诊断的另一主要进展，主要研究集中在 DNA 甲基化及组蛋白乙酰化。DNA 甲基化能引起染色体结构、DNA 构象、DNA 稳定性及 DNA 与蛋白质相互作用方式的改变，从而控制基因表达。白血病患者中可发现多种抑癌基因因 DNA 异常甲基化而表达沉默，这种表观遗传学改变可以逆转，适合动态监测。2011 年上海交通大学瑞金医院研究显示，AML-M$_5$ 部分患者中存在 DNA 甲基化转移酶 3a（DNMT3A）突变，导致酶活性减少，与组蛋白 H3 亲和力下降，因此 DNA 甲基化模式和基因表达发生显著改变。该部分患者预后较差，DNMT3A 和相应的甲基化位点可以作为 AML 患者新的分层诊断指标。

单核苷酸多态性（single nucleotide polymorphism，SNP），主要是指在基因组水平上由单个核苷酸转换、颠倒变异所引起的 DNA 序列多态性。非同义编码区 SNP（non-synonymous coding SNP）的碱基序列改变可使以其为蓝本翻译的蛋白质序列发生改变，从而影响了蛋白质的功能。2013 年美国 Cancer Genome Atlas Research Network 报告显示，DNMT3A、FLT3、NPM1、IDH1 等多种 AML 病程相关基因的编码区域单位点插入 / 缺失（Tier 1）较其他基因更多，更多位点的变化（如 Tier2、3）计算突变频率（VAF）可以对白血病克隆来源更好地鉴别。

总之，细胞免疫学、细胞遗传学、分子生物学等分子诊断技术的进展使血液病诊断更加精细，更加准确地反映疾病的本质，可以有效评估疾病进展风险进而形成与治疗手段相适应的分层方法，从而优化分层治疗、个性化治疗策略。

第二节 血液病多元化治疗手段

随着血液病病因和发病机制研究的发展，其治疗已由传统的放化疗、血液成分支持治疗等，发展成为由放化疗、分子靶向治疗、免疫治疗、细胞治疗、造血干细胞移植等组成的多元化体系，为改善患者预后乃至治愈恶性血液病奠定了坚实基础。

一、化疗与表观遗传学药物

化疗仍是目前恶性血液病中应用最广泛的治疗手段，也是与靶向治疗、免疫治疗等方式联合的基础手段。

化疗药物种类组合优化可以使这种经典的恶性血液病治疗方法得以持续改善。例如，高三尖杉酯碱是最初由我国化学家提取的特色化疗药物，20 世纪 70 年代即进入临床应用，对于治疗 AML 效果明显，但化疗方案组合等一直未有系统的临床研究，因此限制了其在全球的推广。2008—2013 年中国 17 家单位组织的Ⅲ期临床研究显示，由高三尖杉酯碱联合阿克拉霉素和阿糖胞苷组成的化疗方案 HAA，对初治 AML 诱导缓解率和三年 EFS 均优于由柔红霉素和阿糖胞苷组成的 DA 方案，而治疗费用只有 DA 方案的 20%，可作为一线 AML 治疗方案选择。2012 年高三尖杉酯碱已经美国 FDA 批准上市。

化疗药物的剂型改进也会改善其治疗效果，如 CPX-351 是一种阿糖胞苷与柔红霉素 5∶1 固定剂量组合的脂质体药剂，由于白血病细胞可以优先摄取脂质体，因此可以最大限度地发挥化疗药物的抗白血病作用。2018 年在 60 岁以上老年初治 AML 国际多中心研究中发现 CPX-351 较传统"7+3 诱导化疗"缓解率提高、中位生存期延长降低。

抑癌基因启动子区异常高甲基化所致的基因沉默、功能丧失是血液恶性肿瘤的重要致病机制，因此与传统作用于细胞周期的化疗不同，去甲基化药物（hypomethylating agent，HMA）可以重新激活抑癌基因等途径发挥治疗作用，包括阿扎胞苷（azacitidine，AZA）、地西他滨（decitabine，DAC）等。2004 年阿扎胞苷成为第一个被 FDA 批准用于临床治疗 MDS 的去甲基化药物。2 项Ⅲ期随机临床试验 DACO-16 和 AZA-AML-001 分别证实 DAC 和 AZA 在老年 AML/MDS 中优于传统化疗。MDS 患者中位年龄为 60～70 岁，这部分患者多无法耐受强化疗和骨髓移植，临床缓解率低。而 HMAs 为老年患者的治疗带来了希望，同时近年来与免疫治疗及靶向药物的结合进一步延长了该群患者生存。

组蛋白修饰所引起的染色体局部构象改变在血细胞基因调控中发挥重要作用，组蛋白去乙酰基转移酶（HDAC）的抑制剂则可通过提高染色质特定区域组蛋白乙酰化，诱导细胞凋亡及分化，从而发挥抗肿瘤作用，如我国原研 HDAC 抑制剂——西达本胺（chidamide）已经被批准用以复发或难治的外周 T 细胞淋巴瘤（PTCL）。HDAC 抑制剂与去甲基化药物对一些血液恶性肿瘤具有协同作用，减少去甲基化药物的用量及不良反应。

二、分子靶向治疗

血液病的关键致病基因既是分子诊断的靶点，更是精准治疗的目标，据此设计的靶向药物往往也具有良好的疗效。

急性早幼粒白血病（APL）曾是最为凶险的一种 AML，容易并发弥散性血管内凝血（DIC）等异常，仅采用传统化疗死亡率超过 30%、初次治疗完全缓解率（CR）不足 70%。随着全反式维甲酸和砷剂等靶向药物的应用，APL 完全缓解率可达 90%～100%，早期死亡率降低至不足 5%。结合实时定量 PCR 监测疗效和规范的巩固治疗，APL 患者 5 年无病生存率（DFS）由原来的 35%～45% 上升至 80%～90%，成为第一个无需移植即可治愈的急性白血病。由于精确诊断和靶向治疗体系的建立和推广应用，全国省级乃至市级医院中低危 APL 有效根治率均可超过 80%。

对于其他类型 AML，针对靶向基因的 *FLT3* 抑制剂、*IDH1/IDH2* 抑制剂等逐渐成为联合化疗的标准治疗组成。如 *FLT3-ITD* 突变可见于 30% AML 患者，因较高复发率和复发后低缓解率成为 AML 预后不良标志，但米哚妥林（midostaurin）、quizartinib、gilteritinib 等 FLT3 靶向药物的加入不仅延长了初诊 FLT3⁺ AML 患者中位生存，更重要的是使难治/复发 FLT3⁺ AML 治疗反应率由 10%～20% 提高到 50%～66%。IDH1 抑制剂 ivosidenib 和 IDH2 抑制剂 enasidenib 在难治/复发 AML 中也取得了 30%～40% 缓解率。上述靶向抑制剂尚未取得类似 APL 的长期疗效，主要通过桥接 allo-HSCT 使患者达到长期生存。

慢性粒细胞白血病（CML）是第一个被证实存在遗传学异常的肿瘤，其致病机制为 *BCR/ABL* 融合基因所致持续性酪氨酸激酶激活，应用分子靶向药物酪氨酸激酶抑制剂（TKI）如伊马替尼（imatinib）等可抑制酪氨酸激酶活性，明显改善患者预后，彻底改变了包括 CML、Ph⁺ALL 等相关疾病的治疗体系。2013 年北京大学血液病研究所对伊马替尼或异基因造血干细胞移植（allo-HSCT）治疗的 CML 慢性期患者研究显示，伊马替尼组患者无事件生存（EFS）、无疾病进展生存（PFS）、总生存（OS）均优于 allo-HSCT 组患者。与此对应，从 2007 年到 2017 年，我国 allo-HSCT

中 CML 患者比例由 26% 降至 2%。综合各种循证医学研究结果，2016 年版《中国慢性髓性白血病诊断与治疗指南》推荐伊马替尼 400mg，每日 1 次或尼洛替尼 300mg，每日 2 次作为 CML-CP 患者首选一线治疗。

骨髓增殖性肿瘤（MPN）中 *JAK2-V617F* 突变是常见基因突变，近年来芦可替尼（ruxolitinib）等多种 JAK2 特异性靶向药物的临床应用，改变了传统依赖羟基脲、干扰素治疗的格局。JAK2 抑制剂可以有效地降低血细胞增生并消除脾大，改善患者运动耐量和体重。

在淋巴系统恶性肿瘤中，针对 B 细胞受体（BCR）的靶向药物如 BTK 激酶抑制剂依鲁替尼（ibrutinib）、PI3Kδ 抑制剂 idelalisib、BCL-2 抑制剂 venetoclax（ABT-199）成为淋巴系统肿瘤治疗的重要新药。如 venetoclax 联合利妥昔单抗对于难治、复发 CLL 总体缓解率约 80%，虽然肿瘤溶解综合征发生率较高，但侧面提示其较强的抗肿瘤活性。目前 venetoclax 已经被 FDA 批准用于 17p-/TP53mut 的难治、复发 CLL。

蛋白体酶可以通过蛋白水解调节细胞内特殊蛋白浓度，蛋白酶体抑制剂（proteasome inhibitor，PI），如 26S 蛋白体酶体抑制剂——硼替佐米（bortezomib）可以靶向抑制该过程，阻止 NF-κB 信号的激活从而发挥作用。2003 年 FDA 批准硼替佐米用于 MM 治疗。2010 年 HOVON-65/GMMG-HD4 Ⅲ期临床试验对 827 例初诊 MM 患者研究显示，含硼替佐米的 PAD 诱导巩固方案较对照组 VAD 方案完全缓解率（CR）提高，并延长 PFS 和 OS。在 CALGB study 10502、TACL 等前瞻临床试验研究中发现，传统化疗方案加入硼替佐米可以提高难治性急性 B 淋巴细胞白血病、中老年初治 AML 的疗效。蛋白酶体抑制剂在血液疾病治疗的应用范围有望进一步扩大。而卡非佐米（caifilzomib）、口服蛋白酶体抑制剂伊沙佐米（ixazomib）的陆续上市使得蛋白酶体抑制剂作用更强，使用更方便。

三、免疫治疗

近年来，细胞免疫学进展使得血液恶性肿瘤表面标记不仅成为精确诊断的基础，而且是单克隆抗体治疗的关键靶点；另一方面，除了靶向恶性血液细胞本身，通过调节功能异常的免疫细胞和微环境细胞也可以达到治疗目的。由此形成的免疫治疗方法被认为是继手术、化疗、放疗后的第四种恶性肿瘤主要治疗方法。

针对恶性血液肿瘤细胞表面常见标记的单克隆抗体已广泛应用于临床并取得良好疗效。如针对 B 细胞恶性细胞克隆的利妥昔单抗（rituximab），可以与 CD20 抗原特异性结合，通过补体依赖性细胞毒性（CDC）和抗体依赖性细胞的细胞毒性（ADCC）引起 B 细胞溶解。临床试验证明联合 CHOP 化疗形成 R-CHOP 方案可提高疗效，LNH-98.5 协作组织前瞻研究显示，R-CHOP 和化疗组患者十年 PFS 分别为 36.5% 和 20%，OS 率为 43.5% 和 27.6%，提示 R-CHOP 方案疗效的优越性。NCCN 建议 R-CHOP 作为弥漫大 B 淋巴瘤的一线治疗方案；Graall-R2005 临床试验结果显示，对于 CD20 阳性、Ph 染色体阴性的前体急性 B 淋巴细胞白血病，利妥昔单抗联合化疗与单独化疗相比，2 年 EFS 率（65% vs 52%）、OS 率（71% vs 64%）显著优于对照组，进一步拓展了利妥昔单抗适应证。

双特异抗体（bispecific antibodies，BiTE）及抗体 - 药物共轭（ADC）技术进一步增强了单克隆抗体的疗效。Blinatumomab 是一种 CD3-CD19 BiTE，可以促进 CD3$^+$ T 细胞识别杀伤 CD19$^+$ALL，2017 年的全球Ⅲ期临床试验显示 blinatumomab 治疗复发、难治前体 B-ALL 具有更高的缓解率（44% vs 25%），更长的中位生存（7.0 个月 vs 4.0 个月），已被批准用于难治复发和 MRD 阳性的 B-ALL 治疗。其他单克隆抗体，如 brentuximab vedotin（anti-CD30 ADC）、daratumumab（anti-CD38）、gemtuzumab（anti-CD33）均已上市并在霍奇金淋巴瘤、多发性骨髓瘤、急性髓细胞白血病等疾病治疗中占据重要地位。

免疫检查点治疗（PD-1/PD-L1 单抗等）可以激活免疫系统攻击血液肿瘤细胞，尤其是经典霍奇金淋巴瘤（HL）的 PD-L1 表达率达到 87%～100%，在难治、复发 HL 患者中，PD-1 抑制剂 nivolumab 达到总体反应率 60%～70%，中位生存期（12～18 个月）显著优于对照组。如何结合更多的免疫检查点药物进入其他血液恶性肿瘤是近期研究热点。与激活免疫达到治疗目的不同，抑制活化和免疫反应启动 T 细胞 IL-2R 的 anti-CD25 单克隆抗体（basiliximab）已成为造血干细胞移植术后急性移植物抗宿主病（aGVHD）的重要二线治疗方案，针对重要的炎性信号如 TNF-α 的单克隆抗体 infliximab 在 aGVHD Ⅱ 期临床试验中也显示具有良好的疗效。

免疫调节剂主要通过促进相应免疫细胞的增殖及增强功能来发挥治疗作用。如 IFN-α 可以增强自然杀伤细胞（NK 细胞）、巨噬细胞和 T 淋巴细胞的活力，从而增强抗肿瘤免疫，全国多中心试验显示在移植后 MRD 阳性患者中抢先注射 IFN-α 可以将急性白血病复发率由 50%～60% 降至 13%～20%；而北京大学血液病研究所前瞻随机对照试验显示 IL-2 可以诱导 T 细胞生成，降低移植后慢性移植物抗宿主病（cGVHD）。

四、细胞治疗

与前述免疫检查点等调节机体免疫的方法相比，过继输注活细胞是一种"主动免疫治疗"，是近期血液病研究最活跃的领域之一。

细胞治疗根据细胞来源分为"自体"和"异体"两种。细胞因子诱导的杀伤细胞（cytokine-induced killer cell，CIK）是最早的自体细胞治疗方法，患者外周血单个核细胞在体外通过细胞因子和抗体共培养后获得的一群异质性细胞具有一定的抗肿瘤效应，但临床试验疗效欠佳。

嵌合抗原受体修饰的 T 细胞（chimeric antigen receptor，CAR-T 细胞）通过基因改造患者自身或者供者来源 T 细胞实现对肿瘤相关抗原特异性识别，使效应 T 细胞充分发挥抗肿瘤作用，是目前细胞治疗备受瞩目的焦点。细胞治疗的两个核心问题为杀伤持久性和靶向性，技术的升级为 CAR-T 更持久的作用时间奠定基础：第一代 CAR-T 由抗体 scFv 段直接链接 T 细胞受体 CD3ζ 胞内信号域，但因缺乏共刺激信号而杀伤力有限；第二代 CAR-T 和第三代 CAR-T 在此基础上分别增加了单个或两个共刺激信号域（CD28/4-1BB 以及 CD27/ICOS/OX40）达到增强 CAR-T 增殖、分泌细胞因子和肿瘤杀伤能力的效果；最新的第四代 CAR-T 可表达细胞因子或共刺激分子，如携带 T 淋巴细胞的第三信号分子——IL-12，可逆转被耗竭的肿瘤浸润性 T 淋巴细胞并招募 NK 细胞，克服肿瘤免疫抑制微环境增强疗效。靶向 CD19 抗原的 B 系血液恶性肿瘤是 CAR-T 技术应用的主阵地，针对难治复发 ALL-B 的系列临床试验取得高达 70%～90% 的缓解率，2017 年 CD19 Car-T 也因此获得 FDA 突破性药物认证；靶向多发性骨髓瘤 BCMA、CD138 抗原的临床试验在安全性和有效性上取得初步进展，靶向髓系 CD33、CD123 抗原，以及泛白血病基因 WT-1 的 CAR-T 临床试验仍在进行中。嵌合抗原受体改造或者共刺激分子（如 IL-21/4-1BBL）激活的 NK 细胞治疗急性白血病的临床试验也取得了令人鼓舞的结果。细胞治疗的靶标除恶性肿瘤本身，还可以是其他免疫细胞等，如病毒特异性的 CTL 可用于 allo-HSCT 后患者巨细胞病毒（CMV）、EB 病毒等感染性疾病治疗，间充质干细胞（MSCs）靶向 T 细胞可用于 allo-HSCT 后急、慢性移植物抗宿主病的治疗，均已在临床取得较好疗效。

五、造血干细胞移植

造血干细胞移植（HSCT）是在大剂量放化疗后，利用造血干细胞重建免疫造血系统来治疗血液病的技术，从广义上讲，HSCT 是一种特殊的细胞治疗。20 世纪 90 年代以来，HSCT 技术飞速发展，引领干细胞治疗的潮流，目前已成为治愈白血病、MDS 等恶性血液病及部分良性血液病、血液遗传病，乃至实体瘤、自身免疫性疾病的有效乃至唯一的根治方法。近年来，由于"北京方案"单倍型 HSCT 等技术体系的日益完善，"父母子女供者，表兄弟供者"的单倍型移植模式在我国百余家移植中心获得广泛应用，中国的 HSCT 从 2008 年约 1 000 例上升到 2018 年 9 596 例，其中单倍型移植占全部异基因移植 60%，自 2013 年以来一直是排名首位的移植类型。"北京方案"也在意大利、日本、韩国等推广，是全球应用最广泛的两种单倍型方案之一，使全球已经进入"人人都有供者"的新时代。同时复发防治体系、移植物抗宿主病"预警 - 预测 - 干预"体系的逐渐完善使得 HSCT 更有效、更安全，患者预后进一步改善，减低剂量预处理移植和支持治疗技术的发展也使得受者年龄进一步放宽，更多患者受益于 HSCT 技术。

总之，靶向药物、免疫治疗、细胞治疗及造血干细胞移植为血液病治疗带来了革命性的改变，也是未来血液病治疗发展的目标和趋势。上述新型治疗与放化疗、表观遗传学药物等方法形成多元化的恶性血液病治疗体系，为根据诊断分层选择最优化的治疗策略，乃至个性化治疗奠定基础。

第三节　分层治疗及个性化治疗

分层治疗，即根据精确诊断分层和预后风险将患者分为不同亚群，根据亚群特点，结合循证医学证据和临床试验进展选择最优的治疗策略及治疗方式。个性化治疗，是分层治疗的进一步拓展，即在分层基础上根据每个患者病情的动态变化和自身特点调节治疗。与传统依赖医生个人经验的治疗方法不同，分层治疗及个性化治疗均依据精确诊断信息而进行规范化治疗，是"精准医学"发展的必经阶段，也血液病诊疗的必然趋势。

在急性白血病中，根据 MICM 诊断体系进行分层治疗，可让低危患者选择风险低、而不降低效果的治疗方式。美国国立综合癌症网络（NCCN）和欧洲抗白血病协作网（ELN）指南根据疾病预后危险度将急性髓细胞白血病（AML）分为"低危、中危、高危"三个亚群，三个亚群化疗后复发率估计为 33%、50%、78%，10 年总生存（OS）率分别为 65%～69%、37%～41%、11%～14%，通过基因诊断可以对以上亚群的患者进行分层治疗，即低危患者巩固治疗推荐化疗或自体移植，中高危患者推荐异基因移植。

但 MICM 分型的指导意义仅限于分层，未必适合所有归于此类的患者。如 NCCN/ELN 指南危险分层中 AML-t（8;21）患者属于预后良好类型，首选大剂量化疗而非 allo-HSCT。但如果仅采用大剂量化疗 3～5 年复发率达 45%～50%，因此需要早期识别高危复发患者并采取更为有效的治疗。除了公认的 KIT 基因突变对患者预后具有重要影响，北京大学血液病研究所利用实时 qPCR 动态监测 AML-ETO 水平建立危险分层体系，发现对于低危患者选择大剂量化疗，而对于高危患者选择 allo-HSCT。通过上述策略，使得该型 AML 的 5 年复发率下降到 15%，而 5 年生存率由 50%～65% 提高到 82.7%，从整体上改善了患者预后。

在慢性粒细胞白血病治疗体系中，分子诊断标记可以将 CML 的分子靶向药物治疗效果分为完全血液学反应（CHR）、主要细胞遗传学反应（mCyR）、部分细胞遗传学反应（PCyR）、完全细胞遗传学反应（CCyR）、主要分子生物学反应（MMR）、完全细胞生物学反应（CMR）共六个层次，其中 qPCR 检测 BCR/ABL 融合基因以其高灵敏度和检测快速成为分层的主要手段。通过持续的定时评估，如在格列卫一线初治后 3 个月、6 个月、12 个月、18 个月评估时未达到相应理想治疗效果或者出现治疗失败，则应通过加大格列卫剂量，更换二代、三代 TKI，行 allo-HSCT 等方法改进治疗策略。如北京大学血液病研究所研究显示 CML 进入加速期（CML-AP），allo-HSCT 组患者较伊马替尼组 PFS、OS 显著改善。2013 版 NCCN 指南指出，T315I 突变应尽早进行 allo-HSCT 或者更换为三代 TKI——Ponatinib 治疗，其他突变如 Y253H 等，可以更换为二代 TKI 或者高三尖杉酯碱治疗。从上述分层治疗例子可以看出，在精确诊断的分层后，仍需根据患者的自身情况，如其他诊断信息、一般身体状况、合并症、经济情况等选择最优的治疗策略，即进行个性化治疗。北京大学血液病研究所 CML 患者在 allo-HSCT 后 1 个月、2 个月、3 个月、6 个月、9 个月、12 个月使用 qPCR 评估分层：① BCR-ABL 水平在移植后 1 个月较基线值降低至少 2 个 Log 数量级（即 100 倍），并在后续时间继续下降；②移植后 3 个月内获得 MMR 并在后续时间继续下降；③合并 Ⅱ～Ⅳ 度 aGVHD，或者广泛型 cGVHD，BCR-ABL 水平稳定或保持下降；④移植后一年保持 CMR。如果患者不满足以上标准，则分层为高危患者预备进行干预，干预策略包括：①对伴活动 aGVHD，无免疫抑制剂治疗患者应用格列卫；②无活动 aGVHD，仍进行免疫抑制剂治疗患者减停抑制剂，加或不加格列卫；③前两种治疗方式 1 个月后 BCR-ABL 水平仍无下降，进行供者淋巴细胞输注。通过以上个性化治疗策略，高危组患者复发率仅 3.9%，与低危组患者 4 年无病生存均在 89% 以上。

而对于并无特异性致病基因或者重现性细胞遗传学异常的恶性血液病患者，非特异性基因指导下的分层干预同样具有重要意义。北京大学血液病研究所显示，WT1 和 FCM 联合进行 MRD 监测，通过对 MRD（+）患者进行改良供者淋巴细胞输注（mDLI）等干预，可降低其复发率、提高无病生存率，整体预后与 MRD（−）患者类似。通过特异基因和非特异性 MRD 标记的组合，使得几乎 100% 的恶性血液病患者可依据诊断指标进行分层治疗。

综上，在"精准医学"思想指导下，综合运用靶向治疗等多元化的治疗方式，通过分层治疗、个性化治疗等规范化的治疗体系，可以降低恶性血液病患者的复发率、治疗风险，提高无病生存率，从而明显改善患者整体预后。随着疾病机制研究的逐渐深入，诊断监测方法的持续改进，靶向药物等新治疗方式的不断涌现，规范化治疗体系的普及应用，恶性血液病的诊疗必将迎来一个更为精彩的新时代。

（黄晓军）

参 考 文 献

[1] Dohner H, Estey E, Grimwade D, et al. Diagnosis and management of AML in adults: 2017 ELN recommendations from an international expert panel. Blood, 2017, 129（4）: 424-447.

[2] Short NJ, Rytting ME, Cortes JE. Acute myeloid leukaemia. Lancet. 2018, 392（10147）: 593-606.

[3] Roberts KG, Mullighan CG. Genomics in acute lymphoblastic leukaemia: insights and treatment implications. Nat Rev Clin Oncol, 2015, 12（6）: 344-357.

[4] Grimwade D, Hills RK, Moorman AV, et al. Refinement of cytogenetic classification in acute myeloid leukemia: determination of prognostic significance of rare recurring chromosomal abnormalities among 5876 younger adult patients treated in the United Kingdom Medical Research Council trials. Blood, 2010, 116（3）: 354-365.

[5] Cancer Genome Atlas Research N. Genomic and epigenomic landscapes of adult de novo acute myeloid leukemia. N Engl J Med, 2013, 368（22）: 2059-2074.

[6] Papaemmanuil E, Gerstung M, Bullinger L, et al. Genomic Classification and Prognosis in Acute Myeloid Leukemia. N Engl J Med, 2016, 374（23）: 2209-2221.

[7] Schuurhuis GJ, Heuser M, Freeman S, et al. Minimal/measurable residual disease in AML: a consensus document from the European LeukemiaNet MRD Working Party. Blood, 2018, 131（12）: 1275-1291.

[8] Wallace JA, O'Connell RM. MicroRNAs and acute myeloid leukemia: therapeutic implications and emerging concepts. Blood, 2017, 130（11）: 1290-1301.

[9] Jin J, Wang JX, Chen FF, et al. Homoharringtonine-based induction regimens for patients with de-novo acute myeloid leukaemia: a multicentre, open-label, randomised, controlled phase 3 trial. The Lancet Oncology, 2013, 14（7）: 599-608.

[10] Wei AH, Tiong IS. Midostaurin, enasidenib, CPX-351, gemtuzumab ozogamicin, and venetoclax bring new hope to AML. Blood, 2017, 130（23）: 2469-2474.

[11] Zhu HH, Wu DP, Jin J, et al. Oral tetra-arsenic tetra-sulfide formula versus intravenous arsenic trioxide as first-line treatment of acute promyelocytic leukemia: a multicenter randomized controlled trial. J Clin Oncol, 2013, 31（33）: 4215-4221.

[12] Huang XJ, Zhu HH, Chang YJ, et al. The superiority of haploidentical related stem cell transplantation over chemotherapy alone as postremission treatment for patients with intermediate- or high-risk acute myeloid leukemia in first complete remission. Blood, 2012, 119（23）: 5584-5590.

[13] Jiang Q, Xu LP, Liu DH, et al. Imatinib mesylate versus allogeneic hematopoietic stem cell transplantation for patients with chronic myelogenous leukemia in the accelerated phase. Blood, 2011, 117（11）: 3032-3040.

[14] Wang J, Shen ZX, Saglio G, et al. Phase 3 study of nilotinib vs imatinib in Chinese patients with newly diagnosed chronic myeloid leukemia in chronic phase: ENESTchina. Blood, 2015, 125（18）: 2771-2778.

[15] Wang Y, Wu DP, Liu QF, et al. In adults with t（8;21）AML, posttransplant RUNX1/RUNX1T1-based MRD monitoring, rather than c-KIT mutations, allows further risk stratification. Blood, 2014, 124（12）: 1880-1886.

[16] Dreger P, Schetelig J, Andersen N, et al. Managing high-risk CLL during transition to a new treatment era: stem cell transplantation or novel agents? Blood, 2014, 124（26）: 3841-3849.

[17] Zhu HH, Zhang XH, Qin YZ, et al. MRD-directed

risk stratification treatment may improve outcomes of t（8;21）AML in the first complete remission：results from the AML05 multicenter trial. Blood，2013，121（20）：4056-4062.

[18] Harding T，Baughn L，Kumar S，et al. The future of myeloma precision medicine：integrating the compendium of known drug resistance mechanisms with emerging tumor profiling technologies. Leukemia，2019，33（4）：863-883.

[19] June CH，O'Connor RS，Kawalekar OU，et al. CAR T cell immunotherapy for human cancer. Science，2018，359（6382）：1361-1365.

[20] Lv M，Chang Y，Huang X. Everyone has a donor：contribution of the Chinese experience to global practice of haploidentical hematopoietic stem cell transplantation. Front Med，2019，13（1）：45-56.

[21] Huang XJ，Xu LP，Liu KY，et al. Individualized intervention guided by BCR-ABL transcript levels after HLA-identical sibling donor transplantation improves HSCT outcomes for patients with chronic myeloid leukemia. Biol Blood Marrow Transplant，2011，17（5）：649-656.

[22] Xu L，Chen H，Chen J，et al. The consensus on indications，conditioning regimen，and donor selection of allogeneic hematopoietic cell transplantation for hematological diseases in China-recommendations from the Chinese Society of Hematology. J Hematol Oncol，2018，11（1）：33.

[23] Wang Y，Chen H，Chen J，et al. The consensus on the monitoring，treatment，and prevention of leukemia relapse after allogeneic hematopoietic stem cell transplantation in China. Cancer Lett，2018，438：63-75.

第二章　急性白血病

第一节　急性髓细胞白血病迈入精准诊疗时代

急性髓细胞白血病（acute myeloid leukemia，AML）是一组高度异质性的克隆性疾病。近年来，深度测序技术的广泛应用不仅使我们对 AML 的基因突变谱从宏观上有了一个全景式的认识，也推动了 AML 在精确诊断、预后分层和个体化治疗方面的长足发展。目前，AML 的诊断已从过去以形态学为主的诊断体系，逐步向结合细胞形态、免疫表型和分子遗传学特征的精确分子诊断发展。患者的预后评价亦更加全面深刻，逐渐确立了以患者临床特征、分子遗传学标志和微小残留病（MRD）水平为主的预后评价体系。治疗方面，除了联合化疗及造血干细胞移植为主的常规治疗方案，靶向治疗及免疫治疗的快速发展进一步提高了 AML 疗效，推动其迈入个体化精准诊疗的新时代。

一、AML 诊断及分型的演变

疾病在诊断、治疗和研究之前必须先被描述、定义和命名。病种分类作为医界通用的基本工作语言，随着认识的深化也会变得更加客观、准确，更能反映疾病本质。1967 年世界卫生组织（World Health Orgnazation，WHO）在《国际疾病统计分类手册》上，将急性白血病（acute leukemia，AL）分为急性淋巴细胞白血病、急性粒细胞白血病和急性单核细胞白血病。1976 年法、美、英三国学者基于细胞形态学研究，首先提出了 AL 的诊断分型标准（简称 FAB 标准），以原始细胞>30% 作为 AL 的诊断门槛，将 AML 分为 M_1~M_6 亚型，1985 年新修订时又增加了 M_0 和 M_7 两个亚型。FAB 标准结束了以往 AL 诊断分型上的混乱，使

各临床中心的资料具有可比性，极大提高了 AL 的诊治水平，至今仍是临床工作的基础。但形态诊断主观性强，可重复性差，不能很好地反映疾病的致病机制、临床表现和预后等特点。后来发现白血病有独特的细胞免疫标记和遗传学特征，可纳入病种分类。国际上于 1986 年提出按细胞形态-免疫表型-细胞和分子遗传学特征（morphology-immunology-cytogenetics-molecular，MICM）来界定 AL 的病种。MICM 标准极大提高了 AL 的诊断分型水平，但包含的病种有限，未能反映其他疾病要素（如放化疗史或前驱血液病史等）对诊断分型的影响。而 AL 在病因、致病机制、细胞分化、临床表现和预后等诸多方面越来越呈现出高度的异质性，病种界定客观上就要求要考虑到各种可能的疾病要素。为此 WHO 于 2001 年召集了国际上著名的血液肿瘤临床学家和病理学家，按淋巴瘤"REAL"分型的基本原则，综合现已认知的各种疾病要素来界定病种，提出了包括 AML 在内的血液和淋巴组织肿瘤新的诊断分型标准。2008 年及 2016 年在实践的基础上分别进行了修订，更加强调特征性的细胞遗传学和分子遗传学改变在定义 AML 亚型中的作用。WHO 标准具有广泛包容性，也是一种开放性的诊断分型体系，能及时纳入临床和基础研究的最新成果，及时客观地反映疾病本质，是当前 AL 临床和基础研究的标准工作语言。

（一）细胞形态诊断和应注意的问题

细胞形态直观地反映了白血病细胞的分化系列和分化阶段，是 AL 诊断分型的基础。形态诊断要求获取治疗前新鲜的骨髓和外周血涂片，分别分类计数 500 个和 200 个有核细胞。计数细胞包括原始细胞，幼稚和成熟单核细胞，早幼、中幼、晚幼粒细胞和杆状、分叶核中性粒细胞，嗜酸性粒细胞，嗜碱性粒细胞，淋巴细胞，浆细胞，有

核红细胞和肥大细胞；而正常或异常发育的巨核细胞则不被计入。原始细胞是指原始粒细胞、异常早幼粒细胞、原始和幼稚单核细胞（M_4、M_5）、原始巨核细胞（M_7）和原始、幼稚淋巴细胞。以往AML的诊断门槛为骨髓、外周血原始细胞 >30%，原始细胞 20%~30% 的则诊断为 MDS-RAEBt。后来发现 MDS-RAEBt 的临床转归与 AML 一致，故将 AML 的诊断门槛降为原始细胞 >20%。少数 AML 亚型，如急性早幼粒细胞白血病（acute promyelocytic leukemia，APL）伴 PML-RARA、AML 伴 t（8;21）；AML1-ETO 和 AML 伴 inv（16）/t（16;16）；CBFb-MYH11 等的骨髓和外周血原始细胞比例可不高，发现特征性重现性遗传学异常即可确诊。诊断髓细胞肉瘤需有肿瘤病理和免疫病理检查。骨髓抽取困难时，骨髓活检和免疫病理检查是 AL 确诊的重要依据。形态观察大多能区分 AML 和急性淋巴细胞白血病（acute lymphoblastic leukemia，ALL），绝大多数 M_3 也能经形态诊断确定。AML 骨髓涂片可见较多骨髓小粒、油粒，而 ALL 的涂片则无油无粒、状如血膜，低倍镜下原始细胞呈小簇或葡萄串状分布。原始细胞形态在外周血有时比在骨髓更为典型。Auer 小体是 AML 的特点。M_3 的 Auer 小体常为"柴束状"，而单核细胞的 Auer 小体常为细长针棒状。观察细胞移行阶段也有助于确定白血病细胞系列归属。但形态诊断的可重复性仅为 60%~70%。细胞化学染色可进一步揭示细胞超微结构特点，使形态诊断准确性提高到 80%~90%。AML 原始细胞的过氧化物酶（peroxidase，POX）染色阳性率≥3%。但分化早的髓系原始细胞（如 M_0、M_1 的原始粒细胞，M_5a 的原始单核细胞）和原始巨核细胞（M_7），过氧化物酶染色可为阴性。特异性酯酶是中性粒细胞标志酶，M_1、M_2a 和 ALL 一般阴性，但 M_3 强阳性。以 α- 醋酸萘酯为底物的非特异性酯酶分为中性酯酶、酸性酯酶和丁酸酯酶。原、幼单核细胞的 NAE 染色呈弥散阳性，可被 NaF 抑制；原始粒细胞的中性酯酶阳性反应则不被 NaF 抑制；淋巴细胞 NAE 的染色为颗粒点状阳性，常位于细胞核旁。丁酸酯酶是单核细胞标志酶，在单核细胞反应最强，淋巴细胞和巨核细胞仅弱阳性或阴性，粒细胞为阴性；可将 M_4、M_5 与 M_3 区分开来。

（二）细胞免疫表型确定白血病细胞的所属系列及发育阶段

少数 AL 经形态和细胞化学染色不能确定分型，需依靠细胞免疫表型检查来明确白血病细胞系列归属与分化阶段。99% 以上的 AL 经形态和细胞免疫表型检查可确定分型。正常造血细胞时序性地在细胞膜、质或核上表达一些抗原分子作为"身份标志"，不同发育阶段细胞的抗原谱各有特点。按白血病分化阻滞学说，白血病细胞是一类分化阻滞于某一髓系或淋系发育早期阶段的细胞群，也表达该发育阶段的抗原谱，借此可确定白血病细胞系列归属和分化阶段。而白血病细胞发育异常，抗原表达又与同一发育阶段的正常造血细胞存在差异，表现为抗原非同步表达（即早期和晚期阶段的抗原同时表达）、抗原跨系列表达和抗原表达强度变异等，可将白血病细胞区分开来，并作为缓解后微小残留病（minimal residual disease，MRD）监测的依据。流式细胞术能多参数快速定性和定量分析白血病细胞群的抗原表达，是临床和基础研究常用的方法。AL 诊断分型相关的常用抗原标记包括①髓系抗原：MPO、CD117、CD33、CD13、CD11b、CD14、CD15、CD16、CD64、CD65、血型糖蛋白 A 和 CD41、CD42b、CD61 等；②B 系抗原：CyCD79a、CD10、CD19、CD20、CD21、（Cy）CD22、CD23、CD24、Cyμ、SmIg 和 FMC7 等；③T 系抗原：CD1a、CD2、（Cy）CD3、CD4、CD5、CD7、CD8、TCRα/β 和 TCRγ/δ 等。MPO（髓系）、血型糖蛋白 A（红系）、CD41/CD42b/CD61（巨核系）、CyCD22（B 系）和（Cy）CD3（T 系）为系列特异性抗原。CD34、HLA-DR 和 TdT 为早期阶段抗原。CD45 为白细胞抗原。

某些特殊类型 AML 的诊断须依赖免疫表型。如 M_0 形态上不能辨认，POX 染色阴性，只能通过免疫表型确认，即需至少表达一种髓系特异抗原标记（如 cMPO、CD13/CyCD13 和 CD33/CyCD33 等）。M_7 的诊断需有 CD41、CD42b、CD61 的表达或经免疫电镜证实 PPO 阳性。系列模糊的急性白血病包括急性未分化型白血病（acute undifferentiated leukemia，AUL）和混合表型急性白血病（mixed phenotype acute leukemia，MPAL）。AUL 临床罕见，预后差；原始细胞形态上不能辨认，MPO 和酯酶染色阴性，常表达 HLA-DR、CD34 和 / 或 CD38，TdT 亦可阳性，但不表达任何淋系或髓系特异性标志（缺乏 CyCD3 和 MPO 等 T 系和髓系特异性标记，亦无 CD19 强表达或 CyCD22、CyCD79a 等 B 系特异性标记，同时也缺乏巨核细胞、浆细胞样树突细胞等系列特异性标记）。而 MPAL 则表达 1 种以上系列的抗原，不能肯定地将其归类为任何单一系列的急性白血病。以往 MPAL 诊断遵从欧洲提出的 EGIL（1998 年）积分系统。2016 年 WHO 提出的 MPAL 诊断标准则更严格，认为要确定白血病中有髓系成分，须符合以下任一情况：①存在两种或以上白血病细胞群时，其中一群符合 AML 免疫表型标准；②仅存在一群白血病细胞时，该群细胞符合 B 或 T 系 ALL 标准（CD19 强阳性伴 CD79a、CyCD22 或 CD10 至少 1 种强阳性，或 CD19 弱阳性伴 CD79a、CyCD22 或 CD10 至少 2 种强阳性；或 CyCD3、CD3 阳性），同时也共表达髓系特异抗原 MPO；③仅有一群白血病细胞时，该群细胞本身符合 B 或 T 系 ALL 标准，同时也有明确的单核细胞分化证据：至少表达 2 种单核细胞标记（CD11c、CD14、CD64 和溶菌酶）。

应该注意的是，白血病细胞是一群有不同"年龄"层次的细胞群体，也可能存在多个亚克隆。患者体内白血病细胞抗原的表达可不尽一致。病程中也可能发生"抗原漂移"现象。流式细胞术等检查还受抗体质量和实验室技术水平、稳定性等影响。上述因素可能影响免疫表型分析，进而影响 AML 诊断分型和 MRD 监测。

（三）细胞和分子遗传学诊断分型为判定预后和靶向治疗提供依据

细胞和分子遗传学异常是 AL 的致病基础，表现为染色体畸变（染色体数量、结构异常）、基因突变和表观遗传学变异等，是决定细胞生物学行为和患者预后最重要的因素，也是白血病诊断分型的重要依据。遗传学异常能为 AL 诊断提供克隆性依据，有些遗传学异常还是分型诊断的直接证据，有些则与预后密切相关。近 55% 的 AML 经常规染色体核型分析可发现克隆性染色体数量和 / 或结构异常。核型分析需观察 20～25 个分裂中期细胞，只有当其中至少两个分裂中期细胞具有一致的染色体增加或结构异常，或至少

3 个分裂中期细胞具有一致的染色体缺失，方能定义为异常克隆。某些特殊的重现性染色体易位如 t（15;17）、t（8;21）或 inv（16）/t（16;16），只要在 1 个分裂中期细胞中发现就可确定为异常克隆。染色体核型分析易受技术和人为因素影响，复杂易位或易位前后染色体区带、大小改变不明显时常难以确认。DNA 印迹法（Southern blot）和荧光原位杂交（fluorescence in situ hybridization，FISH）是核型分析的重要补充。FISH 法简单、直观、快速、准确，能发现核型分析时遗漏的染色体结构或数量异常。逆转录 - 多聚酶链式反应（reverse transcription-polymerase chain reaction，RT-PCR）可检测特异的致病基因，敏感性高，特异性强。这些分子技术常用于检测 *AML1-ETO*、*CBFβ-MYH11*、*PML-RARα* 及其变异型、MLL 易位及变异易位、*DEK-CAN*、*RPN1-EVI1* 和 *RBM15-MKL1* 等融合基因，PCR 也用于发现 *FLT3*、*NPM1*、*CEBPA*、*KIT*、*IDH1/IDH2* 和 *RAS* 等能影响 AML 预后的基因突变。但分子技术仅用于被关注靶基因的检测。有 15% 的 AML 患者经常规细胞和分子遗传学检查不能发现异常。利用全基因组测序（whole-genome sequencing，WGS）和全外显子组测序（whole-exome sequencing，WES）的方法检测，发现约 90% 以上的患者中至少存在一种驱动基因突变，80% 以上的患者中存在两种驱动基因突变或更多的驱动基因突变。新技术的应用丰富了人们对 AL 致病机制的认识，为全面、客观地判断患者预后和将来病种分类修订提供了更翔实可靠的资料。

（四）WHO 提出的 AML 诊断分型是一种综合的诊断分型体系

AML 被确认为起源于造血干 / 祖细胞，分化阻滞于髓系发育的早期阶段，正式名称为"AML 及其相关前体髓系肿瘤"。基于形态学、免疫表型、遗传学检测，并结合病史特征，2016 年 WHO 提出的 AML 及其相关前体髓系肿瘤包含六类病种，以下又分若干亚型（表 2-1-1）。其中，"AML 伴重现性遗传学异常"包括 APL 伴 *PML-RARA*、AML 伴 t（8;21）（q22;q22.1）；*RUNX1-RUNX1T1*、AML 伴 inv（16）（p13.1q22）或 t（16;16）（p13.1;q22）；*CBFB-MYH11*、AML 伴 t（6;9）（p23;q34.1）；*DEK-NUP214*、AML 伴 inv（3）（q21.3q26.2）或 t（3;3）

表 2-1-1　AML 及其相关前体髓系肿瘤分类（2016 年 WHO 标准）

一、AML 伴重现性遗传学异常	1. AML 伴 t（8;21）(q22;q22.1)；*RUNX1-RUNX1T1* 2. AML 伴 inv（16）(p13.1q22) 或 t（16;16）(p13.1;q22)；*CBFB-MYH11* 3. APL 伴 *PML-RARA* 4. AML 伴 t（9;11）(p21.3;q23.3)；*MLLT3-KMT2A* 5. AML 伴 t（6;9）(p23;q34.1)；*DEK-NUP214* 6. AML 伴 inv（3）(q21.3q26.2) 或 t（3;3）(q21.3;q26.2)；*GATA2, MECOM* 7. AML（原始巨核细胞）伴 t（1;22）(p13.3;q13.3)；*RBM15-MKL1* 8. AML 伴 *BCR-ABL1*（暂定病种） 9. AML 伴 *NPM1* 突变 10. AML 伴 *CEBPA* 双等位基因突变 11. AML 伴 *RUNX1* 突变（暂定病种）
二、AML 伴 MDS 改变	—
三、治疗相关的髓系肿瘤	—
四、AML 非特指型	1. AML 微分化型 2. AML 未成熟型 3. AML 成熟型 4. 急性粒 - 单核细胞白血病 5. 急性原始单核细胞 / 单核细胞白血病 6. 纯红白血病 7. 急性巨核细胞白血病 8. 急性嗜碱性粒细胞白血病 9. 急性全髓白血病伴骨髓纤维化
五、髓系肉瘤	—
六、唐氏综合征性的髓系肿瘤	1. 短暂的髓系异常增生 2. 唐氏综合征关联的髓系白血病

（q21.3;q26.2）；*GATA2, MECOM*、AML 伴 t（1;22）(p13.3;q13.3)；*RBM15-MKL1*、AML 伴 t（9;11）(p21.3;q23.3)；*MLLT3-KMT2A*、AML 伴 *NPM1* 突变及 AML 伴 *CEBPA* 双等位基因突变等亚型。MLL 易位中除 t（9;11）；AF9-MLL 为中等预后外，其余 11q23（MLL）异常的预后都很差，归为 MLL 变异易位。已发现 AML 伴 *BCR-ABL1* 和 *RUNX1* 基因突变有明显的预后意义，但不同突变类型可同时存在，且突变患者的细胞形态、免疫表型和临床特点多样，仅能作为"暂定病种"列出。"AML 伴多系发育异常"原指具有不良染色体核型和多药耐药蛋白（ABCB1、MDR1）过表达或具有 MDS 样特征的 AML，既往诊断强调"多系发育异常"（即 ≥2 系超过 50% 的造血细胞具有增生异常的形态特点）。后来发现"多系发育异常"并无独立的预后意义，故更名为"AML 伴 MDS 相关改变"，包括有 MDS 病史、MDS 特异相关细胞遗传学改变或多系发育异常形态特点的 AML。多数"治疗相关的髓系肿瘤"都曾接受烷化剂和拓扑异构酶 II 抑制剂的治疗，难以区分，故统称为"治疗相关"，预后不良。唐氏综合征继发的髓系肿瘤有独特的病史、遗传学特征、临床表现和治疗转归，应以唐氏综合征相关的髓系增殖症（myeloid proliferations related to Down syndrome）单独列出，包括"短暂的髓系异常增生"和"唐氏综合征关联的髓系白血病"两个病种。"髓细胞肉瘤"也作为独立病种单独列出。其余不能归类为上述病种的，称为"AML 非特指型"，主要按细胞形态诊断分型。

WHO 诊断分型系统不断有新的临床和基础研究成果加入进来，是 AML 病种界定的依据。遗传学异常最终决定了白血病细胞的生物学行为。随着资料积累，将来包括 AML 内在的白血病有可能按照"遗传学异常谱"进行诊断分型。

二、AML 的预后

少数 AML 经单纯化疗就能取得满意疗效，而大多数患者远期疗效差，长生存机会少。难治、复发和老年 AML 是临床治疗的难点。基于大量临床研究，我们现已能够通过分析临床、实验室资料和治疗反应，大体获知患者的预后，并据此给予针对性的治疗。影响 AML 预后的因素有很多，一些与患者化疗耐受和治疗相关死亡（treatment-related mortality，TRM）相关，包括患者年龄、器官功能状况、体力状况（performance status，PS）评分和肿瘤负荷等，主要影响诱导治疗的疗效；另一些则与白血病化疗耐药和复发相关，如继往血液病史和放化疗史、细胞和分子遗传特征以及治疗反应（如 MRD）等，主要影响长期疗效。

（一）影响近期疗效的预后因素

AML 获得长期生存首先要达到"完全缓解"。诱导失败是指不能取得缓解，或因感染、出血等并发症早期死亡。年龄是 AML 最重要的预后因素之一。年龄越大化疗耐受越差，TRM 越高，化疗耐药机会也增加。例如 60 岁以下 AML 的完全缓解率（complete remission rate，CR）可达 70%~90%，诱导 TRM 低于 10%，5 年总生存（overall survival，OS）率为 30%～40%；而 >60 岁者的 CR 率仅50%～60%，诱导 TRM 达 20%，3 年无病生存率（disease-free survival，DFS）低于 10%～15%。同时，PS 评分、WBC 数也是影响疗效的重要因素，尤其是对 APL，在全反式维甲酸（ATRA）联合砷剂作为一线治疗模式下，初诊 WBC $< 10 \times 10^9$/L 的患者为低危组，而 WBC$\geqslant 10 \times 10^9$/L 为高危组。一项英国 MRC-AML 9 方案的回顾性疗效分析发现，继发性 AML 的 CR 率仅 36%（其中化疗相关 AML 为 25%，MDS 相关 AML 为 42%，MPN 急性变为 40%），TRM 高达 24%，耐药率为 39%，疗效显著低于原发性 AML。

（二）细胞和分子遗传学特征与预后

随着对 AML 全基因组测序、全外显子测序、细胞 RNA 及 miRNA 测序和 DNA 甲基化等的深入分析，越来越多有预后价值的 AML 遗传学分子标记被发现，不仅使我们更好地了解了 AML 的发病机制，还为制定全面、系统的风险度分层体系打下坚实的基础。目前认为，细胞和分子遗传学特征是 AML 最重要的预后因素之一。

SWOG、MRC 和 CALGB 等大系列 AML 临床研究发现，不同染色体预后分层患者的 CR 率和 NR 率有显著差异（表 2-1-2）。1998 年英国 MRC 回顾分析了 AML10 方案治疗的 1 612 例 AML 的疗效，患者按细胞遗传学特征可分为预后良好、中等和不良三组，三组的 CR 率、诱导死亡率、不缓解率、5 年累积复发和 OS 率都有显著差异（表 2-1-3）。2000 年美国 SWOG/ECOG 对 808 例应用 E3489/S9034 方案治疗的 AML 进行回顾分析也有类似结论。此后美国 CALGB、德国 AMLCG、意大利 GIMEMA 等不同研究中心也相继报道了类似结果。不同研究中心染色体核型分组有一定的差异（表 2-1-3），可能与治疗群体和治疗方案不同有关。在不良预后染色体核型 AML 中，常染色体单体核型（monosomal karyotype，MK）AML 的预后更差。MK 是指具有 2 个或以上染色体单体丢失（不包括性染色体丢失）、或伴染色体结构异常（除外核心结合因子基因易位）的 1 个或以上常染色体单体丢失，以 −7 最为多见。荷兰 - 比利时血液肿瘤协作组 / 瑞士临床肿瘤研究组回顾分析了 1975 例年轻成人 AML 的资料，发现≥2 个常染色体单体丢失的 116 例患者，4 年 OS 率仅 3%；伴染色体结构异常且有 1 个常染色体单体丢失的 68 例患者，4 年 OS 率也仅为 4%。MK 成为预后极差的 AML 染色体核型标志。能否根据遗传学预后分层的结果来确定诱导治疗方案呢？既往美国一项研究分析了 AML 从诊断到治疗开始的时间（time from diagnosis to treatment，TDT）与患者 CR 率和 OS 率的关系，发现不同预后分层的≤60 岁 AML，TDT 与 CR 和

表 2-1-2 MRC-AML10 方案中不同染色体预后分层 AML 的疗效

预后分组	病例数	CR/%	诱导死亡 /%	不缓解 /%	5 年复发 /%	5 年 OS/%
良好	377	91*	8*	1*	35*	65*
中等	1 072	86	6	8	51	41
不良	163	63	14	23	76	14

*$P < 0.01$

表 2-1-3　不同研究中心的 AML 细胞遗传学预后分组

预后分组	MRC	SWOG/ECOG	CALGB	GIMEMA/AML10	德国 AMLCG
良好	t(8;21)	t(8;21)(不伴 del(9q) 或	t(8;21)	t(8;21)	t(8;21)
	inv/t(16;16)	复杂核型)	inv/t(16;16)	inv/t(16;16)	inv/t(16;16)
	t(15;17)	inv/t(16)/del(16q)	t(15;17)	t(15;17)	t(15;17)
		t(15;17)			
中等	正常核型	正常核型	正常核型	正常核型	正常核型
	非复杂异位	+8, −Y, +6, del(12p)	非复杂异位	−Y	非复杂异位
不良	3q 异常	3q、9q、11q 异常	inv(3)/t(3;3)	其他异常	inv(3)/t(3;3)
	−7	21q、17p 异常	−7		−7/del(7q)
	−5/del(5q)	−7/del(7q)	t(6;9)		−5/del(5q)
	复杂核型	−5/del(5q)	t(6;11)		11q 异常
	(异常核型≥5,	t(6;9)	t(11;19)		del(12p)
	非良好核型)	t(9;22)	+8		17p 异常
		复杂核型	复杂核型		复杂核型
		(异常核型≥3)	(异常核型≥3,		(异常核型≥3)
			非良好核型)		

OS 率均显著负相关；认为年轻 AML 确诊后应立即开始治疗，等待遗传学结果选择治疗方案将影响患者疗效。而 2018 年 Beat AML 研究证实了 7 天内完成患者遗传学结果分析的可行性，为后续 AML 患者根据遗传学预后分层的结果来制订个体化的诱导治疗方案奠定了基础。

AML 核型正常（normal cytogenetics AML，CN-AML）大多属于中等预后组，占 40%～50%。这群患者的预后差别很大。后来证实，分子遗传学突变是影响患者预后的另一个重要因素。

影响患者预后的分子突变主要包括哪些方面？其主要涉及影响信号及激酶通路突变、核仁磷酸蛋白突变、转录因子突变、表观遗传修饰因子突变、RNA 剪接体突变及肿瘤抑制因子等方面。其中，影响信号及激酶通路突变主要包括如 FLT3 和 KIT 等突变，是 AML 中最为常见的突变形式之一。FLT3（fms-like tyrosine kinase 3）突变包括近膜区的内部串联重复（internal tandem duplication，ITD）和涉及酪氨酸激酶结构域的单一氨基酸突变（tyrosine kinase domain mutations，TKD）。突变后 FLT3 发生自主激活，使细胞获得增殖和生存优势。多项研究证实，合并高等位基因比的 FLT3-ITD 突变的 AML 患者，复发率高且总体生存期短，预后差。而癌基因 KIT 表达具有酪氨酸激酶活性的膜受体，其配体为干细胞因子。KIT 突变包括涉及酪氨酸激酶区的 D816 突变和与 KIT 二聚体化有关的第 8 外显子突变。突变使 KIT 发生配体非依赖性激活，激酶活性提高 10 倍，进而激活 STAT3 下游信号、BCL-X 和 MYC。KIT 突变最常见于核心结合因子白血病（core binding factor-AML，CBF-AML），包括 t(8;21) 和 inv(16)/t(16;16) AML。文献报道 30%～40% 的 AML 伴 inv(16) 和 20%～30% 的 AML 伴 t(8;21) 存在 KIT 突变，患者 WBC 数较高，易复发，生存期缩短。

核磷素（nucleophosmin，NPM1）是一种穿梭于细胞核和细胞质间的核仁蛋白，与细胞核蛋白聚集、组装有关，也与细胞增殖状态有关。三分之一 AML 患者具有 NPM1 第 12 外显子突变。突变的 NPM1 缺失了结合核仁所需的色氨酸，同时又形成了出核信号基序，致使原本正常定位于胞核的 NPM1 异常定位到细胞质上。NPM1 突变主要见于正常核型 AML（50%～60%），目前发现 NPM1 基因有超过 40 种突变亚型，其中以 A 型突变最为常见，且常伴随着表观遗传修饰因子突变。单纯 NPM1 突变的正常核型患者 CR 率高，OS 率和无事件生存（event-free survival，EFS）率较长。近期有研究指出，NPM1 突变伴有低等位基因比 FLT3-ITD 突变患者预后好，且不受合并其他的染色体异常影响，也就是这种突变即使出现在正常核型以外的 AML 中，也应归入预后良好组，无需常规推荐行异基因造血干细胞移植。

转录因子相关突变,*CEBPA*(CCAAT/enhancer binding protein α)突变,在 CN-AML 中多见,是调节髓系基因表达和粒系分化的关键转录因子。*CEBPA* 突变见于 5%~10% 的 AML,大多同时伴 *FLT3*、*KIT* 或 *NRAS* 基因突变。*CEBPA* 突变通常有两型形式:N 末端突变导致读码框架移位,形成截短的 CEBPA 蛋白;C 末端的插入突变则破坏了 bZIP(基本亮氨酸拉链区)结构域。*CEBPA* 单等位基因和双等位基因均可发生突变。单纯 *CEBPA* 双等位基因突变的正常核型患者预后良好,而单等位基因突变的预后意义则不明显。runt 相关转录因子 1(runt-related transcription factor 1,*RUNX1*)在 AML 中的突变发生率为 5%~15%,其在伴有重现性染色体异位或继发性 AML 中比例较高。既往大量研究证实,合并 *RUNX1* 突变是 AML 预后不良的独立影响因素。近年来研究指出,合并 *ASXL1*、*ECOR* 或 *PHF6* 突变较单纯 *RUNX1* 突变患者预后更差,差异有统计学意义。

近年来,编码表观遗传调节因子基因的发现使人们对 AML 的发病机制有了新的认识,其主要包括 *IDH1/2*(isocitrate dehydrogenase1/2)、*DNMT3A*(DNA methyltransferase 3a)及 *ASXL1*(additional sex comb-like 1)。IDH1/2 催化柠檬酸脱氢反应。*IDH1/2* 突变见于 28.7% 的 CN-AML,是 CN-AML 最常见的基因突变类型之一。体内 IDH1 和 IDH2 突变不能共存,但可与其他已知突变一起出现。*IDH1/IDH2* 突变多见于 AML-M$_1$ 亚型,*IDH1* 突变以女性多见。*IDH1/2* 突变在 AML 中的预后影响至今一直存在争议。这些差别可能与基因突变位点不同有关。如有研究指出,若 *NPM1* 突变合并 *IDH1* 基因突变的患者预后不良,而合并 *IDH2 R140* 突变则提示预后良好。这些结果提示,*IDH1/2* 突变对 AML 预后的影响还需要更多的研究加以阐明。DNA 甲基化酶基因 *DNMT3A* 突变见于 22% 的原发性 AML,占中等预后组的 34%。*DNMT3A* 突变的预后意义目前没有确定的结论。现有资料来看,*DNMT3A* 主要是影响了 *NPM1* 突变 AML 的预后。尤其 *NPM1*、*FLT3-ITD* 和 *DNMT3A* 同时存在时,其预后尤其不佳。最近,NCCN、ELN 指南和国内的指南把 *ASXL1* 突变也作为预后不良因

素纳入危险度分层系统,但是 *ASXL1* 突变若发生在预后良好组,则并不具有预后意义。

剪接体突变为发生在调控 RNA 剪接的基因(*SF3B1*,*SRSF2*,*U2AF1* 和 *ZRSR2*)上的突变,其发生率占所有 AML 患者的 10%。剪接体突变可能导致 RNA 的异常剪接,进而影响细胞的转录组和蛋白质组结构与功能。越来越多的证据表明,剪接体突变常发生在年龄较大患者及低增殖性疾病中。最近的研究已经发现,合并 RNA 剪接相关的突变如 *SRSF2* 和 *U2AF1* 的患者,对标准治疗的反应率减低,生存时间缩短,预后不良。

肿瘤抑制因子 P53(tumor suppressor p53,*TP53*)突变约占 AML 患者的 8%,与复杂核型、原发耐药、复发率高和较差的生存密切相关。鉴于现有的靶向药物多为基因抑制剂,*TP53* 突变作为功能丧失的突变,治疗上具有很大难度。

遗传学对 AML 预后的影响由染色体核型和分子学改变类型共同决定(表 2-1-4)。现有的危

表 2-1-4 AML 遗传学预后分层(ELN 指南 2017 年版)

预后等级	分子遗传学
预后良好	t(8;21)(q22;q22.1);*RUNX1-RUNX1T1* inv(16)(p13.1q22)或 t(16;16)(p13.1;q22);*CBFB-MYH11* *NPM1* 突变不伴有 *FLT3-ITD* 突变或伴低等位基因比 *FLT3-ITD* 突变[#] *CEBPA* 双突变
预后中等	*NPM1* 突变伴高等位基因比 *FLT3-ITD* 突变 野生型 *NPM1* 不伴有 *FLT3-ITD* 突变或伴低等位基因比 *FLT3-ITD* 突变(不伴高危遗传学改变)[#] t(9;11)(p21.3;q23.3);*MLLT3-KMT2A* 其他异常
预后不良	t(6;9)(p23;q34.1);*DEK-NUP214* t(v;11q23.3);*KMT2A* 重排 t(9;22)(q34.1;q11.2);*BCR-ABL1* inv(3)(q21.3q26.2)或 t(3;3)(q21.3;q26.2);*GATA2*,*MECOM*(*EVI1*) -5 或 del(5q);-7;-17/abn(17p) 单体核型 复杂核型 *RUNX1* 突变[*] *ASXL1* 突变[*] 野生型 *NPM1* 伴高等位基因比 *FLT3-ITD* 突变[#]

[*] 这些异常如果发生于预后良好组时,不应作为不良预后标志。[#] 低等位基因比(<0.5),高等位基因比(≥0.5)

险度分组体系主要基于特定的染色体核型和特定的分子突变，而随着研究的深入，研究者们发现AML患者常具有复杂的遗传学改变，而特定突变的预后影响及治疗反应可能受到其他分子遗传学及临床特征的影响。因此，进一步研究AML的发病机制，整合患者遗传学信息，建立综合的风险度评价体系将成为未来的一项重要工作。

（三）微量残留病与预后

理论上CR患者的体内仍残留10^9以下的白血病细胞，形态难以分辨，称为"微量残留病（MRD）"，是疾病复发的根源（图2-1-1）。CR质量越高，MRD水平越低，则DFS持续时间越长，越有可能获得长期生存。CR后MRD持续阳性（未达分子缓解）或由阴性转为阳性（分子复发）的，将很快出现血液学复发。MRD水平是CR患者疗效最直接、最客观的评价指标，是所有年龄、肿瘤负荷、前驱血液病史或放化疗史和遗传学特征等其他预后因素对患者疗效影响的最终体现。

动态监测CR患者MRD对预测早期复发以及时治疗干预显得十分重要。常用的MRD监测方法有多参数流式细胞术、实时定量PCR和二代测序等。几乎所有AML都可以应用多参数流式细胞术来定量检测异常免疫表型的MRD细胞。超过50%的AML可应用PCR的方法定性或实时定量检测白血病特异基因（如融合基因、突变基因或过度表达基因等）来确定MRD水平。二代测序及实时定量PCR检测敏感性可达$10^{-7}\sim10^{-4}$，流式细胞术的敏感性一般要低至少1个数量级。多参数（6～8色）流式细胞术可提高检测敏感性。动态监测MRD时检测样本可为骨髓也可为外周血，不同临床试验的取样节点（间隔时间）并不一致。一般认为骨髓样本优于外周血。

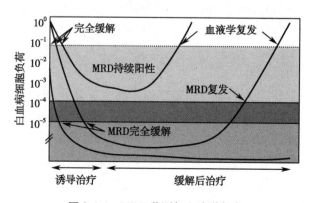

图2-1-1　MRD监测与血液学复发

取样节点应按残存白血病细胞的增殖能力而定。80%的AML初诊时高表达WT1，可作为MRD的监测对象。Ommen等对89例初诊时高表达WT1的AML在CR1期（巩固治疗期和化疗结束后）取外周血和/或骨髓样本动态监测WT1表达，发现骨髓能比外周血样本更早预测复发。WT1表达与血液学复发间可构建一种数学模型，利用该数学模型可预测不同WT1表达的CR患者是否会出现血液学复发、何时复发，并明确MRD监测的最佳取样节点。将这一数学模式应用于NPM1突变或携有PML-RARA、AML1-ETO和CBFB-MYH11融合基因的AML的MRD研究之中，发现$NPM1^+/ITD^+$、$NPM1^+/ITD^-$、PML-RARA、AML1-ETO和CBFB-MYH11患者的中位骨髓原始细胞倍增时间分别为7天、15天、12天、14天和36天，适宜的取样间隔时间分别为4个月、6个月、2个月、4个月和6个月，从分子复发到血液学复发的中位时间则分别为65天、120天、70天、85/55天（骨髓/外周血）和150/180天（骨髓/外周血）。说明不同病种因残存白血病的增殖能力不同，MRD动态监测的取样节点也应不同，对临床具有重要指导意义。

MRD高者复发风险大，生存期短。某种程度上可以说MRD是最重要的预后因素。MRD能否取代其他预后因素，作为判断预后的唯一指标呢？当前MRD监测的意义大多源于回顾性的临床试验，少有大样本的前瞻性随机对照研究结论。各中心也没有规范统一的MRD检测方法，敏感性、特异性和可重复性皆不一致，资料的可靠性和可比较性较差。白血病细胞抗原表达谱的变异也可能为多参数流式细胞术检测MRD带来一定困难。患者体内可能存在多个亚克隆，而初诊和复发时的优势克隆可能不一样。如果MRD监测选择的分子标靶不当，就不能正确反映体内的MRD状况。如一项纳入482名新诊断的成人AML患者的研究结果显示，DNMT3A，TET2（ten-eleven-translocation gene 2）和ASXL1突变，也称为DTA突变，在完全缓解期间可持续存在。其中DNMT3A突变持续存在的比例为78.7%，TET2为54.2%，ASXL1为51.6%。但这种DTA突变持续存在与更高的4年复发率无明显相关性，不宜纳入MRD检测体系。现阶段对AML预后的认识也还不够全面,许多因素的预后意义还有待阐明。因此需要慎重解释 MRD 的预后意义,不应忽略其他预后因素对预后的影响。

三、AML 疗效评价

疗效评价应有统一标准,且有良好的可操作性和可重复性。为规范 AML 临床研究,美国国立癌症研究所(National Cancer Institute, NCI)于 1988 年制订了一套 AML 诊断和疗效判断标准。迄今 ALL 的疗效评价也参考这一标准。很早就发现,AML 生存期的长短完全取决于 CR 期。当时 CR 是指:①骨髓增生正常,原始细胞 <5%;②外周血无原始细胞;③无髓外白血病表现;④ PLT≥100.0×10⁹/L, PMN>1.5×10⁹/L。然而患者骨髓恢复期所见的原始细胞并非都是白血病细胞,其中 30%~50% 属于正常造血来源。随着 AML 治疗强度加大和 MRD 监测地位的提高,认为以往依靠原始细胞比例来界定疗效的方法已不太严谨。2003 年一个国际工作组新修订了 AML 疗效判断标准,建议在诱导治疗结束后 7~10 天进行"早期治疗评估"。这时的骨髓增生状况和原始细胞比例可反映抗白血病治疗的疗效,可用于指导治疗。提出"形态学无白血病状态"的概念,即在评价节点计数 200 个骨髓有核细胞,此时原始细胞 <5%,无 Auer 小体,无髓外白血病(如中枢神经系统浸润、髓外浸润)。如果流式细胞术检查仍发现白血病相关的异常免疫表型细胞,则视为"白血病持续存在",需 1 周后复查骨穿确认。必要时也可行骨髓病理检查以明确有无原始细胞聚集分布。"形态学 CR"是指取得"形态学无血病状态",且外周血象恢复(PMN≥1.0×10⁹/L, PLT≥100.0×10⁹/L,脱离红细胞输注)。造血重建时外周血偶可见到少数原始细胞。如外周血原始细胞持存则意味着白血病耐药、复发或骨髓仍有原始细胞浸润。借助流式细胞术可区分"造血重建"和"白血病持存"。"形态学 CR"未再规定骨髓的增殖状态和外周血象恢复的持续时间。少数 CR 患者的骨髓可有"发育异常"的形态特点。如发育异常在治疗前就有,则提示可能为"白血病持存",可借助骨髓染色体核型和流式细胞术确认。"细胞遗传学 CR"是指原有克隆性细胞遗传学异常的患者取得形态学 CR 后,基于常规显带

技术或 FISH 方法核查恢复到正常核型。临床回顾分析发现,CR 后细胞遗传学恢复正常的要比仍有细胞遗传学异常者更具生存优势。大多数取得形态学 CR 和细胞遗传学 CR 的患者 MRD 仍阳性。MRD 持续阴性的要比 MRD 阳性者更具生存优势。"分子学 CR"是指在形态学 CR 基础上,应用 PCR 检测原有的融合基因等阳性分子遗传学标记转阴,或多参数检测原有的白血病细胞异常免疫表型转阴。经诱导治疗取得"形态学无白血病状态"的部分患者,外周血 PMN<1×10⁹/L 或 PLT<100×10⁹/L,称为"形态学 CR 伴不完全血象恢复",预后也相对差。"部分缓解"是指诱导治疗后骨髓原始细胞降低至少 50%,比例达 5%~25%,而血象恢复到"形态学 CR"的水平。治疗前骨髓原始细胞比例达 50% 以上的,治疗后原始细胞比例须下降至 5%~25%;而治疗前骨髓原始细胞比例为 20%~49% 的,治疗后原始细胞应至少降低一半,比例 >5%。如发现 Auer 小体,即使骨髓原始细胞≤5% 仍应归为部分缓解。骨髓原始细胞增多可能是部分缓解,也可能系骨髓造血重建所致,应复查骨髓确认。

治疗失败是指白血病细胞耐药、治疗相关死亡和复发(表 2-1-5)。"耐药"是指初始疗程(包括既定的二次诱导治疗)结束后持续生存≥7 天的患者,末次外周血和/或骨髓证实仍可确诊为 AML。治疗相关死亡(TRM)可分为"造血衰竭"死亡和"未明原因"死亡。造血衰竭死亡是指本次化疗疗程结束后持续生存≥7 天的患者,因骨髓衰竭死亡;死亡前 7 天内末次骨髓检查增生低下,且无白血病证据。未明原因死亡是指:①本次化疗疗程结束后 7 天以内的死亡;②本次化疗疗程结束 7 天及以后死亡,外周血无白血病细胞,又未复查骨髓;③第一疗程未结束即死亡。复发分为形态学复发、细胞遗传学复发和分子复发三个层次。形态学复发是指 CR 患者外周血中白血病原始细胞重现,或骨髓原始细胞≥5%,与造血重建无关。如骨髓发现新的增生异常也应考虑复发。外周血未见原始细胞、而骨髓原始细胞达 5%~20% 的,应于 1 周后复查骨髓确认是复发还是造血重建所致。复发当然也包括经病理证实的髓外病变重现或进展。细胞遗传学和分子复发则分别是指原有的异常核型或异常分子标记重现。

表 2-1-5　AML 治疗失败的分类

类型	定义
耐药	化疗后生存≥7 天,骨髓或外周血白血病持续存在
造血衰竭死亡	化疗后生存≥7 天,死于骨髓衰竭所致的血细胞减少
不明原因死亡	化疗后 7 天以内死亡;或化疗结束 7 天后死亡,外周血无原始细胞,但未行骨髓检查;或第一疗程未结束即死亡
形态学复发	CR 后外周血或骨髓原始细胞重现
细胞或分子遗传学复发	细胞或分子遗传学异常重现

生存评价包括 OS 率、EFS、无复发生存(relapse-free survival,RFS)和缓解持续时间等(表 2-1-6)。OS 率适用于所有进入临床试验的患者,生存时间自进入临床试验之日算起,直至任何原因死亡或随访截止;随访截止时生死不明的,生存记录终点为末次随访日。RFS 仅适用于 CR 患者,生存时间自获得"无白血病状态"算起,直至复发、任何原因死亡或随访截止;随访截止时未明确复发或死亡的,记录终点为末次随访日。EFS 适用于所有进入临床试验的患者,生存时间自进入临床试验开始算起,直至首次出现治疗失败、复发、任何原因死亡或随访截止;应注明患者发生耐药或诱导未达 CR 却仍存活的时间点;报告 EFS 时应对"治疗失败"做明确规定;随访截止时未能明确治疗失败、复发或死亡的,记录终点为末次随访日;未取得 CR 的,随访截止日应为疾病进展或死亡之日。缓解持续时间计算仅适用于 CR 患者,从达到"形态学 CR"(即满足 CR 的骨髓和外周血象要求)之日算起,直至复发;与 DFS 不同,缓解持续时间计算仅到发现复发之日为止;那些未报告复发却已死亡的,不管死因如何,缓解持续时间都应截止于死亡之日;至随访截止日未报告复发的,记录终点应为末次随访日。

四、AML 抗白血病治疗——精准靶向治疗已显现效果

目前,AML 的治疗仍以联合化疗及造血干细胞移植为主要骨架,一些靶向治疗及免疫治疗的研究成果已经逐步丰富了目前 AML 的临床治疗方案,推动 AML 进入个体化精准治疗的新时代。AML 治疗分两个阶段。首先经诱导治疗以尽快降低肿瘤负荷,取得 CR,恢复正常造血。研究表明,除了合理选择化疗药物,早期联用靶向药物,也可以使患者获得更深入、更持续的缓解,从而转化为生存优势,使患者获益。缓解后体内还存在一般检测见不到的白血病细胞,是复发的根源。诱导缓解后进一步治疗是清除残存白血病细胞,阻止耐药和复发发生的必要途径。缓解后治疗包括巩固、强化、干细胞移植或维持治疗等。其中,联合、大剂量和早期巩固强化是缓解后治疗的基本原则。而造血干细胞移植是延长高危 AML 患者生存的根本策略。值得注意的是,AML 治疗是一个整体治疗方案,治疗前就应根据病情和预后制订好完整的治疗计划,在治疗中不断修正、完善,以达最佳疗效。

(一)年轻 AML(非 APL)的治疗

青年患者是最有希望获得治愈的,一般以追求长期生存为治疗目标。最新的研究表明,通过优化诱导化疗方案,或联合靶向治疗获得更高质量的 CR,再根据预后分层和治疗反应来合理安排缓解后治疗,可以最大限度地降低耐药,减少死亡,提高总体疗效。

1. **诱导治疗**　20 世纪 60 年代开始用阿糖胞苷(Ara-C)治疗白血病。Ara-C 血浆半衰期短(仅 15 分钟),主要经细胞内代谢形成三磷酸 AraC(ara-CTP)而起细胞毒作用。Ara-C 100~200mg/(m²·d)×5 天分两次或持续静滴可使 30%~40% 的患者达到 CR,5 天方案疗效优于 2 天方案。同

表 2-1-6　AML 临床试验终点的定义

类型	研究对象	研究起点	终点
总生存	所有患者	入临床试验时	死亡(任何原因)
无复发生存	CR 患者	达"无白血病状态"时	复发或死亡(任何原因)
无事件生存	所有患者	入临床试验时	治疗失败、复发或死亡(任何原因)
缓解期	CR 患者	达"形态学 CR"时	复发

期柔红霉素（DNR）、阿克拉毒素（ADR）等蒽环类药物也用于治疗 AL。蒽环类稳定 TopoⅡ与 DNA 的结合，使 DNA 断裂、细胞死亡。DNR 60mg/（m²·d）×（3～7）天单药治疗 AL 疗效与 Ara-C 相当。联合 DNR 和 Ara-C 可显著提高 AML 疗效，CR 率达 50%～60%。20 世纪七八十年代美国 CALGB 先后进行了 4 项 AML 诱导治疗的前瞻性随机对照研究，发现 DA3＋7 方案优于 DA2＋5 方案，柔红霉素 45mg/（m²·d）优于 30mg/（m²·d），AraC 100mg/（m²·d）和 200mg/（m²·d）疗效没有区别，AraC 由 7 天沿用至 10 天或在方案中加 6-TG 并未提高疗效。DA3＋7 由此成为 AML 的经典治疗方案，DNR 45mg/（m²·d）和 Ara-C 100～200mg/（m²·d）（standard-dose AraC，SDAC）是标准用量。在此基础上还派生了许多新方案，如 ADE［DNR 50～60mg/（m²·d）×3 天、VP16 100mg/（m²·d）×（3～5）d 和 SDAC］、IA［Ida 8mg/（m²·d）×5 天或 10～12mg/（m²·d）×3 天和 SDAC］、ICE［Ida 10～12mg/（m²·d）×3 天、VP16 100mg/（m²·d）×（3～5）天和 SDAC］、MA［Mito 8～12mg/（m²·d）×3 天和 SDAC］、MEA［Mito 12mg/（m²·d）×3 天、VP16 100mg/（m²·d）×5 天和 SDAC］、ACR＋AraC［ACR 14mg/（m²·d）×5 天和 SDAC］、Dox＋AraC［Dox 30mg/（m²·d）×3 天和 SDAC］和 TA［VP16 75～100mg/（m²·d）×5 天或 150mg/（m²·d）×3 天和 SDAC］等。中国医学科学院血液病医院也将 HHT［2.5～3mg/（m²·d）×7 天］与 SDAC 组成 HA 方案治疗初治 AML，CR 率可达 75.4%，5 年 EFS 率为 46.9%，疗效与标准 DA 方案相当，且与 DA 无交叉耐药；将 HHT 与 DA、MA 和 AA 方案组成 HAD、HAM、HAA 方案诱导治疗，CR 率可达 85%～90%。HHT 已成为我国 AML 治疗方案的常规用药。既往荟萃分析（meta-analysis）发现，与 DA3＋7 方案相比，仅 IA 方案更具治疗优势，其他派生方案的疗效并未显著提高。IA 方案可降低 AML 的缓解失败率，也不增加早期死亡和总死亡率。

近年来，多个血液研究中心对诱导化疗药物的剂量进行了进一步探讨。对于蒽环类药物来说，ECOG1900 韩国研究发现，DNR 剂量增加到 90mg/（m²·d）×3 天诱导治疗效果显著优于 DNR 45mg/（m²·d）×3 天，甚至与 IA 12mg/（m²·d）×3 天方案疗效相近。而 NCRI AML17 研究则发现 DNR 剂量 60mg/（m²·d）×3 天也可获得与 90mg/（m²·d）×3 天方案类似的疗效。因此，2019 年 NCCN 指南推荐 DNR 60～90mg/（m²·d）×3 天或 IA 12mg/（m²·d）×3 天联合 Ara-C 100～200mg/（m²·d）×7 天的化疗方案作为 AML 患者的诱导治疗方案。对于阿糖胞苷的剂量探讨，理论上中剂量 AraC（intermediate-dose AraC，IDAC）、大剂量 AraC（high-dose AraC，HDAC）可提高白血病"庇护所"Ara-C 的浓度，显著增加白血病细胞内活性 ara-CTP 的水平。20 世纪 90 年代开始探讨初治 AML 用 IDAC 或 HDAC 诱导治疗的疗效。澳大利亚白血病研究组（ALSG-M4）将 60 岁以下成人 AML 随机分两组，一组以 ADE 方案诱导，另一组诱导时则以 HDAC（3g/m²，1 次 /12 小时，d$_{1,3,5,7}$）取代方案中的 SDAC。CR 后两组均接受相同的缓解后治疗。结果两组 CR 率相当（71% vs 74%，$P=0.7$），但 HDAC 的骨髓原始细胞清除更快，中位缓解时间更长（45 个月 vs 12 个月，$P=0.004$），预计 5 年 RFS 率更高（49% vs 24%，$P=0.007$）。但 HDAC 诱导毒性较大，尽管 DFS 延长，但未能改善 OS 率。HOVON-SAKK 肿瘤组则比较了不同预后年轻 AML 应用含 IDAC（1g/m²，1 次 /12h，5 天）和 HDAC（2g/m²，1 次 /12h，4 天）方案诱导治疗的疗效，发现两种诱导方案的疗效相当，HDAC 的 3～4 级毒性更多见。中国医学科学院血液病医院将 HAD 方案中后 3 天的 SDAC 改为 IDAC（1.5g/m²，1 次 /12h，3 天），以期在前 4 天降低肿瘤负荷的前提下进一步提高年轻成人 AML 诱导治疗的疗效。结果显示，该方案明显提高了预后不良组的完全缓解率及 NCCN 预后中等组的疗效，是 AML 的安全有效诱导治疗方案。

氟达拉宾（fludarabine，Flu）、克拉屈宾（cladribine，Cla）是嘌呤类似药，本身具有抗肿瘤活性，联合 AraC 可增加白血病细胞内的活性 ara-CTP 浓度为 50%～65%。意大利一项多中心Ⅲ期临床试验随机比较了 112 例年轻成人初治 AML 分别用 ICE［Ida 10mg/（m²·d）×3 天，VP16 100mg/（m²·d）×5 天，AraC 100mg/（m²·d）×7 天］和 FLAG-Ida［Flu 25mg/（m²·d）×5 天，AraC 2g/（m²·d）×5 天，Ida 10mg/（m²·d）×3 天］诱导治疗的疗效，发现 FLAG-Ida 可显著提高 CR 率（74% vs 51%，$P=0.01$），降低

血液学和非血液学毒性。波兰一项多中心Ⅲ期临床研究则对比了652例年轻成人初治AML随机应用DA[DNR 60mg/（m²·d）×3天、AraC 200mg/（m²·d）×7天]、DAF[DA＋Flu 25mg/（m²·d）×5天]和DAC[DA＋Cla 5mg/（m²·d）×5天]方案诱导治疗的疗效。发现DAC方案的CR率要显著高于DA方案（67.5% vs 56%，$P=0.01$），且耐药发生率低（21% vs 34%，$P=0.004$），3年OS率明显提高[（45%±4%）vs（33%±4%），$P=0.02$]。疗效改善主要见于年龄≥50岁、WBC＞$50×10^9$/L和不良预后核型的患者。DAF方案的疗效则与DA方案相当，可能对不良预后核型患者更具优势。尽管该研究存在一定缺陷（如DA方案的CR率太低，DA组患者的治疗间隔时间过长等），仍提示克拉屈宾可部分克服耐药，提高年轻成人AML诱导治疗的疗效。2019年NCCN指南也推荐了DNR 60mg/（m²·d）×3天联合Ara-C 200mg/（m²·d）×7天以及Cla 5mg/（m²·d）×5天的化疗方案作为AML患者的诱导治疗方案。

多项临床试验结果也证实早期联用靶向药物，可以使患者获得更深入、更持续的缓解，从而转化为生存优势，使患者获益。其中较为成熟的是靶向驱动基因分子突变的药物。如全球多中心前瞻性RATIFY研究证实，FLT3抑制剂米哚妥林联合标准化疗，可以显著提高成人*FLT3*突变AML患者的总体生存（74.7个月 vs 25.6个月，$HR=0.78$）。基于其良好的疗效和安全性，2019版NCCN指南中推荐米哚妥林联合化疗作为*FLT3*突变成人AML患者的一线治疗方案。目前多项在AML标准诱导化疗中联合第二代FLT3抑制剂如quizartinib、crenolanib和gilteritinib的临床试验亦取得了较好的进展，其研究结果将进一步丰富临床治疗方案。同时，靶向IDH1/2的小分子抑制剂，ivosidenib或enasidenib联合标准DA方案治疗*IDH1*或*IDH2*突变的初诊AML患者，发AML患者的总体CR率分别为93%及73%，继发性AML（secondary AML，s-AML）患者总体CR率分别为46%及63%，也取得了较好的疗效。

除了靶向驱动基因分子突变，靶向细胞表面抗原的药物也被证实可提高诱导治疗效果。AML 90%表达CD33，而正常造血干细胞和非造血细胞则无此表达，可作为AML的治疗标靶。GO（gemtuzumab ozogamicin）是结合蒽环类药物卡奇霉素的人源化CD33单抗，单药治疗难治/复发性AML的再缓解率为20%～30%，治疗毒性以发热、寒战和血压降低最多见，也可致黏膜炎、恶心、呕吐和感染等。2000年美国FDA批准GO用于治疗CD33阳性的难治、复发老年AML。在2009年美国报道的一项GO联合化疗治疗成人初治AML的国际多中心Ⅲ期临床研究（SWOG-SO106）中，506例年轻成人初治AML随机分两组，一组接受标准DA3＋7诱导，另一组则加用GO（$6mg/m^2$，d_4）；缓解后治疗再随机分两组，加或不加GO。发现诱导或巩固治疗加GO未能提高疗效，而诱导治疗30天的TRM反见增高，直接导致了GO从美国撤市。但这一研究饱受争议。英国MRC AML-15对1 113例年轻成人初治AML分别给予DA、ICE和FLAG-Ida方案诱导治疗，缓解后再给予3疗程的巩固、强化治疗；诱导治疗和首次缓解后治疗分别随机分两组，加或不加GO（$3mg/m^2$，d_1）。结果发现GO并未增加治疗毒性，但总体CR率、RFS和OS率亦未提高。按细胞遗传学预后分层分析，发现GO可显著改善预后良好组患者的疗效，预后中等组亦能从中获益，但不改善预后不良组的疗效；且GO改善疗效与使用的诱导方案无关。近70%的患者可从GO联合化疗中获益，5年OS率提高10%。比较美、英两国的GO方案研究，似乎小剂量GO治疗能使相关患者获益。

2. **缓解后治疗** 缓解后治疗包括巩固、强化、干细胞移植或维持治疗等。联合、大剂量和早期巩固强化是缓解后治疗的基本原则。多家研究中心就缓解后巩固治疗方案进行了探讨，其中CALBG将CR患者随机分为三组，分别接受4疗程HDAC（$3g/m^2$，1次/12h，3天）、4疗程IDAC[400mg/（m²·d）×5天]和4疗程SDAC[100mg/（m²·d）×5天]的巩固治疗，发现4疗程HDAC巩固治疗可显著提高60岁以下AML的DFS和OS率。按遗传学预后分层进一步分析，发现4疗程HDAC巩固治疗获益最大是CBF-AML，其次是核型正常的AML，而不改善不良预后组的疗效。4疗程HDAC方案一度认为是AML标准的缓解后治疗方法。迄今HDAC最佳剂量、用法和最佳疗程数仍不清楚。后来的临床试验表明，多药联合方案强化治疗也可达到4疗程HDAC巩固治疗同等的疗效。

自体造血干细胞移植（autologous hematopoietic stem cell transplantation, auto-HSCT）和异基因造血干细胞移植（allogeneic hematopoietic stem cell transplantation, Allo-HSCT）也是AML缓解后治疗的重要方法。Auto-HSCT经清髓性预处理方案清除体内的MRD，以降低复发、延长生存。Auto-HSCT安全性好，年龄可放宽到60~70岁。Ⅱ期临床研究表明，AML CR1期ASCT的长期DFS率可达40%~60%，TRM仅5%~15%，复发率为30%~50%。大系列Ⅲ期临床研究发现，与单纯化疗相比，CR1期Auto-HSCT可显著改善遗传学预后良好和中等AML的DFS，但不提高不良预后组的疗效（表2-1-7）。移植前巩固治疗可降低Auto-HSCT的TRM和复发率，提高疗效。有认为移植前巩固治疗疗程数是影响Auto-HSCT疗效最重要的因素，移植前巩固治疗≥2疗程和<2疗程的患者DFS率分别为55%和21%，差异显著（$P<0.000\ 1$）。EBMT的回顾性分析发现，移植前巩固治疗>2疗程可将复发率由65%降至42%。但Auto-HSCT前最佳巩固治疗方案和疗程数仍不清楚。与化疗和Auto-HSCT相比，Allo-HSCT复发率最低。Allo-HSCT通过清髓性预处理方案和移植物抗白血病（graft versus leukemia, GVL）来清除残余的MRD，近年来，半倍体造血干细胞移植技术的发展和成熟显著改善了AML患者的预后。但目前Allo-HSCT并发症较多，TRM较高，部分抵消了Allo-HSCT的疗效。前瞻性临床试验的meta分析表明，CR1期Allo-HSCT可显著改善不良预后和中等预后AML的RFS和OS率，但不提高预后良好患者的疗效。不同移植中心Allo-HSCT的TRM率从<15%到50%不等，差异较大。Allo-HSCT时，

应综合考虑患者的预后特征、移植时的干细胞来源（骨髓、外周血或脐血）、移植方式（全相合、部分相合或半倍体，亲缘或非亲缘）和预处理方案（清髓或非清髓）对疗效的影响，选择恰当的患者给予恰当的移植治疗。

AML是否需要维持治疗？维持治疗强度比诱导治疗弱，但应达骨髓抑制；通常为短期（5天）方案间歇（每月）治疗，持续1~3年或更长。美国CALGB早期曾对DA（5+2或3+7）方案诱导缓解的AML给予连续4~5年小剂量多药间歇维持治疗，发现维持治疗2年以上和维持治疗5~6年的患者CR持续时间无明显差异，认为过长的维持治疗并无必要。一项meta研究发现，根据治疗意向性分析，维持治疗患者的4~5年RFS率可达35%~42%，明显优于不维持治疗的患者。维持治疗并发症少，患者生存质量较高。但目前多数中心认为，AML经充分诱导和强化巩固治疗后，再给予维持治疗意义不大。维持治疗持续时间过长，方案执行的依从性较差，较弱的治疗还可能诱导耐药。

如何安排AML缓解后治疗？缓解后治疗应主要根据细胞、分子遗传学预后特征和治疗反应来确定。预后良好的患者单纯化疗的复发率低于25%，4年OS率可达70%以上。即使复发，Auto-HSCT也能取得可观的疗效。患者CR1期Allo-HSCT的TRM率较高（10%~25%），抵消了治疗优势，一般不推荐CR1期Allo-HSCT。但初诊时高白细胞数、有*KIT*突变或MRD持续阳性的患者，Allo-HSCT可提高疗效。预后中等AML的复发率为40%~50%，4年OS率40%~50%。但患者预后差别很大，部分类似于预后良好组，而有些与预后不良组相当。这些患者是临床研究的重点，需要探讨更全面、更可靠的预后分层标准。Allo-HSCT可降低中等预后组患者的复发率。尽管TRM较高，但总体仍占有优势。移植后3年OS率可达65%，复发率仅18%。*FLT3-ITD*阳性或缺乏预后良好分子标记（如*FLT3-ITD-NPM1*+和*CEBPA*双等位基因突变等）的中等预后患者长期疗效较差，Allo-HSCT尤为重要。无合适供者的患者也可选择HDAC或类似的强烈化疗。与化疗相比，ASCT可降低其复发率，提高5年OS率。治疗相关AML、AML伴MDS相关改变或有

表2-1-7 化疗、Auto-HSCT和Allo-HSCT治疗的
CR1期AML的预计DFS

预后分组	化疗/%	Auto-HSCT/%	Allo-HSCT/%
预后良好	40~50	70~80	60~75
预后中等	25~35	40~50	50~60
预后不良	<10	10	25~35

不良预后细胞、分子遗传特征的 AML 预后很差，虽然 CR 率可达 50% 以上，但复发率高达 70%～80%，4 年 OS 率低于 20%，强烈建议 Allo-HSCT。临床试验也是提高此类患者疗效的有益方法。靶向药物联合常规化疗作为缓解后治疗的研究正在进行，将为进一步优化缓解后治疗提供更多的证据。

AML 如何进行 CNSL 防治？与 ALL 相比，AML 的 CNS 浸润较少见。对初诊时高 WBC 数、单核细胞白血病或有 CNSL 表现的，可于诱导治疗结束后进行诊断性腰穿。确认为 CNSL 的，进行全身大剂量化疗、腰穿鞘注或放射治疗；如 CNS 检查阴性，则可不再给予预防性腰穿鞘注。

3. 化疗毒性反应 化疗的杀伤作用是非选择性的。主要表现为骨髓抑制和胃肠道反应。蒽环类药物还可引起急、慢性心脏毒性。急性心脏毒性表现为心律失常、传导阻滞，极少数患者出现心包炎和充血性心功能衰竭。蒽环类药物慢性心脏毒性更多见，是药物累积用量达一定程度的结果；患者心肌细胞出现肌浆网肿胀、肌原纤维丢失等特征性改变，最终导致充血性心衰。常用蒽环类药物的最大累积剂量为：阿霉素 500mg/m²，DNR 1 000mg/m²，IDR 300mg/m²，表阿毒素 900mg/m²。米托蒽醌心脏毒性较小，曾用蒽环类药物的患者米托蒽醌累积用量不应超过 120mg/m²，未用过经蒽环类药物的累积用量也应低于 160mg/m²。AMSA 的心脏毒性仅占 1%。原有心律失常的患者，只要维持血钾≥4mmol/L 即可安全用药。HDAC 可引起大小脑功能失调、非心源性肺水肿、心包积液和结膜炎等，治疗时应予注意。阿米福丁是泛细胞保护剂，在肿瘤放、化疗时只保护正常细胞，而对肿瘤细胞不起作用，可降低治疗毒性。

（二）老年 AML（非 APL）的治疗

AML 中位发病年龄为 64 岁，属老年性疾病。老年 AML 体质差，常合并心脑血管病、支气管肺病及糖尿病等多种器官系统疾病，骨髓和其他器官储备功能差，药物代谢能力下降，化疗耐受性差；不良预后遗传学异常多见，继发性白血病（有 MDS 或放化疗史）多，白血病细胞耐药率高。其 CR 率仅 50%～60%，复发率高达 85%，5 年 OS 率低于 20%，是 AML 治疗中的难点。老年 AML 治疗选择包括最佳支持治疗、临床试验、靶向治疗、低剂量化疗、标准剂量化疗和强烈化疗甚至干细胞移植等。

老年 AML 如何选择合适的治疗？老年 AML 治疗应取决于疾病特征和治疗目标。国际上多数意见认为，对于体能状态良好（PS 评分 0～2 分）、无或仅有轻微合并症、良好遗传学预后分层的老年 AML 应采用强化治疗。瑞典急性白血病登记处调查了 1997—2005 年 2 767 例 AML（占总病例的 98%）的疗效，发现老年 AML 疗效在偏重强化治疗的地区要明显优于偏重姑息治疗的地区，强化治疗 TRM 反而比姑息治疗更低，生存期明显改善。一项德国 AML 多中心国际临床研究分析了 957 例老年 AML 标准或强化治疗的疗效，CR 率为 70%，TRM 率为 20%，原发耐药占 9%；治疗 90 天 CR 率为 50%～55%，TRM 为 21%～22%，原发耐药为 16%～21%；影响患者 CR 的独立预后因素为疾病类型（原发或继发）、年龄、遗传学预后分层和初诊时 WBC 数。MRC 认为外周血原始细胞数 $>0.1 \times 10^9$/L 的老年 AML 强化治疗效果要明显优于姑息治疗，中位 OS 期分别为 13.2 个月和 1.3 个月（$P = 0.001\ 5$）；外周血原始细胞 $<0.1 \times 10^9$/L 的，两种治疗方法疗效相当。甚至 Lowenberg 等的研究指出诱导治疗中将柔红霉素提高至 90mg/（m²·d）×3 天，与 DNR 45mg/（m²·d）×3 天相比，老年 AML 患者 CR 率提高增高，且 4 周内的死亡率并没有增加。在一项报道中，59 例原发初治老年 AML 患者应用 DNR（45mg/m²×3 天）联合 HDAC（2g/m²×6 天）方案诱导治疗 CR 率为 69%，中位 OS 和中位 RFS 分别达 15.3 个月和 13.8 个月，感染率为 39%，可逆性神经系统毒性为 7%，30 天 TRM 仅 10%；认为老年 AML 应用含 HDAC 的方案诱导也是安全、有效的。一项Ⅲ期临床试验证实，柔红霉素和阿糖胞苷以 5 : 1 分子比例胶囊封装的脂质体（CPX351）较标准"7 + 3"方案年龄在治疗 60～75 岁新诊断的治疗相关性 AML（therapy-related AML，t-AML）或伴骨髓增生异常相关性 AML（AML with myelodysplasia-related changes，AML-MRC）患者中具有更长的中位生存时间和缓解率。因此，对于新确诊的治疗相关性 t-AML 和 AML-MRC 可选择 CPX351 进行治疗。

具有不良预后的老年 AML 患者，因其联合化疗复发率高，强化治疗所得到的更高的缓解率并未转化为更多的生存获益。Byrd 等对初治 AML 患者经过强化治疗后不同核型患者的生存数据进行回顾性分析发现，复杂核型患者经过强化治疗后 5 年的 OS 不到 10%。对于这一类型的患者，临床试验是首选，也可选择低强度化疗、新的治疗方法或常规化疗。低强度化疗最为常见的是去甲基化药物——阿扎胞苷和地西他滨为主的治疗方案。去甲基化药物为主的治疗方案尽管 CR 率多数无明显改善，但早期死亡率下降，更具生存优势。地西他滨[20mg/（m²·d）×5d]治疗老年 AML 的中位 OS 为 7.7 个月，较传统化疗提高。Blum 等报道的地西他滨[20mg/（m²·d）×10天]方案治疗老年 AML 的 CR 率可达 64.2%，中位 OS 为 12.7 个月。应用阿扎胞苷治疗原始细胞比例较低（20%～30%）的老年 AML 患者的 CR 率为 18%，与常规治疗相当，患者中位 OS 和 2 年率均显著改善。AZA-AML-001 临床试验也发现，在初诊 AML（骨髓原始细胞比例 > 30%）老年患者中，应用阿扎胞苷治疗的中位 OS 为 10.4 个月，应用传统治疗方案的中位 OS 为 6.5 个月，AZA 明显延长老年 AML 患者的 OS。亚组分析显示阿扎胞苷能明显改善携带高危细胞遗传学风险老年 AML 患者的总生存期。而对于一般情况差、PS 评分 > 2 分、并发症或合并症多的老年患者，标准诱导治疗 TRM 高，应以改善生存质量、延长生存为治疗目的，既往一般采用治疗强度较弱的姑息性治疗或仅给予最佳的支持治疗。

尽管传统治疗方案探索多年，遗憾的是，MRC AML 1970—2009 年生存数据分析显示，老年 AML 患者的生存时间近 40 年无明显提高。而近期研发的高效、低毒的分子靶向药物为老年 AML 治疗带来了重要突破。其中较为重要的包括 BCL2 抑制剂。研究显示，BCL2 抑制剂（venetoclax）联合地西他滨/阿扎胞苷治疗 65 岁以上不能耐受标准化疗的初治 AML 患者的 CR/CRi 率分别为 72% 及 75%，中位生存时间为 16.2 个月及 16.9 个月，较传统化疗方案明显延长。2018 年 FDA 批准了 venetoclax 联合地西他滨/阿扎胞苷或者联合阿糖胞苷用于年龄大于等于 75 岁或不能耐受标准诱导化疗的初治 AML 患者的治疗。同时研究显示，venetoclax 联合去甲基化药物对于 s-AML、t-AML 的 AML 患者仍有 40% 左右的缓解率，结果令人鼓舞。而基于多项临床试验，FLT3 抑制剂、IDH1/2 抑制剂、SMO 抑制剂（glasdegib）和 GO 也均被推荐用于合并相应突变或不能耐受强烈化疗的老年患者的治疗。

同时，减低剂量预处理（reduced intensity conditioning，RIC）造血干细胞移植的发展也为老年患者治疗带来了一些进展。RIC Allo-HSCT 能使异体干细胞在患者体内存活，形成嵌合状态，并逐渐取代患者的自身造血，产生的 GVL 效应可清除患者体内的 MRD。RIC Allo-HSCT 预处理方案的骨髓抑制毒性较低，可明显降低移植相关风险，适用于部分老年 AML 的治疗。几项多中心研究证实，RIC 移植的累计复发率明显低于化疗。虽然 RIC 移植的非复发死亡也较高，但与化疗相比 DFS 和 OS 仍具优势。NCCN 推荐对 CR 的老年 AML，如无明显合并症且有合适供者的，可考虑 RIC Allo-HSCT；诱导治疗未达 CR 的，如白血病负荷较低也可考虑 RIC 移植。

（三）复发/难治 AML（非 APL）的治疗

复发/难治性 AML 是指经典的 AML 方案诱导治疗 2 疗程未达 CR、首次 CR 在 6 个月内复发、CR 达 6 个月以后复发而原方案再诱导失败、或多次复发的患者，预后极差，严重威胁患者生命。决定复发 AML 预后的主要因素是年龄、CR1 持续时间和健康状况。年龄≥60 岁或 CR1 期 < 1 年的再缓解率低；细胞遗传学对预后的影响相对较小，但不良预后的患者再缓解率也低。欧洲预测指数（European prognostic index，EPI）积分系统按 CR1 期、初诊时遗传学改变、是否接受过移植和复发时年龄对首次复发的 AML 进行预后分层，预后良好、中等和不良组的 EPI 积分分别为 1～6 分、7～9 分和 10～14 分，患者 1 年 OS 率分别为 70%、49% 和 16%，5 年 OS 率则分别为 46%、18% 和 4%，具有显著差异（$P < 0.001$）（表 2-1-8）。

复发/难治性 AML 该如何治疗？复发/难治性 AML 治疗应综合考虑患者分子遗传学、免疫表型改变、复发时间、患者个体因素（如年龄、体能状况、合并症、早期治疗方案）等因素，制订合适的治疗方案。目前对于年龄 < 60 岁的复发 AML 患者，治疗应首选临床试验，挽救化疗取得再次缓解（CR2）后行造血干细胞移植也

是其重要的治疗选择。常用的再诱导化疗方案为 FLAG±Ida，大剂量 Ara-C 加或不加蒽环类药物，如 MEA（或 EA）方案、HAA（或 HAD）方案、CAG 预激方案、氯法拉滨单药或联合 AraC（CLAG 方案）等。然而，难治复发 AML 患者再缓解率低，CR2 期短，治疗相关并发症多，死亡率高。Leopold 等总结了近 20 年来用不同常规化疗方案治疗首次复发 AML 的疗效，包括回顾性和前瞻性的随机比较研究。发现单药再缓解率仅 8%～25%，以 HDAC 最高。联合化疗再缓解率为 30%～89%。患者中位 CR2 持续时间都不超过 14 个月，3 年中位 OS 率仅 8%～29%。复发患者治疗时骨髓抑制期较长，并发症多，黏膜炎发生率高。近年来，靶向治疗及免疫治疗的快速发展为复发难治 AML 患者的治疗带来了新的希望。全球多中心Ⅲ期临床试验结果显示，quizartinib 单药治疗能够延长合并 FLT3-ITD 突变复发 / 难治性 AML 患者的总体生存时间。Ⅰ/Ⅱ期临床试验结果显示，ivosidenib（AG-120）及 enasidenib（AG-221）治疗 IDH1 或 IDH2 突变的复发 / 难治性 IDH2 突变 AML 患者的客观缓解率分别为 41.9% 及 40.3%，且具有良好的耐受性。因此，AG-221 及 AG-120 均获 FDA 批准用于治疗复发 / 难治性 IDH2 或 IDH1 突变 AML 的成年患者。GO 单药治疗也能提高不能耐受标准化疗

表 2-1-8　AML 首次复发的 EPI 积分系统

分类	分值
CR1 期	
>18 个月	0
7～18 个月	3
≤6 个月	5
初诊时染色体核型	
inv（16）/t（16;16）	0
t（8;21）	3
其他	5
首次复发前 Allo-HSCT	
是	0
否	2
复发时年龄	
≤30 岁	0
31～45 岁	1
>45 岁	1

的初治或 R/R AML 患者的总体生存时间及无复发生存时间。多数复发难治 AML 患者没有合适的治疗靶点，免疫治疗，尤其是嵌合抗原受体修饰的 T 细胞（chimeric antigen receptor，CAR-T 细胞）治疗技术的发展为其带来了新的曙光。目前 CD123 CART 治疗复发 / 难治性 AML 患者的临床试验正在进行，前期初步研究结果显示 CD123 CART 治疗已显示出一定的有效性，而进一步研究显示，CLL1-CD33 CART 对肿瘤的杀伤作用明显，优于单靶向 CAR T 细胞治疗效果。但 AML 患者 CART 治疗的有效性和安全性仍需进一步提高，治疗的靶点也需要进一步的优化。其他临床试验用药还包括 CD123×CD3、CD33×CD3 双功能抗体、spleen tyrosine kinase 抑制剂、低甲基化药物（地西他滨、阿扎胞苷）、免疫调节剂来那度胺等。对于年龄≥60 岁的复发 AML 患者，临床试验也是治疗的首选，体能状况佳者可以行造血干细胞移植治疗。不能进行 Allo-HSCT 且耐受较差的患者，可选择非强烈化疗方案或根据患者意愿仅给予最佳支持治疗。

复发 AML 患者不经再诱导，直接移植是否可行？目前大多数中心倾向于先取得 CR2 再进行移植，移植供者除同胞外，也可选择无关供者和半倍体供者等。除清髓性移植外，也可选择 RIC 移植。CIBMTR 2010 年病例数超过 2 000 例的结果显示，移植作为难治复发 AML 挽救治疗 3 年 OS 可达 19%，亦是可行的方案。供者淋巴细胞输注（donor lymphocyte infusion，DLI）联合靶向药物治疗，也能使部分移植后复发的患者获得再次缓解，为复发 AML 患者治疗提供了新的思路。

（四）APL 的治疗

APL 多合并凝血功能障碍，既往是一种死亡率很高的疾病。20 多年来，随着 ATRA 和砷剂的广泛应用，APL 患者预后显著提高，成为第一个接近治愈的 AML 亚型。2007 年意大利 Lo-Coco 教授团队 APL0406 的研究结果显示 ATRA 联合砷剂在诱导缓解率、无事件生存率、累计复发率和 50 个月的总生存率等方面疗效均并不亚于传统的 ATRA 联合化疗药物，尤其在中低危组 APL 患者疗效优于维甲酸联合化疗方案。且 2017 年最新结果显示这种优势随着时间的推移

而增加。澳大利亚 APL4 方案结果显示维甲酸联合亚砷酸的巩固方案具有良好的总生存。基于这些随机对照研究结果，APL 患者逐渐开始采用去化疗的治疗方式。ATRA 联合砷剂已成为低危 APL 患者的首选方案。诱导治疗可采用 ATRA 25mg/（m²·d）同时联合三氧化二砷（简称亚砷酸）0.16mg/（kg·d）或复方黄黛片 60mg/（kg·d），直到 CR，总计约 1 个月，治疗中 WBC>10×10⁹/L 时，可酌情加用蒽环类药物或 Ara-C。巩固治疗可采用 ATRA 25/（m²·d）×2 周，间歇 2 周，为 1 个疗程，共 7 个疗程；亚砷酸 0.16mg/（kg·d）或者复方黄黛片 60mg/（kg·d）×4 周，间歇 4 周，为 1 个疗程，共 4 个疗程；总计约 7 个月。巩固治疗采用 2～3 疗程化疗治疗后 ATRA 联合砷剂维持治疗也可以作为低危 APL 的治疗方案，对于砷剂不耐受患者可使用 ATRA 联合化疗替代。对于高危患者，多数中心仍推荐在 ATRA 联合砷剂的基础上加用化疗药物。高危患者在诱导治疗中不加化疗药物的疗效也正在进一步确认。

砷剂使用的长期安全性如何？砷剂由于具有潜在的毒性和致癌性，可能会造成人体多脏器损伤、继发第二肿瘤、胎儿致畸性等远期不良影响，其长期安全问题是需要关注的问题。一项砷剂治疗 APL 慢性毒副反应的 12 年随访研究中指出，在患者体液和毛发指甲中，TA 含量以半年为节点均恢复正常。除肝功能与正常对照有显著差异，在其他脏器均未发现慢性毒性反应所致受累事件。

治疗后 MRD 如何监测？AML 治疗结束后应定期随访查。巩固治疗结束后获得 CR 的 APL 患者 2 年内，应每 3 个月检查 *PML-RARα* 融合基因定量，此后 3 年可每 6 个月监测 1 次，必要时骨穿检查监测疗效和复发。*PML-RARα* 融合基因持续阳性或由阴性转为阳性的应及时干预。条件许可患者再次诱导达 CR 后尽早行 Auto-HSCT，未获得 CR 的患者可考虑行异基因造血干细胞移植（allo-HSCT）。

五、展望

近年来，深度测序技术的应用推动了 AML 诊断治疗的快速发展。但鉴于肿瘤的高度异质性，目前基于单一细胞遗传学改变的 AML 诊断分型和预后分层体系并不能满足临床的需求。而且大多数 AML 患者，尤其是复发难治和老年 AML 患者疗效依然较差。靶向治疗及免疫治疗使用带来的耐药、缺乏有效治疗靶点等新的问题也逐渐凸显出来，为 AML 治疗策略选择提出了新的挑战。这就需要各个血液中心广泛协作，完善 AML 的发病机制研究，开发和合理应用靶向及免疫治疗药物，推动 AML 治疗真正迈入精准治疗的新时代，以取得更好的疗效。

（王建祥）

第二节　急性淋巴细胞白血病

急性淋巴细胞白血病（acute lymphoblastic leukemia，ALL）是一种起源于单个 B 或 T 淋巴细胞前体细胞的恶性肿瘤，是最常见的急性白血病之一，生物学特征多样而临床异质性很大，以骨髓和淋巴组织中不成熟淋巴细胞的异常增殖和聚集为特点。ALL 占所有白血病的 15%，占急性白血病的 30%～40%。我国 1992 年白血病流行病学调查研究显示我国的 ALL 发病率为 2.76//10 万。美国国立癌症研究所统计 2013—2017 年 ALL 发病率为 1.7/10 万，男女比例约为 1.45∶1，在儿童 ALL 中，75% 的患者小于 15 岁，发病高峰在 3～7 岁，在 10 岁以后发病率随年龄增长逐渐下降，可占儿童白血病的 70%，是 15 岁以下最常见的恶性肿瘤。青春期和青壮年期发病率下降，以后开始回升，但在 60 岁以后的老年人中又形成第二个较小的高峰。

随着对 ALL 认识的深入，发现在临床、免疫学及遗传学各方面均显示 ALL 是一种异质性疾病。ALL 确切的病因和发病机制尚未明确，可能是由于机体存在遗传易感性而在环境因素作用下导致淋巴前体细胞在某个发育阶段发生多步骤的体细胞突变改变了细胞的功能，包括自我更新能力的增强、正常增殖失控、分化阻滞以及对死亡信号（凋亡）抵抗增加，引起不成熟淋巴细胞在骨髓内的异常增殖和聚积，使正常造血受抑，最终导致贫血、血小板减少和中性粒细胞减少。诊断时白血病细胞不仅取代了正常的骨髓细胞，而且可以播散到各个髓外部位，尤其是脑脊液、性腺、胸腺、肝、脾和淋巴结。

一、ALL 诊断体系的完善

20 世纪 70 年代之前，细胞形态学、细胞化学是诊断 ALL 的唯一工具，此后逐渐发展为：细胞形态学、细胞化学、免疫表型（多色流式细胞术，MFC）、细胞遗传学（常规细胞遗传学）、分子细胞遗传学［荧光原位杂交（FISH），比较基因组杂交技术（CGH）］、分子遗传学（大多数是以 PCR 为基础的技术和测序），以及免疫球蛋白和 T 细胞受体基因重排、多药耐药、基因组学、微小残留白血病（MRD）等。因此，ALL 的诊断分类是一个多步骤的过程，ALL 的现代检查和诊断方法应包括精确的免疫学、细胞遗传学和分子生物学，多种方法相结合，从而得出精确而又完善的 ALL 诊断，这些方法的结合有助于确定预后相关因素、微小残留白血病的检测标记，设计针对性的治疗策略，故初诊时一定要获得患者全面而又完善的诊断资料。

（一）标本的采集

合格的标本是实验分析成功的基本保证，不同的实验检查对标本采集有不同的要求（表 2-2-1）。

表 2-2-1　不同诊断技术对标本采集的要求

方法	EDTA 抗凝	肝素抗凝	骨髓活检
采血量 /ml	2～10	10～20	—
细胞化学	是	是	是
细胞遗传学	否	是	可用 NaCl 和肝素
FISH（间期 / 中期）	是	是	困难
免疫表型	是	是	免疫组化
PCR/ 实时定量 PCR	是	是	可能
其他分子技术	是	是	可能

（二）细胞形态学

细胞形态学分析是诊断白血病的基础。怀疑急性白血病的患者细胞形态学和细胞化学染色至少分别准备 5 张外周血片和 5 张骨髓涂片，自然风干（不要固定）。细胞化学染色一般应包括髓过氧化物酶（MPO/POX）、糖原染色（PAS）、非特异性酯酶（NSE）等。

法国、美国、英国（French-American-British，FAB）协作组于 1976 年用 Romanowsky 染色观察血片及骨髓涂片，根据白血病细胞大小、核质比例、核仁大小及数量、细胞质嗜碱程度等，辅以细胞化学染色将 ALL 分为 L_1、L_2、L_3 三个亚型，即所谓的 FAB 分型，各亚型细胞特征归纳如表 2-2-2。虽后来公布的世界卫生组织（World Health Organization，WHO）分型在临床上更具有指导治疗和评估预后的价值，但 FAB 分类中描述的细胞形态学仍为诊断 ALL 的基础，FAB 标准诊断 ALL 要求骨髓中原始和 / 或幼稚细胞比例需超过 30%。

ALL 患者的细胞化学染色特点主要为① POX 与苏丹黑染色：各阶段淋巴细胞均为阴性，阳性的原始细胞 <3%；②糖原染色（PAS）：20%～80% 的原始淋巴细胞呈阳性反应，为红色颗粒状、块状或呈环状排列，胞质背景清晰；③ α- 丁酸萘酚酯酶（α-NBE）染色呈阴性反应；④酸性磷酸酶染色 T 细胞阳性，B 细胞阴性。

（三）免疫分型

免疫表型分析技术从早期的间接荧光法发展到目前的多色流式细胞术（MFC），可以根据细胞大小、颗粒、抗原表达特征将细胞分为不同的群体。标本首选骨髓细胞，当骨髓中幼稚细胞比例较低或骨髓干抽时可选择外周血。细胞的加工可

表 2-2-2　ALL 各亚型细胞形态学特征

项目	L_1	L_2	L_3
细胞大小	小细胞为主	大细胞为主	大细胞为主，大小较一致
核染色质	较粗，结构较一致	细而分散或粗而浓集，结构较不一致	呈细点状，均匀一致
核形	规则，偶有凹陷折叠	不规则，常见凹陷或折叠	较规则
核仁	小而不清楚，少或无	清楚，一个或多个	明显，一个或多个，泡沫状
胞质	少	不定，常较多	较多
胞质嗜碱性	轻或中度	不定，有些细胞深染	深蓝色
胞质空泡	不定	不定	常明显，呈蜂窝状

选择溶血法或淋巴细胞分离液梯度离心法。若一份标本同时行 MFC 和分子生物学检查时应选择淋巴细胞分离液梯度离心法。

ALL 患者的免疫表型分析不仅可以明确受累的系列（B 或 T 细胞系），还可以进一步分析临床重要的亚型。分析免疫表型时还应注意白血病细胞抗原表达的强度，具体体现在荧光强度的不同（意义在于从正常细胞中分离出白血病细胞、区分不同的白血病亚型）。MFC 可以确定绝大多数患者的白血病相关的免疫表型，有助于后续 MRD 标记的确定。

因此，免疫分型是确诊 ALL 的重要手段，也是治疗后对疾病监测（如 MRD）极有价值的工具。要达到这一目的需要一系列的抗体，可以根据抗原的系列特异性分步筛选。

第 1 轮筛选：

B 淋巴细胞：CD19、胞质 CD22、CD79a、CD10

T 淋巴细胞：胞质 CD3、CD2、CD7

髓系：抗 MPO、CD13、CD33、CDw65、CD117

非系列特异性：TdT、CD34、HLA-DR

第 2 轮筛选：

B-ALL：胞质 IgM、κ、λ、CD20、CD24

T-ALL：CD1a、膜 CD3、CD4、CD5、CD8、抗 TCR α/β、抗 TCR γ/δ

AML：抗溶酶体、CD14、CD15、CD41、CD61、CD64、抗糖蛋白 A

1994 年在法国召开了欧洲白血病免疫学分型协作组（EGIL）会议，提出 ALL 的四型 21 类法。即先按 T、B 淋巴系和髓系抗原积分系统确定不同抗原积分，再按积分和抗原表达及分化程度把 ALL 分为四大类型（裸型、纯型、变异型、多表型）、21 亚型。1995 年首次发表了简化后的 EGIL 分型，新版的 EGIL 积分系统在 1998 年发布（表 2-2-3），其中部分抗原的积分有细微调整。ALL 的免疫学分型见表 2-2-4。

在此基础上 99% 的病例可以确诊。成人 ALL 中 B-ALL 占 75%，T-ALL 占 25%，25%～30% 的成人 ALL 表达髓系相关抗原。尽管根据淋巴细胞系成熟过程中的各种免疫标记可将 ALL 进一步分为表 2-2-4 中的各种亚型，这些精细的分类

表 2-2-3 白血病免疫学积分系统（EGIL，1998）

分值	B 系	T 系	髓系
2	CD79a	CD3	CyMPO
	Cy CD22	TCR-αβ	—
	Cy IgM	TCR-γδ	—
1	CD19	CD2	CD117
	CD20	CD5	CD13
	CD10	CD8	CD33
	—	CD10	CD65
0.5	TdT	TdT	CD14
	CD24	CD7	CD15
	—	CD1a	CD64

注：一个系列的积分需 >2 分才能诊断为该系列的抗原表达，两个及以上系列 >2 分诊断为杂合型急性白血病

表 2-2-4 ALL 的免疫学分型（EGIL，1998）

1. B 系 ALL（CD19+ 和 / 或 CD79a+ 和 / 或 CD22+，至少两个阳性）	
早期前 B-ALL（B-I ）	无其他 B 细胞分化抗原表达
普通型 ALL（B-II）	CD10+
前 B-ALL（B-III）	胞质 IgM+
成熟 B-ALL（B-IV）	胞质或膜 κ 或 λ+
2. T 系 ALL（胞质 / 膜 CD3+）	
早期前 T-ALL（T-I ）	CD7+
前 T-ALL（T-II）	CD2+ 和 / 或 CD5+ 和 / 或 CD8+
皮质 T-ALL（T-III）	CD1a+
成熟 T-ALL（T-IV）	膜 CD3+，CD1a-
α/β+ T-ALL（A 组）	抗 TCR α/β+
γ/δ+ T-ALL（B 组）	抗 TCR γ/δ+

（α/β+ T-ALL、γ/δ+ T-ALL：是 T-ALL 中根据膜表面 T 细胞受体 -TCR 的表达情况进行的分组）

3. 伴髓系抗原表达的 ALL（My+ALL）	表达 1 或 2 个髓系标记，但又不满足杂合性急性白血病的诊断标准

可能提示预后，但只有 T 细胞、成熟 B 细胞和其他 B 细胞系（前体 B 细胞型）这几种免疫表型在治疗上有所区别。

（四）细胞遗传学和分子学分析

ALL 是由淋巴祖细胞获得多步骤的特异的基因损伤导致的恶性转变和增殖，因此，对原始细胞进行基因学分类有望获得比其他方法更有价值的生物学信息。接近 75% 的成人和儿童病例

可以根据染色体数量、特异的染色体重排和分子遗传学改变分为预后或治疗相关的亚型，ALL 最常见的遗传学异常亚型患者的主要临床和生物学特征（表 2-2-5）。

60%～80% 的 B-ALL 和 35%～60% 的 T-ALL 有染色体核型异常。ALL 患者的染色体核型异常分为倍体异常和结构异常。倍体异常指染色体数量的异常。超二倍体核型指染色体数量 >50 条，往往提示较好的预后。超二倍体往往指出现额外的 4、6、10、14、18 和 21 号染色体等。相反，亚二倍体预后极差。流式细胞仪检测细胞 DNA 含量是对细胞遗传学分析有用的辅助工具（不受细胞有丝分裂的影响），有时可以鉴定出被常规核型分析遗漏的一小群耐药的近二倍体细胞。

结构异常最常见的是平衡易位，平衡易位常导致交叉基因的融合。这些基因重排常与不同的免疫学亚型有关，在儿童和成人 ALL 中的发生率不一样。成人 ALL 最常见的细胞遗传学异常是 Ph 染色体的异常，即 [t(9;22)/BCR-ABL1]。少数患者 BCR-ABL1 重排呈隐匿性，即染色体分带技术无法发现，只有在亚显微镜的间期 FISH（IP-FISH）或 RT-PCR 可以发现。尽管特定的遗传学亚型在儿童和成人之间发生频率不同，但是诱发白血病的机制是相似的。机制包括原癌蛋白表达异常、染色体易位产生的融合基因编码转录因子或活化的激酶表达异常。

1. **细胞遗传学** 标本以骨髓为首选，一方面因为骨髓更容易培养中期细胞，另一方面骨髓中幼稚细胞比例一般都高于外周血。为获得足够的中期分裂象，短期培养时（16～48 小时）细胞数应在 $5×10^7$ 以上，可以采用 Giemsa（G-）、Quinacrin（Q-）、reverse（R-）分带技术。对急性白血病患者应分析 25 个中期细胞。染色体核型命名参照国际细胞遗传学命名系统（International System of Cytogenetic Nomenclature, ISCN）。

2. **荧光原位杂交（FISH）** FISH 主要用于复杂异常或具有标志性染色体改变的患者，目的是证明受累及的基因表达，为以后 MRD 的监测做准备。

目前常用的技术包括：间期 FISH（IP-FISH）、

表 2-2-5 ALL 最常见遗传学亚型的临床和生物学特征

亚型	相关特征	估计的 EFS/%	
		儿童	成人
超二倍体（>50 条染色体）	前 B 细胞为主的表型；低白细胞，1～9 岁儿童组中较好；预后较好	5 年 80～90	5 年 30～50
亚二倍体（<45 条染色体）	前 B 细胞为主的表型；白细胞较高；预后差	3 年 30～40	3 年 10～20
t(12;21)(p13;q22)/ETV6-RUNX1	CD13⁺/CD33⁺ 前 B 细胞表型；假二倍体；年龄 1～9 岁；预后较厚	5 年 90～95	不明
t(1;19)(q23;p13.3)/TCF3-PBX1	CD10⁺/CD20⁺/CD34⁺ 前 B 细胞表型；假二倍体；白细胞较高；黑人 CNS 白血病；预后和治疗方案有关	5 年 82～90	3 年 20～40
t(9;22)(q34;q11.2)/BCR-ABL1	前 B 细胞为主的表型；老年人；白细胞较高；TKI 治疗早期好转	3 年 80～90	1 年约 60
t(4;11)(q21;q23)/MLL-AF4	CD10⁺/CD15⁺/CD33⁺/CD65⁺ 前 B 细胞表型；婴儿和老年人组；高白细胞；CNS 白血病；预后差	5 年 32～40	3 年 10～20
t(8;14)(q24;q32.3)	B 细胞表型；形态学 L3 型；男性为主；髓外巨块病变；短期加强化疗包括大剂量 MTX、Ara-c 和 CTX 则预后良好	5 年 75～85	4 年 50～55
NOTCH1 突变	T 细胞表型；预后好	5 年 90	4 年 50
HOX11 过表达	CD10⁺T 细胞表型；单用化疗预后好	5 年 90	3 年 80
21 号染色体内扩增	前 B 细胞表型；低白细胞；为防止不良预后需强化治疗	5 年 30	不明

全染色体染色（whole chromosome painting，WCP-FISH）、24 色 FISH（M-FISH 或 SKY）和 CGH。WCP-FISH 和 24 色 FISH 只适用于中期细胞；而以位点特异的探针或针对中心粒区的探针可用于骨髓或外周血涂片的中期或间期细胞的细胞核，不要求必须是活细胞。一般至少分析 100 个间期细胞核，命名依据 ISCN。

3. 分子学方法 主要包括 PCR、RT-PCR、实时 PCR（real-time PCR）、测序、DNA 印迹法、基因芯片为基础的杂交等，可以更特异的检测分子突变。这些技术既可以验证细胞遗传学或 FISH 的结果，还可以用于疾病随访。另一个优势是不需要活细胞，可以从冻存的标本中提取 DNA 或 RNA。

近几年以 DNA 基因芯片为基础的实验用于血液系统恶性疾病的分子学分类有了很大进展。这类实验除了了解分类诊断明确患者的分子学特征外，还可以确定与特殊的分子异常、肿瘤表型、临床结果相关的基因表达类型，后者可能更有意义。根据不同的分子资料和临床特点提出一些独特的亚型，提出一系列分子治疗靶。如 Yeoh 等 2002 年报道了 360 例儿童 ALL 患者白血病细胞 DNA 微矩阵分析的结果，确定了 6 种已知的 ALL 临床亚型（T-ALL、E2A-PBX1、BCR-ABL、TEL-AML1、MLL 重排、>50 的高超二倍体），反映了这类疾病主要的细胞遗传学分类；也发现了一些缺乏特异细胞遗传学改变的亚型，但这些亚型的生物学意义还有待进一步证实。越来越多的研究证

明基因表达信息可以准确地预示细胞遗传学分类（由于 ALL 患者的细胞遗传学分析操作较困难，仅有少数医学中心可以得到重复性强、高质量的细胞遗传学资料，基因表达分析就更显示出其重要性）。

细胞遗传学异常是 ALL 患者的一个标志，对 ALL 患者分类和危险度分层至关重要。表 2-2-6 总结了 ALL 常见的染色体和基因异常在儿童和成人中的发生频率。但约 30% 的儿童 ALL 和 50% 的成人 ALL 缺少与临床相关的细胞遗传学异常。基因重排本身不足以诱发明显的白血病，发生恶性转变必须在关键的生长调节通路中同时发生其他突变，从而诱导遗传学和表观遗传学的改变。早期使用分辨率相对较低的方法已鉴定的基因包括 CDKN2A/CDKN2B 肿瘤抑制基因和缺失及 T-ALL 中 NOTCH1 基因突变。目前应用全基因组芯片和高通量的测序法在 B-ALL 和 T-ALL 中鉴定出了高频率的基因改变。用 SNP 芯片发现平均每个病例鉴定出了 6.46 个 DNA 拷贝数异常（CNAs），各个亚型差异很大。Mullighan 等采用高分辨的 SNP 芯片和基因组 DNA 测序方法分析了 242 例儿童 ALL 患者，在 40% 的 B 前体 ALL 患者发现编码正常淋巴细胞发育的基因存在突变。突变频率最高的是淋巴细胞的转录因子 PAX5（31.7%），PAX5 突变导致 PAX5 蛋白表达的下降或寡态性（hypomorphic）位点的产生；同时发现 IKZF1、TCF3（E2A）、EBF1、LEF1、IKZF3 存在表达缺失或突变。这些发现

表 2-2-6 ALL 常见的染色体和基因异常

染色体核型	基因	发生率 /%（成人）	发生率 /%（儿童）
超二倍体	—	7	25
亚二倍体	—	2	1
t(9;22)(q34;q11.2)：Ph⁺	BCR-ABL1	25	3
t(12;21)(p13;q22)	TEL-AML1	2	22
t(v;11q23)：如 t(4;11)、t(9;11)、t(11;19)	MLL	10	8
t(1;19)	E2A-PBX1	3	5
t(5;14)(q31;q32)	IL3-IGH	<1	<1
t(8;14)、t(2;8)、t(8;22)	c-MYC	4	2
t(1;14)(p32;q11)	TAL1	12	7
t(10;14)(q24;q11)	HOX11	8	1
t(5;14)(q35;q32)	HOX11L2	1	3

提示调控 B 细胞发育、分化途径的直接损伤导致了 B 前体 ALL 的发生。针对某一特殊染色体异常的研究：如针对 11q23 染色体的 *MLL*（mixed-lineage leukemia）基因研究发现，这些患者的基因表达与早期淋巴前体细胞十分一致，提示这些患者是在造血的早期发生成熟停滞。MLL 特有的基因表达谱包括 *FLT3* 基因的表达增加、部分患者存在新的激活突变。因此，*FLT3* 可以作为 MLL-ALL 的治疗靶点。表 2-2-7 列出了前体 B-ALL 患者中近期检出的与白血病发生、危险度分层和治疗相关的基因异常。

近年来通过二代测序技术在 T-ALL 中也发现了一些具有很高再现性的基因异常，如 *PHF6* 突变、*NOTCH1* 突变和 *CDKN2A/B* 缺失。另外，通过全基因组测序技术发现 58% 的 ETP-ALL 患者有既往在 B-ALL 或 AML 中研究较多的 *RUNX1*、*IKZF1*、*ETV6*、*GATA3* 和 *EP300* 等基因的突变，造成其功能失活；67% 的患者有 *NRAS*、*KRAS*、*JAK1*、*NF1*、*PTPN11*、*JAK3*、*SH2B3* 和 *IL7R* 的激活突变。最近在 ETP-ALL 中还发现了高频率的 *PRC2* 和 *EZH2* 突变。其中大部分变异对判断 T-ALL 预后的价值仍在深入探讨中。

（五）形态学、免疫学、细胞遗传学、分子生物学分型（MICM 分型）

正是在实验研究手段增加、疾病认识提高的基础上，1985 年 4 月由 Van den Bergh 等在比利时组成了第一个 MIC（形态学、免疫学、细胞遗传学）研究协作组，讨论并制定了 ALL 的 MIC 分型。高分辨染色体分带技术及分子生物学技术的应用，使 ALL 分型又前进了一步，出现了 MICM（形态学、免疫学、细胞遗传学及基因分型）分型（表 2-2-8、表 2-2-9）。它对于判断预后、指导治疗及微小残留白血病细胞的检测有重要意义。

（六）WHO 关于前体 B 和 T 细胞肿瘤的分类

造血和淋巴组织肿瘤的 WHO（世界卫生组织）分类于 2001 年正式发表，WHO 与 FAB 分型主要的不同观点：WHO 分类将急性白血病的分界线定为幼稚细胞比例≥20%，分型的依据主要是 MICM 标准。在这一分类中 ALL 仅分为前体 B- 急性淋巴细胞白血病 / 原始淋巴细胞淋巴瘤（前体 B-ALL/B-LBL）和前体 T- 急性淋巴细胞白血病 / 原始淋巴细胞淋巴瘤（前体 T-ALL/T-LBL）。而将 FAB 分型的 ALL-L₃ 命名为伯基特淋巴瘤（Burkitt lymphoma）/ 白血病（BL），归入成熟 B

表 2-2-7　前体 B-ALL 患者中常见基因改变

基因	变异类型	发生率	影响及预后
PAX5	缺失、易位、突变	1/3 前体 B-ALL	B 细胞发育中的转录因子、突变损害了 DNA 结合和转录活性，参与白血病的发生，但和预后无关
IKZF1	局部缺失或突变	15% 儿童 B-ALL >70% 的 Ph⁺ALL 1/3 Ph⁻ALL	淋系发育中的转录因子，缺失或突变导致功能丧失或造成显性失活异构体，在 Ph⁺ALL 发病中具有协同作用，预后恶劣
JAK1/2	内在变异，假激酶或激酶域突变	18%～35% DS-ALL 10% 高危 Ph⁺ALL JAK1 突变也可见于 T-ALL	与 ALL 危险度相关 造成 JAK-STAT 激活促使恶性转化，可能对 JAK 抑制剂有效
CRLF2	*IGH-CRLF2* 或 *P2RY8-CRLF2* 重排 F232C 突变	5%～16% 儿童和成人 B-ALL >50% 的 DS-ALL	与 *JAK* 突变和 *IKZF1* 变异相关，预后差
IL7R	跨膜区域突变	>7% 的 B/T-ALL	造成受体二聚体化和 JAK-STAT 激活，JAK 抑制剂可能有效
CREBBP	局部缺失和突变	19% 复发 ALL	与糖皮质激素耐药相关
TP53	缺失和突变	>12% 的 B-ALL，复发时常见	预后差
激酶的重排和突变	*ABL1*、*PDGFRB*、*EPOR* 和 *JAK2* 重排；*SH2B3* 缺失	一半的 Ph 样 ALL	导致激酶信号的激活

表 2-2-8 B-ALL 的 MICM 分型

亚型	核型	细胞标志[a]						FAB 形态学	基因异常
		CD19	TdT	Ia	CD10	CyIg	SmIg		
早 B 前体 -ALL[a]		+	+	+	−	−	−	L_1、L_2	
早 B 前体 ALL	t(4;11)								MLL/AF4
早 B 前体 ALL	t(11;19)								MLL/ENL
早 B 前体 ALL	t(12;21)								TEL/AML1
早 B 前体 ALL	t(9;22)[b]								BCR/ABL
早 B 前体 ALL	t(17;19)								E2A/HLF
早 B 前体 ALL	t(5;14)								IL3/IGH
普通型 -ALL		+	+	+	+	−		L_1、L_2	
普通型 ALL	6q-								
普通型 ALL	近单倍体								
普通型 ALL	t 或 del(12p)								
普通型 ALL	t(9;22)								BCR/ABL
前 B-ALL		+	+	+	+[c]	+	−	L_1	
前 B-ALL	t(1;19)								E2A/PBX1
前 B-ALL	t(9;22)								BCR/ABL
B 细胞 ALL		+	−	+	+/−	−/+	+[d]	L_3	
B 细胞 ALL	t(8;14)								MYC/IGH
B 细胞 ALL	t(2;8)								IGK/MYC
B 细胞 ALL	t(8;22)								MYC/IGL
B 细胞 ALL	6q-								

注：[a]：曾称为裸细胞 -ALL

[b]：在 T-ALL，t(9;22) 少见

[c]：很少数病例 CD10（即 cALLA 抗原）也可阳性

[d]：单个轻链

表 2-2-9 T-ALL 的 MICM 分型

亚型	核型	细胞标志[a]			FAB 形态学	基因异常
		CD7	CD2[b]	TdT		
早 T- 前体 ALL		+	−	+	L_1、L_2	
早 T- 前体 ALL	t 或 del(9p)					
T 细胞 ALL[c]		+	+	+	L_1、L_2	
T 细胞 ALL	t(11;14)					RHOM/TCRD
	t(1;14)					TAL1/TCRD
	t(7;11)					TCRB/RHOM2
	t(7;19)					TCRB/LYL1
	t(10;14)					HOX11/TCRD
	t(8;14)					MYC/TCRA
	t(7;10)					TCRB/HOX11
	t(1;7)					LCK/TCRB
	6q-					

注：[a]：少部分（6%～10%）病例可有 Ia 及 CD10 表达

[b]：用单克隆抗体（T11）或 E 玫瑰花结

[c]：有些病例对皮质胸腺细胞标志（CD1、T6）也可阳性

细胞肿瘤。认为 ALL 和前体淋巴细胞淋巴瘤是同一疾病的两种不同临床表现,骨髓中幼稚细胞 > 25% 时诊断 ALL,幼稚细胞≤25% 时诊断为淋巴瘤。WHO 分类 2016 年新的版本与 2001 年和 2008 年的版本相比在部分内容上有改进,如研究结果提示 CD79a 并不是 B-ALL 特有的抗原标记,新发现 PAX5 是诊断 B 系特异而又敏感的指标;另外在确定 T-ALL 时强调了 CD3 抗原表达的重要性(表 2-2-10、表 2-2-11)。

表 2-2-10　WHO(2016)分型确定系列的指标

髓系
MPO(流式、免疫组化或细胞化学)或单核细胞分化标志物(至少两个指标: NSE、CD11c、CD14、CD64、溶菌酶)
T 细胞系
胞质 CD3(cyCD3,流式或免疫组化)或膜表面 CD3 强阳性
B 细胞系(需要多个抗原)
1. CD19 强表达伴下列至少一项高表达: CD79a、胞质 CD22、CD10 或
2. CD19 弱表达伴下列至少两项高表达: CD79a、胞质 CD22、CD10

注:具有两个及以上系列抗原表达的诊断为混合表型急性白血病(MPAL)

表 2-2-11　淋巴细胞肿瘤的 WHO 分型(2016 年)

B 淋巴母细胞白血病 / 淋巴瘤
B 淋巴母细胞白血病 / 淋巴瘤,非特殊类型(not otherwise specified; NOS)
B 淋巴母细胞白血病 / 淋巴瘤,伴重现性遗传学异常
B 淋巴母细胞白血病 / 淋巴瘤,伴 t(9;22)(q34;q11.2); BCR/ABL1
B 淋巴母细胞白血病 / 淋巴瘤,伴 t(v;11q23); MLL 重排
B 淋巴母细胞白血病 / 淋巴瘤,伴 t(12;21)(p13;q22); TEL-AML1(ETV6-RUNX1)
B 淋巴母细胞白血病 / 淋巴瘤,伴超二倍体
B 淋巴母细胞白血病 / 淋巴瘤,伴亚二倍体
B 淋巴母细胞白血病 / 淋巴瘤,伴 t(5;14)(q31;q32); IL3-IGH
B 淋巴母细胞白血病 / 淋巴瘤,伴 t(1;19)(q23;p13.3); E2A-PBX1(TCF3-PBX1)
暂时分型: BCR-ABL1 样 B 淋巴细胞白血病 / 淋巴瘤
暂时分型: B 淋巴细胞白血病 / 淋巴瘤半 iAMP21
T 淋巴细胞白血病 / 淋巴瘤
暂时分型: 早期前 T 细胞淋巴细胞白血病
暂时分型: 自然杀伤(NK)细胞淋巴细胞白血病 / 淋巴瘤

二、ALL 的治疗

(一)ALL 治疗的历史回顾

直到 20 世纪 60 年代 ALL 还被认为是一种不治之症。近年来由于研究学者的团队合作,在临床试验和实验室方面所做出的努力,终于使 ALL 可以达到"治愈"。50 年前,甲氨蝶呤(MTX)、门冬酰胺酶(L-asp)、6- 巯基嘌呤(6-MP)和糖皮质激素开始用于儿童 ALL 的治疗,但接受以上治疗的患儿通常缓解期很短,存活时间不超过 1 年。后来癌症与白血病协作组 B(CALGB)和西南肿瘤协作组(SWOG)等多个致力于研究 ALL 治疗的国际多中心协作组织相继成立。长春新碱(VCR)是一种长春花属植物的提取物,是 60 年代的重大发现之一,该药单用可以使 60% 的儿童达到缓解。联合泼尼松后缓解率可以达到 90%。联合应用 VCR、泼尼松和 L-asp 并没有进一步提高缓解率,但延长了缓解期。

20 世纪 60 年代末临床医生开始重视对潜伏的中枢神经系统白血病进行诊治。St Jude 儿童中心开始使用头颅照射之后又采用鞘内注射来预防潜伏病灶的扩散。该疗法在 70 年代突显效果,患儿的存活率提高到 50% 以上。80 年代发展了以疾病危险度分级为基础的个体化治疗方法,同时骨髓移植开始用于难治复发的儿童白血病。90 年代应用了分子生物学技术,建立了统一的危险因素分级系统。BFM 开始采用多疗程较大剂量的多重抗白血病制剂来治疗 ALL,尤其提高了部分初次治疗失败的高危患者的存活率。21 世纪之后,分子靶向药物酪氨酸激酶抑制剂、长效的 PEG 门冬酰胺酶以及嘌呤核苷类似物(如奈拉滨、克拉曲滨)相继用于某些复发的 ALL 患者也取得了一定的疗效。

经过方案的不断优化,现阶段儿童 ALL 的 CR 率可以达到 98%,5 年 DFS 率达 80% 以上,通常被认为是肿瘤领域中治疗比较成功的一个典范,医生甚至可以用"治愈"这个词与患儿的家属进行谈话。然而成人 ALL 的疗效远逊于儿童,虽然目前成人 ALL 的 CR 率也能达到 80% 以上,但长期生存率仍不足 50%。造成疗效明显差异的原因可能与成人 ALL 具有更多预后恶劣的细胞 / 分子遗传学异常等因素有关,还有许多未知因素值得进一步深入研究。由于缺乏强有力的循证医学证据，ALL 的诊断治疗指南较 AML 等其他白血病而言相对滞后。美国国立癌症研究网络（NCCN）于 2012 年首次公布了 ALL 的诊疗指南。国内血液学相关专家参考国外成人和儿童 ALL 治疗经验，结合 2008 年国家科技支撑计划课题关于成人 ALL 诊断治疗的经验正在起草我国成人 ALL 诊断、治疗的共识，以期提高我国成人 ALL 的诊断治疗水平，解决国内同行工作中的困惑。

化学治疗是 ALL 最主要的治疗方法，分为两大阶段：第一阶段是诱导缓解治疗，目的是迅速、大量减少体内白血病细胞负荷，恢复正常造血，达到缓解。第二阶段为缓解后治疗（包括巩固强化治疗、维持治疗）。针对 CNS 的治疗和前两个阶段的治疗相重叠，在早期即开始但时间长短不同，根据患者复发的危险度及最初全身治疗的强度而定，目的是消灭体内残存白血病，以预防复发、延长生存。即将叙述的治疗原则及方案主要针对 Ph⁻ALL 患者，有关对 Ph⁺/*BCR-ABL*⁺ 等特殊类型 ALL 的临床处理措施会在后面相关的章节专门叙述。

（二）诱导缓解治疗

儿童 ALL 应用长春新碱＋强的松（VCR+Pred，VP）方案，CR 率可达 85%～95%；然而成人 ALL 单用 VP 方案诱导治疗的 CR 率≤50%。若于 VP 方案中再加用一种蒽环类药如柔红霉素（DNR）组成 VDP 方案或 VP＋门冬酰胺酶（L-ASP）±蒽环类药物组成 V（D）LP 方案，则 CR 率可增至 75%～90%，中位缓解时间可由 3～8 个月延至 18 个月左右，且并不明显增加治疗毒性。

加强诱导化疗的出发点是：可以更快、更彻底地清除白血病负荷，防止耐药的发生，提高治愈率。因此，1984 年以后采用 VCR、DNR（或阿霉素）、L-ASP 和 Pred 四药联合（VDLP 或 VALP）方案逐渐成为 ALL 广泛使用的诱导治疗方案。有些报道认为在 VP 方案基础上加用 L-ASP 不影响 CR 率，但可以改善 DFS。在诱导缓解治疗中可用可不用，但缓解后巩固治疗中最好能用；另外，应注意 L-ASP 的主要副作用——血栓并发症和高血糖，在诱导治疗中由于同时应用糖皮质激素，限制了 L-ASP 的应用。

若缓解后能接受充分的强化治疗，强烈的诱导化疗对于标准危险组儿童 ALL 似乎意义不大，建议在诱导后进行强化治疗即可。在老年患者耐受性也较差；诱导化疗的加强必然伴随死亡率和并发症发生率的提高。所以诱导化疗方案的制订必须权衡利弊。因此，目前 ALL 标准的诱导治疗方案至少应包括 VCR、糖皮质激素和蒽环类药如柔红霉素（DNR）±门冬酰胺酶（L-ASP），即 VDP 方案为基础。在目前的临床上试验中，儿童高危组或超高危 ALL 和几乎所有成人 ALL 应采用四种或更多种药物组合的诱导治疗方案，约 98% 的儿童 ALL 和 85% 的成人 ALL 可取得完全缓解（CR）。

ALL 诱导缓解治疗需要在不同的时间点判断疗效，常用的时间点为治疗的第 2 周、4 周、8 周，包括细胞形态学、分子生物学方法或流式细胞术在不同水平的检测。由于残留白血病细胞的程度与长期疗效密切相关，因此提出了"分子学"或"免疫学"缓解的概念，定义为白血病细胞占骨髓有核细胞总数的比例小于 0.01%，目前这一概念正开始取代传统的形态学上 CR 的概念。成人 ALL 诱导治疗相关死亡率 5%～10%，老年患者发生率明显增加，更需要加强支持治疗。

（三）缓解后治疗

1. 巩固强化与再诱导治疗 正常造血重建后应开始巩固强化治疗。ALL 缓解后若不给予巩固治疗，绝大多数患者将于数周至数月内复发。这种治疗需要在 CR 后不久即开始进行，采用的是诱导期未使用过的大剂量的各种药物强化或再次给予诱导方案治疗。强化治疗的重要性毋庸置疑，但最佳的方案和疗程尚无一致的意见。儿童 ALL 的巩固强化治疗方案往往包括大剂量甲氨蝶呤（MTX）±巯基嘌呤（6-MP）、大剂量的门冬酰胺酶（L-ASP）及再诱导治疗等。超大剂量的 MTX（5g/m²）能改善 T-ALL 的疗效，研究提示 MTX 治疗的疗效与药物的血清浓度呈正相关。*ETV6-RUNX1* 或 *TCF3-PBX1* 融合基因阳性的患者通过增加 MTX 的剂量也可以获益。

基于儿童 ALL 的研究，强化巩固治疗也已成为成人 ALL 治疗的标准之一。各种药物用于强化治疗，包括大剂量 MTX、Ara-C、CTX 和门冬酰胺酶。成人 ALL 缓解后强化治疗的研究始于 20 世纪 70 年代，纪念斯隆 - 凯特琳（Memorial

Sloan-Kettering）肿瘤中心、美国西南癌症协作组（SWOG）的资料均证明强烈的缓解后治疗可以提高长期生存率。德国成人 ALL 的多中心研究在巩固治疗中采用了不同的做法：在缓解后 3 个月给予类似诱导治疗的方案进行再诱导治疗，方案由 VCR、地塞米松、蒽环类药物、AraC、CTX、6-TG 等组成，10 年生存率达 35%。这一做法在其他一些试验中得到证实。

HD-Ara-C 已越来越多的应用于成人 ALL 的治疗，常用剂量为（1～3）g/m² ×（4～12）次。一些特殊类型成人 ALL 可能自含 HD-AraC 的治疗方案中受益，如成熟 B-ALL、pro-B-ALL。另外，HD-AraC 对中枢神经系统白血病（CNSL）的治疗有效，用于高危组患者（如诱导治疗 4 周以上不缓解者、Ph⁺ALL、前 T-ALL）可能有益。

HD-MTX 已广泛用于成人 ALL 治疗。成人中 MTX 的剂量可能应限制在 1.5～3g/m²（T-ALL 可增加到 5g/m²），因为更高的剂量将导致毒性过大，延迟后续治疗，降低患者的依从性。HD-MTX 对于预防全身和睾丸复发、治疗 CNSL 具有肯定价值。有多个报道于巩固治疗和 / 或诱导治疗采用 HD-MTX± 其他化疗药的方案，尽管总的结果未能证实其优越性，但在一些小系列报告中采用含 HD-MTX 的多药联合强化疗进行巩固取得了 DFS 42%～57% 的结果。

缓解后治疗中加强 L-ASP 的用药可以提高疗效，而且在巩固治疗中的耐受性要比诱导缓解期好。由于 PEG-asp 过敏反应发生率低，注射次数少等优势，现阶段越来越多的临床试验在巩固阶段加用 PEG-asp。GMALL07/2003 研究 Goekbuget 等将 PEG-asp 用于成人 ALL 的诱导和巩固治疗中，患者年龄为 15～55 岁（中位年龄 35 岁），结果显示：在 CR 率、早期死亡率、治疗失败率以及分子反应率方面，PEG-asp 高剂量组（2 000IU/m²）较低剂量组（1 000IU/m²）患者无明显差异；但高剂量组的 3 年 OS 率有进一步的提高（67% vs 60%，P<0.05），在 OS 和缓解持续时间上标危组和"年轻"成人（15～45 岁）患者受益更大。国内多中心的研究也提示 PEG-asp 在一线治疗 ALL 时疗效与 L-asp 相当。国外研究提示发生Ⅲ～Ⅳ度高胆红素血症的不良反应与 PEG-asp 的使用剂量有关，这一肝毒性的预测成为 PEG-asp 应用的重要研究课题。

再诱导治疗：指 CR 后的最初几个月内再重复初始诱导治疗方案。由于再诱导治疗后骨坏死的发生率较高，目前有研究考虑糖皮质激素改为隔周应用。

2. 维持治疗 ALL 患者常需延长的维持治疗，但机制不清楚。ALL 维持治疗可能起如下作用：①持续使用小剂量抗代谢药，可杀灭耐药的和进入细胞周期缓慢分裂的白血病细胞；②通过维持治疗可改变宿主免疫反应，清除残留白血病；③维持治疗可抑制残留白血病细胞的增殖，直至其自然衰老、凋亡，同时恢复淋巴细胞正常生长调节。目前成人 ALL 维持治疗的方法是参考儿童 ALL 的，基本方案是 6-MP 75～100mg/m² 每日一次，和 MTX 20mg/m² 每周一次。6-MP 晚上用药效果更好，每周一次静脉大剂量冲击用药效果不佳。遗传性硫鸟嘌呤 -S- 甲基转移酶缺乏患者应适当降低 6-MP 用量，MTX 的用量不必调整。MTX 口服用药，还是胃肠外用药更好尚无定论。许多学者建议维持治疗期间白细胞计数应保持在 3×10⁹/L 以下。

ALL 的维持治疗既可以在完成巩固强化治疗之后单独连续使用，也可与强化巩固方案交替序贯进行。一般应连续治疗 1～3 年。维持治疗的必要性与 ALL 的类型特征有关：普通 B-ALL 增殖速度较慢，维持治疗肯定需要，而且需要在一般维持的基础上再强化（6-MP、MTX 加其他化疗药）。无论成人还是儿童，将维持治疗时间缩短到 12～18 个月或更短均会降低疗效。T-ALL 和成熟 B-ALL 增殖速度快，疗效主要决定于诱导缓解和早期强化治疗。

（四）目前 ALL 治疗中受关注较多的问题

1. 青少年 ALL 的治疗 青少年 ALL 多指年龄在 15～18（或 15～20）岁的患者，其多种生物学特点与幼儿不同，更易出现不良预后因素，如高 WBC、T 细胞表型、较高的 BCR/ABL 融合基因表达率、预后良好核型的比例较低等。在许多国家这部分患者一会儿由成人科室收治、一会儿由儿童科室收治，治疗方案更是多种多样。近几年随着对这些患者生物学特点的认识及治疗经验的积累，青少年 ALL 治疗方案的选择倾向和预后已得出了相对一致的结论。

Boissel 等比较了法国采用儿童 ALL（FRALLE-93，77 例）方案和成人 ALL（LALA-94，107 例）方案治疗青少年 ALL（15～20 岁）的疗效。FRALLE-93、LALA-94 两组的 CR 率为：前 B-ALL 分别为 98% 和 81%（$P = 0.002$），T-ALL 为 83% 和 89%（$P = 0.7$）。5 年 EFS 两组分别为 67%、41%（针对 T-ALL 而言，FRALLE-93 方案 EFS 也优于 LALA-94 方案，$P = 0.05$）；预计 5 年 DFS 分别为 72%、49%。

Ribera 等发现以"儿童类型"治疗方案治疗 ALL 患者，在 15～18 岁和 19～30 岁年龄段治疗效果没有差异，甚至有研究推荐"儿童类型"方案治疗可适用于≤35 岁甚至≤39 岁年龄的成人 ALL 患者。国外已有成人和儿童的组织协作进行前瞻性研究来说明有关问题，16～30 岁新诊断的 ALL 患者均被纳入研究。

2. T-ALL 的治疗 T-ALL 占儿童初诊 ALL 的 10%～15%，成人 ALL 的 20%～25%。T-ALL 的临床特点、免疫学、细胞遗传学、分子学和基因特征均与 B-ALL 不同。许多研究报告认为无论儿童还是成人 T-ALL 治疗效果均不理想。90 年代后随着治疗强度的加大，疗效有所改善，但不同亚型之间疗效差别较大。如 2006 年意大利 GIMEMA 研究组报道了 1996—2000 年 90 例初诊 T-ALL 的资料。男 / 女 = 68/22，T 祖（pro-T）4 例，前 T（pre-T）占 47%，皮质 T 占 39%，成熟 T 占 10%。染色体核型异常的比例为 36.5%，最常见的核型异常是 del（6q），占 15%。pro-T 和 pre-T ALL 的 CR 率为 56%，皮质 T 和成熟 T-ALL 的 CR 率为 91%。CR 率与 CD13/CD33/CD34 及 MDR1 表达密切相关，无上述标记表达者 CR 率为 96%，表达至少一个标记者 CR 率仅为 57%（CD33、MDR1 意义最大）。另外，也发现 T-ALL 患者的 EFS 与发病时年龄、WBC、CNS 受累、髓外肿块及性别等危险因素无关。因此，在 T-ALL 患者寻找新的预后相关因素，根据这些因素进行针对性的分组治疗、进一步提高 T-ALL 的疗效是今后工作的重点之一。

Dana-Farber 肿瘤所采用高危 B- 前体 ALL 的治疗方案治疗儿童 T-ALL（2003 年 Goldberg 等报道），基本方案（DFCI-ALL81-01 至 91-01）包括四五个药的诱导缓解方案，巩固治疗包括阿霉素、长春新碱、糖皮质激素、6-MP 和门冬酰胺酶（1 次 / 周）。125 例 T-ALL 的 CR 率为 88%，前体 B-ALL 的 CR 率为 98%（$P < 0.000\ 1$）。5 年 OS 率 T-ALL 为 78%±4%，前体 B-ALL 为 86%±1%（$P = 0.10$）；5 年 EFS 率 T-ALL 为 75%±4%、前体 B-ALL 为 79%±1%（$P = 0.56$）。尽管 T-ALL 整体复发率和 B-ALL 比较并未增加，但其 CNSL 的复发危险明显增加（RR 2.7；$P = 0.02$）。因此，有效地 CNSL 预防十分重要，但最合适的预防方案尚无定论。部分报道认为 T-ALL 不采用头颅放疗，明显增加 CNS 复发率、降低 EFS 率（尤其是高白细胞者）。

超大剂量的 MTX 可以明显改善 T-ALL 的疗效。这主要是由于 T-ALL 白血病细胞中 MTX 活性代谢产物——多聚谷氨酸盐的浓度较 B-ALL 明显减低，若要在 T-ALL 中取得和 B-ALL 相似的疗效需要更高的血清 MTX 浓度。伴有 *TEL-AML1* 或 *E2A-PBX1* 融合转录本的原始细胞中 MTX 多聚谷氨酸盐的浓度较其他遗传学异常的细胞也显著降低，应加大 MTX 用量。反复多疗程应用含足量 DNR、L-ASP、HD-AraC、HD-MTX 的方案，T-ALL 是可以取得和 B-ALL 同样好的疗效的。

3. 干细胞移植的应用 前面已提到儿童 ALL（VHR）行干细胞移植并没有提高疗效。成人高危 ALL 合适的缓解后治疗也存在争议，西班牙多中心随机对照研究 PETHEMA 比较了化疗、异基因干细胞移植和自体干细胞移植的结果。共 222 例患者，183 例达 CR（82%），5 年 DFS 和 OS 分别为 35%、34%。84 例有 HLA 相合家族成员供者行异基因干细胞移植，其余病例随机分为自体干细胞移植（50 例）、化疗（48 例）。意向治疗分析：有或无供体患者的 DFS 为 39% vs 33%，OS 为 44% vs 35%；自体移植和化疗比较——DFS 为 40% vs 51%，OS 为 43% vs 52%。结果并未看出成人高危 ALL 患者异基因干细胞移植疗效优于自体干细胞移植或化疗。

法国 LALA 协作组的前瞻性研究中对于 15～40 岁的患者根据有无供体分配到异基因干细胞移植（Allo-SCT）或随机进行自身干细胞移植（Auto-SCT）、化疗。Allo-SCT 组 DFS 46%，Auto-SCT、化疗组为 31%。Allo-SCT 对高危组患者（Ph⁺、年龄 >35 岁、诊断时白细胞计数 30×10⁹/L 以上或达 CR 时间 >4 周)价值更大(DFS: Allo-SCT 组 44%、Auto-SCT 和化疗组 11%)。干细胞移植也可改善伴 t(4;11)-ALL 的效果,但对于伴同样基因型的婴幼儿患者意义还不清楚。

因此,allo-SCT 应是化疗失败或有化疗失败可能(高危 / 极高危组)患者的治疗选择,而且的确起着极其重要的作用,是强化治疗的终极形式。无合适供体的高危组患者(尤其是 MRD 阴性者)、标危组患者可以考虑在充分地巩固强化治疗后进行 auto-SCT,auto-SCT 后的患者应继续给予一定的维持治疗。无移植条件的患者、持续属于低危组的患者可选择单纯化疗。

4. 庇护所白血病防治 白血病"庇护所"是指常规化疗时药物难以渗入并达到有效杀伤浓度的体内盲区部位,包括中枢神经系统(CNS)、睾丸、卵巢、眼眶等。5%～10% 长期生存的男性患者可发生睾丸浸润,生存愈久发生率愈高,且多累及双侧睾丸,可据临床表现和睾丸穿刺活检确诊。治疗以放疗为主,总剂量应在 2 000cGy 以上。中枢神经系统白血病(CNSL)的预防治疗会在专门章节叙述。

5. ALL 按预后分组的缓解后治疗策略

(1)ALL 的预后分组:目前临床上较普及的预后因素分析、判断,危险度分组主要是依据上述这些指标。多数研究组将儿童 ALL 分为 3～4 组,如(低危组)、标危组、高危组和极高危组(表 2-2-12)。

成人 ALL(不含成熟 B-ALL)也多是根据其生物学特点分组治疗。对成人前体 B-ALL(包括早期前 B、前 B)和 T-ALL,目前倾向于按患者年龄、初诊时白细胞数、达 CR 时间和细胞遗传学异常的特征划分为不同的预后组(表 2-2-13),然后按不同预后分组选择不同的缓解后治疗对策。多数学者认为成人 ALL 不存在低危组,部分研究组会将 Ph⁺/BCR-ABL⁺ALL 单独列为极高危组处理。

(2)ALL 按预后分组的缓解后治疗策略

1)标危组:① T-ALL 的诱导和缓解后治疗主张使用常规方案加 CTX 和 Ara-C;②本组患者化疗的 DFS 率高,一般不主张于 CR_1 期选择 Allo- 或 Auto-SCT;③为进一步改善生存,应开展新药、新方案研究,而不是一味增加化疗的剂量强度。

但也应注意:①本组患者的 DFS 呈异质性,

表 2-2-12 St Jude 研究中儿童 ALL 的危险度分类系统

危险度分层	特征
标危	年龄 1～9 岁,WBC <50×10⁹/L,前 B 细胞表型,ETV6-RUNX1 融合基因,或超二倍体,DNA 指数(白血病细胞的 DNA 含量 / 正常 G_0/G_1 期二倍体细胞的 DNA 含量)≥1.16;且无以下不良因素:CNS-3 状态,睾丸浸润,T-ALL,伴 t(9;22)、t(4;11)、t(1;19)的前体 B-ALL;MLL 基因重排阳性;近单倍体;诱导缓解 6 周后骨髓内白血病细胞≥0.01%
高危	T 细胞 ALL 及所有前 B 细胞 ALL 不符合标危或极高危标准的
极高危	早期前 T 细胞 ALL,最初诱导失败,或诱导缓解 6 周后骨髓内白血病细胞≥1%

表 2-2-13 成人 ALL 的预后分组(不含成熟 B-ALL)

危险因素	标危	高危
年龄	>35 岁	>60 岁
细胞遗传学 / 分子生物学	超二倍体 复杂核型(有争议)	t(9;22)/BCR-ABL t(4;11)/ALL1-AF4 t(1;19)/E2A-PBX1
白细胞计数(WBC)	>30×10⁹/L(B-ALL)	>100×10⁹/L(T-ALL)
免疫表型	Pro-B	Pro-T
达完全缓解的时间	达 CR 时间 <4 周	
微小残留病		
诱导治疗后	<10⁻⁴	>10⁻³
第 1 年	<10⁻⁴ 或阴性	>10⁻⁴ 或升高

其中某些病例选择 SCT 可能有助于提高 DFS；②本组患者可能有特殊的，目前尚未被认知的白血病生物学特征，应进一步探索发现新的预后因素（白血病分子标记、MRD 数量等），以确定有高危复发倾向，需要采用 SCT 治疗的患者亚群。

2）高危组：①有供体的年轻患者应于 CR$_1$ 期选择 Allo-SCT。② Ph$^+$ALL：Allo-SCT 是获得长期 DFS 的唯一治疗方法；由于 Ph$^+$ALL 复发快，复发后即使再诱导成功缓解期持续时间也很短，因此一旦获得缓解，应尽早施行 Allo-SCT。正在探索的其他新治疗方法包括非清髓 allo-SCT（non-myeloablative transplantation）和免疫治疗、反义分子、酪氨酸激酶抑制剂（如伊马替尼）、干扰素和 IL-2 等。③ t（4;11）(q11;q23)-ALL：有报道采用 Allo-SCT 长期 DFS ＞ 60%；GMALL 等对缓解患者使用 MTZ + HD-AraC 强烈巩固，CCR 率 47%。④老年患者（＞ 60 岁）：合并症多，Ph 染色体（+）发生率高，常伴多种不良预后因素，化疗耐受性差。应该进一步探索适宜的化疗剂量强度，改善支持治疗；探索使用非清髓性 SCT 和探寻新的低毒治疗方法。

6. Ph$^+$ALL 的治疗 Ph$^+$/*BCR-ABL*$^+$（以下均简称为 Ph$^+$ALL）是 ALL 常见的遗传学异常之一，其发生率随年龄增长逐渐增加，儿童 ＜5%，成人为 15%～30%，老年患者可高达 50% 以上。Ph$^+$ALL 的免疫学表型主要表现为前体 B 系亚型，白血病细胞常表达 CD10、CD34 和 B 细胞标记，可伴髓系抗原的表达。在此，再次强调在 ALL 初诊时，应尽可能对患者进行全面的核型分析、FISH 和 RT-PCR 等检测，明确是否存在 Ph$^+$/*BCR-ABL*$^+$，这在治疗方案的选择和判断预后中起到至关重要的作用。

Ph$^+$/*BCR-ABL*$^+$ 是儿童和成人 ALL 最不良的预后因素之一，一直被认为是治疗的难题。Ph$^+$ALL 较 Ph$^-$ALL 的 CR 率低至少 10%，且整体预后差，中位生存期仅 8 个月。酪氨酸激酶抑制剂（TKI）的出现人人提高了此类患者的早期疗效，且近期也有研究证实了 TKI 也可能达到更好的远期疗效。目前大量研究的证据表明 Allo-HSCT 对 Ph$^+$ALL 是"必需的"，也是唯一可治愈此类患者的手段。复发和治疗相关死亡是此类患者的主要死亡原因。因此，治疗 Ph$^+$ALL 的关键问题在于：

①选择合适的移植前治疗；②尽可能降低移植相关毒性；③移植后正确使用 TKI；④ *BCR-ABL* 监测的合理应用并对结果做出正确处理。

7. Burkitt 淋巴瘤／白血病的治疗 FAB 分型将 Burkitt 白血病（Burkitt leukemia, BL）归为 ALL-L$_3$ 型，2008 年发布的 WHO 分类将伯基特淋巴瘤／白血病（Burkitt lymphoma/leukemia, BL）归入成熟 B 细胞恶性肿瘤。BL 分别约占儿童和成人 ALL 的 2% 和 5%～9%。BL 患者的白血病细胞在生物学特征有别于其他前体 B-ALL 和 T-ALL，临床治疗策略也有差异。

BL 为成熟 B 细胞疾病，80%～100% 的患者高表达 CD20 抗原，这为 CD20 单克隆抗体（rituximab, 利妥昔单抗）的应用奠定了理论基础。另一方面，对成人 BL 通过增加化疗药物的剂量（如 MTX）进一步强化治疗的效果也是有限的。因此近 10 年来相继有多个研究组尝试把利妥昔单抗和化疗相结合来治疗 BL。2003 年 GMALL 研究组最早将利妥昔单抗用在每个化疗周期的前一天，每次剂量为 375mg/m^2，以后每个月间隔巩固两次共 8 次。结果显示 BL 的 CR 率和 OS 分别为 91% 和 70%，与之前单用化疗相比疗效明显提高。而且在 HIV$^+$ 的 BL 患者中采用利妥昔单抗联合抗逆转录病毒的方案，其生存率也明显改善，达到 77%。2006 年 Thomas 等比较了 R-Hyper-CVAD（31 例）与 Hyper-CVAD（48 例）方案的疗效。R-Hyper-CVAD 组，利妥昔单抗于 Hyper-CVAD 方案的第 1 和 11 天，MTX + AraC 方案的第 2 和 8 天应用；在前 4 个化疗周期的前后给药，共 8 次。结果显示 31 例加用利妥昔单抗组的 BL 患者 CR 率为 86%，3 年 OS 为 89%、EFS 为 80%、DFS 为 88%。而 Hyper-CVAD 组 CR 率为 85%，3 年 OS 为 53%（$P < 0.01$）、EFS 为 52%（$P = 0.02$）、DFS 为 60%（$P = 0.03$）。说明加用利妥昔单抗后 BL 的复发率大大降低且治疗效果明显改善，尤其是年纪大的 BL 患者。而且与单用化疗相比并没有明显增加额外毒性。CALLGB 的研究也得到了上述类似的结论。但 CODOX-M/IVAC 组在化疗中加入共 4 次剂量的利妥昔单抗去治疗 BL 患者，结论显示两组之间的疗效在统计学无差别，为了达到最佳疗效是否需要增加利妥昔单抗给药的频率仍需进一步研究。

有效的 CNS 治疗是 BL 成功方案的重要组成部分，一般包括全身和鞘内使用 MTX 和 Ara-C。即使是有 CNS 白血病的患者，颅脑照射的必要性也存在争议。BL 很少在一年后复发，故没有必要延长后续治疗。

8. 急性 B 淋巴细胞白血病免疫治疗进展

（1）嵌合抗原受体（chimeric antigen receptor，CAR）T 细胞治疗：CART 治疗原理是将嵌合抗原受体以核酸形式导入至宿主 T 淋巴细胞基因组中，构建特异性 CART 细胞，然后再体外扩增后的 CAR-T 回输至患者体内。目前 CAR-T 技术已研发至第 4 代产品。

CD19 是目前为止最常用作 CART 细胞靶标的抗原。tisagenlecleucel（tis-cel）已经被批准应用于复发难治 B-ALL 及非霍奇金淋巴瘤的治疗，Kite 制药生产的 axicabtagene ciloleucel（yescarta）也被批准于复发难治弥漫大 B 细胞淋巴瘤的治疗。经多项临床试验证实，CART 治疗明显提高了复发难治 B-ALL 和复发难治弥漫大 B 细胞淋巴瘤的缓解率，使前者的完全缓解率（complete remission rate，CR）达 90%，复发难治弥漫大 B 细胞淋巴瘤的治疗有效率也达到 80% 以上。截至目前，CAR-T 相关的毒性（CARTox）包括炎症因子释放综合征（CRS）和 CART 相关脑病综合征（CRES）。在临床工作和实验中，预防和治疗 CAR-T 相关毒性都相当重要。白血病负荷与 CAR-T 相关毒性相关，CRS 与疗效相关，但 CART 拷贝数与疗效无线性相关。一项针对 tis-cel 的多中心 II 期临床试验纳入了儿童和成人的难治复发急性淋巴细胞白血病，该研究提示 CR 率为 82%，而严重 CRS 的发生率为 77%，1 年的无事件生存（EFS）为 50%。西雅图中心（The Seatle group）最近报道了关于 CD19 为靶标，针对难治复发淋巴瘤和慢性淋巴细胞白血病的 CAR-T 治疗的长期不良反应，结果提示在 23 个月的随访时间当中，CARTox 并不是最核心的问题，相反，严重的急性血细胞减少（依赖输注）非常显著，并且还有低免疫球蛋白血症、第二肿瘤、呼吸系统、心血管、泌尿系统、神经系统等并发症。综合以上讨论，CAR-T 治疗虽然疗效确切，但是一把双刃剑，治疗过程当中需要密切观察。

对于难治复发的急性淋巴细胞白血病的患者，即使是髓外复发（EMD，包括 CNSL）、*BCR-ABL*⁺ 和 TP53⁺ 的患者应用 CART 治疗有效率仍然 >90%。但是相较而言，无 EMD 的患者疗效会更好。但是如果不桥接移植，则未行 allo-HSCT 治疗的患者中位复发时间为 100 天。CAR-T 输注的量与疗效正相关，小剂量的 CAR-T 只能用于再诱导或者桥接移植的治疗。有争议的一点是，通过 CAR-T 治疗获得 MRD 阴性之后是否进行 allo-HSCT。因为有证据表明 allo-HSCT 并没有提高 CART 后 MRD 阴性患者的生存，并且 allo-HSCT 复发的患者中 CD19 阴性的表型占了相当一部分，所以这提示 allo-HSCT 的 GVL 效应并不能清除 CAR-T 逃逸的肿瘤细胞。因此，鸡尾酒或者多靶标 CART 可能在这方面更为有效。

一种 CD19/22 双靶 CAR-T 产品被命名为 AUTO3，该产品正在经历 I 期和 II 期临床试验。前期 13 例患者的报道疗效满意，而且目前尚无 CD19 和 CD22 双脱靶的因素导致的复发。Yang 针对 R/R ALL 进行了 CD19 和 CD22 的 CART 鸡尾酒疗法。19 个患者同时输注了中位 $1×10^5$/kg 的 CAR19T 细胞和 $0.36×10^5$/kg 的 CAR22 细胞，虽然 >90% 的患者都在 30 天获得 CR，并且桥接 allo-HSCT 的患者都没有复发，但是这个实验中没有桥接移植的患者 3/4 都复发了，而且都是 CD19⁺CD22⁺ 的复发。不过，这个研究输入的 CAR19 T 细胞剂量较小，与常规 CD19 CART 的临床试验差距较大，所以 CD19 和 CD22 的鸡尾酒疗法是否优于足够剂量的 CAR19 T 细胞治疗尚无法比较。

另一项研究用慢病毒转载 CD19 和 CD22 的办法制作了 3 群 CART 细胞（CD19，CD22 和 CD19/CD22 双靶 CART 细胞），输入的时候三种细胞的比例各不相同。但是输入以后 CD19-CART 细胞的拷贝峰值明显高于其他两者，试验中 7 例 ALL 患者中的 5 例获得了 CR，其中 4 例 MRD 阴性，CRS 反应只有 1 级。目前不清楚为什么在体内的情况下只有 CD19-CART 为优势扩增。

一项针对移植后复发的 B-ALL 的研究纳入了 6 名患者，采用供体来源 CAR19 T 细胞，结果 6 名患者全部获得血液学 CR，且全部获得供体完全嵌合，但其中 4 例为 MRD⁺。研究观察到最高仅有 1 级 CRS，并且没有 GVHD 发生。中位随访

243 天均未复发。另一项研究对 2 例慢性粒细胞白血病急淋变的患者进行了供体 CAR19 T 治疗，均获得缓解，但有一例出现了 4 级 CRS。

总而言之，CART 治疗失败的主要原因是脱靶，双靶标的 CART 产品还处于临床试验中，鸡尾酒疗法应用中每种靶标的 CART 细胞仍无公认的剂量，双靶 CART 治疗与单靶 CART 治疗的比较性研究尚无探索。供体来源 CART 仍在探索之中。通用 CART 初步认为是安全有效的，并且 GVHD 发生率比较低，前景广阔。

（2）针对 ALL 的双特异单克隆抗体：博纳图单抗为 CD19×CD3 双特异单抗，能够特异性的结合 CD19$^+$B 细胞和 CD3$^+$T 细胞，并使 T 细胞活化，介导细胞毒性 T 细胞对 CD19$^+$ 细胞的杀伤。它是一种由 DNA 技术合成的分子量为 55kD 的抗体碎片，半衰期较短，需要静脉给药。目前，博纳图单抗已被批准于 Ph$^-$B-ALL。与 CART 治疗类似，CRS 和神经系统毒性是其主要的不良反应。

一项博纳图单抗的 II 期多中心临床试验纳入了 189 例成人复发难治 Ph$^-$B-ALL，结果提示其 CR 率为 43%，部分患者因此获得移植机会，因此考虑其可作为 allo-HSCT 前的桥接治疗。随后一项 III 期临床实验纳入了 405 例患者，结果提示，对复发难治 ALL，与传统的挽救性化疗相比，博纳图单抗显示出了更高的 CR 率和更长的 OS。除此之外，在几个不同规模的临床试验中，对于形态学 CR 但 MRD$^+$ 的患者，博纳图单抗可以使 76%～78% 的患者获得 MRD 转阴，因此证实其可以用于初次诱导后残留病灶的清除。副作用方面，有报道称博纳图单抗治疗相关 CRS 发生率约为 39/1 000。在 CRS 中血浆 IL-6 水平明显升高，因此被认为是 CRS 的主要介导因子。使用 IL-6 单抗对抗 CRS 并不会影响 CART 疗效，所以目前已有研究开始探索在博纳图单抗治疗中是否应当预防性应用 IL-6 和 IL-1 单抗。

除博纳图单抗外，还有多种 BiTE 抗体正处于研发当中。A-329 是一种新的 CD3×CD19 BiTE 抗体，它对 CD19 的亲和度更高，因此对低表达 CD19 的肿瘤细胞可能更有效。duoBody 是一种针对 CD20 的全长度 BiTE-IgG1 抗体，体外实验表明，在低剂量时即可对全 B 细胞系产生高度的杀伤作用。此外，另一种 CD3×CD79b 单克隆抗体可以介导 T 细胞对表达 CD79b 的白血病和淋巴瘤细胞进行杀伤。

（3）抗体 - 药物复合物（ADC）：伊曲木单抗 / 奥佐米星（INO）是一种针对 CD22$^+$ 细胞的抗体 - 药物复合物。在一项纳入 326 例 R/R ALL 的 III 期临床试验当中，INO 组的 CR 率高于挽救化疗，并且 CR 时间较挽救化疗组长。目前该药物已被批准用于复发难治 pre-B-ALL 的治疗。副作用方面，其主要不良反应是肝静脉闭塞性疾病（VOD），这被认为会增加 allo-HSCT 相关 VOD 风险。因此，计划进行 allo-HSCT 的患者，INO 的用药被建议控制在 2 个疗程以内。目前关于 INO 是否对 blina 耐药的 R/R ALL 有效的报道，虽然一个个案报道提示治疗有效，但更大规模的临床研究还有待开展。

CD79b 是 B 淋巴细胞表面高度表达的抗原，polatuzumab vedotin，DCDS4501A 是一种针对 CD79b 的 ADC，目前已经通过了 I 和 II 期临床实验。除此之外，另一个 CD22-ADC（pinatuzumab vedotin）也已经完成了 I 期临床实验。

虽然 B-ALL 的复发仍然困扰着临床工作者，但包括 CART、双特异性抗体、抗体药物复合物和免疫检查点抑制剂在内的免疫疗法正在不断更新着 B-ALL 治疗的篇章，未来更多靶向药物正在被研究用于 B-ALL 的治疗。随着治疗手段的增加，这些治疗在总体方案中的地位和应用时机还尚待探索，而且在新药时代下，什么时候用、怎样用 allo-HSCT 又成为了另一个课题。总的来说，目前 B-ALL 的治疗趋势是减少细胞毒性化疗并增加靶向药物的应用。在未来，随着人们对 B-ALL 认识的深入，其治疗的途径将会越来越清晰，预后也将持续改善。

（吴德沛）

第三节　急性早幼粒细胞白血病的诊治进展

急性早幼粒细胞白血病（acute promyelocytic leukemia, APL），是急性髓细胞白血病（acute myeloid leukemia, AML）中独具特征的一种亚型，在初发 AML 中占 10%～15%。形态学上，APL 是急性髓细胞白血病 FAB 分型中所指的 M$_3$；在细胞遗传学上，APL 以 15 号和 17 号染色体平衡易位形成的 *PML/RARα* 融合基因为特征；除了 t（15;17）之外，变异型的染色体易位出现于不到 2% 的患者。

　　1949 年，法国血液学家发现了一类伴随显著的出血综合征的白血病，但当时并没有将它明确的命名。1957 年，Hillestad 第一次将 3 例临床特征相似的病例总结成"急性早幼粒细胞白血病"，这些患者的临床表现主要包括：病程快速进展，生存期仅为数周；白血病细胞中以早幼粒细胞为主；明显的出血倾向。他认为该疾病是急性白血病中恶性程度最高的一种。Bernard 于 1959 年对 APL 进行了更详细地描述，他认为 APL 的出血倾向与弥散性血管内凝血（disseminated intravascular coagulation，DIC）及纤溶亢进相关。1976 年，Rowley 等人在数例 APL 患者中都发现了 15 号染色体及 17 号染色体的易位，即 t（15;17），之后各地的学者也得到了相同的结论，并进一步定位易位位点，发现了 *PML/RARα* 融合基因，就此对于 APL 分子机制的认识进入了新的阶段。而在治疗方面，1973 年，Bernard 发现 APL 细胞对含有柔红霉素（daunorubicin，DNR）的化疗相对敏感，在此之后，含有蒽环类药物[DNR、去甲氧柔红霉素（idarubicin，IDA）等]和阿糖胞苷（cytarabine，Ara-C）的化疗成为了治疗 APL 的一线方案，但化疗会加重 APL 患者出凝血异常，增加早期死亡率。

　　1985 年，上海血液学研究所王振义院士首次使用全反式维 A 酸（all-trans retinoic acid，ATRA）成功救治了一名传统治疗失败的患儿，使 ATRA 受到了全世界学者的关注，而上海瑞金医院使用 ATRA 作为 APL 诱导治疗获得的巨大成功不仅掀起了全球研究 ATRA 的热潮，也开启了诱导分化治疗 APL 的新时代。20 世纪 70 年代，哈尔滨医科大学孙鸿德教授首先尝试用含有中国传统药材砷剂（三氧化二砷）的"癌灵 1 号"治疗 APL 并取得了一定的疗效。90 年代上海瑞金医院进一步使用静脉三氧化二砷（arsenic trioxide，ATO）治疗复发 APL，在有效性和安全性上都得到了令人振奋的结果。自此，中国人再次为 APL 治疗翻开了新的篇章，而以瑞金为代表的中国血液学工作者在 APL 的诊疗方面处于世界的领先地位。在随后的基础研究中，上海血研所陈竺院士等成功探索出砷剂治疗 APL 的分子机制，使人们对 ATO

治疗 APL 的特异性和有效性有了更深入的理解。近年来，北京大学人民医院黄晓军教授等通过临床随机对照研究证实了口服四硫化四砷的临床疗效和安全性，为 APL 患者的治疗提供了新的选择。目前 ATRA 联合 ATO 已逐渐成为 APL 治疗的一线方案，其长期生存率达到 95%，而 APL 也已从一种高度致命的疾病转变成第一种能够治愈的急性白血病。

一、临床特点与分子生物学研究相结合，探索 APL 的发病机制

（一）出凝血异常和较高的早期死亡率为 APL 的主要临床特征

　　1. APL 的出血性事件和早期死亡的现状　　出血是急性白血病病重和死亡的最常见的原因，在多数情况下，出血是由骨髓衰竭、血小板减少引起，并由化疗和反复感染加重，但在 APL 中，出血的原因则更为复杂。

　　APL 出血性事件以纤溶亢进和 DIC 为主要临床特征。在维 A 酸应用之前，有 20% 的患者在疾病初期即死于致命性出血。虽然随着 ATRA + ATO 的应用，APL 的临床疗效和预后有了明显改善，但仍有 5%～10% 的患者在诱导治疗阶段因出凝血问题发生早期死亡，其中以颅内出血和肺出血比例最高。致死性的出血性事件约有 50% 发生于诱导治疗的第一周，积极输注血小板和补充纤维蛋白原等支持治疗并不能完全起到预防出血和挽救生命的作用。现行的治疗已经使 APL 成为预后最好的急性髓细胞白血病，但其早期出血死亡仍然是 APL 治疗中的一个亟须解决的问题。

　　2. APL 出血的危险因素

　　（1）血小板重度减少：几乎所有 APL 患者都有不同程度的血小板减少，回顾性的观察研究表明，血小板计数减少越严重，患者发生出血性事件的可能性越大。

　　（2）微颗粒亚型：约有 20% 的 APL 不表现为典型的多颗粒细胞，而是以在电子显微镜下才能够观察到的微小颗粒为特点，称为"微颗粒型"，即 M_3v。该亚型的白细胞数量往往很高，严重的凝血功能异常也较典型的 APL 更多，临床表现也更明显，属于早期出血性死亡的高危人群，尤其是一部分病例中可以发现嗜酸性颗粒和嗜碱性颗

粒,这些病例虽然也存在 t(15;17),对 ATRA 的治疗有一定反应,但临床经验发现嗜碱性变异型往往预后极差。

(3)白细胞总数升高:初发高白细胞的患者也是出血的高危人群。高白细胞是 APL 预后不良的独立危险因素。5% 左右的患者因白细胞水平升高而表现出相应的白细胞淤滞临床症状。中枢神经系统和肺部是对白细胞淤滞最为敏感的器官,血管的阻塞、浸润和破坏引起的颅内出血是 APL 出凝血异常最致命的表现,当合并血小板减少和血管内皮功能障碍时,这种情况的发生率则更高。

除此之外,有研究认为,在 ATRA 时代诱导治疗阶段发生出血性死亡事件的危险因素还包括肌酐水平异常,白细胞 $>30 \times 10^9/L$,临床出现凝血功能障碍表现及纤维蛋白原(Fg)$<1g/L$。

3. APL 凝血功能异常的机制

(1)凝血功能异常:最初,人们认为 APL 的凝血功能异常是由白血病早幼粒细胞内的颗粒释放的促凝物质引起血管内凝血造成的。常规的止凝血试验发现绝大多数 APL 患者外周血中凝血酶原片段 1+2、凝血 - 抗凝复合物和纤溶肽 A 水平升高,提示凝血产物代谢以及纤维蛋白原向纤维蛋白转化,支持了绝大多数 APL 患者都持续存在血管内凝血功能激活的理论。同时,纤维蛋白原 - 纤维蛋白降解产物的增加,D-D 二聚体的水平升高以及纤溶酶原激活的证据都提示了纤维蛋白的裂解;而纤溶酶原水平的下降,白血病细胞中膜联蛋白 II 表达升高以及部分文献报道 APL 患者的出血性事件对氨甲环酸治疗的有效性都提示纤溶亢进在 APL 凝血功能障碍中发挥一定作用。而肿瘤细胞释放的非特异性的蛋白酶可能进一步促进了纤溶亢进。因此,目前认为 APL 的凝血功能障碍是由三方面因素共同引起的。

APL 的凝血功能障碍是由组织因子(TF)和肿瘤促凝物质(CP)引起的 DIC、APL 细胞表面高表达的膜联蛋白 II 以及肿瘤细胞分泌的细胞因子诱发的纤溶亢进共同引起的。而蛋白 C(PC)及抗凝血酶 III(AT-III)等凝血抑制物水平相对正常能够一定程度上将 APL 相关凝血障碍与经典 DIC 相区别。

1)促凝活性在 APL 凝血功能异常中发挥直接作用:APL 细胞表达两种肿瘤相关促凝物质:组织因子(TF)和肿瘤促凝物质(CP),前者是一种凝血激活物,而针对后者的研究过去主要在实体肿瘤细胞中进行,近年来发现该物质同样存在于白血病细胞中,并且与其他类型的白血病细胞相比,APL 细胞中 CP 的表达水平最高。ATRA 治疗能够纠正白血病细胞中 TF 和 CP 的高表达,而凝血相关检验指标也随之趋于正常,这些现象也提示了这两种物质在 APL 的凝血功能紊乱中直接发挥作用。

2)APL 中纤维蛋白溶解显著亢进:最初认为 APL 中的纤溶亢进是 DIC 引起的继发性纤溶亢进,目前对这一观点受到质疑。一方面,D-D 二聚体升高提供了继发性纤溶亢进的证据;另一方面,u-PA、t-PA 水平升高,纤溶酶原及 $\alpha2$- 抗纤溶酶水平降低提示存在原发性纤溶亢进,同时 APL 高表达的膜联蛋白 II 也能引起原发性纤溶亢进。膜联蛋白 II 是一种位于细胞表面的凝血相关蛋白,其在 APL 细胞中的表达水平显著高于其他白血病细胞。APL 细胞能通过膜联蛋白 II 激活细胞表面 t-PA 依赖的纤溶酶,这种作用在 t(15;17)阳性的细胞中是该染色体易位阴性的细胞中的 2 倍,且能够被抗膜联蛋白 II 抗体抑制;相反,在 t(15;17)阴性的细胞中转染膜联蛋白 II 的互补 DNA 能够诱导出这一促纤溶效应。伴有 *PML/RARα* 融合基因的细胞含有大量膜联蛋白 II mRNA,这些 mRNA 在 ATRA 治疗后在转录层面被抑制,从而使纤溶亢进的情况得到一定程度的改善。有研究表明,膜联蛋白 II 在脑血管中的表达水平高于其他组织,这也能解释 APL 患者颅内出血的高发性。

3)嗜天青颗粒相关蛋白酶活性在 APL 出血中的作用存在争议:APL 细胞胞质嗜天青颗粒中表达的弹性蛋白酶和糜蛋白酶等能够裂解凝血因子及纤维蛋白原;有人认为这是 APL 出血性事件的另一个机制,但这一说法尚未得到公认,主要有以下原因:①临床试验中未发现蛋白酶水平与凝血功能指标的相关性;②ATRA 治疗对蛋白酶水平没有明显影响;③更有研究表明 APL 细胞中纤溶活性及蛋白溶解活性较成熟中性粒细胞低。这些具有争议的研究结果提示在这一机制中存在两种可能:①APL 细胞中存在未被明确的蛋白酶对机体的凝血功能产生影响,但这一蛋白并非已被广为研究的弹性蛋白酶；② APL 细胞中的蛋白酶在细胞代谢中发挥蛋白裂解作用，但该过程与出凝血异常不直接相关，而是通过影响血管内皮细胞间接引起病理效应。

4）细胞因子在出凝血异常中也发挥一定作用：APL 细胞能够分泌 IL-1β、TNF-α 等细胞因子，通过改变血管内皮细胞的止凝血平衡功能参与急性早幼粒细胞白血病的凝血功能异常。

（2）APL 患者的血栓性事件风险可能被低估：虽然长年以来都认为 APL 的凝血功能异常以出血性症状为多，但近年来研究发现血栓性事件在 APL 中的发生率超过了预计。在一个临床观察研究中发现 379 位急性白血病患者中，血栓性事件的总发生率占 6.3%，有明显临床表现者占 3.4%，在 APL 患者中比例则高达 9.6%，确诊 6 个月后，APL 患者累计发生血栓性事件的比例为 8.4%；在该项研究中，ATRA 的治疗并不增加血栓性事件的发生率。尽管 ATRA 治疗可以快速纠正 APL 的凝血障碍，缩短早期凝血功能异常的时间，在用药后凝血活性物质的持续轻度升高使部分研究者推测 ATRA 引起的促凝及纤溶活性不平衡会对机体造成促血栓形成的影响，而这种影响可能与产生的细胞因子增多有关。

在既往的病例报道中，虽然血栓性事件偶尔作为 APL 的首发症状出现，但更主要的是出现于 ATRA 治疗开始之后。回顾性病例对照研究指出，APL 患者发生血栓的危险因素包括 WBC > 17×10^9/L、*BCR3* 转录型、FLT3-ITD$^+$、CD2$^+$、CD5$^+$。有趣的是，PETHEMA 研究中发现了相反的结果：在该研究中，多因素分析后 M$_3$v 亚型和低 Fg 水平是预测血栓性意外的危险因素，而 FLT3-ITD、CD2、CD5 的表达与血栓形成则没有明显相关性；除此之外，该研究还认为预防性使用氨甲环酸不仅不能减少出血性死亡，反而会增加血栓形成的危险。尽管如此，仍缺乏大样本的随机对照研究，目前 APL 中血栓性事件的发生究竟是由于疾病本身还是由于 ATRA 的药物作用尚无法达成共识；ATRA 时代，APL 患者的寿命明显得到了延长，那么，多项研究对于 ATRA 治疗群体中血栓性事件的发生率描述是否可能单纯由于患者生存期的延长引起？这一假设也需要进一步临床研究证明。

4. ATRA 能够快速纠正 APL 出凝血异常 在多数患者中，APL 患者开始使用 ATRA 治疗后，其出血倾向能够快速缓解，这主要是由于 ATRA 能够在上调凝血调节蛋白的同时下调组织因子和肿瘤促凝物质产物，以及肿瘤细胞表面的膜联蛋白 II 的表达。但仍有不到 10% 的患者，在 ATRA 治疗过程中其出凝血异常无法得到纠正，一部分患者在积极的输血等支持治疗下仍难以挽回生命。

（二）*RARα* 基因功能异常导致细胞分化停滞在早幼粒阶段是 APL 的发病基础

1. RARα 的生理功能 RARα 是核激素受体超家族的一员，与配体结合后能发挥转录调控子的作用。RARα 在 RAR 靶基因启动子区域与称为维 A 酸反应元件（RAREs）的 DNA 反应元件结合，调节靶基因的转录。RARα 与 DNA 的有效结合还需要另一个核激素受体家族，即视黄醇类 X 受体（RXR）的参与，两者形成异二聚体后方能发挥生理功能。RARs 和 RXRs 都能传导视黄醇类信号，并且都能被 9-顺式维 A 酸激活；此外，RARs 还能被 ATRA 激活。目前被广泛接受的 RARα 的作用模式是一种配体激发的转录因子。在未结合配体的情况下，RARα 能与 DNA 反应元件发生高亲和力结合，通过在配体结合位点的第一个螺旋结构处连接共抑制分子、RAR 和 TR 沉默调节因子（SMRT）和核受体共抑制因子（N-CoR）抑制分化；这些共抑制因子反过来又能募集 HDAC 复合物，使核组蛋白去乙酰化、染色质浓缩，浓缩的染色质无法与转录激活因子以及基础转录结构结合，从而导致 RARα 靶基因沉默。

2. RARα 对 APL 细胞分化停滞起关键作用 大量研究已经证明，维 A 酸通路，尤其是 RARα 在调节髓系分化过程中发挥重要作用。RARα 蛋白存在很多调节 DNA 结构的功能区域和配体结构，也表达维 A 酸受体，其功能区域能够与激活或抑制分子相互作用，后者在与 DNA 反应元件发生高亲和度结合的过程中发挥重要的作用。另外，在所有的 APL 亚型中，RARα 的断裂位点总是在同一个区域，使基因的功能区域得以完整地保留，并发挥其与 DNA 结合的功能，这也说明 RARα 的调节异常与疾病发生中白血病细胞的分化停滞密切相关。在生理水平的维 A 酸作用下，野生型的 *RARα* 与共激活分子有更高的亲和力，使维 A 酸反应元件转录激活，促进正常髓系分化；而相同水平的维 A 酸却无法对融合后的 X-RARα 产生同样的效应，后者通过招募核抑制因子、组蛋白去乙酰化酶（HDAC）复合物和 DNA 甲基转移酶，对下游靶基因的维 A 酸反应元件起到转录抑制作用，导致 APL 特征性的分化阻滞。除此之外，miRNA 在分化阻滞过程中的影响也不容忽视。白血病相关的染色体易位使造血细胞中的 miRNA 表达水平发生变化。其中，miR-233 的表达水平与髓系祖细胞的分化密切相关，其转录后调节很大程度上影响粒细胞分化以及 APL 细胞对 ATRA 的临床疗效。实际上，RA-RARα 途径不只存在于粒细胞分化，多个研究还发现，他也参与多能造血干细胞向粒系发展促进和调节。

（三）PML/RARα 等分子遗传学异常在 APL 的形成和进展中发挥重要作用

1. APL 的遗传学特征 APL 的产生与染色体间发生交互平衡易位形成相应的融合基因密切相关，这些融合基因都包括 17 号染色体上的维甲酸受体 α（RARα）基因，而其另一部分可以由几条特定染色体上的多种基因构成，统称为 X 基因。在绝大部分 APL 病例中，RARα 与 15 号染色体上的 PML 融合从而形成的 PML/RARα 融合基因，构成了 APL 染色体异常的典型形式，有文献指出，PML 和 RARα 基因在细胞周期的很多个阶段都位于造血祖细胞染色质的相邻位置，并且这两个基因断裂区域之间存在着特定的短小结构，这都能解释 PML/RARα 融合基因出现的频繁性。除此之外，2% 的 APL 病例中涉及了 t（11;17）（q23;q12-21）/PLZF，t（5;17）（q35;q12-21）/NPM，t（11;17）（q13;q21）/NuMA 和 der（17）/STAT5b 等基因，甚至有一部分病例表现为正常核型。这些融合基因通过产生异常的融合蛋白影响相关基因的正常功能而发挥其肿瘤效应导致疾病的发生。这些白血病细胞往往缺乏奥氏小体，却表达 CD56，这为进一步研究其分子特征提供了临床证据。除此之外，在转基因小鼠和基因敲除小鼠中的研究表明，PML/RARα 转基因小鼠形成典型的 APL 白血病，而 PLZF-RARα 转基因小鼠形成的肿瘤细胞并没有像典型 APL 那样在早幼粒阶段停止分化，其表现出的特征更倾向于慢性粒细胞白血病（CML）。

2. PML/RARα 可能不是急性早幼粒细胞白血病发生的唯一决定因素 APL 的患者一般不伴有其他染色体异常，其表观遗传学的改变相较于其他类型的白血病也较少，这使人们认为 X-RARα 融合基因在 APL 的发生中起决定性作用，并且不需要其他机制的参与。然而动物实验发现，在 PML/RARα 转基因小鼠中能够出现典型的 APL 细胞，但疾病的发展需要数周时间，并且仅有融合基因不能完全表现出疾病的全部临床特征。在一些动物模型中需要 FLT3 基因突变才能使疾病特征充分表现出来（这一基因突变在其他疾病中也常常合并存在）；在 APL 病例中，FLT3 突变在 M_3v 中出现得更为频繁。这一现象提示了以下几种可能性：①转基因小鼠中的白血病细胞由于种属差异可能与人体内的白血病细胞不完全相同，不排除 PML/RARα 在人体中足够发病但在小鼠中受其他内环境因素影响而自限的可能性；② APL 在 PML/RARα 之外仍需要伴随其他的遗传学或表观遗传学改变，也就是所谓的"二次打击"才能进展为有临床症状的疾病形式，而目前的基础实验研究尚未发现这些变化；③一些遗传学或表观遗传学改变对 PML/RARα 肿瘤蛋白的翻译后修饰与其在体内发挥的肿瘤效应密切相关。

二、诊断方法的变迁及思考

（一）如何早期临床诊断 APL？

由于 APL 起病急，早期易出现 DIC 及原发性纤溶亢进，病死率很高，曾被认为是最凶险的白血病，而早期予以 ATRA 治疗可明显降低出血风险。故早期拟诊并及时干预非常重要。临床遇有不明原因的出血、贫血、发热、感染，尤其是以瘀点瘀斑、鼻出血、齿龈出血、月经过多甚至呼吸道、消化道等出血症状为主要表现时，需高度怀疑 APL，应首先检查血常规（包括外周血涂片找异常细胞）和凝血指标。

1. 血常规 APL 患者外周血白细胞（WBC）常为 $3\sim15\times10^9/L$，大多数低于 $5\times10^9/L$，可伴红细胞和 / 或血小板（PLT）降低。$WBC>10\times10^9/L$ 称为高白细胞血症。

血常规不仅可以作为初筛的风向标，还可提示预后。高白细胞血症患者易有出凝血异常、白细胞淤滞等风险，早期死亡率高，治疗风险大，预后差。根据 WBC 和 PLT 可将 APL 患者分为低危（WBC≤10×10^9/L 且 PLT>40×10^9/L）、中危（WBC≤10×10^9/L 且 PLT≤40×10^9/L）、高危（WBC>10×10^9/L）三组。欧洲 PETHEMA 及 GIMEMA 试验组认为，WBC 和 PLT 是影响预后的独立危险因素，在以 ATRA + 蒽环类化疗药物为主的治疗下，三组患者的无复发生存率（RFS）存在明显差异，也由此提出了根据危险分层而采用个体化治疗的观点，得到多家临床中心的认可和试行，并证实在低中危者中减少蒽环类化疗药物可减少药物毒副作用，而不改变疗效。

但在当前 ATO 逐渐加入一线治疗方案的大环境下，上述危险分层是否仍具有同样的预后指导意义？澳大利亚学者证实在 ATO 加入诱导和巩固治疗的方案下，低、中、高危患者无失败生存率（FFS）仍存在明显差异。但 ATO 在维持治疗中的地位尚不明确，可能会进一步提高 RFS，故此危险分层在 ATO 时代对复发的预示作用恐有减弱，尤其是低中危者的预后差别逐渐缩小，也促使国内外的 APL 诊疗指南将低中危患者归为一组进行治疗。然而，不可否认的是，根据血常规区分低、中、高危患者，简单易行，对于个体化治疗理念下化疗方案的选择，以及临床及时开展有效的辅助治疗都有很大参考价值。

2. **凝血指标** APL 常有由肿瘤细胞溶解释放促凝物质所诱发的凝血机制异常，表现为 DIC 或原发性纤维蛋白溶解亢进，可经 TT、PT、APTT、血浆鱼精蛋白副凝试验（3P 试验）、Fg 等指标证实。DIC 时 3P 试验、纤维蛋白降解产物（FDP）和 D- 二聚体阳性，纤维蛋白原（Fg）因消耗而降低，但纤维蛋白原降解产物（FgDP）为阴性，外周血可见红细胞碎片；原发性纤溶亢进时，3P、FDP、D- 二聚体均为阴性，但 FgDP 为阳性，伴随 Fg 降低，外周血中一般见不到红细胞碎片。

若外周血可见异常早幼粒细胞，结合临床症状、血常规和凝血指标，即可初步诊断为 APL。即使外周血未见或不能明确为早幼粒细胞（如与 M$_2$ 难以区分时），如有典型的急性白血病之血象，伴随 Fg<1.5g/L 或进行性下降，仍需高度怀疑为 APL。然而 APL 的确诊尚需骨髓穿刺检查。

（二）MICM 分型如何帮助人们认识和诊断 APL？

以往单纯依据 FAB 骨髓细胞形态学诊断 APL，误诊率可达 10%，且 APL 的白血病细胞变异明显，对 M$_3$v 的确诊往往有困难。近年来，AML 的细胞遗传学和分子生物学的研究取得了巨大的进展，并建立了新的诊断、预后和预测指标。在 20 世纪 80 年代中期提出的形态学、免疫学、细胞遗传学（MIC）的分型方法基础上，2008 WHO 分类根据细胞遗传学和分子生物学的异常以及这些遗传改变的临床 - 病理 - 遗传特点对更多的 AML 患者进行了分类。就 APL 而言，目前对 t（15;17）易位所形成的 *PML/RARα* 融合基因可以实现较准确核型分析和检出骨髓细胞学未能发现的微量细胞群的变化。因此对 APL 进行 MIC + 分子生物学（即 MICM）分型，诊断更为科学、有效和客观，极大地提高了 APL 诊断的准确率，并有助于指导治疗、判断预后、监测微小残留病（MRD）。

1. **骨髓细胞学检查可快速确诊近 90% 的 APL** 骨髓涂片是诊断急性白血病必不可少的依据。该检查迅速便捷，可以确诊 85%～90% 的 APL，有利于及时给予 ATRA 干预治疗。由于各型急性白血病的原始、幼稚细胞有时根据形态学尚难以鉴别，因此需同时做细胞化学染色，特别是在无法开展免疫表型或细胞遗传学、分子生物学检测的医院。

APL 骨髓中以异常早幼粒细胞为主，占有核细胞的 30%～90%。按照细胞形态的不同，FAB 分型又将其分为 M$_3$ 和 M$_3$v 两类（即 M$_3$a 和 M$_3$b）。

M$_3$ 占 APL 的 75%～80%，此类白血病细胞与正常的早幼粒细胞不同，细胞常呈椭圆形，大小不一，胞质丰富，其中充满大量粗大深染、密集甚至融合的嗜天青颗粒，常可覆盖在细胞核上；胞质中常有 Auer 小体，有时数量很多，可成捆而呈"柴捆状"。核形不规则，呈分叶状或折叠，染色质粗细不等，核仁常被嗜苯胺蓝颗粒所覆盖而辨识不清。核往往偏于一侧，另一侧胞质中则充满异常颗粒。

M$_3$v 即变异性细颗粒型，此类细胞的胞质中颗粒较为细小密集，有时甚至呈灰尘样或无明显颗粒，胞质有不同程度嗜碱性；核染色质细致，核型不规则或呈肾形，可有扭曲、凹陷、分叶状，故此类细胞在形态上易与幼稚的单核细胞相混淆,但两者的细胞化学染色特点不同。

异常早幼粒细胞过氧化物酶(POX)和苏丹黑(SBB)染色均呈强阳性或阳性反应,其中 M_3 型的 POX 阳性积分又高于 M_3v 型;非特异性脂酶(NSE)染色为阳性,但不能被氟化钠所抑制;中性粒细胞碱性磷酸酶(NAP)积分明显降低。

2. 免疫表型并非 APL 诊断标准之一,为何还要进行免疫表型分析? 免疫表型分析即采用活细胞三色免疫荧光法标记受检者骨髓或外周血细胞,利用流式细胞仪可以对细胞表面抗原进行检测。但它对各 AML 亚型的鉴别仍有局限性,目前只有 M_0、M_6、M_7 可通过表型确诊。对 APL 而言,免疫表型分析虽只能作为辅助确诊手段,但可以帮助我们从造血干细胞克隆进化过程中分化抗原表达的角度来认识异常早幼粒细胞的克隆源性及分化阶段。

目前普遍认为 $CD34^+$ 细胞群代表造血干细胞与祖细胞。在髓系细胞的发育过程中,细胞的免疫表型发生相应的改变,CD34 在由干细胞定向髓系祖细胞以后逐渐减弱,直至消失,期间 HLA-DR 表达逐渐增强,在定向髓系祖细胞的晚期也逐渐消失,并出现各系列特异性抗原,形成粒单核系、红系和巨核系不同的髓细胞免疫表型。MPO、CD33、CD13、CDw65、CD64、CD15、CD11b 都是粒单系细胞的特异性抗原。CD15 主要表达于早幼粒细胞及其以后各期的成熟细胞,与之相反,CD34 与 HLA-DR 在早幼粒细胞消失,因此 CD15 的表达标志着粒系细胞开始成熟。CD11b 是成熟粒单核细胞的标志,表达于中性粒细胞、嗜碱性粒细胞、嗜酸性粒细胞和单核细胞。

APL 细胞具有独特免疫表型,与正常早幼粒细胞相一致,一般不表达 CD34、HLA-DR、CD11b、CD14、CD25,但表达 MPO、CD13、CD33。APL 患者总体预后较好,可能与缺乏 Pgp、CD34、HLA-DR 和 CD7 等早期造血祖细胞相关抗原有关。M_3v 和 M_3 的免疫学表型基本相同,但是前者常表达 T 系相关抗原 CD2,尤其在儿童 M_3v。CD2 表达与初诊高白细胞计数和短型 PML/RARα 转录本存在相关性,提示预后较差,表现为较低的缓解率、生存率及较高的病死率。最近有报道 CD13 的表达与高白细胞血症和维 A 酸综合征有关。

最近研究发现,部分 APL 细胞还表达 CD15s、CD68、CD9,与嗜碱性粒细胞表型($CD34^-HLA-DR^-CD15s^+CD14^-CD68^+CD9^+CD11b^+CD25^+$)相似,故有人认为,该类 APL 可能起源于嗜碱性祖细胞,而不是正常早幼粒细胞相对应的白血病。另有资料表明,一些 APL 患者骨髓中可见较多嗜碱性粒细胞,而 ATRA 诱导治疗后可发生嗜碱性粒细胞增多症,提示白血病细胞向嗜碱性粒细胞分化成熟,但其白血病细胞不表达 CD11b、CD25。

研究还发现一类具有 NK/T 细胞免疫表型的 APL 变异型,该变异型细胞表达 NK/T 细胞相关抗原 CD56 和黏附分子 CD11a,具有 t(15;17) 的改变,但不表达 NK/T 细胞的另一表型 CD16,对 ATRA 治疗的敏感性与其他 APL 不同。CD56 即神经细胞黏附分子(NCAM),常在 NK/T 细胞上表达,也可在 AML 上表达,尤其是 t(8;21) M_2 和 APL。研究表明,$CD56^+$ 的 APL 提示预后不良,主要表现为复发率高,尤其髓外复发率高,总体生存率下降。本型需与另一罕见的 AML 类型——髓系或自然杀伤性细胞白血病相鉴别,两者在细胞形态学和免疫表型上均难以区别,后者细胞形态学为细小颗粒,与 M_3v 相似,且共表达 CD56 和髓性相关抗原 CD33,HLA-DR 和 CD16 缺乏,但其缺乏 t(15;17),对 ATRA 治疗无反应,临床进展快,预后差。

在 ATRA 诱导治疗过程中,APL 细胞 CD45RA 的表达逐渐减弱,而 CD45RO 和 CD11b 开始表达并逐渐增强,标志着粒细胞的分化成熟。此外,在 ATRA 治疗过程中存在一种过渡细胞,该细胞缺乏早幼粒细胞的形态特征而 CD33 和 CD16 强阳性。现知,正常 $CD16^+$ 的粒细胞不表达或轻度表达 CD33,因此 $CD33^+CD16^+$ 的细胞可能是粒细胞成熟过程中的一种过渡细胞。$CD33^+CD16^+$ 细胞再进一步成熟转变为 $CD33^-CD16^+$ 的粒细胞,其与正常的粒细胞不同之处在于它还存有奥氏小体和 t(15;17)。

除此之外,利用流式细胞技术进行细胞免疫表型分析在监测 MRD 方面亦有重要作用,详见后文。

3. 细胞遗传学和分子生物学技术的革新为 APL 带来了新视野 自 1976 年 Golomb 等首次

描述 APL 的 t(15;17)非随机易位以来,有关 APL 的细胞遗传学研究取得了长足进展,分子生物学的发展及 PML/RARα 融合基因的发现弥补了染色体检测敏感度低的问题,并在基因层面完善了 APL 的发病机制研究,现二者已成为确诊 APL 必不可少的条件之一,尤其是很多形态学并不完全符合 M₃ 的 APL,均通过染色体和基因检查得到了确诊,且经治疗证实为 ATRA 敏感。

目前对 APL 细胞的细胞遗传学和分子生物学检查技术主要有染色体核型分析、荧光原位杂交(FISH)、RT-PCR 和 Southern blot 等,各自的优缺点比较详见表 2-3-1。细胞遗传学和分子生物学检查在 APL 的诊断、治疗监测及预后判断方面都有重要作用,常规细胞遗传学检查有助于附加异常的发现,RT-PCR 及 FISH 技术有助于变异型和隐匿型易位的诊断及疗效监测,FISH 对于复杂型易位的确定尤为重要,故临床最好联合应用。

(1)经典的 t(15;17)易位和 PML/RARα 融合基因为 APL 的特异性染色体畸变:17 号染色体长臂近侧端(在中间部位)明显缺失并伴有 15 号染色体异常,核型为[46,XX,t(15:17)(q22:q21)]或[46,XY,ins(15:17)(q22:q21)]。其染色体畸变是可变异的,17q、11q21 位置是控制早幼粒发育为中幼粒细胞的正常成熟过程所必须的,且与 RARα 基因和 PML 基因的重排有关。APL 特异性染色体易位 t(15;17)(q22;q21),APL 发病为位于 15 号染色体上的早幼粒细胞白血病基因(PML)和 17 号染色体上的维 A 酸受体基因(RARα)发生基因重排,形成 PML/RARα 融合基因,从而导致 APL 的发生。

RARα 的断裂点恒定地在 AB 外显子之间的内含子处保留了 DNA 结合区(C 区)和配体结合区(E 区);PML 的断裂点集中在三个断点密集区(BCR),大多数断裂点位于 BCR1 和 BCR3,极少

数位于 BCR2,形成了三种不同的融合转录本,分别为 L 型、S 型和 V 型。L 型、S 型皆对 ATRA 治疗反应好,但有研究发现 S 型的白细胞总数明显高于 L 型,且较易早期发生 DIC 和/或颅内出血。虽然 CR 率二者差异无统计学意义,但其 DFS 低,预后不良,可作为独立的预后因素。而 V 型对 ATRA 敏感性差,且常伴其他细胞遗传学异常,预后最差。

早幼粒细胞白血病基因(PML)是一类具有锌指结构的基因谱,一般由 9 条外显子组成,PML 是一种磷酸化蛋白,氨基端具有一个锌指结构。PML 具有生长抑制作用,是一个启动子特异性的转录抑制因子,可使细胞 G1 期延长进而延长细胞增殖周期,其作用为下调细胞 D 和细胞周期依赖激酶 L,上调 P53 和 P21 的表达,使 Rb 蛋白磷酸化,Rb 蛋白可启动细胞由 G₁ 期进入到 S 期,所以 PML 是通过调控几种细胞周期的关键蛋白的表达来控制细胞生长。PML/RARα 在 PML 上呈显性副作用,干扰 PML 蛋白的正常功能。PML/RARα 的细胞内定位与正常的 PML 不同,它以一种小得多颗粒方式分布于细胞核周的胞质中,这种异常定位也许与 M₃ 的发生有关。

(2)染色体变异易位及相应的融合基因易导致 APL 漏诊:除了标准易位 t(15;17)(q22;21)外,越来越多的变异易位逐渐被发现,而在以往形态学不能明确诊断,t(15;17)或 PML/RARα 又为阴性时,这类 APL 常被漏诊。2000 年欧洲工作组对 611 例形态学诊断的 APL 进行了成功的核型分析,发现 t(15;17)阳性者占 92%,阴性者占 8%。进一步分析发现,t(15;17)阴性者中,多数 PML/RARα 融合基因阳性(占所有 APL 病例的 6%),其重排是通过插入或更加复杂的机制产生的,因而不易被常规染色体检测发现;其他变异易位及其对应的融合基因包括:t(11;17)(q23;q21)/PLZF-

表 2-3-1 APL 细胞遗传学和分子生物学检查技术比较

方法	细胞水平	检测靶点	所需时间/h	优点	缺点
核型分析	染色体	t(15;17)	16~48	特异;可检出其他附加染色体异常	费时、假阴性
FISH	染色体和 DNA	t(15;17)和融合基因	6~24	敏感,不需有丝分裂象	不能识别融合基因类别
Southern blot	DNA	PML 和 RARα	96~168	特异	费时、费力
RT-PCR	RNA	PML/RARα 转录本	4~6	快速、敏感	假阳性

RARα 融合基因阳性者占 0.8%，是最常见的变异易位，t（5;17）（q35;q21）/NPM-RARα 融合基因阳性者占 0.2%，t（11;17）（q13;q21）/NuMA-RARα 及 STAT5b-RARα 融合基因阳性者均小于 0.1%；另有 1% 无 RARα 重排。近年来陆续又发现了 ZBTB16-RARα、PRKAR1A-RARα、FIP1L1-RARα、BCoR-RARα、OBFC2A-RARα、TBLR1-RARα、GTF2I-RARα、IRF2BP2-RARα、FNDC3B-RARα 等罕见分子变异型。

尽管各类融合基因相关的 APL 细胞在形态学上都表现为 M₃ 的特点，它们在其他方面的特征却相去甚远。例如在药物反应方面，典型的 t（15;17）/PML/RARα 对 ATRA 治疗的反应良好，NPM-RARα 和 NuMA-RARα 对 ATRA 治疗也有部分反应，而 ATRA 对 t（11;17）/PLZF-RARα 和 t（17;17）/STAT5b-RARα 的作用则很有限，尤其是 PLZF-RARα 对 ATRA 和 ATO 都耐药，因而提示预后不良。因此，使用适当的实验手段，在初发白血病患者中及时诊断 APL 并进一步明确融合基因的种类，对患者后续治疗方案的选择和预后的判断起着至关重要的作用。

（3）附加染色体异常和基因突变对 APL 预后的影响仍有争议：染色体核型分析还可发现除上述经典 t（15;17）易位和变异易位之外的附加染色体异常，这不但有助于加深人们对白血病发生、发展及恶性克隆演变的认识，而且对于疗效监测及预后的判断也有重要意义。通过大量病例研究发现，除了 t（15;17）外，APL 克隆性染色体附加异常的发生率可高达 29%～43%，平均 36.9%，三体 8（+8）是最常见的附加染色体异常，其次为 ider（17q），分别占附加染色体异常的 17%～45% 和 5.2%～39%（中位数分别为 33% 和 18%）。其他附加异常相对少见，如 del（9q）、del（7q）、del（17p）等。由于 Ph⁺-CML 患者有附加染色体异常可预示急变；t（8;21）表达 ANLL 患者如出现 del（9q）染色体异常也提示预后不良，因而附加异常对于 APL 细胞生物学行为、患者的临床特点与预后影响，开始被学者们关注。

但根据现有资料，尚无法得出一个肯定的结论。多数学者认为，附加异常组患者的年龄、性别、诊断时白细胞计数和 FAB 类型（M₃ 或 M₃v）与无此异常组相似，CR 率、早期死亡率、复发率、无病生存期（DFS）和总生存期（OS）等差异也无显著性。而 Hiorn 等则发现复杂核型组复发率高，5 年生存率仅 15%，明显低于简单核型组（57%），且独立于其他危险因素。CALGB 组比较单用化疗的患者，结果则相反，附加异常组与单纯 t（15;17）易位组相比，尽管 CR 率及 OS 无明显差异，但中位缓解及 EFS 持续时间则显著长于后者，且发现 APL 的附加异常与 PML/RARα-S 型明显相关。但 ECOG+SWOG 组研究表明，加入 ATRA 诱导或维持治疗的患者，附加异常组的 OS 和 DFS 较单纯 t（15;17）易位者差，而仅用化疗治疗的患者中，OS 和 DFS 无差别，推测附加染色体异常可能影响 APL 患者对 ATRA 的敏感性，至于附加染色体异常是否与诸如 FLT3 等基因突变有关，是否由此造成了 APL 患者病理生理和药物敏感性的差异，有待进一步探讨。

FLT3 突变包括内在串联重复（ITD）或活化环 835 位（TKD）突变，在 APL 中亦较常见，发生率为 30%～40%。FLT3-ITD 的存在与初治高白细胞，细颗粒型细胞及短型融合基因显著相关。现已证实在非 APL 的 AML 中，FLT3 突变提示预后不良，且有 DFS 较短、复发率高的趋势，但其与 APL 的预后相关性也尚未有明确定论。有研究表明，单用 ATO 治疗的患者，FLT3 激活突变与 PML/RARα-S 型和达到分子学缓解时间延长有关，但与临床疗效无明显相关。Schnittger 等发现，有无 FLT3-ITD 或 FLT3-TKD 突变对预后无显著影响，但 FLT3-ITD 突变负荷（FLT3-ITD 突变或野生型）< 0.5 的患者，其 2 年 OS 和 EFS 优于突变负荷 > 0.5 的患者。PETHEMA 研究组也认为，FLT3-ITD 突变或野生型的比例越高、ITD 越长，其 5 年 RFS 越短。APL93 和 APL2000 组研究则表明，FLT3 突变不影响 CR 率、诱导中死亡率、缓解后死亡率以及累计复发率，但 FLT3-ITD 患者因复发后生存率低，故 OS 偏低。由此看来，FLT3-ITD 的突变量和 ITD 的长度可能影响 APL 的复发及复发后生存时间。最新研究表明，FLT3-ITD 突变不会对 ATRA 联合 ATO 治疗的 APL 患者产生不良预后影响，同时动物实验初步证实，FLT3-ITD 可阻断 ATRA 诱导的 PML/RARα 降解，同时干扰 PML 核小体的重组和 P53 信号的激活，而在 ATRA 和 ATO 联合用药下，

FLT3-ITD 则失去上述干扰作用，PML/RARα 可顺利降解。

除 *FLT3* 之外，其他的在非 APL 的 AML 中常见的突变，如 *NPM1*、*KIT*、*CEBPA*、*NRAS/KRAS*、*TET2*、*RUNX2*、*TP53*、*DNMT3A*、*IDH1/IDH2*、*WT1*、*PTPN11*、*JAK1/JAK2* 等，在 APL 中发生率很低，且未提示与预后明显相关。近期有学者利用全基因测序或外显子测序，在 20 例 APL 患者中还检测出除 *FLT3* 等以外的其他酪氨酸酶激活信号系统基因（2 例）、其他髓系转录因子基因（1 例）以及剪切体（2 例）三种突变，但这 3 种突变是否影响 APL 的预后、是否有特殊的形态学、免疫学或遗传学特征，尚无进一步研究。

鉴于上述结果的矛盾，为进一步探讨附加染色体异常和基因突变对 APL 患者预后的影响，需积累更丰富的临床资料，同时不断利用新的检测方法，更多地从分子生物学的角度发现 APL 细胞中的复杂染色体异常、其他基因突变等，探究复发难治 APL 的机制，从而找到不同 APL 相应的治疗靶点，使治疗方案更加个体化、规范化。

（三）微小残留病检测的意义、方法和存在的问题

尽管 APL 已成为目前唯一仅通过药物即可治愈的恶性血液病，但其复发仍是目前 APL 研究的难题之一。近年来研究发现其复发的主要根源是患者体内（包括髓内或髓外）仍存在常规显微镜不能检测或辨别的白血病细胞，即微小残留病（minimal residual disease，MRD）。因 MRD 检测技术的应用，APL 的疗效评估也被进一步分为血液学缓解（HCR）和分子生物学缓解（MCR），前者是用传统的骨髓细胞学检查来评估，而后者则需要监测 MRD。如何检出 MRD，并加以杀灭，是彻底治愈白血病的关键，也是决定缓解后治疗何时终止的主要依据。

MRD 的检测始于 20 世纪 70 年代，区分正常造血细胞进而检出混杂其中的残留白血病细胞，是 MRD 检测的主要目标，这就要求检测的灵敏度较形态学检查大幅提高。MRD 阳性与缓解后 APL 患者的复发有关，可以作为缓解后预测 APL 患者复发的指标，同时有助于指导临床上采取巩固治疗而防止复发。

MRD 的检测方法包括：

（1）免疫荧光技术：*PML/RARα* 融合基因检测是目前公认检测 MRD 最敏感的指标。Dyck 等及 Weis 等学者研究发现，PML 蛋白单克隆抗体 PG-M$_3$ 能与 PML 蛋白的 N 端（37 位氨基酸到 51 位氨基酸）结合，用 PML 抗体做免疫荧光染色后，APL 细胞荧光表现明显不同于非 APL 细胞，正常 PML 蛋白特征性荧光染色模式为大斑点型，而 APL 患者由于 PML/RARα 融合蛋白的 PML 部分缺少 PML 蛋白磷酸化位点和 C 端，PML 蛋白位置和功能受到影响，进而使 NBs 相关蛋白脱离其正常位置到异常核亚区域，破坏 NBs 结构和功能，NBs 形态由大斑点型变为微小颗粒型，这就是 PML/RARα 融合蛋白特征性荧光染色微小颗粒模式。经过 ATRA 作用后，尽管依然存在融合基因，但为降解后的 PML/RARα 融合蛋白，恢复 NBs 正常结构，呈现出正常 PML 染色斑点模型，蛋白表达的荧光变化由小荧光信号变为大荧光信号。APL 抗体免疫荧光法具有快速、简便、特异性等特点。

（2）流式细胞技术：白血病是某一类型的造血细胞恶性增殖形成"优势"克隆的结果，白血病细胞往往停滞在某一分化阶段。急性早幼粒细胞白血病作为其中的一种特殊亚型其表面可表达多种分化抗原。Lo-Coco 等认为典型 APL 的免疫表型为 CD13$^+$，CD33$^+$，CD34$^-$，HLA-DR$^-$。流式细胞技术（FCM）通过检测在正常骨髓或外周血细胞上不表达或低表达而在白血病细胞上表达或高表达的白血病相关抗原表（LAIP）来定量研究 MRD。采用 FCM 检测 LAIP，可使 MRD 检测的敏感性提高到万分之一，但因 LAIP 有抗原不同步表达、抗原交叉表达、抗原过表达、抗原缺失、抗原异位表达等特点，临床上易出现假阴性结果，应该同时采用多种不同的免疫表型以使这种影响降至最低。

（3）细胞遗传学方法：常规细胞遗传学分析（GC）就是先进行骨髓培养、染色体制备，而后进行显带核型分析，参照《人类细胞遗传学国际命名体制（ISCN）1985》有关规定，进行分析及描述照相。常规染色体检查 MRD 存在诸多不足之处：部分 APL 初发时即为正常染色体核型，无法辨别肿瘤细胞；每次检测仅分析少数细胞，且必须是分裂期细胞，其相对敏感性仅 1%；染色体形态短小,常显带不清,使得一些结构复杂或细小的改变难以准确识别,且此法难于发现小于 5MB 的染色 DNA 结构和数目的畸变。

另外,荧光原位杂交(FISH)也是细胞遗传学方法中的特殊组成部分。在 20 世纪 80 年代初,基于 Southern blot 原理,单色中期荧光原位杂交(FISH)技术随之出现。它可以检测到 CG 难以检出的染色体数目和结构异常,反映的是处于增殖期的单个白血病细胞的状况,且可作为衡量白血病负荷的数量指标。通过定期检测可以动态地观察体内白血病细胞负荷的消长,可预测白血病复发,具有直观、准确、且不受染色体质量影响的优点。Temperani 等应用 WCP17 为探针的 M-FISH 对伴有 t(15;17)易位的 APL 患者 CR 后 MRD 进行了检测,结果认为 M-FISH 是检测 MRD 的有效方法,但其检测灵敏度较低,且方法复杂,故在 MRD 检测中应用较少。Rifai 等研究认为应用高浓度秋水仙酰胺长时间处理白血病细胞可以获得较高的有丝分裂指数,随着分析细胞数由几十个增加到数百个,M-FISH 检测 MRD 的敏感性也有望提高。

(4)聚合酶链反应(polymerase chain reation,PCR):常规 RT-PCR 的检测是行琼脂糖电泳或聚丙烯酰胺电泳,根据 DNA Marker 估计产物分子量,用阳性及阴性对照判断产物是否为特异性产物条带。此方法简便易行,价格相对低廉,灵敏度进一步提高,可达百万分之一,但易污染耗时长且不能定量。巢式 PCR 虽敏感性高可以用竞争或内源性参比法做基因半定量,但是这种定量法属于终点检测法,不同循环次数和达到平台期的时间不同可致使产量相差很大,很难准确定量,耗时长,重复性差,定量标准不统一。2001 年 Gader 教授报道应用荧光定量 PCR(RQ-PCR)检测系统可以对样本进行精确而完善的定量检测,使患者在不同时间不同地点进行检测的结果有可比性。RQ-PCR 综合生物学、酶学和荧光化学于一体,从扩增到结果分析均在 PCR 反应管封闭状态下进行,解决了 PCR 产物污染而导致假阳性的问题,同时也提高了灵敏度,实现对 PCR 产物的准确定量,便于不同的实验室之间进行比较。有学者认为此法是目前检测 APL 的 MRD 的首选方法。

目前应用最广泛的 TaqMan 技术,是依据目的基因设计能与扩增产物特异性杂交。PCR 扩增时,引物与特异探针同时结合到模板上,探针结合的位置位于上下游引物之间。当扩增延伸到探针结合的位置时,TaqDNA 聚合酶利用 5′-3′ 核酸外切酶活性,将探针水解,释放荧光基团并发出荧光,利用荧光信号积累实时监测整个 PCR 进程,最后通过标准曲线对未知模板进行定量分析,其显著的优越性已受到很多学者关注。目前,已经开发了 SYBR Green 染料法、双杂交探针(荧光谐振能量传递)技术、分子信标技术等 RQ-PCR 技术。

(5)数字 PCR(digital PCR,dPCR):数字 PCR 是近年来发展起来的一种新的 PCR 技术。其链式反应部分的原理与 qPCR 一样,不同之处在于在聚合酶链式反应之前,通过将样品进行有限稀释,使包含核酸分子的反应体系分散为数万个微量 PCR 反应体系,每个反应体系中含有一个乃至多个待检核酸靶分子(或不含待检核酸靶分子)。每个微体系进行独立聚合酶链式反应扩增后,分析微体系的荧光信号,若含有荧光信号则该微滴判读为"1"(阳性),不含荧光信号则判读为"0"(阴性)。最后,根据泊松分布原理进行统计分析,读取阳性反应单元的个数及比例,得出靶分子的起始拷贝数或浓度。数字 PCR 通过终点检测计算目标序列的拷贝数,无需标准曲线即可做到精确的绝对定量;同时,由于不依赖于 Ct 值(循环阈值),dPCR 受扩增效率的影响降低,对 PCR 反应抑制物的耐受能力提高,具有很高的准确度和重现性。2017 年 Francesco Albano 报道了在 APL 患者中,与巢式 PCR 和 real-time PCR 相比,使用 dPCR 监测 MRD 具有更好的检测极限(limit of detection,LOD)。

目前市场上主要有微腔式(芯片式)数字 PCR 和微滴式数字 PCR。微腔式(芯片式)数字 PCR,反应单元数量更多,各反应单元更封闭,自动化程度较高。但微流控芯片流路复杂,微阀微泵结构制作困难,成本较高。微滴式数字 PCR 能形成最多的反应单元,且单元之间封闭,结构简单,操作简便。但自动化程度较低,一致性不稳定,生产工艺不完善。微滴式数字 PCR 在技术原理、通量和反应单元数等方面均优于微腔式(芯片式),更符合实际应用需求,将成为数字 PCR 的主流,但其尚存在技术难点有待突破。

随着基因手段的不断改进，检测 MRD 相关技术已日趋完善。应用基因的特异性探针，可检测大多数染色体重排、易位、倒位等结构改变，FISH 技术在筛选染色体增加或缺失的遗传不平衡方面具有重要作用，且在非正倍体核型分析和易位的检测中对常规细胞遗传诊断是一有力的辅助。由于多色荧光标记抗原技术的发展，用 FCM 检测 MRD 也有了长足进步，可以一次性检测数万个细胞。实时定量 RT-PCR 不仅能够检测到微小残留病的存在，而且通过动态监测 *PML-RARα* 转录本水平及其变化，可以预测 APL 患者的治疗反应，定量白血病细胞的残余数量与复发的关系。已有研究证实，获得分子生物学缓解时间长的患者中，巩固治疗期间 RT-PCR 持续阳性或由阴转阳者复发率高。数字 PCR 的出现实现了无需标准曲线即可绝对定量，具有更好的检测极限。但目前对 MRD 的检测方法仍存在许多的缺陷，其中最主要的问题是，开展大规模的检测还缺少国际标准，检测的敏感性、特异性的微小差别可能造成结果的重大偏差。如何保证各研究中心之间方法上的一致性，建立一个一致的参考标准，将是未来几年迫切需要解决的课题。

（四）应如何利用 MICM 检测指导我们评估 APL 的预后？

自 ATRA 成为 APL 一线诱导用药以来，APL 的 CR 率和 OS 得到显著提高，目前以 ATRA + 蒽环类药物为基础的治疗可使 APL 患者获得 90% 的 CR 率和 80% 左右的 OS，但仍有 5%～30% 的患者可复发，预后不佳。

目前较多讨论影响预后的因素包括①发病年龄：通常以 55 岁或 60 岁为界；②血常规：WBC 和 PLT；③形态学：M_3v；④免疫学：CD56，CD34，HLA-DR，CD2 等；⑤细胞遗传学：染色体变异易位，附加染色体异常；⑥分子生物学：*PML/RARα* 融合方式，*PLZF/RARα* 等其他融合基因，*FLT3-ITD* 等基因突变；⑦ MCR 持续时间、*PML/RARα* 持续阳性或由阴转阳。

以上各种指标作为独立的预后影响因素与 APL 生存率和复发的关系：通过研究各种预后影响因素之间的关系，或可帮助进一步探究 APL 复发难治的分子和遗传学发病机制。研究表明，

M_3v 与 CD34、CD33、CD13 和 CD2 共表达相关，常并发高白细胞血症及 DIC，早期死亡率高，预后不良，推测此型 APL 可能来源于更原始的祖细胞。分子生物学的发展进一步证实，*PML/RARα* 融合基因 S 型、*FLT3-ITD* 突变与 M_3v、CD34$^+$ 之间存在显著相关性，虽然并不意味着对 ATRA + 化疗的反应、CR 率、OS 等一定较经典 APL 差，但仍有部分临床试验表明上述改变有 DFS 较短、复发率较高的趋势，且与异常基因的负荷量相关。基础研究证明，S 型比 L 型缺少 158 个氨基酸长度的脯氨酸或丝氨酸富集区，可能使肿瘤细胞周期的调控改变，或增殖潜力增加，从而导致遗传相对不稳定性，还可使瘤细胞对化疗药物的细胞毒作用更加敏感，与 S 型预后比 L 型差有关。CD34 多表达于造血干细胞和早期造血祖细胞，目前对 CD34 的认识仅停留在其基因位于 1 号染色体长臂，但功能尚不清楚。而 S 型的细胞周期调控改变，是否与 *FLT3-ITD* 突变有关，各种基因突变是否以及如何导致 M_3v 特定的形态学特征和 CD34$^+$ 等免疫表型，以及如何引起高白细胞血症等临床表现，尚无研究回答。

近期在 APL 患者、尤其是复发患者中，又新发现了一些新的基因突变，但由于研究样本量有限，还有待进一步大样本临床资料表明是否与预后相关。但这一发现预示着分子生物学研究在 APL 的地位越来越重要。既往由临床现象、细胞形态学和免疫表型等特征出发，追溯相关分子生物学改变的研究模式已经不能满足人们对 APL 认识的深入，未来的研究方向应更加注重从探索 APL（尤其是复发难治 APL）的分子生物学改变出发，解释其相应的生物学特性，从而根本上解释 APL 复发难治的机制，并找到治疗突破口，完善 APL 的个体化治疗方案。

三、治疗手段的演变和存在的问题

（一）单纯化疗是否对 APL 敏感，疗效如何？

1973 年，Bernard 等发现 APL 对蒽环类药物具有独特的敏感性。从那时起，蒽环类药物联合阿糖胞苷（Ara-C）的化疗成为 APL 的一线治疗方案，可使 75%～80% 的初诊 APL 患者获得完全缓解（CR）。但是化疗药物在杀灭白血病细胞过程中容易诱发和加重 DIC，导致患者严重出血而死

亡。且患者平均缓解时间较短,5 年无病生存率(DFS)只有 35%～45%。因此,寻找更为有效的化疗药物,或者其他更好的治疗方法刻不容缓。

(二)全反式维 A 酸(ATRA)的出现给 APL 的治疗带来了革命性改变

化疗药主要通过杀灭白血病细胞、抑制白血病细胞增殖而起作用。然而白血病细胞往往表现为多种多样的生物学行为,大量异常的早幼粒细胞聚集在骨髓中,阻断了粒细胞进一步分化。是否有药物不依靠杀灭细胞,而是通过诱导细胞分化而起到抗白血病的作用呢?

1. ATRA 单药治疗 APL 1978 年 Sachs 发现白血病细胞在某些物质的作用下会发生分化。20 世纪 80 年代初期,Breitman 等发现一种包含丁酸盐、二甲亚砜、维 A 酸的化合物能使早幼粒细胞系 HL-60 细胞发生形态上的改变及功能上的成熟。进一步研究证实起到这一作用的是维 A 酸。Flynn 等和 Nilsson 将这种 13 顺式维 A 酸用于两位 APL 患者,肯定了维 A 酸对 APL 的诱导分化作用。20 世纪 80 年代初,上海血液学研究所幸运地发现用于治疗皮肤疾病如牛皮癣、痤疮等的全反式维 A 酸(ATRA)对于 APL 疗效优于 13- 顺式维 A 酸;并且在体外实验中发现,ARTA 能够诱导 HL-60 及 APL 原代细胞发生分化。1985 年,王振义院士首次将 ATRA 应用于一位用传统方法治疗几经失败、出血严重病情危重的 5 岁 APL 小女孩并取得成功,开启了 ATRA 靶向治疗 APL 的序幕。

ATRA 是维生素 A 的衍生物,通过与 RARα 结合,引起细胞周期蛋白依赖性激酶活化激酶(CAK)与 RARα 的解离,导致 RARα 的低磷酸化,解除 PML/RARα 融合蛋白的抑制作用,使 RARα 信号通路恢复,最终使 APL 细胞分化成熟。

1987 年起上海交通大学医学院附属瑞金医院率先使用 ATRA 诱导分化治疗 APL,并获得了显著疗效。在最初报道的 6 例 APL 患者中使用 ATRA +/- 阿糖胞苷诱导治疗,全部 6 名患者都获得了 CR;取这些患者骨髓中的白血病细胞加入 ATRA 进行培养可使其出现向粒系分化的现象,而对照组中则没有观察到这一现象。1988 年,瑞金医院的团队用 ATRA 治疗了 8 例难治复发的 APL 患者和 16 例初治患者,其中 23 例获得完全缓解(CR),另 1 例加用化疗也得到缓解。ATRA 单药治疗减少了患者因化疗骨髓抑制而引起的感染,降低了 DIC 和原发性纤溶的发生率,降低了早期死亡率。该研究成果在 *Blood* 杂志上一经发表,引起国内外的广泛关注,并掀起了全球研究 ATRA 的热潮。随后,世界各地多个血液 / 肿瘤研究中心证实 ATRA 对 APL 的确有。更为重要的是,欧洲 APL91 及北美 Intergroup APL Trial 数据显示,ATRA 单药诱导 CR 率达 85%～90%,与化疗诱导缓解率相似,而且长期的随访结果提示 ATRA 单药明显优于化疗,改善 DFS。但是 ATRA 单一治疗会产生维 A 酸耐药,不能使 APL 患者获得长期缓解,大部分患者终会复发。此外,在 ATRA 诱导过程中随着白细胞计数的升高,可能会发生致命的维 A 酸综合征(RAS)。在 ATRA 诱导基础上,如何优化治疗,提高 CR 率及长期生存呢?

2. ATRA 联合化疗治疗 APL 20 世纪 90 年代初期,中国 554 例 APL 患者临床研究数据统计分析提示,联合应用 ATRA 和化疗疗效更佳。此后,更多的研究倾向于 ATRA 联合以蒽环类为基础的化疗药物治疗 APL。

(1)ATRA 联合蒽环类化疗的诱导方案成为 APL 诱导治疗的基础:欧洲 APL 小组 APL93 临床研究数据发现,ATRA 与 DA 方案同时开始诱导治疗,APL 复发率低,并且早期加入化疗药物能减少 RAS 的发生。对接受该试验的 576 例初诊 APL 患者长达 10 年的随访发现:ATRA 联合化疗可使至少 3/4 的 APL 患者治愈。

西班牙 PETHEMA 研究小组从 1996 年 11 月到 2009 年 4 月先后进行了 3 项 ATRA 联合化疗的序贯临床试验,即 LPA96、LPA99 和 LPA2005,共观察 1 100 多例 APL 患者,CR 率相当,分别为 90%、91% 和 92.5%。在诱导治疗过程中,IDA 与 ATRA 联合应用疗效可,且副作用小。意大利 GIMEMA-AIEOP 研究数据同样表明 AIDA 方案副作用小,容易耐受,疗效并不逊于其他方案。此外,GIMEMA 和 PETHEMA 等诱导方案研究表明,增加其他细胞毒性药物如 etoposide 或 thioguanine 对 CR 没有明显优势。

另外,英国 Medical Research Council(MRC)APL 小组、北美 APL 协作组、法国的 Bourgeois、

澳大利亚的 Iland 和日本的 Asou 进行的研究均显示,诱导方案中 ATRA 的应用不仅可提高患者的 DFS 率和 OS 率,而且还能改善预后。

因此,目前认为以 ATRA + 化疗药物为基础的联合诱导方案成为 APL 诱导治疗的基础,其原因有:①联合治疗可减少单药引起相对高的复发率;②化疗药物的加入能控制维 A 酸综合征的发生。

(2) ATRA 用于巩固治疗:巩固治疗的最终目的是清除异常白血病克隆,达到分子学缓解。虽然国际上各个研究组对巩固治疗的方案存在争议,但一度达成的共识是:建议至少给予 2～3 个疗程的以蒽环类为基础的治疗。ATRA 在诱导治疗中发挥了极为重要的作用,那么在巩固治疗中 ATRA 是否仍然占有一席之地呢?

有研究表明巩固治疗中保留 ATRA 可对体内残留的 APL 细胞起到持续促分化作用,从而可以降低疾病复发率。Sanz 等人发现对于中危和高危群体(白细胞计数 $>10 \times 10^9$/L),含有 ATRA 巩固治疗组(LPA99)较单用蒽环类巩固治疗组(LPA94)有更低复发率和较高的 3 年 DFS。2010 年 Lo-Coco 等人比较 AIDA0493 方案(巩固不含 ATRA)和 AIDA2000 方案(巩固包含 ATRA),与 Sanz 等人的结论一致。

这些临床数据提示,ATRA 与蒽环类药物联合似乎更有好处。美国国家综合癌症网络(National Comprehensive Cancer Network, NCCN)于 2008 年推荐中高危者在巩固治疗中加用 ATRA。

(3) Ara-C 在 APL 治疗中的作用:ATRA 联合蒽环类化疗疗效肯定,但欧洲治疗组发现,在 ATRA + 蒽环类化疗为基础的 LPA99 方案,去除 Ara-C 的治疗后,缓解率没有明显差异,但有更高的复发风险(2 年复发率分别为 15.9% 和 4.7%,$P = 0.011$),EFS 率和 OS 率分别是 77.2% 和 93.3% 以及 89.6% 和 97.9%($P = 0.006\ 6$)。Adès 等研究表明,对于低、中危初发患者(WBC $< 10 \times 10^9$/L),诱导阶段 ATRA + 高剂量 IDA(LPA99)方案比 ATRA + DNR + Ara-C(APL2000)方案有更低的复发率、骨髓抑制和 CR 期间死亡率;对于高危初发患者(WBC $> 10 \times 10^9$/L),APL2000 方案有更高的缓解率和 3 年 EFS,更低的远期复发,但是其带来的骨髓抑制严重,会增加发生重度感染的风险。高危人群同样被 LPA2005 方案证实,含与不含 Ara-C 方案的复发率分别为 11% 和 26%。另外,GEMEMA 在巩固治疗中对高危群体使用中、大剂量 Ara-C 表明,此剂量对透过血脑屏障有优势,尤其对有潜在髓外造血的病例。最近的比较研究又说明对高危患者,高剂量的 Ara-C 比高剂量蒽环类化疗药对巩固治疗效果要好。在巩固治疗的高危群体中使用中/大剂量 AraC 可提高疗效。因此多数作者认为低危患者应不用 Ara-C 以减少不良反应,高危患者仍需应用包含 Ara-C 的化疗方案,可减少复发,尤其是中枢神经系统的复发。

3. ATRA 耐药现象是临床关注的一大问题 虽然 ATRA 联合化疗的疗效达到 90% 以上、但也有极少数患者对 ATRA 的诱导分化耐药,这些现象也成为了临床遗留的主要问题之一。随着对疾病发生分子机制的进一步探索与临床观察的结合,目前已证实了 PLZF-RARα 和 STAT5b-RARα 这两种非经典 APL 对 ATRA 耐药。前者的耐药机制在于融合蛋白的 PLZF 部分与 RARα 部分均能与共抑制复合物结合阻碍靶基因的转录,因此即便在治疗剂量的 ATRA 作用下,与 RARα 解离的共抑制复合物仍能与 PLZF 发生作用,使 RARα 靶基因启动子的转录抑制无法被解除,从而无法达到促进细胞分化的临床作用;对于后者,STAT5b-RARα 位于核内,STAT5b 是 JAK-STAT 信号通路的一个组成成分,JAK 对 STAT5b 的磷酸化使其发生同二聚体化并转移入核内成为一种转录因子,而 STAT5b-RARα 能够与野生型 STAT5b 形成异二聚体,阻碍后者的生理功能,并通过 STAT3 途径干扰细胞的增殖和存活,ATRA 使 RARα 与共抑制复合物解离的作用并不能逆转融合基因对 STAT5b 功能的影响,从而无法完全解除其肿瘤效应。因此,*PLZF-RARα* 和 *STAT5b-RARα* 两种融合基因对于 ATRA 都属于原发耐药,这种现象无法通过增加 ATRA 的剂量或延长给药时间纠正。而对于经典型 PML/RARα 的 ATRA 耐药,有很多种假设,包括:RARα 配体结合位点基因突变,ATRA 分解代谢增加,胞质中出现了维甲酸结合蛋白以及 ATRA 异常被转移至核内。目前只有 *RARα* LBD 区域基因突变对 ATRA 耐药的作用在临床观察和体外实验中得到了证明。这些突变位点主要集中在 LBD 的三个亚区域（Ⅰ，Ⅱ，Ⅲ）。体外研究发现 ATRA 耐药的细胞对 ATRA 亲和力较 ATRA 敏感的细胞低，并且这些细胞在治疗剂量 ATRA 作用下，其配体依赖的共抑制复合物解离以及共刺激因子的募集水平也出现异常，影响了靶基因的转录激活和细胞分化。为了挽救 ATRA + 化疗耐药的病例，一直以来进行了多项替代 / 辅助药物的试验，有若干临床试验指出 ATO 能有效治疗 ATRA + 化疗耐药的病例；除此之外，人工合成维甲酸、组蛋白去乙酰化酶（HDAC）抑制剂以及一些靶向药物也在积极的体内、外研究之中。

（三）APL 治疗史上又一举足轻重的药物：三氧化二砷（arsenic trioxide，ATO）

自 ATRA 联合蒽环类药物作为一线治疗方案以来，APL 的 CR 率和总生存（OS）得到显著提高，但仍有 5%～30% 的患者对 ATRA 耐药或者复发，传统的二线治疗通常为大剂量化疗继以自体或异体骨髓移植，而细胞毒药物的过多使用无疑增加了患者的早期死亡率和移植风险。因此，为了满足救治患者的需要，有必要探索新的治疗方案以提高疗效、降低毒副作用，减少复发，改善患者的预后。

砷化合物是天然存在的化学物质，其作为药物应用已有 2 400 多年的历史，中国传统医学和 18 世纪西方医学中有记载用砷化物治疗银屑病、梅毒、慢性粒细胞性白血病（CML）等。1974—1985 年间，哈尔滨医科大学孙鸿德等首先用"癌灵 1 号"注射液（含 1% ATO）治疗初治 APL，32 例患者中 65% 达 CR。之后 1997 年，上海瑞金医院沈志祥等进一步将 ATO 用于治疗复发的 APL 患者，CR 率可达 90%，并且没有观察到明显的骨髓抑制及其他毒副反应。由此，ATO 在复发难治及初治 APL 中的应用逐渐被全球的科学家们所重视。

1. **ATO 治疗 APL 的作用机制** 在率先发现 ATO 这一 APL 治疗新选择的基础上，以陈竺、陈赛娟和陈国强等为代表的中国科学家在 ATO 的作用机制上的研究也取得了世界领先的成果。目前了解的 ATO 的作用机制可以总结为以下几点：

（1）ATO 诱导 APL 细胞分化和凋亡：ATO 对 APL 细胞存在剂量依赖的双重作用，高浓度（$0.5～2.0\mu mol/L$）时引起细胞凋亡，而低浓度（$0.1～0.5\mu mol/L$）时诱导细胞分化。针对 ATO 引起肿瘤细胞凋亡，目前研究已发现多条途径。如：ATO 可通过下调抑癌基因 *BCL-2*、抑制 NF-κB 释放等使细胞进入程序化凋亡；使细胞内的活性氧（ROS）生成增多或清除减少；或与线粒体通透性转运复合物（PTPC）上的巯基结合，开放 PTPC，使线粒体跨膜电位下降，氧化呼吸链脱耦联，细胞色素 C（Cyt-C）等外漏。

（2）ATO 降解 PML/RARα 融合蛋白：上海血液研究所的团队 2010 年已经发现，三氧化二砷直接作用于 *PML/RARα* 和 *PML* 中 RBCC（RING-B box-coiled coil）区域锌指结构上的胱氨酸残基，通过使 PML 寡聚化，增加后者与 SUMO 结合酶 UBC9 的相互作用，从而增强肿瘤蛋白的 SUMO 化和裂解。也就是说，不同于 ATRA，*PML/RARα* 的 *PML* 部分是 ATO 治疗 APL 的主要靶点。这一研究为人们探索三氧化二砷治疗 APL 的药理机制提供了新的视角，也使人们对 ATO 对 APL 治疗的特异性有了更深入的理解，因此，这一发现一经发表就引起了全球热烈的反响。

（3）ATO 和 ATRA 共同去除白血病启动细胞（LIC）：APL 细胞中存在一群白血病启动细胞（LIC），它们可以通过自我更新不断产生成熟障碍的 APL 细胞，故 APL 治疗的关键不仅在于诱导细胞分化成熟，更需要清除 LIC，才能获得根治。APL 小鼠模型和部分临床试验中发现，在 ATRA 和 ATO 的共同作用下，PML/RARα 降解，导致体内的 LIC 迅速被清除，而 LIC 的清除和细胞分化无明显相关性。

（4）ATO 与 ATRA 有协同作用：大量体外和体内实验证明 ATRA 作用于 *PML/RARα* 的 *RARα* 部分，主要在转录基因水平发挥诱导 APL 细胞分化成熟的作用，而 ATO 作用于 PML 部分，主要在转录后修饰和蛋白质水平发挥诱导细胞凋亡和降解 *PML/RARα* 的作用。二者在诱导 APL 细胞的分化、凋亡和降解 *PML/RARα* 方面都存在一定的协同作用。

（5）ATO 对于 *FLT3* 突变的作用：普遍认为 *FLT3* 突变与 APL 高白有关，在 ATRA + 化疗时代，*FLT3* 突变会对 APL 预后产生不良影响。但瑞金及欧美、澳大利亚等其他多个临床试验协作组在 ATRA + ATO 联合治疗 APL 后，发现 *FLT3*

突变已不再是 APL 不良预后的独立危险因素。目前动物实验发现，*FLT3-ITD* 突变会影响 APL 细胞对 ATRA 的应答，使 *PML/RARa* 降解、PML 核小体重组及 P53 的激活均受阻。而 ATO 与 ATRA 联用后，以上受阻的过程均得以解救，这可能是 ATO 弱化 *FLT3-ITD* 作用的机制之一，也为联合治疗可获得更长期的分子学缓解提供了实验依据。

2. ATO 治疗复发难治 APL 患者　1998 年 Soignet 等将 ATO 用于 12 例复发的 APL 患者，11 例达 CR，其中 8 例 *PML/RARα* 融合基因转阴。随后 Soignet 等继续开展了一项较大样本的多中心临床研究，对 52 例一次或多次复发的 APL 患者以 ATO 诱导缓解，部分患者辅以 ATO 巩固或维持治疗，获得了 85% 的 CR 率，预计 18 个月 OS 和 RFS 分别为 66% 和 50%。Lengfelder 等将 1997—2011 年的 14 个以 ATO 治疗复发 APL 的临床研究进行汇总，估计 ATO 单药诱导可使 86% 的复发 APL 患者获得二次缓解（CR2），2 年 OS 达 50%～81%。基于以上研究，NCCN 指南自 2006 年起推荐 ATO 用于治疗标准诱导失败的 APL，2007 年起又将其作为不能耐受化疗的 APL 首选用药之一。

3. ATO 在初发 APL 患者中的应用　ATO 在复发难治 APL 患者中的应用已得到广泛认可，而对于初发 APL 患者，ATO 又可带来哪些新的获益？

（1）ATO 用于一线诱导治疗的研究，从单药治疗到联合用药：张鹏、Niu 等早在 20 世纪 90 年代就尝试用 ATO 治疗初发 APL 患者，CR 率分别达 73.3% 和 72.7%，初步证明了 ATO 可以作为初发 APL 患者的诱导用药。随后 Ghavamzadeh 等对 197 例初发 APL 患者以 ATO 单药诱导＋ATO×1～4 疗程的巩固治疗证明 ATO 单药诱导治疗初发 APL 疗效显著。

在 ATO 单药诱导获得成功的同时，上海瑞金医院首次提出 ATO 与 ATRA 联合治疗，比较 ATRA、ATO 及 ATRA＋ATO 对初治 APL 的疗效，结果发现三组患者 CR 率无显著差异，而联合用药组较任一单药治疗组达 CR 的用时更短、DFS 持续时间更长。据此，上海瑞金医院将 ATRA＋ATO 组扩展至 85 例患者，并结合 ATRA 和 ATO 协同作用于 PML/RARα 的分子机制，推荐 ATO 成为 APL 诱导治疗的一线用药。

在此之后，MD 安德森癌症中心（MD Anderson Cancer Center，MDACC）研究中心跟踪报道了 85 例初发 APL 单用 ATRA 和 ATO 治疗的结果，低、中危组患者仅用 ATRA 和 ATO 治疗的 3 年生存率为 85%。Estey、Ravandi 等采用 ATRA＋ATO±GO 联合用药，进行诱导及巩固治疗，亦获得较高的 CR 率和 OS，并提出对于初治 APL 患者（尤其是低危患者），ATO 可替代传统方案中的化疗药物，从而减低细胞毒作用。

（2）ATO 用于巩固治疗的研究：鉴于 ATO 可显著提高复发 APL 患者的 CR2，部分学者设想：ATO 若介入巩固治疗，是否可改善患者 CR 后的质量。

Gore 等对 45 例 ATRA＋柔红霉素（DNR）诱导缓解后的 APL 患者进行 Ara-C＋DNR＋ATO 1 疗程的巩固治疗，其中 DNR 总量低于标准治疗剂量，而 Ara-C 用量稍增加，3 年 DFS 和 OS 与传统的 ATRA＋DNR 巩固治疗的疗效相仿，而 ATO 的使用可减少蒽环类药物的累积剂量及可能产生的心肌毒性。

北美协作组 C9710 试验是第一个研究 ATO 在巩固治疗中作用的大型多中心随机对照试验。该临床研究以 ATRA＋DNR＋Ara-C 为诱导，试验组较对照组在巩固治疗中加入了 2 个疗程的 ATO，结果表明 ATO 组的 EFS、DFS 分别为 80% 和 90%，较非 ATO 组（EFS 63%、DFS 70%）均明显获益。该试验证明了 ATO 用于巩固治疗可显著降低复发率，同时减轻化疗药物引起的骨髓抑制和心脏毒性等。但对于 ATO 的具体用法用量以及是否可替代 Ara-C 等问题，仍有待进一步探索。

（3）上海方案结果肯定了 ATO 在诱导和维持治疗中的地位：2001 年开始，上海瑞金医院已将 ATO 作为 APL 的一线用药之一，并在原有的治疗方案基础上形成了以 ATRA＋ATO＋IDA 为诱导、DA（DNR＋Ara-C）/中剂量 Ara-C/HA（高三尖杉碱酯 HHT＋Ara-C）方案为巩固、ATRA/ATO/6-MP 或 MTX 交替 5 疗程维持的"上海方案"，CR 率为 94.1%，5 年 OS、EFS 分别为 91.7% 和 89.2%，CR 患者的 5 年 RFS 高达 94.8%。上海方案的结果令人鼓舞，并进一步肯定了 ATO 在诱导和维持治疗中的地位，提示 ATO＋ATRA＋化疗的三联诱导方案能使 APL 患者获益。

4. 口服砷剂为 APL 治疗提供了新的选择

（1）口服四硫化四砷：1994—2000 年间，陆道培院士首次使用口服四硫化四砷治疗了 129 名 APL 患者（包括 19 名初发患者，7 名首次复发患者及 103 名处于血液学缓解状态的患者），其中初发及首次复发患者在四硫化四砷治疗后全部达到了血液学缓解，并且超过一半的患者达到了分子学缓解；而血液学缓解组中 44 名原本未达到分子学缓解的患者中有 35 名患者的 $PML/RAR\alpha$ 低于可检测水平，也就是达到了分子学缓解状态。通过进一步的随访研究发现，初发 APL 患者 1 年及 3 年的 DFS 分别为 86.1% 和 76.6%，而血液学缓解组的患者 1 年及 6 年的 DFS 分别为 96.7% 和 87.4%，从而证实了单独使用口服砷剂在诱导缓解和维持缓解状态方面都有显著作用。另外，陆道培院士还对口服砷剂的药物代谢和毒副作用进行了随访研究，除了证明口服砷剂的安全性之外，对于后续进行砷剂毒副作用机制的探索也有很好的启发作用。

在陆道培院士的研究基础上，2007—2011 年间，以北大人民医院黄晓军教授为首，全国的 7 个血液病临床中心对 242 例初发 APL 患者进行了一项随机多中心非劣效性 III 期临床试验，比较 60mg/kg 口服四硫化四砷（RIF）和 0.16mg/kg 静脉用 ATO 在联合 ATRA 的诱导及维持治疗中的有效性和安全性。每例患者都以 RIF＋ATRA/ATO＋ATRA 为诱导方案，在达到 CR 后接受三个疗程的巩固治疗及 2 年的 ATRA＋RIF/ATO 序贯维持治疗。经过 39 个月的中位随访时间，两年的 DFS 在 RIF 组和 ATO 组分别为 98.1% 和 95.5%，研究中也证明了 RIF＋ATRA 较 ATO＋ATRA 作为治疗 APL 一线方案的非劣效性；而在 CR 率、三年 OS 及药物的毒副作用方面，两者无显著差异。这一结果表明 RIF 与 ATRA 联合运用的疗效不逊于目前常用的 ATRA＋ATO 组合，从而为 APL 患者的治疗提供新的选择，尤其对于无法实现院内静脉治疗的地方医疗机构和特殊需求患者，较传统的 ATRA＋ATO 可能成为更优方案。

（2）口服砷剂复方黄黛片：复方黄黛片主要由雄黄、青黛、太子参、丹参四味药物组成。雄黄以毒攻毒，青黛能除热解毒，兼可凉血，协助雄黄增强清热解毒效力。临床和实验研究表明青黛配伍雄黄能显著增强其对白血病细胞的杀伤率，减少雄黄用量，降低毒性。丹参和太子参同用可逐瘀，益气，生血。Gong JX 等比较了 ATRA＋复方黄黛片与 ATRA＋MTX/6-MP 用于维持治疗，5 年 OS 黄黛片组优于口服化疗组。这也是我国传统医学成功运用于临床的鲜活案例，提示我们中医药材只要运用得当一样能够解决临床实际问题。纵观 APL 研究的历史，从全反式维 A 酸到砷剂，我国医务工作者和科学人才在 APL 的认识和治疗中发挥了举足轻重的作用，为新一代医学人才树立了信心和良好的榜样。

5. 砷剂耐药性及其机制　ATO 的临床疗效已得到了多项临床试验支持，即便用于 ATRA＋化疗耐药及复发的患者，ATO 的 CR 率也可达到 80% 以上；尽管如此，对 ATO 耐药的病例也屡见不鲜，对其机制的了解至今尚很有限，这也成为了下一步研究的关键问题。若干 ATO 耐药的病例报道中发现了 $PML-RAR\alpha$ 内 PML-B2 区域的基因突变。在体外实验发现 $PML-RAR\alpha$ 分长型和短型两种。另有病例报道指出，一位 M_3v 患者的染色体检查发现了短型 $PML-RAR\alpha$，缺乏核定位信号（NLS），该患者在疾病终末期出现了对 ATRA 与 ATO 的抗药性。针对该病例的进一步实验发现，PML-B2 区域的 A216V 以及 $RAR\alpha$-LBD 区域 G91E 突变对该患者的耐药起关键作用。在细胞实验中证实，短型 $PML-RAR\alpha$ 位于胞质内，其中小颗粒状者在 ATO 作用下转变为大颗粒形态，而弥散型在 ATO 作用前后无明显变化；与短型不同的是，长型 $PML-RAR\alpha$ 中存在 NLS，一例病例报道发现 L218P 的突变使 PML-B2 区域存在广泛结构异常，而 ATO 处理后细胞无任何变化。这也进一步证明了 ATO 与 $PML-RAR\alpha$ 直接结合障碍在其耐药机制中发挥重要作用，对于该机制的更深入细致的认识仍需更多临床观察及基因测序研究的帮助。

（四）何为 APL 的优化治疗？

虽然 APL 的治疗已获得了巨大成功，但目前以 ATRA 为基础的诱导、巩固、维持治疗方案中存在大量争议和亟待解决的问题，尤其是在 ATO 的使用上。所谓优化治疗，即根据患者本身不同的临床特点给予个体化的治疗，以期用最少最经济却又最为有效的药物取得最好的治疗效果，在此基础上又将药物的不良反应降到最低。如何实现 APL 的优化治疗，使 APL 患者最大程度受益，有待于进一步研究。

1. 何为最优诱导治疗方案　在 2013 年以前，国际上 APL 的标准诱导治疗方案为：ATRA＋含蒽环类药物的化疗，对于不能耐受化疗的 APL 患者首选 ATRA＋ATO 诱导。国内指南由于"上海方案"的成果，则推荐 ATRA＋ATO＋含蒽环类药物的化疗进行诱导治疗。三种方案都达到较高的 CR 率，但哪一种更具有优势？

Lo-coco 等于 2013 年发表在 *The New England Journal of Medicine* 杂志的临床研究（APL0406）比较了 ATRA＋ATO 与 ATRA＋化疗对于低中危初发患者的疗效。ATO 组与化疗组 CR 率相当，但 2 年 EFS、OS，ATO 组要优于化疗组，提示对于低中危 APL 患者，在治疗过程中仅予以 ATRA 和 ATO，不仅毒副作用小，而且疗效似乎更优于不含 ATO 的方案。随后 4 年随访更证实了 ATRA＋ATO 方案对于提高 EFS 和 OS、降低累计复发率（CIR）的优势。

澳大利亚 Iland 等开展的 APML4 临床试验数据表明，ATRA＋IDA＋ATO 三药诱导治疗的疗效明显优于 ATRA＋IDA 的诱导方案（APML3），建议将 ATO 作为 APL 诱导治疗的一线用药。英国 AML17 作为第一个将高危 APL 也纳入随机对照临床试验的研究，发现 ATRA＋ATO 为基础的诱导治疗较 AIDA（ATRA＋IDA 为基础的诱导治疗）对高危 APL 也同样更加获益。以上临床研究均促使 NCCN 指南将 ATRA＋ATO 联合诱导治疗作为 APL 的首选推荐。

2. ATO 在巩固治疗中是否具有应用前景　在 ATO 应用前，NCCN 指南推荐中高危患者在巩固治疗中加用 ATRA，高危患者在巩固治疗中还应加入中大剂量 Ara-C。由于标准治疗对低危和长期缓解的患者可能带来不必要的继发性 MDS 或 AML 以及蒽环类化疗药相关的心肌病，越来越多的学者在巩固治疗中加入 ATO，为减少甚至替代化疗提供了基础。

如前所述，早在 2010 年，北美白血病研究组就进行了 C9710 随机对照研究，证实了巩固治疗中使用 ATO 可提高 EFS 和 OS。2012 年我国浙江大学附属第一医院进行的研究比较了在巩固治疗中加与不加 ATO 对患者生存的影响，两组 6 年 RFS 和 OS 具有显著差别，ATO 组与不含 ATO 组分别为（94.4% vs 50.6%，95.7% vs 64.1%），这一结果提示在诱导缓解后的治疗中加入 ATO 可以显著提高患者长期生存。除此之外，随后的欧洲、澳大利亚、英国、法国等研究也同样证实了 ATO 在巩固治疗中的作用。欧洲 APL0406 对低、中危 APL 患者的观察发现，随着时间的推移，ATRA＋ATO 组疗效优于标准 ATRA＋化疗，EFS，CIR，OS 都得到了明显改善。澳大利亚 APML4 在巩固治疗中也加入了 2 疗程的 ATO，与 APML3 比较也可获得更长的无病生存，且在高危患者中减少蒽环类药物的用量，并去除了 Ara-C，降低了血液学毒副作用。英国 AML17 研究表明，ATRA＋ATO 的诱导＋巩固方案无论对于初发和复发 APL，均更安全有效。而法国 APL2006 研究只在巩固治疗阶段加入 ATO，发现对于低中危患者，含 ATO 的方案可以减少复发率，在高危患者中，巩固治疗加入 ATO 可代替 Ara-C 的作用而不增加复发，并减少骨髓抑制和缓解后的死亡。

所以无论对于低危、中危、还是高危患者，ATO 在巩固治疗中的优势都越发明显，在低中危患者中已可替代化疗，在高危患者中可以降低化疗的毒副作用而不影响疗效。故在近年更新的各类临床指南（包括美国 NCCN、欧洲 ELN、中国 APL 指南）里，ATO 也已成为 APL 巩固治疗的主流推荐，但在高危 APL 中尚未完全取代蒽环类巩固化疗的作用。

3. 我们还需要维持治疗吗？　维持治疗对于降低高危患者复发风险的作用已被国内外大量研究证实，但仍有观点认为过早维持治疗对于已经达到 MCR 者可能无益，特别是对于低危的患者。法国 APL93 临床试验长期跟踪研究显示，间断 ATRA＋持续 6-MP 和 MTX 的维持治疗方案疗效更佳，效果在高白细胞（白细胞计数 $> 5 \times 10^9/L$）的患者上更显著。但对两组在巩固治疗后分子遗传学缓解的患者，意大利研究组（GIMEMA）的 ATRA＋6-MP＋MTX 维持方案以及日本研究组（JALSG）的 6 疗程强化维持方案均显示维持治疗没有明显降低复发率，反而降低远期存活，推其原因可能为累积药物毒性的增加和复发后的耐药。来自 AIDA0493 的结果也表明对这类患者维持治疗没有益处。这些不一致的结论提示维持治疗的疗效有赖于先前诱导和巩固方案的不同，因此临床中要综合具体治疗措施并结合病情以期维持治疗最优。

4. dPCR 技术有望指导 APL 治疗终点的选择 对于 APL 的治疗，何时是停止用药的终点？维持治疗对于同一级别的每个患者，其疗程都是一样的吗？数字 PCR 在对于 APL 患者 MRD 的检测中具有以下优点：无需标准曲线，可绝对定量，以及不需要计算 ct 值。对 *PML-RARα* 的检测，理论上可以达到单拷贝水平。数字 PCR 也许是回答这一问题的技术手段。不过目前没有相关的研究以及数据支持，需要前瞻性研究来回答这一问题。

在"上海方案"的基础上结合分层治疗的理念，瑞金医院于 2012 年开展了一项多中心临床研究，试图以 MCR 作为临床治疗效果的评价指标，在 ATRA + ATO ± IDA/DNR 诱导方案基础上，对 APL 患者进行危险分组，在提高、保持初诊 APL 患者高细胞遗传学缓解率和无复发生存率的基础上，希望能够解决如下三个问题：

（1）ATO 是否可替代低危组患者的化疗？

（2）ATO 是否可减少中危组患者的化疗？

（3）ATO 是否可取代高危组患者 Ara-C 的使用？

同样，新近开展的泛欧洲 APPOLO 临床试验也试图回答以上问题，尤其是进一步探索 ATRA + ATO 为主的诱导和巩固治疗在高危组患者中的改良。相信未来还将陆续有研究针对"新技术下巩固 / 维持治疗的终点"以及"ATO 或其他新药对化疗的完全替代作用"等问题进行探讨。

（五）APL 治疗中需要注意的一些问题

APL 起病急，病情进展迅速，易发生致死性 DIC，早期死亡率高。在 ATRA ± ATO 的诱导治疗过程中，部分患者特别是初诊时高白的患者可能会发生 APL 分化综合征（DS）。随着疾病的缓解与趋于稳定，还需警惕复发，尤其是中枢神经系统的复发。是否需要定期监测 MRD 以期及早发现疾病复发？对于复发难治患者，采取怎样的治疗方案更为合理有效？而化疗药物和砷剂的应用除了近期不良反应，是否会产生远期毒副作用？这些问题贯穿在 APL 的整个治疗过程中，值得思考并引起重视。

1. 早期死亡 ATRA 和 ATO 的相继问世，使 APL 的预后发生了本质的改变。然而，仍有一部分患者在疾病早期死亡，丧失了进一步治疗的机会。文献报道诱导期间的死亡率为 5%～9%。最近欧美地区的研究提供了详尽的流行病学早期死亡（即治疗开始 30 天内死亡，ED）数据，进入临床研究项目患者 ED 率低（5%～10% 以内），而未纳入临床研究患者 ED 率一般都在 15%～20%，甚至个别地区会更高达到近 30%。最常见的死亡原因包括出血、感染、DS。PETHEME 对行 LPA96 和 LPA99 方案的患者调查诱导期间死亡的原因：出血（5%）最常见，感染（2.3%）和 DS（1.4%）紧随其后。

自进入 ATRA 治疗时代后，DIC 发生减少，即使发生也相对较轻。已证实 ATRA 可下调 APL 细胞组织因子和癌性促凝物抑制纤维蛋白溶解，对 DIC 和继发性纤溶有防治作用。鉴于 APL 患者早期出血死亡以及 ATRA 独特的改善凝血障碍特点，当怀疑患者是 APL 时：①应立即开始以 ATRA + 蒽环类为基础的化疗，不用等待分子学结果，其中对于起始白细胞计数 < 10×10^9/L 并且有明显凝血障碍者，ATRA 可早于化疗药（1～3）天以稳定凝血状况；② APL 发生 DIC 时多不主张用肝素抗凝治疗，应尽量补充血小板和凝血因子。强调输血小板悬液、新鲜冷冻血浆（FFP）、纤维蛋白原或冷沉淀使 PLT > 30×10^9/L，纤维蛋白原 > 1g/L。

2. APL 分化综合征（DS） APL 分化综合征（DS），曾称为维 A 酸综合征（RAS）。早期治疗中 ATRA 和 ATO 单药或合用均可能导致 DS，DS 合并出血常在诱导期间导致死亡，因而早期发现 DS 证据尤为重要。临床上主要表现为呼吸急促、不明原因发热、体重增加、胸腔积液、心包积液等，多发生于用药 2 周内，常见于发病时白细胞数较高或存在肺部基础疾病的患者。一旦发生应考虑暂停 ATRA，密切关注容量负荷及肺功能状态，并尽早使用地塞米松（10mg，2 次/d，大于 2 周），直至低氧血症解除。对于高白细胞 APL 患者，因为白细胞分离术可能加剧凝血障碍和诱导相关死亡风险，除危及生命的情况下不推荐使用。ATO 与 ATRA 联合应用并不增加 DS 的发生率。

3. APL 治疗中 MRD 监测 用 RT-PCR 等技术定期监测微小残留病（MRD）非常重要，这往往是提示复发的第一信号。通过检测 MRD 可以预测病情，监测复发，指导临床治疗，从而使 APL 患者获得长期生存。目前建议 APL 患者获得 CR 后 2 年内每 3 个月检测一次 *PML/RARα* 融合基因，之后 2～3 年每 6 个月检测一次。随着检测技术的发展和成熟，有望通过 dPCR 等新方法进行更为精确的 MRD 监测。

4. ATO 近期不良反应与远期毒副作用

（1）近期不良反应：ATO 主要近期不良反应包括肝功能损害，皮疹，心脏毒性。前期研究资料显示，80% 患者为 Ⅰ～Ⅱ级肝功能损害，通过保肝治疗或 ATO 剂量减半，大部分患者肝功能可以恢复正常，只有少数患者需要暂停使用 ATO。心脏毒性主要表现为心电图异常，多为 Q-T 间期延长，其他可有 T 波改变、阵发性室上性心动过速等，亦可发生扭转性室性心动过速等威胁生命的心律失常，较为少见。低血钾或低血镁可增加心脏事件的发生率。因此治疗过程中需监测心电图及维持电解质平衡。

（2）远期毒副作用：目前对于砷剂蓄积作用和慢性中毒的报道多涉及水资源污染和工业区的空气污染，其中最严重的是其致癌作用。长期慢性接触砷含量超标的饮用水或空气，皮肤癌、肺癌、膀胱癌等恶性肿瘤发生率明显升高。上海瑞金医院胡炯等随访 2001 年至 2008 年经 ATRA+ATO 治疗的 APL 患者，未发现 ATO 致二次肿瘤的病例，其他几项临床试验的长期随访也均未报道致皮肤癌等二次肿瘤。

慢性砷中毒还可引起心血管系统、消化系统、神经系统等多系统病变，如心律失常、血管内皮受损、高血压、恶心呕吐、腹痛腹泻、肝功能异常、肝硬化、手足麻木、肌肉无力、神经传导速度下降等。

以上毒副作用基本涵盖了 ATO 所致的常见近期不良反应，提示临床医生需监测患者体内的砷剂蓄积量，从而合理制订 ATO 的使用剂量和疗程，避免短期不良反应转变为慢性砷中毒甚至二次肿瘤。Hu 等对 33 例 ATO 停药 2 年以上的患者进行血、尿、毛发及指甲的砷含量测定，发现上述指标较正常对照仅轻度升高，而血、尿砷浓度较治疗中的患者明显下降，尿砷含量明显低于安全限值，同时心电图、超声心动图、胸片等均无明显异常，亦未发现皮损、肿瘤等，提示治疗剂量的 ATO 安全性较高。随后 Zhu 等对"上海方案"治疗的 APL 患者进行长达 10 年的随访，发现脂肪肝和慢性肝损的发生率较高，其他器官系统尚未发现明显异常。但由于慢性砷中毒尤其是致肿瘤作用常在 10～20 年后方有所表现，故仍需长期随访患者的砷蓄积情况。

（六）APL 复发难治患者的治疗和进展

APL 患者的复发率为 5%～30%，多为高危患者（低、中危 <3%），大多数往往发生在治疗结束的第一个 3 年内，3%～5% 的患者出现髓外复发，如中枢神经系统复发。通常认为 APL 在初诊后 5 年内易复发，但近期也有意大利学者报道了近 10% 的 5 年后复发病例。

复发分为血液学复发、分子生物学/遗传学复发和髓外复发三类。血液学复发是指骨髓原+早幼粒 >20% 或虽骨髓原+早幼粒 >5% 而≤20%，但经有效的抗 APL 治疗一个疗程仍未达骨髓象 CR 标准。分子生物学/遗传学复发是指已达持续完全缓解（CCR）和 MCR 者，骨髓细胞形态学检查无疾病证据，但又出现细胞遗传学异常和/或分子水平检测骨髓标本 *PML/RARα* 融合基因连续两次由阴转阳。髓外复发指骨髓外白血病细胞浸润，3%～5% 的患者会发生髓外复发，以中枢神经系统复发为主。髓外复发在 ATRA 时代以前少有报道，有研究认为，髓外复发可能与维 A 酸综合征、高白细胞血症和 *PML/RARα* BCR3 断裂、M₃v 有关。髓外复发的患者在进一步检查时，也常可发现血液学或分子复发。

难治 APL 的预后也较差，其定义包括：经标准方案治疗 2 疗程未达部分缓解的初治 APL；CR 后经巩固强化治疗在 6 个月内复发，或 6 个月后复发但经正规治疗无效；再次或多次复发的 APL。

1. ATO 和造血干细胞移植（HSCT） ATO 被用于巩固治疗完成后分子遗传学阳性或后来证实分子遗传学阳性患者的一线治疗，单药运用能达到 80%～90% 的 CR 率和 70%～80% MCR 率。美国一项多中心临床研究中，40 位复发患者接受 ATO 再诱导治疗，34 位（85%）CR，后续以 ATO 巩固或进行造血干细胞移植（HSCT），18 个月的

OS 和 RFS 分别为 66%、56%。Alimoghaddam 等进行了类似研究，31 位既往经 ATRA + 化疗治疗后复发的患者予以 ATO 单药再诱导与巩固，平均随访 32 个月，有 10 位（41.6%）患者再次复发。上述研究数据表明，尽管 ATO 单药对复发患者再次诱导有效，但 CR2 后的二次复发率并不低，可见二次缓解后的治疗与预后相关。

对于 ATO 诱导至 CR2 后的治疗方案尚未统一，主要包括 ATO、包含 ATRA（± ATO）的标准化疗以及 HSCT。Thirugnanam 等对 37 例复发患者的研究表明，第 2 次 CR 后进行自体造血干细胞移植可以取得较好的效果。在 Ferrara 等人的研究中，6 位复发患者在重获血液学缓解（HCR）后进行自体移植，有 5 位长期存活，且始终处于 HCR，只有 1 位再次复发后死亡。2007 年欧洲骨髓移植登记组通过比较 625 位 HSCT 患者，发现自体移植和异体移植的疗效无明显差异，自体移植相关死亡率略低，再复发率略高。因此对 APL 复发患者，我们推荐，一旦以 ATO 为基础的治疗方案诱导至 HCR，应立即行自体移植；对于那些没有诱导至 HCR 的患者，异体移植可能是更理想的选择。

2. 中枢神经系统复发 研究发现，起始白细胞计数 $> 10 \times 10^9/L$ 和在诱导期间中枢性出血是中枢复发的两个独立危险因素。目前尚未有确切证据证明预防性鞘注化疗能改善中枢复发，有学者认为在巩固治疗中运用高剂量 Ara-C 能降低复发风险，尤其用于不使用预防性鞘注化疗的患者。2018 年 APL 中国诊疗指南建议：低中危 APL 患者，ATRA 联合砷剂作为一线治疗方案中建议预防性鞘内治疗；高危 APL 或复发患者，因发生 CNSL 的风险增加，对这些患者应进行至少 2～6 次预防性鞘内治疗。对于已诊断 CNSL 患者，按照 CNSL 常规鞘内方案执行。2012 年 NCCN 指南提出高危患者在诱导缓解后需考虑鞘注化疗。用药如下：甲氨蝶呤 10mg，阿糖胞苷 50mg，地塞米松 5mg。

3. 新的靶向治疗药物 几乎所有 APL 患者均可在细胞表面检测出高密度的 CD33 分化抗原，抗 CD33 单抗中应用最为广泛的是吉妥珠单抗 **gemtuzumab ozogamicin**（俗称 GO，商品名 Mylotarg）。它启动 CD33 抗体与加利车霉素 **caliheamicin**（烯二炔类高效抗肿瘤抗生素）连接，选择性结合于 CD33 阳性细胞，其中包括 APL 细胞并予以杀伤。2000 年美国 FDA 批准用于老年复发 APL 患者。Lo-coco 等用 GO 治疗复发的 APL 患者，效果令人满意。Ravandi 等研究发现，对于初诊的 APL 患者，ATRA + ATO 联合 GO 的治疗是有效且安全的，甚至可以作为含化疗方案的替代治疗。GO 可以单独应用于血液学或分子学复发、或者对 ATO 耐药或有进展性疾病不能耐受化疗的老年 APL 患者。近期在 ATRA + ATO 且去化疗的临床研究趋势下，有研究表明，ATRA + ATO 联合 GO 可实现部分高危患者的去化疗治疗。

4. 克隆演化在 APL 复发耐药研究中的前景 虽然全球多个临床中心以 ATRA + ATO ± 蒽环类化疗药物为基础的治疗方案均取得了显著疗效，但仍然有 5%～30% 的患者发生不同程度的复发，尤其是血液学复发和中枢复发，是导致 APL 治疗失败、患者发生死亡的主要危害之一。因此，针对 APL 复发机制的研究和对复发患者的治疗选择成为了近年来 APL 研究的重点。

国内黄晓军教授利用一代 DNA 测序手段，发现约 70% 的耐药复发伴随有 *PML* 或 *RARα* 突变，并且这些耐药复发患者大都经过多次分子或血液学复发之后获得了耐药突变。但是这种获得耐药突变的患者只占血液学复发患者总数的 1/4 左右，另外 3/4 的复发或者耐药无法解释。随着高通量二代测序技术的应用，Madan 等对配对和非配对初发、复发 APL 患者进行了全外显子组测序（whole-exome sequencing，WES）和 panel 捕获测序，结果发现复发群体中 *PML*、*RARα*、*RUNX1*、*ARID1B* 等基因突变较初发患者具有更高的频率。这个结果提示，除了 *PML* 和 *RARα* 突变以外，可能还存在其他基因突变事件导致复发。

然而，基于询证医学思路的大量样本统计频率的方法很难得到一致结论。因此需要参照 AML 的研究手段，把研究方向转向基于个体病例多时间点样本的个体化精准医学思路——亚克隆和克隆演化分析。相对于实体肿瘤，白血病因为取材便利和液态均一性的特点，成为研究肿瘤异质性和克隆演化的理想模型。已有研究报道了治疗相关急性髓细胞白血病（therapy-related acute myeloid leukemia，t-AML）、继发性 AML 的克隆演化，主要有三种形式：①初发时肿瘤异质性小，没有明显的亚克隆，主克隆在复发时获得了复发特异性的突变而使得克隆增殖；②初发时肿瘤异质性大，主克隆中包含多个亚克隆，复发时某个亚克隆获得一个新的突变获得了竞争优势；③初发时含有两个起源的克隆，其中一个占极少量的克隆在复发中起到了关键作用。Welch 等基于全基因组测序（whole-genome sequencing，WGS）的亚克隆分析发现，APL 相比正常核型的 AML 具有更多的亚克隆数目，提示 APL 具有更大的异质性，是一个非常好的研究复发克隆演化和协同突变的模型，有待相关研究来进一步解析 APL 的复发耐药机制。

四、结语

在过去的 30 年中，基础研究和临床的进步在不断改善 APL 的治疗，RT-PCR、FISH 和 dPCR 等新的检测技术为 APL 分层治疗和预后评估铺平了道路，国际研究小组之间的合作进一步完善了治疗策略。虽然仍有很多问题等待探讨，治疗 APL 所取得的成功将为其他白血病及恶性肿瘤带来新的启迪。目前减少出血等相关并发症导致的早期死亡，降低疾病复发率，将化疗药物用量最小化，如何优化治疗，寻求最佳治疗方案已成为未来 APL 研究的新目标。

（李军民）

参 考 文 献

[1] Papaemmanuil E, Gerstung M, Bullinger L, et al. Genomic Classification and Prognosis in Acute Myeloid Leukemia. N Engl J Med, 2016, 374（23）: 2209-2221.

[2] Tyner JW, Tognon CE, Bottomly D, et al. Functional genomic landscape of acute myeloid leukaemia. Nature, 2018, 526: 526-531.

[3] Arber DA, Orazi A, Hasserjian R, et al. The 2016 revision to the World Health Organization classification of myeloid neoplasms and acute leukemia. Blood, 2016, 127: 2391-2405.

[4] Patel JP, Gonen M, Figueroa ME, et al. Prognostic relevance of integrated genetic profiling in acute myeloid leukemia. N Engl J Med, 2012, 366: 1079-1089.

[5] Döhner H, Estey E, Grimwade D, et al. Diagnosis and management of AML in adults: 2017 ELN recommendations from an international expert panel. Blood, 2017, 129: 424-447.

[6] Schuurhuis GJ, Heuser M, Freeman S, et al. Minimal/measurable residual disease in AML: a consensus document from the European LeukemiaNet MRD Working Party. Blood, 2018, 131: 1275-1291.

[7] Cassileth PA, Andersen JW, Bennett JM, et al. Adult acute lymphocytic leukemia: the Eastern Cooperative Oncology Group experience. Leukemia, 1992（suppl 2）, 6: 178-181.

[8] Larson RA, Dodge RK, Linker CA, et al. A randomized controlled trial of filgrastim during remission induction and consolidation chemotherapy for adults with acute lymphoblastic leukemia: CALGB study 9111. Blood, 1998, 92: 1556-1564.

[9] Ludwig WD, Rieder H, Bartram CR, et al. Immunophenotypic and genotypic features, clinical characteristics, and treatment outcome of adult pro-B acute lymphoblastic leukemia: results of the German Multicenter Trials GMALL 03/87 and 04/89. Blood, 1998, 92: 1898-1909.

[10] Annino L, Vegna ML, Camera A, et al. Treatment of adult acute lymphoblastic leukemia（ALL）: long-term follow-up of the GIMEA ALL 0288 randomized study. Blood, 2002, 99: 863-871.

[11] Velangi MR, Reid MM, Bown N, et al. Acute lymphoblastic leukemia of the L3 subtype in adults in the Northern health region of England 1983-99. J Clin Pathol, 2002, 55: 591-595.

[12] Rowe JM, Buck G, Burnett AK, et al. Induction therapy for adults with acute lymphoblastic leukemia: results of more than 1500 patients from the international ALL trial: MRC UKALL XII/ECOG E2993. Blood, 2005, 106: 3760-3767.

[13] Schrauder A, Reiter A, Gadner H, et al. Superiority of allogeneic hematopoietic stem-cell transplantation compared with chemotherapy alone in high-risk childhood T-cell acute lymphoblastic leukemia: results from ALL-BFM 90 and 95. J Clin Oncol, 2006, 24: 5742-5749.

[14] Ribera JM, Ortega JJ, Oriol A, et al. Comparison of intensive chemotherapy, allogeneic, or autologous

stem-cell transplantation as postremission treatment for children with very high risk acute lymphoblastic leukemia: PETHEMA ALL -93 trial. J Clin Oncol, 2007, 25: 16-24.

[15] Ribera JM, Oriol A, Bethwncourt C, et al. Comparison of intensive chemotherapy, allogeneic or autologous stem cell transplantation as post-remission treatment for adult patients with high-risk acute lymphoblastic leukemia. Results of the PETHEMA ALL-93 trial. Haematologica, 2005, 90: 1346-1356.

[16] Barry E, DeAngelo DJ, Neuberg D, et al. Favorable outcome for adolescents with acute lymphoblastic leukemia treated on Dana-Farber Cancer Institute Acute lymphoblastic Leukemia Consortium Protocol. J Clin Oncol, 2007, 25: 813-819.

[17] Goldberg JM, Silverman LB, Levy DE, et al. Childhood T-cell acute lymphoblastic leukemia: the Dana-Farber Cancer Institute acute lymphoblastic leukemia consortium experience. J Clin Oncol, 2003, 21: 3616-3622.

[18] Vitale A, Guarini A, Ariola C, et al. Adult T-cell acute lymphoblastic leukemia: biologic profile at presentation and correlation with response to induction treatment in patients enrolled in the GIMEMA LAL 0496protocol. Blood, 2006, 107: 473-479.

[19] Boissel N, Auderc MF, Lheritier V, et al. Should adolescents with acute lymphoblastic leukemia be treated as old children or young adults? Comparison of the French FRALLE-93 and LALA-94 trials. J Clin Oncol, 2003, 21: 774-780.

[20] Kantarjian H, Thomas D, O'Brien S, et al. Long-term follow-up results of hyperfractionated cyclophosphamide vincristine, doxorubicin, and dexamethasone (Hyper-CVAD), a dose-intensive regimen, in acute lymphoblastic leukemia. Cancer, 2004, 101: 2788-2801.

[21] Thomas DA, Faderl S, O'Brien S, et al. Chemoimmunotherapy with hyper-CVAD plus rituximab for the treatment of adult Burkitt and Burkitt-type lymphoma or acute lymphoblastic leukemia. Cancer. 2006, 106: 1569-1580.

[22] Vitale A, Guarini A, Chiaretti S, et al. The changing scene of adult acute lymphoblastic leukemia. Curr Opin Oncol, 2006, 18: 652-659.

[23] Koller CA, Kantarjian HM, Thomas D, et al. The hyper-CVAD regimen improves outcome in relapsed acute lymphoblastic leukemia. Leukemia, 1997, 11 (12): 2039-2044.

[24] Inaba H, Greaves M, Mullighan CG. Acute lymphoblastic leukaemia. Lancet. 2013, 381 (9881): 1943-1955.

[25] Nagafuji K, Miyamoto T, Eto T, et al. Monitoring of minimal residual disease (MRD) is useful to predict prognosis of adult patients with Ph-negative ALL: results of a prospective study (ALL MRD2002 Study). J Hematol Oncol, 2013, 6: 14.

[26] Kako S, Kanamori H, Kobayashi N, et al. Outcome after first relapse in adult patients with Philadelphia chromosome-negative acute lymphoblastic leukaemia. Br J Haematol, 2013, 161 (1): 95-103.

[27] Mathisen MS, Jabbour E, Kantarjian HM. Treatment of adult acute lymphoblastic leukemia (ALL) with a focus on emerging investigational and targeted therapies. Oncology (Williston Park), 2012, 26 (9): 851-859.

[28] Ribera JM, Oriol A, Sanz MA, et al. Comparison of the results of the treatment of adolescents and young adults with standard-risk acute lymphoblastic leukemia with the Programa Español de Tratamiento en Hematología pediatric-based protocol ALL-96. J Clin Oncol, 2008, 26 (11): 1843-1849.

[29] Mulligan CG. The molecular genetic makeup of acute lymphoblastic leukemia. Hematology Am Soc Hematol Educ Program, 2012, 2012: 389-396.

[30] Alcharakh M, Yun S, Dong Y, et al. Blinatumomab-induced donor T-cell activation for post-stem cell transplant-relapsed acute CD19-positive biphenotypic leukemia. Immunotherapy, 2016, 8 (8): 847-852.

[31] Maude S L, Frey N, Shaw P A, et al. Chimeric antigen receptor T cells for sustained remissions in leukemia. N Engl J Med, 2014, 371 (16): 1507-1517.

[32] Neelapu S S, Locke F L, Bartlett N L, et al. Axicabtagene ciloleucel CAR T-cell therapy in refractory large B-cell lymphoma. N Engl J Med, 2017, 377 (26): 2531-2544.

[33] Maude S L, Laetsch T W, Buechner J, et al. Tisagenlecleucel in children and young adults with B-cell lymphoblastic Leukemia. N Engl J Med, 2018, 378 (5): 439.

[34] Park J H, Rivière I, Gonen M, et al. Long-term follow-up of CD19 CAR therapy in acute lymphoblastic leukemia. N Engl J Med, 2018, 378 (5): 449.

[35] Liu J, Zhang X, Zhong J F, et al. CAR-T cells and allogeneic hematopoietic stem cell transplantation for relapsed/refractory B-cell acute lymphoblastic leukemia. Immunotherapy, 2017, 9 (13): 1115-1125.

[36] Qasim W, Zhan H, Samarasinghe S, et al. Molecular remission of infant B-ALL after infusion of universal TALEN gene-edited CAR T cells. Sci Transl Med, 2017, 9 (374): eaaj2013.

[37] Wang Z Y, Chen Z. Acute promyelocytic leukemia: from highly fatal to highly curable. Blood, 2008, 111: 2505-2515.

[38] Hillestad L K. Acute promyelocytic leukemia. Acta Med

Scand, 1957, 159: 189-194.

[39] Bernard J. Acute promyelocytic leukemia: results of treatment by daunorubicin. Blood, 1973, 41: 489-496.

[40] Weltermann A. Hypofibrinogenemia in non-M_3 acute myeloid leukemia. Incidence, clinical and laboratory characteristics and prognosis. Leukemia, 1998, 12: 1182-1186.

[41] Barbui T, Finazzi G, Falanga A. The impact of all-trans-retinoic acid on the coagulopathy of acute promyelocytic leukemia. Blood, 1998, 91: 3093-3102.

[42] Menell J. S. Annexin II and bleeding in acute promyelocytic leukemia. N Engl J Med, 1999, 340: 994-1004.

[43] Breccia, M. Occurrence of thrombotic events in acute promyelocytic leukemia correlates with consistent immunophenotypic and molecular features. Leukemia, 2007, 21: 79-83.

[44] Zeisig B B. Recruitment of RXR by homotetrameric RARalpha fusion proteins is essential for transformation. Cancer Cell, 2007, 12: 36-51.

[45] Sanz MA, Lo-Coco F, Martin G, et al. Definition of relapse risk and role of non-anthracycline drugs for consolidation in patients with acute promyelocytic leukemia: a joint study of the PETHEMA and GIMEMA cooperative groups. Blood, 2000, 96(4): 1247-1253.

[46] Iland HJ, Bradstock K, Supple SG, et al. All-trans-retinoic acid, idarubicin, and IV arsenic trioxide as initial therapy in acute promyelocytic leukemia(APML4). Blood, 2012, 120: 1570-1580.

[47] Dong HY, Kung JX, Bhardwaj V, et al. Flow cytometry rapidly identifies all acute promyelocyticleukemias with high specificity independent of underlying cytogenetic abnormalities. Am J ClinPathol, 2011, 135(1): 76-84.

[48] Grimwade D, Biondi A, Mozzieonacci MJ, et al. Characterization of acute pmmyelocytic leukemia cases lacking the classic t(15;17): results of the European Working Party. Blood, 2000, 96: 1297-1308.

[49] Hiorn LR, Swansbury GJ, Mehta J, et al. Additional chromosome abnormalities confer worse prognosis in acute promyelocytic leukemia. Br J Hematol, 1997, 96: 314-321.

[50] Cancer Genome Atlas Research Network. Genomic and epigenomic landscapes of adult de novo acute myeloid leukemia. N Engl J Med, 2013, 368(22): 2059-2074.

[51] Grimwade D, Jovanovic JV, Hills RK, et al. Prospective minimal residual disease monitoring to predict relapse of acute promyelocytic leukemia and to direct pre-emptive arsenic trioxide therapy. J ClinOncol, 2009, 27(22): 3650-3658.

[52] Brunetti C, Anelli L, Zagaria A, et al. Droplet Digital PCR Is a Reliable Tool for Monitoring Minimal Residual Disease in Acute Promyelocytic Leukemia. The J Mol Diagn, 2017, 19(3): 437-444.

[53] Tallman MS, Kim HT, Montesinos P, et al. Does microgranular variant morphology of acute promyelocytic leukemia independently predict a less favorable outcome compared with classical M_3 APL? A joint study of the North American Intergroup and the PETHEMA Group. Blood, 2010, 116(25): 5650-5659.

[54] Flynn PJ, Miller WJ, Weisdorf DJ, et al. Retinoic acid treatment of acute promyelocytic leukemia: in vitro and in vivo observations. Blood, 1983, 62: 1211-1217.

[55] Huang ME, Ye YC, Chen SR, et al. Use of alltrans retinoic acid in the treatment of acute promyelocytic leukemia. Blood, 1988, 72: 567-572.

[56] Degos L, Chomienne C, Daniel MT, et al. Treatment of first relapse in acute promyelocytic leukaemia with all-trans retinoic acid. Lancet. 1990, 336: 1440-1441.

[57] Warrell RP, Frankel SR, Miller WH, et al. Differentiation therapy of acute promyelocytic leukemia with tretinoin(all-trans-retinoic acid). New Engl J Med, 1991, 324: 1385-1393.

[58] Tallman MS, Andersen JW, Schiffer CA, et al. Alltrans retinoic acid in acute promyelocytic leukemia: long-term outcome and prognostic factor analysis from the North American Intergroup protocol. Blood, 2002, 100: 4298-4302.

[59] Adès L, Guerci A, Raffoux E, et al. Very long-term outcome of acute promyelocytic leukemia after treatment with all-trans retinoic acid and chemotherapy: the European APL Group experience. Blood, 2010, 115(9): 1690-1966

[60] Sanz MA, Montesinos P, Raybn C, et al. Risk-adapted treatment of acute promyelocytic leukemia based on all-trans retinoie acid and anthracycline with addition of eytarabine in consolidation therapy for high-risk patients: further improvements in treatment outcome. Blood, 2010, 115(25): 5137-5146.

[61] Lo-Coco F, Avvisati G, Vignetti M, et al. Front-line treatment of acute promyelocytic leukemia with AIDA induction followed by risk-adapted consolidation for adults younger than 61 years: results of the AIDA-2000 trial of the GIMEMA Group. Blood. 2010, 116(17): 3171-3179.

[62] Adès L, Sanz MA, Chevret S, et al. Treatment of newly diagnosed acute promyelocytic leukemia(APL): a comparison of French-Belgian-Swiss and PETHEMA results. Blood, 2008, 111(3): 1078-1084.

[63] Raymond P. Warrell，Hugues de The. Acute promyelocytic leukemia. N Engl J Med，1993，329：177-189.

[64] 孙洪德，李元善，马玲，等. 癌灵 1 号结合中医辨证治疗急性早幼粒白血病 32 例. 中国中西医结合杂志. 中国中西医结合杂志，1992，12（3）：170-171.

[65] Shen ZX，Chen GQ，Ni JH，et al. Use of arsenic trioxide（As$_2$O$_3$）in the treatment of acute promyelocytic leukemia（APL）：II. Clinical efficacy and pharmacokinetics in relapsed patients. Blood，1997，89（9）：3354-3360.

[66] Chen GQ，Shi XG，Tang W，et al. Use of arsenic trioxide（As$_2$O$_3$）in the treatment of acute promyelocytic leukemia（APL）：I. As$_2$O$_3$ exerts dose-dependent dual effects on APL cells. Blood，1997，89（9）：3345-3353.

[67] Chen GQ，Zhu J，Shi XG et al. In vitro studies on cellular and molecular mechanisms of arsenic trioxide（ATO）in the treatment of acute promyelocytic leukemia：ATO induces NB4 cell apoptosis with downregulation of Bcl-2 expression and modulation of PML --RAR alpha / PML proteins. Blood，1996，88（3）：1052-1061.

[68] Zhang XW，Yan XJ，Zhou ZR，et al. Arsenic Trioxide Controls the Fate of the PML-RARα Oncoprotein by Directly Binding PML. Science，2010，328（5975）：240-243.

[69] Esnault C，Rahmé R，Rice KL，et al. FLT3-ITD impedes retinoic acid，but not arsenic，responses in murine acute promyelocytic leukemias. Blood. 2019，133（13）：1495-1506.

[70] Soignet SL，Maslak P，Wang ZG，et al. Complete remission after treatment of acute promyelocytic leukemia with arsenic trioxide. N Engl J Med，1998，339：1341-1348.

[71] 张鹏，王树叶，胡龙虎，等. 三氧化二砷注射液治疗 72 例急性早幼粒细胞白血病. 中华血液学杂志，1996，17（2）：58-60.

[72] Ghavamzadeh A，Alimoghaddam K，Rostami S，et al. Phase II study of single-agent arsenic trioxide for the front-line therapy of acute promyelocytic leukemia. J ClinOncol，2011，29：2753-2757.

[73] Shen ZX，Shi ZZ，Fang J，et al. All-trans retinoic acid/As2O3 combination yields a high quality remission and survival in newly diagnosed acute promyelocytic leukemia. Proc Natl Acad Sci USA，2004，101：5328-5335.

[74] Hu J，Liu YF，Wu CF，et al. Long-term efficacy and safety of all-trans retinoic acid/arsenic trioxide-based therapy in newly diagnosed acute promyelocytic leukemia. Proc Natl Acad Sci USA，2009，106：3342-3347.

[75] Ravandi F，Estey E，Jones D，et al. Effective treatment of acute promyelocytic leukemia with all-trans-retinoic acid，arsenic trioxide，and gemtuzumab ozogamicin. J Clin Oncol，2009，27（4）：504-510.

[76] Estey E，Garcia-Manero G，Ferrajoli A，et al. Use of all-trans retinoic acid plus arsenic trioxide as an alternative to chemotherapy in untreated acute promyelocytic leukemia. Blood. 2006，107（9）：3469-3473.

[77] Powell BL，Moser B，Stock W，et al. Arsenic trioxide improves event-free and overall survival for adults with acute promyelocytic leukemia：North American Leukemia Intergroup Study C9710. Blood，2010，116：3751-3757.

[78] Zhu HH，Wu DP，Jin J，et al. Oral Tetra-Arsenic Tetra-Sulfide Formula Versus Intravenous Arsenic Trioxide as First-Line Treatment of Acute Promyelocytic Leukemia：A Multicenter Randomized Controlled Trial. J Clin Oncol，2013，31（33）：4215-4221.

[79] Lo-Coco F，Avvisati G，Vignetti M，et al. Retinoic acid and Arsenic Trioxide for Acute Promyelocytic Leukemia. N Engl J Med，2013，369（2）：111-121.

[80] Platzbecker U，Avvisati G，Cicconi L，et al. Improved OutcomesWith Retinoic Acid and Arsenic Trioxide Compared with Retinoic Acid and Chemotherapy in Non-High-Risk Acute Promyelocytic Leukemia：Final Results of the Randomized Italian-German APL0406 Trial. J Clin Oncol，2017，35（6）：605-612.

[81] Burnett AK，Russell NH，Hills RK，et al. Arsenic trioxide and all-trans retinoic acid treatment for acute promyelocytic leukaemia in all riskgroups（AML17）：results of a randomised，controlled，phase 3 trial. Lancet Oncol，2015，16（13）：1295-1305.

[82] Avvisati G，Lo-Coco F，Paoloni FP，et al. AIDA 0493 protocol or newly diagnosed acute promyelocytic leukemia：very long-term results and role of maintenance. Blood，2011，117：4716- 4725.

[83] Zhu H，Hu J，Chen L，et al. The 12-year follow-up of survival，chronic adverse effects，and retention of arsenic in patients with acute promyelocytic leukemia. Blood，2016，128（11）：1525-1528.

[84] Zhu HH，Qin YZ，Huang XJ. Resistance to arsenic therapy in acute promyelocytic leukemia. N Engl J Med，2014，370：1864-1866.

[85] Ding L，Ley TJ，Larson DE，et al. Clonal evolution in relapsed acute myeloid leukaemia revealed by whole-genome sequencing. Nature，2012，481：506-510.

[86] Welch JS，Ley TJ，Link DC，et al. The origin and evolution of mutations in acute myeloid leukemia. Cell，2012，150：264-278.

第三章 慢性髓细胞性白血病

第一节 酪氨酸激酶抑制剂为慢性髓细胞性白血病带来了什么

——从分子机制的研究看慢性髓细胞性白血病诊断与治疗的演变

慢性髓细胞性白血病（chronic myelogenous leukemia，CML）是一种造血干细胞恶性克隆性疾病。典型的细胞遗传学特征是 9 号与 22 号染色体易位产生费城染色体（Ph 染色体），即 t（9;22）（q34;q11）。该染色体在分子水平上形成 *BCR-ABL* 融合基因，该融合基因编码生成分子量为 210kD 的产物 p210 蛋白具有增强的酪氨酸激酶活性，干扰造血干细胞的细胞增殖及凋亡信号通路，从而促进细胞分裂增殖、降低细胞对凋亡信号的反应、造成染色体及基因不稳定，引起 CML 的发生。CML 全球的年发病率为 1/10 万左右，占成人白血病总数的 15%～20%，多发生于 50～60 岁的人群，但在各个年龄组中均可发生，男女比例约 1.4∶1，中位生存期 3～4 年。其病程一般分为三个阶段：慢性期（chronic phase，CP）、加速期（accelerated phase，AP）和急变期（blastic phase，BP）。

一、CML 的发病机制

CML 是一种起源于多能造血干细胞的血液系统恶性疾病。目前还没有一个完整的理论能解释 CML 的发病机制，但是从肿瘤的克隆性发展过程来看，染色体易位导致的细胞转化仍被认为是引起疾病发生的一个非常重要的途径。

早在 1960 年，Nowell 和 Hungerford 就在 CML 患者的白血病细胞中发现了 Ph 染色体。1973 年，Rowley 等应用染色体分带技术，证明 Ph 染色体是由于 t（9;22）（q34.1;q11.21）而形成的（图 3-1-1）。t（9;22）导致位于 9 号染色体 q34（9q34）的 *ABL* 原

癌基因易位至 22 号染色体 q11（22q11）的 *BCR* 基因 3′ 端，形成 *BCR-ABL* 融合基因，它可在 95% 的患者中出现。另有 5% 的患者出现涉及额外染色体的复杂易位，如在 9 号与 22 号染色体易位的基础上还有第 3 条或第 4 条染色体异常，但最终都产生相同的结果，即 9 号染色体上的 *ABL* 基因与 22 号染色体上的 *BCR* 基因形成融合。研究发现，在粒系、红系、巨核细胞系和 B 淋巴细胞系均可发现 Ph 染色体，表明 CML 是一种干细胞疾病。

随后的研究使 *BCR-ABL* 的结构与功能渐渐清晰，*BCR-ABL* 融合基因的易位中 9 号染色体上断裂点较为恒定，22 号染色体上断裂点绝大多数位于第 14 外显子上下游。由于断裂点（break point）及融合位点的不同，产生不同类型的融合蛋白，迄今为止已在 CML 患者中发现主要有 3 个 *BCR* 断裂点丛集区（M-BCR、m-BCR、μ-BCR）和 6 种 *BCR-ABL* 融合转录方式（图 3-1-2）。大多数 CML 患者 *BCR* 基因断裂点主要位于 M-BCR（major breakpoint cluster region，M-BCR），位于 12～16 外显子区，与 M-BCR 相应融合位点的有 b2a2、b3a2、b2a3，其编码蛋白为 p210，见于多数典型的 CML 和少部分 Ph 染色体阳性的急性淋

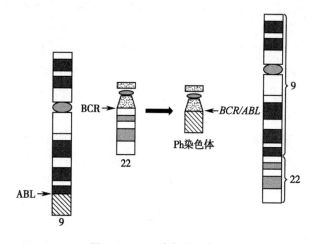

图 3-1-1 Ph 染色体示意图

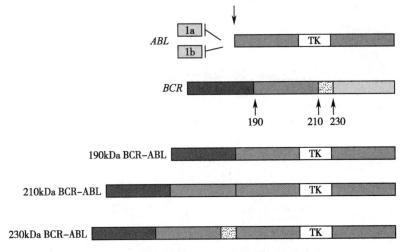

图 3-1-2　*BCR-ABL* 融合基因不同融合位点的示意图

巴细胞白血病。断裂点位于 BCR 外显子 1～2 区的 m-BCR（minor breakpoint region，m-BCR），产生相应的融合位点有 ela2，产生分子量较小的融合蛋白（p190），通常在 Ph 染色体阳性的急性淋巴细胞白血病患者中出现，然而在 90% 以上 p210 CML 患者中也可检测出少量 p190 转录本，这是由 BCR 基因的选择性剪接所致。p190 也可出现于伴有单核细胞增多的极少 CML 患者中，类似于慢性粒 - 单核细胞白血病。在罕见的情况下，BCR 基因断裂点发生在 μ-BCR 区，位于 17～20 外显子区，与 μ-BCR 相应的融合位点有 e19a2，编码分子量更大的融合蛋白 p230。表达此种融合基因的 CML 患者多具有显著的中性粒细胞成熟和 / 或血小板增多。

如上所述，BCR-ABL 融合基因编码的产物为相对分子质量为 210kDa 的 BCR-ABL 融合蛋白（p210）。与正常的 ABL 蛋白相比，p210 有更强的酪氨酸蛋白激酶活性，在体外能使造血祖细胞转化，在 CML 的发生中具有重要的作用。不同分子量大小的融合蛋白可能具有不同的激酶活性，p190 蛋白具有比 p210 蛋白更高的酪氨酸激酶活性，具有更高的癌基因的潜能，它可导致急性白血病，这表明它在造血细胞中可能是一个潜在的癌基因。但融合蛋白如何使细胞从良性状态向恶性状态转变的机制尚未完全明了。

二、CML 诊断分期标准

CML 的疾病过程分为 3 个不同的阶段：CP、AP、BP。大部分 CML 患者就诊时处于 CP，常隐匿起病，20%～40% 的患者没有症状，在常规检查行白细胞计数时才发现异常。发病时的主要表现为疲劳、体重下降、盗汗、脾大与贫血。不典型的表现有显著的血小板增多，不伴有明显的白细胞计数异常。有些患者没有经过确切诊断为 CP 就出现 BP 的表现而就诊。未经治疗的大部分 CP 患者通常在 3～5 年内发展为进展期（AP 和 BP）CML。疾病的进展伴随着临床表现的恶化及严重的贫血、血小板减少与脾大所带来的相关症状。分子生物学检测表明，从 CP 向进展期的转化将会导致许多基因表达的改变。这里要特别明确指出来的是：任何阶段 CML 的确诊，都必须有 Ph 染色体或 BCR-ABL 融合基因的检出。不存在 Ph 染色体或 BCR-ABL 阴性的 CML，宜将其归为骨髓增殖性肿瘤。

判断疾病自 CP 进展至 AP 和 BP 对预后评价及治疗有重要意义，分期标准根据临床表现及实验室检查结果。大约 70% BP 患者的急变细胞来自髓系，有中性粒细胞、嗜酸性粒细胞、嗜碱性粒细胞、单核细胞和巨核细胞系的急变或者红系急变，或者是以上若干种混合的情况。20%～30% 的病例是急淋变。在急变细胞的形态学改变是明显的，但不能判断急变细胞的成分是单纯的某系或者是混杂的，故需细胞化学与免疫表型的检测来明确诊断。目前主要有两种 CML 的分期标准，见表 3-1-1。

表 3-1-1 CML 的分期标准

分期	M.D.安德森癌症中心标准	WHO 标准
慢性期	未达加速期或急变期标准	
加速期	符合至少一项下列指标： 1．外周血或骨髓中原始细胞占 15%～29% 2．外周血或骨髓中原始细胞 - 早幼粒细胞≥30% 3．外周血嗜碱性粒细胞≥20% 4．与治疗无关的血小板降低 <100×10⁹/L 5．治疗中出现 Ph 克隆演变	1．外周血白细胞和 / 或骨髓有核细胞中原始细胞占 10%～19% 2．外周血嗜碱性粒细胞≥20% 3．与治疗无关的血小板降低 <100×10⁹/L 或治疗无法控制的持续血小板增高 4．治疗无法控制的进行性脾脏中大和白细胞增加 5．出现细胞遗传学克隆演变
急变期	符合至少一项下列指标： 1．外周血或骨髓中原始细胞占≥30% 2．髓外原始细胞浸润	1．外周血白细胞或骨髓有核细胞中原始细胞≥20% 2．髓外原始细胞浸润 3．骨髓活检出现大片状或灶状原始细胞

三、CML 治疗方案的变迁

CML 主要的传统治疗方法包括化疗、α 干扰素治疗和异基因造血干细胞移植（allogeneic hematopoietic stem cell transplantation，allo-HSCT）等。针对 CML 发病机制中关键靶分子 *BCR-ABL* 酪氨酸激酶，广泛筛选、研究小分子化合物，设计并合成出新的靶向药物，确定了首个酪氨酸激酶抑制剂（tyrosine kinase inhibitor，TKI）STI571，即甲磺酸伊马替尼（imatinib mesylate），这是首种成功治疗 CML 的靶向药物。伊马替尼能相对特异地抑制 *BCR-ABL* 激酶活性，在体外实验中，抑制 CML 细胞增殖，并诱导其凋亡。伊马替尼的问世，彻底地改变了 CML 的治疗模式，开启了 CML 靶向治疗的新时代，显著地提高了患者生存期并提高了患者生活质量。伊马替尼作为一线治疗初发 CML 慢性期患者的随机对照临床研究（IRIS，CMLIV）的长期结果证实，10 年生存率为 80%～90%，接近正常人。后续二代、三代 TKI 的出现，进一步改善了患者的治疗反应和深度，有效克服了大部分伊马替尼耐药，为伊马替尼不耐受的患者提供了更多选择，使致命的 CML 成为一种可控的慢性疾病。

（胡建达）

第二节　酪氨酸激酶抑制剂治疗中如何监测慢性髓细胞性白血病

TKI 治疗中，疾病监测已成为治疗中密不可分的组成，它不仅用于评估患者体内白血病负荷的变化和微小残留病（MRD）水平，判断治疗反应，还有助于保证治疗的依从性，发现早期耐药，预测远期疗效，指导个体化治疗干预，降低总体治疗费用。采用何种手段、何时监测、如何解读监测结果和监测的意义是本章的重点内容。

一、CML 的监测方法

CML 的监测方法包括血液学、细胞遗传学、分子学和突变分析。

1．**血液学监测**　血液学监测包括血细胞计数和外周血及骨髓细胞形态学分析，以判断疾病分期并评估血液学反应。

2．**细胞遗传学监测**　细胞遗传学监测包括传统的显带（G 显带或 R 显带）技术和原位杂交（FISH）。显带技术采用骨髓血为标本，观察 Ph 阳性细胞的比例，至少观察 20 个中期分裂象，以评估细胞遗传学反应，敏感性为 1%～5%，并且可发现染色体结构和数量异常以评估 Ph 变异异位和 Ph 阳性（Ph⁺）或 Ph 阴性（Ph⁻）细胞的附加异常，识别高危人群和疾病进展。FISH 可采用骨髓或外周血为标本，使带有荧光标记的 DNA 探针可以与间期细胞杂交，双色双融合 FISH 可以明确识别融合信号，观察至少 200～300 个间期细胞，用于发现 CML 特异性的分子标志 BCR-ABL 的存在与否，有利于 CML 的诊断和评估细胞遗传学反应，敏感性为 0.1%～5.0%。目前，采用显带技术进行细胞遗传学监测被认为是 TKI 诊治中的"金标准"，FISH 仅用于显带技术发现 Ph 阴性而临床高度怀疑 CML 或不能获取骨髓标本时，因为 FISH 只能辨别 BCR-ABL 基因是否存在，不能发现 Ph^+ 或 Ph^- 附加异常，无助于判断是否存在疾病进展。

3. **分子学监测**　分子学监测采用实时定量 RT-PCR（qRT-PCR）方法，精确识别体内 BCR-ABL 转录本水平，是最敏感的评估 MRD 的方法，敏感性 0.001%～0.010%，特别适用于 CCyR 患者。qRT-PCR 可采用骨髓或外周血为标本，绝大多数专家和国际指南均推荐以外周血为标本，因其具有方便、微痛、便宜、可重复、患者依从性好等优点。江倩等关于骨髓与外周血标本检测 BCR-ABL mRNA 水平的比较性研究通过分析 330 例 CML 患者、同期 712 对外周血和骨髓标本，比较了两者 BCR-ABL mRNA 水平的差异性和相关性。总体而言，所有外周血和骨髓标本的 BCR-ABL mRNA 水平具有很好的可比性（$P=0.072$）和相关性（r=0.839，$P<0.001$）。使用伊马替尼前的 78 份外周血标本 BCR-ABL mRNA 水平低于 BM（$P=0.007$）。治疗中的 634 份外周血标本总体分子学反应的深度低于骨髓（$P<0.001$）。当骨髓 BCR-ABL mRNA 水平较基线下降 <1log 或≥1～<2log 时，外周血标本 BCR-ABL mRNA 水平低于骨髓（$P<0.001$ 和

$P=0.008$）；当骨髓 BCR-ABL mRNA 水平较基线下降≥2log 时，外周血标本 BCR-ABL mRNA 水平高于骨髓（$P<0.001$）。只有当骨髓 BCR-ABL mRNA 水平与较基线下降 <1log 时，外周血和骨髓的 PCR 值才具有高度相关性（r=0.811，$P<0.001$）。本研究显示，在 TKI 治疗和监测中，外周血和骨髓标本中 BCR-ABL mRNA 水平的差异性和相关性随着分子学反应的深度而改变。提示，要谨慎解读或转换外周血和骨髓标本来源的 BCR-ABL mRNA 数值，因为在某些情况下两者缺乏一致性，不能直接替代。因此，建议在 TKI 治疗中持续采用同一种标本（如外周血）监测 BCR-ABL。BCR-ABL 水平推荐采用国际标准化（IS）数值表示，以保证不同实验室之间检测结果的可比性。

4. **突变分析**　ABL 激酶区突变分析可以应用外周血或骨髓为标本，目前推荐的方法为直接测序法（Sanger 测序法），以发现 ABL 激酶区点突变，识别 TKI 耐药，指导后续二代或三代 TKI、移植或临床试验的选择，敏感性为 10%～20%。各种监测方法的优势和局限见表 3-2-1。近年，采用二代测序（NGS）技术针对 BCR-ABL 激酶区的超深测序提高了检测 ABL 激酶区突变的敏感度，敏感性为 1%～5%。

二、重要时间点的监测

（一）诊断 CML 时需做的基线评估

初诊怀疑 CML 患者除了需做常规的体格检查外，还必须做血液学、细胞遗传学和分子学检查，证实 Ph 染色体和 / 或 BCR-ABL 的存在，并判断疾病分期，分期标准见表 3-1-1。必要的检查包括：①外周血检查，包括血细胞计数、白细胞

表 3-2-1　CML 的监测方法

方法	靶点	敏感性/%	优点	缺点
血液学				
血细胞计数	细胞数量		标准的	敏感性差
形态学	细胞形态学	5	标准的	敏感性差
细胞遗传学				
显带法	染色体结构和数量	1～5	金标准	敏感性低，仅能用骨髓
FISH	特异的遗传学标志	0.1～5	快速	无法观察克隆演变等染色体异常
qRT-PCR	特异的核酸序列	0.001～0.01	敏感性高	实验室技术要求高，需要国际标准化
ABL 突变分析	特异的核酸序列	10～20	经典的	敏感性低，实验室技术要求高，操作复杂、繁琐

分类、qRT-PCR 检测 *BCR-ABL* 转录本；②骨髓检查，包括形态学和显带法分析细胞核型。

（二）TKI 治疗中的监测频率和方法

TKI 治疗中，血液学、细胞遗传学和分子学反应以及 ABL 突变分析的监测频率见表 3-2-2。

三、TKI 的治疗反应

TKI 治疗中，最早期、最简便的用于评估治疗反应的方法是外周血细胞计数和分类，以判断是否获得 CHR。初发 CML-CP 患者接受 TKI 治疗，在治疗 3 个月内获得 CHR 是最基本的治疗有效的标志。进一步的治疗反应是细胞遗传学反应，达到 CCyR 当前被认为是 TKI 治疗有效的"金标准"，因为来自英国、德国和美国的数项大样本长期追踪的结果显示，应用伊马替尼或二代 TKI 治疗 6 个月、12 个月、18 个月时获得 CCyR 预示着更好的 OS 和 PFS。细胞遗传学反应评估标准中，MCyR 包括 CCyR 和部分细胞遗传学反应（PCyR）。更深层的治疗反应是分子学反应，*BCR-ABL* 转录本水平以 *BCR-ABL* 转录本与 ABL 或其他国际认可的内参基因转录本的比值表示，根据转换系数换算成 IS 数值，如 *BCR-ABL* 数值为 10%、1%、0.1%、0.01%、0.003 2% 和 0.001% 分别对应的是 IRIS 研究中与标准化基线值相比降低 1log、2log、3log、4log、4.5log 和 5log。分子学反应与特定的、实验室所能检测到的内参基因转录本的绝对数量相对应，即与实验室 PCR 技术的敏感性密切相关。*BCR-ABL*≤0.1% 被定义为 MMR。*BCR-ABL*≤0.01% 被定义为深层分子学反（DMR），包括 MR4.0、MR4.5 和 MR5.0。现有的研究显示，患者在 CCyR 的基础上进一步获得 MMR，对延长 OS 和 PFS 没有贡献，但有利于保护 CCyR 的持久性，是获得 DMR 的前提，后者是停药的前提。

（一）血液学、细胞遗传学和分子学反应的定义

血液学、细胞遗传学和分子学反应的定义，见表 3-2-3。

（二）TKI 治疗的评估标准和意义

TKI 用于一线和二线治疗中，在重要时间点根据血液学、细胞遗传学和分子学监测的指标，2013 年 ELN 推荐将患者疗效分为最佳疗效、警告和治疗失败，见表 3-2-4 和表 3-2-5。

达到"最佳疗效"的患者预示持久获得良好的治疗结果，可维持原 TKI 药物治疗；达到"治疗失败"的患者疾病进展和死亡的风险显著增加，需要及时转换治疗；"警告"则是处于二者之间的

表 3-2-2　初发 CML 慢性期患者 TKI 疗效监测的推荐

	血液学	细胞遗传学	分子学	ABL 突变分析
频率	每 2 周一次直至确认获得 CHR，之后，每 3 个月一次	1. 在治疗 3 个月、6 个月时，之后每 6 个月一次直至确认获得 CCyR	1. 每 3 个月一次直至获得 MMR，之后每 3～6 个月一次	在治疗 3 个月、6 个月、12 个月等时间点未获得最佳疗效时，丧失曾经获得的疗效时，或疾病进展至加速或急变期时
		2. 对于稳定的 CCyR 患者，若有 qRT-PCR（IS）监测下 *BCR-ABL* 持续 <1%，可不必再做，若无法进行 qRT-PCR（IS）监测，对于治疗 2 年以上时，可每年一次复查	2. 当 MMR 患者 *BCR-ABL* 水平上升 1log 时，1～3 个月内复查	
		3. 当 *BCR-ABL* 水平上升 1log 并丧失 MMR 时		
		4. 当无法解释的血细胞计数增多或减少、外周血分类异常时		
		5. 改换另一种治疗前		
方法	全血细胞计数和外周血细胞分类	显带法 FISH 仅用于不能获得骨髓标本时，或显带法证实获得 CCyR 后	RT-PCR	DNA 直接测序

表3-2-3 血液学、细胞遗传学和分子学反应的定义

反应		定义
血液学	完全血液学反应(CHR)	白细胞<10×10^9/L
		血小板<450×10^9/L
		外周血无髓系不成熟细胞
		外周血嗜碱性粒细胞<5%
		无髓外浸润的症状或体征,脾脏不可触及
细胞遗传学	完全细胞遗传学反应(CCyR)	Ph^+ 0
	部分细胞遗传学反应(PCyR)	Ph^+ 1%~35%
	次要细胞遗传学反应(MinorCyR)	Ph^+ 36%~65%
	微小细胞遗传学反应(MiniCyR)	Ph^+ 66%~95%
	无反应(NoCyR)	Ph^+>95%
	主要细胞遗传学反应(MCyR)	$Ph^+ \leqslant$35%
分子学	主要分子学反应(MMR)或 MR3.0	BCR-$ABL \leqslant$0.1%(IS)
	MR4.0	BCR-$ABL \leqslant$0.01%(IS);或 ABL 转录本>10 000 时 BCR-ABL 不可测得
	MR4.5	BCR-$ABL \leqslant$0.003 2%(IS);或 ABL 转录本>32 000 时 BCR-ABL 不可测得
	MR5.0	BCR-$ABL \leqslant$0.001%(IS);或 ABL 转录本>100 000 时 BCR-ABL 不可测得

表3-2-4 2013 年 ELN TKI 一线治疗反应评估标准

	最佳疗效	警告	治疗失败
基线	NA	高危,或 CCA/Ph^+,主要途径	NA
3 个月	BCR-$ABL \leqslant$10% 和/或 $Ph^+ \leqslant$35%	BCR-ABL>10%,和/或 Ph^+ 36%~95%	无 CHR,和/或 Ph^+>95%
6 个月	BCR-ABL<1% 和/或 Ph^+0	BCR-ABL 1%~10%,和/或 Ph^+ 1%~35%	BCR-ABL>10%,和/或 Ph^+>35%
12 个月	BCR-$ABL \leqslant$0.1%	BCR-ABL>0.1%~1%	BCR-ABL>1%,和/或 Ph^+>0
之后任何时间	BCR-$ABL \leqslant$0.1%	CCA/Ph^-(-7 或 7q-)	丧失 CHR
			丧失 CCyR
			确认丧失 MMR*
			突变
			CCA/Ph^+

NA = 不适用;*:在连续两次检测中,其中一次的 BCR-ABL 转录水平≥1%,MMR = BCR-$ABL \leqslant$0.1% = MR3.0 或更好。CCA/Ph^+=Ph^+细胞克隆性染色体异常。CCA/Ph^-=Ph^-细胞克隆性染色体异常

灰色地带,患者需要密切监测,一旦达到"治疗失败"标准,应尽快转换治疗。

目前,治疗早期的细胞遗传学和/或分子学反应作为疗效评估和指导干预存在争议,特别是在治疗 3 个月时 BCR-ABL>10%。在以伊马替尼为一线治疗的研究发现,3 个月时 BCR-$ABL \leqslant$10% 与>10% 的患者相比,3 年的 PFS 率为 95% vs 83%(P<0.000 1)。在英国 Hammersmith 医院的回顾性分析中,282 例伊马替尼一线治疗 3 个月时 BCR-ABL<10% 的 CML 患者 8 年 OS 率(93.3%)和 PFS 率(92.8%)与 BCR-ABL>10% 的患者相比都有显著提高(P 值均<0.001)。二代 TKI 用于一线治疗时,3 个月 BCR-ABL<10% 也可以预测长期较好的生存结果。

尽管治疗 3 个月时 BCR-ABL>10% 已被这些研究证实预后不佳,但尚无证据支持这足以定义

表 3-2-5　2013 年 ELN 伊马替尼失败患者 TKI 二线治疗反应评价标准

	最佳疗效	警告	治疗失败
基线	NA	无 CHR 或伊马替尼治疗中丧失 CHR，或一线 TKI 缺乏 CyR，或高危	NA
3 个月	$BCR\text{-}ABL \leq 10\%$ 和 / 或 $Ph^+ < 65\%$	$BCR\text{-}ABL > 10\%$，和 / 或 Ph^+ 65%～95%	无 CHR，或 $Ph^+ > 95\%$ 或新突变
6 个月	$BCR\text{-}ABL \leq 10\%$ 和 / 或 $Ph^+ < 35\%$	Ph^+ 35%～65%	$BCR\text{-}ABL > 10\%$，和 / 或 $Ph^+ > 65\%$，和 / 或新突变
12 个月	$BCR\text{-}ABL < 1\%$ 和 / 或 $Ph^+ 0$	$BCR\text{-}ABL$ 1%～10% 和 / 或 Ph^+ 1%～35%	$BCR\text{-}ABL > 10\%$，和 / 或 $Ph^+ > 35\%$，和 / 或新突变
之后任何时间	$BCR\text{-}ABL \leq 0.1\%$	CCA/Ph^- (-7 或 7q-) 和 / 或 $BCR\text{-}ABL1 > 0.1\%$	丧失 CHR 丧失 CCyR 或 PCyR 新突变 确认丧失 MMR* CCA/Ph^+

NA = 不适用；*：在连续两次检测中，其中一次的 $BCR\text{-}ABL$ 转录水平 $\geq 1\%$，MMR = $BCR\text{-}ABL \leq 0.1\%$ = MR3.0 或更好。$CCA/Ph^+ = Ph^+$ 细胞克隆性染色体异常。$CCA/Ph^- = Ph^-$ 细胞克隆性染色体异常

为"治疗失败"并必须转换治疗或者从早期转换治疗中获益。ELN 推荐联合两个时间点的评估，如 3 个月和 6 个月或其间增加一次检测，可以提供更多依据判断疗效并决定下一步治疗，达到治疗失败是转换治疗的确切时机。

四、治疗反应的深度与预后

（一）CCyR 的基础上进一步获得 MMR 的意义

多项伊马替尼治疗 CML-CP 的研究显示，伊马替尼治疗 12 个月时达到 CCyR 预示持久的 PFS 和延长 OS。在 CCyR 的基础上进一步获得 MMR 具有积极的临床意义，如与持久获得 CCyR 相关，改善 EFS 甚至 PFS，减少疾病进展等，但并不改善 OS。如 Hughes TP 等对伊马替尼一线治疗 CML-CP 患者的Ⅲ期临床研究进行分析发现，治疗 18 个月时达到 MMR 和分子学反应介于 0.1% 与 1.0% 之间的患者相比，在随访 84 个月时分别有 97% 和 74% 的患者维持 CCyR（$P < 0.001$），EFS 率为 95% 和 86%（$P = 0.01$），PFS 率为 99% 和 90%（$P < 0.001$），而 OS 率无统计学差异。此外，分析也表明了 12 个月时达到 MMR 与未达 MMR 的患者的 EFS 和 PFS 率有统计学差异。因此，获得 MMR 被称为进入了"安全港湾"。

对于伊马替尼治疗失败者，特别是 CP 患者，因为半数以上可通过二代 TKI 成功挽救，获得或再获 CCyR 甚至 MMR，减少疾病进展，所以伊马替尼治疗中未获 MMR 的 CCyR 患者与获得 MMR 者相比，即使在丧失 CCyR 后也很大可能受益于后续二代 TKI 的挽救治疗，OS 的差异有可能并不明显。

（二）获得 MMR 与更深层次的分子学反应关系如何

Branford S 等研究了 181 例接受伊马替尼初始治疗的 CML-CP 患者，结果显示，伊马替尼治疗 12 个月内获得 MMR 患者在随访 60 个月时累计获得完全分子学反应（CMR）的比例为 75%，而未获得 MMR 者仅不足 10%，其中治疗 18 个月仍未获得 MMR 的患者在 5 年时无一例获得 CMR。目前，尽管尚无证据证实 CMR 有助于改善长期生存，但它似乎已经成为一个特殊的、对医生和患者有很强烈吸引力的治疗目标。因为，停药试验显示，39% 的伊马替尼治疗中持续 CMR 达 2 年以上的患者在终止治疗后追踪 1～4 年，仍可保持 CMR。因此，早期获得 MMR 对于期望停药的患者是最基本的追求目标。

（三）深层分子学反应

研究显示，获得 DMR 预示着减少疾病进展和更长的生存期，更是追求停药的前提和必要条件，是 CML 治疗的新目标。

第三节　酪氨酸激酶抑制剂时代，慢性髓细胞性白血病的治疗选择

一、CML 的治疗目标

CML 对所有患者的治疗目标是减少疾病进展、延长生存期和提高生活质量，部分已经取得稳定 DMR 的患者，停用 TKI、追求无治疗缓解（TFR）是一个新的治疗目标。由于大多数 CML 患者在很多有效的治疗手段下能够长期生存，改善 PFS 和 OS 不能在相对较短的时间内体现出来，因此，早期替代指标包括 CHR、CCyR、MMR 和 DMR 成为了近期追求的目标。

二、TKI 一线治疗 CML-CP

伊马替尼、尼洛替尼和达沙替尼在许多国家是 CML-CP 的一线选择。ENESTnd 和 DASISION 研究中，初发 CML-CP 受试者分别随机接受常规剂量的伊马替尼或二代 TKI：分别为尼洛替尼（400mg，2 次 /d 或 300mg，2 次 /d）或达沙替尼 100mg/d，尼洛替尼和达沙替尼治疗组的分子学反应优势明显，更重要的是，二代 TKI 降低了高危患者的疾病进展率，但 OS 尚无差异，而且二代 TKI 相关的心血管不良反应引起了较多的关注，后者多见于老年人、既往有心血管、糖尿病、代谢综合征等共存疾病的患者中。因此，如何权衡疾病危险度、患者的共存疾病和治疗目标、TKI 不良反应和药物价格等多个方面，为患者选择合适的首选 TKI 是医生和患者充分沟通后的谨慎决策。

三、伊马替尼治疗失败 CML-CP 患者的二线或三线治疗

尽管伊马替尼作为一线治疗使绝大部分 CML-CP 患者长期受益，但仍有一些患者治疗失败：17% 的患者从未获得遗传学反应，约 15% 的患者丧失遗传学反应，另有 5% 患者不耐受伊马替尼，即至少有三分之一的患者治疗效果不令人满意。

伊马替尼的疗效和副作用的局限促使二代 TKI 很快诞生并首先用于伊马替尼治疗失败的患者。目前问世的有三种二代 TKI，其中达沙替尼和尼洛替尼是二代 TKI 中研究最多的两种药物，

在世界范围内获得了批准其作为伊马替尼耐药或不能耐受时的二线治疗或挽救治疗用药。

1. **如何选择二代 TKI**　一旦确定有改变治疗的指征，就需要决定选用何种药物。ABL 突变的类型能帮助选择药物，因为有些突变类型对特定药物的敏感性较高，见表 3-3-1。但伊马替尼耐药患者中只有 20%～50% 存在 ABL 突变，而绝大多数突变对两种二代 TKI 用药的敏感性并无差异或者并不清楚有无差异。在这种情况下，需要根据患者的疾病分期和有无并发疾病及药物毒性来决定。对于 CP 和 AP 患者，达沙替尼和尼洛替尼均可选择，而对于 BP 患者，达沙替尼更有优势。如有肺部疾病、出血病史以及正在接受非甾体抗炎药治疗的患者，尼洛替尼可能更为合适。相反，达沙替尼更适合有胰腺炎、糖尿病的患者。但对于大多数患者，没有明确的可以指导选择用药的依据时，可参考医生对药物的熟悉程度、价格、患者的生活习惯、教育背景和个人偏好等做出选择。

2. **二代 TKI 作为二线治疗的疗效**　三种二代 TKI 均有显著的临床疗效，并且治疗剂量的毒性作用较小。对于伊马替尼失败的 CP 患者，达沙替尼的 CCyR 率可达 51%，24 个月 PFS 为 81%，得出这一结果的研究中，给药剂量是常规剂量 70mg，每日 2 次（达沙替尼的半衰期较短，约为 5 小时）。随后，另一项随机研究发现，达沙替尼 100mg，每日 1 次与前一研究用药剂量的疗效相当，但该方案的耐受性更好，减少了以胸腔

表 3-3-1　根据 ABL 突变状态选择治疗

突变	治疗选择
T315I	博纳替尼，omacetaxine，造血干细胞移植，临床试验
V299L	博纳替尼，尼洛替尼，omacetaxine
T315A	博纳替尼，尼洛替尼，伊马替尼 *，博苏替尼，omacetaxine
F317L/V/I/C	博纳替尼，尼洛替尼，博苏替尼，omacetaxine
Y253H, E255K/V, F359C/V/I	博纳替尼，达沙替尼，博苏替尼，omacetaxine
任意其他突变	博纳替尼，达沙替尼，尼洛替尼，博苏替尼，omacetaxine

* 如果是在达沙替尼治疗中出现的

积液和骨髓抑制等不良事件的发生率。尼洛替尼的 CCyR 为 44%,24 个月 PFS 为 64%。有意思的是,尽管尼洛替尼的中位半衰期更长(约为 15 小时),常规剂量为 400mg,每日 2 次。延长追踪,二代 TKI 作为二线治疗用于伊马替尼失败的 CP 患者,达沙替尼 5 年 PFS 为 56%,尼洛替尼 4 年 PFS 为 57%。另一种二代 TKI 博舒替尼也有显著的临床活性,用于伊马替尼耐药的 CP 患者二线治疗时 CCyR 为 48%。总体而言,二代 TKI 均有良好的安全性,多数患者可以很好地耐受。

3. **二代或三代 TKI 等作为三线治疗** 已用过两种 TKI 治疗失败的 CML 患者,可选择另一种未曾应用过的 TKI 治疗。经过两种或以上 TKI 治疗失败的患者,进一步的治疗选择非常有限、疗效也不会乐观。如果治疗失败是由于不能耐受,二线用药的效果较好。虽然对两种 TKI 耐药的患者中约有 25% 经第三种 TKI 治疗能获得 CCyR,但不能持久维持反应,CP 期患者的中位反应持续时间为 20 个月,而进展期患者时间更短。建议这些患者可以考虑三代 TKI、进行 Allo-HSCT 或参与临床试验。

尽管 *T315I* 突变的患者的预期生存时间报道不一,但总体预后很差,主要是因为缺乏有效的治疗。一项研究显示,CP 期患者的 2 年 OS 率为 87%,另一些包括进展期在内的 CML 的报道显示,中位 OS 仅为 22.4 个月。对于这类具有 *T315I* 突变的患者,博纳替尼等三代 TKI 显示出显著的疗效,半数以上 CP 患者获得细胞遗传学反应,加速期和急变期患者也获得高比例的血液学反应。尽管如此,移植或新药的临床试验仍是进展期患者推荐考虑的治疗。

四、总体治疗策略

ELN2013 关于 CML-CP 患者的治疗推荐见表 3-3-2。

五、停止治疗和疾病治愈

对于已经取得稳定的深层治疗反应的 CML 患者,停用 TKI、追求无治疗缓解(TFR)是一个新的治疗目标。虽然已有数版欧美国家 TFR 指南的公布,但患者的很多问题尚未解决。由 6 位血液病专家和 6 位 CML 患者倡导者(部分有停药经历)组成的欧洲指导组,以患者为中心,旨在指导患者的治疗选择(包括 TFR),帮助建立更好的医患关系,并满足患者的情感和心理需求。欧洲指导组从患者 - 医生联合的独特视角,发布了如何认识和实践 TFR 的讨论推荐,包括以下几个主要方面:什么是 TFR,TFR 的合适时机,哪些人符合或不符合停药,患者停药需要考虑的因素,停药综合征,潜在的患者心理问题,分子学复发和重启治疗。这是迄今为止最为全面和具有可操作性的关于 CML 患者追求停药和尝试 TFR 的综合推荐,值得关注该领域的中国患者和医生借鉴,内容见表 3-3-3。

欧洲指导组强调了符合 TFR 条件患者的需要考虑因素,并提倡 CML 患者应该到能够提供高质量、规律性分子学监测、具有专业的 CML 医生和心理支持的医院就诊。尽管当前不确定哪些患者是尝试 TFR 的最佳群体,哪些因素可以预测停药后 MMR 丧失,但持久的 TKI 治疗和深层分子学反应、规律的高质量分子学监测是 TFR 成功的有力保障。目前,进行停药试验和尝试 TFR 的

表 3-3-2 ELN2013 关于 CML-CP 患者的治疗推荐

一线治疗	伊马替尼,或尼洛替尼,或达沙替尼 同胞行人白细胞抗原(HLA)配型仅用于基线警告患者(高危,主要途径 CCA/Ph⁺)
二线治疗,TKI 一线治疗不耐受	任何其他被批准的 TKI(伊马替尼,或尼洛替尼,或达沙替尼)
二线治疗,TKI 一线治疗失败	伊马替尼转换为尼洛替尼,或达沙替尼,或博舒替尼,或博纳替尼 尼洛替尼、达沙替尼互换,或转换为博舒替尼,或博纳替尼 同胞行 HLA 配型,寻找无关供者,考虑异基因移植
三线治疗,两种 TKI 治疗失败或不耐受	其他任何 TKI,所有适合者,推荐异基因移植
任意线,*T315I* 突变	博纳替尼 同胞行 HLA 配型,寻找无关供者,考虑异基因移植

表 3-3-3 欧洲指导组综合慢性髓性白血病(CML)患者 - 医生的讨论,对停止酪氨酸激酶抑制剂(TKI)治疗和尝试无治疗缓解(TFR)的建议

CML 治疗目标	1. 早期目标是快速减少肿瘤负荷或白血病数量 2. 长期目标是最长的生存期 3. 与诊断 CML 前相同的生活质量
TFR 的定义和时机	1. 定义:TFR 指停止 TKI 治疗的患者持续维持主要分子学反应(MMR)且不需要重启治疗的一种状态 2. 时机:CML 慢性期患者持续达到稳定的深层分子学反应(DMR)至少 2 年可以考虑停药、尝试 TFR
哪些患者符合尝试 TFR 的标准	尝试 TFR 前需要考虑以下因素: 1. 初诊时处于慢性期 2. 未曾在任何时间、对任何 TKI 发生耐药 3. 达到 DMR 至少 2 年 4. 患者应该充分知情 TFR,并积极主动的停药而非迫于压力 5. 患者应当充分理解分子学复发并不代表治疗"失败",此时需要重启治疗 6. 分子学监可在 2~4 周内重复进行
哪些患者不适于尝试 TFR	已经取得 MMR 但仍未达到 DMR 的患者不适合尝试 TFR: 1. 医生应该确保这些患者持续治疗并达到治疗目标或处于安全港湾,获得与普通人相似的寿命 2. 这些患者可以维持原治疗,等待达到更深层分子学反应,只要达到持续 DMR,TFR 就有可能尝试 3. 如果患者渴望停药或有特殊需求需要改变治疗,医生应当同患者沟通转换 2 代 TKI,以帮助患者取得更深的分子学反应 4. 医生需要告知患者不同 TKI 的副作用
患者考虑停止 TKI 治疗	患者停药前应当考虑或知晓以下因素: 1. 医生应该强调随访的重要性和频率,患者需要更加频繁的就诊 2. TFR 并不意味着疾病治愈,任何时候都可能出现分子学复发,并需要重启治疗 3. 即使获得 TFR,医生也应当提醒患者需要持续甚至终生门诊随访和定期监测
TKI 停药综合征	对于考虑停药的患者,医生应当与之沟通 TKI 停药综合征以及如何处理: 1. 有些患者停药后会出现肌肉骨骼痛,一般给予镇痛药即可 2. 除了持续监测疾病,常规门诊检查能够帮助识别出先前 TKI 治疗引起的长期毒性,即使已经停药仍可发生 3. 停药综合征应该予以监测并可以治疗
停药和尝试 TFR 的心理影响	1. 目前指南没有提到关于停止 TKI 和尝试 TFR 治疗带来的心理问题 2. 指导组提倡关注 TFR 患者潜在的心理问题并作常规监测,因为专业的心理帮助对某些患者是有必要的 3. 医生应当意识到 TFR 监测中可能会导致患者出现焦虑、*BCR-ABL* 水平波动
分子学复发和重启治疗	患者应该知晓无治疗期持续时长不一,几个月或数年。医生应该解释由于分子学复发引起重启治疗的可能性

患者中大部分是持续接受伊马替尼治疗的,尚并无证据显示停止伊马替尼和二代 TKI 用药后分子学复发的概率有别,即伊马替尼和二代 TKI 停药 TFR 的成功率无差异,但接受二代 TKI 治疗的确可以缩短达到符合停药的标准。随着尝试 TFR 成为许多 CML 患者的追求和疾病管理的一部分,患者对停药的担忧将是患者 - 医生讨论中的首要问题。因此,充分的知情和更多的 TFR 数据将会使更多的 CML 患者愿意尝试停药。强调充分的沟通、合适的人群、合适的时机、规范的高质量监测和管理是 CML 患者追求 TFR 成功的必要条件。

六、进展期 CML 患者的治疗

针对进展期 CML 患者，伊马替尼的推荐初始剂量为 600mg/d 或 800mg/d，尼洛替尼为 400mg 2 次/d，达沙替尼为 70mg 2 次/d 或 140mg 1 次/d。

关于进展期患者的治疗，分为未曾使用过 TKI 的和在 TKI 治疗中由 CP 疾病进展至 AP 或 BP 的两种。所有 BP 患者和未获得最佳治疗反应的 AP 患者均应在 TKI 短期治疗获得反应后推荐移植。ELN 2013 关于 CML 进展期患者的治疗推荐见表 3-3-4。

表 3-3-4 ELN 2013 关于 CML 进展期患者的治疗推荐

新诊断、未使用过 TKI 的加速期或急变期患者
伊马替尼 400mg，2 次/d
达沙替尼 70mg，2 次/d，或 140mg，1 次/d
寻找供者，之后推荐异基因移植，用于所有急变期患者，或未达最佳治疗反应的加速期患者
化疗可用于移植前控制疾病
任何其他被批准的 TKI（伊马替尼，或尼洛替尼，或达沙替尼）
TKI 治疗中由慢性期进展至加速期或急变期患者
疾病进展前任何其他未曾使用的 TKI（如有 *T315I*，则博纳替尼），继而所有患者行异基因移植
化疗常用于移植前准备

（江 倩）

第四节 酪氨酸激酶抑制剂时代造血干细胞移植在慢性髓细胞性白血病治疗中的地位

造血干细胞移植（hematopoietic stem cell transplantation，HSCT）用于治疗慢性髓细胞性白血病（chronic myelogenous leukemia，CML）已有近 35 年的历史，异基因造血干细胞移植（allogeneic hematopoietic stem cell transplantation，allo-HSCT）目前仍然被认为是治愈 CML 的最有效的方法。然而近 20 年来，由于酪氨酸激酶抑制剂（tyrosine kinase inhibitor，TKI）（如伊马替尼、尼洛替尼、达沙替尼等）的临床应用及其卓越疗效，一代 TKI 伊马替尼作为一线治疗药物使 CML 患者的 10 年生存率达 85%～90%，尼洛替尼、达沙替尼等二代 TKI 一线治疗 CML 能够获得更快、更深的分

子学反应，已经成为 CML 患者的一线治疗方案。HSCT 移植的数量明显下降，在 CML 治疗中的地位也被推荐为二或三线的治疗方法。

目前的临床研究数据表明，TKI 治疗获得深度分子学反应（MR$^{4.5}$ 或 MR$^{5.0}$）持续超过 2 年的患者部分能够获得长期的无治疗缓解（treatment free remission，TFR），即功能性治愈，但仍有 60% 的患者因再次分子学进展而继续应用 TKI 治疗。此外，少数患者治疗期间发生难以耐受的药物不良反应或产生 TKI 耐药，极少数患者发病时或治疗中发生病情进展，因此，HSCT 在 CML 治疗中仍然有不可替代的作用。另一方面，由于 TKI 的广泛应用，几乎所有 CML 患者初诊时均接受了 TKI 治疗。那么移植前 TKI 的应用对 HSCT 是否有影响？TKI 时代移植适应证的改变及 TKI 在移植后复发的预防和治疗中的作用等问题仍值得深入探讨。

本节系统回顾了 TKI 前时代 HSCT 在 CML 治疗中的历史演变，TKI 时代 Allo-HSCT 在 CML 治疗中的地位以及影响 Allo-HSCT 预后的因素，以提高对 HSCT 在 CML 治疗中作用的认识。

一、TKI 前时代 Allo-HSCT 是 CML 治愈性手段

1974 年，Fefer 等首次报告了 CML 急变期（blastic phase，BP）患者，采用 TBI/Cy 的预处理方案后，输注同卵双胞胎供者的骨髓细胞，移植后患者造血功能恢复了正常，清除了 Ph 染色体的恶性克隆，改变了患者的自然病程。虽然该患者在移植后 4 个月复发，但此项研究仍开创了 HSCT 治疗 CML 的先河。此后由于人白细胞抗原（human leukocyte antigen，HLA）配型技术的发展，HLA 配型完全相合的同胞供者（matched sibling donor，MSD）的移植成为可能。1982 年西雅图医疗团队报道了 10 例 CML 患者行 MSD-HSCT，1983 年又再次报道了 167 例 CML 患者 MSD-HSCT，经过 20 年的随访，长期总生存（overall survival，OS）率达 40%。一组来自 CIBMTR 数据显示，1994—1999 年，4 267 例 CML 患者行 MSD-HSCT，其中 2 876 例患者在诊断 1 年内进行移植，OS 为 69%±2%，而 1 391 例患者在诊断 1 年后行移植治疗，OS 为 57%±3%。CML 患者的疾病状

态也同移植预后密切相关，1984 年 Speck 等总结了国际血液及骨髓移植研究中心（Center for International Blood and Marrow Transplant Research，CIBMTR）的 138 例 Allo-HSCT 治疗 CML 的资料：在 CML 慢性期（chronic phase，CP）、加速期（accelerated phase，AP）和急变期（blastic phase，BP）进行移植的患者，3 年 OS 分别为 63%、56% 和 16%。2009 年，Copelan 等总结 1984—1995 年，335 例 CML 患者行 MSD-HSCT 的疗效，在 CML-CP、AP 和 BP 组，3 年 OS 分别为 70%、38% 和 16%。而随着移植技术的提高，CML-CP 患者 MSD-HSCT 长生存率能达到 85%。因此，在 20 世纪，同胞全相合的 Allo-HSCT 在世界范围内已成为 CML 治疗的首选方法。

由于同胞间 HLA 配型完全相合的概率只有 25%，因此多数 CML 患者仍不能从同胞全合 HSCT 中获益。随着 HLA 配型技术的进展，配型相合非血缘无关供者（unrelated matched donor，UMD）的 HSCT 在 CML 治疗中逐渐开展起来。20 世纪 70 年代中期，Foroozanfar 等首先报告了一例 CML 患儿接受 UMD 的骨髓移植（bone marrow transplantation，BMT），并存活 3 年。1986 年 Hows 等报告了 14 例患者进行了 UMD-HSCT，其中 3 例为成人 CML。此后，随着无关供者登记组的建立、HLA 配型高分辨技术的进步、支持治疗以及移植物抗宿主病（graft-versus-host disease，GVHD）预防和机会性感染预防水平的提高，更多的 CML 患者可以接受 MUD-HSCT。Bacher 等报道了 1 716 例患者接受 allo-HSCT 治疗，其中 MSD-HSCT 767 例，MUD-HSCT 938 例，CP 患者 5 年生存率达 70%，即使 CML-AP 患者，5 年生存率也能达 34%，总体疗效与 MSD 的移植结果相近。而另一项研究报道了 2 444 例 CML-CP1 的患者行 Allo-HSCT 治疗，其中同胞全合供者的造血干细胞移植（matched related donor-HSCT，MRD-HSCT）患者 1 692 例，MUD-HSCT 患者 639 例，其他供者 113 例，15 年的 OS 在 MRD-HSCT 和 MUD-HSCT 分别为 88%、87%，而移植后 5 年仍然保持缓解状态预示患者长生存。MUD-HSCT 也成为 CML 治疗的另一种选择。

同胞全合及无关供者移植成功，使更多 CML 患者有了生存的机会。但仍有不少患者，如少数民族患者，或因病情进展较快不能及时获得同胞或无关供者的干细胞来源，患者无法进行 HSCT。因此，脐血及单倍型供者的 HSCT 为这部分患者进行移植带来了新的希望。世界上第一个公共脐血库于 1991 年成立。1993 年，克罗地亚首次报道了第一例同胞全合脐血移植治疗 CML-CP 患者，同年又完成了第一例无关脐血移植。1996 年，BMT 报道了第一例亲缘单倍体脐血移植治疗 CML-BP 患者获得成功。同年，法国 Antoine 医院的 Laporte 等首次报告了 1 例 26 岁晚期 CML 患者进行无关供者脐血移植（umbilical cord blood transplantation，UCBT）获得成功。Sanz 等人报告了 26 例 CML 患者（CP1 7 例、CP2 11 例、AP 2 例、BP 6 例）进行了脐血移植，8 年无病生存达 41%。日本脐血移植协作组报告了 86 例 CML 患者（CP 38 例、AP 13 例、BP 35 例），脐血移植后 OS 和无白血病生存（leukemia-free survival，LFS）分别为 53% 和 38%。而中国的脐血移植数据显示 UCBT 治疗 CML-AP/BP 患者 5 年的 OS 和 EFS 分别为 62.5% 和 50%，与同胞全合移植比较，无关脐血移植慢性移植物抗宿主病（cGVHD）发病率低，而无 GVHD、无白血病生存率（GVHD-free and relapse-free survival，GRFS）高。可见 UCBT 仍不失为一种选择，特别是儿童患者。

1996 年 Bishop 等总结了 26 例 CML 患者（CP 6 例、AP 9 例、BP 11 例）接受亲缘单倍体移植，8 例患者未植入，移植的患者 100 天的生存率仅 42%、4 年的 OS 仅 27%。1997 年欧洲骨髓移植登记组（European Group for Blood and Marrow Transplantation，EBMT）CML 协作组报告了 103 例 CML 患者接受单倍型 HSCT 的结果，5 年 OS 和 LFS 分别为 32% 和 25%，但高的移植失败率（graft failure，GF）和移植相关死亡率（transplantation related mortality，TRM）限制了单倍型 HSCT（Haplo-HSCT）的临床应用。2008 年黄晓军等对 Haplo-HSCT 技术进行了改良，治疗 93 例 CML 患者，4 年总生存率在 CP1、CP2/CR2、AP 和 BP 期分别为 76.5%、85.7%、73.3% 和 61.5%。黄晓军等对单倍型造血干细胞移植技术进行了改良，建立了新的移植体系。治疗 93 例 CML 患者，4 年总生存率在 CP1、CP2/CR2、AP 和 BP 期分别为 76.5%、85.7%、73.3% 和 61.5%。因此，单倍型 HSCT 技术

的进步成功解决了造血干细胞来源问题，是近年来 HSCT 技术的一大进步。

所以，在 TKI 前时代，造血干细胞移植技术日益进步，同胞全合、无关供者、脐血及单倍体移植技术相继发展、成熟，成为 CML 患者治愈性手段。

二、TKI 时代 Allo-HSCT 在 CML 治疗中的作用

由于 CML 的治疗模式发生了巨大的变化，CML 患者 Allo-HSCT 的适应证也发生巨大变化（表 3-4-1）。EBMT 的数据显示，1999 年 CML 移植数量达到了高峰，为 1 396 例，2004 年下降到 802 例，2007 年下降到 434 例，2009 年仅 385 例，下降了 72%。法国登记组报告 1998 年 CML 患者进行 Allo-HSCT 为 357 例，而 2004 年仅为 98 例，下降了 72%；CIBMTR 报告了 CML 移植数量从 1998 年的 617 例下降到 2003 年的 223 例。在报告的数据中，移植数量的下降主要是 CML-CP1 的患者，而 CML 进展期患者 Allo-HSCT 数量仍维持在一个相对稳定的水平。

（一）CML 慢性期（CP）移植适应证

中国指南中，伊马替尼和尼罗替尼被列入 CML-CP 患者一线方案，NCCN 中除上述两药外，达沙替尼也在一线方案中。在 TKI 治疗时代移植不再是 CML 慢性期患者的一线治疗选择，原则上对至少一种二代 TKI 不耐受或耐药的患者考虑异基因造血干细胞移植。因此 Allo-SCT 作为二线 TKI 治疗失败后三线的治疗选择，目标人群包括：①标准的伊马替尼治疗失败的慢性期患者，可根据患者的年龄和意愿考虑行 Allo-SCT；

②治疗任何时候出现 *ABL* 基因 *T315I* 突变的患者，首选 Allo-SCT；③二代 TKI 治疗反应欠佳、失败或不耐受的所有患者；④更换二代 TKI 6 个月后仍未获得主要遗传学反应者，其 12 个月获得 MCyR 以及长生存的可能性明显降低，应尽早考虑 Allo-SCT。

在百余种 *BCR-ABL* 激酶域突变类型中 *T315I* 突变最受关注，主要是因为其对所有一代、二代 TKI 均产生耐药，尽管三代 TKI 帕纳替尼（ponatinib）对 *T315I* 突变有效，但仅有 27% 的患者可以达到 MMR，所以临床一旦发现 *T315I* 突变，Allo-HSCT 移植就成为最佳选择。Velev 等报告 8 例 *T315I* 突变的患者，Allo-HSCT 后 3 例获得完全分子生物学缓解（complete molecular response，CMR），4 例获得 CCyR，1 例获得 CHR。2011 年 Nicolini 等报告了 64 例不同疾病状态的 *T315I* 突变患者 Allo-HSCT 结果，11 例为同胞全合供者 HSCT，53 例为无关供者 HSCT，2 年 OS 在 CP、AP 和 BP 分别为 59%、67% 和 30%。所以，一旦出现 *T315I* 突变，应该争取在疾病早期移植。黄晓军等报告了 22 例 *T315I* 突变患者 Allo-HSCT 疗效，其中单倍体移植 16 例，中位随访 17.3 个月（2.7～52.9 个月），59.1% 的患者达完全分子生物学缓解，63.6% 的患者存活。

虽然 CML 在儿童和青少年发病率较低，但儿童和青少年 CML 患者仍有区别于成人的特点，表现为高白细胞计数、巨脾和诊断时多处于进展期，且成人 CML 的预后评分不适于儿童和青少年。尽管目前国际 BFM 研究组推荐儿童 CML 患者遵循成人的治疗原则，但目前儿童 TKI 停药只处于临床试验阶段，长期应用 TKI 治疗因

表 3-4-1 NIH CML 患者治疗推荐

CML 分期	临床状态	治疗选择	HLA 检测 / 供者检索	是否立即 HSCT
CML-CP	伊马替尼失败	2 代 TKI	是	否
	尼洛替尼 / 达沙替尼失败	2 代 TKI	是	是
	2 代 TKI 失败	3 代 TKI	是	是
	T315I 突变	帕纳替尼 / 高三尖杉酯碱	是	是
CML-AP	未接受 TKI 治疗	TKI +/- 化疗	是	是
	TKI 治疗反应欠佳	2 代 TKI +/- 化疗	是	是
	既往曾接受 TKI 治疗	2 代 TKI +/- 化疗	是	是
CML-BP	未接受或曾经接受 TKI 治疗	诱导化疗，TKI	是	是

影响骨代谢和生长激素受抑导致生长发育延迟、青春期延迟、性腺功能和甲状腺功能异常等不良反应。此外，经济也是一个很大的问题。TKI 前时代，Cwynarski 等报告了 EBMT 1985—2001 年 314 例儿童 CML 进行 Allo-HSCT 的结果，CML-CP1 患者 3 年 OS、TRM 和复发率在同胞供者移植中分别为 75%、20% 和 17%；而无关供者分别为 65%、31% 和 13%。Suttorp 等报告 1995—2004 年进行 Allo-HSCT 的 176 例儿童 CML，无关供者与同胞供者 10 年 OS 分别为 52% 与 87%。TKI 时代，CIBMTR 的数据显示，177 例 <18 岁的 CML 患者行 allo-HSCT 治疗，其中 CML-CP1 患者 164 例，5 年的 OS 和 LFS 分别为 75% 和 59%，骨髓来源的同胞全合移植 5 年 OS 最高可达 90%。因此，中国造血干细胞移植指南中推荐对于儿童或青少年 CML-CP 患者，如有同胞相合的供者或如果有配型较好的其他供者，在家长充分知情的情况下，也可考虑 Allo-HSCT。

目前 TKI 治疗已经成为 CML 患者一线治疗选择，但在一些经济欠发达地区，CML 患者很难承担长期应用 TKI 治疗的费用，而 HSCT 治疗避免了长期应用 TKI 治疗所引起的高额的经济负担。所以，在一些经济欠发达地区，患者的治疗意愿也是需要考虑的因素之一。对于 Sokal 评分高危而移植 EBMT 风险积分≤2 分的 CML-CP 患者，且有 HLA 相合供者，可以选择 HSCT 作为一线治疗。

（二）CML 进展期（AP 或 BP）移植适应证

CML 进展期患者（CML-AP/BP）预后极差。新诊断的 AP 患者一线采用 TKI 治疗，虽然 20%～40% 的患者可以获得 CCyR，但通常疗效不持久。然而，Allo-HSCT 作为一种可治愈性的治疗手段，CML-AP 患者接受 MSD 或 MUD 移植治疗的 5 年 PFS 可达到 50%～80%。一项随机研究提示可根据危险度分层筛选需要移植的患者。江倩团队研究发现影响 OS 和 PFS 的高危因素包括病程 >12 个月、Hb <100g/L 和 PB 原始细胞≥5%；没有高危因素定义为低危组患者，具备 1 个高危因素为中危组，至少 2 个高危因素为高危组；低危者移植和伊马替尼两组预后相似，中危者 PFS 在移植组好于伊马替尼组；高危组移植明显好于伊马替尼组。因此中高危患者采用移植比

伊马替尼更合适，低危组两种方式均可接受。在伊马替尼治疗过程中进展到 AP 的患者改为二代 TKI 疗效远远不如直接进行 HSCT，故建议换用另一种 TKI，其目的是桥接移植。

无论起病时为 BP 或进展为 BP 的患者，应用 TKI 后只是使患者短期生存获益，中位生存时间由 3 个月延长到 11 个月，但 HSCT 是急变期患者长期生存的唯一方法。CML-BP 患者直接进行 HSCT 的治愈率不足 10%，在 CP2 期进行清髓性移植的 2 年生存率为 40%～59%，一旦再次进入缓解期，建议尽早进行 allo-HSCT，但移植效果也不如慢性期和加速期患者。

因此，CML 进展期患者应尽可能进行 Allo-HSCT，移植前患者能否获得 CP2 关系到移植成功概率及患者长期生存。ELN 推荐对所有 AP 或 BP 期 CML，在进行 Allo-HSCT 之前，应进行 TKI 治疗，降低肿瘤负荷，提高 OS。

三、影响 CML 患者 Allo-HSCT 预后的因素

（一）移植前风险评估

目前临床最常用的移植前风险评价系统主要为 EBMT 风险评估系统和造血干细胞移植合并症指数（HCT-CI）。

EBMT 风险评估系统是由 EBMT 通过 3 142 例 Allo-HSCT 的 CML 患者的资料进行的分析并建立的，包含供者类型、疾病分期、患者年龄、供受者性别及诊断到移植的时间 5 个因素。根据 EBMT 评分系统对 Allo-HSCT 患者进行移植风险分层，能够准确预测患者的 5 年 OS 和 TRM，5 年 OS 在 72%～20% 之间，TRM 在 20%～72% 之间（表 3-4-2）。后续的研究也证实了 EBMT 评分系统在不同移植类型中的预测价值。2014 年黄晓军等应用 EBMT 评分系统对 502 例单倍体移植的恶性血液病患者进行预测分析，结果显示 EBMT 评分在 1、2、3、4、5、6 的患者移植后 1 200 天的 OS 分别为 83.1%、77.3%、73.1%、57.1%、48.4%、40.0%，而 TRM 分别为 8.4%、13.3%、17.4%、27%、25.8%、50%。同时他们将供者类型的参数转换成 HLA 配型情况，设计了针对单倍体移植的 Haplo-EBMT 评分，仍然有很好的预测价值。2017 年孙自敏等应用 EBMT 评分系统对

207 例急性白血病患者进行单份脐血移植进行预测分析，EBMT 评分在 1、2、3 和 4～6 分的患者 3 年的 OS 分别为 81.7%、72.2%、58.1% 和 43.8%，TRM 分别为 7.3%、19.0%、23.1% 和 31.7%。

HCT-CI 也能预测移植患者的非复发死亡率（NRM）和 OS。2014 年 Mohamed 等应用 3 033 例恶性血液病移植患者建立了年龄调整的 HCT-CI 移植风险预测模型，将年龄＞40 岁作为参数加入原有的 HCT-CI 预测体系中，统计发现年龄调整的 HCT-CI 在 0、1～2、3～4、≥5 分组 2 年的 OS 分别为 83%～85%、70%～74%、50%～59%、35%～37%，更能准确的预测移植患者预后，指导移植决策。

最近 Pavlu 等联合了 HCT-CI 与移植前 C- 反应蛋白（CRP）水平预测 271 例 CML-CP1 患者进行清髓性移植的风险，证明了 HSCT-CI＞0 和 CRP＞9mg/L 是独立的移植风险增加因素。HCT-CI＞0 的患者移植后 100 天 TRM 明显高于 HCT-CI＝0 的患者（18.3% vs 5.3%），继而带来的 5 年 OS 的下降（55.5% vs 69.6%）；CRP＞9mg/L 同样增加非复发死亡率、明显降低 OS 率。Bejanyan 等将 959 例恶性血液病患者疾病危险指数（disease risk index，DRI）同 HCT-CI 评分相结合，建立了 DRCI 危险分组，DRI 根据疾病的危险分层和疾病的阶段分为低危组、中危组和高 / 极高危组，HCT-CI 分为 0～2 分和≥3 分两组，将两组参数相结合，DRCI 共分为 6 个亚组，DRCI 低危组与 DRCI 超高危组者 2 年 OS 分别为 74% 和 34%。

因此，在 TKI 时代，CML 患者是否进行移植应根据疾病分期、TKI 治疗效果、EBMT 风险评估系统及 HCT-CI、年龄、C- 反应蛋白水平等因素做出合理的抉择。（表 3-4-2）

（二）患者年龄

早期 MSD-HSCT 治疗 CML 的数据提示随着患者年龄的增加，移植的疗效下降。但随着 GVHD 预防方式的改善、支持治疗水平的提高、合理的供者选择以及 RIC 预处理方案的完善，年龄对于移植效果的影响逐渐下降。2010 年 CIBMTR 报道了 1 080 例恶性血液病患者（AML-CR1 545 例，MDS 435 例）进行 RIC-HSCT 的疗效，供者类型包括同胞全合和无关全合供者，根据年龄分为 40～54 岁、55～59 岁、60～64 岁、≥65 岁 4 组，

表 3-4-2　EBMT 预后评分系统及预后

移植前危险因素	标准	积分
受者年龄 / 岁	＞40	2
	20～40	1
	＜20	0
供者类型	无关或其他	1
	HLA 相合同胞	0
疾病分期	晚期	2
	中期	1
	早期	0
诊断至移植时间 / 月	≥12	1
	＜12	0
供 / 患者性别	女 / 男	1
	其他	0

积分	5 年的可能性 /%		
	LFS	OS	TRM
0	60	72	20
1	60	70	23
2	47	62	31
3	37	48	46
4	35	40	51
5	19	18	71
6	16	22	73

各年龄组的 2 年的 OS 在 36%～50% 之间，多因素分析显示年龄不是影响患者预后的主要因素。Heidenreich 等报道了 313 例年龄≥70 岁 MDS/ 继发 AML 患者行 allo-HSCT 治疗，中位年龄 72 岁，其中 74～78 岁年龄组占 12%，无关供者 -HSCT 234 例，MSD-HSCT 79 例，66.1% 的患者应用 RIC 预处理方案，3 年的 OS 是 36%，年龄和预处理方案并不影响患者预后。来自约翰霍普金斯大学的数据显示，271 例年龄≥50 岁的恶性血液病患者接受 RIC-haplo-HSCT 治疗，其中年龄在 70～75 岁患者占 10%，3 年的 OS 在 50～59 岁、60～69 岁、70～75 岁分别为 48%、45%、44%，年龄不影响患者的 NRM、复发和生存期。所以，年龄已经不是老年患者进行 allo-HSCT 的障碍，对于此类患者，HCT-CI、EBMT 评分、疾病危险指数、DRCI、体力状态（karnofsky performance status，KPS）、不良的细胞遗传学核型更值得关注。

（三）疾病分期

在众多影响 CML 患者移植疗效的因素之中，CML 患者疾病的分期是最重要的预后指标。CML-

CP 患者 5 年 OS 约 90%，CML-AP 为 40%～50%，而 CML-BP 为 10%～20%。西雅图及德国研究组出示，CML-CP 患者 Allo-HSCT 治疗 5 年的 OS 率达 80%～90%。一份大宗病例随访显示，在 1978—1998 年，2 444 例 CML-CP 患者接受清髓性 Allo-HSCT 治疗，MSD-HSCT 和 MUD-HSCT 15 年 OS 率分别为 88%、87%，而复发率仅为 8% 和 2%。而进展期 CML 患者 4 年的 OS 和 EFS 仅为 49% 和 43%。CML-BP 的患者移植的预后最差，长生存率不足 20%，即使在 TKI 时代，预后也不佳。CIBMTR 报道了 449 例在 1999—2004 年行 Allo-HSCT 的进展期 CML 患者，CML-AP、CML-CP2、CML-BP 患者 3 年的生存率分别为 43%、36%、14%。因此，CML 进展期患者移植前患者能否获得 CP2 关系到移植成功概率及患者长期生存。所以，ELN 推荐对所有进展期 CML 患者，在进行 Allo-HSCT 之前，应进行 TKI 治疗。

（四）供者选择

如前所述，可供 CML 患者进行移植的供者从同胞全合供者到无关供者，由脐血到单倍型相合的供者，不同来源供者的造血干细胞移植，其移植结果略有不同。对 CML 患者而言，临床最常用的是 HLA 全相合的同胞供者，其次是非血缘无关供者。Arora 等总结了 CIBMTR 登记组的 4 566 例 CP1 CML 的骨髓移植结果，同胞全合供者组明显优于无关供者组，5 年 OS 率分别为 63% 和 55%。NMDP 组报告了同胞全合供者与无关供者移植治疗 CML 进展期（AP 或 BP）的结果，5 年 OS 率同胞全合供者明显高于无关供者（31% vs 20%）。近年来，随着配型技术的进步，无关供者移植的结果也有了明显进步。Hansen 等报告 Seattle 组采用无关供者对 50 岁以下的 CML-CP1 患者进行移植的结果，5 年 OS 达到了 74%。虽然无关供者移植的结果有了很大改善，但无关供者移植的并发症及 TRM 仍较同胞全合供者为多，因此目前仍然将同胞全合供者作为 CML 移植的优先选择。

在缺乏同胞全合和无关供者的情况下，很多中心推荐了脐血移植和单倍型移植。近期来自中国的无关脐血移植数据显示，CML-AP/BP 患者 5 年的 OS、EFS 分别为 62.5%、50%，疗效甚至优于 MSD-HSCT。由于 Haplo-HSCT 技术得到了很大改进，移植成功率及 OS 率明显提高。"北京方案"的数据显示，75 例 CML 患者（CP1 44 例、CP2 9 例、AP 19 例、BP 3 例）3 年的 OS、PFS 分为 84%、82.7%。而另一项针对 CML-BP 患者单倍体移植与同胞全合移植的疗效分析显示，二者 3 年的 OS 分别为 60%、55.3%。随着移植技术的改善、GVHD 预防及抗感染治疗水平的提高，移植的疗效较前明显提高。因此，对于高复发风险进行 HSCT 的患者，Haplo-HSCT 是一种很好的选择，特别是晚期 CML 患者或疾病进展较快，无足够时间进行无关供者选择的 CML 患者，同时移植中心的经验也是需要关注的问题。

（五）预处理方案

在 20 世纪 80 年代，CML 大多数预处理方案为 TBI/Cy（全身照射/环磷酰胺）。由于大剂量放化疗引起的造血系统以外的器官毒副作用较重，TRM 及并发症发生率高，不适合年龄较大或有其他重要脏器功能障碍的患者。20 世纪 90 年代，4 个前瞻性临床试验比较了全身照射的 TBI/Cy 方案和不含放射治疗的 Bu/Cy（白消安/环磷酰胺）方案则作为清髓性预处理方案的疗效，10 年的 OS 分别为 63%、65%。Radich 等最早对 Bu/Cy 方案进行了改良，将口服 Bu 改为静脉注射，维持了 Bu 的血药稳态浓度（900～1 200ng/ml）。131 例 CML-CP 患者 3 年的 OS 和 DFS 分别为 86% 和 78%，而复发率和 TRM 分别为 8% 和 14%，疗效明显优于以往报告的结果。因此，目前主要采用静脉注射的 Bu/Cy 方案作为 CML 移植的标准方案。希望城的 TBI/VP-16 和斯坦福的 TBI（500cGy）/Cy 的方案也取得了较好的疗效。黄晓军等建立的单倍体移植的"北京方案"，其移植的效果能够达到和 MSD、MUD 相似的疗效。

移植物抗白血病（graft versus leukemia，GVL）在 CML 移植中发挥着重要作用，为了避免清髓性预处理方案的毒副作用，而仍能保持强大的 GVL 效应，减低强度预处理（reduced intensity conditioning，RIC）逐渐得到发展，使 CML 患者移植年龄提高到 75 岁，但最佳的方案仍未确定。大多数中心采用的是美法仑-氟达拉滨方案（FB2）。Kebriaei 报道 64 例进展期 CML 患者，接受以氟达拉滨为基础的 RIC 方案，中位随访时间 7 年，5 年 OS 33%，PFS 20%，100 天、2 年和 5 年 NRM

分别为 33%、39% 和 48%。提示 RIC 移植对进展期患者疗效较差，可能需要联合其他干预措施。德国领先应用的 8Gy-TBI RIC 方案也取得了可喜的结果。

临床前研究显示移植后环磷酰胺（post-transplantation cyclophosphamide，PTCy）可诱导免疫耐受，抑制 GVHD，1999 年 PTCy 首次应用于临床体现出其促进植入和抑制 GVHD 的作用。2015 年，Kasamon 等探讨了 Haplo-HSCT 联合 PTCy 应用非清髓预处理方案治疗 271 例年龄在 50～75 岁恶性血液病患者的疗效，患者中位年龄 61 岁，1 年 NRM 为 12%，3 年的复发率为 46%，PFS 和 OS 分别为 37% 和 47%。Blaise 等进一步证实了 Haplo-HSCT 联合 PTCy 的有效性和安全性，发现与同胞全合和无关供者移植比较，疗效无明显区别，且严重 cGVHD 发病率低。

由于非清髓移植或减低剂量移植患者多为不适合进行清髓性移植的患者，不同报告患者临床特征差别较大，结果也相差较大，但仍不失为此类 CML 患者的一种治疗选择。近年随着 CML 移植后 MRD 检测技术的进步，DLI 和 TKI 在 CML 移植后的合理应用，RIC-HSCT 的结果可能会有进一步改善。

（六）干细胞来源

对于 CML 移植而言，选择外周血（peripheral blood，PB）来源干细胞、骨髓（bone marrow，BM）来源干细胞，还是 PB 联合 BM 来源的干细胞，主要依据患者的年龄、疾病分期、HLA 配型及供者等因素综合考虑。既要考虑到移植的疗效，又要兼顾移植的相关并发症。

Elmaagacli 等最早采用 HLA 相合的同胞和 / 或 HLA 部分相合的家庭成员供者，比较了 BMT 和外周血干细胞移植（peripheral blood stem cell transplantation，PBSCT）治疗 CML-CP1 患者的结果。证明 BMT 后分子生物学和细胞遗传学复发率明显高于 PBSCT。一项 meta 分析的资料比较了 MRD-PBSCT 与 BMT 治疗 CML-CP1 结果，PBSCT 移植后复发率明显低，而 GVHD 发生率增高，但两组总生存率并无显著差别。Schmitz 等报告配型全相合同胞的 PBSCT 和 BMT 的结果，在 CML-CP1 期，PBSCT 中 TRM 明显增高，无病生存（DFS）率和 OS 率降低。在 CML 进展

期患者（CP2、AP 或 BP），PBSCT 的复发率低，OS 率、DFS 率得到改善。因此，对 CML-CP 患者选择 BMT 可能更加安全，而对进展期 CML 患者，PBSCT 可能更加有效。

对于非血缘的 HSCT 无关供者，选择 PB 还是 BM 进行移植仍有争论。Elmaagacli 等回顾分析了 91 例 CML-CP1 进行无关供者移植的结果，比较了 PBSCT 与 BMT 的影响，PBSCT 的 3 年的 OS 明显好于 BMT（94% vs 66%），且造血重建，免疫重建明显优于 BMT，TRM 低于 BMT（5% vs 30%）。但这一结果并未得到其他研究者证实，仍需进一步临床研究。

"北京方案"采用 G-CSF 动员的 PB 联合 BM 的单倍型 HSCT 治疗 CML，其疗效明显优于既往报告的单独应用 PBSCT 或 BMT 的单倍型 HSCT 的结果。这一新的发现改变了既往对单倍型移植疗效不佳、移植风险高的观点。

尽管不同造血干细胞来源对 CML 的 HSCT 治疗结果的影响并不完全一致，但多数学者认为，对 CML-CP 患者，BMT 仍然是优先的选择，可以避免或减少 cGVHD、移植相关并发症及 TRM，使患者长期生存的质量得到了改善。而 PBSCT 主要用于 CML 进展期患者，对单倍型 HSCT 移植，PB 联合 BM 可能是一种更好的选择。

（七）GVHD 预防和去 T 移植

在 CML 患者中，GVHD 与 GVL 效应密切相关，因此 GVHD 预防方案的选择也能影响 CML 患者移植预后。预防 GVHD 的主要方法是移植后免疫抑制剂的应用，常用方案是环孢素（cyclosporine A，CsA）和甲氨蝶呤（methotrexate，MTX），可较好地预防 GVHD，同时也未明显增加移植后复发。

用单克隆抗体或免疫磁珠体外去除移植物中的 T 淋巴细胞（去 T 移植）明显降低了 GVHD 的发生率和严重程度，但却明显增加了移植后复发概率。因此，目前并不主张在同胞相合的 Allo-HSCT 中采用 T 细胞去除的方法治疗 CML。但也有作者采用了不同的策略，移植时采用体外 T 细胞去除移植，当造血重建恢复后再进行 DLI 也取得了较好的疗效。

抗人胸腺细胞球蛋白（antithymocyte globulin，ATG）也在体内 T 细胞去除中广泛应用。对替代供者的 Allo-HSCT，大量的回顾性分析显示 ATG

的应用可降低Ⅲ～Ⅳ aGVHD 和 cGVHD 的发生，但不增加 TRM 和移植后淋巴细胞增殖性疾病的发生，并提高移植后患者的生活质量。

含有阿仑单抗的 RIC 预处理方案可有效降低 GVHD 的发生，但因其超强的免疫抑制作用，感染的风险升高。

（八）经济因素

HSCT 作为一项复杂、昂贵的医疗手段，经济因素是一项不容忽视的问题。长期随访显示，移植患者生存期在国与国、移植中心之间均存在差异。一般说来，人均国民收入越高的国家，经济情况好的患者移植后生存期越高。进展期 CML 患者移植后应用伊马替尼维持治疗，可有效减低 CML 患者移植后复发率或推迟复发时间，但个别患者因经济因素不能有效的移植后维持治疗。经济因素同并发症的处理相辅相成，良好的经济因素可以降低移植相关死亡率及复发率，提高患者生存。

四、CML 患者 Allo-HSCT 前 TKI 治疗对移植的影响

目前大型研究并没有发现 TKI 对移植的负面影响。Vivian 等回顾性分析了 145 例 CML 患者，移植前至少应用伊马替尼 3 个月以上，同时与同期未接受伊马替尼的 231 例患者比较，结果发现无论 CML 患者疾病分期如何，伊马替尼均不影响移植患者的生存期、复发率及移植相关死亡率。移植前应用伊马替尼治疗的 CML-CP 患者 3 年 OS、PFS、RR 和 TRM 分别为 78%、57%、13%、30%，而移植前未接受伊马替尼治疗的 CML-CP 患者 3 年 OS、PFS、RR 和 TRM 分别为 74%、59%、17%、24%，两种治疗模式移植疗效相似，而 CML-AP/CP2 和 CML-BP 患者疗效也无明显差别。移植后伊马替尼治疗组出现广泛性 cGVHD 的比率明显低于非伊马替尼治疗组，但 aGVHD 没有差别。

而另一项研究分析了 CIBMTR 的 1 309 例进行 Allo-HSCT 移植的 CML 患者，其中 409 例移植前接受了伊马替尼治疗，900 例未接受伊马替尼治疗，多因素分析显示移植前应用伊马替尼治疗的患者有更好的 OS，且急慢 GVHD 和 TRM 均不受影响，移植前用伊马替尼和不用伊马替尼组 3 年 OS 率分别为 72% 和 65%。最大宗的研究来自于 EBMT，分析了 2000—2011 年 5 732 例患者的移植数据，移植前应用 TKI 患者 1 247 例，未应用 TKI 者 4 485 例，移植后 5 年 OS 分别为 59% 和 61%。Oehler 等报告了 69 例移植前接受伊马替尼治疗的 CML 患者，移植前获得 MCyR 的患者比未获得 MCyR 的患者有更好的结果。

Breccia 等人报告 12 例伊马替尼耐药后接受达沙替尼和尼洛替尼治疗后进行 Allo-HSCT 的结果：移植前二代 TKI 用药 1～17 个月，所有患者均成功植入，11 例获得完全供者植入，随访 16.5 个月，9 例仍为 CMR，1 例 MMR，2 例死于疾病进展。Agnieszka 等报道了 28 例 CML 患者移植前应用二代 TKI 治疗，CML-CP 患者 20 例，CML-AP 患者 2 例，CML-BP 患者 6 例，中位随访 19 个月，18 例患者达到深度分子生物学缓解（$MR^{4.5}$ 或 $MR^{4.0}$），CML-CP1 和 CML-CP2/AP 患者 3 年 OS 分别为 92.9% 和 85.7%。

最近研究发现，移植前应用三种 TKI 的患者，其非复发死亡率要高于应用一种或两种 TKI 的患者，提示移植前 TKI 应用的数量可能影响移植预后。

五、CML 患者 Allo-HSCT 后微小残留病的监测

虽然 Allo-HSCT 治疗 CML 是一种治愈性手段，但复发也是影响移植预后的主要原因，有效、合理的微小残留病（minimal residual disease, MRD）尤为重要。移植后复发大多数发生在移植后的数月至数年之内，但也有少数患者发生在移植后 10～15 年。

移植后复发通常分为血液学复发、遗传学复发和分子学复发。临床中常用的 MRD 监测方法有染色体分析、流式细胞术（FCM）、PCR 技术、供受者嵌合状态检测。近年来由于定性和定量 PCR 技术的发展，且 CML 患者外周血和骨髓的结果具有平行性，应用外周血检测移植后患者体内 BCR-ABl 转录本水平已成为临床常用的方法。其中，qRT-PCR 已被作为 CML 移植后或对 TKI 治疗反应的标准方法。25%～50% 的患者 BCR-ABL 转录水平能在移植后 3 年或以上被检测到，个别患者在移植后 10 年仍 MRD 阳性（BCR-ABL<0.1%），但仅有 10%～20% 的患者复发，所以干预的时机

需要正确评价进展的速度，因此移植后 *BCR-ABL* 转录水平的动态监测尤为重要。

中国 Allo-HSCT 专家共识推荐分子学复发定义：移植后 *BCR-ABL* 融合基因 1 个月比基线水平未下降 2 个 log 且连续 2 次（间隔小于 2 个月）复查的结果未降低，或移植后 3 个月未达到 MMR（比基线水平下降 3 个 log），或移植后 *BCR-ABL* 连续 2 次检测（间隔 2 个月内）由阴转阳或上升 1 个 log 级。2018 年 NCCN 指南建议一般监测频率为移植后 2 年内，每 3 个月监测一次，移植后 3~5 年，每 6 个月监测一次。北京大学血液病研究所加强了早期检测，移植后 1 个月、2 个月、3 个月、6 个月、9 个月、12 个月、18 个月、24 个月、36 个月、48 个月、60 个月检测，一旦出现升高趋势，每月检测 1 次。

Kaeda 等报告了 243 例 CML 患者进行传统清髓性 Allo-HSCT 后复发的检测资料，将至少 4 周内 3 次 RT-PCR 水平 >0.02% 或 2 次 RT-PCR 水平 >0.05% 定义为分子学复发，根据 RT-PCR 检测结果，将患者复发的风险分为：①持续阴性（36 例，偶尔一次低水平 PCR 阳性）；②反复低水平阳性 - 阴性波动（51 例，>1 次阴性结果，但从不连续 2 次以上阳性结果）；③持续低水平阳性（27 例，连续 3 次或以上阳性，但不满足分子学复发标准）；④复发（129 例）。结果发现复发风险与 *BCR-ABL* 动态监测水平相关，持续阴性，复发率为 2.7%；反复阳性 - 阴性波动，复发率为 20.8%；持续阳性，复发率为 30.0%。

Lin 等的研究显示 *BCR-ABL* 低水平阳性（<50 转录 /μg RNA）患者复发率仅为 1%，而 *BCR-ABL* 定量水平持续升高或高水平患者（>50 转录 /μg RNA），复发率约 75%。在进行 RIC-HSCT 时，移植后早期（3~6 个月）*BCR-ABL* 水平的动态变化与预后密切相关。Asnafi 等评价了 38 例 CML 移植后 *BCR-ABL* 表达水平的变化，结果 *BCR-ABL* 水平增高组（$\geq 10^{-4}$），移植后 100 天的复发率明显高于 *BCR-ABL* 水平 $<10^{-4}$ 组（79% vs 29%）。说明移植后 *BCR-ABL* 水平的动态观察对于移植复发的预测和早期干预非常重要。黄晓军等报告，对移植后 *BCR-ABL* 下降缓慢，升高至少 1log 或移植半年后由阴转阳的患者进行干预，可以降低高危患者的复发率。

六、TKI 时代 Allo-HSCT 后复发的防治

CML 患者 Allo-HSCT 后复发严重影响移植患者预后，文献报告复发率 8%~50% 不等。CML 患者移植后复发的进展速度差异性明显。所以，Allo-HSCT 移植后的动态监测通常是决定是否开始移植后复发干预的重要依据。目前 CML 患者 Allo-HSCT 后复发的治疗无标准方案，主要策略包括：①减停免疫抑制剂；② TKI 治疗；③ DLI；④ TKI 联合 DLI；⑤干扰素；⑥二次移植等方法。治疗方法的选择主要决定于移植后复发的时间，GVHD 的有无和分级，复发的类型及供受体嵌合状态等。总体原则，对于仍在服用免疫抑制剂者，最简单方法是快速减停免疫抑制剂。已经停用免疫抑制剂或移植时间太短或存在 GVHD 的患者，可以加用 TKI。对于没有 GVHD，或对 TKI 效果不好或耐药突变者，可以加用 DLI 或干扰素。干预措施根据需要可以单用或联用。

（一）减停免疫抑制剂

免疫抑制剂的应用能有效阻止 GVHD 的发生，但同时它也抑制了 Allo-HSCT 的 GVL 效应。减停免疫抑制剂通常是移植后复发治疗的最基础的治疗，如果患者获得了完全植入且无 GVHD 发生的情况下，首先减停免疫抑制。Elmaagacli 等报告了 24 例移植后复发的 CML 患者通过减停环孢菌素 A，24 例患者中 13 例有效，9 例遗传学复发的患者均再次获得 CCyR，其中 8 例获得分子学反应；5 例 CP 期血液学复发的患者，3 例再次获得 CHR，其中 2 例获得 CCyR；10 例 BP 期复发者仅 1 例获得 CHR。环孢菌素 A 的减停通常伴发不同程度的 GVHD。本组 24 例均发生了 GVHD，以皮疹为主，3 例出现胃肠道反应，7 例出现肝脏损害，2 例出现 3~4 级的全血细胞减少。GVHD 发生通常在停药的 2 周之内。

（二）酪氨酸激酶抑制剂

已经停用免疫抑制剂或移植时间太短或存在 GVHD 的患者，酪氨酸激酶抑制剂（TKI）为一种有效的选择。最大宗的病例是一项 128 例移植后复发的患者应用伊马替尼的资料，其中 50% 的患者为 DLI 治疗失败，伊马替尼治疗总的 CHR 为 84%，CCyR 在 CP 期为 58%，BP 期为 22%。26% 的患者达到分子生物学缓解，10% 的患者原有

GVHD 加重，无新发的 GVHD 发生，CML-CP、CML-AP、CML-BP 患者 2 年的 OS 分别为 100%、86%、12%，提示了伊马替尼对于 CML 患者移植后复发的安全性和有效性。在一项Ⅱ期多中心试验中 37 例 CML-CP1 期患者移植后复发，18 例为分子学复发，19 例为遗传学复发，采用伊马替尼治疗后 8 个月，70.3% 的患者获得 CMR，中位随访 595 天，全部存活。Kantarjian 等报告了 28 例移植后复发接受伊马替尼治疗的患者，74% 的患者获得 CHR，35% 获得 CCyR，其中 13 例曾接受过 DLI 治疗的患者大多数对伊马替尼治疗反应良好。对移植后分子学或遗传学复发的患者，伊马替尼治疗在短期内获得如此高的分子学反应率已明显超过了伊马替尼作为一线药物治疗 CML-CP 的结果，这可能与移植后患者体内存在着 GVL 效应与伊马替尼作用联合有关，提示 DLI 与伊马替尼联合治疗 CML 移植后复发的可能性。

对于移植后复发的 CML 患者，TKI 应用的时间、剂量及持续时间仍在探索中。在早期研究中推荐伊马替尼剂量是 400～800mg/d，持续应用至 9～14 月。Palandri 的研究显示持续应用伊马替尼中位时间 31 个月，75%（12/16）患者达分子生物学缓解，提示伊马替尼长期应用的安全性和有效性。

目前，二代 TKI 在 CML 移植后复发的治疗报告较少，但仍然取得了很好的结果。Atallah E 等应用达沙替尼治疗 11 例 CML-CP 或进展期移植后复发患者，3 例患者获得 MMR。另一项研究应用达沙替尼治疗 9 例进展期或髓外复发的患者，4 例患者有效。因二代 TKI 对大多数伊马替尼耐药的 CML 患者有效，且达沙替尼可以很好地透过血脑屏障，对中枢神经系统累及的患者有效率达 79%，因此，二代 TKI 用于伊马替尼耐药的患者的移植后复发是有效的，且达沙替尼对髓外复发的治疗更为合理。

此外，由于移植前 TKI 的广泛应用，很多患者移植前已存在 ABL 激酶区突变，但一部分患者在移植后复发出现新的 *BCR-ABL* 克隆，对挽救性 TKI 治疗产生良好的效果。因此，对移植后复发患者选用哪种 TKI 应根据突变检测结果决定。

对存在复发高危因素进展期 CML 患者，移植后预防性应用 TKI 阻止疾病复发也得到广泛探索。2018 年 NCCN 指南建议进展期 CML 患者移植后应用 TKI 预防至少 1 年，建议采用既往有效的 TKI 药物，但最佳的起始时间有待进一步探索。Carpenter 等报告了 22 例 Ph$^+$ 的高危患者：7 例为进展期 CML，15 例为 Ph$^+$ALL，移植后 +29 天开始接受伊马替尼 400mg/d，随访 3 年，17 例仍处在 C 状态，用药期未发生血细胞减少，不影响环孢菌素 A 的水平。Olavarria 等报告了 22 例进行 HLA 同胞相合的 RIC-HSCT 的 CML-CP1 患者，从移植后 1 个月开始用伊马替尼直至移植后 1 年，所有患者均获得了 CMR，无一例在用药期间复发。但停药后，15 例（71%）患者复发。上述复发患者接受了 DLI 治疗，大多数患者（68%）再次获得了 CMR，3 年 OS 为 87%。上述研究证明了伊马替尼在预防移植后复发是有效性和安全性。

移植后 TKI 治疗的不良反应主要为全血细胞减少、肝功异常、水潴留、恶心等症状，通常可以耐受。在患有心脏疾病的患者，伊马替尼可能增加心脏毒性的风险。有个案报道移植后伊马替尼应用引起严重的心功能障碍，应引起重视。达沙替尼有增加消化道出血及液体潴留的风险，特别在清髓性 Allo-HSCT 移植后的早期，应尽量避免应用。相比之下，尼洛替尼液体潴留的副作用轻微，但易发生高胆红素血症和 QT 间期延长。

（三）供者淋巴细胞输注

1956 年英国学者在动物实验中证明了移植前预处理方案中的放化疗作用不能完全解释骨髓移植后的 GVL。此后，Graw 和 Odom 等相继报告了 Allo-HSCT 后白血病复发，当发生 GVHD 时，疾病又再次缓解的病例。Seattle 的研究证明移植后发生Ⅱ～Ⅳ级的 GVHD 的患者，复发率的明显下降。而采用去 T 细胞移植的 CML 患者，移植后白血病复发率增加。动物实验和临床观察均证实了 Allo-HSCT 移植后移植物中的免疫细胞，特别是 T 淋巴细胞在 GVL 中的作用，而 DLI 的作用主要是增强 Allo-HSCT 的 GVL 效应。

在众多的血液系统肿瘤中，CML 是供者淋巴细胞输注（donor lymphocyte infusion, DLI）治疗移植后复发最有效的一种疾病类型，DLI 的应用为 CML 患者提供了长期生存的机会。Kolb 等人首先证明了同胞全合 Allo-HSCT 移植后血液学复发的 CML-CP 患者应用 DLI 的有效性。3 例移植后复发的 CML 患者应用 DLI 治疗均获得完全细胞遗传学缓解，在接下来的几年里，许多移植中心均报道了 DLI 治疗 CML 移植后复发具有相似的结果，而 CML 移植后髓外复发的 DLI 治疗仅见个案报告。

CML 患者移植后复发的 DLI 疗效与复发的类型及复发时 CML 的疾病状态密切有关。分子学复发和细胞遗传学复发 DLI 治疗的患者疗效好于血液学复发，而处于进展期患者的 DLI 预后最差。Kolb 等报告采用 DLI 治疗的移植后复发 84 例 CML 患者，细胞遗传学复发再次获得 CCyR 的比例为 82%，血液学复发的患者再次获得 CHR 的比例为 78%，复发时处于进展期的患者再次获得 CHR 的比例仅为 12.5%，而 CML-CP 患者 DLI 后持续缓解率为 87%。Collins 等分析了 53 例 DLI 治疗移植后复发的患者，总体完全缓解率为 60%，其中细胞遗传学复发的患者 CR 率为 100%，血液学复发的患者 CR 率为 73.5%，而加速期和急变期的患者 CR 率分别为 33.3% 和 16.7%。说明患者体内负荷越小，干预越早，DLI 治疗效果越好。

尽管 DLI 输注在治疗 CML 移植后复发中发挥了重要作用，但该方法同时也带来了很多不良反应，主要是 DLI 相关的 GVHD 和骨髓衰竭，严重者可造成 DLI 相关性死亡，而无关供者 DLI 输注后 GVHD 发生率高于同胞供者。通常 GVHD 与 GVL 效应和治疗反应相伴行。EBMT 分析了 155 例（CML-CP1 125 例，CML-AP/BP 30 例）Allo-HSCT 后复发的 CML 患者接受 DLI 治疗，中位复发时间为 239 天，其中分子学复发 85 例，遗传学复发 37 例，血液学复发 25 例，加速期 / 急变期复发 8 例，结果 5 年生存率为 76%±4%，而 MSD-HSCT 患者 5 年生存率为 89%±8%，MUD-HSCT 患者 5 年生存率为 63%±13%。DLI 相关死亡率为 11%，MUD-HSCT 患者明显高于 MSD-HSCT 患者（19% vs 3%）。GVHD 的发生率为 38%，其中 MUD-HSCT 患者发生率为 50%，MSD-HSCT 患者为 27%。而"北京方案"探讨了 mDLI（modified DLI）对高危恶性血液病患者的疗效，124 例高危患者行亲缘单倍体移植，共完成 168 次 mDLI 治疗，47 例患者为治疗性 mDLI，47 例为抢先性 mDLI，74 例为预防性 mDLI，Ⅱ～Ⅳ级

aGVHD 发生率 53.2%，Ⅲ～Ⅳ级 aGVHD 28.4%，GVHD 预防 > 6 周，明显减少 aGVHD 的发生。DLI 后 GVHD 发生的时间和严重程度同 DLI 后 GVHD 预防时间及移植的预处理强度密切相关。

DLI 后的 aGVHD 通常发生在 45 天（11～599 天），cGVHD 通常发生在 DLI 后的 207 天（25～1 176 天）。GVHD 的发生与初次 DLI 的剂量、供者的类型也有关。单次大剂量与剂量渐进的多次 DLI 相比，后者的 GVHD 发生率明显降低，且疗效增加。在临床实践中，有 aGVHD 临床表现或有严重的感染患者应避免用 DLI 治疗。目前推荐的 DLI 输注根据供者类型不同，采用不同初次剂量及剂量渐进的 DLI 方案（表 3-4-3），并给予适当的 GVHD 预防，直至在无 GVHD 情况下 MRD 转阴或出现 GVHD。北京大学血液病研究所采用改良的 DLI 技术，即输注单一剂量（MNC $1.0×10^8$/kg）经 G-CSF 动员的单个核细胞，短程应用免疫抑制剂预防 GVHD，在降低 GVHD 的情况下保留的 GVL 效应。

表 3-4-3 剂量渐进的多次 DLI 治疗移植后复发 CML 方案

剂量	供者淋巴细胞（CD3$^+$ 细胞 /kg）	
	同胞供者	无关供者
首次	$5×10^6$	10^6
第二次	10^7	$5×10^6$
第三次	$5×10^7$	10^7
第四次	10^8	$5×10^7$
第五次	$>10^8$	10^8

骨髓衰竭是 DLI 输注后另一个严重的并发症，通常发生在血液学复发的患者，遗传学或分子生物学复发的 DLI 治疗很少发生骨髓衰竭。DLI 相关的死亡率因供者类型不同，全相合同胞供者为 9%；无关供者可达 44%。

（四）DLI 联合 TKI

在 2000 年以前，DLI 是治疗 CML 患者移植后复发的主要手段，而随着 TKI 的出现，TKI 已成为处于 GVHD 状态或不便应用 DLI 患者的干预手段之一，而两种方法联合应用是否会产生更佳的效果？Savani 等报告了 DLI 与伊马替尼联合治疗 CML 移植后复发的结果，其中分子学复发（MRel）10 例，血液学复发（HRel）14 例，加速期复发（APRel）13 例，可评价的 33 例患者中单用

DLI 13 例（MRel 2 例、HRel 5 例、APRel 6 例），单用伊马替尼 9 例（MRel 5 例、HRel 2 例、APRel 2 例），DLI 联合伊马替尼的 11 例（MRel 1 例、HRel 6 例、APRel 4 例），获得分子学反应的比例分别为 53.8%、44.3% 和 100%；达到的中位时间分别为 189 天、234 天和 88 天，OS 率分别为 53.8%、88.9% 和 100%；证明了联合治疗组获得分子学反应的比例、达到分子学反应所需时间、OS 均明显高于其他两组，联合治疗组停药后患者仍然维持着 CMR 状态，而单用伊马替尼组停药后 75% 患者分子学复发，提示 GVL 效应具有重要的作用。但 DLI 联合 TKI 干预的时机，TKI 剂量及干预时间值得进一步探讨。

（五）干扰素

在 TKI 问世之前，干扰素（interferon，IFN）为 CML 移植后复发患者有效的干预方式之一。Celestia 等报道了 14 例 CML-CP 患者出现遗传学复发，57% 的患者达到持续的遗传学缓解，中位缓解时间为 7.7 个月，且 IFN 耐受性好，无严重的危及生命的毒性。Higano 等报道 18 例移植后复发的 CML 患者，经 IFN 治疗后 6 例患者疾病稳定。Elmaagacli 报道了 11 例移植后复发的患者，2 例为单纯的遗传学复发，9 例患者为血液学复发，经 IFN 治疗后 5 例患者达到稳定的细胞遗传学缓解，其主要副作用为血细胞减少和 GVHD，但 GVHD 均为 I 度，9 例患者发展为干燥综合征。近期莫晓冬等连续报道 IFN 在移植后 MRD 阳性的 AML 患者疗效，MRD 转阴率约 75%，而 aGVHD 和 cGVHD 分别为 5.7% 和 6.6%，体现 IFN 良好的安全性和有效性。而 2019 年 Evandro 等报道了一项 TKI 前时代 IFN 治疗 CML 移植后分子学复发的 II 期临床研究，中位随访 15.6 年，无治疗生存率（treatment free survival，TFS）75%，移植后 4.5 年遗传学复发率明显低于历史对照（12.6% vs 42%）。尽管在 TKI 时代，IFN 的干预措施呈减少趋势，但对于 TKI 耐药或不耐受的患者，同样是一种有效的治疗选择。

（六）二次移植

二次移植主要用来治疗移植后全面复发的 CML 患者。因 TKI 和 DLI 在移植后干预的广泛应用，单纯 CML 患者进行二次移植报道较少。早期 CIBMTR 和近期 EBMT 的数据显示更换供者不能改变二次移植患者的疗效，而 CML 患者的二次移植优于其他疾病类型，移植后复发和移植相关死亡仍是影响二次移植患者预后的主要原因。

（七）其他新进展

1. 嵌合抗原受体 T 细胞（chimeric antigen receptor T cell，CAR-T） 对于 CML 急淋变移植后复发的患者，CAR-T 免疫治疗同样是一种有效的治疗手段。CD19 是最常见的 CAR-T 细胞的靶点。2018 年美国血液病年会（ASH）报道了应用 CD19-CAR-T 治疗 83 例复发/难治 ALL（R/R-ALL）患者的疗效，其中带有髓外浸润患者 17 例，BCR/ABL（+）患者 10 例，TP53（+）患者 8 例，移植后复发患者 11 例，经单次 CAR-T 治疗后，中位随访 172 天，1 年的 OS 和 RFS 分别为 76.5% 和 62.6%。BCR/ABL 阳性患者与阴性患者在 CR/OS/RFS 上未见差异。CD19-CAR-T 治疗的 R/R-ALL 患者 1 年的复发率约 50%，复发的主要机制是 CD19 抗原丢失。而另一项应用 CD19-CAR-T 治疗 6 例移植后复发的 R/R-ALL 的数据显示中位随访 243.5 天，所有患者均 MRD 阴性，完全供者嵌合。

CD22 是另一个 CAR-T 的靶点，CD19/CD22 双靶点 CAR-T 细胞也在临床试验中，I 期临床试验显示 10 例患者 R/R-ALL 患者应用 CD19/CD22 双靶点 CAR-T，4 周 CR 率 90%。另一项 I 期临床试验显示 4 例 R/R-ALL 患者应 CD19/CD22 双靶点 CAR-T 治疗，3 例患者在 28 天 MRD 阴性。因此，CAR-T 治疗对于移植后复发的 B 系肿瘤是一种有效的治疗手段，但相关并发症的防控和治疗后复发的机制需进一步探讨。

2. 去甲基化药物（hypomethylating agent，HMA） 对于 CML 急髓变移植后复发的患者，HMAs 治疗是另一种预防移植后复发及治疗复发的方法。研究表明，移植后患者应用 HMAs，可以促进 FOXP3 的再表达和增加 Treg 细胞的扩增，HMAs 的免疫调节和抗肿瘤作用可有效增加移植物抗白血病（graft versus leukemia，GVL）效应，而不增加 GVHD 的风险。2007 年，阿扎胞苷（azacitidine，AZA）首次应用于移植后复发患者获得成功，30 例（AML 28 例，MDS 2 例）移植后复发患者应用 AZA 联合 DLI 治疗，7 例患者达 CR，

2 例患者达 PR。德国协作组报道了 154 例移植后复发的髓系肿瘤患者应用 AZA 联合 DLI 干预治疗，CR 率 27%，PR 率 6%。地西他滨（decitabine，DAC）是另一种去甲基化抑制剂，主要用于 MDS 和老年 AML 的治疗，作为移植后复发的挽救治疗也有一定的疗效，德国移植研究组共报道了 36 例移植后复发的 AML 和 MDS 患者应用 DAC 的疗效，其中 35 例患者血液学复发，中位应用 DAC 2 个疗程，22 例患者联合 DLI 治疗，CR 率 17%，aGVHD 和 cGVHD 的发生率为 19% 和 5%，2 年的 OS 为 11%。这些临床资料表明，HMAs 能够诱导个别患者达持续性缓解，且无严重的毒副反应，为移植后复发的髓系肿瘤患者提供新的希望。

总之，移植后复发干预目前尚无标准的方案，需根据患者的实际情况决定。新的干预措施序贯或联合应用的指征及策略需要进一步探讨。

结论：在伊马替尼之前，Allo-HSCT 是唯一治愈 CML 的方法。但随着 TKI（伊马替尼、达沙替尼、尼洛替尼）的临床应用，CML 治疗的模式发生了重大变化，TKI 凭借其有效性和安全性的优势成为了 CML 治疗的一线方案，Allo-HSCT 数量逐年下降，目前已作为二线或三线治疗的选择。根据 ELN 推荐，Allo-HSCT 主要用于：①进展期 CML（CML-AP/BP）；②二代 TKI 耐药；③ TKI 耐药性突变（如 T315I）。中国指南中指出对于儿童或青少年 CML-CP 患者，如有同胞相合的供者，建议尽早进行 Allo-HSCT 移植。如果有配型较好的其他供者，在家长充分知情的情况下，也可考虑 Allo-HSCT。尽管有专家主张对年轻、Sokal 评分为高危、EBMT 评分或 HSC-CI 评分为低危的 CML-CP 患者，且有 HLA 相合供者，Allo-HSCT 可作为一线治疗，但在发达国家临床实际中出于对患者安全性考虑很少应用这种策略，而在发展中国家或经济不发达地区，这一策略仍有它的实际意义。

通过半个世纪的临床应用，Allo-HSCT 技术不断发展、成熟。CML 的 Allo-HSCT 从供者选择、HLA 配型、预处理方案、感染的预防、GVHD 预防到复发防治以及微小残留病的监测，建立了一系列完善的体系。移植后 GVL 效应在清除 CML 病灶起着重要的作用，特别是 DLI 在 CML 移植后复发的防治，充分肯定了 T 淋巴细胞在 GVL 中的作用。因 RIC 预处理方案同 MAC 预处理方案相比具有相似的 OS 和 LFS，虽早期复发率高，但 cGVHD 发生率低，为老年及 HCI-CI 评分高的患者提供了一种治疗选择。TKI 移植前的应用并未对移植结果有不良影响，未增加 TRM，反而能降低患者移植前体内白血病细胞负荷，改善患者移植前状况，增加了移植成功率和 OS 率（不仅进展期患者，CP1 患者也同样受益）。对移植后有复发危险的患者的预防及复发后的治疗，TKI 和 DLI 均发挥了重要的作用，两种方法各有所长，合理选择适应证、治疗时机和方法就显得更为重要。然而，两种方法的标准化及合理应用仍需要进一步研究。CAR-T 和 HMAs 的应用，为移植后复发患者带来新的希望。

TKI 已经成为初诊 CML 患者的经典治疗模式，但 HSCT 在治疗进展期和 TKI 治疗失败或不耐受的患者中仍具有不可替代的位置。如何更精准的判断 TKI 获益人群，需要建立新的预后评价系统和疗效预测指标，同时进一步改善异基因造血干细胞移植的疗效，降低 NRM 及复发率，使每个患者真正获益于所选择的治疗。

（高素君）

参 考 文 献

[1] Siegel RL, Miller KD, Jemal A. Cancer statistics, 2018. CA Cancer J Clin, 2018, 68(1): 7-30.

[2] Faderl S1, Talpaz M, Estrov Z, et al. The biology of chronic myeloid leukemia. N Engl J Med, 1999, 341(3): 164-172.

[3] Druker BJ, Tamura S, Buchdunger E, et al. Effects of a selective inhibitor of the Abl tyrosine kinase on the growth of Bcr-Abl positive cells. Nat Med, 1996, 2: 561-566.

[4] Hochhaus A, Larson RA, Guilhot F, et al. Long-Term Outcomes of Imatinib Treatment for Chronic Myeloid Leukemia. N Engl J Med, 2017, 376(10): 917-927.

[5] Hehlmann R, Lauseker M, Saußele S. Assessment of imatinib as first-line treatment of chronic myeloid

leukemia: 10-year survival results of the randomized CML study IV and impact of non-CML determinant. Leukemia, 2017, 31: 2398-2406.

[6] 赖悦云, 秦亚溱, 黄晓军, 等. 慢性髓性白血病患者同期细胞遗传学反应与分子学反应的比较性研究. 中华血液学杂志, 2014, 25(2): 104-108.

[7] 中华医学会血液学分会. 中国慢性髓系白血病诊断与治疗指南(2016年版). 中华血液学杂志, 2016, 37(8): 633-638.

[8] Hochhaus A, Brien SG, Guilhot F, et al. Six-year follow-up of patients receiving imatinib for the first-line treatment of chronic myeloid leukemia. Leukemia, 2009, 23(6): 1054-1061.

[9] Jabbour E, Kantarjian H, O'Brien S, et al. The achievement of an early complete cytogenetic response is a major determinant for outcome in patients with early chronic phase chronic myeloid leukemia treated with tyrosine kinase inhibitors. Blood, 2011, 118(17): 4541-4546.

[10] Jabbour E, Kantarjian H, O'Brien S, et al. Front-line therapy with second-generation tyrosine kinase inhibitors in patients with early chronic phase chronic myeloid leukemia: what is the optimal response? J Clin Oncol, 2011, 29(32): 4260-4265.

[11] Baccarani M, Deininger MW, Rosti G, et al. European LeukemiaNet recommendations for the management of chronic myeloid leukemia: 2013. Blood, 2009, 27(35): 6041-6051.

[12] Marin D, Ibrahim AR, Lucas C, et al. Assessment of BCR-ABL1 transcript levels at 3 months is the only requirement for predicting outcome for patients with chronic myeloid leukemia treated with tyrosine kinase inhibitors. J Clin Oncol, 2012, 30(3): 232-238.

[13] Hughes TP, Hochhaus A, Branford S, et al. Long-term prognostic significance of early molecular response to imatinib in newly diagnosed chronic myeloid leukemia: an analysis from the International Randomized Study of Interferon and STI571(IRIS). Blood, 2010, 116(19): 3758-3765.

[14] Branford S, Rudzki Z, Harper A, et al. Imatinib produces significantly superior molecular responses compared to interferon alfa plus cytarabine in patients with newly diagnosed chronic myeloid leukemia in chronic phase. Leukemia, 2003, 17(12): 2401-2409.

[15] Hochhaus A, Saglio G, Kantarjian HM, et al. Long-term benefits and risks of frontline nilotinib vs imatinib for chronic myeloid leukemia in chronic phase: 5-year update of the randomized ENESTnd trial. Leukemia,

2016, 30: 1044-1054.

[16] Cortes JE, Saglio G, Kantarjian HM, et al. Final 5-Year Study Results of DASISION: The Dasatinib Versus Imatinib Study in Treatment-Naïve Chronic Myeloid Leukemia Patients Trial. J Clin Oncol, 2016, 34(20): 2333-2340.

[17] Appeflye JF. Mechanisms of resistance to imatinib in chronic myeloid leukemia. Lancet Oncol, 2007, 8(12): 1018.

[18] Kantarjian H, Pasquini R, Hamerschlak N, et al. Dasatinib or high-dose imatinib for chronic-phase chronic myeloid leukemia after failure of first-line imatinib: a randomized phase 2 trial. Blood, 2007, 109(12): 5143-5150.

[19] Shah NP, Rousselot P, Schiffer C, et al. Dasatinib in imatinib-resistant or -intolerant chronic-phase, chronic myeloid leukemia patients: 7-year follow-up of study CA180-034. Am J Hematol, 2016, 91(9): 869-874.

[20] Cortes JE, Khoury HJ. Long-term bosutinib for chronic phase chronic myeloid leukemia after failure of imatinib plus dasatinib and/or nilotinib. Am J Hematol, 2016, 91(12): 1206-1214.

[21] Cortes JE, Kim DW. Ponatinib efficacy and safety in Philadelphia chromosome-positive leukemia: final 5-year results of the phase 2 PACE trial. Blood, 2018, 132(4): 393-404.

[22] Saglio G, Sharf G, Almeida A, et al. Considerations for Treatment-free Remission in Patients With Chronic Myeloid Leukemia: A Joint Patient-Physician Perspective. Clin Lymphoma Myeloma Leuk, 2018, 18(6): 375-379.

[23] 中国慢性髓性白血病诊断与治疗指南(2016年版). 中华血液学杂志, 2016, 37(8): 633-639.

[24] Baccarani M, Deininger MW, Rosti G, et al. European LeukemiaNet recommendations for the management of chronic myeloid leukemia: 2013. Blood, 2013, 122(6): 872-884.

[25] Goldman JM, Majhail NS, Klein JP, et al. Relapse and late mortality in 5-year survivors of myeloablative allogeneic hematopoietic cell transplantation for chronic myeloid leukemia in first chronic phase. J Clin Onco, 2010, 28(11): 1888-1895.

[26] Xiao-Jun H, Lan-Ping X, Kai-Yan L, et al. HLA-mismatched/haploidentical hematopoieticstem cell transplantation without in vitro celldepletion for chronic myeloid leukemia: Improvedoutcomes in patients in accelerated phase andblast crisis phase. Ann Med, 2008, 40(6): 444-455.

[27] 中国异基因造血干细胞移植治疗血液系统疾病专家共识(I)—适应证、预处理方案及供者选择(2014年版). 中华血液学杂志, 2014, 35(8): 775-780.

[28] Shah NP, Guilhot F, Cortes JE, et al. Long-term outcome with dasatinib after imatinib failure in chronic-phase chronic myeloid leukemia: follow-up of a phase 3 study. Blood, 2014, 123(15): 2317-2324

[29] Hijiya N, Suttorp M. How I Treat Chronic Myeloid Leukemia in Children and Adolescents. Blood, 2019, 133(22): 2374-2384

[30] Jiang Q, Xu LP, Liu DH, et al. Imatinib mesylate versus allogeneic hematopoietic stem cell transplantation forpatients with chronic myelogenous leukemia in the accelerated phase. Blood, 2011, 117(11): 3032-3040.

[31] Ma YR, Huang XJ, Xu ZL, et al. Transplantation from haploidentical donor is not inferior tothat from identical sibling donor for patients with chronicmyeloid leukemia in blast crisis or chronic phase from blastcrisis. Clin Transplant, 2016, 30(9): 994-1001.

[32] Barrett AJ, Ito S. The role of stem cell transplantation for chronic myelogenous leukemiain the 21st century. Blood, 2015, 125(21): 3230-3235.

[33] Saussele S, Lauseker M, Gratwohl A, et al. Allogeneic hematopoietic stem cell transplantation(allo SCT) for chronic myeloidleukemia in the imatinib era: evaluation of its impact within a subgroup of therandomized German CMLStudy IV. Blood, 2010, 115(10): 1880-1885.

[34] Sorror ML, Storb RF, Sandmaier BM, et al. Comorbidity-Age Index: A Clinical Measure of Biologic AgeBefore Allogeneic Hematopoietic Cell Transplantation. J Clin Oncol, 2014, 32(29): 3249-3256

[35] Bejanyan N, Brunstein CG, Cao Q, et al. Predictive value of disease risk comorbidity index for overall survival after allogeneic hematopoietic transplantation. Blood Adv, 2019, 3(3): 230-236.

[36] Chang YJ, Wang HT, Xu LP, et al. Combined model of the EBMT score modified model and the HCT-CIimproves the stratification of high-risk patients undergoing unmanipulatedhaploidentical blood and marrow transplantation. Leuk Lymphoma, 2016, 57(9): 2133-2139.

[37] Wang HT, Chang YJ, Xu LP, et al. EBMT risk score can predict the outcome of leukaemiaafter unmanipulated haploidentical blood and marrowtransplantation. Bone Marrow Transplant, 2014, 49(7): 927-933.

[38] Milojkovic D, Szydlo D, Hoek J, et al. prognostic significance of EBMT score for chronic myeloid leukemia patients in the era of tyrosine kinase inhibitor therapy: a retrospective study from the chronic malignancy working party of the European Group For Blood and Marrow Transplantation(EBMT). Bone Marrow Transplant, 2014, 49: S34-S35.

[39] Kondo T, Nagamura-Inoue T, Tojo A, et al. Clinical impact of pretransplant use of multiple tyrosinekinase inhibitors on the outcome of allogeneic hematopoieticstem cell transplantation for chronic myelogenous leukemia. Am J Hematol, 2017, 92(9): 902-908.

[40] Gratwohl A, Pfirrmann M, Zander AL, et al. ong-term outcome of patients with newly diagnosed chronic myeloid leukemia: arandomized comparison of stem cell transplantation with drug treatment. Leukemia, 2016, 30(3): 562-569.

[41] Chhabra S, Ahn KW, Hu ZH, et al. Myeloablative vs reduced-intensity conditioning allogeneic hematopoieticcell transplantation for chronic myeloid leukemia. Blood Adv, 2018, 2(21): 2922-2936.

[42] Howard CA, Fernandez-Vina MA, Appelbaum FR, et al. Recommendations for Donor Human Leukocyte AntigenAssessment and Matching for Allogeneic Stem CellTransplantation: Consensus Opinion of the Blood and MarrowTransplant Clinical Trials Network(BMT CTN). Biol Blood Marrow Transplant, 2015, 21(1): 4-7.

[43] Wang Y, Wu DP, Liu QF, et al. Donor and recipient age, gender and ABO incompatibilityregardless of donor source: validated criteria for donorselection for haematopoietic transplants. Leukemia, 2018, 32(2): 492-498.

[44] Wang Y, Chen H, Chen J, et al. The consensus on the monitoring, treatment, and prevention of leukemiarelapse after allogeneic hematopoietic stem cell transplantation in China. Cancer Lett, 2018, 438: 63-75.

[45] Chalandon Y, Passweg JR, Guglielmi C, et al. Early administration of donor lymphocyte infusions upon molecularrelapse after allogeneic hematopoietic stem cell transplantationfor chronic myeloid leukemia: a study by the Chronic MalignanciesWorking Party of the EBMT. Haematologica, 2014, 99(9): 1492-1498.

[46] Dazzi F, Szydlo RM, Craddock C, et al. Comparison of single-dose and escalating-dose regimens of donor lymphocyteinfusion for relapse after allografting for chronic myeloid leukemia. Blood, 2000, 95(1): 67-71.

[47] Innes AJ, Beattie R, Sergeant R, et al. Escalating-dose HLA-mismatched DLI is safe for the treatment ofleukaemia relapse following alemtuzumab-based myeloab-

lativeallo-SCT. Bone Marrow Transplant，2013，48（10）：1324-1328.

[48] Craddock C，Hoelzer D，Komanduri KV. Current status and future clinical directions in the prevention and treatment of relapse following hematopoietic transplantation for acute myeloid and lymphoblastic leukemia. Bone Marrow Transplant，2019，54（1）：6-16.

[49] Zhao J，Song Y，Liu D. Clinical trials of dual-target CAR T cells，donor-derived CAR T cells，and universal CAR T cells for acute lymphoid leukemia. J Hematol Oncol，2019，12（1）：17.

[50] Kondo T，Nagamura-Inoue T，Tojo A，et al. Clinical impact of pretransplant use of multiple tyrosine kinase inhibitors on the outcome of allogeneic hematopoietic stem cell transplantation for chronic myelogenous leukemia. Am J Hematol，2017，92（9）：902-908.

第四章　骨髓增生异常综合征

第一节　骨髓增生异常综合征的诊断

骨髓增生异常综合征（myelodysplastic syndrome，MDS）是一类髓系肿瘤性疾病，特点是髓系细胞分化及发育异常，表现为病态造血及无效造血、难治性血细胞减少、造血功能衰竭，高风险向急性髓细胞白血病（acute myeloid leukemia，AML）转化。

MDS 的诊断一直是国内外血液学家关注的热点，亦是世界性难题。近几十年来，MDS 的诊断分型和诊断理念经历了重大的变革。1982 年 FAB（French-American-British）分型完全依靠形态学标准诊断 MDS，2001 年世界卫生组织（World Health Organization，WHO）在分型标准中纳入染色体的指标，2007 年维也纳会议首次提出多指标诊断 MDS 的思想，2008 年 WHO 对既往分型做出修订，在此过程中，MDS 的诊断理念发生了由单一指标向多指标综合诊断的质的改变，分型亦更加合理。

一、以形态学指标诊断 MDS

人们对于 MDS 最早的认识是不明原因的难治性血细胞减少，易向急性白血病转化，MDS 曾先后被 Paterson 及 Rheingold 等学者称为白前期贫血、冒烟型白血病、白前期综合征等。当时人们对这类疾病的本质尚不了解，但发现这类患者的共同特点是大多有骨髓及外周血细胞形态学异常，并伴原始细胞比例增高。于是，FAB 小组于 1982 年给 MDS 正式命名，依据形态学标准及原始细胞比例将 MDS 分为难治性贫血（refractory anemia，RA）、伴有环形铁粒幼细胞的难治性贫血（refractory anemia with ringed sideroblasts，RAS）、难治性血细胞减少伴原始细胞增多（refractory

anemia with excess blasts，RAEB）、转变中的伴原始细胞增多的难治性贫血（refractory anemia with excessblasts intransformation，RAEB-T）、慢性粒 - 单核细胞性白血病（chronic myelomonocytic leukemia，CMML）五型，即经典的 FAB 分型（表 4-1-1）。

表 4-1-1　MDS 的 FAB 分型

FAB 类型	外周血	骨髓
RA	原始细胞 <1%	原始细胞 <5%
RAS	原始细胞 <1%	原始细胞 <5%，环形铁粒幼细胞 >15%
RAEB	原始细胞 <5%	原始细胞 5%～20%
RAEB-t	原始细胞 ≥5%	20%< 原始细胞 <30%，或出现 Auer 小体
CMML	原始细胞 <5%，单核细胞绝对值 $>1 \times 10^9/L$	原始细胞 5%～20%

FAB 分型标准具有较好的可重复性和实用性，被临床工作者们广泛应用，但存在诸多不足之处，如 RA 及 RAEB 的预后差异过大，单纯粒细胞或血小板减少者没有相应的亚型，CMML 多表现出骨髓增殖性疾病的特点等。

二、以形态学及染色体指标诊断 MDS

为研究 MDS 预后相关因素并提出更准确的分型，Greenberg 等对 816 例 MDS 患者进行大宗病例分析，结果证实了染色体核型异常与 MDS 预后的相关性，于 1997 年提出国际预后积分系统（International Prognostic Scoring System，IPSS），依据原始细胞比例、减少的血细胞系数目及染色体核型将 MDS 患者分为低危、中危 -1、中危 -2 及高危四组。IPSS 将染色体核型纳入预后指标，首次提出了染色体与预后的相关性。

2001 年，WHO 小组对 FAB 分型进行修正并提出了 WHO 分型：在 FAB 分型的基础上，增设难治性血细胞减少伴多系病态造血（refractory cytopenia with multilineage dysplasia，RCMD）、5q-综合征及 MDS-U（MDS-unclassified）亚型，将 RAEB 分为两型，取消 RAEB-T 亚型（归入 AML），并将 CMML 纳入 MDS 或骨髓增殖性疾病（myeloproliferative disease，MPD）（表 4-1-2）。该分型明确了染色体核型在 MDS 诊断中的重要意义，并完善了 FAB 分型的不足之处，亚型的划分更为合理。

WHO 分型的出现使 IPSS 彰显出局限性，随后的一系列研究致力于建立较 IPSS 更为优化的预后评分系统。Malcovati 等于 2007 年提出了基于 WHO 分型的预后积分系统（WHO-based prognostic scoring system，WPSS），依据 WHO 分型、染色体核型及输血依赖等因素将 MDS 患者分为极低危、低危、中危、高危、极高危等五个危险组，该评分系统的科学性和实用性已在多项研究中得到证实。IPSS 主要是根据患者初诊时的情况进行预后评估，而 WPSS 能够根据 MDS 病情的变化提供动态的预后评分，且是基于 WHO 分型提出，较 IPSS 更进一步。

WHO 分型的出现是 MDS 诊断历程中的一个里程碑，明确了染色体核型在 MDS 诊断分型中的意义，分型亦更加合理。随后的多项大系列回顾性研究验证了 WHO 分型作为 MDS 新诊断标准的实用性及较 FAB 分型的优越性。一项 1 600 例的回顾性研究发现，5q- 综合征亚型的预后明显好于其他亚型，RA 及难治性贫血伴环形铁粒幼细胞（refractory anemia with ringed sideroblasts，RARS）患者的平均生存时间和累积生存时间均显著长于 RCMD 及 RCMD-RS 患者，RAEB-1 患者的平均生存时间和累积生存时间显著长于 RAEB-2 患者，验证了将 RCMD 与 RA/RARS 分开和将 RAEB 分为 1、2 两型的合理性。

WHO 分型亦存有争议，如取消 RAEB-T，将

表 4-1-2　MDS 的 WHO 分型（2001 年）

分型	外周血	骨髓
难治性贫血（RA）	贫血 原始细胞无或少见	仅红系病态造血 原始细胞 <5% 环形铁粒幼细胞 <15%
难治性贫血伴环形铁幼粒细胞（RARS）	贫血 原始细胞无或少见	仅红系病态造血 环形铁粒幼细胞 ≥15% 原始细胞 <5%
难治性血细胞减少伴多系病态造血及环形铁幼粒细胞（RCMD-RS）	血细胞减少（两系或三系） 原始细胞无或少见 无 Auer 小体 单核细胞 $<1×10^9/L$	两系病态造血的细胞 ≥10% 环形铁粒幼细胞 ≥15% 原始细胞 <5% 无 Auer 小体
难治性贫血伴原始细胞增多 -1（RAEB-1）	血细胞减少 原始细胞 <5% 无 Auer 小体 单核细胞 $<1×10^9/L$	一系或多系病态造血 原始细胞 5%～19% 无 Auer 小体
难治性贫血伴原始细胞增多 -2（RAEB-2）	血细胞减少 原始细胞 5%～19% 有或无 Auer 小体 单核细胞 $<1×10^9/L$	一系或多系病态造血 原始细胞 10%～19% 无 Auer 小体
MDS 未分类（MDS-U）	血细胞减少 原始细胞无或少见	粒系或巨系病态造血 原始细胞 <5% 无 Auer 小体
MDS 伴单纯 5q-	贫血 原始细胞 <5% 血小板正常或升高	分叶减少的巨核细胞正常或增多 原始细胞 <5% 无 Auer 小体 细胞遗传学异常仅见 5q-

其归入伴有三系发育异常的 AML，这一点始终存在争议。WHO 专家认为两者具有共同的生物学和临床特征，对相同的治疗表现出类似的反应。但有学者证明，骨髓及外周血原始细胞比例在 20%～30% 的 MDS 患者，其疾病本质及生物学特点尚存有异质性，一部分与 AML 相同，另一部分则与 AML 有显著差异，取消这一亚型是否合理仍有待进一步研究。

WHO 诊断标准对于 RA、RCMD、MDS-U 等亚型的最低原始细胞比例并无规定，由此引发人们思索：MDS 的最低诊断标准为何？2003 年，英国学者提出 MDS 诊断和治疗指南，指出 MDS 的最低形态学诊断标准尚不存在，凡疑似 MDS 者均须行细胞遗传学检查。也就是说，单凭形态学指标不足以识别 MDS 恶性克隆，还须联合染色体以及其他可能的指标来协助诊断 MDS。

三、多指标综合诊断 MDS

低危 MDS 的诊断仍颇具挑战性。如一部分患者呈现典型的大细胞性贫血、具有输血依赖，但没有分子遗传学异常，仅有轻度的病态造血，尚不足以诊断为 MDS；亦有一部分血细胞减少者具有染色体核型异常而仅有轻微的病态造血或缺乏病态造血表现，既不完全符合 MDS 的诊断又不能完全排除 MDS，此类患者的诊断是临床上较为棘手的难题。在这一点上，免疫表型的检测起到了一定的辅助作用。

Ogata 等根据 MDS 患者 CD34$^+$ 细胞在流式细胞术检测中表现出的多种异常（如 CD34$^+$ B 系组细胞数量减低等），建立了一套诊断低危 MDS 的评分系统。发现在 27 例低危 MDS 患者中，16 例表现出高分数，而对照组 90 例无一例出现高分。该评分系统诊断 MDS 的敏感性达 59%，特异性 100%，可有效地鉴别病态造血的性质。美国学者 Cherian 等则根据 MDS 患者外周血中性粒细胞的侧向角及免疫表型等数据制订出一套评分系统，整合了 MDS 患者出现的各种异常免疫表型，用于诊断 MDS，其敏感性可达 73%，特异性达 90%。除此之外，多项研究均证实了流式细胞术在 MDS 诊断中的重要作用。但尽管如此，具有 MDS 特异性的免疫表型异常或其组合尚未发现。

无论细胞形态学、染色体、免疫表型，还是病理学、免疫组化、集落培养，任何一项指标中都未发现诊断 MDS 的"金标准"，单凭任一项指标都很难独立地诊断 MDS。由此，研究者们逐渐走向多指标综合诊断 MDS 的道路，2007 年的维也纳诊断标准是这一思想的充分体现。

MDS 国际工作组组织专家于 2007 年在维也纳召开会议并达成共识，进一步明确 MDS 为髓系肿瘤性疾病，并提出 MDS 最低诊断标准（维也纳标准），随着研究进展和新的诊断方法及分子标志的涌现，2017 年专家组对 MDS 最低诊断标准进行了更新。

更新的诊断标准分为 3 个部分：①必要条件（两者必须满足）。持续一系或多系血细胞（红细胞、粒细胞、血小板）减少至少 4 个月（若存在原始细胞增多及 MDS 相关的细胞遗传学异常，可以直接诊断，无需 4 个月）；排除其他可以导致血细胞减少或者发育异常的血液病或者其他疾病。②主要标准（至少满足一条）。一系或多系（红系、粒系、巨核系）骨髓细胞发育异常≥10%；环形铁粒幼细胞≥15% 或环形铁粒幼细胞≥5% 伴 SF3B1 突变；骨髓涂片显示骨髓原始细胞 5%～19% 或者外周血涂片原始细胞 2%～19%（无急性白血病特异性基因重排存在）；典型染色体异常。③辅助标准。骨髓病理或/和免疫组化支持 MDS，如幼稚前体细胞异常定位（abnormal localization of immature precursor cell，ALIP）、CD34$^+$ 原始细胞成簇分布和发育异常的微小巨核细胞≥10%（免疫组化方法）；骨髓细胞免疫表型存在多个 MDS 相关异常，支持单克隆髓系细胞；分子生物学方法发现髓系细胞存在 MDS 相关突变，支持克隆造血。满足两条必要条件及至少一条主要标准，可以确诊为 MDS，对于满足两条必要条件不满足主要标准，但患者具备 MDS 典型临床表现，如输血依赖性大细胞贫血的患者，满足两至三条辅助标准，也可以暂定为 MDS，定期随访。

首先，更新的诊断标准规定，持续一系或多系血细胞（红细胞、粒细胞、血小板）减少至少 4 个月。而 2007 年诊断标准中必要条件规定持续一系或多系血细胞（红细胞、粒细胞、血小板）减少至少 6 个月。更新标准缩短了观察等待的时间，可以使更多的患者在更短的时间内确诊。关于血细胞减少的定义，更新的诊断标准建议，只要检测值低于检测单位正常参考值的下限就认为是血细胞减少。而没有规定具体的检测数值。关于排除诊断方面，因为越来越多的患者被发现存在 2 种及以上的骨髓肿瘤，少数情况下，即使存在 1 种可能导致血细胞减少的疾病存在，也可以诊断 MDS。

其次，主要标准中发育异常细胞的百分数、骨髓和外周血原始细胞百分数以及典型染色体异常的定义都没有变化。更新的标准主要是 *SF3B1* 突变的 MDS 患者，环形铁粒幼细胞不需要≥15%，≥5% 就可以诊断。

MDS 患者中 *SF3B1* 基因突变率较高，在伴有环形铁粒幼细胞增多的亚型中 *SF3B1* 基因突变率明显高于其他亚型，甚至高达 80% 以上，说明 *SF3B1* 基因突变在 MDS 的发病机制中具有独特作用。携带 *SF3B1* 基因突变的环形铁粒幼细胞性贫血患者 *ABCB7* 转录减少及剪切异常，从而造成幼稚红细胞血红素生成不足，导致无效造血，提示 *SF3B1* 基因突变是环形铁粒幼细胞形成的机制之一，为该亚型的重要致病基因。临床医生在发现患者全血细胞减少，并且排除其他疾病，伴有环形铁粒幼细胞增多但不足 15% 的情况下，可以加做 *SF3B1* 基因突变的检测，如果突变阳性，则可诊断 MDS。

MDS 典型染色体异常包括 5q-、-7/7q-、+8、20q-、-5、-Y、-18/18q-、+21、-17/17p-、-13/13q-、+1/+1q、-21、+11、-12、12p-、11q-、9q- 和 -20；疑似 MDS 或 MDS 前期的所有患者均应该进行骨髓细胞的常规核型分析。推荐至少分析 20 个分裂象。如果进行染色体核型分析时细胞数较少或没有可靠的结果，应该进行染色体荧光原位杂交（fluorescent in situ hybridization, FISH）。结合应用常规核型分析，FISH 增加了检测到异常染色体的概率。FISH 分析至少应包括的探针有 5q31、cep7、7q31、20q、cep8、cepY 和 p53。FISH 不能检测所有核型异常，并且一些探针不是 MDS 特异性，如 20q、cep8、cepY 和 p53 等。

最后，MDS 患者骨髓功能受损，克隆性集落（CFU）形成减少，起初其作为辅助标准。但是很多中心不常规开展这一项目，因此虽然这一项标准有辅助诊断的价值，但是在更新的标准中被删除。

骨髓组织学及免疫组织化学的结果（如巨核系病态造血或原始细胞增多）可能支持 MDS 的诊断，目前作为 MDS 辅助诊断标准，建议临床医生在怀疑患者为 MDS 时进行骨髓穿刺的同时加做骨髓活检，并进行免疫组织化学染色。组织学检测可以排除明显的骨髓肿瘤和其他疾病如感染或骨髓转移癌。在 MDS 患者，骨髓组织学和免疫组化提供重要的诊断信息，ALIP、CD34+ 原始细胞成簇分布、发育异常的微小巨核细胞、骨髓纤维化、血管生成增加、骨髓细胞增生活跃或伴随肥大细胞增多症可以揭示预后特征。最基本的免疫组化染色应包括 CD34（干 / 祖细胞）、CD117/KIT（祖细胞和肥大细胞）、巨核细胞标志物（如 CD42b 或 CD61）和类胰蛋白酶（肥大细胞和未成熟嗜碱性粒细胞）。在诊断困难的情况下，应该根据不同的诊断结果应用额外的谱系特异性抗体如 CD3、CD14 或 CD20 等。

流式细胞术在 MDS 诊断、预后和预测疗效方面具有重要价值。流式细胞术可用于检测 CD34+ 原始细胞、红系祖细胞、中性粒细胞和单核细胞前体细胞的数量，以及免疫表型异常。MDS CD34+ 原始细胞异常主要包括：CD34+ 细胞数量增多，CD34+/CD10+ 和 CD34+/CD19+ 细胞减少，CD45、CD34 和 CD117 异常表达，细胞内颗粒异常，CD13、CD33 和 HLA-DR 异常表达，CD11b 和 CD15 过表达，淋系抗原 CD5、CD7、CD19 和 CD56 异常表达。成熟中性粒细胞异常包括：胞质颗粒减少（侧向角减小），幼稚和成熟细胞比例异常，CD11b、CD13、CD33 表达缺失及异常表达，CD16 表达延迟或 CD10 表达缺失，CD56 异常表达。单核细胞异常包括：CD13、CD14、CD16 和 CD33 表达缺失或异常表达，CD11b 和 HLA-DR 异常表达，CD56 过表达，胞质颗粒异常，幼稚和成熟细胞比例异常。有核红细胞异常包括：CD36 和 CD71 表达减低或异质性表达，CD117+ 红细胞数量异常，CD105+ 红细胞数量异常，CD105 荧光强度异常。

随着二代测序技术的发展，在超过 90% 的 MDS 患者中可检测到重现性体细胞突变，其对诊断和预后有重要意义。这些突变主要包括表观遗传学调控（*TET2*、*IDH1/2*、*DNMT3*、*ASXL1* 和 *EZH2*）、RNA 剪接体（*SF3B1*、*SRSF2*、*U2AF3* 和

ZRSR2)、DNA 损伤应答（TP53）和酪氨酸激酶信号转导（JAK2、RUNX1、KRAS、NRAS、BRAF 和 FLT3）。目前认为，如果靶向测序的范围广，绝大多数 MDS 均可以检测到体细胞突变。如果没有突变，MDS 诊断需要十分慎重。虽然单纯检测到体细胞突变不足以诊断 MDS（正常人和未知潜能克隆造血（CHIP）患者均可以检测到），但是多个 MDS 相关基因突变和突变负荷高足以提示 MDS 诊断或者即将进展为 MDS。

更新的维也纳最低诊断标准将形态学、染色体、免疫表型、分子生物学等指标联合起来，旨在从多角度捕捉 MDS 单克隆造血的证据，以识别低危 MDS。对于早期进展缓慢的 MDS，恶性克隆表达的特征不甚明显，仅凭单一指标不足以诊断 MDS，故联合多项指标综合诊断 MDS 是较为科学的理念。

值得一提的是，对于持续性血细胞减少而不满足维也纳最低诊断标准的患者，排除其他原因所致，则可诊断为意义未明的特发性血细胞减少症（idiopathic cytopenia of undetermined significance，ICUS）。这一概念由英国学者 Mufti 于 2007 年提出。对于这部分患者须进行严密的随访，定期行外周血及骨髓检查，以确立或排除 MDS 的诊断。一部分 ICUS 患者可能逐渐发展为 MDS，另一部分患者则属于其他原因所导致的血细胞减少，如 B 细胞功能亢进所导致的免疫相关性全血细胞减少症（immuno-related pancytopenia，IRP）等。

在多指标综合诊断 MDS 的同时，除外诊断亦十分重要。从 FAB 分型到维也纳诊断标准，除外诊断的思想始终贯穿其中。低增生性 MDS 须注意除外再障，细胞遗传学检测有助于两者的鉴别；除外阵发性睡眠性血红蛋白尿症（paroxysmal nocturnal hemoglobinuria，PNH）则须进行外周血 CD55、CD59 及荧光标记的嗜水气单胞菌溶素变异体（fluorescent aerolysin，FLAER）检测；此外，还应考虑到 Mufti 提出的 ICUS，及前面提到的 IRP 等。

四、WHO 分型标准的修订

多指标诊断 MDS 的思路使 2001 WHO 诊断分型彰显出局限性。于是在 2008 年，由来自世界各国的血液学及肿瘤学专家组成的临床顾问委员会联合病理委员会对 2001 WHO 分型进行修订，提出了 MDS 的 2008 WHO 诊断分型。最近，新的 WHO（2016）分型已正式发表（表 4-1-3），其将取代 WHO（2008）分型作为 MDS 的诊断标准，应该说它不是一个全新的独立版本而是对于 2008 版的补充和修正。新版分类中出现了一些新的规范、统一的术语。如红白血病的诊断中，骨髓原始细胞百分比将不再使用去除红细胞（去红）的原始细胞数作为分母；遗传学方面，5q- 伴随的核型异常将不仅局限于 5q-，SF3B1 在难治性血细胞减少伴多系异常和环形铁粒幼细胞中的角色亦被认为非常重要。随着对一些病例中生殖系突变倾向的认识逐步加深，将使人们对如何正确认识测序及基因突变在 MDS 诊断中的地位有更深的理解。

WHO 分型标准是基于病态造血、原始细胞比例，但未考虑非造血细胞减少，而在修订的国际预后积分系统中则考虑了这个因素。此外，该分型中病态造血的种类与血细胞减少伴一系病态造血不符，即不能根据病态造血预测血细胞减少，故原 WHO（2008）分型中的难治性贫血、难治性中性粒细胞减少、难治性血小板减少被从新的 WHO（2016）分型中去除。

新版分型中关于病态造血，目前认为：①任何系病态造血必须超过 10%；②从危险程度上分不同类型的病态造血无差异；③病态造血不是 MDS 所特有；④不同病理学家对病态造血的界定也不完全一致。

关于形态学方面，仍将 10% 作为病态造血的界定标准；而关于是否选择骨髓原始细胞 2% 作为疾病分类的标准，在修订的国际预后积分系统中已有此建议。但 WHO 和美国国立综合癌症网络在区分骨髓原始细胞 0~2% 和 2%~5% 这 2 组有分歧。此外，必须严格计数骨髓原始细胞百分比，而非仅描述其低于 5%。

发现 t（8;21）（q22;q22.1），RUX1-RUX1T1，inv（16）（p13.1q22）或 t（16;16）（p13.1q22），CBFB-MYH11 或检测到 PML-RARA 融合基因可直接诊断为急性白血病，无需考虑其骨髓原始细胞百分比。2016 版 WHO 分型新增了，如出现 inv（3）（q21.3q26.2）或 t（3;3）（q21.3q26.2）则无需考虑骨髓原始细胞百分比超过 20%，即可诊断急性髓细胞

表 4-1-3　WHO 修订的 MDS 分型（2016 年）

疾病类型	发育异常	血细胞减少	环状铁粒幼红细胞	骨髓和外周血原始细胞	常规核型分析
MDS 伴单系血细胞发育异常（MDS-SLD）	1 系	1～2 系	<15% 或 <5%[a]	骨髓 <5%，外周血 <1%，无 Auer 小体	任何核型，但不符合伴单纯 del（5q）MDS 标准
MDS 伴多系血细胞发育异常（MDS-MLD）	2～3 系	1～3 系	<15% 或 <5%[a]	骨髓 <5%，外周血 <1%，无 Auer 小体	任何核型，但不符合伴单纯 del（5q）MDS 标准
MDS 伴环状铁粒幼红细胞（MDS-RS）					
MDS-RS-SLD	1 系	1～2 系	≥15% 或 ≥5%[a]	骨髓 <5%，外周血 <1%，无 Auer 小体	任何核型，但不符合伴单纯 del（5q）MDS 标准
MDS-RS-MLD	2～3 系	1～3 系	≥15% 或 ≥5%[a]	骨髓 <5%，外周血 <1%，无 Auer 小体	任何核型，但不符合伴单纯 del（5q）MDS 标准
MDS 伴单纯 del（5q）	1～3 系	1～2 系	任何比例	骨髓 <5%，外周血 <1%，无 Auer 小体	仅有 del（5q），可以伴有 1 个其他异常[-7 或 del（7q）除外]
MDS 伴原始细胞增多（MDS-EB）					
MDS-EB-1	0～3 系	1～3 系	任何比例	骨髓 5%～9% 或外周血 2%～4%，无 Auer 小体	任何核型
MDS-EB-2	0～3 系	1～3 系	任何比例	骨髓 10%～19% 或外周血 5%～19% 或有 Auer 小体	任何核型
MDS，不能分类型（MDS-U）					
外周血原始细胞 1%	1～3 系	1～3 系	任何比例	骨髓 <5%，外周血 =1%[b]，无 Auer 小体	任何核型
单系血细胞发育异常伴全血细胞减少	1 系	3 系	任何比例	骨髓 <5%，外周血 =1%，无 Auer 小体	任何核型
伴有诊断意义核型异常	0 系	1～3 系	<15%[c]	骨髓 <5%，外周血 =1%，无 Auer 小体	有定义 MDS 的核型异常

注：MDS，骨髓增生异常综合征；血细胞减少定义为血红蛋白 <100g/L、血小板计数 <100×10⁹/L、中性粒细胞绝对计数 <1.8×10⁹/L，极少情况下 MDS 可见这些水平以上的轻度贫血或血小板减少，外周血单核细胞必须 <1×10⁹/L；[a] 如果存在 *SF3B1* 突变；[b] 外周血 =1% 的原始细胞必须有两次不同时间检查的记录；[c] 若环状铁粒幼红细胞≥15% 的病例有明显红系发育异常，则归类为 MDS-RS-SLD

白血病。但对于某些变异仍存在争议，如 t（9;11）（p21.3;q23.3）、*KMT2A-MLLT3*，t（6;9）（p23;q34.1）、*DEK-NUP214* 及 *NMP1*。

有关 MDS 遗传学改变的研究已取得了长足的进展。随着人们对部分 MDS 患者体细胞突变（明显提示预后的突变 *TP53*、*EZH2*、*ETV6*、*RUNX1*、*ASXL1* 等）的研究逐步深入，必将在不久的将来在 MDS 诊断、制订治疗方案和预后判断等方面发挥越来越重要的作用。在 2016 版 WHO 分型中，MDS 伴环形铁粒幼细胞增多和 *SF3B1* 已被加入了诊断标准。发生高频 *SF3B1* 突变，预后好，发生向急性白血病转化的少；MDS 伴单独的 5q- 也作了修改。目前是严格限制仅有 5q- 异常核型；修正版将允许第 2 种核型异常（非高危

如 -7 等）；大于 2 种核型异常不包括在其中，建议进行 *TP53* 突变的评估。

此外，采用流式细胞术进行 MDS 的免疫学分型，具有较好的灵敏度和特异度，但判断时需要依据已发表的指南进行仔细的、特异性的取值，且流式细胞术检测结果必须结合形态学报告做出判断。流式细胞术 MDS 免疫分型近年来进展很快，但尚不能取代形态学的诊断地位，其并非是 MDS 免疫分型所必须的检测，但其对 MDS 的诊断有帮助，而单独用其来诊断初发的 MDS 证据不够充分。

2008 版分型中对于红系超过 50%，评估原始细胞百分比需去红的建议，在新版中进行了修改。新版中将不再建议去红，而分母为总的原始

细胞数。将急性红白血病归入 MDS 伴原始细胞增多。

对于维也纳标准中提到的 ICUS，2016 WHO 标准给予进一步肯定，确有此类患者的存在，并指出 ICUS 并不属于 MDS 分类中的某个亚型，而是尚不符合 MDS 最低诊断标准的一类患者。该类患者须严密随访，以及时发现具有 MDS 特征性的形态学或分子遗传学改变。

2016 版 WHO 分型较 2008 版分型更加完善、细化，且仍体现出以细胞形态学、组织化学、分子遗传学、免疫表型等多指标综合诊断 MDS 的思想。

五、MDS 诊断专家共识

今年国内血液学专家们制定了 MDS 诊断治疗专家共识，其中指出，MDS 诊断标准参照维也纳标准，分型则依据 2016 年 WHO 分型。在诊断流程上，首先须详细采集病史，包括三系减少相应症状、化学毒物及放射线接触史、MDS/AML 家族史等；其次在体格检查中应仔细检查有无贫血、出血、感染、肝脾肿大等体征；最后，实验室检查应完善血常规及涂片、网织红细胞计数、血清铁蛋白水平、叶酸及维生素 B_{12} 水平、骨髓涂片及活检、骨髓流式细胞术检查、细胞遗传学分析、基因检测等全面检查，贯彻多指标综合诊断的思想。

在采取骨髓涂片的同时应行骨髓活检，应在髂后上棘取骨髓组织长度不少于 1.5cm。病理活检及免疫组化检测是骨髓涂片的必要补充，所有疑似 MDS 的患者均应进行该项检查，有助于明确有无骨髓纤维化、髓外肿瘤转移及与再生障碍性贫血、低增生性 AML 鉴别。

共识指出，所有怀疑 MDS 的患者均应进行染色体核型检测，需检测 20～25 个骨髓细胞的中期分裂象（表 4-1-4）。当染色体核型正常或检测失败时，进行 FISH 检测。对怀疑 MDS 疾病进展者，在随访中应检测染色体核型，一般 6～12 个月检查一次。

在基因表达谱和点突变检测中，基于 CD34+ 细胞或 CD133+ 细胞的基因表达谱（gene expression profile，GEP）的检测，能发现特异的、有预后意义的、并与 FAB、WHO 或 IPSS 分型存在一定相关性的基因标记。但是在高危 MDS 与继发性

表 4-1-4 MDS 的染色体异常及其比例（WHO，2008 年）

异常	MDS	t-MDS
非平衡性		
+8*	10%	—
-7/7q-	10%	50%
-5/5q-	10%	40%
20q-*	5%～8%	—
-Y*	5%	
i(17q)/t(17p)	3%～5%	
-13/13q-	3%	
11q-	3%	
12p-/t(12p)	3%	
9q-	1%～2%	
idic(X)(q13)	1%～2%	
平衡性		
t(11;16)(q23;p13.3)	—	3%
t(3;21)(q26.2;q22.1)	—	2%
t(1;3)(p36.3;q21.2)	1%	
t(2;11)(p21;q23)	1%	
inv(3)(q21;q26.2)	1%	
t(6;9)(p23;q34)	1%	

* 形态学未达到标准，仅有该细胞遗传学异常不能作为诊断 MDS 的确切证据，如果同时伴有持续性血细胞减少，可以考虑拟诊 MDS

AML、低危 MDS 与正常人之间，这些 GEP 异常存在重叠。对于怀疑有肥大细胞增多症或伴有血小板增多症的患者，检测 KIT 基因 D816V 突变或 JAK2 基因 V617F 突变有助于鉴别诊断。

流式细胞术检测骨髓细胞表型对于 MDS 诊断必不可少。目前尚未发现 MDS 患者特异性的抗原标志或标志组合，但流式细胞术在克隆性病态造血与反应性骨髓改变患者的鉴别诊断中有意义（表 4-1-5）。

诊断 MDS 的一个重要问题在于确定骨髓细胞发育异常是由克隆性疾病导致还是由其他因素引起。病态造血本身并不是克隆性疾病的确切证据，下列几种情况亦可引起骨髓病态造血：

（1）营养性因素：包括维生素 B_{12} 和叶酸缺乏，人体必需元素的缺乏。

（2）药物因素：复方新诺明可以导致中性粒细胞核分叶减少，易与 MDS 患者的病态造血相混淆；粒细胞集落刺激因子亦可导致中性粒细胞

表 4-1-5　流式细胞术检测的 MDS 表型异常

CD34⁺ 髓系祖细胞
在 CD34⁺ 细胞群中绝对和相对增加
表达 CD11b 和 / 或 CD15
CD13，CD33，或 HLA-DR 表达缺失
表达淋系抗原：CD5、CD7、CD19 或 CD56
CD45 表达下降
CD34 密度异常增高或下降
CD38 表达下降

CD34⁺B 系祖细胞（CD34⁺/CD10⁺）
CD34⁺/CD10⁺ 细胞在 CD34+ 细胞群中绝对和相对下降

成熟髓系细胞（中性粒细胞）
无颗粒中性粒细胞（中性粒细胞散射角降低）
髓系抗原间表达关系模式异常
成熟不同步
表达 CD34
表达淋系抗原
CD45 表达下降

单核细胞
HLA-DR、CD11b、CD13、CD14、CD33 抗原间表达关系模式异常
CD13、CD14、CD64 或 CD33 表达缺失
表达 CD34
表达淋系抗原（不包括 CD4）

红系前体细胞
CD45 表达异常
表达 CD34
CD71、CD117、CD235a 表达异常

形态学的改变，如胞质颗粒显著增多、核分叶减少，外周血中可见原始细胞，但很少超过 10%，骨髓中原始细胞比例一般正常；化疗可引起显著的髓系细胞病态造血。

（3）感染因素：如微小病毒 B19 感染可引起幼稚红细胞减少，并伴有巨大巨幼样的幼稚红细胞。

（4）其他血液系统疾病：再生障碍性贫血有时可见红系病态造血，须与 MDS-RA 相鉴别；PNH 也可表现为全血细胞减少和骨髓病态造血，如前所述，鉴别要点在于 PNH 患者行流式细胞术检测可发现 CD55⁺、CD59⁺ 细胞减少、FLAER 检测可发现粒细胞和单核细胞糖基磷脂酰肌醇（glycosylphosphatidylinositol，GPI）锚链蛋白缺失、Ham 试验阳性及具有血管内溶血的改变；IRP 患者骨髓中亦可见到病态造血，鉴别要点在于 IRP 患者骨髓抗人球蛋白（Coombs）试验阳性，流式细胞

术能检测到骨髓细胞膜自身抗体，并且应用糖皮质激素、免疫抑制剂治疗可获较好的反应。

（5）非血液系统疾病：甲状腺疾病可出现全血细胞减少和病态造血，可通过甲状腺功能检查进行鉴别；一些实体肿瘤也可导致骨髓病态造血和血细胞减少，可行相关检查进行排除。

该共识以维也纳诊断标准和 2016 年 WHO 分型为基础，依然将多指标综合诊断作为诊断 MDS 的基本思路。

实际上，相对于疾病本身的自然状态来讲，任何一种疾病的分型和命名均为人为之举，其本质决定了它不可能是完美的。对疾病进行分型和命名也是认识和学习疾病的过程，随着认识的深入，疾病的诊断分型也逐渐接近于疾病的本质，两者相辅相成。MDS 诊断分型的演变即是这样一个过程。在今后的研究中，随着知识和理念的更新，MDS 的诊断分型将日臻完善。

第二节　骨髓增生异常综合征的去甲基化治疗

MDS 的传统治疗主要有支持治疗（包括成分输血和抗生素的应用）、化疗和造血干细胞移植（hematopoietic stem cell transplantation，HSCT）等，但疗效多不令人满意。

较高危组尤其是原始细胞比例增高的患者预后较差，化疗是选择非造血干细胞移植（HSCT）患者的治疗方式之一。可采取 AML 标准 3＋7 诱导方案或预激方案。预激方案在国内广泛应用于较高危 MDS 患者，为小剂量阿糖胞苷（10mg/m²，每 12 小时 1 次，皮下注射，×14 天）基础上加用 G-CSF，并联合阿克拉霉素或高三尖杉酯碱或去甲氧柔红霉素。预激方案治疗较高危 MDS 患者的完全缓解率可达 40%～60%，且老年或身体功能较差的患者对预激方案的耐受性优于常规 AML 化疗方案。预激方案也可与去甲基化药物联合。

allo-HSCT 是目前唯一能根治 MDS 的方法，造血干细胞来源包括同胞全相合供者、非血缘供者和单倍型相合血缘供者。allo-HSCT 的适应证为：①年龄＜65 岁、较高危组 MDS 患者；②年龄＜65 岁、伴有严重血细胞减少、经其他治疗无效或伴有不良预后遗传学异常（如 -7、3q26 重排、

TP53 基因突变、复杂核型、单体核型）的较低危组患者。拟行 allo-HSCT 的患者，如骨髓原始细胞≥5%，在等待移植的过程中可应用化疗或去甲基化药物或二者联合桥接 allo-HSCT，但不应耽误移植的进行。

近年来，数种新药应用于临床，包括雷利度胺、DNA 甲基化转移酶（DNA methyltransferase, DNMT）抑制剂及组蛋白去乙酰化酶（histone deace-tylase, HDAC）抑制剂等，MDS 患者的生存质量有了一定提高。其中，DNMT 抑制剂的出现，是 MDS 治疗史上的一个里程碑。目前，关于 MDS 去甲基化治疗的研究是国内外血液学家关注的热点。现对 MDS 去甲基化治疗的现状及存在的问题作一介绍。

一、MDS 去甲基化治疗的机制

越来越多的研究发现，在 MDS 发病过程中某些启动子异常甲基化而导致其调控基因沉默。所谓 DNA 甲基化是指在 DNMT 的作用下，以 S-腺苷甲硫氨酸为甲基供体，将甲基集团转移到胞嘧啶鸟嘌呤二核苷酸（CpG）的胞嘧啶 5 位碳原子上。多种基因的启动子区富含 CpG，其相对集中区域称 CpG 岛。由 DNMT 催化 CpG 岛过度甲基化可导致染色体结构关闭并使转录停止，常引起某些抑癌基因失活。

参与控制细胞周期和凋亡相关基因的甲基化水平异常增高是最常见的。约 50% MDS 患者存在细胞周期调控基因 *p15*（INK4b）的异常甲基化；11%～30% 的 MDS 患者存在细胞因子信号转导抑制因子 *SOCS1* 基因的异常甲基化；*FHIT* 基因具有抑制肿瘤细胞增殖和诱导凋亡的抗肿瘤作用，约 47.2% MDS 患者存在该基因的异常甲基化。高危组 MDS 的基因甲基化率明显高于低危组，且与不良预后相关。有研究发现，MDS 高甲基化水平是短生存期及无进展生存期的独立预后因素。

去甲基化药物通过抑制 DNMT 而减低甲基化水平，使因甲基化而沉默的抑癌基因重新表达，发挥促分化、诱导损伤 DNA 凋亡等抗肿瘤效应。此外，去甲基化药物也有直接的细胞毒性，可致 DNA 损伤及凋亡。目前用于治疗 MDS 的去甲基化药物包括阿扎胞苷和地西他滨。

二、去甲基化药物的出现及初始给药方案

（一）阿扎胞苷（5-氮杂胞苷）

阿扎胞苷于 2004 年获美国食品药品监督管理局（Food and Drug Administration, FDA）批准用于治疗 MDS。该药合成于 1963 年，最早用于 AML 的化疗，完全缓解（complete remission, CR）率达 17%～36%。阿扎胞苷获批准用于 MDS 是基于 CALGB 9221 Ⅲ期随机对照试验的结果。该试验将 191 例 MDS 患者随机分为两组，一组应用阿扎胞苷，$75mg/m^2$ 皮下注射，持续 7 天，4 周一个疗程；另一组接受支持治疗，其中一部分患者 4 个月后出现疾病进展而改用阿扎胞苷。结果显示，阿扎胞苷组较支持治疗组在改善生活质量、降低输血需求、延长转白时间等方面均表现出优越性，两组的中位转白时间分别为 21 个月和 12 个月（$P=0.007$）。阿扎胞苷组患者仅 3% 出现早期（6 个月内）转白，而支持治疗组 24% 患者早期转白。该试验显示，阿扎胞苷治疗 MDS 的 CR 率为 10%，总反应率（overall response, OR），即 CR + 部分缓解（partial remission, PR）+ 血液学改善（hematopoietic improvement, HI），达 47%。然而，该试验未能证明阿扎胞苷可延长生存期，这可能与试验设计中病例存在交叉有关。但尽管如此，该临床试验以足够数据证实了阿扎胞苷治疗 MDS 的有效性，因此，阿扎胞苷正式获 FDA 批准用于治疗国际预后积分系统（International Prognostic Scoring System, IPSS）中危-2 和高危 MDS 患者，以及出现血细胞减少并发症的中危-1 患者。

随后的 AZA-001 Ⅲ期多中心、平行、开放试验进一步对阿扎胞苷进行研究。该试验将 358 例高危 MDS 患者随机分为两组，分别接受阿扎胞苷治疗 $[75mg/(m^2 \cdot d) \times 7$ 天，28 天一疗程] 或传统治疗（支持治疗、低剂量阿糖胞苷或化疗）。阿扎胞苷组较传统治疗组在总生存期上表现出明显的优势，两组中位生存期分别为 24 个月和 15 个月（$P=0.0001$）。随访达 2 年时，阿扎胞苷组患者 51% 仍存活，而传统治疗组仅 26% 患者存活。该试验中，阿扎胞苷治疗 MDS 的 CR 率达 17%，OR 率达 49%，与 CALGB 试验相似。

以上两项临床试验证实，阿扎胞苷能够改善

MDS 患者的生存质量、减低输血需求、并延长生存期,为阿扎胞苷治疗 MDS 奠定了基础。

(二)地西他滨(5-氮杂-2′-脱氧胞苷)

地西他滨是 5-氮杂胞苷的核苷类似物,于 1964 年合成,最初同样用于 AML 化疗,之后被"借"用于治疗 MDS。该药于 2006 年被美国 FDA 批准应用于治疗 IPSS 中危-1 及高危 MDS,基于一项Ⅲ期临床随机试验。该试验分析了地西他滨治疗 MDS 的疗效,并与支持治疗组进行对比。地西他滨组给药方案为 15mg/m² 静脉注射 3 小时,每 8 小时一次,持续 3 天,6 周一个疗程。结果显示,地西他滨治疗 MDS 的 CR 率为 9%,OR 率达 30%,可改善患者生活质量、降低输血需求,疗效优于支持治疗组。地西他滨组转白时间较支持治疗组延长(12 个月 vs 6.8 个月,$P=0.03$),但生存期的获益未能证实。

后来的另一项Ⅲ期临床随机试验(EORTC06011)将 233 例高危 MDS 患者随机分为两组,分别接受上述地西他滨给药方案及支持治疗。233 例患者中,46% 患者具有预后不良核型。结果显示,地西他滨组的总反应率为 34%,无病生存时间较支持治疗组显著改善。在中位生存时间上,地西他滨组虽优于支持治疗组(10.1 个月 vs 8.5 个月,$P=0.38$),但两组无显著性差异。

从上述研究的结果来看,地西他滨治疗 MDS 的效果似乎不如阿扎胞苷。这可能与地西他滨临床试验设计上的局限性有关,如给药持续时间较短、用药方案患者不易坚持。患者接受地西他滨治疗的中位疗程数为 4,40% 患者仅完成了 2 个甚至更少的疗程。而 AZA-001 试验中阿扎胞苷的中位疗程数为 9。提示地西他滨给药方案有待进一步优化。

三、给药方案的探索及优化

两种去甲基化药物的给药方案均存在进一步优化的空间,如何调整用药剂量及方式,既能发挥药物最佳疗效又使患者易于依从,是研究者们面临的挑战。

FDA 批准的阿扎胞苷用药方案为 75mg/(m²·d)× 7 天,皮下注射,28 天一个疗程。因多数患者为门诊用药,故周末用药是他们最大的问题。一项随机临床研究对 3 种新的给药方式进行了探索:

① 75mg/(m²·d),用药 7 次,周一至周五、及下一周的周一、周二;② 75mg/(m²·d),用药 5 天,周一至周五;③ 50mg/(m²·d),前两周的周一至周五用药,共给药 10 次。该研究主要对比 3 种方案的血液学反应。结果显示,3 种方案效果大致相似,但血小板减少患者应用第三种方案更易达到脱离输血的效果。事实上,第三种方案曾有临床Ⅰ期试验证实其为一种临床耐受性好、且能够有效逆转启动子甲基化的方案。一项Ⅲ期临床随机试验将此种方案与 FDA 批准方案(即 CALGB 9221 方案)进行对比研究,发现其血液学反应率更佳,外周血三系正常率达 30%,为 CALGB 9221 试验中三系正常率(15%)的二倍。由此可见,对于去甲基化药物,延长给药时间、同时减低用药剂量可获得更佳疗效。其机制在于,此种方式可通过减少对细胞周期的抑制而增加去甲基化药物的有效性,并使核苷更多地整合入 DNA、增加细胞复制,保证逆转甲基化过程顺利进行。

由于地西他滨 3 天方案患者须住院治疗,费用较为昂贵,且 6 周疗程不容易坚持,多数患者完成的总疗程数较少。有研究探索了地西他滨较低剂量、适于门诊给药的其他方案。Kantarjian 等通过对 115 例高危 MDS 患者的研究提出三种地西他滨低剂量的新给药方式,包括:20mg/m² 静脉给药,1 次/d,共 5 天;10mg/m² 皮下注射,2 次/d,共 5 天;10mg/m² 静脉给药,1 次/d,共 10 天。3 种方案每疗程总量均为 100mg/m²(3 天方案为 135mg/m²)。结果显示,总 CR 率为 35%,总 PR 率 35%,总体反应率达 70%,平均缓解持续时间为 20 个月,平均生存期 22 个月,疗效显著好于 3 天给药方案。以上 3 种方案的 CR 率依次为 39%、21% 及 24%,提示第一种即 5 天静脉给药方案显著优于另外两种,是较为合理且优化的标准方案,也是目前临床应用最为广泛的方案。

地西他滨口服给药的方案(用药 7 天,28 天一个疗程)正在研究中。虽然地西他滨口服生物利用度仅为静脉用药的 13%,口服用药逆转的甲基化位点稍有减少,但研究发现,两者逆转甲基化的总体效果基本相似。73% 患者口服地西他滨可获临床反应。目前,14 天或 21 天连续口服用药的方案正在研究中,依然体现了延长给药时间同时减少用药剂量的理念。

四、不良反应及处理

一般来说，去甲基化药物的安全性较好，主要不良反应包括血液系统毒性及胃肠道反应，一般情况下，患者能够较好地耐受。

（一）阿扎胞苷

阿扎胞苷的副作用主要包括血液系统不良反应（中性粒细胞减少、血小板减少和贫血）、胃肠道反应（恶心、呕吐、腹泻及便秘）、注射部位反应（红斑、瘀斑等）、乏力及发热。多数不良反应为一过性，多发生于前两个疗程中，两疗程后发生率减低。及时处理或预防不良反应的发生可延长治疗持续时间，保证患者接受治疗所需的药物剂量。如处理得当，大多数不良反应不会影响治疗，无需减药或停药。在 AZA-001 临床试验中，阿扎胞苷治疗组 86% 的患者能够完成规定药物剂量而无需减药，对于接受 6 个及以上疗程的 32 名患者，62.5% 无需调整剂量。

在阿扎胞苷治疗期间，须密切监测不良事件的发生，尤其在前 2～3 个疗程。前 2 个疗程中，应每周监测血常规，两疗程后，每两周监测一次。同时应告知患者，如有发热或出血等症状须及时通知医生。

当发生严重血液学不良反应时，应酌情减低剂量或停药。无论减药或停药均可能在一定程度上影响疗效。对于高危或预后不良的 MDS 患者（如原始细胞比例较高或具有复杂染色体核型者），在治疗早期（前 3 疗程）不建议调整药物的剂量。由此，密切监测并早期处理不良事件、防止其进展尤为重要。

对于治疗中出现发热者，建议应用静脉抗生素治疗。一项回顾性研究显示，在 MDS 患者接受阿扎胞苷治疗期间，预防性应用口服抗生素可减少发热事件的发生率。因此，对于具有感染高危因素的患者，包括既往有过严重感染患者的二级预防、高龄患者、合并症较多的患者及预计会出现严重中性粒细胞减少（＞7 天）的患者，可预防性给予口服抗细菌药物。预防性应用抗病毒或抗真菌药物的证据尚不充足。对于粒细胞集落刺激因子，同样不建议预防性应用，但推荐用于阿扎胞苷治疗中出现粒细胞减少性发热的患者，以及既往反复感染或感染耐药菌的患者出现粒细胞减少。

对于胃肠道反应，可根据情况给予止呕、通便或止泻等治疗。可在每次应用阿扎胞苷之前预防性应用止吐药物。注射部位不良反应相对少见，但也有报道发生严重皮疹者，可酌情予以糖皮质激素或抗组胺药物对症治疗。

（二）地西他滨

治疗剂量的地西他滨一般是比较安全的，患者耐受性较好，这也是地西他滨能用于治疗老年 MDS 的原因之一。地西他滨常见的 1～2 级不良反应包括出血、乏力、恶心等，3～4 级不良反应中最多见的是中性粒细胞减少和血小板减少。心血管系统和消化系统不良反应并不常见。不易耐受的毒性反应如黏膜炎、脱发、肾功能衰竭等较为少见。

在 Kantarjian 的研究中，地西他滨治疗组 69% 的患者出现中性粒细胞减少、血小板减少、粒细胞减少性发热、肺炎等不良反应。仅 5% 患者出现胃肠道副反应，较为少见。总计 35% 的患者因不良反应需减少地西他滨用量。在 ADOPT 临床试验中，血细胞减少也是 3 级不良反应中最为常见的，中性粒细胞减少、血小板减少、粒细胞减少性发热及贫血的发生率依次为 31%、18%、14% 和 12%。粒细胞减少性发热大多出现于第一疗程，因骨髓抑制须延缓用药者停药的中位时间为用药后第 8 天。

为获得最佳治疗效果，不建议推迟用药，除非出现疾病进展、粒细胞减少性发热或经骨髓涂片证实出现严重的骨髓抑制，否则应按计划进行下一疗程。从目前资料来看，地西他滨的不良反应是一过性、非致命的，且及时干预易于恢复。对于接受地西他滨治疗的患者，推荐预防性应用抗细菌药物和抗真菌药物治疗。预防或及时处理地西他滨治疗过程中的不良反应，尤其是骨髓抑制，可避免减药或推迟用药，从而保证地西他滨的疗效。

五、去甲基化治疗效果相关因素

去甲基化药物治疗 MDS 患者的总反应率大致在 40%～60%。而我们如何判定哪些患者更易从去甲基化治疗中获益呢？

（一）治疗方案的选择

根据美国国家综合癌症网络（National Comprehensive Cancer Network，NCCN）指南，对于 IPSS

低危及中危 -1 患者，如具有难治性贫血、促红细胞生成素（erythropoietin, EPO）治疗无效、不能脱离输血，则应考虑去甲基化药物治疗，以中性粒细胞减少或血小板减少为主的患者亦可予去甲基化治疗；对于 IPSS 中危 -2 及高危患者，若为高龄患者或不能耐受移植及大剂量化疗者，可考虑去甲基化治疗。

（二）分子遗传学因素

有研究显示 *TET2* 突变和 *EZH2* 突变可能是预示去甲基化治疗效果良好的分子遗传学参数。有研究报道了 *TET2* 突变与阿扎胞苷疗效之间的相关性，但对于 *TET2* 突变是否能延长去甲基化治疗患者的生存期，目前尚无定论。而对于 *EZH2* 突变的初步研究显示，它不仅预示着阿扎胞苷治疗可获疗效，同时预示着患者的生存期将延长。

具有 IPSS 预后不良核型的 MDS 患者，对去甲基化治疗可有反应，并获得血液学或骨髓的改善，但疗效持续时间较短，并且对于含 7 号及 5 号染色体异常的复杂核型患者，去甲基化治疗并不能延长其生存期，预后不佳。

至于抑癌基因甲基化程度与去甲基化治疗效果的相关性，目前尚无定论。早期的小系列研究并未发现 MDS 的基础甲基化程度或治疗中的甲基化逆转情况与去甲基化治疗效果之间的相关性，在一些接受去甲基化治疗的 MDS 患者中检测到一过性的低甲基化状态，但与治疗反应并无相关性。而在后续稍大系列的研究中发现，治疗前基础甲基化程度虽与疗效无相关性，但治疗中出现的甲基化水平的改变则与去甲基化治疗效果相关。获得 CR 或 PR 的 MDS 患者甲基化水平明显降低（降低幅度 40.6%±15.7%），显著高于仅获得血液学改善的患者（9.8%±13.2%）。相反，疗效稳定的患者检测到甲基化水平的增高（15.4%），而疾病进展的患者甲基化水平增高达 27.2%，故检测甲基化水平可用于监测疗效及指导后续治疗方案。

可以确定的是，去甲基化治疗效果与用药疗程有明确的相关性。并且，甲基化程度高的患者疗效可能出现在较晚的疗程，因此对于这类患者应本着量体裁衣的方针适当调整给药方案，如增加给药剂量，或合用 HDAC 抑制剂等其他药物，争取获得最佳疗效。

（三）临床因素

与去甲基化疗效相关的临床指标包括年龄、临床合并症和 IPSS 积分。

实际上，年龄并不是我们选择阿扎胞苷或地西他滨治疗时的主要影响因素，尤其对于阿扎胞苷来说，有临床试验证实它治疗年龄大于 75 岁患者仍可获得较好的血液学改善和生存期的延长，并有研究显示阿扎胞苷治疗年龄大于 80 岁患者的疗效及毒性反应与治疗年轻患者相似。年龄影响去甲基化治疗效果的原因可能在于，高龄患者脏器功能较差，常有多种临床合并症。合并症的存在可严重影响 MDS 的生存。如患者合并有一种严重的并发症，则无论其 IPSS 积分如何，总生存期均下降 50%。研究显示，对于不伴有合并症及伴轻、中、重度合并症的 MDS 患者，中位生存期由 31.8 个月降至 9.7 个月（$P < 0.001$）。IPSS 中间及预后不良核型、外周血出现幼稚细胞及输血依赖均预示疗效不佳。

此外，影响去甲基化治疗效果的因素还包括患者是否为初治及疗程数是否足够。初治患者的疗效显著好于既往接受过治疗（如小剂量阿糖胞苷）的患者，中位生存时间亦长于曾接受过治疗的患者。去甲基化治疗的 CR 率和平均生存时间与患者接受的平均疗程数呈显著正相关，因此足够的疗程数对于疗效十分重要，中断治疗几乎在所有患者均会导致复发。复发者再次应用既往药物治疗，疗效不佳。

六、去甲基化药物治疗低危 MDS 患者

如前所述，去甲基化药物治疗低危 MDS 一般限于中性粒细胞减少或血小板减少为主的患者，以及难治性贫血、EPO 治疗无效、不能脱离输血者。然而，低危 MDS 的预后差异较大，生存时间短至数月，长则多年。预后不良的患者多在未转化为 AML 之前死于严重的感染或出血。因此，对于预后不良的低危 MDS 患者，不管其当前输血需求如何，早期采取相对积极的治疗干预，如给予去甲基化治疗可能有助于改善预后。

然而，如何筛选出低危 MDS 中预后不良的患者是一个难题。IPSS 预后积分在评估低危 MDS 的预后上不够准确，涵盖的参数不够全面，不能体现一些特异的细胞遗传学异常在预后中的意义。

基于 WHO 分型的预后积分系统（WHO-based prognostic scoring system，WPSS）将"输血需求"纳入评估参数，与 IPSS 相比，能筛选出一部分预后不良的低危 MDS 患者，但也存在局限性。新近提出的 IPSS 改进版（revised-IPSS，IPSS-R）将 MDS 患者划分为 5 个危险度，并对骨髓原始细胞比例、外周血细胞计数的阈值进行重新界定，增加了新的参数，较既往评分系统更为全面，但 IPSS-R 在评估低危 MDS 预后中的准确性和有效性还有待于大样本量的长期观察。

现阶段对于去甲基化药物治疗低危 MDS 疗效的数据尚有限，多数研究为小样本量、非对照性研究，多侧重于评价治疗反应。关于阿扎胞苷的研究结果显示，高龄、具有输血依赖、严重血小板减少或中性粒细胞减少、常规方案治疗无效的低危 MDS 患者，可考虑应用阿扎胞苷，不良反应相对较轻，主要为骨髓抑制和胃肠道症状，患者多能耐受。在两项探索阿扎胞苷短期方案治疗低危 MDS 的前瞻性研究中，结果显示阿扎胞苷 5 天方案可获得 50% 的血液学改善率，与 7 天方案相似（49%），但在高龄低危 MDS 组的治疗反应率不如 7 天方案。相关研究仍在进行中。

低危 MDS 患者应用阿扎胞苷治疗时，应全面评估治疗的风险和获益，尤其对于高龄、严重血细胞减少、生活质量差、并发症较多的患者。有研究认为，对于中性粒细胞减少伴反复发热、血小板减少伴反复出血事件的患者，应早期应用阿扎胞苷，在 5 天方案的疗效未得到确切认可之前，仍推荐 7 天方案。

七、去甲基化药物治疗老年 MDS 患者

尽管 MDS 可发生于任一年龄，高龄 MDS 仍居多，80% 以上的 MDS 患者发病年龄在 60 岁以上。高龄 MDS 患者的治疗选择极其有限，由于一般状况差、合并症较多等因素，相当一部分患者仅接受对症支持治疗。去甲基化药物的出现为老年 MDS 患者带来了新的治疗选择。

阿扎胞苷 AZA-001 临床试验中，患者的中位年龄为 69 岁。有研究选择该试验中年龄≥75 岁的患者分析阿扎胞苷的安全性和有效性，年龄≥75 岁的患者共 87 例，其中 38 例接受阿扎胞苷治疗，其余患者接受传统治疗（33 例接受对症支持治疗，

14 例予以小剂量阿糖胞苷化疗，2 例接受大剂量化疗）。结果显示，阿扎胞苷能够显著改善总生存期[风险比（hazard ratio，HR）0.48，$P=0.019$]，阿扎胞苷组 44% 患者脱离输血，而传统治疗组脱离输血率仅为 22%。贫血、粒细胞减少、血小板减少等 3~4 级不良反应在阿扎胞苷组和传统治疗组分别为 13% 和 4%、61% 和 17%、50% 和 30%。阿扎胞苷组不良反应发生率高于传统治疗组，但患者耐受性较好。

另有研究对该试验中阿扎胞苷与小剂量阿糖胞苷的疗效进行了对比，接受阿扎胞苷治疗者 45 例，小剂量阿糖胞苷治疗者 49 例，结果显示，阿扎胞苷组的 2 年生存率为小剂量阿糖胞苷组的 2 倍，且阿扎胞苷组血液学改善率较高，平均住院时间较短。综合改善生存期、获得脱离输血及耐受性等因素，可见，阿扎胞苷治疗高龄 MDS 患者是安全有效的。

八、阿扎胞苷与地西他滨疗效比较

关于阿扎胞苷与地西他滨在疗效上有何区别，目前尚缺乏直接对比两药效果的随机对照试验。有学者对已有的阿扎胞苷和地西他滨临床试验进行系统性回顾和 meta 分析，结果显示阿扎胞苷治疗 MDS 疗效优于地西他滨。该研究汇总了 4 项比较去甲基化治疗与传统治疗有效性的随机临床试验，总计 952 例 MDS 患者。结果显示，去甲基化治疗组的总生存期显著长于传统治疗组（HR 0.66，95% 置信区间 0.55~0.80），阿扎胞苷组优势尤为明显（HR 0.56，95% 置信区间 0.44~0.73），而地西他滨治疗组较传统治疗组未显示出生存期的优势（HR 0.88，95% 置信区间 0.66~1.77）。在延长转白时间上，阿扎胞苷较地西他滨同样具有优势。但地西他滨的数据或许不能充分证明其有效性，因为上述临床试验中，地西他滨的中位疗程数较少，而既往研究认为地西他滨应至少应用满 6 个疗程才能显示出有效性。目前，关于直接对比两药疗效的多中心开放随机临床试验正在进行中。

九、去甲基化治疗无效或复发后的挽救治疗

尽管阿扎胞苷和地西他滨在一定程度上改善

了 MDS 患者的生存期，但仍有约一半的患者对去甲基化治疗无反应，或在治疗中出现进展，或于缓解后再度复发。对于这类患者，目前尚无公认的挽救治疗措施，各项后续治疗方法正在研究中。一项研究显示，阿扎胞苷治疗失败患者的中位生存期为 5.6 个月，年轻、失败后行 HSCT 患者的生存期最佳（19.5 个月），接受临床研究用药组的中位生存期为 13.2 个月，接受大剂量化疗组未显示出生存期的改善。以上几种挽救治疗组的生存期均优于仅接受支持治疗组（4.1 个月）。当去甲基药物治疗失败后，须根据患者的个体化情况（如 IPSS 评分等）选择有效的挽救治疗。去甲基化治疗失败者若选择 HSCT，应尽量在转白前进行。转白前和转白后行 HSCT 的 2 年生存率分别为 78.6% 和 33.3%。对于去甲基化治疗失败后已经转化为 AML 的患者，可于大剂量化疗后行 HSCT，总生存期为 15 个月，优于单独进行大剂量化疗（6.3 个月）或 HSCT（3.8 个月），仅接受支持治疗的生存期则更短，仅为 1.4 个月。

应用一种去甲基化药物治疗失败后能否改用另一种去甲基化药物，有研究对这一问题进行了探索。在一项临床Ⅲ期试验中，14 例 MDS 患者在阿扎胞苷治疗失败后（无反应或耐药），序贯应用地西他滨。结果显示，3 例患者获得 CR，1 例患者达到骨髓 CR 伴血液学改善，总反应率为 28%。两药序贯应用的有效性仍须扩大样本量深入研究。

十、移植前后的去甲基化治疗

根据 NCCN 指南，拟行 HSCT 的 MDS 患者，如需通过治疗以降低移植后复发风险，或在等待合适供体期间，推荐应用去甲基化药物治疗。至于去甲基化药物预处理对于移植后效果的影响，已有一些回顾性研究证实其可行性，并发现去甲基化药物预处理与传统预处理方案相比，并未增加移植后药物毒性的发生率。并且，若对去甲基化治疗反应好，预示着移植后转归亦较好。还有研究显示，移植前予以去甲基化治疗可改善总生存期、降低移植后复发率，但还需前瞻性研究进一步证实。

对于移植后复发的 MDS 患者，一般可选择进行第二次移植，或接受挽救化疗及供者淋巴细胞输注，但预后仍较差。鉴于阿扎胞苷治疗高危 MDS 的有效性和良好的耐受性，已有研究开始探索将其作为移植后维持治疗或挽救治疗的可行性。初步结果显示，移植后接受阿扎胞苷维持治疗可延长无病生存时间及总生存期，疗程长者，效果更佳。在一项研究中，6 例髓系肿瘤患者于移植后出现分子遗传学复发，给予该 6 例患者小剂量阿扎胞苷进行挽救治疗，25mg/(m²·d)，用药 5 天。5 例患者于 1 疗程后获得分子遗传学缓解，其中 1 例于停药后 4 个月仍维持 CR，其余患者于停药 30 天后复发，该结果显示，阿扎胞苷作为移植后复发的挽救治疗是有效的，但疗效不持久。

十一、联合用药

去甲基化药物与其他药物（如 HDAC 抑制剂、来那度胺等）联合应用治疗 MDS，能否提高疗效并改善预后，也是一个探索方向。

（一）去甲基化药物与 HDAC 抑制剂合用

HDAC 抑制剂与去甲基化药物同为表观遗传学调节物，两者均能激活沉默基因使其重获表达。有研究发现两者合用对于唤醒沉默基因具有协同效应，由此引发了临床上对于两药联合应用治疗 MDS 的研究。

一项临床Ⅰ期研究显示，阿扎胞苷与苯丁酸钠合用治疗 MDS 及 AML，在可分析的 29 例患者中，5 例获得主要反应，其中 4 例患者获得 CR，1 例获得 PR。治疗前后检测 P15 基因启动子的甲基化水平，在获得 PR、CR、HI 的患者中检测到 P15 启动子甲基化水平的显著减低，并同时发现 73.9% 的患者出现组蛋白乙酰化水平的增高。

丙戊酸是一个单独应用时作用相对温和的 HDAC 抑制剂，当与去甲基化药物联合应用时，活性增强。在一项临床Ⅰ～Ⅱ期研究中，地西他滨与丙戊酸联合应用治疗老年 MDS 和 AML，地西他滨 15mg/(m²·d)，静脉应用 10 天，丙戊酸尝试 3 种给药剂量[20mg/(kg·d)、35mg/(kg·d)、50mg/(kg·d)，口服 10 天]。结果显示，总 CR 率达 22%，中位反应时间为 2 个月，中位疗效持续时间为 7.2 个月。在 10 例初治患者中，50% 患者获得 CR 或 CRp（CR 伴不完全血小板恢复）。丙戊酸剂量越大，出现非血液系统毒性的概率越高，但尚未发现丙戊酸剂量与反应率之间的相关性。两药联合的临床疗效还有待大样本量的长期观察。

（二）去甲基化药物与沙利度胺／来那度胺合用

沙利度胺或来那度胺是一类具有抗血管生成活性的免疫调节物，来那度胺被 FDA 批准用于治疗具有 5q- 核型异常、出现输血依赖性贫血的 MDS 患者。有研究发现，此类药物与去甲基化药物合用的疗效优于单药治疗。临床 Ⅰ 期研究结果显示，沙利度胺与阿扎胞苷联合应用治疗 MDS，CR 率达 15%，HI 率达 42%；来那度胺与阿扎胞苷联合应用治疗具有 5q- 异常的 MDS 患者，总反应率达 71%，CR 率达 41%，且患者耐受性较好。

（三）与其他药物合用

由于肿瘤坏死因子 α_2 受体参与 MDS 发病，一项临床 Ⅱ 期试验将阿扎胞苷与肿瘤坏死因子 α 拮抗剂依那西普联用治疗 MDS。阿扎胞苷采用标准 7 天方案，依那西普皮下注射 25mg/ 次，每周两次，应用两周，28 天一个疗程。结果显示，23 例患者中，14 例患者获得治疗反应，CR 率 28%，PR 率 44%。

CD33 单克隆抗体（吉妥单抗）治疗血液系统肿瘤可获较好的反应，有研究将阿扎胞苷与吉妥单抗联合应用治疗难治复发的 MDS 及 AML 患者。结果显示，中位生存期为 21 周，CR 率达 27%。值得一提的是，26% 的难治患者获得了 CR，且中位生存时间达 40 周。

从上述研究可见，去甲基化药物与 HDAC 抑制剂、抗血管生成药物等联合应用治疗 MDS 具有理论上和实验室证据的支持，但其临床疗效如何或如何达到最佳疗效仍处于探索阶段，研究优化的给药剂量及联用方案可能会为该领域带来新的突破。

总而言之，去甲基化药物的出现使 MDS 的治疗进入新的纪元，MDS 患者疗效得到改善，生活质量有了一定的提高。然而，去甲基化治疗仍然无法治愈 MDS，且仍有相当一部分患者表现出对药物无反应或缓解后复发。今后的研究中，探索更为优化的给药方案、寻找更加合理的联合用药方式以及研制新型有效的靶向治疗药物，是血液学工作者未来的研究方向。

（邵宗鸿）

第三节　骨髓增生异常综合征的造血干细胞移植

骨髓增生异常综合征（myelodysplastic syndrome，MDS）本质上是一组起源于造血干细胞的恶性克隆性疾病，传统治疗方式包括输血、祛铁、沙利度胺、来那度胺等方法及新兴的去甲基化药物（hypomethylating agent，HMA）远不足以治愈该病，异基因造血干细胞移植（allogeneic hematopoietic stem cell transplantation，allo-HSCT）是迄今可能根治 MDS 的唯一方法。

移植技术体系的持续进步使越来越多的患者获得了接受移植的机会。减低强度预处理（reduced intensity conditioning，RIC）移植的应用使发病以高龄群体为主的 MDS 患者可以更加安全地接受移植。近年已有 70 岁以上患者及伴有其他大脏器基础疾病（共患病）的患者 RIC 移植后成功的报道。HLA 高分辨相合的非血缘供者移植已经取得了与同胞全合移植相当的疗效，亲属单倍体移植、脐带血（umbilical cord blood，UCB）造血干细胞移植屡有成功治愈 MDS 的报告，意味着几乎所有需要移植的患者均可以获得造血干细胞供体来源。尽管接受移植的 MDS 疾病亚群不同、影响预后的患者各项因素不同、供者来源不同，总体上讲，移植后有 25%～75% 的患者被治愈，长期存活者中约 70% 的患者生活质量接近健康人。

一、移植适应证依据的变迁

（一）诊断评分系统的变迁

尽管 allo-HSCT 是迄今可能根治 MDS 的唯一方法，但是并非所有的 MDS 患者均需要接受移植，目前国际公认的移植指征是以 MDS 的 FAB 分型、国际预后积分系统（International Prognostic Scoring System，IPSS）、世界卫生组织分型预后积分系统（WHO classification-based prognostic scoring system，WPSS）为基础的。MDS 是一类高度异质性疾病，精确的预后评估对 MDS 患者的分层治疗有重要意义。1982 年颁布的 FAB 分型对未经治疗的 MDS 患者以骨髓形态学及骨髓幼稚细胞百分比为基准对 MDS 进行亚型划分，并以此建立了诊断分型与临床转归的相关性，即可以根据 MDS 患者的 FAB 诊断分型大致估计患者的存活时间及向急性白血病转化的风险。国际骨髓移植登记组（international bone marrow transplant registry，IBMTR）的数据分析显示难治性贫血（refractory anemia，RA）/ 环铁幼粒细胞性难治性贫血（RA with ringed sideroblasts，RARS）、难治性贫血伴原始细胞增多（RA with excess blasts，RAEB）、难治性贫血伴原始细胞增多转变型（RAEB in transformation，RAEB-t）、慢性粒 - 单核细胞性白血病（chronic myelomono-cytic leukemia，CMML）移植后 1 年无病生存率（disease-free survival，DFS）分别为 49%～73%、31%～40%、19%～25% 以及 28%～31%，复发率分别是 0～13%、45%、1%～25% 以及 58%。随后制订的 IPSS 评分系统在 FAB 分型形态学观念上重视了染色体异常对患者生存期及向急性白血病转化危险的影响，并开始考虑到一系或多系血细胞减少对上述预后的作用。被用于 IPSS 评分的染色体核型被分为好（正常核型，-Y，5q-，20q-）、差（复合染色体核型异常即≥3 种异常或 7 号染色体异常）及中等（上述之外的其他异常）三类危险度，并被分别赋予 0 分、1.0 分及 0.5 分。IPSS 以骨髓中幼稚细胞百分比、染色体异常以及一系或多系血细胞减少为基础参数将 MDS 患者分成低危、中危 -1、中危 -2 及高危四类危险度，比 FAB 分型能够更准确地预测 60 岁以下 MDS 患者的生存期与向急性白血病转化风险，对于移植后转归也具有一定的预测价值。染色体核型好、中等、差的 MDS 患者同胞 HLA 全合移植后 7 年 DFS 分别为 51%、40% 和 6%，而复发率为 19%、12% 和 82%。IPSS 评分中危 -1 以下、中危 -2 及高危患者移植后 5 年 DFS 分别为 60%、36% 和 28%。自 2002 年之后，IPSS 评分系统被正式作为 MDS 患者接受 allo-HSCT 选择适应证的依据，IPSS 评分为中危 -2 及高危的患者被建议尽可能在诊断评分被确认的早期即接受移植。但是，该评分系统仍具有局限性，它低估了严重中性粒细胞缺乏及血小板减少在选择移植时机的重要性，未考虑每个被评分的因素对临床的影响而仅仅以评分的总分数决定治疗策略，同时，它并未覆盖各参数发生临界变化时对疾病进展的影响。

2001 年颁布的以 WHO 诊断分型标准为基础的 WPSS 评分系统强调了输血依赖对 MDS 患者生存的影响，将患者的危险度分为极低危、低危、中危、高危与极高危。2009 年欧洲血液学会年会建议以 WPSS 作为 MDS 患者选择治疗策略的依据，建议对低危和中危患者进行治疗的目的是刺激残存的正常造血干细胞和 / 或祖细胞的造血能力改善异常克隆的造血效率，以改善患者的生活质量；对于高危患者则要采取根除异常造血克隆、改变疾病演变进程的治疗方式。

IPSS 低危患者约占全部 MDS 患者的三分之二，不可否认的是，临床上有一些 IPSS 评分在中危 -1 及以下的患者生存期并不比高危患者们更长，他们虽然骨髓中幼稚细胞百分比不高（多数 <5%），却可能伴有预后差的细胞遗传学改变、严重的中性粒细胞缺乏、输血依赖或血小板减少，也可能同时具有上述两个或多个因素。这些因素如何个体或综合性地对低危患者的存活或向白血病进展的危险度产生着影响，每个因素的权重如何尚不明了。IPSS 与 WPSS 评分系统都不能按上述将疾病危险度进一步精细划分。为此，美国 MD 安德森肿瘤中心分析了 856 例低危 MDS 患者疾病特点，研究制定了一个新的 MDS 预后预测模型，将低危患者进一步分为 3 类，为未来的临床研究及可能针对低危患者的干预治疗措施提供了一个新的更具实用性的平台。这项研究中位随访期 19.6 个月（1～262 个月），其中 87 例（10%）患者转化为 AML，429 例（50%）患者死亡。多因素分析中，低血小板计数、贫血、高龄、骨髓幼稚细胞百分比高、预后不良的染色体核型均是使存活率降低的危险因素。高铁蛋白及高 β_2- 微球蛋白水平者预后亦差。新评估系统将这些 IPSS 评分中的中危 -1、低危患者进一步分为 3 组，发现各组的中位生存期差异明显，组 1（$n=182$，21%）80.3 个月，组 2（$n=408$，48%）26.6 个月，组 3（$n=265$，31%）14.2 个月。新的分层方法从旧分层方法的中、低危患者中进一步精细分出近三分之一的预后不良人群，使之可能成为早期接受 allo-HSCT 的对象。

为解决上述 IPSS 评分系统的局限，2012 年 IPSS 被修订（IPSS-R），考虑了血细胞减少的程度、细化原始细胞百分比，并改良了细胞遗传学分类：7 012 例患者中按 FAB 分型诊断 7 000 例，符合 WHO 诊断标准的 5 504 例，均为初诊、未经治疗（指未应用去甲基化药物、强化疗、造血干细胞移植）的患者。患者骨髓形态学中幼稚细胞百分比 <30%，外周血幼稚细胞百分比 <19%。所有患者血象异常史均超过 2 个月，外周血白细胞计数 <12×10⁹/L，中性粒细胞绝对计数（absolute neutrophil count，ANC）<8×10⁹/L。患者年龄均 ≥16 岁，中位年龄 71 岁，77% 的患者年龄 >60 岁。男女比例 1.5:1，中位随访 3.9 年。新评分系统仍以骨髓细胞遗传学改变、骨髓幼稚细胞百分比、血细胞减少作为基础，并将血细胞减少的程度与骨髓的幼稚细胞组进一步划分，进而将 MDS 总体危险度分为五层，而非原来的四层，即极低危、低危、中危、高危、极高危。这一评分系统中使用的参数界值与 IPSS 系统的不同之处在于：①将骨髓幼稚细胞百分比 <5% 细分为 0～2% 与 2%～5%；②细化了血细胞减少的程度，血红蛋白数值以 <8g/dl、8～10g/dl 及 >10g/dl 为界，血小板计数以 <50×10⁹/L、50～100×10⁹/L 及 >100×10⁹/L 为界，ANC 数值以 <0.8×10⁹/L 及 ≥0.8×10⁹/L 为界；③重新将骨髓幼稚细胞百分比 ≥5% 的患者群划分为 5%～10% 与 10%～30%；④染色体异常亚型囊括了更多的新近发现的异常核型，细化为五类危险分层，即非常好、好、中等、差、极差。与 IPSS 评分系统比较后发现，IPSS-R 中的极低危、低危亚型 99% 的患者处于 IPSS 系统的低危与中危 -1 亚型中，IPSS-R 中的高危、极高危亚型 81% 的患者处于 IPSS 系统的中危 -2 与高危亚型中，即新旧评分系统中的大多数患者的危险度分层是一致的。IPSS 评分系统中的低危与中危 -1 亚型 27% 进入了 IPSS-R 的中危组，中危 -2 与高危亚型中的 18% 经 IPSS-R 评分后分期下降至中危组。这一模型显示患者的年龄、一般状态评分、血清铁蛋白水平及乳酸脱氢酶水平对患者生存有着显著的附加影响，而并未对 AML 转化风险构成影响。IPSS-R 评分系统将更多、更精细的临床特征参数整合进入预后分层系统，较原有的 IPSS 系统更精确地预测 MDS 患者生存期及向白血病转化的风险。然而上述 IPSS、IPSS-R 和 WPSS 预后评分系统目前均尚未将基因突变纳入其中，随着二代测序技术的进步，基因突变检测在 MDS 诊断、评估预后及治疗方面

都带来了巨大进步。新一代基因测序技术可以在绝大多数（>80%）MDS 患者中检出至少一个基因突变。MDS 常见基因突变包括 TET2、RUNX1、ASXL1、DNMT3A、EZH2、SF381 等。有些突变与 MDS 的亚型相关，并且突变基因的个数随 WHO 分型的进展和 IPSS-R 危险度分层的提高而增加。STAG2 和 RUNX1 基因突变易于发生在中危和高危组，TP53 和 NOTCH1、NOTCH2 基因突变更多发生在复杂核型患者中。每个亚型的平均基因突变数分别是 1.0（RA，5/5），1.3（RARS，4/3），1.14（RCMD，24/21），2.36（RAEB，172/73）和 2.70（MDS-AML，62/23）。IPSS 评分系统经常会低估患者的危险度，尤其在具有复杂的基因遗传学异常背景的 MDS 患者，不管是 IPSS 还是 IPSS-R，都没有考虑 TP53、ASXL1、EZH2 和 RUNX1 这些可以独立影响 MDS 预后的基因突变。而且 MDS 病程中出现新的细胞遗传学或细胞生物学突变，常常提示疾病进展为高危阶段。MDS 患者携带 SF3B1 突变提示预后良好；SRSF2、RUNX1、U2AF1、ASXL1 和 TP53 突变提示预后不良。401 例行异基因造血干细胞移植的 MDS/MDS-AML 患者的预后分析证实，ASXL1、RUNX1 或 TP53 突变是独立的预后不良因素。来自于国际血液及骨髓移植研究中心（Center for International Blood and Marrow Transplant Research，CIBMTR）的 1 514 例行异基因造血干细胞移植的 MDS/MDS-AML 患者的预后分析证实 RAS 通路的突变及 JAK2 基因突变与移植后不良预后相关。基因突变对于 MDS 患者的造血干细胞移植预后提示作用已经得到证实，MDS 患者携带 ASXL1 突变、RUNX1 突变、RAS 通路突变和 JAK2 突变，尤其是 TP53 突变，可以作为异基因造血干细胞移植的适应证。根据整合 IPSS-R 和分子标记的新预后评价体系，未来有助于 MDS 患者继续进一步精准预后分组，更精确地预测 MDS 患者生存期及向白血病转化的风险。

（二）确立移植适应证及移植最佳时机

依据 IPSS 及 WPSS 分型，allo-HSCT 的适应证可以归纳为：① IPSS 评分为中危 -2 及高危的患者；② IPSS 评分为中危 -1 及低危患者骨髓原始细胞 <5% 但伴有高危染色体核型、严重 ANC 减少、血小板减少或严重输血依赖；③依据 IPSS-R 分型

系统,中危、高危、极高危组患者均具有尽早接受 allo-HSCT 的适应证。

目前仍有较多 MDS 患者以 FAB 分型及 IPSS 评分进行诊断。以往的数据显示,RAEB 期移植的患者接受同胞全合供者移植后 1 年 DFS 在 31%~40% 之间,远好于 RAEB-t 期移植的患者(19%~25%)。IPSS 评分中危 -2 的患者移植预后(移植后 5 年 DFS 为 36%)远好于高危患者(28%)。以 FAB 标准及 WHO 标准诊断为 AML 的患者多数会进入诱导化疗程序,这部分患者经过化疗获得缓解的机会不足 60%。因此,临床上通过密切的(最初 3 个月内评估)随访尽早确认具有移植适应证的患者以便适时移植对提高患者移植后生存率至关重要。IPSS 中危 -1 及低危患者一旦具备血小板极低(内脏出血风险)、中性粒细胞缺乏(反复感染史或风险)、输血依赖重等危及生命或严重影响生活质量的情况,即应尽早移植。由于危险度分级较低的患者移植后效果明显好于危险度分级较高者,因此应像对待中高危患者一样积极为具备移植指征的中低危 MDS 患者进行移植前准备。尽管各种临床报告中的结论不尽一致,但是移植前数年的长病程将使患者一般状况与脏器功能变差,给移植带来了低植入率以及移植相关死亡率(transplantation related mortality,TRM)升高等负面影响,这一影响主要见于那些病程长达数年以上的中低危患者。诊断 MDS 之后一年之内即接受移植的患者 TRM 显著低于诊断一年以上移植的患者,移植后无病生存率亦显著高于后者。

在现有临床和分子生物学参数指导下,该如何把握移植时机呢?下面以两个病例进行分析:

患者 1:一名 63 岁男性患者,2017 年中以间断发热、乏力起病,初始血常规提示三系减少,骨穿提示 MDS(具体结果不详),糖皮质激素、造血细胞刺激因子治疗有效。1 年后(2018 年中)血常规再次出现下降,白细胞 1.2×10^9/L,血红蛋白 69g/L,血小板 53×10^9/L,复查骨髓:粒系原始细胞 5%,三系发育异常细胞比例≥10%;染色体核型异常,包括:-3、-5、-7、+8、-9、-15、-16、-17、+19、+21。1 个月后复查白细胞 0.8×10^9/L,血红蛋白 59g/L,血小板 13×10^9/L,骨髓原始细胞增加至 14%,病态造血比例≥15%,二代测序检测出

ASXL1、EZH2、IDH2、SETBP1、ETV6 基因突变。根据骨髓增生异常综合征 2016 年 WHO 分型,该患者已进展为 MDS-EB-2(MDS 伴原始细胞增多 2 型)(IPSS 评分:3 分高危,IPSS-R 评分:10 分极高危,WPSS 评分:6 分极高危)。患者寻找供者期间接受地西他滨(decitabine,DAC)单药治疗 $[20\text{mg}/(\text{m}^2 \cdot \text{d}) \times 5$ 天,28 天],之后持续处于中性粒细胞缺乏及重度贫血状态,依赖红细胞及血小板输注 2 个月未恢复,且并发严重肺部感染。该患者病程中出现预后不良染色体异常及基因突变,宜感染控制后尽快启动移植。去甲基化药物无效也是移植的指征。2019 年 4 月患者行单倍体相合造血干细胞移植,目前移植后 2 个月余,造血恢复,随访观察中。因此,对 MDS 患者应严密监测,典型的细胞遗传学异常或基因突变的出现,可能预示疾病进展,需要不断更新预后分层,从而尽早决定治疗策略。

患者 2:一名 51 岁男性患者,以单系血小板减少起病,骨髓可见发育异常细胞但未见原始细胞,染色体核型正常,基因突变 U2AF1、PHF6 阳性,考虑为特发性血小板减少症,激素联合 TPO 治疗 1 年,血小板未见上升(约 30×10^9/L)。此后出现三系减少,免疫抑制剂联合雄激素、血细胞刺激因子治疗,血小板逐渐下降。2 年后复查骨穿:髓系原始细胞 5.6%,基因检测发现 RUNX1、U2AF1、BCORL1、BCOR、KDM6A、PHF6 突变阳性,融合基因 FOXP1-UBB、AFF1-UBB 阳性,血常规示白细胞 0.79×10^9/L,血红蛋白 57g/L,血小板 11×10^9/L。患者进展为 MDS-EB-1(IPSS 评分:1 分中危 -1,IPSS-R 评分:6 分高危,WPSS 评分:3 分高危),依赖输血,且出现新的预后不良突变,具有移植指征,尽早进入移植程序。2019 年 3 月行单倍体相合造血干细胞移植,移植过程顺利,造血恢复,随访观察中。对于存在预后不良基因突变的相对低危组患者可尽早采取高危组方案,以达到延长生存期的目的。

由于 MDS 临床特点的异质性及其病程持续进展的特点,动态随诊病情变化,及时调整危险度分层,尽早确认移植适应证以便适时移植对获得更好的疗效至关重要。低危的 MDS 患者一旦出现新的细胞遗传学或细胞生物学异常、危及生命的全血细胞减少及疾病进展为高危,应尽快进

行移植。尽管 MDS 的诊断分层系统在不断细化完善，但是它仍然缺乏特异性强并可以广泛应用的实验室检测标记物。骨髓形态学检查中幼稚细胞所占比例仍是上述各类诊断分期与危险度分层的重要依据。鉴于单次骨髓形态学结果往往存在一定程度的偏差，加之这一疾病持续进展的特质，临床上动态监测疾病进展、及时调整治疗策略就显得尤为重要。多参数评估是临床医生决定治疗策略的另一重要基本原则，骨髓形态学中幼稚细胞百分比固然重要，血细胞减少的程度持续、大幅度加重也可以成为选择移植、尽早移植的依据。一旦移植适应证已被确立，对于那些亟需移植的 MDS 患者来说，移植前准备程序常常需要在医疗团队的积极指导与协作下在最短时间内完成。

在 MDS 进展到高危阶段之前进行移植似乎是公认的移植时机，但是以往的临床研究数据提供的仅仅是 MDS 各个危险度分层、疾病的各个特征以及患者相关的单个因素对某一治疗策略结果的影响。即使进行多因素分析，仍难以精确地反映出 MDS 病程的连续性变化以及多个疾病、患者相关因素的综合影响。上述各个评分系统均未涵盖儿童 MDS 及治疗相关性 MDS（t-MDS）。儿童的 MDS 以幼年型粒单细胞白血病最多见，其次为 RAEB 及 RAEB-t。儿童的 RARS 罕见，发生率低于 1%。儿童 MDS 多一经诊断即选择 allo-HSCT 以求尽早治愈。欧洲儿童 MDS 工作组 2005 年报告了 100 例 allo-HSCT 治疗儿童 MDS 的结果，其中同胞全合移植 48 例，非血缘移植 52 例，移植后 5 年 DFS 分别为 55% 和 49%，TRM 13%，复发率 35%，存活者中位随访期为 40 个月（6～144 个月）。大剂量化疗及自体 HCT 后 t-MDS 的自然病程中存活期短，即使通过 allo-HSCT，移植后 3 年总生存率亦仅为 24%～30%。因此，t-MDS 一经诊断即可作为 allo-HSCT 适应证。

二、供者来源的拓宽

十九年前，当考虑 allo-HSCT 治疗 MDS 该采用哪一类供者时，同胞 HLA 全合供者似乎无可争议地被认为是供者来源的首选。一般情况下，只有在患者不具备同胞全合供者的情况下，非血缘供者才会成为备选。然而，随着移植技术

体系的进步，这一原则正在不断地受到挑战。非血缘移植的疗效不断上升，逐渐接近甚至在特定患者群体中超过了同胞全合供者移植的疗效。IBMTR 曾对 1998—2004 年间移植的病例进行回顾性统计分析，结果显示接受同胞全合供者或非血缘供者移植后 3 年总存活率分别为 63% 和 57%，≥20 岁的高危患者中两类供者来源的移植后总生存率之间的差别并不显著，同胞全合与非血缘移植后 3 年总存活率分别为 40% 和 30%。来自美国西雅图移植中心的结果则显示两类供者来源的移植疗效相近，同胞全合与非血缘移植组 3 年 DFS 分别为 56% 和 59%，TRM 分别为 28% 和 30%，复发率分别为 16% 和 11%。欧洲最新发表的一项临床研究为上述问题补充了新的信息。高龄 MDS 患者接受异基因移植时究竟首选同胞全合供者（年龄多数与患者接近）还是年轻的非血缘供者？欧洲骨髓移植登记组（European Group for Blood and Marrow Transplantation，EBMT）分析了 1999—2008 年间≥50 岁的 MDS 患者资料。这些患者的中位年龄为 58 岁（50～73 岁）。555 例接受同胞全合供者移植，其供者中位年龄是 56 岁（35～78 岁）；164 例接受非血缘供者移植，其供者中位年龄是 34 岁（19～64 岁）。移植后 5 年总生存率在年轻非血缘供者组（<30 岁）中（40%）显著高于同胞全合供者组（33%）与大龄非血缘供者组（≥3 岁）（24%）（P = 0.04）。这一临床研究的数据再次证实了非血缘供者移植技术的成熟与进步，并首次提示在特定的患者群体中，年轻非血缘供者可以比一直以来被作为首选的同胞全合供者带来更多的移植后生存优势。

亲属 HLA 单倍体移植的成功使几乎任何一个需要 allo-HSCT 的患者都可能即刻找到供体。北京大学血液病研究所的数据显示，亲属 HLA 单倍体移植体系中的急/慢性移植物抗宿主病（graft-versus-host disease，GVHD）发生率、总存活率及 DFS 均与同胞全合移植者无统计学差异。2003—2013 年间同胞全合 HCT 和亲属 HLA 单倍体相合 HCT 治疗 MDS 456 例，两组分别为 228 例，两组复发率为 13% 和 9%，4 年非复发死亡率分别为 20% 和 29%，4 年 DFS 67% 和 62%，4 年总生存率 69% 和 62%。由此显示亲属 HLA 单倍体相合供者也可以作为异基因 HCT 治疗 MDS 的

可靠干细胞来源。

虽然脐带血中造血干细胞数量有限，UCB 移植在成人 MDS 的应用受到限制，但临床仍有其成功治疗 MDS 的报告。RIC 脐血移植 43 例 55 岁以上 MDS 患者（88% 为双份脐血移植），与同期的同胞全合供者移植（47 例）相比，两组 3 年的无复发存活率和总存活率分别为 30% 和 34%、43% 和 34%，CBT 组的慢性移植物抗宿主病（GVHD）发生率低（17% vs 40%）。欧洲报告 108 例 AML/MDS 的资料（中位年龄为 43 岁，71% 的患者接受单份脐血移植，53% 为清髓性移植）显示 2 年的无复发存活率和总存活率分别为 30% 和 34%，这些资料都支持脐血移植可以作为非血缘供者移植的一个重要补充。

三、RIC 移植得到广泛应用

由于相当一部分 MDS 患者年龄偏大、伴有血细胞减少、一般状态和脏器功能差，接受清髓性的标准预处理方案后移植相关死亡率极高，即相当一部分患者因此无法获得异基因移植的机会。RIC 的移植模式使得更多年龄上不适宜、脏器功能及一般情况不足以接受常规清髓剂量预处理的患者获得了异基因移植的可能。IBMTR 对 RIC 的界定为：预处理中全身照射（total body irradiation，TBI）的剂量≤5Gy，白消安（busulfan，Bu）≤9mg/kg，美法仑（melphalan，Mel）≤140mg/kg，噻替哌（thiotepa）≤10mg/kg，还常包括氟达拉宾（fludarabine，Flu）等嘌呤类似物药物。近年来在预处理中加入如 CD52 单抗或人类抗胸腺球蛋白等加强对患者的免疫抑制、促进异基因造血干细胞植入，并因此适当减少细胞毒药物的使用，使 RIC 移植总体治疗相关毒性进一步降低。在 RIC 移植没有广泛应用的年代里，年龄 <50 岁的患者中接受移植的约有 42%，而 >50 岁的患者中接受移植者仅 8%。据 EBMT 的资料显示，RIC 移植出现之后 MDS 移植患者的年龄分布从 2001 年 >50 岁，>60 岁和 >65 岁患者所占的比例 47%、10% 和 2%，到 2010 年提高到 64%、33% 和 14%。2009 年发表的 allo-HSCT 治疗 MDS 的数十项临床研究 meta 分析显示，RIC 移植治疗 MDS 已取得了与传统清髓移植相近的疗效，并且移植相关死亡率明显低于清髓移植。

随着 RIC 移植技术的日渐成熟，其良好的长期疗效、较低的移植相关毒性被临床不断证实。英国伦敦移植研究报道，采用同胞全合供者以 RIC 移植治疗高龄 MDS 患者，中位随访 5 年后移植相关死亡率仅为 9%，全体移植患者中实际无病生存率 45%。RIC 移植较传统清髓移植所具有的明显优势是由于预处理毒性的减低带来的移植相关死亡率下降。但是，其潜在威胁则是由于恶性细胞负荷未被最大限度清除而造成的移植后复发。EBMT 2006 年报告，RIC 移植的 215 例 MDS 患者移植后 DFS（33%）与标准预处理剂量移植 621 例（41%）相近，而复发率高于标准预处理剂量移植（45% vs 27%）。如何在降低预处理相关毒性与移植后复发之间找到平衡点，即建立最佳强度的预处理方案，使移植相关毒性及移植后复发率均最大程度地降低，一直是移植界的关注热点。基于 RIC 方案的用药组合不同，各类 RIC 方案的预处理强度存在着差异。EBMT 进一步按不同预处理强度将 RIC 方案分为中等剂量 RIC 与非清髓预处理，将清髓方案分为传统清髓方案与强化清髓方案。其分析研究纳入了来自 EBMT 组织多中心 1998—2004 年间接受同胞全合移植的 878 例 MDS 患者，为避免疾病分期对移植预后的影响，入组患者移植前骨髓幼稚细胞百分比均在 10% 以下。结果显示，中等剂量 RIC 方案、非清髓、传统清髓方案、强化清髓方案四类预处理强度移植后 7 年总存活率分别为 53%、29%、56% 及 51%，提示中等剂量 RIC 可能会达到与清髓移植相近的疗效。由于 RIC 移植治疗恶性血液病存在移植后潜在的高复发风险，所以需要强调的是，RIC 移植应适用于那些年龄上不适宜、脏器功能及一般情况不足以接受标准清髓剂量预处理的患者，对于年龄低于（50~55 岁）、一般状态及脏器功能良好的患者仍应该尽量选用正常标准强度的预处理方案。

近十余年来，采用非血缘供者的 RIC 移植疗效已经接近甚至好于采用同胞全合供者 RIC 的移植。IBMTR 的数据显示，疾病早期患者接受 RIC 移植后 3 年总生存率在同胞全合供者组为 40%，非血缘供者组为 38%；而疾病进展期的 MDS 患者 RIC 移植后非血缘供者组这一优势更加明显，同胞全合组与非血缘组 3 年总生存率分别为 31% 和 39%。最近，法国巴黎报道了 2000 年 1 月～2010 年 12 月之间在该中心连续接受移植 MDS 患者 45 例，并比较同胞全合与非血缘供者外周血 RIC 移植的疗效。两组患者的植入率、GVHD、TRM、复发率及 3 年总存活率均接近。

四、中、高危 MDS 移植前是否需要化疗

RAEB 期的患者移植前化疗是否有益目前仍存在着争议，人们更容易倾向于对 MDS-AML 者进行积极的诱导化疗以求达到完全缓解（complete remission，CR）或部分缓解。相当一部分回顾性研究结果提示，移植前接受化疗并能达到完全缓解会获得较好的预后；如果化疗无效，在未缓解状态下移植将比未接受化疗即移植的患者预后更差。

意大利移植组分析了 49 例 MDS 患者中化疗对同胞全合移植后存活的影响。患者的 WHO 诊断分别为 5q-1 例，RCMD 7 例，RAS 1 例，RAEB-1 12 例，RAEB-2 25 例，CMML 3 例。13 例患者未接受化疗，移植后存活 2 例；接受化疗并获得完全缓解的 26 例，移植后存活 13 例；接受化疗但无效的患者 10 例，随访 36 个月无存活者。三组患者移植后 3 年的总存活概率分别为 31%、54%、0（$P=0.004$）；无病存活概率分别为 15%、50%、0（$P=0.008$）。日本研究者报告了类似的结果，清髓预处理移植前，诱导化疗之后疾病是否获得完全缓解对 RAEB 患者移植后存活率并无影响。58 例患者移植前接受化疗者与未接受化疗者各占 29 例，经化疗达到完全缓解的移植后生存率为 58.2%，化疗后未缓解的为 50.0%（$P=0.01$）。最近发表的一篇关于细胞遗传学风险分层与 MDS 患者移植预后的研究中分析了 1 007 例患者，结果显示那些移植前除支持治疗外未行化疗的患者移植后复发率较在移植前接受诱导化疗（HR 2.09）或去甲基化药物治疗（HR 2.53）的患者增高。这项研究中显示了移植前化疗对移植转归的负面影响。这反映出一方面化疗过程中疾病依然在进展，另一方面化疗难以取得预期降低肿瘤负荷的效果。该研究确认了高危细胞遗传学异常对移植后复发率及死亡率影响最大，即使在具有高危遗传学异常的患者中，移植前化疗也不获益。

WHO 诊断标准将 RAEB-t 划入白血病阶段，这部分患者似乎应像其他的原发的急性白血病一样，在移植前应用化疗尽可能获得缓解。但是，确立 IPSS-R 评分系统的研究中发现，骨髓中幼稚细胞的百分比为 10%～20% 与 20%～30% 两组患者的存活率及向急性白血病转化风险无差别。迄今还没有前瞻、对照性临床研究为这一争议提供证据，尽管回顾性研究的结果之间也存在矛盾，从目前的临床数据看来，MDS-RAEB 移植前采取化疗未必能达到降低恶性细胞负荷、乃至降低移植后复发率的目的，相反，增加了患者移植前死于化疗相关毒性的风险。此外，即使对于 MDS-AML，患者经过化疗获得缓解的机会不足 50%～60%，临床决策中亦应权衡化疗益处与其可能带来的致死性脏器毒性、感染、出血等合并症的风险。意大利医生曾对 MDS 患者实施积极化疗策略，即诱导缓解后进行巩固化疗以最大限度地在移植前降低 MDS 患者体内恶性细胞负荷量，之后跟进清髓性异基因移植。结果显示，184 例 MDS 患者接受诱导化疗后获完全缓解的 100 例。其中有 7 例迅速复发而失去移植时机，3 例直接接受了异基因移植，90 例患者接受巩固化疗。巩固化疗后仍为完全缓解状态而接受移植的仅有 61 例，占初始患者总数的 33.1%，另外有 19 例在巩固化疗后复发而失去治疗机会，有 10 例因化疗毒性而死亡或退出临床观察。84 例首次诱导化疗未缓解的患者中 29 例短期内死于化疗相关合并症或疾病进展，55 例化疗因未缓解或骨髓重度抑制而不适于接受后续化疗。至少临床决策时需要视患者的一般状况、脏器功能、输血依赖情况以及化疗对个体患者的利弊进行综合评价。如果移植前的准备已经充分，RAEB 患者直接进入移植程序的话，从目前各移植中心的疗效来看，40%～60% 的患者将会被治愈。即使对于那些一两个疗程未达到缓解的 MDS-AML 患者来说，移植可能也会比接下来的挽救性化疗带来更大的治愈机会。对于化疗达到缓解的 MDS-AML 患者来说，不建议多个疗程的巩固，可尽早进行移植。

因顾及移植后 MDS 复发问题，所以建议高危 MDS 在 RIC 移植前尽可能通过诱导化疗达到完全缓解。EBMT 共识认为，达到 CR 者在移植前应用过多疗程的强化或巩固化疗无益，建议一个疗程巩固化疗后尽快移植。

五、去甲基化药物对移植的影响

随着对 MDS 发病机制中"甲基化通路异常"的认识，HMA 得以问世并进入临床应用，MDS 的治疗策略开始向"靶向治疗"的轨道迈进。尽管如此，去甲基化药物尚不能达到阻止 MDS 进展或治愈的目的，异基因移植仍是治愈 MDS 的唯一可能手段。鉴于越来越多的 MDS 患者应用去甲基化药物作为初始治疗，最近的一篇回顾性配对研究比较了作为初始治疗、移植与去甲基化药物的疗效。其结果显示，在两组患者的基本条件（诊断年份、患者年龄、骨髓中幼稚细胞比例、IPSS 评分及诊断到移植的时间间隔）均匹配的情况下，两组患者的中位生存时间没有差异，分别为 26 个月与 25 个月（$P=0.89$），但 2000 年之后的移植患者中位生存时间较长，为 41 个月。这一研究提示有必要开展前瞻性研究，探讨在去甲基化药物时代如何更好地划定移植时机及最大程度地发挥移植疗效。移植前旨在降低疾病危险度分期的治疗方式中，去甲基化药物与诱导化疗的效果相近，而且去甲基化治疗的毒副反应较化疗小。高危 MDS 患者中单用阿扎胞苷（azacitidine）者 48 例，单用诱导化疗者 98 例，移植后中位随访 38.7 个月，两组疗效相近，总生存率分别为 55% 与 48%，DFS 分别为 42% 与 44%，复发率分别为 40% 与 37%，TRM 分别为 19% 与 20%。另一项回顾分析显示，移植前对去甲基药物持续有效或病情无进展的患者，比那些失去疗效或用药后疾病进展的患者移植后无病生存率显著增高，复发率降低。这一趋势在高危 MDS 患者中尤其显著。这部分数据说明移植前 HMA 的疗效反应可能对移植后疗效具有预测意义，未来研究应探索在失去疗效或用药后疾病进展之前如何把握最佳移植时机。迄今还没有临床证据提示患者应该在去甲基药物获得最大疗效时还是在确认药物无效后进行移植。考虑到对去甲基药物无反应的患者中位生存期仅为 4 个月左右，预后极差，选择在疾病进展前尽快移植，有可能为患者争取到更大的生存概率。对于去甲基化治疗后处于疾病稳定状态的高危 MDS 患者，应尽早移植。目前对于大多数适合移植的 MDS 患者，去甲基化治疗至少可作为寻找供者时期的桥接治疗。虽然去甲基化治疗可以使将近一半的高危 MDS 患者获得治疗反应，但绝大多数患者最终将失去疗效。一旦对去甲基化治疗失去疗效，未来平均生存时间将短于 6 个月。异基因造血干细胞移植可以明显改善这部分患者的预后。

由于去甲基药物的安全性，人们现尝试将其应用于移植后复发的预防或抢先治疗。在 MD 安德森肿瘤中心进行的 I 期临床研究中，共治疗了 45 例高危 MDS-AML 患者。该研究确定了阿扎胞苷在移植后 6～7 周之间 $32mg/m^2 \times 5$ 天的可耐受剂量，应用阿扎胞苷预防复发的高危患者移植后 1 年的无复发存活率为 58%。研究中观察到的另一个有趣现象是接受阿扎胞苷疗程多的患者，慢性 GVHD 的发生率有所下降。随后的 II 期研究纳入了 17 例急性白血病患者，其中 9 例为挽救治疗，5 例有效，1 年的无复发存活率和总存活率分别为 55% 和 90%。由于目前的相关报道多为单臂试验且病例数少，因此还无法准确评价去甲基化药物在提高移植疗效方面的作用。值得注意的是 2012 年 *Blood* 杂志上刊登了英国 Goodyear 等的一篇文章。他们基于动物实验证实阿扎胞苷可以提高白血病细胞肿瘤抗原的表达，并扩增调节性 T 细胞（Treg）的数量的现象。研究中对 27 例 AML 的患者在 RIC 移植后每月给予阿扎胞苷，以期获得移植物抗白血病作用与 GVHD 的分离。结果显示耐受性好，GVHD 的发生率低，移植后早期的 3 个月内 Treg 细胞水平高于对照组，同时可诱导出针对多种肿瘤抗原的 $CD8^+$ 的细胞毒性 T 细胞的反应。揭示了阿扎胞苷在作为化疗药物之外应用于移植的另一种可能性即免疫调节作用。移植后已经复发的患者采用阿扎胞苷单药或者与供者淋巴细胞输注（donor lymphocyte infusion，DLI）联合可能成为挽救治疗的选择。

六、未来研究领域

尽管目前尚没有前瞻性研究比较异基因移植和其他治疗方案治疗 MDS 的疗效，allo-HSCT 仍是目前治疗乃至治愈 MDS 的有效方法。移植技术的进步从根本上解决了供体来源问题，减低剂量预处理移植使得更多的患者获得移植机会，总体移植相关死亡率与复发率也在不断降低；包含新的预后相关基因突变的危险度分层体系、新药的开发和应用有可能更大程度地改善 MDS 的治疗效果。改善患者移植前的状态、移植后预防复发、提高 GVHD 的预防质量都是未来临床研究重点。探索移植联合去甲基化药物及免疫干预治疗的时机和方式、开展随机临床试验评估新药在 MDS 治疗领域的价值都是有待探索的领域。

（窦立萍　刘代红）

参 考 文 献

[1] Greenberg PL, Stone RM, Al-Kali A, et al. Myelodysplastic Syndromes, Version 2.2017, NCCN Clinical Practice Guidelines in Oncology. J Natl Compr Canc Netw, 2017, 15 (1): 60-87.

[2] Malcovati L, Cazzola M. Recent advances in the understanding of myelodysplastic syndromes with ring sideroblasts. Br J Haematol, 2016, 174 (6): 847-858.

[3] Ghariani I, Braham N, Hassine M, et al. Myelodysplastic syndrome classification. Ann Biol Clin, 201, 71 (2): 139-144.

[4] Zeidan AM, Battiwalla M, Berlyne D, et al. Aplastic Anemia and MDS International Foundation (AAMDSIF): Bone marrow failure disease scientific symposium 2016. Leuk Res, 2017, 53: 8-12.

[5] Lee JH, List A, Sallman DA. Molecular pathogenesis of myelodysplastic syndromes with deletion 5q. Eur J Haematol, 2019, 102 (3): 203-209.

[6] Patnaik MM, Tefferi A. Refractory anemia with ring sideroblasts (RARS) and RARS with thrombocytosis (RARS-T): 2017 update on diagnosis, risk-stratification, and management. Am J Hematol, 2017, 92 (3): 297-310.

[7] Patnaik MM, Tefferi A. Refractory anemia with ring sideroblasts (RARS) and RARS with thrombocytosis: "2019 Update on Diagnosis, Risk-stratification, and Management". Am J Hematol, 2019, 94 (4): 475-488.

[8] Ren Y, Jiang H, Shi F, et al. Decitabine for myelodysplastic syndromes: dose comparison in a real world clinical setting. Leuk Lymphoma, 2019, 60 (7): 1731-1739.

[9] Steensma DP. Myelodysplastic syndromes current treatment algorithm 2018. Blood Cancer J, 2018, 8 (5): 47.

[10] Montalban-Bravo G, Garcia-Manero G. Myelodysplastic syndromes: 2018 update on diagnosis, risk-stratification and management. Am J Hematol, 2018, 93 (1): 129-147.

[11] Liang C, Li J, Cheng J, et al. Characteristics of bone marrow cell dysplasia and its effectiveness in diagnosing myelodysplasticsyndrome. Hematology, 2018, 23 (2): 65-76.

[12] Solary E, Itzykson R. How I treat chronic myelomonocytic leukemia. Blood, 2017, 130 (2): 126-136.

[13] Patnaik MM, Tefferi A. Refractory anemia with ring sideroblasts (RARS) and RARS with thrombocytosis (RARS-T): 2017 update on diagnosis, risk-stratification, and management. Am J Hematol, 2017, 92 (3): 297-310.

[14] Gangat N, Patnaik MM, Tefferi A. Myelodysplastic syndromes: Contemporary review and how we treat. Am J Hematol, 2016, 91 (1): 76-89.

[15] Wells RA, Buckstein R, Rezmovitz J. Myelodysplastic syndrome. CMAJ, 2016, 188 (10): 751.

[16] Garcia-Manero G. Myelodysplastic syndromes: 2015 Update on diagnosis, risk-stratification and management. Am J Hematol, 2015, 90 (9): 831-841.

[17] Onida F, Brand R, van Biezen A, et al. MDS subcommittee of the EBMT-CMWP. Impact of the International Prognostic Scoring System cytogenetic risk groups on the outcome of patients with primary myelodysplastic syndromes undergoing allogeneic stem cell transplantation from human leukocyte antigen-identical siblings: a retrospective analysis of the European Society for Blood and Marrow Transplantation-Chronic Malignancies Working Party. Haematologica, 2014, 99 (10): 1582-1590.

[18] Adès L, Itzykson R, Fenaux P. Myelodysplastic syndromes. Lancet, 2014, 383 (9936): 2239-2252.

[19] Garcia-Manero G. Myelodysplastic syndromes: 2014 update on diagnosis, risk-stratification, and management. Am J Hematol, 2014, 89 (1): 97-108.

[20] Marsh JC, Kulasekararaj AG. Management of the refractory aplastic anemia patient: what are the options? Hematology Am Soc Hematol Educ Program, 2013, 2013: 87-94.

[21] Marsh JC, Kulasekararaj AG. Management of the refractory aplastic anemia patient: what are the options? Blood, 2013, 122 (22): 3561-3567.

[22] Greenberg PL, Attar E, Bennett JM, et al. Myelodysplastic syndromes: clinical practice guidelines in oncol-

ogy. J Natl Compr Canc Netw, 2013, 11（7）: 838-874.

[23] Kröger N, Iacobelli S, Franke G-N, et al. Dose-Reduced Versus Standard Conditioning Followed by Allogeneic Stem-Cell Transplantation for Patients with Myelodysplastic Syndrome: A Prospective Randomized Phase Ⅲ Study of the EBMT（RICMAC Trial）. J Clin, 2017, 35（19）: 2157-2164.

[24] Garcia-Manero G. Myelodysplastic syndromes: update on diagnosis, risk-stratification and management. Am J Hematol, 2015, 90（9）: 831-841.

[25] Teira P, Battiwalla M, Ramanathan M, et al. Early cytomegalovirus reactivation remains associated with increased transplant-related mortality in the current era: a CIBMTR analysis. Blood, 2016, 127（20）: 2427-2438.

[26] Della Porta MG, Jackson CH, Alessandrino EP, et al. Decision analysis of allogeneic hematopoietic stem cell transplantation for patients with myelodysplastic syndrome stratified according to the revised International Prognostic Scoring System. Leukemia, 2017, 31（11）: 2449-2457.

[27] Strahm B, Nöllke P, Zecca M, et al. Hematopoietic stem cell transplantation for advanced myelodysplastic syndrome in children: results of the EWOG-MDS 98 study. Leukemia, 2011, 25（3）: 455-462.

[28] Radivoyevitch T, Dean Robert M, Shaw Bronwen E, et al. Risk of acute myeloid leukemia and myelodysplastic syndrome after autotransplants for lymphomas and plasma cell myeloma. Leuk Res, 2018, 74（3）: 130-136.

[29] Kröger N, Zabelina T, de Wreede L, et al. MDS subcommittee of the Chronic Leukemia Working Party of the European Group for Blood and Marrow Transplantation（EBMT）. Allogeneic stem cell transplantation for older advanced MDS patients: improved survival with young unrelated donor in comparison with HLA-identical siblings. Leukemia, 2013, 27（11）: 604-609.

[30] Wang Y, Wang HX, Lai YR, et al. Haploidentical transplant for myelodysplastic syndrome: registry-based comparison with identical sibling transplant. Leukemia, 2016, 30（10）: 2055-2063.

[31] Arai Y, Takeda J, Aoki K, et al. Efficiency of high-dose cytarabine added to CY/TBI in cord blood transplantation for myeloid malignancy. Blood, 2015, 126（11）: 415-422.

[32] Ishiyama K, Aoki J, Itonaga H, et al. Graft-versus-MDS effect after unrelated cord blood transplantation: a retrospective analysis of 752 patients registered at the Japanese Data Center for Hematopoietic Cell Transplan-

tation. Blood Cancer J, 2019, 9（3）: 31.

[33] Di Stasi A, Milton D R, Poon LM, et al. Similar transplantation outcomes for acute myeloid leukemia and myelodysplastic syndrome patients with haploidentical versus 10/10 human leukocyte antigen-matched unrelated and related donors. Biol Blood Marrow Transplant, 2014, 20（12）: 1975-1981.

[34] Kröger N, Iacobelli S, Franke GN, et al. Dose-Reduced Versus Standard Conditioning Followed by Allogeneic Stem-Cell Transplantation for Patients with Myelodysplastic Syndrome: A Prospective Randomized Phase Ⅲ Study of the EBMT（RICMAC Trial）. J Clin Oncol, 2017, 35（19）: 2157-2164.

[35] Lim Z, Brand R, Martino R, et al. Allogeneic hematopoietic stem-cell transplantation for patients 50 years or older with myelodysplastic syndromes or secondary acute myeloid leukemia. J Clin Oncol, 2010, 28（3）: 405-411.

[36] Oosterveld M, Muus P, Suciu S, et al. Chemotherapy only compared to chemotherapy followed by transplantation in high risk myelodysplastic syndrome and secondary acute myeloid leukemia: two parallel studies adjusted for various prognostic factors. Leukemia, 2002, 16（9）: 1615-1621.

[37] Chhabra S, Liu Y, Hemmer MT, et al. Comparative Analysis of Calcineurin Inhibitor-Based Methotrexate and Mycophenolate Mofetil-Containing Regimens for Prevention of Graft-versus-Host Disease after Reduced-Intensity Conditioning Allogeneic Transplantation. Biol Blood Marrow Transplant, 2019, 25（1）: 73-85.

[38] Voso MT, Leone G, Piciocchi A, et al. Feasibility of allogeneic stem-cell transplantation after azacitidine bridge in higher-risk myelodysplastic syndromes and low blast count acute myeloid leukemia: results of the BMT-AZA prospective study. Ann. Oncol, 2017, 28（11）: 1547-1553.

[39] Ishiyama K, Aoki J, Itonaga H, et al. Graft-versus-MDS effect after unrelated cord blood transplantation: a retrospective analysis of 752 patients registered at the Japanese Data Center for Hematopoietic Cell Transplantation. Blood Cancer J, 2019, 9（3）: 31.

[40] Deeg HJ, Scott BL, Fang M, et al. Five-group cytogenetic risk classification, monosomal karyotype, and outcome after hematopoietic cell transplantation for MDS or acute leukemia evolving from MDS. Blood, 2012, 120（7）: 1398-1408.

[41] Damaj G, Duhamel A, Robin M, et al. Impact of azacitidine before allogeneic stem-cell transplantation for

myelodysplastic syndromes: a study by the Société Française de Greffe de Moelle et de Thérapie-Cellulaire and the Groupe-Francophone des Myélodysplasies. J Clin Oncol, 2012, 30(36): 4533-4540.

[42] Guillermo GM, Gore SD, Christopher C, et al. Phase I study of oral azacitidine in myelodysplastic syndromes, chronic myelomonocytic leukemia, and acute myeloid leukemia. J Clin Oncol, 2011, 29(18): 2521-2527.

[43] Goodyear OC, Dennis M, Jilani NY, et al. Azacitidine augments expansion of regulatory T cells after allogeneic stem cell transplantation in patients with acute myeloid leukemia(AML). Blood, 2012, 119(14): 3361-3369.

[44] Cseh A, Niemeyer CM, Yoshimi A, et al. Bridging to transplant with azacitidine in juvenile myelomonocytic leukemia: a retrospective analysis of the EWOG-MDS study group. Blood, 2015, 125(12): 2311-2313.

[45] Boyiadzis M, Arora M, Klein JP, et al. Impact of Chronic Graft-versus-Host Disease on Late Relapse and Survival on 7, 489 Patients after Myeloablative Allogeneic Hematopoietic Cell Transplantation for Leukemia. Clin Cancer Res, 2015, 21(9): 2020-2028.

[46] Della PMG, Alessandrino EP, Bacigalupo A, et al. Predictive factors for the outcome of allogeneic transplantation in patients with MDS stratified according to the revised IPSS-R. Blood, 2014, 123(15): 2333-2342.

[47] Song Y, Rongvaux A, Taylor A, et al. A highly efficient and faithful MDS patient-derived xenotransplantation model for pre-clinical studies. Nat Commun, 2019, 10(1): 366.

[48] Boyiadzis M, Arora M, Klein JP, et al. Impact of Chronic Graft-versus-Host Disease on Late Relapse and Survival on 7, 489 Patients after Myeloablative Allogeneic Hematopoietic Cell Transplantation for Leukemia, Clin. Cancer Res, 2015, 21(9): 2020-2028.

[49] Kröger N, Iacobelli S, Franke GN, et al. Dose-Reduced Versus Standard Conditioning Followed by Allogeneic Stem-Cell Transplantation for Patients With Myelodysplastic Syndrome: A Prospective Randomized Phase III Study of the EBMT(RICMAC Trial). J Clin Oncol, 2017, 35(19): 2157-2164.

[50] Lim Z, Brand R, Martino R, et al. Allogeneic hematopoietic stem-cell transplantation for patients 50 years or older with myelodysplastic syndromes or secondary acute myeloid leukemia. J Clin Oncol, 2010, 28(3): 405-411.

[51] Park S, Hamel JF, Toma A, et al. Outcome of Lower-Risk Patients with Myelodysplastic Syndromes Without 5q Deletion After Failure of Erythropoiesis-Stimulating Agents. J Clin Oncol, 2017, 35(14): 1591-1597.

[52] Cahn JY, Klein JP, Lee SJ, et al. Prospective evaluation of 2 acute graft-versus-host(GVHD) grading systems: a joint Société Française de Greffe de Moëlle et Thérapie Cellulaire(SFGM-TC), Dana Farber Cancer Institute(DFCI), and International Bone Marrow Transplant Registry(IBMTR) prospective study. Blood, 2005, 106(3): 1495-1500.

[53] Della PMG, Tuechler H, Malcovati L, et al. Validation of WHO classification-based Prognostic Scoring System(WPSS) for myelodysplastic syndromes and comparison with the revised International Prognostic Scoring System(IPSS-R). A study of the International Working Group for Prognosis in Myelodysplasia(IWG-PM). Leukemia, 2015, 29(7): 1502-1513.

第五章　多发性骨髓瘤

第一节　多发性骨髓瘤的诊断以及预后评价

多发性骨髓瘤（multiple myeloma，MM）是一种恶性浆细胞疾病，年发病率为（1.3～5）/10 万，在许多国家是发病率位居第二的血液恶性肿瘤；其中男性多于女性，中位发病年龄 57～63 岁。随着我国老龄化社会进程的加快，可以预期中国 MM 的发病率将会进一步上升。

多发性骨髓瘤是由于骨髓中克隆性浆细胞异常增生，分泌单克隆免疫球蛋白或其片段（M 蛋白），导致相关器官或组织损伤。常见临床表现为骨痛、贫血、肾功能不全、感染以及高钙血症和继发淀粉样变性引起的相应症状。依照增多的异常免疫球蛋白类型可分为以下 8 型：IgG 型、IgA 型、IgD 型、IgM 型、IgE 型、轻链型、双克隆型以及不分泌型，每种重链根据相应的轻链再分为 κ 以及 λ 型，例如 IgG-κ 型。最多见的为 IgG 型，最少见的为 IgE 型，不同 M 蛋白类型的 MM 临床表现上会有差别，如 IgA 型骨质破坏较轻，而器官损害较重，较易累及呼吸系统以及胃肠道；而 IgD 型以 λ 亚型占绝对优势，易有高钙血症以及肾功能损害。MM 可合并出现髓外浆细胞瘤、浆细胞白血病、POEMS 综合征以及继发淀粉样变性。

随着对 MM 生物学特性的不断深入研究，新的药物不断出现，MM 的缓解率以及长期生存率均得到不断提高。随着疗效以及长期生存率的不断提高，这一疾病的预后分层体系以及疗效评判体系也在不断改变。预后分层体系从最早的单纯依赖 Durie-Salmon 分期、浆细胞标记指数进行分层，进展到依赖常规细胞遗传学及荧光原位杂交技术结果进行分层，到现在的二代测序，甚至加入某些标志性基因来进行分层。由于 90% 的 MM 会有细胞遗传学异常，细胞遗传学异常成为现行预后分层的主要依据。常规细胞遗传学阳性率仅约 30%，但可反映肿瘤增殖状况以及细胞遗传学全貌，故仍有一定临床价值。原位荧光杂交技术可提高细胞遗传学异常的检出率，可采用 CD138+ 磁珠分选骨髓瘤细胞或同时行胞质免疫球蛋白染色以区别浆细胞和其他细胞，常用的检测位点包括：IgH 重排、17p-（p53 缺失）、13q14 缺失、1q21 扩增；若 FISH 检测 IgH 重排阳性，则进一步检测 t(4;14)、t(11;14)、t(14;16)、t(14;20) 等。

实际上，随着治疗的变迁，多发性骨髓瘤的预后分层也在不断变化。分层体系在不同的治疗下不同，例如 t(4;14) 在既往的研究中发现其为高危，但硼替佐米可改善或部分改善其不良预后，因而在使用硼替佐米的患者中，该因素可能就不再是一个高危因素，而是次高危；但是在没有使用硼替佐米的患者中可能仍应分在高危组，所以，分层应该是在特定的治疗体系下的分层。

在多发性骨髓瘤这一异质性疾病中，预后分层是一始终在变迁且永远充满争议的话题，动态分析至关重要。

一、MM 的诊断标准以及争议

1. **有症状 MM 以及无症状 MM 诊断标准**　根据 2016 IMWG、2016 WHO、2019 NCCN、2017 年中国多发性骨髓瘤诊治指南对 MM 的最新定义，目前对有症状（活动性）骨髓瘤和无症状骨髓瘤（冒烟性骨髓瘤）标准如下：

（1）有症状（活动性）多发性骨髓瘤诊断标准：（需满足第 1 条及第 2 条，加上第 3 条中任何 1 项）见表 5-1-1。

（2）无症状（冒烟性）骨髓瘤的诊断标准：①血清 M 蛋白达到骨髓瘤水平（≥30g/L）或 24 小时尿 M 蛋白≥500mg；和 / 或②骨髓中单克隆浆细胞

表 5-1-1　有症状 MM 诊断标准

1. 骨髓单克隆浆细胞比例≥10% 和 / 或组织活检证明有浆细胞瘤

2. 血清和 / 或尿出现单克隆 M 蛋白[a]

3. 骨髓瘤引起的相关表现

  （1）靶器官损害表现（CRAB）[b]

- [C]校正血清钙[c] > 2.75mmol/L

- [R]肾功能损害（肌酐清除率 < 40ml/min 或肌酐 > 177μmol/L）

- [A]贫血（血红蛋白低于正常下限 20g/L 或 < 100g/L）

- [B]溶骨性破坏，通过影像学检查（X 线片、CT 或 PET-CT）显示 1 处或多处溶骨性病变

  （2）无靶器官损害表现，但出现以下 1 项或多项指标异常（SLiM）

- [S]骨髓单克隆浆细胞比例≥60%[d]

- [Li]受累 / 非受累血清游离轻链比≥100[e]

- [M]MRI 检查出现 > 1 处 5mm 以上局灶性骨质破坏

注：[a] 无血、尿 M 蛋白量的限制，如未检测出 M 蛋白（诊断不分泌型 MM），则需骨髓瘤单克隆浆细胞≥30% 或活检为浆细胞瘤；[b] 其他类型的终末器官损害也偶有发生，若证实这些脏器的损害与骨髓瘤相关，可进一步支持诊断和分类；[c] 校正血清钙（mmol/L）= 血清总钙（mmol/L）− 0.025 × 血清白蛋白浓度（g/L）+ 1.0（mmol/L），或校正血清钙（mg/dl）= 血清总钙（mg/dl）− 血清白蛋白浓度（g/L）+ 4.0（mg/dl）；[d] 浆细胞单克隆性可通过流式细胞学、免疫组化、免疫荧光的方法鉴定其轻链 κ/λ 限制性表达，骨髓浆细胞比例优先于骨髓细胞涂片和骨髓活检方法，在穿刺和活检比例不一致时，选用浆细胞比例高的数值；[e] 需要受累轻链数值至少≥100mg/L

≥10% 但 < 60%；③无骨髓瘤相关的器官和组织损害（CRAB）或骨髓瘤相关症状。

2. MM 诊断的变迁、争议与思考　中国在骨髓瘤的诊断中经历了很大的变迁，从最早的强调数值、到 2011 年的强调症状、现在又再次强调数值经历了三个阶段，在这个过程中所强调的数值也在不断发生着变化，同时在不断引入新的指标，例如血清游离轻链作为判定指标的引入以及磁共振是否发现 > 5mm 一处以上的骨质破坏。

最早的诊断标准浆细胞的数目要求在 30% 以上，1975 年国内的学者制定的标准是 15%；血清单克隆免疫球蛋白（M 蛋白）IgG > 35g/L，IgA > 20g/L，IgM > 15g/L，IgD > 2g/L，IgE > 2g/L，尿中单克隆免疫球蛋白（本周蛋白）> 1g/24h；2 条同时符合可诊断 MM。北京大学血液病研究所的结果显示 1975 年的国内诊断标准敏感性低（79.1%）且存在分型的问题。第一由于定量的标准高，很多病例达不到诊断标准，例如在轻链型中轻链的值由于重度肾功能衰竭造成排泌轻链减少，故 24 小时尿轻链可能达不到标准，此时患者如没有明显的骨质破坏将难以得到诊断。再如 IgD 型，由于分泌量较小，血和 / 或尿中免疫球蛋白可能达不到标准（2g/L），而此型易有病理性骨折等骨病的表现，如果骨髓中浆细胞多将被诊断为不分泌型，而如果骨髓中浆细胞由于分布不均出现 < 15% 的现象（骨髓形态学检查浆细胞数变化幅度较大，两次骨髓穿刺间可相差 50% 以上，这与骨髓瘤细胞高黏滞的特性有关，这种特性会造成骨髓瘤细胞的灶性分布，造成骨髓穿刺结果的假阴性），这种结果下患者将难以得到诊断。第二存在分型问题，例如对于骨髓中浆细胞在 65%，伴有病理性骨折而免疫球蛋白的数值没有达到上述标准的患者如按照 1975 年的诊断标准可诊断不分泌型 MM，而这样的患者诊断为寡分泌型 MM 更恰当（寡分泌是指 M 蛋白的含量低于 10g/L），现在已有研究证实寡分泌型的 MM 预后较差，这些寡分泌型患者可有明显的骨质破坏甚至病理性骨折，有明显的髓外病变，如可有多发髓外浆细胞瘤。

2001 年 WHO 的诊断标准中引入主要标准以及次要标准，主要标准：①骨髓浆细胞增多（> 30%）或活检有浆细胞瘤；② M 蛋白增多：血清 IgG > 35g/L 或 IgA > 20g/L；尿：除外淀粉样变性的本周蛋白 > 1g/24h。次要标准：①骨髓浆细胞增多（10%～30%）；② M 成分存在但水平低于上述水平；③溶骨性病变和 / 或广泛骨质疏松；④正常免疫球蛋白降低（低于正常值的 50%）：IgG < 6g/L，IgA < 1g/L，IgM < 0.5g/L。诊断需要符合 2 个主要标准或 1 个主要标准 + 1 个次要标准或次要标准中的第 1、2 条 + 第 3 条或第 4 条。

2008 年中国 MM 诊治指南中在 2001 年 WHO 的标准上引入了最低诊断标准，即：①骨髓恶性浆细胞≥10% 或虽 < 10% 但证实为克隆性和 / 或活检为浆细胞瘤且血清和 / 或尿中出现单克隆 M 蛋白；如未检测出 M 蛋白，则需骨髓恶性浆细胞≥30% 和 / 或活检为浆细胞瘤；②骨髓瘤相关的器官功能损害（包括高钙血症、肾功能不全、贫

血以及骨髓瘤相关骨病）。北京大学血液病研究所的结果显示 2001 年 WHO 的诊断标准相比于 2008 年中国 MM 诊治指南的最低诊断标准的敏感率为 97.3%，有 2.7% 的患者不能应用其中的主要标准、次要标准进行诊断，而通过 2008 年的最低诊断标准得以诊断，最低诊断标准之所以能够提出，是因为在浆细胞的克隆性界定上较前有了很大进步，可以通过流式细胞术或是免疫组化来确定其克隆性，因而对浆细胞数目的要求进一步下降，也就是说只要能证明是克隆性的浆细胞，有 M 蛋白、有 CRAB（是指骨髓瘤相关的器官功能损害，包括高钙血症、肾功能不全、贫血、骨病、反复发作的细菌感染、淀粉样变性以及高黏滞综合征）就能诊断。但 2008 版的诊断标准相对较为复杂，既有主要标准、次要标准也有最低诊断标准。

为了进一步简化明晰诊断标准，2011 年中国多发性骨髓瘤诊治指南对 MM 的诊断标准制定如下：①血/尿 M 蛋白（无血尿 M 蛋白量的限制。大多数病例 IgG>30g/L 或 IgA>25g/L 或 24 小时尿轻链>1g，但是有些有症状 MM 患者低于此水平）。②骨髓单克隆浆细胞或者浆细胞瘤（单克隆浆细胞通常>10%，但未设定最低阈值，因为约 5% 有症状 MM 患者骨髓浆细胞<10%。但诊断不分泌型骨髓瘤时需要浆细胞≥10%。单克隆浆细胞需要行免疫组织化学染色证实 κ 或 λ 轻链限制性表达）。③出现骨髓瘤相关器官或者组织损害（高钙血症、肾功能不全、贫血、溶骨损害、高黏血症、淀粉样变性或者反复感染）。2011 年修订版的诊断标准中更加重视 MM 相关器官功能的损害（包括高钙血症、贫血、肾功能损害、骨病、淀粉样变性以及反复发作的感染、高黏滞综合征），在此基础上出现单克隆浆细胞（流式细胞术检测细胞胞质轻链限制性表达、常伴有细胞表面 CD38 及 CD138 的表达），单克隆的免疫球蛋白即可诊断，而不再要求浆细胞的数值以及免疫球蛋白的数值。对于没有骨髓瘤相关器官功能损害的患者再根据骨髓中浆细胞的数值以及 M 蛋白的数值将其分为意义未明的单克隆免疫球蛋白增多症以及冒烟性 MM。2011 年新的诊断标准与 2008 年最低诊断相比具有 100% 的符合率，但会不会存在过度诊断的可能性？例如原发系统性

淀粉样变性的患者在 2011 版的诊断标准中难以和多发性骨髓瘤继发淀粉样变性相鉴别，2 种疾病按 2011 版的诊断标准均可以诊断为 MM，因为都有 CRAB 即其中的淀粉样变性，都有 M 蛋白，都有克隆性的浆细胞。

因而在 2013 版中国多发性骨髓瘤诊治指南中再次强调了 10% 的界值，而弱化了 10% 以下的概念，把 10% 以下的状况放在了注释里，同时强调要证实这种情况是由 CRAB 引起的。

2011 年国际骨髓瘤工作组（international myeloma working group，IMWG）在英国伦敦达成协议，如果冒烟性骨髓瘤（smoldering multiple myeloma，SMM）中某些类型在 2 年之内进展为活动性骨髓瘤的可能性为 80%，即高危 SMM，这些患者就应该提前进行干预，而不是等到出现终末器官损伤了再进行治疗。因此 2014 年 IMWG 对活动性 MM 的诊断标准再次进行了修改，将 CRAB 改为 SLiM CRAB。其中的 S 代表骨髓中浆细胞≥60%；Li 代表的是游离轻链（light chain），如果游离轻链受累和非受累轻链的比值≥100 可以直接诊断为活动性 MM；M 代表的是磁共振发现≥5mm 一处以上的骨质破坏。如果出现以上指标异常，这些既往是 SMM 的患者在两年内进展为活动性 MM 的可能性为 90% 左右，为了避免患者出现终末器官损伤之后再进行治疗无法逆转已经受损的脏器功能，故建议将这些既往为 SMM 的患者直接诊断为活动性 MM 并开始治疗。因此在新的诊断标准中将这一部分既往属于冒烟性骨髓瘤的患者纳入活动性骨髓瘤之中，在活动性 MM 的诊断标准除了 CRAB 之外增加了 SLiM，只要出现 SLiM 也可以启动针对 MM 的治疗。

SLiM CRAB 的提出对临床实践提出了更高的要求，既往诊断 SMM 患者仅需普通 X 线即可，现在要求所有 SMM 的患者均需进行全身磁共振检查或者 PET-CT，至少是全脊柱的磁共振检查以明确是否只有核磁才能发现的骨质破坏；同时，所有的 SMM 都应进行血清游离轻链的检查，明确受累轻链与非受累轻链的比值是否≥100，如果满足以上标准就不再是 SMM 而是活动性 MM，需要启动治疗。

近年来高危 SMM 的标准在不断更新，例如 2007 年西班牙团队提出的高危 SMM 的标准为骨

髓中异常免疫表型的浆细胞占比＞95%同时出现免疫麻痹（至少一种免疫球蛋白低于正常下限的25%）；梅奥医学中心 2008 年提出的高危 SMM 的标准为血清游离轻链比值≥8＋M 蛋白大于等于30g/L＋骨髓中浆细胞≥10%，除此之外，还有各种其他高危因素的提出，例如高危细胞遗传学：如果出现 t(4;14)的 SMM 患者 2 年内进展为活动性 MM 的概率为 50%。但是各种标准之间的重合度较低，2015 年梅奥医学中心提出了一个混合标准，基本上纳入了目前所有的高危因素，这也是目前较多高危 SMM 临床试验共同采取的标准，骨髓中浆细胞≥10%患者中出现以下任意一种异常即为高危 SMM，包括 M 蛋白≥30g/L、IgA型 SMM、2 种以上非受累免疫球蛋白下降，血清游离轻链的比值≥8（但＜100）、进展型 M 蛋白（6个月之内连续两次检测 M 蛋白上升≥25%）、克隆性浆细胞 50%～60%、异常免疫表型的浆细胞占比＞95%＋至少一种免疫球蛋白低于正常下限的25%、FISH 出现 t(4;14)或 del(17p)或 1q 扩增、外周血浆细胞升高、磁共振出现弥漫性信号异常或是 1 处局灶性骨质破坏、PET-CT 上无溶骨性骨质破坏但出现局灶摄取增高。由于高危 SMM 患者的基因突变较少，肿瘤负荷较少，期望新药的早期使用可以使这些患者达到治愈，随着各种各样临床试验在这些患者的结果呈现，将对骨髓瘤的诊疗格局提出新的变革需求。

自 20% 的 SMM 被纳入活动性 MM 之后，可以看到活动性 MM 的诊断标准在不断外延，例如2018 年 5 月欧洲骨髓瘤网提出将既往诊断为孤立性浆细胞瘤的部分患者诊断为 MM，按照 MM的方式进行治疗，因为这些孤立性浆细胞瘤患者会在短期之内进展为 MM，新的诊断标准把孤立性浆细胞瘤分为 2 个亚型即完全的孤立性浆细胞瘤以及伴有少量骨髓累及的孤立性浆细胞瘤

（表 5-1-2），而把原来的多发髓外浆细胞瘤或是影像学上不止一处病灶的浆细胞瘤诊断为巨灶性MM，按照 MM 进行治疗。我们预计在即将修订的 MM 诊断标准中，这一新的类型也将纳入 MM的大家庭中进行治疗。但是这些新纳入的 MM患者是否应该像其他 MM 患者一样治疗，诱导治疗之后序贯自体造血干细胞移植？双次 ASCT 在其中的作用？如何更为准确地进行疗效评估都是未来需要回答的问题。

此外，由于 X 线对于骨质破坏的评价敏感性较低，仅在局部骨容量损失 30% 及以上时才会出现骨质破坏，因此推荐用全身低剂量 CT 代替 X线检查作为 MM 患者的筛查。

从以上 MM 的诊断标准的变迁中，我们可以看出 MM 的诊断标准在不断改变，基本上每 5年左右就会出现新的标准，这主要是由于大家对MM 的疾病生物学特质的不断深入了解，同时也是由于这一领域出现的治疗变革，新药的不断出现不断刷新各种浆细胞疾病的生存期，使得原来关于疾病领域的概念以及观点不断被重新审视。

二、为什么要进行预后分层

骨髓瘤是一异质性极强的疾病，患者的生存期从几个月到十余年不等。将这一高度异质性的疾病进行预后分层，不仅仅是为了更好区分患者避免不恰当的治疗，也是药物经济学和国家医保政策的要求。分层之后能使高危的患者得到更积极或强烈的治疗，例如异基因造血干细胞移植或者类似于 TT3 的治疗（TT3 的治疗模式是强烈诱导化疗，双次自体移植，原诱导方案巩固治疗，来那度胺 - 地塞米松 - 硼替佐米巩固一年，沙利度胺 - 地塞米松维持治疗 2 年），但对低危的患者要避免过度治疗，避免浪费资源的同时增加了副作用。MM 患者需要进行危险分层已达成共识。

表 5-1-2　孤立性浆细胞瘤的诊断更新(2018 EMN)

	分类	浆细胞瘤	M 蛋白	骨髓单克隆 PC	CRAB	影像病灶	3 年进展为 MM 风险
SP	SP	+	非必需	—	—	单一	10%
	伴少量骨髓累及	+	非必需	<10%	—	单一	SBP: 50% EMP: 20%
MM	巨灶性	+	非必需	<10%	可能	多灶	—

SP：孤立性浆细胞瘤，SBP：骨孤立性浆细胞瘤，EMP：髓外浆细胞瘤（除骨）

但关于如何分层目前尚处于讨论的阶段。在预后分层体系的设立中，也有两种观点，一种努力将所有可能的变量纳入，另一种是尽量用最简单的变量诠释不同的预后，例如 ISS 分期。哪一种方法更好现在尚无法确证，前一种虽然方法中总有新的变量出现，临床重现性差，不同的中心可能得出不同的结果；后一种虽然简单易行，临床的可操作性强，但不一定适用于所有的治疗体系。

三、DS 分期以及 ISS、R-ISS 分期在预后分层中的作用、存在的问题

1. Durie-Salmon（DS）分期体系以及国际分期体系（ISS）　见表 5-1-3。

2. Durie-Salmon 分期在预后分层中的作用及存在的问题　Durie-Salmon 分期于 1975 年提出，主要根据患者的临床指标如血红蛋白、免疫球蛋白定量、骨质破坏程度、血钙水平以及肾功能得出，很长一段时间内在临床广泛使用。其缺

陷在于骨质破坏数目往往取决于观察者，因为在骨髓瘤中常规应用的骨质破坏评估手段是平片检查，而仅在松质骨丢失 30% 以上时，才会在平片中出现明显改变。此外，骨质破坏难以和伪影鉴别，尤其在骨盆平片检查中，有肠道气体干扰时很难确定是否为溶骨病变。随后的研究结果发现，在自体干细胞移植以及使用硼替佐米或沙利度胺等的新药治疗后，其与生存的相关性较差，这是因为 Durie-Salmon 分期的着眼点是评估肿瘤的负荷而未反映肿瘤的细胞生物学特性。为了解决 Durie-salmon 分期中的缺陷，Durie 等提出了 Durie-salmon plus 分期，纳入磁共振成像来精确评估骨质破坏程度，但着眼点上一致，仍旧着力于评估肿瘤负荷，故在新药治疗时代依旧没有显示出更强的预后分层能力。

在评估肿瘤负荷中 Durie-Salmon 分期仍有其临床意义。对于 Durie-salmon 分期在 I 期的患者不需要进行治疗，同时要注意鉴别诊断，这些患者可能是轻链淀粉样变性或者是轻链沉积病而不是 MM。在现有诊断标准下已经诊断有症状的多发性骨髓瘤者，Durie-salmon 分期可以不再作为临床常规进行记录，但所有临床试验中仍应记录 Durie-Salmon 分期。

3. ISS 分期在预后分层中的作用及存在的问题　因困惑于 Durie-salmon 分期的预后评估能力，2005 年 Greipp 等基于 1 万多骨髓瘤临床试验的患者中总结而得 ISS 分期，即国际分期系统。该分期依赖于 β_2 微球蛋白以及白蛋白两个数据，可将患者分为三期，I～III 期患者的生存时间依次为 62 个月、44 个月和 29 个月。对于临床医生而言该分期简便易行，且在自体造血干细胞移植患者中也能很好地预测生存。但同样的问题是，在新药治疗时代 ISS 分期也可以很好地预测生存吗？因为在 ISS 分期中最主要的指标之一为 β_2 微球蛋白，在有肾功能损害的患者中 β_2 微球蛋白会明显升高，而硼替佐米以及新一代的蛋白酶体抑制剂在克服肾功能损害上显示其独特优势，故在硼替佐米以及其他蛋白酶体抑制剂为主的治疗方案中，ISS 分期的预后分层作用会减弱，尤其在 ISS 分期为 II 期以及 III 期的患者中预后判断能力下降。而在新药联合自体移植的患者中，ISS 分期不再显示任何的统计学差异，提示在新药联合

表 5-1-3　DS 分期体系和 ISS

分期	DS 分期体系	ISS
I	满足所有条件： ● 血红蛋白＞100g/L ● 血清钙水平≤3mmol/L（12.0mg/dl） ● 骨骼 X 线：骨骼结构正常或孤立性骨浆细胞瘤 ● 血清骨髓瘤蛋白产生率低 　➢ IgG＜50g/L 　➢ IgA＜30g/L 　➢ 本周氏蛋白＜4g/24h	β2-MG＜3.5mg/L，白蛋白≥35g/L
II	不符合 I 和 III 期的所有患者	不符合 I 和 III 期的所有患者
III	满足其中一个条件或多个条件： ● 血红蛋白＜85g/L ● 血清钙＞3mmol/L（12.0mg/dl） ● 骨骼检查中溶骨病变≥3 处 ● 血清或尿骨髓瘤蛋白产生率高 　➢ IgG＞70g/L 　➢ IgA＞50g/L 　➢ 本周氏蛋白＞12g/24h	β2-MG≥5.5mg/L
亚型： A. 肾功能正常[血清肌酐水平＜177μmol/L（2.0mg/dl）] B. 肾功能不全（血清肌酐水平≥177μmol/L）		

自体移植的治疗模式下需要纳入其他的指标来判断预后。例如乳酸脱氢酶(lactate dehydrogenase,LDH)、血清游离轻链(serum free light chain,sFLC)以及细胞遗传学(主要是指 FISH,需要强调的是目前所有的结果均是基于 CD138 磁珠分选后的 FISH 结果)等。

4. 修订的 ISS(R-ISS)在预后分层中的作用及存在的问题 意大利的 Palumbo 教授将 11 个临床试验的 3 060 例初治骨髓瘤患者进行了合并分析,将 ISS 进行重新分期,ISS Ⅰ期的患者同时无高危细胞遗传学异常及 LDH 正常为 R-ISS Ⅰ期,ISS Ⅲ期的患者同时伴有高危细胞遗传学异常或 LDH 升高为 R-ISS Ⅲ期,其余均被分为Ⅱ期。修订之后的Ⅰ、Ⅱ、Ⅲ期患者比例分别为28%、62%、10%,在中位随访 46 个月后,5 年 OS 分别为 82%、62% 和 40%,中位 OS 分别为未达到、87 个月与 56 个月(明显长于 ISS 分期各期的中位生存),5 年 PFS 分别为 55%、36%、4%。其中包括了 32% 的 65 岁以上老年患者,因此,对老年患者同样适用。这一分期系统由于纳入的均为临床试验的患者,其中 95% 的患者使用新药治疗,因此 R-ISS 在新药治疗时代的预后判断意义大于 ISS。这也是为什么 R-ISS 各期患者的生存明显长于 ISS 分期中的各期患者。但是,与 ISS 相比,Ⅱ期的患者高达 62%,使得大约三分之二的患者处于中危层,这些患者依然是一群异质性极强的群体,仍需要新的分层指标进行更为细致的分层。此外,这一预后分层系统有三个缺陷:①均为临床试验的患者,真实世界的数据差于该结果,在真实世界研究中 OS 分别为未达到、78个月以及 30 个月;PFS 分别为 39 个月、27 个月、15 个月。②没有纳入宿主因素,宿主因素目前认为是非常重要的预后分层指标。③FISH 不同中心采用的评判标准以及操作方法不同,而且由于很多实验基线数据没有 1q21 扩增的数据,因此高危细胞遗传学并不包括 1q21 扩增,仅指 t(4;14)、t(14;16)、17p-。

四、宿主因素在预后分层中的作用

随着社会老龄化的进程,老年患者的比例越来越多,而多发性骨髓瘤诊断的中位年龄常在 65岁以上,这些人群并发疾病较多,因此,宿主因素在 MM 的预后中也显得尤为重要。已有研究显示诊断的年龄越大预后越差,老年患者接受治疗的意愿尤其是接受大剂量化疗的意愿以及能力均下降。

鉴于此,国际骨髓瘤工作组在 2015 年提出了虚弱评分,提出评分的背景研究是 3 个前瞻的临床试验 869 例患者的合并分析结果。主要包括年龄(>75 岁,积 1 分,>80 岁,积 2 分)、并发症(表 5-1-4)、认知以及精神状态方面的评分(表5-1-5、表 5-1-6),根据这些评分相加得出的最后总积分,总积分为 0 的患者占 39%,定义为健康的患者,可以采用和年轻患者一样的方案;积分为 1 的患者占 31%,定义为中度健康,治疗方案建议全量的两药方案;积分≥2 的患者占 30%,定义为虚弱,建议减量的两药方案。在虚弱的患者中因血液学以及非血液学毒性发生停药的比例高达 31.2%。该研究的重要意义在于使大家意识到宿主因素在整个预后中的意义,但是这个评分系统存在两个问题:其一,评分系统的数据是基于临床试验,而虚弱的患者并不会纳入临床试验中;其二,并没有纳入生物学特性,只是一个单独的宿主因素积分系统。

表 5-1-4　charlson 评分
(≥2 种疾病积 1 分,≤1 种疾病积 0 分)

权重	疾病
1	心肌梗死
	充血性心力衰竭
	周围血管病
	脑血管疾病
	老年痴呆
	慢性肺部疾病
	溃疡性疾病
	轻度肝脏疾病
	糖尿病
2	偏瘫
	中重度肾脏疾病
	糖尿病伴终末器官损伤
	肿瘤病史
	白血病
	淋巴瘤
3	中重度肝脏疾病
6	实体肿瘤伴转移
	获得性免疫缺陷综合征

表 5-1-5 日常活动能力评分（activity of daily living, ADL）
（＞4 分为完全自主积 0 分，≤4 分积 1 分）

项目	评分
洗澡	0～1
穿衣	0～1
如厕	0～1
外出	0～1
控制二便	0～1
进食	0～1

表 5-1-6 日常工具使用能力（instrumental activity of daily living, IADL），（＞5 分为完全自主积 0 分，≤5 分积 1 分）

项目	评分
能否使用电话	0～1
能否购物	0～1
能否准备食物	0～1
能否做家务	0～1
能否洗衣	0～1
能否自主交通	0～1
能否自我服药	0～1
能否理财	0～1

这个研究之后，各个国家以及不同的研究组都认识到并发症在 MM 患者中的重要性。美国的梅奥医学中心提出了纳入心脏指标 NT-ProBNP 的积分系统。德国的研究组提出了修订的骨髓瘤虚弱评分系统，纳入了脏器的损伤状况以及细胞遗传学因素，但该评分非常复杂，不适于临床使用。法国骨髓瘤工作组提出了相对较为简单的评分系统，仅包括年龄、Charlson 评分以及 ECOG 评分，虽然适于临床使用，但是可能纳入的信息过少，由此判断使用何种方案可能并不恰当，例如对于虚弱的患者但细胞遗传学高危的患者使用何种方案，可能会出现误判的情况。

目前并无对比哪一种虚弱评分方法更合适，可以说，各种评分系统都有缺陷，而且，最为重要的是目前所有基于积分提出的治疗假设均无前瞻数据，仅因常规剂量副作用大停药比例高而建议减量。因此，各研究组正在进行基于虚弱评分的前瞻性临床试验，例如英国的 MM XVI 研究致力于比较根据虚弱程度减量之后与常规剂量相比是否获益，法国的 IFM2018-01 研究致力于在老年患者中加入达雷妥尤单抗是否可以去除地塞米

松，相信 2～3 年后就会有新的数据展现，使我们对此有更为清晰的认识，能根据不同的患者制订更为精细的治疗策略。

五、其他预后因素

1. **常规细胞遗传学** 常规细胞遗传学是另外一个很重要的预后评估指标（G 显带或 R 显带技术）、缺点在于阳性率低，仅有 20%～30% 的阳性结果，且非常耗费人工，因此在出现间期 FISH 之后很多中心都舍弃了这一检查。其优点在于反映了所有异常染色体的全貌，对于是否具有超二倍体是最直接的结果；同时，常规细胞遗传学检查不仅提供了肿瘤细胞的信息，还反映了基质细胞的问题。例如在 10% 左右的患者会合并骨髓增生异常综合征，此类患者预后差，因而如果出现 -7 或 +8 等染色体异常对诊断以及预后判断有帮助。尽管有研究表明常规细胞遗传学结果可将 R-ISS II 期的患者进一步预后分层，但主流观点认为完全可以用其他的方法来代替常规细胞遗传学检查，例如二代测序。

2. **基因表达谱以及 SNP** 基因表达谱（gene expression profile, GEP）是在进行 CD138$^+$ 分选之后进行 mRNA 组的分析。优点在于可以反映浆细胞的全貌，有望发现新的治疗靶点，例如 Aurora 激酶 A 的表达。缺点：无法反映浆细胞以外的信息、昂贵及目前还无标准化的检测手段以及结果判定。目前在基因表达谱上尚无一个肯定的结论显示哪一些基因的表达与预后有明确的关联，甚至不同的中心得出的结果不相同，如在法国骨髓瘤工作组提出 15 个基因的模式，而小石城提出 70 个基因的模式。

3. **二代测序（next generation sequencing, NGS）** 不仅可以显示单核苷酸变异，也可以显示大片段的结构异常，包括易位以及拷贝数的变化，而且由于高通量，较以往 DNA 测序技术更为快捷，价格也更低。二代测序的出现，发现了很多的 MM 驱动基因，主要集中在 RAS 家族和 NF-κB 家族；也提出了很多新的概念，例如既往认为 FISH 发现 17p- 即为高危患者，现在发现仅在 p53 双等位基因缺失或是缺失伴有突变的情况下才是预后不良人群，这种情况以及 1q21 扩增联合 ISS III 期患者称为"双打击骨髓瘤"，属于极高

危人群,需要积极干预。

4. 其他　包括是否为 IgA 型、浆细胞的形态、流式细胞技术中免疫表型、影像学结果等。如浆细胞形态为浆母细胞型预后差。浆细胞的数目,无论是流式细胞术中的异常浆细胞的数值还是形态学涂片中的数值均有预后意义,例如在流式中如果浆细胞数值在 20% 以上常与高危细胞遗传学并存。在一些研究中,试图使用浆细胞的表型来进行预后分层。例如 CD56 涉及浆细胞在基质的锚定,而 CD27 涉及成熟 B 细胞向浆细胞的分化。在接受传统 VAD、MP 方案化疗的患者中 CD56 显示为一预后不良因素;而在 ASCT 中,CD56 的表达不再是预后不良因素。$CD56^-CD27^+$ 患者预后好于 $CD56^+CD27^-$ 的患者。另有研究显示在治疗过程中会出现骨髓瘤细胞表面抗原的漂移,例如 CD20 的丢失,如果 CD20 在治疗过程中丢失预后较差。

磁共振发现广泛病变也是预后不良因素之一。磁共振发现广泛病变、ISS Ⅲ期、同时伴有高危 FISH 结果的患者生存仅为 21 个月,3 年预计生存为 21%,可以据此将患者分为超高危、中高危以及标危。广泛病变的患者超过 50% 伴有高危细胞遗传学特征。

5. 治疗效果对预后的影响　目前在 IMWG 的标准中推荐利用免疫球蛋白下降的幅度以及骨髓中浆细胞的下降幅度作为缓解的标准,在一些研究中也显示是否获得 CR 是预后的因素,但也在一些研究中得出不同的结论。这是由于免疫球蛋白本身的检测受到很多因素的影响,例如血浆是否有浓缩,血浆容量以及红细胞比容的改变可导致免疫球蛋白的浓度改变,最多可高达 50%。此外,免疫球蛋白的清除为浓度依赖,其半衰期达到 21 天,在高浓度时,FcR 已经饱和,血液中的免疫球蛋白会很快被清除,这时免疫球蛋白的定量基本可以反映肿瘤细胞负荷;而在低浓度时,由于这种清除模式,导致免疫球蛋白不能很好地反映肿瘤负荷,而不同的时间监测点会导致不同的结果。同时骨髓的检测受到局灶分布的问题也会导致评估结果的偏差。需要强调的是现有的预后分层模式都应基于某种治疗模式下,例如 TT3 分为两种治疗模式,在 2003-33 中为 VDT-PACE(硼替佐米 - 地塞米松 - 沙利度胺 - 顺铂 - 阿霉素 - 环磷酰胺 - 足叶乙甙)序贯自体移植、减量 VDT-PACE 巩固,硼替佐米 - 地塞米松 - 沙利度胺(bortezomib-dexmethasone-thalidomide,VDT)维持治疗 1 年,沙利度胺 - 地塞米松(thalidomide-dexmthesone,TD)维持 2 年;而在 2006-66 的治疗模式中,诱导治疗以及序贯双次自体移植、巩固治疗均与 2003-33 相同,不同的是加强了维持治疗,使用来那度胺 - 硼替佐米 - 地塞米松进行 3 年的维持治疗。经过这种强有力同时长时间的治疗之后,在 GEP 低危的患者中,不再显示 17p- 对生存的影响,说明在不同的治疗模式下,GEP 显示的危险度并不相同。在公认的 17p- 这种高危类型的 MM,可以通过 GEP 再次分层。而随着单抗类药物的出现,MM 的疗效迈上一个新的台阶,有研究表明,无论何种治疗方案,只要达到微小残留病阴性,患者的预后相同,但微小残留病的检测目前存在缺乏标准化、费用仍较贵的缺陷,随着中国医保政策的改进,药物审批速度的加快,MM 患者药物可及性较前会有明显的改善,微小残留病的检测将会变得越来越重要,联合肿瘤生物学特性、宿主因素以及疗效评估的综合判断体系将会在 MM 的预后判断中得以广泛使用。

六、结语及展望

MM 的诊断与预后判断是一个充满争议的话题,尤其是预后判断。现有的预后判断以 R-ISS 为主要标准,Durie-Salmon 分期主要用于评估肿瘤的负荷,二代测序结果将在 MM 的预后评判中有更重要的作用,需要强调的是所有的预后评判都会根据不同的治疗模式而显示不同的预后评判能力,预后判断应该是根据某一治疗而言。

随着对疾病生物学特性的不断了解,有望出现类似于白血病的结合细胞遗传学、分子生物学、宿主因素的综合分层体系,并据此选择不同的治疗,最终达到个性化治疗的终极目标。

(路　瑾)

第二节　新药时代多发性骨髓瘤治疗的选择

多发性骨髓瘤(multiple myeloma,MM)是浆细胞的恶性肿瘤,发病率占血液系统恶性肿瘤的第二位。既往多发性骨髓瘤疗效差,有效的治疗手段非常有限,治疗目标仅以控制疾病为主。近15年是多发性骨髓瘤临床和基础研究快速发展的15年,骨髓瘤治疗进入了"新药"时代。新的抗骨髓瘤靶向药物不断涌现,而且这些药物的抗肿瘤效应越来越强,骨髓瘤患者的治疗效果以及存活时间不断得到改善,骨髓瘤的治疗目标由控制疾病转向追求治愈。目前,可供骨髓瘤患者选择的有效治疗方案众多,如何选择最适合患者的治疗方案以达到个体化治疗的最佳疗效成为骨髓瘤治疗的新议题。本文将从骨髓瘤治疗的历史、现状以及未来的展望等阐述新药时代 MM 患者治疗的选择。

一、MM 治疗的发展历程

MM 治疗发展可分成四个历史阶段,分别是20世纪60年代的传统方案治疗年代、80年代的造血干细胞移植年代、21世纪以来的新药年代以及2015年以后的免疫治疗时代。

1. 传统方案治疗　在 1960 年以前,骨髓瘤的治疗无特效药物,一种叫尿烷的药物被广泛使用,但疗效不确切,只有个案报道的有效病例,当时骨髓瘤患者的中位生存时间只有 9 个月左右。1953 年 Bergel 和 Stock 新合成代号为 NSC-8806 的烷化剂,也就是现在我们熟知的美法仑。美法仑在 60 年代开始用于治疗骨髓瘤患者并取得了确切的疗效,美法仑的应用是骨髓瘤治疗史上的第一次突破。美法仑与泼尼松联合组成了著名的、经典的传统治疗方案——MP 方案。该方案两药均为口服药,可以门诊治疗,对于年龄大者及一般情况较差的患者仍可使用,应用方便。该方案总体有效率(overall response rate, ORR)为 50%~55%,但该方案起效较慢,4 疗程才开始效果明显,且完全缓解(complete remission, CR)率 < 3%。由于美法仑对造血干细胞毒性有剂量累积的特性,因此,拟行自体干细胞移植的患者不适合应用。对美法仑有效的患者生存期 30 个月左右。1986 年 Alexanian R 提出的大剂量地塞米松单药也是一个有效的方案,有效率可达 41%。上述方案的有效率虽然有所提高,但完全缓解率一直低于 5%,因此从 60 年代至 90 年代末期,研究者尝试通过多药联合化疗(combine chemotherapy

therapy, CCT)来提高疗效。比较有代表性的是 80 年代初发展出的 VAD 方案(长春新碱 + 阿霉素 + 地塞米松),其 ORR 达 55%~67%,CR 率 5%~10%,一般在 2 个疗程内起效,而且该方案不受肾功能影响,无造血干细胞毒性。这些优点使得 VAD 方案在传统治疗时代成为移植前标准诱导方案。其他常用的多药联合化疗还包括 VMCP/BVAP/VAMP/BCAM/VBMCP 等方案。这些多药联合化疗方案与 MP 方案相比确实可以提高总体有效率,但是 mata 分析显示多药联合化疗治疗骨髓瘤患者的中位生存期并未延长。

2. 大剂量美法仑 + 自体造血干细胞移植(HDM-ASCT)　1983 年英国的 Mcelwain 和 Powles 首次在 Lancet 上报道应用大剂量美法仑(100~140mg/m²)治疗 9 例多发性骨髓瘤(5 例为初治病例,1 例为浆细胞白血病),3 例初治患者获得了完全缓解,总有效率达到 78%,中位缓解持续时间为 19 个月,该研究首次论证了美法仑的剂量与治疗骨髓瘤的疗效相关。但是在最初报道的 50 例大剂量美法仑治疗患者中,治疗相关死亡率高达 20%,主要原因是严重的骨髓抑制。1986 年美国 Barlogie 等人在 23 例难治 MM 患者中应用中 - 大剂量美法仑序贯自体骨髓移植来挽救大剂量美法仑所导致的骨髓抑制。结果显示采用自体造血干细胞移植挽救的 7 例患者只有 1 例死于骨髓抑制,而 16 例未采用自体造血干细胞移植挽救的患者 6 例死于骨髓抑制。基于该研究结果,大剂量美法仑序贯自体造血干细胞移植逐渐发展成为新的 MM 治疗方案并在 90 年代开始得到广泛应用。随着粒细胞集落刺激因子、抗生素等药物的应用以及自体造血干细胞移植技术水平的提高,大剂量美法仑 + 自体造血干细胞移植治疗相关的死亡率显著下降至 2% 以下。在造血干细胞支持下,预处理中美法仑的剂量进一步提高至 200mg/m²。目前单次自体造血干细胞移植可获得 20%~40% 的完全缓解率,中位无进展生存(progression free survival, PFS)2.5~4 年,更重要的是大剂量美法仑 + 自体造血干细胞移植可使患者生存期平均延长约 12 个月,中位总体生存时间达到 4~5 年。这是自 MP 方案以来骨髓瘤治疗取得的第二次飞跃。因此,从 1996 年起,自体造血干细胞移植成为年龄小于 65 岁 MM 患者的首选方案,同时认为大剂量环磷酰胺 3～5g/m² + 粒细胞集落刺激因子是最佳的动员方案，美法仑 200mg/m² 是最佳的预处理方案。回输 CD34 阳性细胞最低要求 > 2×10⁶/kg。

3. **新药治疗** 虽然大剂量美法仑 + 自体造血干细胞移植显著改善了 MM 治疗的疗效，但该方案使 MM 患者的 CR 仅提高到 30%～40%，还有 60%～70% 的患者疗效欠佳，有进一步提高的空间；且该方案只是加大了美法仑的剂量，骨髓瘤仍会对美法仑耐药复发。复发后 MM 治疗的有效药物仍相当有限。20 世纪末骨髓瘤基础研究表明骨髓瘤细胞的生存和进展与骨髓微环境息息相关，骨髓微环境及骨髓瘤细胞相互作用成为新的抗骨髓瘤治疗靶点。1999 年首个靶向治疗药物沙利度胺（反应停）应用于难治复发多发性骨髓瘤（relapsed/refractory multiple myeloma，RRMM）取得突破性的疗效，从而拉开了骨髓瘤治疗第三次飞跃的序幕。随后蛋白酶体抑制剂（proteasome inhibitor，PI）硼替佐米（bortezomib）以及新一代免疫调节剂（immunomodulatory drug，IMiD）来那度胺（lenalidomide）相继问世。这 3 个第一代的靶向药物已使初治骨髓瘤患者在诱导治疗阶段就能获得以往大剂量美法仑 + 自体造血干细胞移植才能获得的完全缓解率。新药联合移植治疗 MM 的 OS 接近 10 年。此后，又有新一代的蛋白酶体抑制剂如 carfilzamib、ixazomib、marizomib 和 opromazib 等，新一代免疫调节剂 pomalidomide 等问世，进一步提高了 MM 患者的疗效和生存。

4. **免疫治疗时代** 随着对骨髓瘤生物学研究的进一步加深，骨髓瘤的新药层出不穷，大量的单克隆抗体，如 CS-1 单抗 elotuzumab、CD38 单抗 daratumumab、免疫检测点抑制剂 PD-1 和 PD-L1、APRIL 抑制剂等相继问世。此外，抗原特异性的嵌合抗原受体（chimeric antigen receptor）修饰的 T 细胞（CAR-T）治疗也是近几年新兴的一种有效治疗 MM 的方法，对复发难治 MM 患者有效率高，目前最广泛应用的治疗靶点是 BCMA 和 CD19。这些免疫治疗明显改善了患者的疗效和预后。此外，还有大量其他的新药相继问世，如 DNA 损伤剂如苯达莫司汀、美法仑类似物 melflufen；小分子靶向药物如 BCL2 抑制剂 venetoclax、

XPO1 抑制剂 selinexor 等；作用于表观遗传学的药物如组蛋白脱乙酰酶（HDAC）抑制剂 panobinostat 和 vorinostat 等。随着新药的不断问世应用，骨髓瘤患者的生存将进一步得到改善。

二、新药时代初治多发性骨髓瘤患者的治疗选择

初治多发性骨髓瘤（newly diagnosed multiple myeloma，NDMM）的治疗选择需要根据患者年龄、体能状态、合并症情况等综合评估。一般认为自体造血干细胞移植适用于年龄不超过 65 岁、体能评分 0～2 分、无严重合并症的患者。既往认为移植对老年骨髓瘤患者预后改善作用不大，但在过去的二十年中，随着对老年骨髓瘤患者生物学行为认识的加深、体能状态及合并症评分系统的完善、治疗技术及并发症处理的改善，接受自体造血干细胞移植治疗的 70 岁以上成年人比例增加了五倍以上。目前认为 65 岁以上 MM 患者不是自体造血干细胞移植的禁忌证。但对于 65 岁以上患者，是否进行自体移植，需要进行严格筛选。目前国际上仍主要把骨髓瘤患者分为 <65 岁和 ≥65 岁患者，以下将按 <65 岁和 ≥65 两种情况分别论述 NDMM 的治疗。

（一）新药时代 <65 岁适合移植的初治多发性骨髓瘤患者的治疗策略

对于这些年轻骨髓瘤患者，现提倡的治疗模式是 4～6 个疗程含新药方案（不含美法仑等烷化剂）的诱导治疗，序贯 1～2 次自体造血干细胞移植，移植后视微小残留病变以及危险分层情况，再考虑是否予以巩固治疗加深缓解深度以及维持治疗延长完全缓解持续状态以达到长期生存的目的。以这种整体策略治疗患者 5 年生存率达到 80%。

1. **诱导治疗** 含新药的诱导方案优于 VAD 方案：新药问世之前，VAD 方案（长春新碱 + 吡柔吡星 + 地塞米松）曾经是年轻骨髓瘤患者移植前诱导的标准方案。虽然该方案有效率为 60% 左右，但完全缓解率 <10%，而移植前完全缓解率与移植后疗效密切相关，移植前低的完全缓解率其移植后的完全缓解率也低。1999 年新药应用以来，含新药的方案诱导治疗的完全缓解率均显著优于 VAD 方案。HOVON50 试验比较 TAD 与 VAD 诱导治疗的疗效，显示 TAD 显著优于 VAD。IFM2005-01 试验

首次显示含硼替佐米的方案(VD)作为诱导治疗的疗效显著优于 VAD 方案:两者的完全缓解/接近完全缓解为 14.8% vs 6.4%,≥非常好的部分缓解为 37.7% vs 15.1%。HOVON-65/GEMMG-HD4 试验比较 PAD 与 VAD 诱导治疗显示 PAD 可获得更优质的缓解(完全缓解/接近完全缓解 18% vs 7%,≥非常好的部分缓解 42% vs 14%)。虽然没有直接比较含来那度胺方案与 VAD 方案作为诱导的临床试验,但含来那度胺的方案诱导治疗的完全缓解/接近完全缓解以及非常好的部分缓解率显然高于 VAD 方案。因此,从 2008 年起,NCCN 指南就提出 VAD 方案作为移植前的诱导方案已过时,而应该采用含新药的方案应用于移植前的诱导治疗。

目前含新药的方案应用于移植前的诱导治疗选择众多,有以免疫调节剂沙利度胺或来那度胺为基础的联合方案,或以蛋白酶体抑制剂——硼替佐米为基础的联合方案;在药物联合上,有 2 药、3 药甚至 4 药的联合方案;在药物联合方面,有联合细胞毒的 PAD、VCD 及两种新药作用机制联合的 VTD、VRD 等更新的组合,包括二代蛋白酶体抑制剂伊沙佐米与 CD(ICD)或 RD(IRD)联合,卡非佐米与 RD(KRD)与 CD(KCD)等。单抗问世后,有以上的方案与 CD38 单抗 daratumumab 联合组成新的 4 药方案。如何在众多方案中选择合适患者的诱导方案?

治疗方案评价一般包括近期疗效、远期疗效和毒副作用等。近期疗效的评价指标包括 ORR、完全缓解/接近完全缓解、非常好的部分缓解和起效时间等;远期疗效评价指标包括 PFS、TTP 和 OS 等。毒副作用评价指标包括各种毒副反应的发生率、因副反应导致用药中断率、甚至副作用导致的早期死亡率;对移植患者而言,还涉及诱导方案是否影响后续自体造血干细胞采集的问题。对肾功能不全的患者,要考虑药物的代谢特点。除此之外,医师还需要考虑药物使用的方便程度、价格以及患者的偏好等社会因素。以下根据不同作用机制分述各种诱导化疗方案。

(1)免疫调节剂为基础的方案

1)沙利度胺为基础的方案:沙利度胺单药(T)治疗 NDMM 的有效率只有 30% 左右,而沙利度胺联合地塞米松(TD)方案的总体有效率以及≥非常好的部分缓解率均高于 VAD 方案(76% vs 52%,35% vs 17%)。但是 TD 方案的诱导治疗的完全缓解率仍较低;而且发生深静脉血栓形成的风险在白人中高达 8%~23%,需要低分子肝素或阿司匹林预防;外周神经炎的发生率为 12%~17%,是导致沙利度胺停药的主要原因之一。更重要的是,TD 诱导的患者在移植后的缓解率与 VAD 方案相比并无显著差异,提示 TD 方案诱导疗效的提高并不能转化为移植后疗效的提高,分析其中原因主要是 TD 方案提高的是移植前非常好的部分缓解水平的疗效,并非完全缓解以上疗效,因此不能认为 TD 方案优于 VAD 方案。在 TD 的基础上进一步联合阿霉素或环磷酰胺的 3 药联合方案疗效进一步提高,无论在移植前还是移植后,TAD/CTD 方案的完全缓解/非常好的部分缓解率都高于 VAD 方案。但总体而言,以沙利度胺为基础的方案诱导完全缓解偏低(4%~20%),与硼替佐米、来那度胺为基础的方案比较疗效逊色,而且外周神经毒性发生率比来那度胺高,国外报道深静脉血栓的发生率高,需要预防性抗凝治疗。因此,以沙利度胺为基础的方案未被认为是适合移植患者的最佳方案。但该药在中国价格便宜,对于经济条件不佳的患者,以沙利度胺为基础的方案可作为一种选择。

2)来那度胺为基础的方案:多个Ⅱ期和Ⅲ期临床试验显示来那度胺联合地塞米松(RD/Rd)方案的 ORR、≥非常好的部分缓解率、完全缓解率为 68%~91%,24%~63%,4%~22%。ECOG 试验比较了来那度胺联合大剂量地塞米松(RD)或小剂量地塞米松(Rd)的疗效,结果显示 RD 的缓解率优于 Rd,但 OS 却比 Rd 方案差。该试验同时允许患者在接受 4 个疗程的 RD/Rd 后中断试验序贯自体造血干细胞移植治疗,90 例患者实际接受了 4 疗程 RD/Rd 方案诱导序贯自体造血干细胞移植治疗,该组患者 3 年 OS 高达 92%,提示 RD/Rd 也可以作为一个不错的移植前诱导方案。梅奥医学中心进行了一项回顾性的研究,比较了 411 例新诊断 MM 患者接受 Rd 或 TD 方案,Rd 组≥PR 为 80.3%,TD 组为 61.2%,非常好的部分缓解分别为 34.2% 和 12%。接受 Rd 组的患者的 PFS 和 OS 要长于 TD 组(分别为 26.7 个月 vs 17.1 个月和未达到 vs 57.2 个月)。来那度胺常见

3/4 级毒副作用包括骨髓抑制（21%）、深静脉血栓（19%），而周围神经炎的发生率较沙利度胺显著减轻（2%）。因毒副作用而中途停药率为 19%～27%，患者对该方案的耐受性较好。

Rd 联合 CTX 组成的 CRd 方案 sCR 率为 13.2%，≥非常好的部分缓解 47%，ORR 85%。RD 联合阿克拉霉素组成的 BiRD 方案完全缓解率高达 38.9%，其中 sCR 率为 30.6%，≥非常好的部分缓解 73.6%，ORR 90.3%。中位随访 6.6 年，PFS 为 49 个月，5 年 OS 为 75.2%。

来那度胺为基础的方案缓解率高，缓解质量好，耐受性好，口服剂型方便使用，患者不需住院治疗。但来那度胺价格相对昂贵，有二重肿瘤、骨髓抑制等毒副作用，对造血干细胞有累积毒性，长期使用会影响造血干细胞采集；因此，若使用含来那度胺的方案进行诱导治疗，一般推荐 3～4 疗程即需进行自体造血干细胞采集。

（2）蛋白酶体抑制剂为基础的方案

1）硼替佐米为基础的方案：2001 年，Orlowski 首次应用硼替佐米治疗一例 RRMM 患者并取得完全缓解，之后 II 期临床试验 SUMMIT（2003 年）、CREST（2004 年）以及 III 期临床试验 APEX（2005）年都证实了硼替佐米治疗 RRMM 的疗效，硼替佐米早在 2003 年即被 FDA 批准应用于 RRMM 的治疗。随后硼替佐米被推广应用于 NDMM。具有划时代意义的是 IFM2005-01 试验，该试验比较了 VD 方案（注：这里的 V 是硼替佐米）与 VAD 方案（注：这里的 V 是长春新碱）诱导治疗序贯自体造血干细胞移植的疗效，结果显示 VD 方案的 OR 率、≥非常好的部分缓解率、完全缓解/接近完全缓解率均高于 VAD 方案（78.5% vs 62.8%，37.7% vs 15.1%，14.8% vs 6.4%）。VD 方案诱导疗效的优势可持续至移植后，移植后 VD 组≥非常好的部分缓解，完全缓解/接近完全缓解分别提高至 54.3% 和 35%，均优于 VAD 组。VD 方案 3/4 级毒副作用发生率为 46.9%，与 VAD 方案无差别。VD 方案突出的毒副作用是外周神经炎，其发生率高达 45.6%，但主要以 1～2 级为主，3～4 级只占 7.1%。相对而言，VD 方案骨髓移植副作用较轻，VD 组 PFS 优于 VAD 组（36 个月 vs 29.7 个月），OS 尚未见优势。

近年来，多个临床研究结果表明，三药联合方案如 VCD、PAD、VTD、RVD 等疗效优于两药联合方案。VCD（硼替佐米、环磷酰胺、地塞米松）作为自体造血干细胞移植前的诱导治疗，完全缓解/接近完全缓解率为 32%～46%，但该方案含环磷酰胺，可能造成干细胞采集困难和/或巨核细胞重建滞后。美国和加拿大的临床研究长期随访结果提示 5 年 PFS 和 OS 率分别为 42%（95% 置信区间 31～57）和 70%（95% 置信区间 59～82）。HOVON-65/GMMG-HD4 III 期临床研究比较了 PAD 或 VAD 诱导治疗序贯自体造血干细胞移植的疗效和安全性。PAD 组诱导后的完全缓解/接近完全缓解率高于 VAD 组（31% vs 15%，$P < 0.001$）。中位随访 96 个月，PAD 组的 PFS 较 VAD 组显著延长（HR 0.76，$P = 0.001$），且 PAD 可以克服 17p 缺失的不良预后。PETHEMA/GEM 的 III 期临床研究比较了 VTD 和 TD 诱导治疗的疗效。结果表明，与 TD 方案相比，VTD 方案完全缓解率高（35% vs 14%，$P = 0.001$），且在高危细胞遗传学的患者中更为明显（35% vs 0%，$P = 0.002$）。IFM 2013-04 试验比较了 4 周期的 VTD 和 VCD 作为诱导治疗的疗效，显示接受 VTD 作为移植前诱导治疗的总反应率优于 VCD（92.3% vs 83.4%；$P = 0.01$）。毒副作用方面，VCD 组的血液毒性较大，而 VTD 组的周围神经病变率较高。

硼替佐米为基础的方案起效快，能快速缓解骨髓瘤相关症状如逆转骨髓瘤引起的肾功能不全；缓解程度高，≥非常好的部分缓解率达到 60% 左右；对造血干细胞无毒性。meta 分析结果显示：硼替佐米诱导与沙利度胺或传统诱导方案相比，显著提高了完全缓解率，延长了 PFS 以及 OS；高危患者经硼替佐米诱导治疗的获益更明显；硼替佐米可以部分克服不良遗传学异常的不良预后。含硼替佐米的方案从 2006 年起就被 NCCN 推荐，是适合移植患者的诱导首选方案。

2）卡非佐米为基础的方案：卡非佐米是第二代蛋白酶体抑制剂，具有更强的抑制蛋白酶体 β5 亚基的作用。FORTE 实验比较了 KRD 诱导 - 自体造血干细胞移植 -KRD 巩固、KRD 12 疗程、KCD 诱导 - 自体造血干细胞移植 -KCD 巩固的疗效。结果显示在维持治疗前，KRD 移植组和 KRD 12 疗程组的疗效明显优于 KCD 组，长期疗效尚需进一步随访。另有一项前瞻性观察性研究对比

KRD 与 VRD 用于初诊骨髓瘤患者的疗效。

3）伊沙佐米为基础的方案：伊沙佐米是一种口服蛋白酶体抑制剂。在Ⅰ/Ⅱ期试验中，Kumar 等人研究了 IRD（伊沙佐米、来那度胺、地塞米松）治疗新诊断 MM 患者的疗效。该试验结果表明，该方案在研究人群中具有良好的耐受性和活性。在可以评估反应的 64 名患者中，37 名（58%）患者获得非常好的部分缓解或以上疗效，而不良事件可以耐受。目前关于 IRD 与 RD 治疗新诊断多发性骨髓瘤患者的Ⅲ期临床试验正在进行中。

（3）免疫治疗：目前有针对骨髓瘤免疫治疗的新药层出不穷，部分已经上市，如抗 CD38 单抗 daratumumab、CS-1 单抗（elotuzumab）等。其中 daratumumab 由于疗效理想，在美国已批准为不合适移植 MM 患者的一线治疗药物，在合适移植 MM 患者的临床研究正在进行中。daratumumab 是针对 CD38 的 IgG 单克隆抗体，通过免疫介导机制杀死肿瘤细胞，并且通过细胞表面抗体交联诱导程序性细胞死亡，还可以通过一些不同的通路发挥免疫调节作用。目前关于 Dara 单抗治疗合适移植患者的临床研究正在进行中。GRIFFIN 研究是一项随机、开放性Ⅱ期临床研究，目的是评估 D-VRd 方案在适合移植的 NDMM 患者中的疗效和安全性。这些患者接受 4 疗程 D-VRd 后行自体造血干细胞移植，原方案巩固 2 疗程后序贯 D-R 维持治疗。中位随访 16.8 个月，巩固治疗结束后有 50% 的患者达到了微小残留病变阴性。目前比较 D-VRd 与 VRd 在合适移植 NDMM 患者的Ⅲ期临床研究正在进行中。

（4）联合方案的选择：由于 3 药联合方案的反应率、反应深度、PFS 和 OS 均优于 2 药联合方案，目前认为对于合适移植的患者而言，首选 3 药联合方案。但 4 药联合方案的结果并不一致。VTDC 与 VTD 方案比较缓解率无优势（完全缓解 / 接近完全缓解 51% vs 44%，≥非常好的部分缓解 69% vs 69%，ORR 100% vs 96%）。EVOLUTION 试验中 VRDC 与 RVD、VCD-mod 方案比较也未显示出优势（完全缓解 8% vs 9% vs 24%，≥非常好的部分缓解 33% vs 32% vs 41%，ORR 80% vs 73% vs 82%）。综上分析，平衡疗效和毒副作用，目前移植前诱导治疗主张选择 3 药联合方案，如 VCD、VTD、PAD 或 RVD 方案等，若要选择 4 药联合方案，第 4 种药应是单克隆抗体。在药物选择方面，二代新药的疗效要优于一代新药。

2. 移植治疗

（1）移植预处理方案：自从自体造血干细胞在 NDMM 应用以来，美法仑 200mg/m² 一直是标准的预处理方案。新药年代，IFM 首次试验在 Mel200 基础上联合硼替佐米（1mg/m², d_{-6}, d_{-3}, d_{+1}, d_{+4}），移植后 70% 患者可获得≥非常好的部分缓解疗效，其中 34% 患者获得完全缓解。Kaufman 等人在 Mel200 基础上联合硼替佐米（1mg/m², d_{-3}, d_{+1}），移植后≥非常好的部分缓解率 53%。对于一些高危的骨髓瘤患者，有些中心建议在美法仑的基础上联合硼替佐米可进一步提高移植后完全缓解率，与历史对照病例比较，可延长 OS。但这些均是小样本病例报道，硼替佐米在预处理中的作用仍需进一步探讨。由于美法仑在中国没有上市，在中国需要寻找替代的预处理方案。有报道 CVB 方案（环磷酰胺、白消安、依托泊苷）和大剂量美法仑的总反应率、PFS 和 OS 相当，毒副作用没有明显增加。中山大学附属第一医院结果提示 CVB 方案预处理的疗效与大剂量美法仑相当。因此，CVB 方案可以作为大剂量美法仑的一个替代预处理方案。

（2）移植后巩固治疗：与维持治疗的目的不同，移植后巩固治疗是指在移植后为了加深缓解程度，在短时间内采用较强烈的方案治疗，这个概念在欧洲国家比较盛行。而维持治疗是指在移植后为了维持缓解状态，在长时间内使用小剂量药物进行治疗。

为何近年来会提出移植后巩固治疗？这是因为人们认识到缓解的深度与长期生存的影响密切相关。mata 分析 4 990 例行自体造血干细胞移植治疗骨髓瘤患者（其中 2 991 例来自前瞻性随机对照试验）发现：获得完全缓解患者的无事件生存和 OS 显著优于 PR 的患者：中位 PFS 分别为 31～49.4 个月、16.3～36 个月（$P < 0.001$），中位 OS 分别为 59～88.6 个月、39～68 个月（$P < 0.001$）。同样，对于使用含新药诱导治疗序贯自体造血干细胞移植治疗的 MM 患者，完全缓解也与长的 PFS 和 OS 相关。随着骨髓瘤治疗效果不断改善，完全缓解已不能满足临床上对缓解程度的评价。随之发展出 iCR、MCR 和 PET-CR，

而目前的治疗目标也逐渐从单纯追求完全缓解转向追求持续微小残留病变阴性。巩固治疗在移植后可进一步加深缓解程度，减低肿瘤负荷。现应用于巩固治疗的方案一般采用原有效的诱导方案。巩固治疗可使移植后完全缓解率增加。在GIMMEMA 研究中，VTD 巩固治疗使得分子学完全缓解（molecular complete remission，MCR）率高达 60%，肿瘤负荷下降 5 个 log。在多个临床研究中，巩固治疗还可以进一步延长 PFS。但巩固治疗的研究较少，很多问题仍有待解答：①是否所有患者均需进行巩固治疗？②巩固治疗采用几个疗程合适？③巩固治疗可能增加感染等并发症的发生。

3. 移植后维持治疗　与获得完全缓解比起来，维持完全缓解更为重要。美国 Little Rock 中心综合分析了 TT1 方案治疗的 231 例患者，TT2 方案治疗的 668 例患者以及 TT3 方案治疗的 303 例患者，根据完全缓解获得以及持续状态将患者分为 sus-CR（完全缓解维持时间≥3 年）、non-CR（从未获得完全缓解）以及 los-CR（完全缓解维持时间 <3 年）三种情况。结果显示无论采用何种方案治疗，在长生存方面 sus-CR 患者 >non-CR 患者 >los-CR 患者：5 年 OS 率分别为 54%、35% 和 17%（$P=0.002$，TT1），82%、59% 和 24%，$P<0.001$（TT2），100%、85% 和 50%（$P<0.001$，TT3）。这些结果提示抗骨髓瘤治疗不仅需要获得高质量的缓解，还需要延长深度缓解的时间。

理想的维持治疗方案是在尽量延长患者疗效及生存期的同时，而且容易实施（最好口服）、药物副作用比较少，患者可以耐受及长期坚持使用，不影响患者的生活质量、价格便宜等。目前虽然已有较多的前瞻性、随机对照研究结果，但各家结果并不一致。

早在 20 世纪 80 年代，人们就开始了对多发性骨髓瘤患者维持治疗的研究。早期的维持治疗药物主要是干扰素及糖皮质激素。meta 分析结果提示 IFN 维持治疗可以延长 PFS 和 OS 为 4~7 个月。由于 IFN 维持治疗的生存获益较小，而治疗费用较高，且长期应用有较多的毒副作用，许多患者难以坚持使用，目前各大指南均未推荐干扰素作为维持治疗。糖皮质激素单药维持治疗效果不确切，且长期使用毒副作用大，目前也未被推荐于维

持治疗。目前常用的维持治疗药物有以下几种。

（1）沙利度胺：目前已有 5 个随机对照试验证实了移植后应用沙利度胺维持治疗对长期疗效的影响：5 个试验均显示沙利度胺维持治疗可延长 PFS，但只有 2 个试验显示沙利度胺维持组的中位 OS 显著延长。2012 年一个包含非移植患者在内的 6 个随机对照试验的 meta 分析显示，沙利度胺维持组有延长 OS 的趋势（$P=0.07$，HR 0.83，95% 置信区间 0.67~1.02），而且这种趋势在移植患者中更明显（HR 0.82，95% 置信区间 0.64~1.04）。但长期使用沙利度胺需考虑外周神经炎、便秘、嗜睡等毒副作用，在上述的 5 个试验中，中位沙利度胺维持时间为 7~30 个月，中途断药率为 13%~52%，在国外还提示深静脉血栓形成发生增加。有多个报道警示，一旦沙利度胺维持治疗后复发，将筛选出耐药性较强 MM 患者，导致生存期缩短。

（2）来那度胺维持治疗：多个随机对照试验研究均证实来那度胺可改善合适移植和不合适移植 MM 患者的 PFS，而 OS 则有争议。最近一个 net meta 分析纳入 11 项 MM 维持治疗的临床试验，共包括 5 073 名患者。在 PFS 方面，基于来那度胺的维持治疗（Rd、R 单药）被认为是最有效的维持治疗方案[HR 0.39（95% 置信区间 0.28~0.53）和 0.47（95% 置信区间 0.39~0.55）]。在 OS 方面结果，单独使用来那度胺是最佳选择（HR 0.76，95% 置信区间 0.51~1.16）。但长期应用来那度胺作为维持治疗也存在诸多问题，例如价格贵，有骨髓抑制、深静脉血栓形成以及第二肿瘤（SPM）发生增加的风险，来那度胺维持治疗的中断用药率为 10%~30%。

（3）硼替佐米维持治疗：HOVON-65/GMMG-HD4 试验比较了移植后应用硼替佐米与沙利度胺维持治疗的疗效。两组维持治疗的时间均为 2 年。结果显示硼替佐米维持组的 PFS 优于沙利度胺（35 vs 28 个月，HR 0.75，95% 置信区间 0.62~0.90，$P=0.002$）。经多因素分析，硼替佐米维持组的 OS 更长（HR 0.75，95% 置信区间 0.77~1.00，$P=0.049$），尤其是对于高危患者，硼替佐米带来的 OS 获益更明显。上述的 meta 分析中，虽然基于来那度胺的维持治疗被认为是最有效的维持治疗方案，但含硼替佐米的维持治疗方案同样

可以改善患者的 PFS 和 OS。

（4）伊沙佐米的维持治疗：伊沙佐米是第二代蛋白酶体抑制剂，是一种口服药物，每周仅需口服一次，给药方便。TOURMALINE-MM3 研究比较了 656 例采用自体造血干细胞移植后口服伊沙佐米或安慰剂的 MM 患者的生存，其中伊沙佐米维持组 395 例，安慰剂组 261 例。在中位随访 31 个月后，伊沙佐米治疗组的疾病进展和死亡风险与安慰剂组相比下降了 28%（中位无进展生存时间为 26.5 个月 vs 21.3 个月，$P = 0.002\ 3$）。

4. 争议与思考

（1）早期移植与晚期移植对比：新药出现之前，在疾病早期行自体移植在年轻骨髓瘤患者中的地位是不容置疑的。随着新药的出现，诱导治疗的缓解率显著提高可以与传统治疗时代的移植治疗缓解率相媲美。由于新药治疗的缓解率如此之高，不少专家开始质疑早期进行移植必要性。IFM/DFCI2009 比较了 RVD 序贯早期移植与复发后移植患者的疗效，两组患者的 PFS 分别是 50 个月和 36 个月（$P < 0.01$），4 年 OS 率分别是 81% 和 82%。另一个 III 期临床研究比较了 CRD 与自体造血干细胞移植巩固治疗的疗效，自体造血干细胞移植组的 PFS 和 OS 均明显优于 CRD 巩固治疗组。目前认为或许不是所有患者均需要进行早期移植，但早期移植总体而言可以延长 PFS，从而提高患者生活质量。而晚期移植有诸多的缺点。首先，推迟移植时机而一直予以新药维持治疗的花费非常昂贵。以来那度胺为例，1 年 Rd 方案维持治疗的费用就约等同或超过我国单次自体移植的医疗费用；其次，新药长时间持续治疗的毒副作用不亚于自体移植，自体移植的治疗相关死亡率已从既往的 6% 下降至 2%，治疗风险甚至低于新药持续治疗；再者，推迟移植时机可能因耐药因素、体能下降以及合并症等因素丧失移植时机。以往的数据已表明，患者进行早期移植的可行率为 95%，而到晚期移植时，可行率下降至 75%。早期移植的平均 TwiSTT 时间（无症状，无治疗，无治疗毒性时间）显著延长，提示早期移植患者的生存质量要优于晚期移植。综合上述的考虑，欧洲的多位专家以及笔者均认为，即使在新药年代，早期移植仍然是年轻骨髓瘤患者的标准治疗方案。

（2）移植方式的选择及思考

1）单次移植与双次移植对比：多个临床研究结果发现，MM 患者移植后的生存时间与缓解质量密切相关。在 20 世纪 90 年代中期，为了进一步提高自体造血干细胞移植缓解率，改善 MM 患者的长期预后，国外研究者开始采用双次移植治疗 MM 患者。其中最早发表的 IFM 的结果发现接受双次移植的患者不论无事件生存还是 OS 均优于单次移植的患者，亚组分析发现一次移植后未获得非常好的部分缓解以上疗效者获益明显。此后又有多个临床随机对照研究，但结果并不一致。两个关于双次移植与单次移植的 meta 分析结果认为，与单次移植相比，双次移植可以提高 MM 患者的完全缓解率，但没有证据支持双次移植可以延长 PFS 及 OS，且双次移植的治疗相关死亡风险显著高于单次移植。由于这些研究结果，目前没有证据支持双次自体造血干细胞移植可以作为所有初治 MM 患者的首选治疗方案。因此，大多数专家认为对于单次自体移植后不能获得≥非常好的部分缓解疗效的较年轻患者 6 个月内考虑进行二次移植。但是，上述随机对照临床研究的诱导方案均是不含新药的。新药时代双次移植的意义已发生改变。欧洲一个 III 期临床研究纳入 606 例 MM 患者，均接受含硼替佐米的诱导治疗，其中 254 例接受单次移植，352 例接受双次移植。该研究早期结果发现，双次移植组患者的 PFS（50 个月 vs 38 个月，$P < 0.001$）和 OS（5 年 OS 率 75% vs 63%，$P = 0.002$）均优于单次移植，有益于改善高危 MM 患者的预后，尤其是对于那些在接受硼替佐米作为诱导治疗后未获得完全缓解及具有高危细胞遗传学特征的患者。因此在新药时代，双次移植的临床意义在于改善具有不良预后因素患者的长生存，即使是第一次移植后即获得了完全缓解。

2）双次自体移植与自体移植序贯非清髓性异基因造血干细胞移植对比：由于移植物抗骨髓瘤效应（graft versus myeloma effect，GVM），异基因造血干细胞移植（Allo-SCT）曾经被认为是唯一可能根治骨髓瘤的方法。但是早期清髓性 Allo-SCT 的治疗相关死亡率最高可达 50% 左右，与自体移植相比异基因造血干细胞移植治疗 MM 患者的 PFS 以及 OS 更差。为了降低治疗相关死亡率，Seattle 移植组尝试减剂量的 Allo-SCT，结果治疗相关死亡率显著下降但移植后复发率升高。目前更常用的方案是自体 - 减量异体移植（Auto/RIC Allo-SCT）方案，前者在于减少肿瘤负荷、后者保留移植物抗瘤细胞作用，同时又降低了治疗相关死亡率。多个前瞻随机对照试验比较自体 - 减量异体移植与双次自体移植，显示两者 PFS、OS 并无差异。因此异基因造血干细胞移植在 MM 中的应用目前还限于 50 岁以下、具有高危细胞遗传学、有人类白细胞抗原全相同胞供者的 MM 患者，或自体移植后复发者。

（3）维持治疗的一些思考：是否所有的患者都需进行维持治疗？虽然维持治疗均可延长 PFS，但目前并没有证据表明对所有移植患者在移植后维持治疗可带来明确的 OS 获益。M 蛋白上升超过 25% 被定义为疾病进展指标之一，但疾病进展初期部分患者仍可以没有任何症状并不需要治疗。因此，对患者而言，单纯延长 PFS 还是不够的，他们更关心的还是是否能延长 OS。另外，移植后的患者本希望有一段不需任何治疗的休息时间，这也是早期移植的一个优势，而维持治疗必然会有药物相关的毒副作用，降低患者的生活质量。CALGB100104 试验显示获得完全缓解后继续予以来那度胺维持并不能延长 OS，而对于未获得完全缓解的患者予以来那度胺维持治疗能延长 OS。因此，有专家建议对移植后未能获得完全缓解的患者维持治疗是必须的。

高危患者是否能从维持治疗中获益？在 MRC IX 试验中，维持方案为沙利度胺 100mg，对照组为无维持治疗，不良遗传学[t(4;14)，t(14;20)，t(14;16)，1q+]阳性患者的比例为 44%。这组患者中，维持治疗的 OS 甚至比不维持组还要短。但在 HOVON65 试验中，del(17p)阳性的患者更获益于硼替佐米维持治疗。

诱导治疗和维持治疗使用同类药物还是不同药物？有专家认为维持治疗与诱导治疗使用不同的药物可以达到使用多种药物序贯杀灭 MM 细胞的作用，应该优于使用同一类药物治疗。但目前大多数的随机对照试验研究表明，无论诱导治疗与维持治疗是否使用同类药物均可延长 PFS。提示同一药物在不同的治疗阶段可发挥不同的作用：诱导阶段主要发挥抑制肿瘤增殖及杀灭肿瘤细胞，维持阶段则抑制恶性克隆进化。

MRC IX 试验比较了来那度胺维持治疗不同时间患者的 PFS，发现维持治疗 >2 年 PFS 优于 ≤2 年的患者（>2 年：60 个月，12～24 个月：39 个月，<12 个月：26 个月）。因此目前认为移植后至少需要维持 2 年，而是否需要长期维持治疗及是否可以根据微小残留病变阴性停药目前尚无定论。关于微小残留病变阴性是否可以指导停药的 GEM2014MAIN 临床试验目前正在进行中。

（二）新药年代≥65 岁的初治多发性骨髓瘤患者的治疗

多发性骨髓瘤是一个老年性疾病，诊断时年龄超过 65 岁的患者超过一半。对于这部分患者应该如何进行治疗？目前认为，年龄超过 65 岁不再是自体造血干细胞移植的禁忌证。老年患者异质性很大，在治疗时除了考虑他们的生理年龄，还需要对他们的身体体能状况、合并症情况、日常生活能力及认知情况等进行综合评价，再为这些患者制订治疗方案。目前常用的评分系统有 IMWG 虚弱评分系统、IFM 评分系统、Mayo 虚弱评分系统等。以 IMWG 评分系统为例，IMWG 是根据 869 例患者的数据建立的一套测定新诊断老年 MM 患者的虚弱评分系统，包括年龄、Charlson 合并症指数（评估并发症的数量和严重程度）、日常生活能力（ADL）和工具性日常生活活动量表（IADL），根据评分系统可以将患者分为体能状态良好组（fit）、中间组（intermediate fit）和体弱组（frail），根据分组采用不同的治疗方案及剂量进行治疗。对于体能状态良好组，可以采用标准剂量的三药联合治疗；对于中间组，可以采用标准剂量的两药联合治疗；对于体弱组患者而言，应选择毒副作用小的减低剂量两药联合方案。对于年龄小于 70 岁的体能状态良好组患者，也可考虑自体造血干细胞移植。

1. 自体造血干细胞移植在老年骨髓瘤患者中的应用　在 IFM90 临床试验中，超过 60 岁患者接受 HDM 与传统化疗比较 OS 并无差异，主要原因是由于老年患者（60～65 岁）只有 58% 可以完成移植，而年轻患者完成移植率达到 82%。因此在意向性分析时，老年患者的 OS 低于年轻患者。然而，随着粒细胞集落刺激因子、粒单核细胞集落刺激因子的应用以及外周造血干细胞移植技术的广泛应用，老年患者对大剂量美法仑＋自体造血干细胞移植的耐受性显著提高。1999 年美国 Barlogie 等人比较了 49 例 65～76 岁老年患者与 501 例＜65 岁年轻患者的自体造血干细胞移植的治疗效果，结果显示虽然年轻患者的完全缓解率高于老年患者（43% vs 20%，$P=0.02$）以及死亡率低于老年患者（2% vs 8%），但两者的无事件生存以及 OS 相当。因此，Barlogie 等人认为 65 岁不应该作为移植的禁忌证，如果患者体能状态良好以及无严重合并症，患者的年龄上限可以放宽至 75 岁。但在新药时代，移植在老年患者中的意义再次受到挑战。在 IFM99-06 试验中，两次 HDM（100mg/m²）的缓解率虽然高于 MP 组（非常好的部分缓解率分别为 41% 和 7%），但两组的无事件生存以及 OS 并无差异（PFS 19 个月 vs 17 个月，OS 38 个月 vs 30 个月），而 MPT 组的缓解率（49% 非常好的部分缓解）、无事件生存（30 个月）以及 OS（随访 56 个月时仍未达到中位 OS）均优于自体造血干细胞移植组或 MP 组。年龄＞65 岁骨髓瘤患者是否早期移植尚无定论。最新一个研究分析了 61 例年龄大于 65 岁的老年骨髓瘤患者自体造血干细胞移植的安全性和有效性，其中包括 12 名≥70 岁的患者，与同期治疗的 65 岁以下的 237 名 MM 患者比较，结果发现老年组自体造血干细胞移植后 100 天内中性粒细胞恢复、感染率和治疗相关死亡率与年轻组无差异，自体造血干细胞移植后 1 年和 2 年的 PFS 和 OS 也无差异。但 70 岁以上的 MM 患者住院时间较长（26 天 vs 20 天，$P=0.0001$），血小板恢复期＞20×10^9/L（20 天 vs 3 天，$P=0.0007$）的时间较长。这证明经过适当挑选的老年患者是可以耐受移植且远期疗效理想。

2. 不合适移植老年骨髓瘤患者的治疗

（1）诱导治疗：在新药出现之前，对于年龄＞65 岁或因其他合并症不能耐受移植治疗的初治骨髓瘤患者，MP 方案是标准的治疗方案。但 MP 方案的疗效差，这部分患者的中位生存期 3 年左右。随着新药沙利度胺、硼替佐米以及来那度胺的出现，含新药的方案如 MPT（美法仑＋泼尼松＋沙利度胺），CTDa（环磷酰胺＋沙利度胺＋减量地塞米松），VMP（硼替佐米＋美法仑＋泼尼松），VD（硼替佐米＋地塞米松），VCD（硼替佐米＋环磷酰胺＋地塞米松），Rd（来那度胺＋小剂量地塞米松），RVD（硼替佐米＋来那度胺＋地塞米松）等已成为欧美国家首选的治疗方案。诱导阶段一般予以 8 个疗程的治疗以达到最大程度地缓解，后序贯维持治疗或持续治疗。

1）免疫调节剂为基础的方案

①沙利度胺为基础的方案

TD：一个临床研究比较了 TD 方案与 MP 方案在平均年龄 72 岁的患者中的疗效，TD 组的缓解率高于 MP 组（非常好的部分缓解 26% vs 13%，$P=0.006$；PR 68% vs 50%，$P=0.002$），但 OS 却较 MP 方案缩短（41.5 个月 vs 49.4 个月，$P=0.024$）。主要的原因是 TD 方案的毒性（深静脉血栓形成、外周神经炎、便秘、精神异常）对老年人大，尤其在 75 岁以上体能状态不佳的患者更为明显。TD 治疗最初 12 个月内死于非骨髓瘤相关原因的患者是接受 MP 方案患者的 2 倍，死亡原因按发生频次高低排列分别是感染、心血管事件、不明原因、第二肿瘤、肠梗阻。因此，沙利度胺与大剂量地塞米松联合不适合老年骨髓瘤治疗。

CTD：MRC Ⅸ试验中比较了 CTD 和 MP 方案的疗效，其中 CTD 方案的地塞米松剂量减量至 20mg/d（d1～4，d15～18）。CTDa 方案的总有效率、完全缓解、非常好的部分缓解率均高于 MP 方案（63.8% vs 32.6%，13.1% vs 2.4%，16.9% vs 1.7%）。CTDa 方案 PFS 略优于 MP 方案（13 个月 vs 12.4 个月，$P=0.01$），但两组 OS 无差别（33.2 个月 vs 30.6 个月，$P=0.24$）。低危遗传学标志患者比高危患者更能从 CTDa 方案获得长生存方面的益处。

MPT：6 个随机临床试验比较 MPT 与 MP 在老年人中的疗效。所有的随机对照试验均显示 MPT 缓解率高于 MP：部分缓解率 42%～76% vs 28.5%～48%，≥非常好的部分缓解率 15%～47% vs 6%～8%。MPT 组的 PFS 更长（15～27.5 个月 vs 10～19 个月），但只有最初的 2 个随机对照临床研究显示 MPT 方案 OS 优于 MP 方案（45.3～51.6 个月 vs 27.7～32.2 个月）。导致其他 4 个随机对照临床研究中 MPT 方案不能延长 OS 的原因可能是接受 MP 治疗的患者后续应用含新药的方案挽救治疗混杂了一线方案对 OS 的影响。MPT 方案的 3/4 级非血液学毒副作用风险值得注意，包括感染（10%～14%）、外周神经炎（8%～

9%）、深静脉血栓形成（6%～20%）。

②来那度胺为基础的方案

Rd：First 试验纳入 1 623 例新诊断且不合适移植的 MM 患者，并将其随机分配至 Rd 持续治疗组、Rd 18 疗程组和 MPT 组，中位随访超过 5 年，Rd 持续治疗组的 PFS 明显更长，中位 PFS 为 26 个月，Rd 18 为 21 个月，MPT 组为 21.9 个月。另外，Rd 持续治疗组的 OS 也优于 MPT 组。因此，Rd 方案目前被推荐为不合适移植 MM 患者的一线治疗。

MPR：在 MM-015 试验中，MPR 组缓解率、非常好的部分缓解率均显著高于 MP 组（68% vs 50%，29.4% vs 9.1%），但两组完全缓解率无差别（3.3% vs 3.2%）。MPR 组主要的毒副作用是血液学毒性，包括 3/4 级粒细胞缺乏症（64%/32% vs 29%/8%）、3/4 级血小板减少（38%/12% vs 12%/4%）、3/4 级贫血（26%/3% vs 14%/1%）；MPR 方案最常见的 3～4 级非血液学毒性是感染（15% vs 7%）。两组因毒副作用导致的用药中断率分别为 14% 和 5%。MPR 组并不延长 PFS（14 个月 vs 13 个月），两组 3 年 OS 率分别为 62% 和 66%。MPR 组 PFS 并不延长的主要原因是由于 MPR 组的毒副作用导致减量以及停药。在 65～75 岁以及 ≥75 岁接受 MPR 治疗的患者中，分别有 39% 和 53% 的患者需进行来那度胺减量，34% 和 44% 的患者需进行美法仑减量。COX 回归模型显示 PFS 与美法仑以及来那度胺的累积剂量相关（$P=0.02$）。4 例接受 MPR 治疗的患者发生治疗相关死亡，其中肺炎 2 例，感染性休克 1 例以及心源性休克 1 例。由于美法仑和来那度胺均有血液学毒性，因此两药联合后血液学毒性更为严重，该毒性严重影响了 MPR 方案的应用以及长期疗效。相比之下，MPV 方案中美法仑和硼替佐米的毒副作用无叠加，耐受性更好，因此长期疗效也更好。MPT 和 MPV 曾作为老年 MM 的一线推荐方案，但 MPR 方案还有待进一步评价。MPR 方案序贯来那度胺维持治疗（MPR-R）的长期疗效显著优于 MP 以及 MPR 组，提示缩短 MPR 诱导时间而延长来那度胺维持时间可能对患者有益。

2）蛋白酶体抑制剂为基础的方案

①硼替佐米为基础的方案

MPV：VISTA 试验显示 MPV 方案总反应率及完全缓解均优于 MP 方案（ORR 71% vs 35%，$P<0.001$；完全缓解率 30% vs 4%，$P<0.001$），PFS 显著延长（24 个月 vs 16.6 个月，$P<0.001$）。中位随访 36.7 个月后，MPV 与 MP 方案相比死亡风险减少 35%（HR 0.65，$P<0.001$）；MPV 组的中位 OS 尚未到达，而 MP 组 OS 为 43 个月；两组 3 年 OS 分别为 68.5% vs 54%。之后多个 MPV 与 MP 的随机对照试验研究支持 VISTA 的结论，MPV 方案的中位 PFS 长达 21.7～27.4 个月，中位 OS 长达 56.4 个月，几乎是 MP 传统方案的一倍。硼替佐米突出的毒副作用包括周围神经炎、胃肠道症状以及带状疱疹。1 级、2 级、3 级、4 级周围神经炎发生率分别为 14%、17%、13% 和 <1%。但大部分周围神经炎均为可逆性，在治疗停止 2 个月后，56% 的患者周围神经炎缓解以及 18% 患者周围神经炎下降 1 个等级。为减少周围神经炎的发生率，目前有两种行之有效的方法，即改为皮下注射或每周一次用药，既大大减少了周围神经炎的发生，又不降低其疗效。带状疱疹发生率 MPV 组高于 MP 组（13% vs 4%），予以抗病毒预防治疗后 MPV 方案带状疱疹发生率下降至 3%。两组血液学毒性、深静脉血栓形成、肺炎的发生率相近。治疗中断率（15% vs 14%）、治疗相关死亡率（2% vs 1%）也无差别。

MPV 的早期应用是否会引起 MM 在复发后难治？VISTA 后期试验显示接受 MPV 与 MP 方案治疗的患者在复发后对沙利度胺或来那度胺的反应相近（41% vs 53%，59% vs 52%）。对含硼替佐米的二线治疗方案反应分别为 47% 和 59%。当无治疗间隔时间 ≤12 个月，硼替佐米再治疗的缓解率为 25%，完全缓解率 6%；当无治疗间隔时间 >12 个月，硼替佐米再治疗的缓解率为 71%，完全缓解率 14%。从挽救治疗开始计算的中位生存期在两组间并无差异，分别为 30.2 个月和 21.9 个月；接受硼替佐米、沙利度胺、来那度胺挽救治疗的 OS 也无差别。这些结果表明早期应用硼替佐米并不影响 MM 患者对后续挽救治疗的疗效。VISTA 试验中 MP 组后期交叉至 MPV 组的患者的生存不如一开始就使用 MPV 的患者。上述结果共同提示早期应用联合应用 MPV 的策略优于先应用 MP 待复发后再应用硼替佐米或其他新药挽救治疗的策略。

RVD：标准 RVD 方案已在适合移植患者的诱导治疗部分已予详细论述，但在老年患者中治疗中断率达 24%。在老年患者中，剂量调整的 RVD lite 方案（R 由 25mg/d 减量为 15mg/d）可能更加合适。在一个 II 期临床研究中，患者接受了 9 个 5 周的 RVd lite 化疗（来那度胺 15mg，1 次 /d，$d_{1\sim21}$；硼替佐米 $1.3mg/m^2$，皮下注射，1 次 / 周，$d_{1,8,15,22}$；地塞米松 20mg，1 次 /d），然后进行 6 个周期的巩固治疗，后序贯来那度胺维持直至疾病进展。在 50 名可评估反应的患者中，≥非常好的部分缓解患者达 66%，中位 PFS 为 35.1 个月，仅有 2 名患者因毒性而停止治疗。

②卡非佐米为基础的方案：一个 II 期临床试验表明，KRD（卡非佐米 / 来那度胺 / 地塞米松）联合治疗方案可出现高深度缓解率以及微小残留病变阴性率，各年龄组的结果非常相似，其中年纪最大的患者为 88 岁，毒副作用可以耐受，且对高危患者同样有效。III 期 CLARION 研究对比 KMP（卡非佐米、美法仑、强的松）和 VMP 两种化疗方案用于不合适移植的新诊断的多发性骨髓瘤患者的疗效和安全性。共入组 955 位患者，KMP 组和 VMP 组的 ORR 分别是 84.3% 和 78.8%，完全缓解率分别是 25.9% 和 23.1%；中位 PFS 分别为 22.3 个月和 22.1 个月（$P=0.159$），中位 OS 相似。两组 3 级及以上的副作用发生率相当，而 KMP 组 2 级及以上的周围神经病变的发生率明显低于 VMP 组（2.5% vs 35.1%）。

③伊沙佐米为基础的方案：在 IRD 的 I / II 期试验中，这种方案在老年患者（65 岁及以上）中的耐受性和疗效均与较年轻患者相似。目前关于 IRD 与 RD 治疗新诊断多发性骨髓瘤患者的 III 期临床试验正在进行中。

3）免疫治疗——daratumumab 单抗：ALCYONE III 期临床研究对比了 D-VMP 和 VMP 方案治疗不适合移植 NDMM 患者的疗效和安全性。中位随访 16.5 个月，D-VMP 组 ORR（90.9% vs 73.9%，$P<0.0001$）、18 个月的 PFS 率（71.6% vs 50.2%）。死亡或进展风险降低了 57%；且 D-VMP 组有更深更持续的微小残留病变阴性率。基于该研究结果，美国 FDA 于 2018 年优先审批 daratumumab 在不适合移植骨髓瘤患者的一线治疗适应证。另一个 III 期研究 MAIA 是评估 DRd 与 Rd 治疗不适

合自体造血干细胞移植的新诊断 MM 患者的疗效。初步结果显示 DRd 组的 PFS 优于 Rd 组，安全性亦为良好。

（2）维持治疗

1）沙利度胺维持治疗：3 个随机临床试验比较了应用沙利度胺维持以及无维持治疗对老年骨髓瘤患者长期疗效的影响，3 个临床试验均显示沙利度胺维持治疗可延长无事件生存率，但只有 1 个临床试验显示沙利度胺维持治疗可带来 OS 获益。其他 2 个试验中无 OS 获益的原因分析有两点：①在这些临床试验中，沙利度胺维持治疗的维持时间较短（7～13.2 个月），主要是由于沙利度胺的毒副作用难以被老年患者长期耐受所导致；②2 个临床研究均显示沙利度胺维持的老年骨髓瘤患者在复发后的生存期缩短，提示沙利度胺维持治疗使得复发后骨髓瘤治疗难度加大。

2）来那度胺维持治疗：在 MM-015、MM-020 和 MRC IX 试验中都证实了来那度胺维持治疗可以改善不合适移植骨髓瘤患者的 PFS，但仅有 MM-020 试验证实了来那度胺持续治疗可以改善患者的 OS，其他两个临床研究均未证实来那度胺维持治疗的生存获益。

3）硼替佐米维持治疗：GIMEMA 试验比较在老年骨髓瘤患者中 VMPT 诱导 +VT 维持治疗至复发 vs VMP 诱导 + 不维持治疗的疗效。结果显示无论是 PFS，TTNT 还是 OS，维持治疗组均显著优于不维持组。VMPT-VT 组 5 年生存率为 61%，而 VMP 组为 51%（$P=0.01$）。该试验首次显示在老年骨髓瘤患者中维持治疗可带来长生存获益。

（3）老年患者的治疗难点

1）目前常用的老年患者的治疗方案未能克服不良遗传学异常给老年骨髓瘤患者所带来的不良预后：2013 年最新 IFM 数据表明遗传学异常也是老年初治骨髓瘤患者的主要预后因素。该分析包含了 1 890 例老年初治骨髓瘤病例，结果显示无论是否应用含新药的方案治疗，t（4:14）以及 del（17p）均与 PFS 以及 OS 显著缩短相关。其他相关的临床试验如 MRC Myeloma IX，E4A03，VISTA，GEM-05 的数据也表明第一代的新药包括沙利度胺、硼替佐米也不能克服老年骨髓瘤患者不良遗传学异常的不良预后。因此，对高危遗

传学异常的老年 MM 患者，仍需要开发新的有效药物以及联合方案来改善预后。

2）老年骨髓瘤患者体质弱，治疗耐受性差，用药中断率高：回顾性汇聚分析 4 个欧洲 3 期临床试验共 1 435 例患者的结果显示，年龄≥75 岁是老年骨髓瘤患者预后不良的危险因素。<75 岁患者的 3 年 OS 为 68%，≥75 岁患者的 3 年 OS 为 57%（$P<0.001$）。该研究显示影响 OS 的其他因素还包括肾功能不全（肌酐≥2mg/dl，$P=0.003$）、心脏毒副作用（$P=0.001$）、感染（$P<0.001$）以及用药中断（$P=0.03$）。

2010 年 GEMEMA 以及 PETHEMA/GEM 报道将 MPV 方案中硼替佐米的使用频次由 VISTA 试验方案的 1 周 2 次下调至 1 周 1 次，并不缩短中位 PFS（27.4 个月 vs 21.7 个月）以及 3 年 OS（74%～84% vs 68.5%），而用药中断率以及 3/4 级外周神经炎发生率显著下降。2011 年 Moreau 等人报道皮下应用硼替佐米疗效与静脉应用无区别。基于上述临床试验的结果，目前已达成专家共识，硼替佐米应用于老年骨髓瘤治疗时，应由 1 周 2 次方案下调为 1 周 1 次方案，而且皮下注射会大大降低外周神经炎的发生率。

3）控制疾病还是争取治愈：既往老年骨髓瘤患者的治疗目标为控制疾病，然而，随着治疗效果的提高，也有专家认为治愈也可能成为老年骨髓瘤治疗目标，老年患者也应该争取完全缓解状态。Gey 等人在 2011 年回顾性汇聚分析了 3 个欧洲临床试验的 1 175 例患者资料，结果显示在新药治疗的老年骨髓瘤患者中，完全缓解与长 PFS 以及长 OS 相关，而且既使在≥75 岁的超老年患者中完全缓解仍然带来长生存的获益。因此，欧洲的专家多倾向于在毒副作用可接受的前提下，在老年骨髓瘤患者中也应尽可能争取获得持续的完全缓解。老年骨髓瘤的治疗关键是平衡疗效和毒副作用，做到个体化治疗。

（三）复发和/或难治性多发性骨髓瘤的治疗

迄今为止，多发性骨髓瘤仍然是一个不可治愈的疾病，复发不可避免。复发患者的异质性较大，需进行个体化评估决定治疗的时机及药物。若在 6 个月以内复发的患者，可换用其他作用机制的药物。在 6～12 个月内复发的患者，可选择原药物联合其他药物再治疗，也可换用其他作用

机制的药物联合方案。对超过 12 个月复发的患者，可选择原方案再诱导治疗，也可换用其他方案。对于原发耐药的患者，需选择未用过的新方案，如能获得 PR 及以上疗效，可考虑应尽快行自体造血干细胞移植；有条件的患者可进入临床试验。

在过去的 20 多年里，复发和/或难治性 MM 的治疗主要包括传统化疗和大剂量化疗联合自体或异基因造血干细胞移植。传统化疗方案由于疗效不佳目前已被摒弃。对于移植后复发的患者可考虑再次诱导后行挽救性再次自体造血干细胞移植，但目前普遍认为挽救性移植仅在首次移植后缓解期至少 24 个月以上的患者中可能可以获益。挽救性异基因造血干细胞移植也应被用于复发和/或难治性 MM 的治疗，大多数研究显示长期无病生存仅在 10%～20% 之间，大部分患者会发生明显的慢性 GVHD、其他治疗相关的毒性或疾病复发。随着新药的涌现，目前复发难治患者的治疗首选各种新药或既往未使用过的含新药组合方案。下面主要介绍新药在复发和难治 MM 的治疗。

1. 第二代针对泛素-蛋白酶体通路的抑制剂

（1）卡非佐米：ASPIRE 研究比较了 KRd 方案与 Rd 方案在 RRMM 治疗中的疗效及安全性。共纳入 792 例既往接受过 1～3 线治疗的 RRMM，在治疗 18 个周期后，所有 RRMM 患者均应用 Rd 方案进行维持治疗。研究结果显示，KRd 组的 PFS 优于 Rd 组（26.1 个月 vs 16.6 个月，$P<0.01$）。在 OS 方面，KRd 组患者的中位 OS 同样优于 Rd 组（48.3 个月 vs 40.3 个月，$P=0.004\ 5$）。在 KRd 方案组中，19.9% 患者因不良反应事件而终止治疗，而 Rd 方案组为 21.5%。在≥3 级的 AEs 发生率方面，KRd 方案组为 87%，Rd 方案组则为 83.3%，两组未见显著差异。另一个研究 ENDEACOR 试验比较了 Kd 和 Vd 在 RRMM 治疗中的疗效和安全性。结果显示 Kd 组的 PFS 和 OS 均优于 Vd 组，这提示第二代蛋白酶体抑制剂的疗效优于第一代。

（2）伊沙佐米：TOURMALINE-MM1 研究是采用口服蛋白酶体抑制剂的首个 3 期研究，比较了 IRd 方案与 Rd 方案在 RRMM 治疗中的疗效及安全性，共纳入 722 例患者。试验结果显示，IRd 组的 PFS 优于 Rd 组（20.6 个月 vs 14.7 个月，

$P=0.01$）。Ixazomib 与安慰剂组的严重不良事件（47% vs 49%）和研究期间死亡（4% vs 6%）频数接近；出现≥3 级不良事件的患者分别为 74% 和 69%。IRd 组的 3～4 级血小板减少、皮疹、胃肠道反应等副作用比 Rd 组多，但以轻度为主。两组患者的生活质量类似。

2. **第三代免疫调节剂** 继第一代 IMIDs 沙利度胺、第二代 IMIDs 来那度胺之后，第三代的免疫调节剂泊马度胺（pomalidomide）显现出更强的抗骨髓瘤效应，对耐硼替佐米以及耐来那度胺的 RRMM，pomalidomide 仍能诱导较高的缓解率并较持续的缓解。在一项Ⅱ期临床研究中评估了泊马度胺单药与泊马度胺联合小剂量地塞米松治疗 221 例接受过来那度胺和硼替佐米试验治疗的复发/难治性 MM 患者，泊马度胺加小剂量地塞米松组与泊马度胺单药组的中位 PFS 分别为 4.2 个月和 2.7 个月（$P=0.003$）。两组 3～4 级中性粒细胞减少的发生率分别是 41% 和 48%。MM-003 评估了泊马度胺 + 小剂量地塞米松（$n=302$）与大剂量地塞米松单药（$n=153$）治疗来那度胺和硼替佐米均难治的复发 MM 患者的疗效和安全性。泊马度胺 + 小剂量地塞米松组患者的 PFS（4.0 个月 vs 1.9 个月，$P<0.000\ 1$）和 OS 均优于大剂量地塞米松单药组患者（12.7 个月 vs 8.1 个月，$P=0.028\ 5$）。关于泊马度胺联合小剂量地塞米松联合硼替佐米的Ⅲ期研究正在进行当中。目前的临床数据显示，对耐硼替佐米以及耐来那度胺的 RRMM，泊马度胺仍有较高的缓解率且有较长的缓解时间。在复发难治 MM 患者中，泊马度胺可以改善 del（17p）和 t（4;14）的不良预后的影响。

3. **免疫治疗** 目前有针对骨髓瘤免疫治疗的新药层出不穷，部分已经上市，如抗 CD38 单抗 daratumumab、CS-1 单抗（elotuzumab）等。

（1）埃罗妥珠单抗（elotumumab）：埃罗妥珠单抗是针对淋巴细胞活化信号分子相关受体家族 7（SLAMF7）的一种人源化 IgG1 单克隆抗体。SLAMF7 也称为 CS-1（细胞表面糖蛋白 CD2 亚型 1），在骨髓瘤细胞和自然杀伤细胞（NK 细胞）高表达而在正常组织和造血干细胞中不表达的一种糖蛋白，所以埃罗妥珠单抗可以直接激活 NK 细胞和诱导细胞毒作用杀死表达 CS-1 的骨髓瘤细胞，而对正常组织影响很小。ELOQUENT-2 研究纳入了 646 名既往至少接受过一次治疗的复发难治 MM 患者，分别接受埃罗妥珠/来那度胺/地塞米松或来那度胺/地塞米松治疗。含埃罗妥珠单抗组患者的 PFS 优于 Rd 组（19.4 个月 vs 14.9 个月，$P<0.001$）。且埃罗妥珠单抗联合治疗组和 Rd 组相比患者耐受性没有明显差异。另一个Ⅱ期临床研究用埃罗妥珠/来那度胺/硼替佐米/地塞米松治疗 40 例初治 MM，4 疗程后 OR 率 97%，≥非常好的部分缓解 65%，≥完全缓解 15%。主要的毒副作用包括感染、乏力、周围神经炎、水肿，白细胞减少等。

（2）达雷妥尤单抗（daratumumab）：最近两项研究证实了达雷妥尤单抗在复发难治 MM 患者中的疗效。POLLUX 研究比较了 DRd 方案（daratumumab + 来那度胺 + 地塞米松）与 Rd 方案（来那度胺 + 地塞米松）在既往接受过一线及以上治疗的 RRMM 患者的疗效。DRd、Rd 组的 2 年 PFS 率分别为 68%、41%（$P<0.001$）。CASTOR 研究比较了 DVd 方案（daratumumab + 硼替佐米 + 地塞米松）与 Vd 方案（硼替佐米 + 地塞米松）在既往接受过一线及以上治疗的 RRMM 患者的疗效。DRd 组、Rd 组的 18 个月 PFS 率分别为 48% 和 8%（$P<0.001$）。在这两个研究中，与标准治疗组比较，daratumumab 组的微小残留病变阴性率较高、获得微小残留病变较早、微小残留病变阴性持续时间较长。在高危患者中，daratumumab 组分别有 18%（DRd 方案）和 14%（DVd 方案）获得微小残留病变阴性。最近一项关于复发/难治 MM 患者的 meta 分析纳入包含临床 18 种治疗选择的 17 个随机对照试验，与单用地塞米松、硼替佐米联合地塞米松、来那度胺联合地塞米松比较，DRd 方案组分别降低了 87%、81%、63% 的复发风险。基于这两个研究，2016 年 11 月 daratumumab 被美国 FDA 批准联合地塞米松、来那度胺或硼替佐米二线治疗 MM。

4. **其他** 目前其他多种单抗处于临床研究中，包括另外两种 CD38 的单抗、针对 B 细胞成熟抗原的 GSK2857916 以及 AMG420（CD3 与 B 细胞成熟抗原的双抗），以及 CD74 的单抗等。

5. **小分子靶向药物**

（1）selinexor：selinexor 是一种 XPO1 抑制剂，与其他药物具有完全不同的作用机制。selinexor

单药应用在已接受过 4~5 线治疗的 MM 患者中的疗效。这些患者既往均接受过蛋白酶体抑制剂（硼替佐米、卡非佐米）、免疫调节剂（来那度胺、泊马度胺）以及 Daratumumab 治疗的，甚至少数患者接受过 BCMA CAR-T 治疗。结果显示，74% 患者 SD，≥PR 患者占 26%，其中 6.5% 的患者达到≥非常好的部分缓解疗效，其中 2 例达到 sCR。

（2）venetoclax：venetoclax 是一种 BCL-2 抑制剂。在 I 期临床研究中，venetoclax 单药治疗既往接受过中位 5 线治疗的患者的总缓解率（ORR）为 21%，其中 15%≥非常好的部分缓解；对伴有 t（11;14）染色体易位的患者缓解率达到 86%。

6. 抗原特异性的嵌合抗原受体（chimeric antigen receptor）修饰的 T 细胞（CAR-T）技术 CAR-T 研究正在国内外陆续开展。从初步研究数据结果提示，CAR-T 治疗是一种新的有效治疗 MM 的方法，对复发难治 MM 患者有效率高，但其安全性及疗效持续性仍需进一步观察。目前最广泛应用的治疗靶点是 BCMA 和 CD19。

BCMA 是 B 细胞成熟抗原，调节 B 细胞成熟和分化成浆细胞，主要表达于浆母细胞和浆细胞。最近我国发表了针对 BCMA 抗原的双表位的 CART 细胞治疗了 17 例 RRMM，疗效理想，总反应率为 88.2%；至随访截点，17 例患者的中位随访时间为 417 天，总体生存率为 63.5%；无进展生存率为 53%。

随着功能基因学在骨髓瘤基础研究中的进展，越来越多的骨髓瘤新靶点将被开发。这些研发将进一步增加抗骨髓瘤药物种类，将来骨髓瘤患者治疗的选择会越来越多，无药可治的可能性会极大降低，患者的生存期将不断延长，甚至达到治愈的目标。

结语：骨髓瘤治疗史上有两次飞跃，第一次是造血干细胞移植的应用，第二次则是新药的广泛使用。现在骨髓瘤的生存期已较 2000 年前延长 1 倍，获得 10 年长期生存的患者比例显著增加。骨髓瘤预后的显著提高一方面归功于新药的研发及应用，另外一方面归功于骨髓瘤生物学行为研究的进展。骨髓瘤的治疗目标已经由控制疾病逐渐向治愈疾病方向发展。现有的目标是经上述方法积极治疗后将 MM 变成一种慢性病，恰如老年人常有的高血压病和糖尿病等常见慢性病

一样，患者在心理上更容易接受，依从性也提高。而对于年龄 >65 岁的患者，预计生存时间达到大部分国家的平均年龄，是否可以认为这些患者已得到治愈？但是我们需要清醒地认识到，我们离治愈多发性骨髓瘤还有相当大的距离。将来的骨髓瘤治疗不仅需要疗效更好、毒性更小的药物及方案；而且还需要针对骨髓瘤生物学的深入理解，对骨髓瘤做到准确的分型、危险分层，对骨髓瘤进行个体化治疗，最终达到治愈多发性骨髓瘤的终极目标。

（李　娟）

第三节　难治复发的多发性骨髓瘤的治疗选择

多发性骨髓瘤（multiple myeloma，MM）是一种不可治愈的恶性浆细胞疾病。尽管随着靶向治疗、免疫调节药物、小分子药物和自体造血干细胞移植的广泛应用，多发性骨髓瘤治疗取得了革命性的进步，患者生存期明显延长，部分患者甚至可以获得长期生存。但迄今为止，MM 仍是一种不能治愈的疾病，绝大多数患者仍会复发，即便是那些获得完全缓解（complete remission，CR）的患者也同样如此。随着疾病的发展，MM 耐药克隆选择性增殖，致使疾病侵袭性增高，再次获缓解越来越困难，缓解后持续时间亦越来越短，治疗难度增加。如何为复发难治性多发性骨髓瘤患者选择合适的治疗方案仍然是一大挑战。

一、什么是复发、难治性骨髓瘤

为建立统一规范的名称标准，便于临床研究间的相互比较，2011 年国际骨髓瘤工作组（international myeloma working group，IMWG）推荐关于复发难治性多发性骨髓瘤诊断标准及分类。

（一）复发性多发性骨髓瘤的定义

复发性多发性骨髓瘤：接受一次或一次以上治疗后出现疾病进展，需要进行挽救性治疗，并且不符合难治性 MM 标准者。

MM 病情进展是指血清 M 蛋白水平比基线水平升高 25%，绝对值升高≥5g/L；尿 M 蛋白水平升高≥200mg/24h，骨髓中浆细胞比例升高 >10%，受累血清游离轻链（FLC）水平与未受累 FLC 水

平之间的差值增加 100mg/L 以上；出现新的、确诊的骨病变，或者软组织浆细胞瘤，或者现有浆细胞瘤的体积增大，或者高钙血症。

(二)难治性多发性骨髓瘤的定义

难治性多发性骨髓瘤：对初始方案或挽救治疗方案无反应，或者治疗后 60 天内疾病进展。无反应定义为未达到微小缓解(minimal response，MR)疗效或者在治疗中疾病进展(疾病进展标准见上)。

按初始治疗的疗效可分为两大类：复发难治性多发性骨髓瘤(relapsed and refractory multiple myeloma，RRMM)和原发难治性多发性骨髓瘤(primary refractory multiple myeloma)。RRMM：对挽救治疗或者在既往一线治疗至少获得 MR 后，在 60 天内出现病情进展。原发难治是指应用任何治疗都不能达到 MR。

一般而言，对原发耐药的患者治疗难度较大，应采取多药联合化疗，可能取得一定疗效，而对现有治疗方案均无反应的患者，可尝试异基因造血干细胞移植(allogeneic hematopoietic stem cell transplantation，allo-HSCT)治疗。如果患者治疗后，长期处于疾病稳定(stable disease，SD)状态，提示疾病侵袭性不高，有学者认为这部分患者可能预后良好，是否应立即强烈化疗值得商榷。

二、探究多发性骨髓瘤复发难治的根源

(一)多发性骨髓瘤发生机制

为明确 MM 疾病发展过程，我们可以先了解正常浆细胞的分化过程及 MM 细胞的起源。

浆细胞是 B 淋巴细胞系的终末分化，经历体细胞突变，免疫球蛋白类型转换，随后在暴露于同源抗原后获得了产生特异性免疫球蛋白的能力。它们停滞在细胞周期的 G_0/G_1 期，成为骨髓中的长寿浆细胞或淋巴结中的记忆 B 细胞，直到下一次抗原刺激；然后，浆细胞发生了染色体易位重现(IgH 易位)或染色体数目变化(超二倍休)，直接或间接地引起 CCND 基因调控紊乱；这使细胞由 G_1 期进入到 S 期，释放转录因子使 DNA 复制，阻碍成熟；休眠的浆细胞或者记忆 B 细胞获得了优势生长。随后出现的二次"遗传学打击"包括 RAS 突变、MYC 基因的过表达、13q 染色体丢失，DNA 甲基化不足等促使 MM 细胞由 G_1 期向 S 期加速，生长潜力大大增加，骨髓中克隆性浆细胞数量明显增加(>10%)。随后的 NF-κB 被激活，MYC 基因易位，1q21 扩增，17p 缺失等事件，致 MM 细胞不再需要骨髓微环境而向髓外发展。

MM 发展的步骤被描述为：①正常浆细胞向意义未明单克隆丙种球蛋白血症(monoclonal gammopathy of unknown significance，MGUS)转化；② MGUS 向 MM 的进展；③最终演变为髓外疾病。

(二)多发性骨髓瘤耐药机制

耐药主要分为原发性(内源性)和获得性(继发性)两大类。原发性耐药是指从治疗开始就对药物无应答或反应差，而获得性耐药则是指初始治疗有效，随后出现疾病进展，并对治疗无应答或反应差。导致原发性耐药的临床及分子学机制可以大体分为肿瘤本身因素和患者/药物特异性因素。在临床实践中，对某种特异性分子靶点抑制剂的原发性耐药相对少见。而获得性耐药则极为普遍，是当前肿瘤靶向治疗中存在的最大问题之一。

1. 硼替佐米耐药 硼替佐米(bortezomib，BTZ)是首个获美国 FDA 批准用于 MM 治疗的蛋白酶体抑制剂，通过竞争性抑制 26S 蛋白酶体糜蛋白样活性，干扰细胞内蛋白质代谢，从而影响细胞存活。

(1)硼替佐米的作用机制：泛素蛋白酶体系统(ubiquitin-proteasome system，UPS)为细胞内主要蛋白降解系统，参与维持细胞内蛋白质代谢平衡、DNA 修复、细胞周期调控、细胞增殖及耐药产生。细胞内维持蛋白分解代谢平衡的主要途径为 UPS 与溶酶体自噬系统，但目前为止，UPS 或溶酶体自噬系统相关机制尚未有研究阐明。由于多种蛋白均通过 UPS 进行加工处理，UPS 抑制剂的应用将打破蛋白在机体内的代谢平衡，引起泛素化蛋白的积累，从而导致细胞应激反应的发生，细胞生长阻滞，甚至引发细胞毒性反应。

UPS 是体内重要的蛋白质降解途径，由泛素、泛素活化酶(ubiquitin-activating enzymes，E1)、泛素结合酶(ubiquitin-conjugating enzymes，E2)、泛素连接酶(ubiquitin ligases，E3)、26S 蛋白酶体和去泛素化酶(deubiquitinase，DUB)组成。蛋白酶

体分为组成型蛋白酶体（constitutive proteasome）和免疫蛋白酶体（immunoproteasome）。真核生物中最普遍存在的26S组成型蛋白酶体由1个20S催化亚基和2个19S调节亚基组成圆桶状结构。其中，19S调节亚基位于两端，负责识别、去折叠及去泛素化已被泛素标记的蛋白质；20S催化亚基位于中间，两端的α亚基为结构性蛋白，起门控作用；中间两环各含7个β亚基，具有水解活性。具有水解活性的β亚基分为β_1亚基（PSMB6，胱天蛋白酶样活性）、β_2亚基（PSMB7，胰蛋白酶样活性）和β_5亚基（PSMB5，糜蛋白酶样活性）。可水解进入20S核心区域的靶蛋白中的肽键。蛋白酶体中具有糜蛋白酶样活性的β_5亚单位为靶蛋白水解的限速位点。BTZ为基于硼酸的二肽类UPS抑制剂，主要为哺乳动物细胞中蛋白酶体26S复合体糜蛋白酶的可逆性抑制剂；并可作用于β_1亚基的S_1特异性结合口袋。MM细胞对UPS抑制剂引发的细胞应激反应或细胞毒性反应的耐受阈值较低，使MM细胞对UPS抑制剂较为敏感。

BTZ的细胞杀伤作用主要涉及以下通路：①核因子κB（NF-κB）通路：非活化状态下的NF-κB与I-κB以结合态存在于细胞质；当Iκ-B被UPS降解，NF-κB得以游离活化并转入细胞核内，发挥其转录因子的作用。BTZ抑制I-κB的降解及NF-κB通路的活化，从而抑制细胞增殖、促进细胞凋亡。②内源性细胞凋亡通路：BTZ通过升高BCL-2家族中NOXA、BIM等促凋亡蛋白以及降低MCL-1等抗凋亡蛋白，激活线粒体介导的内源性细胞凋亡通路。③未折叠蛋白反应（unfolded protein response，UPR）：大量未折叠及错误折叠蛋白的积累使细胞内质网超负荷，诱导内质网应激（endoplasmic retieulum stress，ERS）后，内质网分子伴侣GRP78/BIP、内质网应激蛋白（CHOP）以及X盒-结合蛋白-1（XBP-1）等蛋白表达增加，触发细胞凋亡。

（2）BTZ的耐药机制

1）蛋白酶体β_5亚基（proteasome subunit beta 5，PSMB5）基因为目前较为公认的参与BTZ耐药机制的分子。作为BTZ结合和作用的主要靶点，PSMB5基因突变可能通过影响其与BTZ的结合，从而使BTZ降低或失去药物活性，导致

获得性耐药。在BTZ耐药MM细胞株KMS-11/BTZ与OPM-2/BTZ中，均存在PSMB5基因点突变G322A。PSMB5与阻止细胞内未折叠蛋白的积累相关。PSMB5基因位于染色体14q11，该基因突变或其表达水平的增高均导致MM细胞对UPS抑制剂类药物的高度耐药。然而，尽管在各种体外研究中已鉴定出PSMB5突变，但其临床相关性仍不清楚。

2）蛋白酶体蛋白的成熟程度也与BTZ耐药相关。蛋白酶体成熟蛋白（proteasome maturation protein，POMP）作为分子伴侣参与了20S核心颗粒组装过程中β环的募集及其与α环的连接，后续则由蛋白酶体负责降解，故对于蛋白酶体从头合成十分重要。POMP帮助耐药细胞中蛋白酶体功能的快速恢复，以此来抵抗药物的作用。研究证实，POMP的过表达与其转录因子NF-E2相关因子2（Nrf2）表达上调相关。Nrf2结合并激活POMP编码基因的启动子区域，从而促进POMP过表达。因此，抑制Nrf2/POMP轴有望克服BTZ耐药。BTZ耐药细胞系中POMP表达上调，抑制其表达可逆转细胞耐药性。进一步使用NRF2抑制剂全反式维甲酸（ATRA），作用于MM细胞，发现ATRA与BTZ联用的效果优于ATRA或BTZ单独使用的效果。

3）ERS与BTZ耐药相关：MM细胞内蛋白质稳态的维持有赖于内质网完备的结构和强大的功能。当蛋白质积累时，适度激活的ERS及UPR有助于促进蛋白质代谢，持久而强烈的ERS及UPR将诱导细胞凋亡。UPR由1个内质网分子伴侣（GRP78/Bip）和3个内质网膜上的应激感受器（IRE1α、PERK、ATF6）组成。其中，RE1α/XBP-1通路活化与MM细胞对BTZ的敏感性有关。ERS发生时，IRE1α自我磷酸化，激活下游XBP-1。XBP-1是UPS的重要调控因子，也是促进B细胞分化成为浆细胞的重要转录因子。B细胞分化成熟后能分泌大量的免疫球蛋白，使蛋白酶体的负荷增加，而蛋白酶体对蛋白的降解能力却在下降，蛋白酶体负荷和降解能力之间的失衡使细胞对BTZ的敏感性增加，也就是说诱导分化可使细胞克服对BTZ的耐药。进一步对不同分化阶段及不同治疗阶段的MM细胞行流式细胞学检测发现，在B细胞分化早期阶段存在一类

XBP-1 阴性细胞亚群，因成熟阻滞及 BTZ 耐药而无法被杀灭，至终末阶段所占比例大幅增加，成为 BTZ 耐药的主要原因。有学者认为，由于这类细胞的 XBP-1 表达受抑、细胞成熟障碍、免疫球蛋白分泌水平明显降低，导致细胞内基础 ERS 水平较低；BTZ 无法触发强烈的 ERS，因而细胞得以存活并表现为 BTZ 耐药。

4）热休克蛋白（heat shock protein, HSP）是调节 ERS 的主要分子：作为分子伴侣（chaperone）蛋白，其通过与未折叠或错误折叠蛋白结合，阻止其聚集，从而促进 MM 细胞内蛋白酶对错误折叠及损伤蛋白的降解。因此，HSP 的过表达可增高 MM 细胞对 UPS 抑制剂的耐药性。与 MM 患者 BTZ 耐药相关的 HSP 主要包括 HSP90、HSP70 及 HSP27。HSP90 主要通过直接与其分子伴侣结合，扰乱下游蛋白以及影响正常的 MM 细胞凋亡途径发挥作用。

5）细胞自噬（autophagy）激活：抗肿瘤治疗后，细胞主要表现为两种程序性死亡，即凋亡和自噬，前者与治疗反应密切相关，而后者一般被认为是一种细胞自我保护机制，可能拮抗前者的作用，参与耐药。由于 MM 细胞可过度合成一些免疫球蛋白，而内质网的未折叠蛋白反应无法将这些蛋白及时转运出去，累积的蛋白对细胞产生毒性作用，导致 MM 细胞死亡，但是自噬可清除这些蛋白，从而维持细胞内环境的稳定，使 MM 细胞免于死亡。在 MM 细胞中，自噬水平显著高于正常浆细胞。当蛋白酶体的功能被抑制时，自噬作用将代偿性上调活性以维持细胞内蛋白质代谢平衡。组蛋白去乙酰化酶（histone deacetylase, HDAC）调节组蛋白的乙酰化水平，HDAC6 通过将积累的错误折叠的蛋白转到聚集小体继而传递给自噬细胞，介导了泛素化蛋白聚集体向自噬小体的转运，将两个蛋白质降解系统联系起来，从而促进泛素化蛋白质通过细胞自噬途径降解。组蛋白去乙酰化酶抑制剂（HDACi）降低了自噬底物的转运效率，细胞不能代偿性地通过自噬作用清除细胞内的毒性蛋白，从而诱导细胞凋亡。BIM 是 BCL-2 家族中 BH3-only 亚家族的成员，是一种重要的凋亡调节蛋白，在 MM 细胞中 BIM 很可能在自噬和凋亡之间充当着"开关"的作用。在 BTZ 耐药的 MM 细胞系或原代细胞中，由于失去了 BIM 对自噬的负调节（或抑制性）作用，使自发性自噬明显增加。HDACi 通过上调 BIM，促进自噬效应蛋白 Beclin-1 与 BCL-2 的结合，从而抑制自噬，促进细胞凋亡，使因 BIM 丢失造成的获得性 BTZ 耐药细胞重新致敏（repriming），从而逆转耐药。

6）糖蛋白（p-glycoprotein, P-gp）：P-gp 也称为转运 ATP 酶（traffic ATPase），为一跨膜能量依赖的外排泵。在肿瘤化疗过程中，肿瘤细胞膜表面 P-gp 表达增加，结合并水解 ATP，将进入细胞内的药物泵出细胞外，从而降低 BTZ 在 MM 细胞内药物浓度，是产生耐药的重要原因。化疗药物本身即是引起 P-gp 过表达的重要诱因。接触抗肿瘤药物后，P-gp mRNA 水平短时间内即呈剂量依赖性上升，却并非由于转录活化所致，而是 mRNA 稳定性增加所致（增加 10 倍），且 mRNA 上升并不直接导致 P-gp 表达，只有长时间接触化疗药物后才引起。BTZ 为 P-gp 的底物之一，BTZ 治疗 MM 的疗效受 P-gp 表达水平的影响，高表达预示 MM 患者可能发生 BTZ 耐药。

2. 对免疫调节药物耐药　近年来，以沙利度胺及其衍生物来那度胺为代表的免疫调节剂（immunomodulatory drug, IMiD）广泛应用于 MM 治疗。IMiD 具有肿瘤细胞杀伤和免疫调节双重作用。而 IMiD 的免疫调节作用主要是通过刺激 T 细胞，分泌 IL-2 和增强 NK 细胞的自然杀伤能力。但随着 IMiD 治疗的推广，其耐药现象也逐渐显现出来。尽管具体的分子机制仍未完全阐明，但已明确 CRBN 参与 IMiD 耐药。

CEREBLON 基因位于 3 号染色体短臂，其编码的 CRBN 蛋白广泛分布于睾丸、前列腺、肝脏、脾脏、胎盘、肾脏、肺、骨骼肌、卵巢、小肠、外周血白细胞、结肠、脑、视网膜的细胞核、细胞质、细胞膜中。MM 细胞中，IMiDs 结合 DDB1、CRBN，与 CUL4、ROC1 共同形成 E3 泛素连接酶，促进 E3 泛素连接酶复合物的功能，使 CRBN 下游的底物蛋白 IKZF1、IKZF3 迅速被泛素化，从而被蛋白酶体系统降解；也就抑制其下游 IRF4、MYC 分子的表达而阻断 MM 细胞的生长和增殖；另一方面，T 淋巴细胞中，IMiDs 与 CRBN 结合导致 CRL4CRBN 复合物形成，以 IKZF1、IKZF3 作为底物的能力增强，促进 IKZF1、IKZF3 的降解，使

得 IL-2 的水平增加，促进 T 细胞大量活化增殖，起到免疫调节的作用。IKZF1、IKZF3 是一类具有锌指结构 / 的转录因子 Ikaros 家族成员，在调控淋巴细胞增殖、分化和浆细胞成熟中发挥着重要的作用。IKZF1 主要在早期淋巴祖细胞中有高水平的表达，而 IKZF3 更多表达于成熟 B 细胞肿瘤中，且对于浆细胞的生成、MM 细胞的复制是必不可少的。一项来自中国台湾的研究检测 MM 患者骨髓 CD138+ 浆细胞中 CRBN 的表达水平，发现 CEREBLON 高表达的患者具有更长的 PFS。CRBN 缺失与免疫调节剂耐药密切相关。

3. 微环境与耐药 骨髓微环境由造血细胞、细胞外基质、基质细胞和多种细胞因子组成，在 MM 细胞生存和耐药方面起到重要作用。MM 细胞与细胞外基质黏附介导的耐药称为细胞黏附介导的耐药（cell adhesion-mediated drug resistance，CAM-DR）。基质细胞分泌的 NF-κB 受体活化因子配体（receptor activator for nuclear factor-κB ligand，RANKL）与 MM 细胞分泌的 NF-κB 受体活化因子（receptor activator of nuclear factor-κB，RANK）结合后，通过增加多药耐药蛋白 1（multidrug resistance protein 1，MDR1）、乳腺癌耐药蛋白（breast cancer resistance protein，BCRP）、肺癌耐药蛋白 1（lung resistance protein 1，LRP1）、降低 BIM 的表达和激活多种信号途径如 NF-κB、JAK/STAT3 和 JNK 介导细胞耐药。MM 细胞的生长、存活及耐药的产生与骨髓微环境密切相关。骨髓微环境中的各种细胞因子和间充质干细胞支持了 MM 细胞的生长并阻止其凋亡。如白细胞介素 -6（IL-6）、血管内皮生长因子（VEGF）、胰岛素样生长因子 -1（IGF-1）、肿瘤坏死因子 -α（TNF-α）、转化生长因子 -β（TGF-β）等。

（三）多发性骨髓瘤复发根源的探索

早在 1958 年，Hewitt 在研究白血病时发现移植细胞仅有 0.1%～1.0% 能够在体外形成克隆。20 世纪 90 年代，Trott 指出肿瘤是由比例不到 1% 的肿瘤干细胞（cancer stem cell，CSC）分裂、增殖，产生具有自身表型的子细胞及分化细胞构成的，并得出结论：只有部分肿瘤细胞（而不是全部肿瘤细胞）具有致瘤性。CSC 从功能的角度定义为具有无限自我更新能力、能够在免疫缺陷型小鼠体内形成与原发肿瘤类型相同肿瘤的一类肿瘤

细胞，这也是目前鉴定 CSC 的"金标准"。CSC 的特点有：①具有自我更新、无限增殖能力和不定向分化潜能；②对放疗以及化疗不敏感，这可能是肿瘤转移、复发的根源。目前，MM 复发的根源，认为主要是骨髓瘤干细胞。在 MM 中也已成功地分离鉴定出 CSC。

目前，MM 肿瘤干细胞采用的分选技术分为流式细胞术和磁珠分选技术两类，其具体分选方法：①利用细胞表面的蛋白标记物及特异抗体进行分选，如 CD138、CD19、CD27、CD20 等；②利用侧群细胞（side population cell，SPC）亚群的分选进行初步的筛选。但目前 MM 干细胞特异的表面标志仍不明确，SPC 法是一种有效的富集 CSC 的方法，尤其对 MM 干细胞免疫表型不同报道存在较大差异的情况下，SPC 也成为 MM 干细胞研究的主体。

SPC 可将 DNA 结合染料——Hoechst33342 荧光染料快速泵出细胞，利用流式细胞仪可以将这些不着色细胞加以分离。在流式二维分析点阵图上，这一小群细胞呈彗星状分布在细胞主群的一侧，所以称其为 SPC。SPC 在肿瘤细胞中占的比例极小，具有高致瘤性、自我更新、多向分化及耐药的潜能；这些特性与 CSC 相似，因此，SPC 渐渐成为研究 CSC 的切入点。CSC 及 SPC 二者的关系可以理解为 SPC 具有异质性，与 CSC 具有一些共性，SPC 中可能富含 CSC，但二者并不等同。

MM-CSC 的耐药与正常成人干细胞的自我保护可能有着类似的机制：①细胞膜上高表达 ATP 结合盒（ATP-binding cassette，ABC）转运蛋白以排除外源性物质；细胞表达 ATP 结合盒转运蛋白，主要为 ABCG2，参与细胞内药物的排出，也是干细胞耐药的原因。②胞内高表达乙醛脱氢酶（acetaldehyde dehydrogenase，ALDH）发挥解毒作用。ALDH 是催化细胞内乙醛氧化为乙酸的胞质酶，其介导很多化合物及环磷酰胺活性代谢产物的降解。Matsui 等同时发现 CD138- 细胞的 ALDH+ 细胞比例显著高于 CD138+ 细胞比例。③细胞处于静止期逃避药物作用。MM 干细胞多处于静止期，Matsui 等在 MM 细胞株中发现 CD138- 的细胞几乎全部处于 G_0～G_1 期（>98%）。细胞周期特异性药物，如长春新碱，只能特异性杀伤处于有丝分裂期的细胞，故 CSC 对其具有天

然耐药性。化疗后残留下来的 CSC，在适当的刺激下，可以重新进入细胞分裂周期，通过不对称分裂产生新的肿瘤细胞，从而造成肿瘤的复发。MM 复发、进展是 CSC 逃脱药物杀伤作用的结果。

干细胞的龛（niche）是支持干细胞的特殊微环境，包括壁龛细胞、细胞外基质和来源于壁龛细胞的可溶性因子。其作用是滋养干细胞并保持干细胞的稳定态（homeostasis）。有研究发现，在骨髓干细胞移植等实验移植的干细胞可以在宿主信号分子作用下，发生一个类似于"归巢"的反应，回到特定龛状微环境中，归巢后的干细胞保持着自我更新等干细胞特性。如果龛状微环境出现空位，甚至能够招募其他类型的细胞寄居其中，并赋予其部分干细胞特性。当壁龛的这种调控失去正常控制后，干细胞就会出现失控的增殖，导致肿瘤的发生。这也是导致 MM 复发的原因之一。

同一肿瘤中可有多种起源的多种克隆并存，每种细胞有不同的细胞起源并各自具有不同的生物学特性。这种肿瘤中多种细胞克隆并存的现象称作克隆异质性。MM 发病初期便具有不同基因组改变的主要克隆与亚克隆混合并存，病程中这些亚克隆相互竞争，在药物选择压力的作用下，形成一个耐药优势亚克隆并显著扩增，从而导致

MM 的进展和复发。MM 的克隆演化可能存在以下 3 种模式：遗传学稳定型、线性进展型和优势克隆此消彼长的分支模型。遗传学稳定型表现为复发时克隆与初诊时一致的稳定型基因组，可表现为超二倍体或者没有高危遗传学异常，对应于遗传学危险因素分层的低危组；线性进展型表现为初诊时的克隆获得一种或多种遗传学异常，但致病克隆仅有一种优势克隆，不断获得基因突变，促进疾病；分支模型表现为病程中出现多种亚克隆，之间相互竞争，此消彼长（图 5-3-1，见文末彩插）。后两种对应于遗传学危险因素分层的高危组。MM 细胞可不断增殖形成新的细胞克隆，但细胞之间的克隆形成能力存在差异，并不是所有的细胞都具有克隆形成能力。骨髓瘤干细胞数量少但克隆形成能力强，在克隆演变中可能主导了 MM 的进展和复发。

肿瘤内不同克隆对药物反应不同，治疗可能导致耐药亚克隆的选择性扩增，使靶向治疗耐药的情况更棘手；不同的用药顺序也可以影响亚克隆的选择，从而改变患者 MM 细胞的生物学特性，改变患者的预后。这提示我们对 MM 进行靶向治疗过程中，需要根据患者对治疗的反应调整靶向药物的种类，并且在治疗策略制订时需针对疾病中的早期事件，最大程度地清除肿瘤克隆。

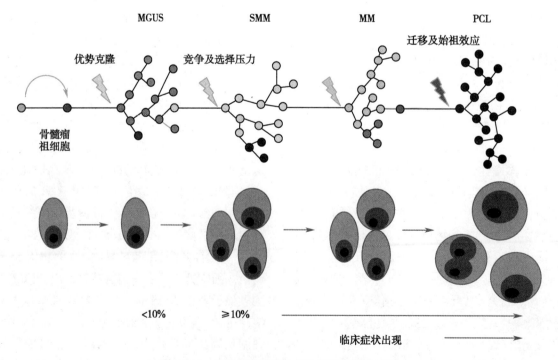

图 5-3-1　多发性骨髓瘤的分支状克隆演变过程

此外,MM 的发生与人体免疫缺陷导致免疫监视功能下降有关。在 MM 中破骨细胞除了导致骨质破坏之外,还发挥着重要的免疫调控作用。MM 细胞与破骨细胞共同作用,促进微环境中免疫抑制分子的高表达,从而抑制骨髓瘤微环境中 T 细胞功能,导致 MM 细胞免疫逃逸。

(四)相关检测方法

1. 复发时检查评估 包括①M 蛋白的评估:血清蛋白电泳(SPEP)、免疫固定电泳(IFE),24 小时尿总蛋白和尿蛋白电泳(UPEP)与尿免疫固定电泳,血清游离轻链测定。②代谢功能:肾功能,血钙及其他代谢异常。③全血分析并加细胞分类,以评估血细胞减少和外周血浆细胞的存在。④血 β_2 微球蛋白也被认为有预测评估价值。⑤骨髓检查,如果疾病进展明确地由 SPEP/UPEP 和 / 或(FLC)证实,对于非分泌性或少分泌性疾病,以及疑有骨髓发育不良等继发性骨髓病变时,应进行骨髓评估。进行骨髓评估时,应重复荧光原位杂交(fluorescence in situ hybridization,FISH)分析。如果一名患者在初诊时已存在一个高危因素,那么在复发时无需检测同样的指标。例如一名患者初诊时存在 t(4,14),则在复发时无需重复检测 t(4,14)。对于初诊时为低危的患者,在复发时应用细胞遗传学和 FISH 等方法,寻找患者是否出现新发的不良预后因素意义则更大。因为随着疾病进展,MM 某些亚克隆选择性扩增,其生物学和临床意义会更大。⑥采用骨骼摄片、磁共振成像或 PET-CT 检查,以评估新的疾病部位、先前受累区域的增加或髓外疾病的存在。

2. 遗传学检查

(1)染色体显带分析:传统的细胞遗传学研究方法中通过 MM 细胞有丝分裂中期分裂象来进行显带分析(G 带)。MM 细胞是终末分化细胞,其增殖率较低,取得分裂象较为困难,并且 MM 中复杂核型通常伴有染色体的形态差,以显带技术无法准确得出全部的异常。另外,此项技术依赖人工操作,检测周期长,价格昂贵,不是普遍适用的检测方法。

(2)荧光原位杂交技术(FISH):FISH 是利用 DNA 变性后双链 DNA 解开变成单链,在适宜的强度和温度下退火后和互补的 DNA 链形成稳定的异源双链 DNA。它可以靶向利用已知核酸序列作为探针,以荧光素标记后与患者 DNA 进行杂交,在荧光显微镜下观察杂交信号,从而对患者的染色体定性定量分析,发现患者染色体的扩增或易位,此技术不受细胞分裂周期的影响,不需要培养细胞,大大缩短了试验过程时间,是一项高度敏感和特异的检测技术,可以特异识别异常染色体,弥补染色体显带分析的不足。然而,FISH 方法只能利用已知探针检测染色体的异常情况,不能对染色体的结构和数目及多种染色体异常进行检测。

(3)间期荧光原位杂交(interphase fluorescence in situ hybridization,i-FISH):i-FISH 基本原理是通过标记有荧光素的探针与特异性的染色体和 / 或基因位点相结合,在间期细胞核中检测染色体和相应基因的变化,可用于检测肿瘤标本中间期核内染色体和基因数量及结构的异常,通常仅需 1 至 2 天便可获得结果。该方法可以同时对大量的细胞分析其染色体异常、细胞表型和组织形态。最大的优点是可应用于常规甲醛固定、石蜡包埋组织切片,能回顾性检测和分析不同疾病组织的染色体变化;特别是在检测仅有少量细胞的活检标本时,这种方法的优越性更为突出。但是,浆细胞本身低细胞增殖率的特点仍限制了该方法的应用,在 i-FISH 检测时,被检测的大部分不是疾病细胞,此时大大降低了 i-FISH 的敏感性,所以研究者用多种方法将 FISH 检测特化到浆细胞。如:利用免疫磁珠将浆细胞与其他细胞分离的 MACS-FISH,即 CD138$^+$ 免疫磁珠分选(magnetic-activated cell sorting,MACS)结合 FISH;利用形态学检查分辨出浆细胞的 FIC-TION,即形态学结合 FISH、免疫表型结合间期原位杂交法(fluorescence immunophenotyping and interphase cytogenetics as a tool for the investigation of neoplasms,FICTION);利用胞质轻链的免疫荧光鉴别浆细胞的 cIg-FISH,即胞质轻链免疫荧光结合 FISH(immunofluorescence of the cytoplasmic light chain in situ hybridization,cIg-FISH)等。目前,MACS-FISH 已成为 IMWG 推荐的作为 MM 危险分层的必要工具。cIg-FISH 与传统 FISH 相比无需进行磁珠分选,利用单个核细胞滴片后直接与探针杂交,试验时间短、费用低,需要采集的骨髓标本量较少,仅需了解患者的轻链类型。

（4）比较基因组杂交（comparative genomic hybridization, CGH）：CGH 发展于 1992 年以后，是一种较新的细胞分子遗传学技术，该技术可检测某种肿瘤的整个基因组染色体数量的变化，并且是通过单一的一次杂交即可完成。此技术的主要原理是利用缺口平移法，对肿瘤组织、正常细胞或者组织 DNA 用不同荧光染料染色制成探针，再与正常人间期的染色体进行共杂交，根据染色体在正常对照与肿瘤荧光强度的不同，体现肿瘤整个基因组 DNA 的表达情况变化，最后用图像分析技术定量研究染色体拷贝数量变化。该方法的优点有：实验需要较少的 DNA 样本量，对于外周血、培养的细胞、新鲜的组织样本、存档组织的研究，以及 DNA 量少而经 PCR 扩增的样本研究均适用。但其也同样有局限性，由于该技术检测的 DNA 丢失或者扩增最小是在 3~5Mb，因此会漏检低水平的小片段和 DNA 扩增；另外，在相差的染色体拷贝数量没有变化的时候，平等染色体易位不能被检测出来。

（5）微阵列比较基因组杂交（microarray-based comparative genomic hybridization, Array-CGH）：Array-CGH 是将传统的比较基因组杂交（CGH）和基因芯片相结合的产物，是一种高分辨率、高通量、高效率的全基因组筛查技术，与 CGH 以中期染色体作为杂交靶不同，Array-CGH 是以短的 DNA 片段作为杂交靶，分辨率高达 100kb，能检测到亚显微的染色体异常，包括微重复或微缺失，并且能精确定位断裂点，对于非平衡染色体畸变是一个强有力的工具，从而有效弥补了现有检测方法的局限性，提高对血液肿瘤的预后评估水平。但由于芯片杂交以及分析需要专门仪器、而且芯片结果给预后判断及药物筛选也增加了一定难度，因此，目前 Array-CGH 技术尚未在临床广泛应用。

（6）基因表达谱和基因组测序（genome sequencing）：MM 细胞遗传学的复杂性反映了其分子生物学复杂性。基因表达谱是可以从整体水平上研究基因与基因之间相互作用的网络。新一代测序技术有望能检测 MM 中所有相关的基因突变、拷贝数异常、特有的异位和缺失等。有多个研究机构用基因芯片技术在转录水平综合分析 MM 分子调控网络，以期进一步阐述 MM 发病机制的分子机制。未来在初诊及复发难治性多发性骨髓瘤患者诊治中运用这种分析网络还有很多工作需要做。希望将来能通过这些基因学数据分析，明确患者的疾病分子亚型从而制订个体化治疗策略，由此改变 MM"千人一面"的治疗状况。

三、影响治疗的相关因素

（一）治疗的目标：追求完全缓解还是维持疾病稳定？

在新诊断的 MM 患者中，CR 是一个 MM 患者长期生存的良好预测指标。随着新药广泛应用，RRMM 患者可再次获得 CR。那么在 RRMM 中，治疗获得 CR 或者说治疗反应的深度会对长期结局有影响么？

在 APEX 试验中，BTZ 治疗 RRMM 患者，获得 CR 者相较于 VGPR 及 PR 患者，距离下一次治疗的时间更长。在 MM009 及 MM010 试验中，沙利度胺联合地塞米松治疗，获得 VGPR 及以上疗效的 RRMM 患者，疾病进展时间（time to progression, TTP）及总生存（overall survival, OS）期较仅获得 PR 者明显延长（TTP: 27 个月 vs 12 个月；OS 期：未达到 vs 44 个月）。最近在复发患者中评估了一些新药，卡非佐米联合地塞米松（endevour 研究）或 Rd（aspire 研究）；帕比司他联合 BTZ 加地塞米松（Vd）（panorama 研究）；埃罗妥珠单抗联合 Rd（eloquent-2 研究）；伊沙佐米联合 Rd（tourmaline 研究）；daratumumab 单药或联合 Rd（pollux 研究）或 Vd（castor 研究）。在这些临床试验中，除了 Eloquent-2，很大一部分患者获得了 CR，也就是说在复发 MM 中 CR 是可以达到的目标。所以这些数据提示了，在初次复发，CR 是现实的治疗目标。随着检测技术的发展，达到 MRD 阴性才是治疗的理想目标，使得疾病得到尽量长时间的控制，延长接受再次治疗的间隔时间，获得良好的生活质量。

但是我们也清醒地认识到 MM 主要还是老年性疾病，患者是平均年龄在 65 岁之上的老年人群，其中有将近三分之一年龄在 75 岁之上。65 岁之上的患者对于治疗的接受程度大相径庭。IMWG 因此制定了"虚弱"评分，包括年龄、体能状态及合并症，来决定虚弱状态及治疗的可行性。根据这些评分，老年患者可以分为状态良好、中等、虚弱。这项虚弱评分可以预测 MM 患者治疗的毒性风险及死亡率。虚弱状态评估对于选择治疗方案是很有用的，可用来决定各个不同亚组患者治疗的目标。如状态良好患者，能够接受足量三联化疗方案而后以自体干细胞移植巩固疗效，而虚弱患者则仅能从低强度的三联甚至二联方案或减量治疗方案中获益，后文将进一步详述。因此，对于复发患者的治疗目标，可因不同人群而异：健康患者，应追求 CR 甚至 MRD 阴性，以期生存改善；而对虚弱患者而言，尽可能长的保留或者改善生活质量可能更为现实。

也有学者因此提出，可以根据患者初次复发和再次及以上复发来分开讨论治疗目标。意指初次复发，大部分患者体能状态尚良好的情况下，可以选择含有新药的三联甚至四联方案，序贯自体甚至异基因移植来达到最深层次的缓解，争取长期生存；而再次之后的复发，因之前多次用药副作用的累积效应，相关脏器的受累，本身年龄、合并症及体能状态的衰退，导致只能耐受减量三联或者含新药的两联方案，因此，能追求的治疗目标只能是尽可能保护受损脏器，减缓疾病进展，改善生命质量。

应该说，对于"虚弱"或者再次复发患者来说，治疗目标的调整都是无奈的退而求其次，是目前现有联合治疗的效应仍然赶不上疾病进展速度的一种表现。这也是我们不断探索新的治疗模式和药物的重要原因。而这部分人群，终将在各种努力之下，逐步减少。

（二）治疗的时机

掌握合适的时机对 RRMM 的治疗，将会让 RRMM 患者临床获益。并不是所有复发的 MM 患者均需要治疗。目前一般把 RRMM 分为生化复发和临床复发。生化水平复发是指可检测的生化指标增高但没有临床症状，确认血或尿中 M 蛋白再次出现，与基线值相比至少满足以下 1 项：①血清 M 蛋白升高≥25%（升高绝对值≥5g/L）；②尿 M 蛋白升高≥25%（升高绝对值≥200mg/24h）；③若血清和尿 M 蛋白无法检出，则要求血清受累游离轻链（FLC）与非受累 FLC 之间的差值增加≥25%（增加绝对值＞100mg/L）。临床水平复发是在生化水平复发指标上升的同时由于肿瘤负荷增加导致临床症状的出现，至少符合以下 1 项：①出

现新的骨病变或软组织浆细胞瘤。②明确的骨病变或软组织浆细胞瘤增大。取所有可测量病灶中增大最明显者，"明确增大"定义为病灶两垂直径的乘积较前增大 50% 以上并至少增大 1cm^2。③高钙血症（2.8mmol/L 或 11.5mg/dl）。④血红蛋白（Hb）下降≥20g/L。⑤血肌酐上升≥176.8μmol/L（2mg/dl）。在临床复发并伴有快速增高的 M 蛋白或者出现髓外病变时，需要马上开始治疗；对单纯生化复发的患者，如果 M 蛋白在 3 个月内成倍增加，需要马上开始治疗；如果 M 蛋白的量变化不明显，则并不需要治疗，但需要每隔 3 个月进行重新评估。有些患者在自体干细胞移植治疗（autologous stem cell transplantation, ASCT）后发生少克隆重建，这是暂时的，不应该治疗。所有患者在复发时均应进行 MM 相关检查以明确是侵袭性还是惰性复发。如果发生轻链逃逸（常见于 IgA 型）、出现新的细胞遗传学异常、免疫球蛋白类型转化（需排除克隆重建）、骨外软组织浆细胞瘤等情况，可能不伴有"Slim CRAB"，应该是侵袭性复发，也应该进行化疗。IMWG 将上述内容归纳为表 5-3-1。

（三）影响治疗方案选择的因素

对于 RRMM 患者来说，因其个体差异太大，因此不得不进行个体化治疗，给患者带来最大获益；也就是说在选择治疗方案时，医生必须综合考虑所有可能的影响因素。我们将其总分为三大类：患者因素，疾病相关因素，治疗相关因素。

1. 患者因素 如前所述，患者的年龄、"虚弱"评分，其他包括患者的体能状态，骨髓储备，器官功能（心血管系统，消化道等）、并发症（肾功能，深静脉血栓，外周神经损伤等），还有患者的主观偏向。如：以 BTZ 为主的方案并不增加血栓事件的发生率，是近期出现血栓事件患者的首选。而沙利度胺和来那度胺治疗中容易出现血管栓塞症，一般不推荐高凝患者使用。来那度胺引起神经病变发生率较沙利度胺和 BTZ 低，推荐合并神经病变患者选用。卡非佐米因其易致体液潴留，对于已有心血管疾病的患者或心血管并发症发生风险高的患者（肺动脉高压，高血压等），应充分考虑利弊，谨慎使用。伊沙佐米及帕比司他，口服给药，易致胃肠道反应，处方药物应避开胃肠道功能紊乱的患者。

表 5-3-1 IMWG 多发性骨髓瘤复发诊断标准

非侵袭性复发		侵袭性复发
生化复发	临床复发	
基于 M 蛋白上升的疾病进展，无相关临床症状或 MM 相关器官障碍	临床症状缓慢出现，M 蛋白也缓慢上升 疾病进展伴随显著症状及 / 或严重器官损害	不良遗传学异常，如 t(4;14)，del(17p)，(1q21) 扩增，二倍体 高 β_2 微球蛋白（> 5.5mg/L）或低白蛋白（< 3.5g/dl） 髓外病灶出现 高 LDH 治疗响应维持时间短或者治疗时出现疾病进展 侵袭性临床表现包括： ● 症状快速出现 ● 疾病广泛表现在实验室、影像学或病理学 ● 疾病相关器官损伤 循环中浆细胞出现 复发是 ISS 分期 Ⅱ/Ⅲ 类型转变（轻链逃逸，低分泌疾病）

2. **疾病相关因素** 复发时危险分层，遗传学及高危基因表达谱，靶器官损伤的出现及累及程度，髓外病变，疾病进展的速度（肿瘤负荷 / 骨骼破坏，治疗中或治疗停止后出现），高 LDH 水平。如出现髓外病变或者高危遗传学因素，建议患者进行 3～4 联含新药的联合方案序贯 ASCT，年轻患者建议接受 allo-HSCT 的临床试验。VDT-PACE 认为能较快降低肿瘤负荷，控制疾病，此后序贯移植。若患者无条件行移植治疗，可以推荐含 Dara 或帕比司他的联合方案。

3. **治疗相关因素** 包括：既往是否接受 ASCT，是否接受维持治疗，既往是否暴露于蛋白酶体抑制剂或免疫调节药物，对既往治疗的持续时间和反应深度，对于既往治疗的副反应，新的治疗选项，可以接触到的临床试验，给药途径。如疾病维持治疗中出现复发，此后治疗选择的药物应有意识避开维持治疗中使用的同类药物。伊沙佐米因每周一次口服用药，适用于离治疗中心比较远及出行不方便的患者。大部分患者在疾病晚期都将出现全血细胞减少，这可能和既往治疗时间和次数致骨髓造血衰竭有关，同时和疾病进展致骨髓广泛受累也有关系，需要充分考虑药物剂量，并限制联合用药的药物数量。在某些情况下治疗费用也是一项不可忽略的问题，将影响药物处方及限制可供选择的联合方案。而初次复发的患者，若适合移植而之前未接受 ASCT，应将移植列入考虑，而是否进行 allo-HSCT，又需考虑患者相关因素（后文详述）。所以这三类因素互相渗透，环环相扣，需全面详准地考虑选择，才能使 RRMM 患者从治疗中获益。当然，对所有复发患者来说，若符合临床试验入选条件，都建议推荐进入临床试验。

四、复发难治性多发性骨髓瘤治疗的原则

（一）联合用药

1. **为何需要联合用药？** 联合用药的依据是：① MM 是一种异质性疾病，通常有多个克隆存在，药物联合能覆盖不同的肿瘤克隆；②联合用药能够改善对单一途径的耐药；③联合用药通过不同的作用机制而相互增效；④临床试验显示对患者曾经无明显疗效的药物，在与其他药物联合时却出现了很好的效果。如图 5-3-2（见文末彩插）所示：BTZ、地塞米松通过 capase-9 介导 MM 细胞的凋亡。BTZ 及免疫调节剂均可通过 capase-8 介导凋亡。BTZ 和 HSP90 抑制剂、HDAC 抑制剂、烷化剂等可抑制 NF-κB 途径的活性。BTZ 通过 IκB 的聚集抑制 NF-κB 的活性；免疫调节剂则作用于上游调控因子。以上不同种类的药物具有不同的作用机制，联合用药可能具有协同抗多发性骨髓瘤效果。这为临床上联合用药提供了理论依据。

2. **RRMM 联合用药中需要多少种药物？** 在新诊断的 MM 中，三药或四药的联合治疗方案可以显著提高治疗效果。那么在 RRMM 中是否也

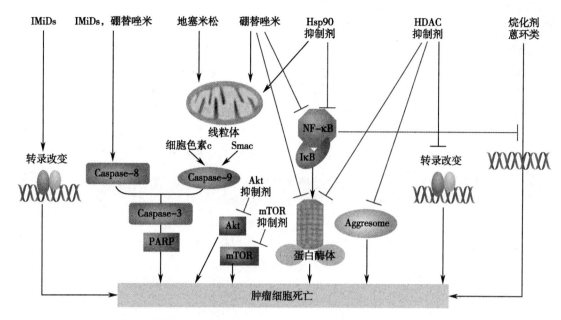

图 5-3-2　抗 MM 药物作用靶点

是如此？在 RRMM 中已获批准的单药或两药联合治疗，如 BTZ、来那度胺。BTZ 联合多柔比星、来那度胺及地塞米松等治疗方案，CR 率为 2%～15%，至疾病进展时间（time to progression，TTP）为 5～11 个月。现有很多关于三或四种药物联合治疗 RRMM 的临床研究，数据显示使用强度更高的联合治疗方案的疗效较好（CR 率更高），可进一步改善预后。三药或四药的联合治疗方案中，如含沙利度胺 + BTZ + 地塞米松 + 蒽环类药物联合方案在 RRMM 中的治疗的效果较好，其与单药及两药治疗方案相比，CR 率提高近 1 倍，PFS 明显延长。来自美国 IMF 的 Durie 等进行了一项临床Ⅲ期随机试验（SWOG S0777），比较了 BTZ、来那度胺和地塞米松（VRd）与传统 Rd 方案的临床效果。Rd 治疗组的 232 例患者共进行 6 个周期；VRd 治疗组的 242 例患者接受 8 个周期。结果显示，中位无进展生存（PFS）和总反应率（ORR）VRd 组分别为 43 个月和 71.07%，Rd 组为 31 个月和 63.79%，相对于传统二联治疗方案，联合 BTZ 的新型三联方案能够明显延长患者的 PFS 和 OS。Ⅲ期随机对照试验 TOURMALINE-MM1 比较了 IRd（伊沙佐米联合来那度胺、地塞米松）与 Rd 方案，共纳入 772 例 RRMM 患者，结果显示 IRd 组 ORR、PFS 和完全缓解（CR）率分别为 78.3%、20.6 个月和 11.7%，高于 Rd 组的 71.5%、14.7 个月和 6.6%。令人惊喜的是，IRd 方案用于治疗细胞遗传变异高危患者［del（17）等］时，可获得同未变异患者一样的中位生存期。

3. 治疗方案的毒性并不是与药物的数量严格相关　在三种或四种药物联合治疗方案中，中性粒细胞减少症、感染和下肢深静脉血栓形成的比例与两种药物联合的治疗方案中报告的类似。在 TOURMALINE-MM 试验中，三联药物与对照组相比毒性反应相似，没有出现显著增加的毒副作用。

（二）是否可以选用原来方案再治疗？

随着靶向药物在 MM 中的成功应用，越来越多的患者开始采用含至少一种靶向药物的方案进行诱导治疗，以期获得快速及深度缓解，从而延长生存期。目前含有靶向药物的初治治疗，联合 ASCT 已成为初治 MM 标准治疗方案。随之带来的问题则是，这部分使用靶向药物的患者复发时，是否能继续重复使用同种靶向药物，还是需要更换另一种不同作用机制的靶向药物治疗？再治疗后的安全性及疗效有无影响？治疗的最佳顺序是什么？这些都值得我们思考。

尽管随着基础研究的不断进展，相关机构已研制出 20 余种针对不同通路的 MM 靶向药物并正处于不同阶段的临床试验中，但新药研发周期较长，而经批准上市的新药数量仍然有限。如何合理及充分地利用有限的药物资源，是临床关注的重点。美国国家综合癌症网络（National Comprehensive Cancer Network，NCCN）指南中的建议是：如果从患者前次化疗算起，缓解时间大于6个月，提示对前期治疗敏感，复发时可重复原方案治疗。以下3大因素将有助于判断初治方案是否可行。①初始治疗后的缓解深度：缓解程度越深，再用该药时有效的可能性越大；②首次缓解持续时间：这是最关键的，如果应用某化疗方案后的缓解时间持续至少6个月及以上，则重复该方案比较合理；③必须考虑药物的耐受性，特别是MM较常见的不良反应，如周围神经病变、血细胞减少、疲乏、血栓等。与传统化疗相比，新药的耐受性较好，有些不良反应可以通过剂量调整、周疗方案或改变用药途径来克服（如BTZ）。曾有理论认为，MM治疗时接触过的药物，容易诱导耐药克隆，不宜在复发时再使用，但我们认为即使是多次复发的患者，曾经有效的药物也可再使用，主要源于MM细胞的克隆异质性。对于存在多个克隆种类的浆细胞，药物治疗后可能抑制了对其敏感的主要克隆，而残存的克隆导致复发。但是在其中穿插其他治疗之后，原来对药物敏感的亚克隆可再次出现，原药物可能再次起效。而且，一些个体基因的某些突变也可能参与靶向治疗。在MM自然病程中及治疗时乃至复发时各个不同克隆此起彼伏地演变，至今仍然是未能阐明的领域，武断弃去曾经敏感有效的药物尚言之过早，多药联合应用仍是复发患者重要的治疗手段。

（三）分层治疗的重要性

MM一直以来被认为是不可治愈的疾病，且具有较强的异质性，不同危险因素分析对于患者预后的判断以及临床治疗选择具有很大的指导意义。同样为避免过度治疗或治疗强度不足，对不同危险分层的患者实现分层治疗甚至个体化治疗是当今血液肿瘤治疗的重要的发展趋势之一。

对高危RRMM的识别，是制订合理治疗策略的先决条件。目前逐渐达成的共识是，在复发时检测出的遗传异常与初诊时一样具有相同的预后意义。在疾病复发阶段，如果患者获得新出现的高危不良预后因素，则患者应重新分类为高危组。例如一名MM患者初诊时没有17p-，而在复发时60%的浆细胞中检测出17p-，则这个患者应重新分类至为高危组，推荐根据患者的一般情

况，选用其可耐受的积极强烈的治疗方案。

需要指出的是，联合治疗、再治疗、分层治疗等理念在临床实践中应该根据患者具体情况综合地加以灵活运用，以期使患者从治疗中最大程度获益。

IMWG综合近10年发表的大样本临床研究，总结出包含分子生物学、临床治疗背景、实验室检查诸方面的危险因素如下：①不良遗传学特征包括亚二倍体、t(4;14)、del(17p)、amp(1q21)；②存在髓外疾病；③高 β_2 微球蛋白水平（>5.5mg/L）或低白蛋白水平（<3.5g/dl）；④既往治疗的缓解持续时间（duration of response，DOR）短或接受当前治疗过程中发生疾病进展；⑤具有侵袭性临床特征：临床症状进展迅速、复发时实验室、病理学或放射学检查显示存在广泛性病变；复发时出现疾病相关器官功能障碍包括肾衰竭、高血钙或骨折等；⑥高乳酸脱氢酶水平；⑦外周血中出现浆细胞。现将其归纳为表5-3-2。

对于RRMM的患者，我们再次强调，首选合适的、可以进入的临床试验，来评估前沿创新的临床治疗方法。此处仅以初次复发MM讨论，再次及以上复发将在后文详述。因越来越多证据支持维持治疗能显著改善OS，所以预测是大部分患者在维持治疗时复发。梅奥医学中心将所有初次复发患者分为：维持治疗中（ASCT后来那度胺/BTZ维持）、不适合移植患者持续治疗中或诱导治疗后、停止治疗后观察监测复发的患者。对于虚弱评分为良好状态的患者，能够耐受治疗的患者，我们首选三联药物方案。而对于那些有明显并发症的"虚弱"患者或者复发危险分层为低危的，相对惰性的患者，两联药物治疗如Rd、Pd（泊马度胺＋地塞米松）、Vd，或者Kd也是能够使

表5-3-2 复发多发性骨髓瘤的危险度分层

高危	中危	低危
原发难治	FISH：	其他遗传学异常
ASCT后12个月内复发	t(4;14)	三倍体
诊断1年内疾病进展	1q扩增	t(11;14)
FISH：	高"S"期	t(6;14)
17p-,	细胞	
t(14;16)		
t(14;20)		
高危基因表达谱（GEP）		

其从中获益。也许对于这些惰性的或者虚弱的患者，当治疗达到"平台"后，可以密切观察，以减少治疗的毒性风险。但是大部分患者仍然接受持续治疗直到疾病进展或者复发，或者出现明显的毒副作用被迫终止。出现后者情况，也可以调节相应药物的剂量，或者更换同类药物。

维持治疗中的患者，无论哪种药物维持（来那度胺或者BTZ），复发后治疗可以启用至少含一种新药或者更高级别的同类药物的三联方案。因此，对于良好状态患者，使用来那度胺维持中复发，推荐KPd（卡非佐米，泊马度胺，地塞米松）或者DVd（daratumumab，BTZ，地塞米松）；对于用BTZ维持的患者来说，推荐DRd（daratumumab，来那度胺，地塞米松）。虚弱患者或者惰性复发的患者可以给予含daratumumab或者含伊沙佐米方案。（图5-3-3）

对于良好状态的适合移植的患者，干细胞移植仍然是MM患者复发时非常重要的治疗方法。若既往未接受ASCT，可在复发时进行补救ASCT。若既往接受过ASCT，首次移植后，未维持治疗持续18个月以上或者维持治疗持续时间超过36个月，可以考虑再次ASCT。Myeloma X Relapse试验中，复发患者接受PAD（BTZ，多柔比星，地塞米松）诱导后随机分入再次ASCT及口服环磷酰胺组。ASCT组进展中位数时间为19个月，而对照组11个月（$P < 0.001$），且ASCT组OS较对照组也明显增高（67个月 vs 52个月）。对于那些获得新药受限的地域来说，再次ASCT尤为重要。

allo-HSCT以诱导移植物抗骨髓瘤免疫，达到长期存活，是目前最具潜能治愈多发性骨髓瘤的方法。对于高危复发患者或者含预后不良的FISH，allo-HSCT可作为临床试验中的选项应用于患者，但是治疗相关毒性限制了它的广发应用。欧洲骨髓移植登记组（European Group for Blood and Marrow Transplantation，EBMT）发表了新诊断和复发MM患者自体/减低剂量异基因移植与自体干细胞移植对比长期随访数据，显示auto-allo-HSCT组有较好的OS（96个月随访，47% vs 31%）。因此allo-HSCT可以考虑应用于年轻、高危的RRMM患者。

五、目前可供选择的治疗方案

目前总的治疗RRMM的方案可以大致分为三类：适合移植的患者，再诱导后补救移植或者再次移植；含新药的二联或三联方案再诱导、临床试验。

（一）含新药的联合化疗

目前以新药为基础的多药联合治疗是RRMM治疗的主流趋势。治疗MM药物主要有六类：①免疫调节剂（IMiD）：沙利度胺、来那度胺、泊马度胺；②蛋白酶体抑制剂（PI）：BTZ、卡非佐米、伊沙佐米；③组蛋白去乙酰化酶抑制剂（HDACi）：帕比司他、伏立诺他；④单抗单克隆抗体（MAb）：CS-1单抗、CD38单抗、白细胞介素6单抗、CD40单抗；⑤烷化剂药物：环磷酰胺、美法仑、苯达莫司汀；⑥糖皮质激素类药物：地塞米松、泼尼松等。

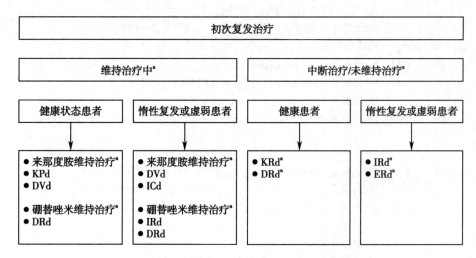

图5-3-3 多发性骨髓瘤患者初次复发治疗流程图
a 对适合移植患者来说，ASCT也是一种不错选择

1. 蛋白酶体抑制剂

（1）BTZ：BTZ 是第一个具有抗骨髓瘤活性的蛋白酶体抑制剂。它可逆性抑制蛋白酶体 26S 亚基活性，影响了一系列参与细胞周期和细胞凋亡的蛋白。BTZ + CTX + 地塞米松的联合治疗 RRMM 试验的 ORR 可达 95%，PR 及以上为 75%～88%。多个研究证明来那度胺/BTZ/地塞米松方案治疗 RRMM，可以克服对沙利度胺、来那度胺和 BTZ 的耐药，使患者获得缓解（表 5-3-3）。BTZ 对骨髓的抑制作用相对较低，且可快速逆转患者的肾功能。含 BTZ 的联合化疗可以克服（4;14）易位带来的不良预后。

1）卡非佐米（caifilzomib）：卡非佐米是第 2 代 PI，属于三氧环酮 PI，可选择性、不可逆性地结合在 20S 蛋白酶体 β_5 亚基苏氨酸活性位点的 N 末端，通过活化 JNK 途径，使线粒体膜去极化，活化 caspase 途径，从而诱导 MM 细胞凋亡。卡非佐米的抗 MM 效应优于 BTZ。同 BTZ 相比，卡非佐米具有以下两项优势：①作用位点不同。低剂量卡非佐米可选择性地与 β_5 亚基结合，而 BTZ 可以与 β_5 和 β_1 亚单位结合，具有潜在的"脱靶效应"。由于不同的作用位点，卡非佐米具有更强的特异性，可有效减少神经系统不良反应。②与蛋白酶体共价结合的方式不同，BTZ 与蛋白酶体的结合方式为可逆性，而卡非佐米与 PI 的结合方式为不可逆性。因此卡非佐米对 PI 作用更强。多项研究显示卡非佐米在 RRMM 患者中具有持久的抗瘤活性，可以逆转 MM 细胞对传统

表 5-3-3 以 BTZ 为基础的治疗方案

研究	临床试验阶段	方案	方案组成	N	>PR/%	CR/%
Kropff, et al (2007)	II	VCD	V［Velcade，通用名硼替佐米（Borte zomib）］：1.3mg/m², $d_{1,4,8,11}$ 21 天周期，前 8 周期，静脉注射 此后 V（万珂）1.3mg/m²，$d_{1,8,15,22}$ 35 天周期，此后 3 周期，静脉注射 C：50mg，口服，每天 D：20mg，V（万珂）当天及后一天口服	54	82	16
Palumb, et al (2008)	II	VDD	V（万珂）：1.3mg/m²，$d_{1,4,8,11}$ 28 天周期，静脉注射 D（地塞米松，Dexamethasone）：40mg，口服，$d_{1\sim4}$ D（阿霉素，doxorubicin）20mg/m²，$d_{1,4}$，静脉注射/PLD（pegylated liposomal doxorubicin，聚乙二醇脂质体阿霉素）30mg/m²，d_1，静脉滴注	64	67	9
Jakubowiak, et al (2009)	II	VDD	V（万珂）：1.3mg/m²，$d_{1,4,8,11}$ 静脉注射，21 天周期 PLD：30mg/m²，静脉注射，d_4 D（地塞米松）：20～40mg，口服，$d_{1\sim4}$	40	85.0	37.5
Popat et al (2009)	I/II	BMD	B（硼替佐米）：1.3mg/m²，$d_{1,4,8,11}$ 静脉注射，28 天周期 M（马法兰）：7.5mg/m²，静脉注射，d_2； D（地塞米松）：20mg，$d_{1,2,4,5,8,9,11,12}$，口服，2～4 疗程后疾病进展或 SD	53	68	19
San-Miguel JF, et al 2014	III	PVd	P（帕比司他，panobinostat）：20mg，$d_{1,3,5,8,10,12}$，口服，21 天周期 V（万珂）：1.3mg/m²，$d_{1,4,8,11}$，静脉注射，21 天周期 D（地塞米松）：20mg，$d_{1,2,4,5,8,9,11,12}$，口服	387	61	11
Palumbo A，et al 2016	III	DVd	D（达雷木单抗）：16mg/m²，$d_{1,8,15}$，静脉注射，21 天周期（1～3 周期） d_1，21 天周期（4～8 周期） d_1 28 天周期（此后） V（万珂）：1.3mg/m² $d_{1,4,8,11}$，皮下注射，21 天周期 D（地塞米松）20mg $d_{1,2,4,5,8,9,11,12}$，口服，21 天周期	251	59.2	19.2
Jakubowiak A，et al 2016	II	EBD	E（埃罗妥珠单抗）：10mg/kg，静脉注射，每周，1～2 周期 $d_{1,11}$ 3～8 周期 $d_{1,15}$ B（硼替佐米）：1.3mg/m² $d_{1,4,8,11}$ 1～8 周期 $d_{1,15}$ D（地塞米松）：20mg 不用 E 时，与 B 同用，$d_{1,4,8,11}$； 用 E 时，8mg 口服 + 8mg 静脉注射	77	63	4

化疗药物及 BTZ 的耐药。ASPIRE 试验为临床Ⅲ期研究，使得卡非佐米联合来那度胺和地塞米松获得了 FDA 批准，用于治疗既往曾接受 1～3 线治疗的 MM 患者。该研究共 792 例患者被随机分为 KRD 组和 RD 组。卡非佐米组总有效率为 87.1%，而对照组仅为 66.7%，其中 31.8% 的患者达到 CR，而对照组仅为 9.3%。PFS 提升至 26.3 个月，而对照组仅为 17.6 个月（HR = 0.69，$P = 0.000\ 1$）。两组的不良反应发生率相近，卡非佐米组的生存质量更高。另一项备受瞩目的临床Ⅲ期研究即 endeavor 临床研究，"头对头"地比较了 BTZ 和卡非佐米两种 PI 的临床疗效。研究共纳入 929 例经过 1～3 线治疗的 MM 患者。全部患者被随机分为治疗组和对照组。治疗组为卡非佐米联合应用低剂量地塞米松。在 KD 组，有 50% 患者获得超过 18.7 个月的 PFS，而 BTZ（VD）组仅为 9.4 个月（$P < 0.001$）。此外，KD 组的总有效率为 77%，VD 组为 63%，KD 组 mOS 为 47.6 个月，VD 组为 40.0 个月，提示 KD 组较 VD 组 OS 延长了 7.6 个月（$P < 0.001$）。

　　该药还可用于各种肾功能不全的患者，神经病变非常罕见。对于先前有周围神经症状的患者卡非佐米不会恶化其症状，但可引起骨髓抑制、疲乏、腹泻及心脏毒性。心脏毒性部分源自溶瘤导致的水合作用增强，如收缩性心衰、心律失常，对于有过心衰或高血压控制不佳的患者，用药期间要密切关注液体出入量。这些严重的副作用可能会通过调整药物剂量、预防性保护药物、加强监护等措施避免或减轻，从而尽可能使患者从卡非佐米治疗中获得更长的生存期。

　　2）伊沙佐米（ixazomib）：2015 年美国食品药品管理局（FDA）批准伊沙佐米用于 RRMM 的治疗。伊沙佐米是可逆性蛋白酶体抑制剂，是为口服硼酸肽类 PI，口服 1～2 小时达到吸收高峰，其半衰期为 5～6 天。伊沙佐米低剂量时结合到蛋白酶体 20S 的 β_5 亚基，高剂量时可与 β_1、β_2 亚基结合，与蛋白酶体结合的解离半衰期较 BTZ 约短 6 倍，因此组织穿透力增加。双盲、对照Ⅲ期临床试验 Tourmaline MM1，共纳入 722 例 RRMM 患者，平均年龄为 66 岁，先前采用过含来那度胺和地塞米松的 1～3 线治疗，疗效欠佳。患者随机分配至 IRD（伊沙佐米联合来那度胺 + 地塞米松）

组和 RD（来那度胺 + 地塞米松）组。其中 70% 患者先前接触过 PI，57% 患者曾接受过干细胞移植。IRD 较 RD 显著延长了中位 PFS（20.6 个月 vs 14.7 个月，HR = 0.74，$P = 0.04$）。亚组分析表明，在 137 例具有高危染色体（17p-）的 RRMM 患者中，其中 IRD 组 75 例，RD 组 62 例。经过中位 15 个月的随访，无论在染色体高危患者还是标危患者中，IRD 方案均提高了患者的 PFS。在高危患者中，IRD 组的 PFS 与所有患者或标危患者相似，高危染色体患者均从 IRD 方案中获益。在 ORR 方面，高危患者 IRD 组为 79%，Rd 组为 60%，标危患者 IRD 组为 80%，RD 组为 73%。提示伊沙佐米可以改善 del（17）在内的高危型 MM 患者预后。ixazomib 的主要副作用为胃肠道反应，血小板减少。

　　2. 免疫调节药物

　　1）沙利度胺：沙利度胺与多种药物联合的化疗方案已成功用于 RRMM 治疗。与沙利度胺单药治疗相比，联合地塞米松可将缓解率提高到 46%，Ⅱ期临床试验中总缓解率（overall response rate，ORR）达 41%～56%。当沙利度胺联合用药增加至 3～4 种时，反应率进一步提高（ORR 63%～90%）。沙利度胺 + 环磷酰胺 + 地塞米松治疗后的患者的 ORR 和 CR 分别为 62% 和 17%。50 例 RRMM 患者接受沙利度胺 + 脂质体阿霉素 + 地塞米松治疗，其 ORR 为 76%，EFS 为 17 个月。在 NCCN 指南中以 2A 类证据推荐 TD、TD-PACE 方案作为 RRMM 的挽救治疗方案。与之类似，ESMO 指南中，也推荐沙利度胺联合地塞米松和 / 或其他化疗联合用于 RRMM 治疗。

　　2）来那度胺：来那度胺不仅直接阻滞细胞周期、促进细胞凋亡，也具有干扰肿瘤微环境的功能。特别是来那度胺能增强 T 淋巴细胞及 NK 细胞的细胞毒作用，限制调节性 T 细胞的免疫抑制作用，并调节多种细胞因子的分泌，包括 IL-6、IFN-α、TNF-α、IL-10 和 IL-12。2006 年美国 FDA 批准第 2 代免疫调节剂来那度胺联合地塞米松治疗至少接受一种方案治疗后的 MM 患者。在两项Ⅲ期随机对照试验（MM-009 和 MM-010）中，在既往接受过 1～3 种治疗方案的复发 MM 患者中比较了来那度胺 + 地塞米松与地塞米松单药两种方案的疗效，表明来那度胺联合地塞米松能显著提高 RRMM 的 PFS 及 OS，结果显示，来那度胺 + 地塞米松组的总体有效率在 MM-009 及 MM-010 分别为 60% 和 61%，而地塞米松单药组仅为 20% 和 24%。进一步随访显示，联合用药组的中位至进展时间（TTP）约为 11 个月，OS 为 29.6 个月，并且血栓事件的发生率仅有 16%。来那度胺治疗耐受性良好，主要的不良事件为骨髓抑制，多数患者可通过调整用药剂量得以改善。相关 RRMM 的临床试验具体见表 5-3-4。

3）泊马度胺：泊马度胺为第 3 代免疫抑制剂，已被 FDA 批准用于至少经过两种治疗无效（包括来那度胺和 BTZ）和最后 1 次治疗后 60 天内病情迅速恶化的患者。泊马度胺较沙利度胺和来那度胺有强的抗血管生成的作用，是在沙利度胺的邻苯酰亚胺基第 4 个碳上添加了 1 个氨基，以提高抗炎及抗血管新生的能力，通过调节肿瘤坏死因子、生长因子等趋化因子，表现出更强的抗血管效应，同时也可降低药物毒性。San-Miguel 等报道了一项 MM-003（NIMBUS）的临床试验，在对 BTZ 及来那度胺耐药的患者中，选取 302 例接受泊马度胺 + 低剂量地塞米松 [40mg/d（≤75 岁）或 20mg/d（>75 岁）]，在第 1 天、8 天、15 天、22 天给药）的 MM 患者作为试验组，选取 153 例接受泊马度胺（4mg/d，第 1~21 天）+ 高剂量地塞米松 [40mg/d（≤75 岁）或 20mg/d（>75 岁），在第 1~4 天、第 9~12 天、第 17~20 天给药）] 的患者为对照组，化疗周期为 28 天。试验结果显示，试验组中位 PFS 为 4 个月，对照组为 1.9 个月；中位 OS 为 12.7 个月，对照组为 8.1 个月，低剂量的地塞米松联合泊马度胺比高剂量地塞米松联合泊马度胺获得更长的生存期。小样本的研究显示，早期应用泊马度胺 + 低剂量地塞米松治疗具有 17p 缺失细胞遗传学异常的患者可明显获益。肌酐清除率及年龄因素与泊马度胺 + 低剂量地塞米松化疗方案的耐受程度无关。在 2013 年 ASH 中报道了研究泊马度胺 + 卡非佐米 + 地塞米松方案治疗 79 例 RRMM 患者，获得 VGPR 以上为 27%，ORR 为 70%，中位 PFS 为 9.7 个月，中位 OS > 18 个月，其中具有细胞遗传学高危因素患者的 ORR 为 78%。不良反应包括骨髓抑制、血栓（建议预防）、皮疹和便秘。可用于轻中度肾功能不全的患者，在血肌酐 ≥3mg/dl 的患者中尚未进行过尝试。

表 5-3-4　以来那度胺为基础的治疗方案

研究	临床试验阶段	方案	方案组成	N	>PR/%	CR/%
MM-009; Weber et al. (2007)	III	LDD	L（来那度胺）：25mg，$d_{1\sim21}$，口服，每 28 天一疗程 D（地塞米松）：40mg，$d_{1\sim4,9\sim12,17\sim20}$，口服，前 4 疗程，随后 40mg，$d_{1\sim4}$	177	61	14.1
MM-010; Dimopoulos et al (2007)	III	LDD	L（来那度胺）：25mg，$d_{1\sim21}$ 28 天周期，口服 D（地塞米松）：40mg，$d_{1\sim4,9\sim12,17\sim20}$，口服前 4 周，随后 40mg $d_{1\sim4}$	176	19.9	0.6
Knop et al (2009)	I / II	RAD	R（瑞复美，通用名为来那度胺）：25mg，口服 $d_{1\sim21}$ 28 天周期； A（阿霉素）：$9mg/m^2$，静脉注射，$d_{1\sim4}$； D（地塞米松）：40mg，$d_{1\sim4,17\sim20}$，口服	69	73	15
Niesvizky R et al 2013	I b	CRd	C（环磷酰胺）：$15\sim27mg/m^2$，$d_{1,2,8,9,15,16}$；口服 R（来那度胺）：$10\sim25mg$，$d_{1\sim21}$ 28 天周期，口服 D（地塞米松）：40mg，$d_{1,8,15,22}$，口服	40	60	2.5
Lonial S, et al 2015	III	ERD	E（埃罗妥珠单抗）：$10mg/m^2$，$d_{1,8,15,22}$，静脉注射（1~2 周期）；$d_{1,15}$（第 3 周期） R（来那度胺）：25mg，$d_{1\sim21}$，口服，28 天周期 D（地塞米松）：40mg，$d_{1,8,15}$，口服	321	74	4
Ajai Chari, et al 2017	III	FRD	F（帕比司他）：20mg，口服，$d_{1,3,5,15,17,19}$，28 天周期 R（来那度胺）：25mg，$d_{1\sim21}$，口服，28 天周期 D（地塞米松）：40mg，$d_{1,8,15}$，口服	27	33	7.4

3. 单克隆抗体

（1）CD38 单抗：CD38 单抗是位于细胞膜表面的Ⅱ型跨膜糖蛋白，其在 MM 细胞膜表面高表达，低表达于正常的骨髓细胞，是 MM 的特异性免疫表型，是治疗的理想靶点。CD38 单抗主要的抗 MM 机制是：抗体依赖性细胞介导的细胞毒效应（ADCC）、补体依赖的细胞毒效应（CDC）、抗体依赖的细胞吞噬作用（ADPC）以及直接抑制 CD38 的酶活性。目前针对 CD38 的单克隆抗体主要有强生公司的 daratumumab、赛诺菲公司的 isatuximab 和德国 MorphoSys 的 MOR2O2，这 3 种单克隆抗体分别结合 CD38 不同抗原表位。

daratumumab 为人源化抗 CD38IgG1 单克隆抗体。daratumumab 单抗单药方案及联合 IMiDs 或 PIs 方案在 RRMM 患者中均取得了可观的疗效。Ⅰ、Ⅱ期临床研究表明 daratumumab 单抗单药在 RRMM 中具有客观的有效性及良好的耐受性。一项Ⅲ期临床试验表明，daratumumab + 来那度胺 + 地塞米松的 ORR、完全缓解率、最小残留病灶阈值（MRD）均明显优于来那度胺 + 地塞米松，且骨髓抑制的发生率明显低于对照组（19.6% vs 51.9%）。一项Ⅱ期临床试验纳入 103 例既往接受过 1～13 种方案治疗的 RRMM 患者（78 例接受过 3 种及以上的方案治疗），采用 daratumumab + 泊马度胺 + 地塞米松方案治疗，结果显示，RRMM 患者的 ORR 为 60.2%（62/103），其中二次复发 RRMM 患者的 ORR 为 63.6%（14/22）；达到 CR 和 sCR 的 17 例患者中，6 例患者的 MRD 呈阴性；截至中位随访时间 13.1 个月时，患者的中位 PFS 期为 8.8 个月，中位 0S 期为 17.5 个月，1 年生存率为 66.0%。CASTOR 试验纳入接受过 1 种化疗方案治疗的 RRMM 患者，随机进入 daratumumab + BTZ + 地塞米松和 BTZ + 地塞米松方案治疗。结果显示，daratumumab 组 RRMM 患者的 1 年 PFS 率较对照组显著提高（60.7% vs 26.9%，$P < 0.001$）；截至中位随访时间 7.4 个月时，daratumumab 组患者尚未达到中位 PFS，对照组的中位 PFs 期为 7.2 个月；daratumumab 组与对照组 RRMM 患者的 ORR 分别为 82.9% 和 63.2%。获得 CR 及以上疗效患者的缓解率分别为 19.2% 和 9.0%，VGPR 率分别为 40% 和 20.1%；并且 2 组上述指标比较，差异均具有统计学意义（$P < 0.001$）。daratumumab

相关的不良反应最常见的是 1～2 级输液相关不良反应，并且一般发生在首次给药时，另一方面，由于 CD38 也表达在红细胞膜表面，daratumumab 也可导致间接抗人球蛋白试验假阳性。上述临床试验结果证明，daratumumab 与 PI、IMID 等其他药物联合治疗 MM 患者，可使患者获得较不联合 daratumumab 治疗者更深程度的缓解及更长的生存期。特别是对 BTZ 和 / 或来那度胺耐药的 MM 患者亦明显获益，并且获益的同时无严重不良反应的明显增加。因此，对于 BTZ 和 / 或来那度胺治疗无效的 RRMM 患者，daratumumab 不失为一种好的治疗选择。2015 年 11 月美国 FDA 批准 daratumumab 用于治疗既往至少接受过 3 种药物治疗的 MM 患者，并且既往治疗方案中应包括 1 种 PI 或 / 和 IMID。这也使 daratumumab 成为第一个用于治疗 MM 的单克隆抗体药物。

isatuximab 亦为一种人源化抗 CD38 IgGl-κ 单克隆抗体，是抗 CD38 酶活性作用最强的 CD38 单克隆抗体，能抑制 CD38 的细胞外酶活性，而其他 CD38 单克隆抗体不具备该抑制作用。这提示，isatuximab 的作用机制独特，当 MM 患者对其他 CD38 单克隆抗体治疗无反应时，可能对 isatuximab 有治疗反应。一项Ⅰb 期临床试验采用 isatuximab + 来那度胺 + 地塞米松方案治疗 31 例 RRMM 患者（至少接受过 2 种化疗方案）的结果显示，患者的 ORR 为 64.5%，VGPR 率为 25.8%，中位 PFS 期为 6.2 个月。采用 isatuximab 治疗对其他单克隆抗体无效的 RRMM 患者的临床试验值得进一步开展。

MOR202 为一种人源化抗 CD38 IgGl-λ 单克隆抗体，通过 ADCC 和 ADCP 介导 MM 细胞凋亡，没有诱导 CDC 的作用。体外实验结果表明，MOR202 的抗肿瘤效应与 CD38 的表达水平相关，来那度胺和泊马度胺可提高 CD38 的表达水平，从而促进 MOR202 的细胞毒作用，增强其抗肿瘤效应。因此，MOR202 与 IMID 联合治疗 MM 可能具有较好的疗效。在体外实验中 MOR202 与来那度胺、BTZ、美法仑联合应用时，可显著降低骨质破坏的发生率。Ⅰ/Ⅱa 期临床试验采用 MOR202 联合其他化疗药物治疗 RRMM 患者，MOR202 + 地塞米松组 ORR 为 31.2%，MOR202 + 来那度胺 / 泊马度胺 + 地塞米松组 ORR 为 66.7%。相较于

daratumumab 和 isatuximab，MOR202 特异性输液相关不良反应极少。根据临床前研究结果推测，MOR202 可能适用于骨质破坏严重的 MM 患者或不能耐受其他单克隆抗体引起的特异性输液相关不良反应的 MM 患者，并且 MOR202 与 IMiD 联合治疗 MM，可能取得更好的临床效果。值得注意的是，MOR202 单克隆抗体可干扰实验室检测结果，最常见的是引起血清蛋白电泳和免疫固定电泳检测假阳性，增加患者疗效评估的复杂性。

（2）抗 CS-1 单克隆抗体：CS-1 是 CD2 家族的细胞表面糖蛋白。MM 患者体内普遍高表达 CS-1 的 mRNA 及 CS-1 蛋白，其对 MM 细胞生存具有重要作用。

埃罗托珠单抗（elotuzumab）是一种重组人源化单克隆 IgG κ 抗体，靶向 CS-1（CD2 subunit 1，CD2 亚基 1）。CS-1 又称信号淋巴细胞活化分子（SLAMF-7），是一种细胞糖蛋白，正常浆细胞和 MM 细胞表面表达更高水平的 CS-1，正常组织及各种实体瘤细胞表面则不表达，因而埃罗托珠单抗不会对正常组织造成破坏，故具有较好的耐受性。一项 Ⅱ 期 RRMM 临床研究随机分为 EBD 组（埃罗托珠单抗 +BTZ+ 地塞米松）与 BD 组（BTZ+ 地塞米松）。与 BD 组患者比较，EBD 组患者疾病进展或死亡的风险降低了 28%。Ⅲ 期试验联合，纳入 646 例 RRMM 患者，随机分为 ERd 组（埃罗托珠单抗 + 来那度胺 + 地塞米松）及 Rd 组。ERd 组与 Rd 组患者的 ORR 分别为 79% 和 66%，1 年 PFS 率分别为 68% 和 57%，2 年 PFS 率分别为 41% 和 27%；埃罗托珠单抗与对照组患者的中位 PFS 分别为 19.4 个月和 14.9 个月（$P<0.01$）；将纳入的 2 组 RRMM 患者进一步按照年龄及基因突变情况进行亚组分析，结果显示，埃罗托珠单抗组中，年龄 <65 岁亚组、年龄≥65 岁亚组，以及 -17p 伴 t（4;14）亚组的中位 PFS 期均分别较对照组中对应亚组延长。由此推测，埃罗托珠单抗不仅可以降低 RRMM 患者疾病进展和死亡的风险，而且可能克服患者的部分预后不良因素对生存的影响，因此年龄较大、具有高危遗传学改变的 RRMM 患者可尝试采用埃罗托珠单抗。2015 年美国 FDA 批准埃罗托珠单抗联合来那度胺和地塞米松用于以前接受过 1～3 个周期化疗的 MM 患者。ERd 最常见的 3～4 级不良反应是中性粒细胞和淋巴细胞减少。

4. 烷化剂 苯达莫司汀（bendamustine）是一种双功能基烷化剂，通过烷化作用使 DNA 单链和双联交联，从而打乱 DNA 的功能，抑制 DNA 的合成，也可使 DNA 与蛋白质以及蛋白质与蛋白质之间产生交联，从而发挥抗肿瘤作用。在合并有肾功能不全的 RRMM 患者中，苯达莫司汀具有较好的耐受性，轻中度肾损伤患者的中位 PFS 和 OS 明显优于透析患者。而对于骨髓移植后复发的 MM 患者，苯达莫司汀联合美法仑被用作移植预处理方案。

5. 组蛋白去乙酰化酶抑制剂（HDACi） 组蛋白的乙酰化状态影响核染色质构象的形成，进一步影响肿瘤抑制因子、致癌蛋白和转录因子的表达。HDACi 主要通过抑制组蛋白和非组蛋白的乙酰化来控制肿瘤的发展。

帕比司他：帕比司他属于泛 HDACi，是作用于 Ⅰ、Ⅱ 类 HDAC 的调节剂中的一种。帕比司他与 BTZ 和地塞米松联用在抗 MM 方面有协同作用。一项多中心、随机、双盲、对照 Ⅲ 期临床试验 PANORAMA1 纳入了 768 例 RRMM 患者，帕比司他 +BTZ+ 地塞米松组较安慰剂 +BTZ+ 地塞米松组的中位 PFS 明显延长（11.99 个月 vs 8.8 个月，HR = 0.63，$P<0.001$）。基于这些研究数据，2015 年 2 月美国 FDA 批准帕比司他联合 BTZ+ 地塞米松用于既往至少接受过两种治疗方案的 RRMM 患者。帕比司他常见的不良反应为血液学毒性，如血小板减少、中性粒细胞减少、贫血，发生率大于 60%。

（二）造血干细胞移植

近 20 年国内外造血干细胞移植发展迅猛。2012 年欧洲骨髓移植登记处手册数据显示：接受 ASCT 和 allo-HSCT 的 MM 患者年度总数均呈逐年上升趋势。造血干细胞移植在 RRMM 治疗中占据越来越重要的位置。

1. 自体造血干细胞移植 在常规药物化疗时代，单纯进行化疗的患者，即使进行多药联合及调整药物剂量等方法治疗，患者的生存期仍不足 3 年。1986 年，传统化疗序贯 ASCT 用于新诊断 MM 患者，移植后 CR 率约为 40%，中位 OS 期为 48 个月。大量文献证实 ASCT 较常规化疗有明显优势，能提高 MM 完全缓解率、无事件生存率。

因此推荐有条件的患者在化疗基础上联合 ASCT 治疗。首次 ASCT 后,疾病进展时间≥18 个月的患者,可考虑再次给予 ASCT 作为挽救治疗。诱导缓解后未接受 ASCT 治疗的患者,可考虑在首次复发时给予 ASCT。法国功能性医学研究机构(IFM)进行一项包含一种 PI 和一种 IMiD 的三联疗法的随机研究。患者行 3 个疗程 RVD 诱导治疗后将患者随机分为前期组和延迟移植组。在延迟移植组,干细胞采集后,患者完成追加的 5 个疗程的 RVD 巩固治疗和来那度胺维持治疗,复发时进行挽救性 ASCT。结果 3 年 OS 率差异无统计学意义,均达到了 88%,肯定了 ASCT 在首次复发中的作用。一项关于 41 例 RRMM 患者的研究,全部将二次移植作为挽救治疗的一部分。所有患者在二次移植之前均接受了挽救化疗,但只有 37% 的患者对化疗敏感。二次移植后 ORR 为 55%,PFS 和 OS 分别为 8.5 个月和 20.7 个月。提示二次移植可提高患者的生存。

ASCT 后早期行巩固治疗可达到进一步清除 MRD 的目的,有助于改善移植后缓解深度,从而提高 MM 患者的生存率。随机研究对 ASCT 后患者随机分为 VTD 方案和 TD 方案进行巩固治疗,治疗前后接近完全缓解(near CR,nCR)/CR 率,VTD 组由 63% 升高到 73%,TD 组由 55% 升高到 61%,3 年 PFS 率为 60% 和 48%,显示新药时代巩固治疗可改善缓解率,PFS 可从 BTZ 巩固治疗中获益。

2. 异基因造血干细胞移植 尽管新药联合 ASCT 的应用大大提高 MM 的 CR 率,延长患者 OS,但仍不能治愈 MM。异基因造血干细胞移植物中不含残留的 MM 细胞,同时具有移植物抗骨髓瘤效应,减少疾病复发进展的风险,从而使患者有机会获得长期生存。理论上讲,allo-HSCT 对于 MM 是目前唯一治愈性的治疗手段。Gahrton 等报道 allo-HSCT 用于治疗 90 例 MM 患者的研究结果,其中 58% 的患者获得 CR,随访 76 个月 OS 率为 40%,移植后获 CR 的患者中位 PFS 时间为 48 个月。影响 allo-HSCT 在 MM 中广泛应用的关键问题在于,MM 患者年龄多偏大,不能承受大剂量化疗,移植相关死亡率高。采用减低强度预处理后,移植相关死亡率及不良事件发生率明显降低,从而使 55 岁以上(最高年龄达 75 岁)

的患者也有机会进行 allo-HSCT。ASCT 序贯减低剂量 allo-HSCT 可以作为治疗 MM 患者的一种新的治疗手段,即行 ASCT 后 2～4 个月再行含全身照射(TBI)的减低强度预处理 allo-HSCT。EBMT 的一项研究比较 auto-allo-HSCT 与单次 ASCT,在 60 个月 PFS 方面,序贯 auto-allo-HSCT 优于单次 ASCT(33% vs 18%,P<0.003),60 个月 OS 率无明显差异(64% vs 57%,P=0.204);而在 96 个月时序贯 auto-allo-HSCT 优于单次 ASCT(49% vs 36%,P=0.030)。序贯 auto-allo-HSCT 在挽救性治疗中可以考虑用于体能较好和具有高风险如 del17p、t(4;14)、t(14;16),高危基因表达谱,高乳酸脱氢酶,浆细胞白血病的年轻患者。由于序贯 ASCT 对 OS 无明显改善,且序贯 ASCT 不良反应较为明显,需更多的临床试验进一步明确。allo-HSCT 仍为治愈 MM 的重要方法。非清髓 allo-HSCT 显著降低移植相关死亡率但复发率稍高一些。移植后增加供体淋巴细胞输注,免疫调节剂、蛋白酶体抑制剂等联合使用可以进一步延长患者 PFS 和 OS。

(三)方案选择的原则

1. 初次复发 MM 患者的治疗原则 遵照循证医学原则,新版推荐意见首先建议患者参与合适的临床试验;如果患者对前次治疗方案的无进展生存期超过 6～9 个月,可以继续应用原治疗方案,如果欲将前次治疗方案留待下次复发时应用,也可以更改为其他治疗方案;对于没有把 ASCT 作为一线方案或经 ASCT 治疗达到较长时间缓解的患者,可考虑进行 ASCT 或再次进 ASCT;对初始方案疗效差、毒副作用明显的患者,应选用含一种既往未应用过的药物的治疗方案进行治疗。选择方案时,应取决于患者对药物的耐受性、当前临床状态、并发症以及药物的给药途径等。对于具有不良预后因素的患者应选用 3 种或 4 种药物联合用药;对于惰性疾病,可考虑给予 1 种或 2 种药物的联合方案。而对于在接受维持治疗情况下首次复发的患者,应避免使用与诱导治疗阶段相同作用机制的药物,如诱导治疗使用 PI 为主的方案,而在复发后换用 IMiD 为主的方案。且在众多药物中,以新药为主的三药组合方案是疗效佳、耐受性好的方法,建议加入 allo-HSCT 的临床试验。

2. 二次或超过二次复发 MM 患者的治疗原则 对于二次或二次以上复发患者，首先也是建议参与合适的临床试验；由于患者经过了初始治疗及初次复发的治疗，因此对这些患者进行挽救治疗的方案中应至少包含 1 种既往治疗有效的药物；同初次复发患者的治疗一样，对于侵袭性疾病患者，可考虑给予 3 种或 4 种药物的联合方案；惰性疾病患者，可考虑给予 1 种或 2 种药物的联合方案；在二次或二次以上复发患者的治疗中，可以考虑应用细胞毒药物。细胞毒药物可以与免疫调节剂或蛋白酶体抑制剂联合应用；在有可选择的治疗方案时，应坚持治疗直至患者出现疾病进展或对方案的毒副作用不能耐受。对于二次或者多次复发后的患者，建议在抗 CD38 单抗为主的基础上再联合新一代的 PI 或 IMiD，如卡非佐米或泊马度胺，可大大提高患者疗效；而且细胞遗传学高危的复发 MM 患者使用抗 CD38 单抗（daratumumab）治疗后部分患者 MRD 转阴，因此以抗 CD38 单抗为主的方案有望成为复发患者的首选治疗方案。对于没有条件入组临床试验的二次或多次复发的患者，根据体能情况可考虑多药联合，如 T-DECP、VTD-PACE 方案等，疾病控制后仍应考虑 ASCT。

六、复发难治性多发性骨髓瘤治疗的挑战及未来

（一）RRMM 个体化治疗的探索之路

目前研究已发现 MM 疾病进展过程中涉及染色体易位、染色体扩增与缺失、基因突变与表达异常、信号转导通路异常（NF-κB、ERK、PI3K/AKT、mTOR、P53/MDM2 通路）、表观遗传学（甲基化、乙酰化、泛素化）改变、基因表达谱改变和 miRNA 表达异常。但 MM 生物学特性的复杂性和异质性，使得人们对其关键问题仍是一头雾水，如同"盲人摸象"，都只接触到其中一部分，对整体尚缺乏清楚的认识。同时值得注意的是，MM 不仅存在克隆内异质性，在疾病发展过程中还会发生克隆演变。相同的基因异常在疾病的不同阶段，如 MGUS 和 MM 中也具有不同的预后意义。以细胞分子遗传学为基础，结合一些临床或生化预后指标建立 MM 的预后评估体系，通过系列前瞻性研究进行验证和修正，是 MM 预后分层体系的发展趋势。我们需要充分综合利用最新的遗传学研究结果，以此为基础，将患者进行临床危险分层，并制订适合不同亚群的治疗方案。

在分层治疗的基础上，基于每个患者特异的分子异常进行预后判断，最终实现对 MM 患者最佳的个体化治疗是我们希望达到的理想方式。例如，对于具有 t(4;14) 的 MM 患者，应用蛋白酶体抑制剂治疗可以克服 t(4;14) 的不良影响从而改善预后。这种以患者为基础的临床研究的新发现，帮助我们更深入地了解发病机制，并指引我们针对 MM 特异分子异常中寻找并开发更具精准有效的治疗靶点，从而实现从实验室到临床的转化。不同 MM 存在的特异性分子异常的靶向治疗可能是今后实现个体化治疗的重要手段。如针对 t(4;14) 亚群 MM，FGFR3 和 MMSET 抑制剂也可能有效，针对 t(14;16) 亚群 MM，MEK 抑制剂可能有效；针对 BRAF V600E 突变亚群的 MM，BRAF 抑制剂可能有效。（表 5-3-5）

（二）新型靶向药物的研究

新药的出现为 MM 治疗提供了更多的选择。

表 5-3-5 多发性骨髓瘤分子水平异常及未来潜在的治疗靶点

分子水平异常	检测方法	潜在靶向治疗
t(4;14) 导致 FGFR3 和 MMSET 过度表达	FISH	蛋白酶体抑制剂，MMSET 抑制剂、FGFR3 抑制剂、MEK 抑制剂
t(14;16)、t(14;20) 导致 MAF 或 MAFB 过度表达	FISH	MEK 抑制剂
ISS/FISH 高危因素[包括 t(4;14) 或 t(14;16)/t(14;20)，del(17p) 和 / 或 +1q]	FISH，SSCP	强化治疗、新药
BRAF V600E 突变	SSCP，SNP	BRAF 抑制剂
基因表达谱提示预后不良	GEP	针对过度表达基因的新的抑制剂，如 AURKA 抑制剂
无特征性分子水平异常	FISH	现有药物联合治疗，尝试维持治疗

目前正根据两种不同思路开展 MM 的临床研究：一是联合用药，如新药联合常规方案及新药与新药的联合，使现有的治疗效果最大化。二是尝试开发针对 MM 细胞信号分子的各种新型靶向药物，如开发具有靶向 MM 细胞及其微环境的药物。目前 20 余种新药正逐步进入临床试验，具有很好的应用前景。

1. 新型蛋白酶体抑制剂

（1）marizomib（NPl0052）：是具有 β- 内酯主链的不可逆 PI，是从海洋放线菌中分离出来的唯一非肽基 PI，其不可逆地结合到蛋白酶体的 20S 13 亚基，但它又是一种不同于 BTZ 及卡非佐米的 PI，不仅能结合 β_2、β_5 亚基，还可结合到 β_1 亚基，可能具有比其他 PI- 肽模拟物更好的生物利用度。marizomib 仍在早期研究阶段，其安全性及有效性仍需要更多的研究评估。marizomib 具有非常短的半衰期（<5min）和较广泛的组织分布（包括血脑屏障的渗透）。临床前研究结果显示，marizomib 诱导 MM 细胞的凋亡，包括对常规疗法耐药的细胞，以及从 MM 患者中分离出的 BTZ 耐药细胞。因此，marizomib 可用于 RRMM 患者的治疗。

（2）oprozomib：是卡非佐米的衍生物，其口服生物利用度与卡非佐米相当，是不可逆的高选择性 PI，并且具有抗血管生成和促凋亡活性。具有抗骨髓瘤活性、抗 MM 细胞迁移和抑制血管生成的作用。体内外研究证明 oprozomib 对正常细胞毒性极小，对 MM 细胞敏感性高，且不仅靶向 MM 细胞，也破坏骨髓微环境对 MM 细胞的保护作用。其常见药物不良反应为贫血、血小板减少、胃肠道反应，而关于安全性及有效性，仍需更多循证医学证据。

（3）delanzomib：是一种口服蛋白酶体糜蛋白酶样活性抑制剂，可降低 NF-κB 活性和几种核因子 κB 下游效应物的表达。delanzomib 在 MM 细胞系和未经治疗及经 BTZ 治疗的 MM 患者纯化 CD138 阳性 MM 原代细胞中引起凋亡细胞死亡。delanzomib 具有抗血管生成活性，抑制 RANKL 破骨细胞发生。delanzomib 对健康个体骨髓祖细胞、骨髓来源的基质细胞及上皮细胞的细胞毒性低于 MM 细胞。

（4）ONX-0912：为可以口服给药的 PI，对蛋白酶体 β_5 亚基有很强的抑制活性。值得注意的是，ONX-0912 也是非选择性 PI，目前已开展多项临床试验，包括与地塞米松联用针对 RRMM。还有 GEP18770 等 PI 处于临床 I/II 期研究阶段。上述 PI 均对 RRMM 患者治疗有效。

2. 组蛋白去乙酰化酶抑制剂（HDACi）

组蛋白的乙酰化状态影响核染色质构象的形成，进一步影响肿瘤抑制因子、致癌蛋白和转录因子的表达。HDACi 主要通过抑制组蛋白和非组蛋白的乙酰化来控制肿瘤的发展。

vorinostat 是一种非选择性 HDACi，主要抑制 HDAC1、HDAC2、HDAC3 和 HDAC6 的活性。vorinostat 在 2006 年被美国 FDA 批准用于皮肤 T 细胞淋巴瘤的治疗。VANTAGE095 是一项开放、单臂 IIb 期临床试验，纳入了对 BTZ 和 IMiDs 耐药的 RRMM 患者 146 例，给予 vorinostat＋BTZ 方案治疗，结果显示，ORR 为 17%，中位反应时间为 6.3 个月，中位 PFS 为 3.1 个月，中位 OS 为 11.2 个月。然而，目前 vorinostat 仍未被美国 FDA 批准用于 MM 的治疗，vorinostat 的有效性及安全性仍需要更多的临床试验探索。

3. 单克隆抗体

（1）CD138 单抗：CD138 是跨膜硫酸乙酸肝素蛋白聚糖家族的成员，其在 B 细胞早期以及 MM 细胞中高表达。CD138 通过增加血管内皮生长因子受体 2（VEGFR-2）介导的血管生成而促进肿瘤进展。Indatuximab ravtansine（INDA）是 CD138 单克隆抗体耦联美登木素生物碱形成。一项 I/II 期临床试验表明在 RRMM 患者中，给予 indatuximab ravtansine 联合来那度胺和地塞米松方案，总有效率达 77%。

（2）PD-1 单抗：程序性死亡受体 -1（programmed death receptor-1，PD-1）为 CD28 超家族成员，主要表达在 T 细胞、B 细胞以及树突状细胞表面，是一种重要的免疫抑制分子，其和肿瘤细胞表面的 PD-1 配体结合，从而抑制细胞因子的分泌及 T 细胞增殖，许多研究表明 PD-1/PD-L1 通路与肿瘤的免疫逃逸相关。骨髓瘤微环境中 PD-1 及 PD-L 广泛表达，骨髓基质细胞上调 MM 细胞 PD-L1 的表达，从而增强免疫逃逸和 MM 细胞的侵袭，因此对 PD-1/PD-L 的抑制可能是骨髓瘤免疫治疗的新途径。且 MM 细胞膜表面存在 PD-1 的配体

PD-1,而健康个体的 NK 细胞不表达,因此,PD-1 可作为 MM 治疗的靶抗原。靶向 PD-1/PD-L1 的抑制剂 nivolumab、pembrolizumab 和 pidilizumab(CT-011)治疗其他肿瘤已有临床试验,但其在 MM 的治疗中仍为早期临床试验阶段。研究者采用 nivolumab 治疗 27 例 MM 的临床研究结果显示,患者最佳的疗效评估为疾病稳定,无 CR、PR,单药对 RRMM 患者可能无效。pembrolizumab(PEMBRO)一项 I 期临床试验中对纳入的 RRMM 患者采用 PEMBRO + LEN + DEX 方案,ORR 为 50%,中位缓解时间为 11.3 个月。pembrolizumab 联合泊马度胺在 RRMM 患者中的 II 期临床试验初步显示,50% 的患者获得了 VGPR 以上的缓解。

(3)IL-6 单抗:骨髓干细胞分泌的 IL-6 和 MM 细胞表面的 IL-6R 结合,促进 MM 细胞增殖和存活。siltuximab(CNT0328)是抗 IL-6 单抗的嵌合体,siltuximab 联合 BTZ 方案治疗 RRMM 患者(均为未接受过 BTZ 治疗者)的 ORR 较 BTZ 单药稍有提高,但 PFS 和 OS 率并没有提高。

(4)其他单克隆抗体:CD74 为一种重要的主要组织相容性复合体(major histocompatibility complex,MHC)-II 类分子,高表达于恶性浆细胞表面。milatuzumab 为一种人源化 CD74 单克隆抗体,milatuzumab 联合脂质体阿霉素治疗 RRMM 患者的 I/II 期临床试验正在进行中(NCT01101594)。lorvotuzumab mertansine(LM)为人源化 CD56 单克隆抗体与美登木素生物碱的耦联物。I 期临床试验采用 LM + 来那度胺 + 地塞米松方案治疗 CD56 阳性 RRMM 患者,患者的 ORR 为 56%。ulocuplumab 为一种 CXC 趋化因子受体(CXC chemokine receptor,cXCR)单克隆抗体。采用 ulocuplumab + 来那度胺 + 地塞米松和 ulocupiumab + BTZ + 地塞米松方案治疗 RRMM 患者的临床试验正在进行中,初步结果显示,患者的 ORR 分别为 55% 和 40%,并且耐受性均较好。

4. 热休克蛋白抑制剂 tanespimycin 是热休克蛋白 HSP90 抑制剂。联合 BTZ 治疗 72 例 RRMM 患者的临床研究显示:3% 达 CR,12% PR,12% MR,ORR 27%。常见不良事件(adverse events,AE)包括中性粒细胞减少、便秘和厌食等,无严重外周神经病变(peripheral neuropathy,PN)。

5. BLC-2 抑制剂 venetoclax 一种口服的 BH3 类似物的小分子 BCL-2 抑制剂,可导致细胞凋亡。在 t(11;14)的 MM 患者中显示出相当大的疗效。在一项 I 期研究中,66 名 RRMM 患者,既往治疗中位数为 5 种,单药 ORR 为 21%。15% 的患者达到 VGPR 以上。在另一项 I b 临床试验中,66 名接受过中位数为三种治疗方法的 RRMM 患者,venetoclax 与 BTZ 和地塞米松联合使用,ORR 为 67%,42% 达到 VGPR 以上。BCL-2 高表达患者的 ORR 为 94%,而低表达患者的 ORR 为 49%。BCL-2 和 MCL-1 可促进 MM 细胞的增殖,卡非佐米可选择性作用于 MCL-1,一项 II 期研究数据显示卡非佐米、地塞米松联合 Ven(VenKd)方案,42 例患者中位年龄 66.5 岁,8 例有 t(11;14),93% 接受过 PI(50% 为难治),62% 对免疫调节治疗无效,33% 为双重难治,ORR 为 78%,VGPR 以上为 56%。在 t(11;14)MM 中 ORR 为 100%,在其他 RRMM 中也具有良好的反应。VenKd 方案在 RRMM 患者中显示出有希望的初步疗效,在 t(11;14)RRMM 患者中的反应最强。

6. 靶向 AKT 的新型药物 AKT 又称蛋白激酶 B,AKT 抑制剂是基于 AKT 的结构而设计的,通过结合 AKT 的不同部位,分为 ATP 竞争性抑制剂,PI 激酶抑制剂、底物类似物及变构抑制剂。哌立福新是一种合成的烷基磷脂化合物,是 AKT 抑制剂,具有抗细胞增殖特性,已处于 III 期试验阶段。哌立福新单药治疗 MM 的 MR 以上疗效的患者为 38%,而与 BTZ 联用为 41%,与来那度胺及地塞米松联用为 70%。

7. Bruton 酪氨酸激酶(Bruton tyrosine kinase,BTK)抑制剂 依鲁替尼是一种小分子 BTK 抑制剂,能够与 BTK 活性中心的半胱氨酸残基共价结合,抑制恶性 B 细胞的存活和增殖。研究表明依鲁替尼能抑制破骨细胞活性,抑制破骨细胞来源的肿瘤生长因子的释放,且可上调 NF-κB 通路中 p65 的表达。采用依鲁替尼联合卡非佐米 ± 地塞米松治疗对 BTZ 和来那度胺均耐药的 RRMM 患者,ORR 为 58%,3~4 级血液学不良反应是血小板减少(15%)、贫血(13%)和中性粒细胞减少(5%)。显示依鲁替尼对 BTZ 耐药的 RRMM 患者有治疗价值。

8. CAR-T 肿瘤抗原通常为自身抗原,在胸腺的阴性选择作用下,针对自身抗原的 T 细胞数量极少。另外，即使存在特异性的肿瘤抗原，如癌-睾丸抗原，针对这些抗原的内源性 T 细胞数量也极少，特别在疾病负荷较高时，这些 T 细胞并不能有效地产生临床效应。通过基因工程的方法，可以在体外对大量的多克隆 T 细胞进行基因修饰，进而使这些 T 细胞具有肿瘤抗原特异性。目前常用的基因修饰 T 细胞包括 T 细胞受体（TCR）修饰 T 细胞和嵌合抗原受体（CAR）修饰 T 细胞。前者通过在 T 细胞中转导肿瘤抗原特异性的 *TCR* 基因，进而增强其对肿瘤细胞的识别。所针对的肿瘤抗原包括细胞外及细胞内抗原，但不适用于人类白细胞抗原（HLA）单倍型的患者。后者是指在体外向 T 细胞转导肿瘤抗原特异性嵌合受体基因，此种嵌合受体由细胞内和细胞外两部分组成，细胞外部分可以直接与肿瘤细胞表面靶抗原结合，细胞内部分含有与共刺激受体（如 CD28 或者 4-1BB）串联的 CD3-ζ 结构域，可以刺激 T 细胞活化和增殖。与 TCR-T 不同的是，CAR-T 没有 HLA 的限制性，但只针对细胞内抗原。靶抗原的选择是决定 CAR-T 细胞疗法成败的关键因素之一。重要的选择标准是抗原在 CAR-T 细胞靶向的恶性肿瘤中均匀表达，同时，靶向抗原应在正常组织中基本不存在，因为 CAR-T 细胞可能破坏任何表达靶抗原的细胞，从而导致一系列的不良反应。靶向 CD19、κ 轻链、CD138、B 细胞成熟抗原（BCMA）等 CAR-T 细胞治疗 MM 开始进入临床试验阶段。

虽然 CD19-CAR-T 细胞在 CD19+B 细胞恶性肿瘤中的应用已取得巨大成功，但由于 MM 是浆细胞肿瘤性疾病，并不常规表达可检测的 CD19，所以 MM 患者从 CD19-CAR-T 细胞治疗中的获益可能有限。2016 报道了使用自体干细胞移植序贯 CTL019 治疗的 10 例病例，其中 3 例出现无进展生存期（PFS）延长，无严重 CTL019 相关临床不良反应发生。CAR-T 细胞表面上的 CD19-CAR 可能活性丢失或降低。由于 MM 细胞 κ 或 λ 轻链的单克隆限制性，可在一定程度上区分正常 B 细胞和恶性 B 细胞的单克隆亚型，靶向 κ 轻链的 κ-CAR-T 细胞应运而生。但缺点是 MM 细胞分泌但在其表面无免疫球蛋白，因此其抗骨髓瘤效应仅作用于 MM 前体细胞。CD138-CAR-T 细胞治疗 RRMM 患者的 I 期临床试验疗效欠佳。

B 细胞成熟抗原（BCMA）也被称为肿瘤坏死因子（TNF）受体超家族 17，在 B 细胞向浆细胞分化过程中表达上调，几乎只表达在浆细胞表面。3 项靶向 BCMA 的 CAR-T 细胞治疗 MM 的临床试验公布了初步结果，分别为 Bluebird mBCMA-CAR（bb2121）、UPenn huBCMA-CAR 和 Nanjing Legend LCAR-B38M-02。Bluebird mBCMA-CAR 初步报告显示，15 例高剂量组 MM 患者对治疗均有反应，其中 27% 达到 CR。8 例患者中有 17 例治疗有效，10 例达到 CR。某公司对抗 BCMA 的 CAR-T 细胞（LCAR-B38M-02）进行了 I/II 期临床试验，该研究采用羊驼抗 BCMA 抗体产生的重链可变区（VHH），独特的双表位 CAR-T 细胞设计有助于提供优异的疗效和避免靶点逃逸导致的高复发率。报道了 19 例 RRMM 患者，ORR 为 100%，18 例（95%）达到 CR 或接近 CR 状态，中位随访 6 个月无 1 例复发。随访时间超过 6 个月的 7 例中，6 例获得 CR 和 MRD 阴性。随访 6 个月以下的 12 例患者均达到或接近 CR。LCAR-B38M-02 治疗有效率在现有临床试验中最高。细胞因子释放综合征（CRS）是 CAR-T 治疗的常见早期并发症。主要是由于 CAR-T 细胞活化释放大量细胞因子所导致，其中以 IL-6、IFN-γ 与 TNF-α 释放较为常见。目前认为，细胞因子释放与 CAR-T 抗肿瘤效应呈正相关。预防 CRS 发生的方法包括从小剂量开始输注 CAR-T 细胞，逐步增加剂量，必要时使用糖皮质激素或 IL-6 拮抗剂如 tocilizumab 等。

七、展望

RRMM 的治疗仍然是一个挑战。在制订治疗策略中需考虑疾病、患者及治疗等各方面因素，它们相互渗透，环环相扣，我们应在全面精准考量下，选择获益最大的治疗方案。目前 RRMM 的治疗策略包括联合用药、分层治疗与个体化治疗、选用新药与新的治疗策略如 allo-HSCT 等。未来 RRMM 治疗的进展，有赖于分子生物学、基因组学等基础研究的发展，以及对肿瘤干细胞、克隆演变研究的不断深入。同时临床工作者也应不断探索，改进现有的治疗方法和疗效，降低其毒副反应。

（刘 佳 钟 璐 侯 健）

第四节 嵌合抗原受体修饰的T细胞治疗在多发性骨髓瘤中的应用及其进展

多发性骨髓瘤是骨髓浆细胞恶性克隆增殖性疾病。尽管新药的不断出现以及造血干细胞移植的应用使其生存较前有了明显提高,MM仍然不能完全治愈,几乎所有患者最终都将复发,尤其在高危患者中面临反复复发甚至原发难治。其中一个重要原因就是随着疾病进展而出现的免疫缺陷和免疫耐受,包括NK细胞的细胞毒性和免疫调节功能减弱,抗原提呈细胞树突状细胞吞噬细菌和抗原提呈能力下降,T细胞和B细胞的功能都被削弱,具有免疫抑制功能的Th17细胞比例相对增加,从而促进肿瘤生长。

近年来,嵌合抗原受体修饰的T细胞(chimeric antigen receptor,CAR-T细胞)成为有效治疗多发性骨髓瘤的新途径。基因工程技术处理的T细胞将肿瘤抗体特异性识别和共刺激信号结合,具有非MHC依赖性的肿瘤抗原特异性识别,杀伤能力。在B细胞淋巴瘤中,以CD19为靶点的CAR-T细胞临床研究取得重大进展。多发性骨髓瘤抗原特异性的CAR-T细胞研究也陆续开展并获得显著成效,主要使用的靶点有B细胞分化成熟抗原(BCMA)、CD19、CS-1(又称SLAM-7)、CD38、CD138等。尽管CAR-T治疗在骨髓瘤中取得较为显著的疗效,患者仍不免复发,因此如何获得持续疗效,如何治疗复发后患者是面临的困境。

一、嵌合抗原受体修饰的T细胞结构和功能

嵌合抗原受体由胞外抗原结合区[由来源于单克隆抗体的轻链(VL)和重链(VH)组成,中间由带韧性的绞链区连接形成单链抗体(single chain fragment variable scFv)],跨膜区域和胞内信号转导区构成。CAR-T细胞的特殊结构决定了CAR-T细胞可以识别除了多肽段的广泛肿瘤抗原,且识别肿瘤抗原的过程不受MHC分子的限制,胞内区域提供T细胞活化所需的共刺激分子,从而促进T细胞增殖、分泌促炎细胞因子、抗细胞凋亡等。第一代CAR-T细胞由免疫球蛋白样scFv和FcεRI受体(γ链)或者CD3复合物(ζ链)胞内结构域融合成嵌合抗原受体,在体外进行基因重组,通过基因工程技术转染到T细胞内(图5-4-1)。第二代和第三代CAR-T细胞由CD3复合物和CD28、CD134(OX40)和CD137(4-1BB)中的一个或多个分子结合,维持T细胞增殖、T细胞应答和T细胞毒性等。CAR-T细胞分泌的

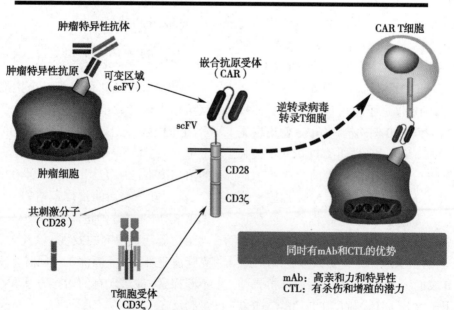

图 5-4-1　CAR-T结构

细胞因子对肿瘤免疫起到关键的促进作用，其中 IFN-γ 促进肿瘤细胞 MHC Ⅰ类分子表达，从而促进抗原提呈，抑制肿瘤的血管新生，上调肿瘤坏死因子相关凋亡诱导配体的表达，诱导肿瘤坏死。在多发性骨髓瘤中，恶性浆细胞也表达特异性的肿瘤抗原，这些肿瘤抗原具有强大的免疫原性，在骨髓瘤的发病机制中起到关键性作用，可以作为 CAR-T 细胞治疗的靶向分子。针对多发性骨髓瘤的多种 CAR-T 靶向治疗已经投入临床试验中，效果肯定，但仍面临复发。（表 5-4-1）

二、嵌合抗原受体修饰的 T 细胞在 MM 治疗中的应用

1. CD19 CAR-T　多发性骨髓瘤的异常浆细胞几乎不表达 CD19，但是仍有一群低分化的 CD19 阳性细胞与耐药和疾病进展有关。流式细胞学检测来源于复发 MM 患者骨髓的浆细胞，发现少量的 CD19 阳性细胞群。基于这群与 MM 密切相关的 CD19 亚群，针对 CD19 的 CAR-T 细胞即 CTL019 被投入到临床 Ⅰ 期实验中（NCT02135406）。10 位接受临床实验的患者中有 6 位保持完全缓解，CTL019 的毒性反应主要都是 1 级细胞因子释放综合征和自体移植引发的小肠结肠炎。患者是在接受 ASCT 后序贯接受 CAR-T 治疗，因此不能完全除外自体移植的作用，为了除外自体移植的作用，Carl JUNE 团队进行了第二个临床试验，是在第一次自体移植后复发的患者使用第二次自

体移植联合 CAR-T 治疗，由于 MM 是多次复发的患者，且越到后期缓解持续时间越短，一般情况下，第二次自体移植缓解持续时间会短于第一次自体移植缓解持续时间，该研究的结果显示在 12 例患者中有 4 例患者第二次自体移植后缓解持续时间长于或等于第一次自体移植，有力证实了 CD19 CAR-T 在 MM 中的疗效。

2. B 细胞成熟抗原（B-cell maturation antigen，BCMA）　BCMA 高表达于恶性浆细胞，正常浆细胞和成熟 B 细胞低表达或不表达 BCMA。

BCMA 已经成为 MM 治疗中最为活跃的靶点，其表达与肿瘤负荷有关，在活动性 MM 中的表达高于冒烟性 MM 和意义未明单克隆免疫球蛋白血症。即使在不分泌以及低肿瘤负荷的患者中也能检测出，而且由于不受肾功能的影响，检测结果相对稳定，相比于血清游离轻链而言能更准确地反映 MM 的残留。由于血浆可溶性 BCMA 含量与浆细胞表面 BCMA 表达量有非常好的相关性，现在已经将血浆可溶性 BCMA 作为新的微小残留病的指标。

BCMA 属于 TNF 受体超家族，结合 B 细胞活化因子（B-cell activating factor，BAFF）以及增殖诱导配体（proliferation-inducing ligand，APRIL），进而促进 MM 细胞生长和骨髓基质细胞的黏附，是浆细胞的长期存活所必须的条件之一，同时 APRIL 与 BCMA 结合后会引发骨髓微环境的各种交互免疫抑制产生。以 BCMA 作为 MM 治疗

表 5-4-1　发性骨髓瘤 CAR-T 治疗的潜在靶点

表面抗原	在多发性骨髓瘤中表达（例数，%）	在正常造血细胞中表达	在正常实体器官组织中已知的表达
CD70	0, 2%~42%	激活的 T 和 B 细胞，树突细胞，浆细胞	—
CD56	78%，髓外疾病中减少	T 细胞和 NK 细胞	神经元细胞
CD44v6	43% 处于高级阶段	激活的 T 细胞，单核细胞	角化细胞
SLAMF7	高且均衡的表达	T、B 和 NK 细胞，巨噬细胞，树突细胞，浆细胞	—
CD38	高且均衡的表达	激活的 T 细胞，NK 细胞，浆细胞，早期 B 细胞，未成熟的骨髓和红细胞，胸腺细胞	前列腺上皮，胰岛细胞，小脑浦肯野细胞
CD138	高表达	浆细胞	肝脏，皮肤和腺上皮细胞
κ 轻链	在 κ 限制性疾病繁殖细胞上表达	成熟 B 细胞	—
CD19	大多数情况下表达低；可能主要是疾病繁殖细胞	B 细胞	—
BCMA	60%~100%	成熟 B 细胞，浆细胞	

的靶点,不会引起正常 B 细胞的功能受到明显影响,是 MM 治疗中目前最广泛应用的靶点。根据 CAR-T 所结合 BCMA 抗原表位不同、抗原种属的不同导致产品与恶性浆细胞的亲和力不同,引起的细胞因子释放综合征严重程度也不同。

(1)BCMA CAR-T 临床研究结果:第一个针对 BCMA 的 CAR-T 临床试验结果发表于 2016 年,12 例难治复发患者中有 2 例患者在 9×10^6 CAR-T cells/kg 获得疗效,其中一例为 sCR,一例为 VGPR,2 例患者均出现细胞因子释放综合征,这是首个证实 BCMA CAR-T 治疗 MM 有效的临床研究。之后 BCMA 的 CAR-T 研究开始进入快车道。

传奇公司的 CAR-T 是针对 BCMA 的双表位,种属特异性为羊驼,多中心研究结果在 17 例难治复发 MM 中的总有效率为 88.2%,其中 13 例 sCR,2 例 VGPR,中位随访 417 天,8 例患者仍处于 sCR 或 VGPR,6 例复发。与之前赵万红教授在报告的单中心数据相似。

NIH 的 CAR-T 种属特异性为鼠源,研究结果显示在 24 例难治复发 MM 中总有效率 58.3%,在 16 例高剂量组总有效率为 81%,≥VGPR 疗效 63%,缓解持续时间 31 周。

新基公司的 bb2121 的种属特异性为鼠源,多中心临床研究显示在 33 例难治复发 MM 患者中,总有效率 85%,CR 比例 45%,中位 PFS 11.8 个月。

使用不同共刺激分子,患者发生细胞因子释放综合征的程度不同,缓解持续时间也不同。

(2)BCMA CAR-T 面临的问题:针对不同靶点的 CAR-T 面临的问题基本相似,由于 BCMA CAR-T 是目前 MM CAR-T 治疗领域最为活跃的方法,因此在此以 BCMA CAR-T 为例。

1)细胞因子释放综合征:为了减轻细胞因子释放综合征,设计了人源化针对 BCMA 的 CAR-T,目前报告的结果与鼠源的 BCMA CAR-T 的疗效相当,但 3～4 级的细胞因子释放综合征明显减轻。一旦出现可以使用 IL-6 的单抗以及糖皮质激素进行治疗。

2)复发问题:随着 2016 年 BCMA CAR-T 的临床试验结果报道到今天,我们已经从最初的期待 CAR-T 能成为 MM 治疗的终极治疗武器到现在开始探讨如何延长缓解持续时间,这是因为接受 CAR-T 治疗的 MM 患者仍然最终面临复发,故研究者们致力于如何进一步增加缓解深度延长缓解时间。

双靶的 CAR-T 以及双 CAR-T 是其中的尝试之一,也就是针对两种靶抗原的 CAR-T 序贯输注,应用较多的是 CD19 与 BCMA 两种 CAR-T 序贯输注。其他的治疗策略包括在高危患者中一线巩固治疗使用 CAR-T,可以进一步增加缓解深度,如 sCR 比例从自体移植后 0 增加到 50%。在双靶或者双 CAR-T 中除了选择肿瘤细胞表面表达的抗原,还有尝试与其他非肿瘤抗原进行组合,例如免疫检查点(敲减 PD-1 受体)、细胞因子等。

改进抗原是另外一种尝试,例如肿瘤特异性抗原在翻译之后还需要糖基化、构象改变、形成复合物等,针对 Muc1 的糖基化表位的 CAR-T(Tn-Muc1)在不同肿瘤中显示其疗效。

避免 CAR-T 细胞的耗竭:复发的原因之一是 CAR-T 细胞在循环中的耗竭,由于肿瘤抗原的慢性刺激,CAR-T 细胞逐渐被耗竭。改进措施之一就是定期输注 CAR-T 细胞,同时改进结构使其长期存活(如在 CD3ζ 和 CD28 共刺激信号的基础上加入白细胞介素 2 的 β 链和 STAT3- 结合酪氨酸 -X-X- 谷氨酰胺 YXXQ 结构域,促进增殖避免终末分化)。

BCMA 抗原表达:尽管 BCMA 在浆细胞表达,但并不是所有的临床研究均显示 BCMA 表达量的高低与 CAR-T 疗效相关,bb2121 在第一阶段要求有 BCMA 的表达在 50% 以上,之后不再要求 BCMA 的表达,可能抗原表达的高低与预后并无关系。

3. 细胞膜表面糖蛋白 CS-1 MM 细胞高表达 CS-1(SLAM-7),而正常免疫细胞包括 NK 细胞,T 细胞的某些亚群和正常 B 细胞都低表达 CS-1,骨髓细胞几乎不表达 CS-1。CS-1 诱导肿瘤生长相关通路,并且促进 CD138+MM 细胞与骨髓基质细胞的黏附,发挥促肿瘤作用。在对传统化疗敏感或者耐药的患者中,以 CS-1 为靶点的单克隆抗体和 DC 疫苗能诱导强烈的抗体依赖细胞介导的细胞毒性作用(antibody-dependent cell-mediated cytotoxicity, ADCC)和 CTL 反应,并抑制 MM 细胞对骨髓基质细胞的黏附。针对 CS-1-CAR T 细胞已经在体外试验中证实发挥抗肿瘤作用延长小鼠的生存期。CS-1-CAR T 细胞对复发 MM 患者自体的骨髓瘤细胞也有很强的杀伤作用，I 期临床试验正在进行之中。

4. CD138、CD38 和 CD56　CD138、CD38 和 CD56 通常共同表达在 MM 细胞表面，CD138-CAR-T 细胞联合泊马度胺体外杀伤 RPMI8226 和 U266 细胞系，并诱导 IFN-γ 分泌。中国人民解放军总医院开展了 CD138 的 CART 靶向治疗的临床实验（NCT 01886976），5 例患者中 1 例疾病进展，4 例疾病稳定。细胞表面的 CD38 活化后促进细胞底物的磷酸化激活 NF-κB 信号通路，而 NF-κB 信号通路与 MM 细胞的耐药密切相关。CD56 是 MM 特异性的指标，随着疾病进展 CD56 的缺失提示 MM 的髓外浸润和浆细胞白血病。以 CD38 为靶点的 CART 细胞在体外特异性杀伤 MM 细胞系和原代 MM 细胞，CD56-CAR-T 细胞（5×10^6）有效清除 MM 模型小鼠的肿瘤。但是 CD138、CD38 和 CD56 也表达于某些正常细胞上，CD138 表达于支气管上皮细胞，CD38 还表达在造血干细胞，NK 细胞，树突状细胞等，中枢神经元和 NK 细胞也表达 CD56，避免 CD138、CD38 和 CD56 的 CART 细胞对正常组织细胞的副作用是下一步研究的方向。

5. 其他靶点

（1）β7 整合素：肿瘤特异性抗原在翻译之后还需要糖基化、构象改变、形成复合物等，针对 Muc1 的糖基化表位的 CAR-T（Tn-Muc1）在不同肿瘤中显示其疗效。日本的学者筛选出针对 β7 整合素的 MMG49 单抗，仅针对活化后的 β7 整合素，不影响未活化或者未发生构象改变的 β7 整合素，因此联合 BCMA 或者其他靶抗原如 CD19，有望能清除肿瘤干细胞。

（2）免疫球蛋白轻链：在其他 B 细胞疾病中的研究已经证实轻链抗原可以作为 MM 免疫治疗的靶点，并不会引起免疫功能紊乱。来那度胺通过上调 MM 细胞表面 κ 轻链抗原的表达增强细胞治疗的疗效。难治性/复发性 NHL，CLL 和 MM 的 κ 轻链 CART 治疗临床实验在美国休斯顿开展（NCT00881920）。

（3）食管鳞状细胞癌抗原（New York esophageal-1，NY-ESO-1）：多种恶性肿瘤高表达 NY-ESO-1，包括黑色素瘤、前列腺癌、肺癌、乳腺癌等，而正常组织不表达或者低表达 NY-ESO-1。在多发性骨髓瘤患者中，35/60（60%）的患者样本检测到 NY-ESO-1 基因水平和蛋白水平的表达，在细胞遗传学异常和复发 MM 患者中 NY-ESO-1 的表达水平更高，提示 NY-ESO-1 与 MM 的疾病进展密切相关。NY-ESO-1 是肿瘤/睾丸抗原（cancer/testis antigens）中最具免疫原性的抗原，能够在体内外诱导抗原抗体反应和特异性 CTL。识别 NY-ESO-1$_{157-165}$ 肽段和 HLA-A*0201 的 CAR-T 细胞，对 NY-ESO-1 阳性 MM 细胞具有特异性杀伤作用并分泌 IFN-γ，在小鼠模型体内也发挥抗肿瘤作用。对该 CAR-T 细胞的胞外抗体结合区（HLA-A*0201/NY-ESO-1$_{157-165}$）的抗独特型抗体 Fab A4 能够结合抗 HLA-A*0201/NY-ESO-1$_{157-165}$ CAR T 细胞，并以 NY-ESO-1 阳性细胞相似的方式活化 T 细胞，与 NY-ESO-1$_{157-165}$ 游离肽段相比，刺激 CAR-T 细胞增殖的能力更强。NY-ESO-1 的表达与启动子区域的去甲基化有关，而 5-aza-2'-deoxycytidine（DAC）这种去甲基化的药物能够有效提高肿瘤细胞 NY-ESO-1 的表达并能促进抗原特异性 CTL 对肿瘤细胞的识别。联合去甲基化药物 DAC 能进一步提高 HLA-A*0201/NY-ESO-1$_{157-165}$ CAR T 细胞的效率。

（4）CD44v6：CD44 在造血系统肿瘤和上皮性肿瘤中选择性高表达，被认为是肿瘤干细胞的标记之一。CD44v6.CAR28z$^+$T 细胞体外杀伤表达 CD44v6 的 MM 细胞，流式细胞分析显示 CD44v6.CAR28z$^+$T 细胞中分化出表达 IL-7Rα 和 CXCR4 的记忆性 T 细胞亚群。来源于患者具有免疫负调节活性的 BMSCs 不影响 CD44v6.CAR28z$^+$T 细胞的杀伤活性。体内外实验证明 CD44v6.CAR28z$^+$T 细胞不会攻击正常角质细胞，不良反应仅限于可逆性的单核细胞减少。

三、展望

由于传统治疗的局限性，多发性骨髓瘤患者免疫系统的失能，必须研究出针对 MM 治疗更为有效的办法。靶向治疗能够克服传统化疗特异性差、细胞毒性大的缺点，在 MM 治疗中也取得了令人鼓舞的成果。CART 细胞治疗是以肿瘤抗原特异性 T 细胞为基础的治疗手段，在中位治疗 9.5 线的患者中也能达到 MRD 转阴的惊人疗效，目前全球有半数的临床试验都在中国进行,是最有希望在国际舞台上发出中国声音的治疗方式之一。但是 CART 细胞治疗也存在一些弊端,如细胞因子释放综合征、肿瘤溶解反应、脱靶效应等。

随着研究的深入以及 T 细胞治疗有效性和安全性的不断提高,CAR-T 细胞治疗可能成为多发性骨髓瘤的有效治疗手段之一。

(路 瑾)

参 考 文 献

[1] Greipp PR, San Miguel J, Durie BG, et al. International staging system for multiple myeloma. J Clin Oncol, 2005, 23: 3412-3420.

[2] Palumbo A, Avet-Loiseau H, Oliva S, et al. Revised International Staging System for Multiple Myeloma: A Report From International Myeloma Working Group. J Clin Oncol, 2015, 33: 2863-2869.

[3] Jimenez-Zepeda VH, Duggan P, Neri P, et al. Revised International Staging System Applied to Real World Multiple Myeloma Patients. Clin Lymphoma Myeloma Leuk, 2016, 16: 511-518.

[4] Ludwig H, Bolejack V, Crowley J, et al. Survival and years of life lost in different age cohorts of patients with multiple myeloma. J Clin Oncol, 2010, 28: 1599-1605.

[5] Palumbo A, Bringhen S, Mateos MV, et al. Geriatric assessment predicts survival and toxicities in elderly myeloma patients: an International Myeloma Working Group report. Blood, 2015, 125: 2068-2074.

[6] Engelhardt M, Dold SM, Ihorst G, et al. Geriatric assessment in multiple myeloma patients: validation of the International Myeloma Working Group (IMWG) score and comparison with other common comorbidity scores. Haematologica, 2016, 101: 1110-1119.

[7] Alexanian R, Daniel E. Bergsagel. Melphalan therapy for plasma cell myeloma. Blood, 1968, 31: 1-10.

[8] Alexanian R, Dimopoulos MA, Delasalle K, et al. Primary dexamethasone treatment of multiple myeloma. Blood, 1992, 80: 887-890.

[9] Samson D, Gaminara E, Newland A, et al. Infusion of vincristine and doxorubicin with oral dexamethasone as first-line therapy for multiple myeloma. Lancet, 1989, 2: 882-885.

[10] Anderson H, Scarffe JH, Ranson M, et al. VAD chemotherapy as remission induction for multiple myeloma. Br J Cancer, 1995, 71: 326-330.

[11] Myeloma Trialists' Collaborative Group. Combination chemotherapy versus melphalan plus prednisone as treatment for multiple myeloma: an overview of 6,633 patients from 27 randomized trials. JCO, 1998, 16 (12): 3832-3842.

[12] McElwain TJ, Powles RL. High-dose intravenous melphalan for plasma-cell leukaemia and myeloma. Lancet, 1983: 822-824.

[13] Barlogie B, Hall R, Zander A, et al. High-dose melphalan with autologous bone marrow transplantation for multiple myeloma. Blood, 1986, 67: 1298-1301.

[14] Singhal S, Mehta J, Desikan R, et al. Antitumor activity of thalidomide in refractory multiple myeloma. N Engl J Med, 1999, 341 (21): 1565-1571.

[15] Kumar SK. Continued improvement in survival since the introduction of novel agents. Blood, 2012, 120: 3872a.

[16] Attal M, Harousseau JL, Stoppa AM, et al. A prospective, randomized trial of autologous bone marrow transplantation and chemotherapy in multiple myeloma. Intergroupe Français du Myélome. N Engl J Med, 1996, 335 (2): 91-97.

[17] Facon T, Mary JY, Hulin C, et al. Melphalan and prednisone plus thalidomide versus melphalan and prednisone alone or reduced-intensity autologous stem cell transplantation in elderly patients with multiple myeloma (IFM 99-06): a randomised trial. Lancet, 2007, 370: 1209-1218.

[18] Giralt S. Stem cell transplantation for multiple myeloma: current and future status. Hematology Am Soc Hematol Educ Program, 2011: 191-196.

[19] Lokhorst HM, Schmidt-Wolf I, Sonneveld P, et al. Thalidomide in induction treatment increases the very good partial response rate before and after high-dose therapy in previously untreated multiple myeloma. Haematologica, 2008, 93 (1): 124-127.

[20] Harousseau JL, Attal M, Avet-Loiseau H, et al. Bortezomib plus dexamethasone is superior to vincristine plus doxorubicin plus dexamethasone as induction treatment prior to autologous stem-cell transplantation in newly diagnosed multiple myeloma: results of the IFM

2005-01 phase III trial. J Clin Oncol, 2010, 28(30): 4621-4629.

[21] Sonneveld P, Schmidt-Wolf IG, van der Holt B, et al. Bortezomib induction and maintenance treatment in patients with newly diagnosed multiple myeloma: results of the randomized phase III HOVON-65/ GMMG-HD4 trial. J Clin Oncol. 2012, 30(24): 2946-2955.

[22] Rajkumar SV, Jacobus S, Callander NS, et al. Lenalidomide plus high-dose dexamethasone versus lenalidomide plus low-dose dexamethasone as initial therapy for newly diagnosed multiple myeloma: an open-label randomised controlled trial. Lancet Oncol, 2010, 11(1): 29-37.

[23] Richardson PG, Weller E, Lonial S, et al. Lenalidomide, bortezomib, and dexamethasone combination therapy in patients with newly diagnosed multiple myeloma. Blood, 2010, 116(5): 679-686.

[24] Cavo M, Zamagni E, Tosi P, et al. Superiority of thalidomide and dexamethasone over vincristine-doxorubicin-dexamethasone(VAD) as primary therapy in preparation for autologous transplantation for multiple myeloma. Blood, 2005, 106(1): 35-39.

[25] Rajkumar SV, Hayman SR, Lacy MQ, et al. Combination therapy with lenalidomide plus dexamethasone (Rev/Dex) for newly diagnosed myeloma. Blood, 2005, 106(13): 4050-4053.

[26] Richardson PG, Sonneveld P, Schuster MW, et al. Bortezomib or high-dose dexamethasone for relapsed multiple myeloma. N Engl J Med, 2005, 352(24): 2487-2498.

[27] Reeder CB, Reece DE, Kukreti V, et al. Cyclophosphamide, bortezomib and dexamethasone induction for newly diagnosed multiple myeloma: high response rates in a phase II clinical trial. Leukemia, 2009, 23(7): 1337-1341.

[28] Buda G, Orciuolo E, Galimberti S, et al. Pegylated liposomal doxorubicin in combination with dexamethasone and bortezomib(VMD) or lenalidomide(RMD) in multiple myeloma pretreated patients. Ann Hematol, 2011, 90(9): 1115-1116.

[29] Fonseca R, Rajkumar SV. Consolidation therapy with bortezomib/lenalidomide/ dexamethasone versus bortezomib/dexamethasone after a dexamethasone-based induction regimen in patients with multiple myeloma: a randomized phase III trial. Clin Lymphoma Myeloma, 2008, 8(5): 315- 317.

[30] Kumar S, Flinn I, Richardson PG, et al. Randomized, multicenter, phase 2 study(EVOLUTION) of combinations of bortezomib, dexamethasone, cyclophosphamide, and lenalidomide in previously untreated multiple myeloma. Blood, 2012, 119(19): 4375-4382.

[31] Wang M, Delasalle K, Giralt S, et al. Rapid control of previously untreated multiple myeloma with bortezomib-lenalidomide-dexamethasone(BLD). Hematology, 2010, 15(2): 70-73.

[32] Attal M, Lauwers-Cances V, Hulin C, et al. Lenalidomide, bortezomib, and dexamethasone with transplantation for myeloma. N Engl J Med, 2017, 376(14): 1311-1320.

[33] van de Velde HJ, Liu X, Chen G, et al. Complete response correlates with long-term survival and progression-free survival in high-dose therapy in multiple myeloma. Haematologica, 2007, 92: 1399-1406.

[34] Lahuerta JJ, Mateos MV, Martínez-López J, et al. Influence of pre- and post-transplantation responses on outcome of patients with multiple myeloma: sequential improvement of response and achievement of complete response are associated with longer survival. J Clin Oncol, 2008, 26(35): 5775-5782.

[35] Roussel M, Lauwers-Cances V, Robillard N, et al. Frontline therapy with carfilzomib, lenalidomide, and dexamethasone(KRd) induction followed by autologous stem cell transplantation, Krd consolidation and lenalidomide maintenance in newly diagnosed multiple myeloma(NDMM) patients: primary results of the intergroupe francophone Du MyéLome(IFM) Krd phase II study. Blood, 2016, 128: 1142.

[36] Ladetto M, Pagliano G, Ferrero S, et al. Major tumor shrinking and persistent molecular remissions after consolidation with bortezomib, thalidomide, and dexamethasone in patients with autografted myeloma. J Clin Oncol, 2010, 28(12): 2077-2084.

[37] Hari P, Romanus D, Luptakova K, et al. The impact of age and comorbidities on practice patterns and outcomes in patients with relapsed/refractory multiple myeloma in the era of novel therapies. J Geriatr Oncol, 2018, 9(2): 138-144.

[38] Palumbo A, Cavallo F, Gay F, et al. Autologous transplantation and maintenance therapy in multiple myeloma. N Engl J Med, 2014, 371(10): 895-905.

[39] Hoering A, Crowley J, Shaughnessy JD, et al. Complete remission in multiple myeloma examined as time-dependent variable in terms of both onset and duration in Total Therapy protocols. Blood, 2009, 114(7): 1299-1305.

[40] Yuki K, Yasuhito N, Mineo K, et al. Thalidomide main-

tenance therapy for patients with multiple myeloma: Meta-analysis. Leukemia Research, 2012, 36: 1016-1021.

[41] McCarthy PL, Holstein SA, Petrucci MT, et al. Lenalidomide maintenance after autologous stem-cell transplantation in newly diagnosed multiple myeloma: a meta-analysis. J Clin Oncol, 2017, 35 (29): 3279-3289.

[42] Holstein SA, Jung SH, Richardson PG, et al. Updated analysis of CALGB (Alliance) 100104 assessing lenalidomide versus placebo maintenance after single autologous stem-cell transplantation for multiple myeloma: a randomised, double-blind, phase 3 trial. Lancet Haematol, 2017, 4 (9): e431-e442.

[43] Sonneveld P, Schmidt-Wolf IG, van der Holt B, et al. Bortezomib induction and maintenance treatment in patients with newly diagnosed multiple myeloma: results of the randomized phase III HOVON-65/ GMMG-HD4 trial. J Clin Oncol, 2012, 30 (24): 2946-2955.

[44] Ambuj K, Mohamed A, Kharfan-Dabaja, et al. Tandem Versus Single Autologous Hematopoietic Cell Transplantation for the Treatment of Multiple Myeloma: A Systematic Review and Meta-analysis. J Natl Cancer Inst, 2009, 101: 100-106.

[45] Ludwig H, Hajek R, Tóthová E, et al. Thalidomide-dexamethasone compared with melphalan-prednisolone in elderly patients with multiple myeloma. Blood, 2009, 113 (15): 3435-3442.

[46] Morgan GJ, Davies FE, Gregory WM, et al. Cyclophosphamide, thalidomide, and dexamethasone (CTD) as initial therapy for patients with multiple myeloma unsuitable for autologous transplantation. Blood, 2011, 118: 1231-1238。

[47] Peter MF, Antonio P, Cyrille H, et al. Thalidomide for previously untreated elderly patients with multiple myeloma: meta-analysis of 1685 individual patient data from 6 randomized clinical trials. Blood, 2011, 118: 1239-1247.

[48] San Miguel JF, Schlag R, Khuageva NK, et al. Bortezomib plus melphalan and prednisone for initial treatment of multiple myeloma. NEJM, 2008, 359: 906-917.

[49] Mateos MV, Richardson PG, Schlag R, et al. Bortezomib plus melphalan and prednisone compared with melphalan and prednisone in previously untreated multiple myeloma: updated follow-up and impact of subsequent therapy in the phase III VISTA trial. JCO, 2010, 28: 2259-2266.

[50] Mateos MV, Oriol A, Martínez-López J, et al. Bort-

ezomib, melphalan, and prednisone versus bortezomib, thalidomide, and prednisone as induction therapy followed by maintenance treatment with bortezomib and thalidomide versus bortezomib and prednisone in elderly patients with untreated multiple myeloma: a randomised trial. Lancet Oncol, 2010, 11 (10): , 934-941.

[51] Kumar SK, Lee JH, Lahuerta JJ, et al. Risk of progression and survival in multiple myeloma relapsing after therapy with IMiDs and bortezomib: a multicenter international myeloma working group study. Leukemia, 2012, 26 (1): 149-157.

[52] Siegel DS, Martin T, Wang M, et al. A phase 2 study of single-agent carfilzomib (PX-171-003-A1) in patients with relapsed and refractory multiple myeloma. Blood, 2012, 120: 2817-2825.

[53] Vij R, Wang M, Kaufman JL, et al. An open-label, single-arm, phase 2 (PX-171-004) study of single-agent carfilzomib in bortezomib-naive patients with relapsed and/or refractory multiple myeloma. Blood, 2012, 119: 5661-5670.

[54] Leleu X, Attal M, Arnulf B, et al. Pomalidomide plus low-dose dexamethasone is active and well tolerated in bortezomib and lenalidomide-refractory multiple myeloma: Intergroupe Francophone du Myélome 2009-02. Blood, 2013, 121: 1968-1975.

[55] Durie BG, Hoering A, Abidi MH, et al. Bortezomib with lenalidomide and dexamethasone versus lenalidomide and dexamethasone alone in patients with newly diagnosed myeloma without intent for immediate autologous stem-cell transplant (SWOG S0777): a randomised, open-label, phase 3 trial. Lancet, 2017, 389 (10068): 519-527.

[56] Goldschmidt H, Lokhorst HM, Mai EK, et al. Bortezomib before and after high-dose therapy in myeloma: long-term results from the phase III HOVON-65/ GMMG-HD4 trial. Leukemia, 2018, 32 (2): 383-390.

[57] Bahlis NJ, Corso A, Mugge LO, et al. Benefit of continuous treatment for responders with newly diagnosed multiple myeloma in the randomized FIRST trial. Leukemia, 2017, 31 (11): 2435-2442.

[58] Moreau P, Hulin C, Macro M, et al. VTD is superior to VCD prior to intensive therapy in multiple myeloma: results of the prospective IFM2013-04 trial. Blood, 2016, 127 (21): 2569-2574

[59] Rosiol L, Oriol A, Teruel A, et al. Bortezomib and thalidomide maintenance after stem cell transplantation for multiple myeloma: a PETHEMA/GEM trial. Leukemia, 2017, 31 (9): 1922-1927.

[60] Kazandjian D, Korde N, Mailankody S, et al. Remission and Progression-Free Survival in Patients With Newly Diagnosed Multiple Myeloma Treated With Carfilzomib, Lenalidomide, and Dexamethasone: Five-Year Follow-up of a Phase 2 Clinical Trial. JAMA Oncol, 2018, 4 (12): 1781-1783.

[61] Dimopoulos, Meletios. One-year update of a phase 3 randomized study of daratumumab plus bortezomib, melphalan, and prednisone (D-VMP) versus bortezomib, melphalan, and prednisone (VMP) in patients (Pts) with transplant-ineligible newly diagnosed multiple myeloma (NDMM): ALCYONE. 2018 ASH: Oral Presentation (156), session 653.

[62] Yimer H. LYRA: a phase 2 study of daratumumab (Dara) plus cyclophosphamide, bortezomib, and dexamethasone (CyBorD) in newly diagnosed and relapsed patients (Pts) with multiple myeloma (MM). 2018 ASH: Oral Presentation (152), session 653.

[63] Voorhees P. Efficacy and updated safety analysis of a safety run-in cohort from GRIFFIN, a phase 2 randomized study of daratumumab (dara), bortezomib (V), lenalidomide (R), and dexamethasone (d; dara - VRd) vs VRd in patients (Pts) with newly diagnosed (ND) multiple myeloma (MM) eligible for high-dose therapy (HDT) and autologous stem cell transplantation (ASCT). 2018 ASH: Oral Presentation (151), session 653.

[64] Rajkumar SV, Harousseau JL, Durie B, et al. Consensus recommendations for the uniform reporting of clinical trials: report of the International Myeloma Workshop Consensus Panel 1. Blood, 2011, 117 (18): 4691-4695.

[65] Lub S, Maes K, Menu E, et al. Novel strategies to target the ubiquitin proteasome system in multiple myeloma. Oncotarget. 2016, 7 (6): 6521-6537.

[66] Hideshima T, Anderson KC. Biologic impact of proteasome inhibition in multiple myeloma cells-from the aspects of preclinical studies. Semin Hematol, 2012, 49 (3): 223-227.

[67] Romano A, Conticello C, Di Raimondo F. Bortezomib for the treatment of previously untreated multiple myeloma. Immunotherapy, 2013, 5 (4): 327-352.

[68] Li B, Fu J, Chen P, et al. The Nuclear Factor (Erythroid-derived 2)-like 2 and Proteasome Maturation Protein Axis Mediate Bortezomib Resistance in Multiple Myeloma. J Biol Chem, 2015, 290 (50): 29854-29868.

[69] Niewerth D, Jansen G, Assaraf YG, et al. Molecular basis of resistance to proteasome inhibitors In hematological malignancies. Drug Resist Updat, 2015, 18: 18-35.

[70] Huang SY, Lin CW, Lin H, et al. Expression of cereblon protein assessed by immunohistochemicalstaining in myeloma cells is associated with superior response of thalidomide- and lenalidomide-based treatment, but not bortezomib-based treatment, in patients with multiple myeloma. Ann Hematol, 2014, 93 (8): 1371-1380.

[71] Tsubaki M, Takeda T, Yoshizumi M, et al. RANK-RANKL interactions are involved in cell adhesion-mediated drug resistance in multiple myeloma cell lines. Tumour Biol, 2016, 37 (7): 9099-9110.

[72] Al-Hajj M, Clarke MF. Self-renewal and solid tumor stem cells. Oncogene, 2004, 23 (43): 7274-7282.

[73] Ghosh N, Matsui W. Cancer stem cells in multiple myeloma. Cancer Lett, 2009, 277 (1): 1-7.

[74] Matsui W, Wang Q, Barber JP, et al. Clonogenic multiple myeloma progenitors, stem cell properties, and drug resistance. Cancer Res, 2008, 68 (1): 190-197.

[75] Fuch S E, Tumbar T, Guas ch G. Socializing with the neighbors: stem cells and their niche. Cell, 2004, 116 (6): 769-778.

[76] Sonneveld P. Management of multiple myeloma in the relapsed/refractory patient. Hematology Am Soc Hematol Educ Program, 2017, 2017 (1): 508-517.

[77] Harousseau JL, Attal M. How I treat first relapse of myeloma. Blood, 2017, 130 (8): 963-973.

[78] Keats JJ, Chesi M, Egan JB, et al. Clonal competition with alternating dominance in multiple myeloma. Blood, 2012, 120 (5): 1067-1076.

[79] Richardson PG, Xie W, Jagannath S, et al. A phase 2 trial of lenalidomide, bortezomib, and dexamethasone in patients with relapsed and relapsed/refractory myeloma. Blood, 2014, 123 (10): 1461-1469.

[80] Offidani M, Corvatta L, Polloni C, et al. Thalidomide, dexamethasone, Doxil and Velcade (ThaDD-V) followed by consolidation/ maintenance therapy in patients with relapsed-refractory multiple myeloma. Ann Hematol, 2011, 90 (12): 1449-1456.

[81] Durie BG, Hoering A, Abidi MH, et al. Bortezomib with lenalidomide and dexamethasone versus lenalidomide and dexamethasone alone in patients with newly diagnosed myeloma without intent for immediate autologous stem-cell transplant (SWOG S0777): a randomised, open-label, phase 3 trial. Lancet, 2017, 389 (10068): 519-527.

[82] Mateos MV, Masszi T, Grzasko N, et, al. Impact of prior therapy on the efficacy and safety of oral ixazomib-lenalidomide-dexamethasone vs placebo-lenalidomide-dexamethasone in patients with relapsed/refractory

multiple myeloma in TOURMALINE-MM1. Haematologica, 2017, 102(10): 1767-1775.

[83] Rollig C, Knop S, Bornhauser M. Multiple myeloma. Lancet, 2015, 385: 2197-208.

[84] Smetana J, Berankova K, Zaoralova R, et al. Gain(1)(q21) is an unfavorable genetic prognostic factor for patients with relapsed multiple myeloma treated with thalidomide but not for those treated with bortezomib. Clin Lymphoma Myeloma Leuk, 2013, 13(2): 123-130.

[85] Cook G, Ashcroft AJ, Cairns DA, et al. The effect of salvage autologous stem-cell transplantation on overall survival in patients with relapsed multiple myeloma (final results from BSBMT/UKMF Myeloma X Relapse [Intensive]): a randomised, open-label, phase 3 trial. Lancet Haematol, 2016, 3(7): e340-e351.

[86] Gahrton G, Iacobelli S, Björkstrand B, et al. EBMT Chronic Malignancies Working Party Plasma Cell Disorders Subcommittee. Autologous/reduced-intensity allogeneic stem cell transplantation vs autologous transplantation in multiple myeloma: long-term results of the EBMTNMAM2000 study. Blood, 2013, 121(25): 5055-5063.

[87] Kropff M, Bisping G, Schuck E, et al. Deutsche Studiengruppe Multiples Myelom. Bortezomib in combination with intermediate-dose dexamethasone and continuous low-dose oral cyclophosphamide for relapsed multiple myeloma. Br J Haematol, 2007, 138(3): 330-337.

[88] Palumbo A, Gay F, Bringhen S, et al. Bortezomib, doxorubicin and dexamethasone in advanced multiple myeloma. Ann Oncol, 2008, 19(6): 1160-1165.

[89] Jakubowiak AJ, Kendall T, Al-Zoubi A, et al. Phase II trial of combination therapy with bortezomib, pegylated liposomal doxorubicin, and dexamethasone in patients with newly diagnosed myeloma. J Clin Oncol, 2009, 27(30): 5015-5022.

[90] Popat R, Oakervee H, Williams C, et al. Bortezomib, low-dose intravenous melphalan, and dexamethasone for patients with relapsed multiple myeloma. Br J Haematol, 2009, 144(6): 887-894.

[91] San-Miguel JF, Hungria VT, Yoon SS, et al. Panobinostat plus bortezomib and dexamethasone versus placebo plus bortezomib and dexamethasone in patients with relapsed or relapsed and refractory multiple myeloma: a multicentre, randomised, double-blind phase 3 trial. Lancet Oncol, 2014, 15(11): 1195-1206.

[92] Cavo M, Pantani L, Petrucci MT, et al. Bortezomib-thalidomidedexamethasone is superior to thalidomide-dexamethasone as consolidation therapy after autologous hematopoietic stem cell transplantation in patients with newly diagnosed multiple myeloma. Blood, 2012, 120(1): 9-19.

[93] Jakubowiak A, Offidani M, Pégourie B, et al. Randomized phase 2 study: elotuzumab plus bortezomib/dexamethasone vs bortezomib/dexamethasone for relapsed/refractory MM. Blood, 2016, 127(23): 2833-2840.

[94] Stewart AK, Rajkumar SV, Dimopoulos MA, et al. Carfilzomib, lenalidomide, and dexamethasone for relapsed multiple myeloma. N Engl J Med, 2015, 372(2): 142-152.

[95] Dimopoulos MA, Moreau P, Palumbo A, et al. Carfilzomib and dexamethasone versus bortezomib and dexamethasone for patients with relapsed or refractory multiple myeloma(ENDEAVOR): a randomised, phase 3, open-label, multicentre study. Lancet Oncol, 2016, 17(1): 27-38.

[96] Moreau P, Masszi T, Grzasko N, et al. Oral ixazomib, lenalidomide, and dexamethasone for multiple myeloma. N Engl JMed, 2016, 374(17): 1621-1634.

[97] Kyriakou C, Thomson K, D'Sa S, et al. Low-dose thalidomide in combination with oral weekly cyclophosphamide and pulsed dexamethasone is a well tolerated and effective regimen in patients with relapsed and refractory multiple myeloma. Br J Haematol, 2015, 129(6): 763-770.

[98] Offidani M, Corvatta L, Marconi M, et al. Low-dose thalidomide with pegylated liposomal doxorubicin and high-dose dexamethasone for relapsed/refractory multiple myeloma: a prospective, multicenter, phase II study. Haematologica, 91(1): 133-136.

[99] Dimopoulos M, Spencer A, Attal M, et al. Lenalidomide plus dexamethasone for relapsed or refractory multiple myeloma. N Engl J Med, 2007, 357(21): 2123-2132.

[100] Weber DM, Chen C, Niesvizky R, et al. Lenalidomide plus dexamethasone for relapsed multiple myeloma in North America. N Engl J Med, 2007, 357(21): 2133-2142.

[101] Dimopoulos MA, Chen C, Spencer A, et al. Long-term follow-up on overall survival from the MM-009 and MM-010 phase III trials of lenalidomide plus dexamethasone in patients with relapsed or refractory multiple myeloma. Leukemia, 2009, 23(11): 2147-2152.

[102] Knop S, Gerecke C, Liebisch P, et al. Lenalidomide, adriamycin, and dexamethasone(RAD) in patients

with relapsed and refractory multiple myeloma: a report from the German Myeloma Study Group DSMM (Deutsche Studiengruppe Multiples Myelom. Blood, 2009, 113 (18): 4137-4143.

[103] Niesvizky R, Martin TG 3rd, Bensinger WI, et al. Phase Ib dose-escalation study (PX-171-006) of carfilzomib, lenalidomide, and low-dose dexamethasone in relapsed or progressive multiple myeloma. Clin Cancer Res, 2013, 19 (8): 2248-2256.

[104] Lonial S, Dimopoulos M, Palumbo A, et al. ELO-QUENT-2 Investigators. Elotuzumab therapy for relapsed or refractory multiple myeloma. N Engl J Med, 2015, 373 (7): 621-631.

[105] Chari A, Cho H, Dhadwl A, et al. A phase 2 study of panobinostat with lenalidomide and weekly dexamethasone in myeloma. Blood Adv, 2017, 1 (19): 1575-1583.

[106] San-Miguel J, Weisel K, Moreau P, et al. Pomalidomide plus lowdose dexamethasone versus highdose dexamethasone alone for patients with relapsed and refractory multiple myeloma (MM-003): a randomised, open-label, phase 3 trial. Lancet Oncol, 2013, 14: 1055-1066.

[107] Dimopoulos MA, Oriol A, Nahi H, et al. Daratumumab, Lenalidomide, and Dexamethasone for Multiple Myeloma. N Engl J Med, 2016, 375 (14): 1319-1331.

[108] Chari A, suvannasankha A, Fay Jw, et al. Daratumumab plus pomalidomide and dexamethasone in relapsed and/or refractory multiple myeloma. Blood, 2017, 130 (8): 974-981.

[109] Palumbo A, Chanan-Khan A, Weisel K, et al. Daratumumab, Bortezomib, and Dexamethasone for Multiple Myeloma. N Engl J Med, 2016, 375 (8): 754-766.

[110] Vij R, Lendvai N, Martin TG, et al. A phase Ib dose escalationtrial of isatuximab (SAR650984, anti-CD38 mAb) plus lenalidomide and dexamethasone (Len/Dex) jn replased/refractory multiple myeloma (RRMM): interim results from two new dose cohorts. J clin oncoI, 2016, 34 (suppl 15): 8009.

[111] Raab Ms, Chatterjce M, Goldschmidt H, et al. A phase I/IIa study of the CD38 antibody MOR202 alone and in combination with pomalidomide or Ienalidomide in patients with relapsed or refractory mult; ple myeloma. Blood, 2016, 128 (22): 1152.

[112] Attal M, Lauwers-Cances V, Hulin C, et al. Autologous transplantation for multiple myeloma in the era of new drugs: a phase III study of the Intergroupe Francophone du Myelome (IFM/DFCI 2009 Trial).

Blood, 2015, 126 (2): 135-138.

[113] Cavo M, Pantani L, Petrucci MT, et al. Bortezomib-thalidomide dexamethasone is superior to thalidomide-dexamethasone as consolidation therapy after autologous hematopoietic stem cell transplantation in patients with newly diagnosed multiple myeloma. Blood, 2012, 120 (1): 9-19.

[114] Michallet M, Sobh M, El-Cheikh J, et al. Evolving strategies with immunomodulating drugs and tandem autologous/allogeneic hematopoietic stem cell transplantation in first line high risk multiple myeloma patients. Exp Hematol, 2013, 41 (12): 1008-1015.

[115] Siegel DS, Dimopoulos M, Jagannath S, et al. VANTAGE 095: An International, Multicenter, Open-Label Study of Vorinostat (MK-0683) in Combination with Bortezomib in Patients With Relapsed and Refractory Multiple Myeloma. Clin Lymphoma Myeloma Leuk, 2016, 16 (6): 329-334.

[116] Kelly KR, Siegel D. Chanan-Khan A, et al. Indatuximab Ravtansine (BT062) in Combination with Low-Dose Dexamethasone and Lenalidomide or Pomalidomide: Clinical Activity in Patients with Relapsed / Refractory Multiple Myeloma. Blood, 2016, 128: 4486.

[117] Tamura H, Ishibashi M, Yamashita T, et al. Marrow stromal cells induce B7-H1 expression on myeloma cells, generating aggressive characteristics in multiple myeloma. Leukemia, 2013, 27 (2): 464-472.

[118] Iesokhin AM, AnseII SM, Armand P, et al. Prcliminary results of a phase I study of nivolumab (BMs-936558) in patients with relapsed or refractory lymphoid malignancies. Blood, 2014, 124: 291.

[119] Mateos MV, Orlowski RZ, Siegel DSD, et al. Pembrolizumab in combination with lenalidomide and low-dose dexamethasone for relapsed/ refractory multiple myeloma (RRMM): final efficacy and safety analysis. J Clin Oncol, 2016, 34: 8010.

[120] Badros AZ, Kocoglu MH, Ma N, et al. A Phase II Study of Anti PD-1 Antibody Pembrolizumab, Pomalidomide and Dexamethasone in Patients with Relapsed/Refractory Multiple Myeloma (RRMM). Blood, 2015, 126: 506.

[121] Oriowski RZ, Gercheva L, Wil'ams C, et al. A phase 2, randomized, double-blind, placebo-controlled study of siltu ximab (anti-II-6 mAb) and bortezomib versus bortezomib alone in patients with relapsed or refractory multiple myeloma. Am J Hematol, 2015, 90 (1): 42-49.

[122] Berdeja JG. Phase I study of lorvotuzumab mertansine

(LM，IMGN901)in combination with lenalidomide (Len)and dexamethasone(Dex)in patients with CD56-positive relapsed or relapsed/refractory multiple myeloma(MM). Blood，2012，120(21)：728.

[123] GhobriaI IM，Perez R，Baz R，et al. Phase I b study of the novel anti-CXCR4 antibody ulocuplumab (BMSl936564)in combination with lenalidomide plus low-dose dexamethasone，or with bortezomib plus dexamethasonc in subjects with relapsed or refractory multiple myeloma. Blood，2014，124(21)：3483.

[124] Chari A，Chhabra S，Usmani S，et al. Combination treatment of the Bruton's tyrosine kinase inhibitor ibrutinib and carfilzomib in patients with relapsed or relapsed and refractory multiple myeloma: initial results from a multicenter phase 1/2b study. Blood，2015，126(23)：Abstract 377.

[125] Kumar S，Kaufman JL，Gasparetto C，et al. Efficacy of venetoclax as targeted therapy for rclapsed/refractory t(11;14)multiple myeloma. Blood，2017，130：2401-2409.

[126] Moreau P，Chanan-Khan A，Roberts AW，et al. Promising efficacy and acceptable safety of venetoclax plus bortezomib and dexamethasone in relapsed/refractory MM. Blood，2017，130：2392-2400.

[127] Costa LJ，Stadtmauer EA，MorganG，et al. Phase 2 study of venetoclax plus carfilzomib and dexamethasone in patients with relapsed/refractory multiple myeloma. Blood，2018，132：303.

[128] CAR T-cell Therapy Impresses in Multiple Myeloma. Cancer Discov，2018，8(2)：OF2.

[129] Cohen AD，Garfall AL，Stadtmauer EA. B-Cell Maturation Antigen(BCMA)-Specific Chimeric Antigen Receptor T Cells(CART-BCMA)for Multiple Myeloma(MM)：Initial Safety and Efficacy from a Phase I Study. Blood，2016，128(22)：1147.

[130] Ali SA，Shi V，Maric I，et al. T cells expressing an anti-B-cell maturation antigen chimeric antigen receptor cause remissions of multiple myeloma. Blood，2016，128：1688-1700.

[131] Xu J，Chen LJ，Yang SS，et al. Exploratory trial of a biepitopic CAR T-targeting B cell maturation antigen in relapsed/refractory multiple myeloma. Proc Natl Acad Sci U S A，2019，116：9543-9551.

[132] Zhao WH，Liu J，Wang BY，et al. A phase 1，open-label study of LCAR-B38M, a chimeric antigen receptor T cell therapy directed against B cell maturation antigen，in patients with relapsed or refractory multiple myeloma. J Hematol Oncol，2018，11：141.

[133] Brudno JN，Maric I，Hartman SD，et al. T Cells Genetically Modified to Express an Anti-B-Cell Maturation Antigen Chimeric Antigen Receptor Cause Remissions of Poor-Prognosis Relapsed Multiple Myeloma. J Clin Oncol，2018，36：2267-2280.

[134] Raje N，Berdeja J，Lin Y，et al. Anti-BCMA CAR T-Cell Therapy bb2121 in Relapsed or Refractory Multiple Myeloma. N Engl J Med，2019，380：1726-1737.

[135] Posey AD，Jr.，Schwab RD，Boesteanu AC，et al. Engineered CAR T Cells Targeting the Cancer-Associated Tn-Glycoform of the Membrane Mucin MUC1 Control Adenocarcinoma. Immunity，2016，44：1444-1454.

第六章　POEMS 综合征

第一节　概　述

一、发病机制

POEMS 综合征是一种以多发性周围神经病变（P）、多脏器肿大（O）、内分泌病变（E）、M 蛋白（M）和皮肤改变（S）为主要临床表现的罕见克隆性浆细胞病。过去常常将其认为是一种副肿瘤综合征，但越来越多的证据表明它是一种有着独特发病机制、病理生理机制及临床表现的独立疾病。

虽然 POEMS 综合征的发病机制尚不清楚。目前已知血清促炎症细胞因子和促血管生成细胞因子的异常升高是 POEMS 综合征的重要特点，这些细胞因子包括 VEGF、IL-1β、TNF-α 和 IL-6 等，其中以 VEGF 最为显著。高水平的血清 VEGF 能够解释 POEMS 综合征患者的肝脾肿大、水肿、皮肤血管瘤、肾脏病理膜增生性改变以及硬化性骨病等症状。另外，血清 VEGF 水平还与 POEMS 综合征的病情活动密切相关。我们的研究显示，骨髓内浆细胞可能是 POEMS 综合征中高水平 VEGF 的主要细胞来源。但是，高水平 VEGF 并不能解释 POEMS 综合征病变的全貌，例如患者的 VEGF 水平与其 M 蛋白的量无关，也与患者的症状严重度无关。同样，也有报道显示 POEMS 综合征患者在应用贝伐单抗治疗后，虽然患者的 VEGF 水平急剧下降，但其临床症状并未得到改善。这些都表明，VEGF 并非 POEMS 综合征的驱动型细胞因子，可能只是一种中介的细胞因子。

另外，最近有多项研究都显示，POEMS 综合征中的 λ 轻链可变区基因具有种系基因的限制性表达，所有患者的 λ 轻链可变区基因都属于 Vλ1 家族，分别为其中的 Vλ1-44 和 Vλ1-40 亚型。但是，这种 λ 轻链的种系基因限制性在发病中的意义还不清楚。

在细胞遗传学方面，Bryce 等通过荧光原位杂交（FISH）发现 31 例患者中有 14 例存在 del13q，3 例为 t(11;14)，但没有发现 del17p。我们对 20 例患者的 iFISH 研究同样发现，65% 患者存在着细胞遗传学异常，其中 15% 和 25% 分别存在 t(4;14) 和 t(11;14)，25% 和 20% 存在着 13q14 缺失和 1q21 扩增，无 1 例患者存在 17p 缺失。与文献报道对比，POEMS 综合征中 del13q 的发生率与多发性骨髓瘤或是原发性淀粉样变性相似，但 t(11;14) 和 del17p 的发生率均低于这两种疾病。

二、临床表现

POEMS 综合征是一种可以累及全身多个器官的全身性疾病。成人各个年龄段均可发病，常见的临床发病年龄为 40～60 岁，男性多于女性。POEMS 综合征多为慢性病程，最常见的首发症状为对称性四肢远端乏力、麻木，以后逐渐发生多系统损害。

1. 多发性周围神经病变　见于几乎所有患者，是 POEMS 综合征最为突出的临床特征。其特点是进行性、对称性的感觉和运动损害，从四肢远端开始逐渐向近端发展。可表现为麻木、发凉、无力、疼痛以及肌肉萎缩、瘫痪。运动障碍常在感觉症状之后出现，个别患者可仅有运动障碍。肌电图多提示神经传导速度降低或阻滞，远端潜伏期显著延长。神经活检可发现轴索变性和/或脱髓鞘改变，无瘤细胞或炎性细胞浸润，无免疫球蛋白或淀粉样物质沉积。脑脊液检查可发现大部分患者都有脑脊液压力升高以及蛋白-细胞分离现象。此外，部分患者还可出现多汗、低血压、勃起功能障碍、腹泻、便秘和肠麻痹等自主神经功能障碍。

2. 脏器肿大　超过半数患者可以出现肝脾

和淋巴结肿大。北京协和医院 99 例 POEMS 综合征患者中，85 例患者具有脏器肿大，其中肝肿大 47 例，脾肿大 70 例，淋巴结肿大 74 例。43 例接受过淋巴结活检的患者中，25 例为卡斯尔曼病（Castleman disease）。Castleman 病病理类型多数为透明血管型。

3. 内分泌病变　最常累及性腺，性功能障碍是男性患者常见的表现，可有性欲减退、勃起功能障碍、男性乳房发育。女性患者可表现为停经、经期延长和血清催乳素水平升高。也可累及甲状腺、肾上腺和胰岛，表现为甲状腺功能减退、肾上腺皮质功能低下和糖耐量减低或糖尿病。患者可能同时存在一种或多种内分泌功能异常。在梅奥医学中心 54 例患有内分泌病变的 POEMS 综合征患者中，性腺功能减退最为常见，33 例男性的睾酮水平低于正常，10 例男性出现乳腺发育。10 例患者有高泌乳素血症。28 例患者有甲状腺功能减退。16 例有空腹血糖受损，8 例被诊断为糖尿病。9 名测定了肾上腺功能的患者中，6 例有肾上腺皮质功能不全。另外，29 例有同时累及两条或以上内分泌轴（性腺、甲状腺、肾上腺皮质、糖代谢）的病变。

4. M 蛋白　POEMS 综合征中的 M 蛋白多为微量 M 蛋白。血清蛋白电泳多数为阴性，仅表现为血清或尿免疫固定电泳阳性。与轻链型淀粉样变不同的是，仅有不到 20% POEMS 综合征患者有着血清游离轻链的异常。在 M 蛋白类型上，几乎所有患者的 M 蛋白轻链都是 λ 轻链型，以 IgA λ 型和 IgG λ 型常见，少数为单纯 λ 轻链型。骨髓中浆细胞数多在 0～5% 之间。骨髓活检可见 λ 轻链型浆细胞数增多。

5. 皮肤改变　50%～90% 患者有皮肤改变，其中以色素沉着最为多见，可为局灶性或全身性，其次为皮肤增厚、多毛症、肾小球样血管瘤和白甲等。有 24%～44% 的患者可见肾小球样血管瘤，表现为躯干或四肢伸侧的多发紫红色疣样皮疹，是 POEMS 综合征较为特异的临床表现。

6. 肺部表现　常表现为呼吸困难、胸痛和咳嗽。实验室检查多提示为肺动脉高压、限制性通气功能障碍、弥散功能障碍以及神经肌肉导致的呼吸功能损害（呼吸肌无力）。在我们的一项回顾性研究中，27% 患者存在着肺动脉高压（肺动脉

压大于 50mmHg），12% 患者有着重度肺动脉高压（肺动脉压大于 70mmHg）。与原发性肺动脉高压不同，POEMS 综合征中的肺动脉高压表现较为轻微，并且对治疗反应敏感，绝大部分患者的肺动脉压在经抗浆细胞治疗后均可下降到正常。在 32 例在诊断后的 2 年内进行了至少一项有关肺功能检测的 POEMS 综合征患者中，75% 患者出现了不同程度和类型的肺功能异常，最常见的为限制性通气功能障碍伴弥散功能障碍，其次为单纯的弥散功能障碍。

7. 肾脏表现　肾脏方面最常见的表现为轻微蛋白尿和血尿，但也可严重到出现肾功能衰竭。我们的数据显示，约 10% 患者可出现血尿，约 6% 患者的 24 小时尿蛋白可超过 1g。约 22% 患者可以出现肾功能不全（eGFR＜60ml/min）。另外，合并 Castelman 病的患者更容易出现肾病。肾脏组织病理方面常表现为膜增生性肾炎改变，光镜和电镜下可见系膜增生，毛细血管管腔狭窄，基底膜增厚，内皮下沉积，内皮下空间增宽，内皮细胞肿胀以及空泡形成，以及肾小球膜溶解。常规免疫荧光染色全阴性，这也是它与原发性膜增生性肾小球肾炎的鉴别点。

8. 骨骼病变　为孤立或多灶性骨病变，可以是骨质硬化，溶骨性病变伴发骨质硬化或单纯溶骨性损害，以脊柱、四肢远端和骨盆受累多见。在评价骨病方面，CT 检查要明显优于 X 线，具有更高的敏感性和特异性。PET-CT 也可用于评价骨病，其摄取率的变化还可以用于疾病疗效和活动度评价。

9. 其他表现　视盘水肿、肢端水肿和多浆膜腔积液（腹水、胸水和心包积液）也都是 POEMS 综合征的和常见症状。其他还有消瘦、乏力、多汗、杵状指、血小板增多、红细胞增多、血栓事件（包括动脉血栓形成、腔隙性脑梗死、心肌梗死、布加综合征，肢端坏疽）、腹泻、发热等。

三、诊断标准

1984 年，日本的 Nakanishi 在总结了 POEMS 综合征临床特点的基础上提出了首个诊断标准，只要存在多发性周围神经病和异常球蛋白血症，以及水肿、皮肤改变、内分泌病变和脏器肿大的任何一项即可诊断为 POEMS 综合征。随后，

Dispenzier 等在 2003 年依据对 99 例 POEMS 综合征患者的回顾性分析结果提出了新的诊断标准,诊断需要满足两条主要标准及至少一条次要标准。主要标准包括:①多发性周围神经病变;②异常单克隆浆细胞增生。次要标准包括:①硬化性骨病变;② Castleman 病;③脏器肿大(脾大、肝大或淋巴结肿大);④水肿(周围水肿、胸腔积液或腹水);⑤内分泌病变;⑥皮肤改变;⑦视盘水肿。

随着对 POEMS 综合征发病机制及临床表现的进一步认识,尤其是在明确了 VEGF 在该病的诊断和发病中的重要作用之后,Dispenzieri 等于 2007 年提出了新修订的诊断标准。诊断 POEMS 综合征需要同时满足两条强制性主要标准、一条主要标准及一条次要标准方可诊断。强制性主要标准包括:①多发性神经病变;②单克隆浆细胞增殖性异常(几乎总是 λ 轻链)。主要标准包括:①硬化性骨病变;② Castleman 病;③血清 / 血浆 VEGF 水平升高。次要标准包括:①脏器肿大(脾大、肝大或淋巴结肿大);②水肿(周围水肿、胸腔积液或腹水);③内分泌病变;④皮肤改变;⑤视盘水肿;⑥血小板增多或红细胞增多。

在诊断方面,重点强调血清或血浆 VEGF 水平的诊断价值。我们的研究显示,当选取血清 VEGF>1 200pg/ml 作为诊断标准时,其诊断 POEMS 综合征的特异性和敏感性分别为 90% 和 84%。另一项纳入 29 例 POEMS 综合征患者的研究显示,血浆 VEGF 也可以用于该病的诊断,当选取 200pg/ml 作为阈值时,其特异性和敏感性分别为 95% 及 68%。

另外,在临床实践中,我们还会碰到一些非典型的 POEMS 综合征。最近,我们报告了 13 例无 M 蛋白的 POEMS 综合征变异型,这些患者除了没有检测到 M 蛋白外,均有典型的神经病变、2~3 条主要标准(均有高水平的 VEGF>2 000pg/ml 和 Castleman 病、和 / 或硬化性骨病)以及几乎所有的次要标准。同时所有 13 例患者在接受标准的抗浆细胞治疗后,都获得了很好的疗效。因此,从临床表现、VEGF 水平以及治疗转归看,这些患者应该属于 POEMS 综合征的范畴。没有检测到 M 蛋白的原因可能在于检测水平或者 M 蛋白水平过低,低于检测阈值等。临床上同样也可以见到没有周围神经病的不典型 POEMS 综合征,这

应该更容易理解。在我们的大型队列(>600 例)中,约 50% 患者的首发症状并非周围神经病。例如,约 10% 患者是以腹水为首发症状,最终发展为伴有周围神经病变的典型 POEMS 综合征。设想一下,这些腹水患者在初次就诊时可能就会被诊断为"无周围神经病的 POEMS 综合征变异型",事实上他们只是"on the way"的典型 POEMS 综合征。当然,我们不能盲目地扩大"POEMS 综合征变异型"的诊断,一定需要进行谨慎的综合判断,特别是需要多个典型临床表现 / 体征(例如 Castleman 病、硬化性骨病、皮肤血管瘤等)以及高水平血清 VEGF 的支持。

鉴别诊断方面,POEMS 综合征主要与慢性炎性脱髓鞘性多发性神经病、格林巴利综合征、冷球蛋白血症、意义未明的单克隆免疫球蛋白病(MGUS)、原发性轻链型淀粉样变性、多发性骨髓瘤等相鉴别。

第二节　治疗进展

一、预后

POEMS 综合征仍是一种不可治愈的疾病,常见死亡原因是呼吸循环功能衰竭、进行性营养不良、感染、毛细血管渗漏样综合征和肾功能衰竭,卒中与心肌梗死也可导致患者死亡。北京协和医院利用 362 例 POEMS 综合征患者的生存数据,建立了首个 POEMS 综合征的总体生存预后模型。362 例患者的 5 年和 10 年总体生存率分别为 84% 和 77%。利用以下四个预后因素积分:年龄>50 岁(1 分)、肺动脉高压(1 分)、胸腔积液(1 分)和 eGFR<30ml/min(2 分)将患者分为低危(0 分)、中危(1 分)和高危(2~5 分)。在 10 年总体生存率方面,低危组为 97%,中危组为 81%,而高危组为 55%。美国梅奥医学中心进一步验证了该模型的数据,其 138 例患者中,22% 为高危患者,45% 为中危患者,33% 为低危患者。低、中、高危患者的 5 年和 10 年总体生存率分别为 92% 和 85%、89% 和 80% 以及 65% 和 42%。

二、疗效标准

POEMS 综合征目前还缺乏公认的疗效标准,

一般认为其疗效评价应该分为血液学疗效、血清 VEGF 疗效和重要器官疗效。

POEMS 综合征的疗效评价应该是综合的疗效评价，主要包括①临床疗效：评价例如神经病变、水负荷、肺动脉高压等主要临床异常等改善情况；②血液学疗效：评价 M 蛋白的清除情况；③血清 VEGF 疗效：评价血清 VEGF 的下降水平。

在临床疗效评价方面，不仅要选取重要的（危及患者生活质量和 / 或生存）临床损害进行评价，还要考虑到评价的客观化、标准化和可量化的原则。例如，在神经病变评价上，我们会采取神经功能量表 - 总体神经病变限制性量表（ONLS）来进行定量化评价，积分下降 1 分为有效。而在腹水评价上，我们会结合影像学进行半定量评价。

与其他浆细胞病不同的是，POEMS 综合征的血液学疗效评价相当困难。这是因为患者的 M 蛋白水平都比较低，只有约一半患者的血清蛋白电泳阳性，且只有约 10% 患者的 M 蛋白量超过 5g/L。同时，血清游离轻链的异常率也只有不到 15%。因此，很难采用骨髓瘤或者轻链型淀粉样变的疗效标准对 POEMS 综合征患者进行定量评价，绝大多数患者只能采用血清免疫固定电泳是否转阴进行疗效评价，分为血液学 CR_H（血尿免疫固定电泳转阴）或者未达 CR_H。

血清 VEGF 是比较好的用于诊断和监测疾病活动度的血清标记物，一般将其定义为 CR_V（血清 VEGF 完全达到正常，笔者单位建议的正常值为 < 600pg/ml）；PR_V（血清 VEGF 基线 > 1 200pg/ml，同时下降超过 50%）；PD_V（血清 VEGF 升高超过 50%，且 > 1 200pg/ml）；其他定义为未缓解（NR_V）。

临床疗效虽然是最为主要的治疗目标，但是神经病变的改善相对比较缓慢，一般会在治疗开始后 6 个月才会起效，在 24 个月左右达到平台期。如果将神经病变改善作为治疗目标，可能会出现过度治疗。我们近期的一项研究显示，血清 VEGF 疗效可能是较为合适的替代指标。与 NR_V 患者相比，CR_V 和 PR_V 患者有着更好的 PFS（3 年 PFS：88%、80% 和 55%）和 OS 率（3 年 OS 率：97%、95% 和 63%）。同样，监测血清 VEGF 水平的变化，也能更早的发现疾病复发。因此，POEMS 患者的治疗目标应该设定为 CR_V 或者 PR_V 加上临床改善。

三、治疗

POEMS 综合征尚未有标准的治疗方案。目前常用的治疗方法主要包括对症支持、局部放疗、以烷化剂为基础的全身化疗和自体造血干细胞移植。

1. 对症治疗　由于内分泌病变而出现激素缺乏者可行激素替代治疗。糖尿病患者要注意饮食，水肿患者可以给予低盐饮食。若神经病变导致四肢无力应进行适当的功能锻炼和物理治疗。对于呼吸肌无力或肺动脉高压的患者，氧疗或持续正压通气（CPAP）可缓解患者的症状。对于情绪抑郁患者，可以考虑抗抑郁治疗。

2. 局部放疗　局部放疗对只有单个硬化性骨病变的 POEMS 综合征患者有效，而对广泛硬化性骨病变或无骨病变的患者无效。Dispenzieri 等报道在 64 例采用局部放疗的患者中，54% 得到改善，接受局部放疗的患者 2 年生存率约为 90%。放疗还可以用于对巨块型髓外浆细胞瘤的巩固治疗。

3. 糖皮质激素　单用糖皮质激素治疗 POEMS 综合征可以使部分患者获得临床改善，但缓解率较低，生存时间较短。Kuwabara 等报道，6 例接受糖皮质激素单药治疗的患者，有 5 例在治疗开始后的 9～61 个月内死亡（平均 28 个月），2 年生存率为 33%，1 年缓解率为 50%。而在另一项 102 例患者的回顾性分析中，绝大多数患者都接受了糖皮质激素单药治疗，在 58 例有随访资料的患者中，38 例死亡，平均生存时间为 33 个月。

4. 以烷化剂为基础的全身化疗　全身化疗方案主要包括美法仑联合泼尼松（MP）、或环磷酰胺联合泼尼松（CP）和美法仑联合地塞米松（MDex）。Kuwabara 等报道了 6 例使用 MP 方案化疗的患者，5 例在随访期间内（29～64 个月）存活，1 例于治疗后 50 个月死亡，2 年生存率为 100%，1 年缓解率约为 67%。Dispenzieri 等报道在 48 例接受 MP 方案治疗的患者中，44% 获得临床改善，2 年生存率为 78%。虽然美法仑治疗 POEMS 综合征有肯定的效果，但 Kuwabara 指出它的复发率较高，并且对神经症状的改善比较缓慢（通常需 1～2 年）且也不完全。

北京协和医院开展了国际上第一项关于美法

仑联合地塞米松（MDex）治疗 POEMS 综合征的前瞻性研究，获得了非常可喜的结果。31 例患者在 12 程 MDex 化疗后，100% 获得了神经病变改善，且 77.4% 患者在治疗后 3 个月即可获得神经病变疗效，中位至最大疗效时间为 12 个月。另外，MDex 还获得了 80.6% 血液学缓解，包括 CR 38.7% 和 PR 41.9%。MDex 还有效缓解了肝脾肿大、皮肤病变、水肿及肺动脉高压。同时，只有不到 20% 患者有 3 级血液学毒性。因此，MDex 是一种治疗 POEMS 综合征患者的安全有效的治疗方法。

5. **自体造血干细胞移植**　大剂量美法仑预处理联合自体造血干细胞移植是 POEMS 综合征患者的一线治疗选择。多项研究显示，自体造血干细胞移植使得几乎所有患者的神经病变症状都得到显著缓解（包括神经病变症状评分以及肌电图检查神经传导速度和振幅），其他临床症状也随时间增加得到不同程度的改善，血 VEGF 的水平也获得了迅速下降。1 年缓解率为 87%～100%，2 年生存率高于 95%。北京协和医院最近报道了国际上最大宗的自体造血干细胞移植治疗 POEMS 综合征的回顾性研究。134 例患者在接受了自体移植后，分别有 50% 和 72% 患者获得了血液学和 VEGF 的完全缓解。在中位随访 37 个月后，5 年无进展生存率为 76%，5 年总体生存率为 94%。获得血液学和 VEGF 完全缓解的患者有着更好的预后。

但是，自体造血干细胞移植有着昂贵的费用以及较高的并发症发生率。Dispenzieri 等报道约 50% POEMS 综合征患者会发生植入综合征，表现为发热 > 38.3℃、红皮病、腹泻、非心源性肺水肿以及体重增加等，其中 37% 的患者需入住重症监护病房并接受机械通气治疗。统计文献的结果也发现 POEMS 综合征患者的移植相关病死率为 2/27（7.4%），高于多发性骨髓瘤（2%），但低于原发性系统性淀粉样变性（14%）。我们的研究数据还显示，在自体移植前给予短程诱导治疗可以有效地降低移植并发症。

6. **新药治疗**　沙利度胺是一种具有抗骨髓瘤活性的免疫调节剂，其被广泛地应用于各种浆细胞病的治疗。Kuwabara 等报道了 9 例 POEMS 综合征患者接受了 150～200mg/d 剂量沙利度胺的治疗，6 例获得临床改善，3 例保持稳定，所有患者的 VEGF 水平都得到下降，并有 5 例下降至正常。除 3 例患者出现皮损外，所有患者都没有观察到沙利度胺导致的神经病变。其 2 年生存率为 100%，1 年缓解率为 56%。在最近一项日本的随机对照研究中，25 例初治 POEMS 综合征患者被随机分组到接受沙利度胺 200mg，1 次/d（13 例）或安慰剂（12 例）联合地塞米松（12mg/m^2，$d_{1\sim4}$，每 28 天一个疗程）共 24 周，结果显示沙利度胺组有着更高的 VEGF 下降率以及神经系统改善率。

作为第二代的免疫调节剂，来那度胺具有更强的抗肿瘤活性和抗血管生成的能力。Dispenzieri 等报道了 1 例难治性 POEMS 综合征患者在接受来那度胺治疗 10 个月后，其临床症状得到显著改善，VEGF 水平也从 948pg/ml 降至 303pg/ml。最近，Jaccard 等报道了 9 例 POEMS 综合征患者接受来那度胺联合地塞米松治疗的结果，在 8 例可评价疗效的患者中，3 例获得了血液学完全缓解，3 例患者了部分缓解，同时 6 例患者的神经症状都获得了明显改善。我们利用小剂量来那度胺联合地塞米松治疗了 12 例难治复发的 POEM 综合征患者，血液学缓解率为 77%，神经系统缓解率为 67%，血清 VEGF 缓解率为 91%。在中位随访 20 个月后，预计的 2 年总体生存率和无进展生存率均为 92%。而我们最近的另一项前瞻性研究发现 Rd 治疗初治 POEMS 综合征，可以获得 46% CR$_H$、42% CR$_V$ 以及 95% 神经缓解率，同时 3 年的 PFS 和 OS 率也可达 75% 和 90%。

硼替佐米是一种蛋白酶体抑制剂，其具有较强的抗骨髓瘤疗效。上海长征医院报道了联合小剂量硼替佐米（1.0mg/m^2，$d_{1,4,8,11}$）、环磷酰胺（200mg/m^2，$d_{1\sim4}$）和地塞米松 20mg，$d_{1\sim4}$ 和 $d_{8\sim11}$ 治疗初治 POEMS 综合征 20 例的结果，总体血液学缓解率为 76.5%，总体神经系统缓解率为 95%，ONLS 评分中位下降了 2 分。没有 1 例患者出现神经系统恶化，在中位随诊 11 个月后无 1 例出现疾病进展。

事实上，上述抗浆细胞治疗都有着不错的疗效和预后，但到底哪个方案是最佳一线治疗？目前尚缺乏随机对照研究进行相互比较。我们最近利用单中心 347 例有着长期随访数据患者的一线治疗数据比较了 ASCT、MD 和 Rd 作为一线治疗的疗效和长期生存预后。结果发现，ASCT 有着比 MD 更好的 CR_H，比 MD 和 Rd 更好的 CR_V，但是三者的神经缓解率相似。同样，ASCT 组的 PFS 和 OS 要优于 Rd，而与 MD 相似。从危险分层看，低危组患者接受三种治疗后的 OS 相似，而中高危组患者接受 ASCT 和 MD 后的 OS 都优于 Rd。

四、随诊

在完成相应的治疗计划后，建议每 3～6 个月进行随访一次，主要内容应当包括：神经功能评价（ONLS 评分）、原有症状的缓解情况（水肿、浆膜腔积液、乳房大小、皮肤改变等）、有无新发症状 / 体征、血尿免疫固定电泳、甲状腺功能、血清 VEGF 水平等。不建议常规评价骨髓和骨骼等。

POEMS 综合征仍是一种不可治愈的疾病，绝大部分患者都会出现疾病复发。虽然 VEGF 再次升高往往预示着疾病复发（尽管并非绝对），但是挽救性治疗的时机仍建议取决于有无新发症状或者原有损害有无进一步恶化，而不取决于 VEGF 水平或者 M 蛋白量。当然，如果患者出现 VEGF 升高或者 M 蛋白转阳，则需要缩短随访间隔（例如每 1～3 个月随访一次），密切观察有无临床复发表现。

（周道斌 李 剑）

参 考 文 献

[1] Dispenzieri A. POEMS syndrome. Blood Rev, 2007, 21: 285-299.

[2] Li, J, Zhou DB. New advances in the diagnosis and treatment of POEMS syndrome. Brit J Haematol, 2013, 161: 303-315.

[3] Li J, Zhang W, Jiao L, et al. Combination of melphalan and dexamethasone for patients with newly diagnosed POEMS syndrome. Blood, 2011, 117: 6445-6449.

[4] Wang C, Huang XF, Cai QQ, et al. Prognostic study for overall survival in patients with newly diagnosed POEMS syndrome. Leukemia, 2017, 31: 100-106.

[5] Zhao H, Cai H, Wang C, et al. Prognostic value of serum vascular endothelial growth factor and hematological responses in patients with newly-diagnosed POEMS syndrome. Blood Cancer J, 2018, 8: 37.

[6] Li J, Duan MH, Wang C, et al. Impact of pretransplant induction therapy on autologous stem cell transplantation for patients with newly diagnosed POEMS syndrome. Leukemia, 2017, 31: 1375-1381.

[7] Li J, Huang XF, Cai QQ, et al. A prospective phase II study of low dose lenalidomide plus dexamethasone in patients with newly diagnosed polyneuropathy, organomegaly, endocrinopathy, monoclonal gammopathy, and skin changes (POEMS) syndrome. AM J Hematol, 2018, 93: 803-809.

[8] Zhao H, Huang XF, Gao XM, et al. What is the best first-line treatment for POEMS syndrome: autologous transplantation, melphalan and dexamethasone, or lenalidomide and dexamethasone? Lcukemia, 2019, 33: 1023-1029.

第七章 骨髓衰竭性疾病

第一节 再生障碍性贫血

一、概述

再生障碍性贫血（aplastic anemia，AA）是由多种病因和复杂的发病机制引起的一种骨髓造血功能衰竭性疾病，主要表现为骨髓有核细胞增生低下、全血细胞减少以及由其导致的贫血、出血和感染。AA 已经由"骨髓衰竭综合征"逐步被认为导致了骨髓衰竭的一种"自身免疫病"。根据患者的病情、血象、骨髓及预后，可分为重症（severe AA，SAA）和非重症（non SAA，NSAA）。SAA 定义为骨髓造血容量少于 25%，并有以下至少两条：外周血中中性粒细胞绝对值低于 $0.5 \times 10^9/L$、血小板计数低于 $20 \times 10^9/L$、网织红细胞的绝对计数值低于 $20 \sim 40 \times 10^9/L$。极重型 AA（very SAA，vSAA）定义为外周血中的中性粒细胞绝对值低于 $0.2 \times 10^9/L$，至少另有一个外周血指标符合 SAA 标准和骨髓指标符合 SAA 标准。

AA 的治疗策略主要依据分型诊断予以制订。SAA 患者如果只进行支持治疗，2 年的存活率只有 28%，半数以上 SAA 患者在诊断后 6 个月内死亡。SAA 有效的治疗包括采用抗淋巴细胞球蛋白（antilymphocyte globulin，ALG）或抗胸腺细胞球蛋白（anti-thymocyte globulin，ATG）的免疫抑制剂治疗，造血干细胞移植（hematopoietic stem cell transplantation，HSCT）和新近提出的干细胞刺激（stem-cell stimulation）治疗。输血依赖的 NSAA 可采用 CsA 加促造血（雄激素等）治疗，如治疗 6 个月无效则按 SAA 治疗，不依赖输血的 NSAA 可应用 CsA 和/或促造血治疗。

二、再生障碍性贫血的药物治疗

（一）支持治疗是所有 AA 患者的基础治疗

1. 血制品输注 输注红细胞和血小板以维持 AA 患者适宜血细胞计数水平，有助于改善由于血细胞减少导致的乏力、出血等临床症状和生活质量。目前尚无红细胞输注指征共识标准，主要依据患者的年龄、有无心肺等重要脏器合并疾病、临床贫血症状，结合血红蛋白值来加以确定。国内推荐红细胞输注指征为 Hb<60g/L，但老年（≥60 岁）、代偿反应能力低（如伴有心、肺疾患）、需氧量增加（如感染、发热、疼痛等）、氧气供应缺乏加重（如失血、肺炎等）时可放宽输血阈值至 Hb≤80g/L。推荐血小板输注指征为血小板计数 $<10 \times 10^9/L$（发热时 $<20 \times 10^9/L$）预防性输注血小板。

拟接受造血干细胞移植（SCT）或 ATG/ALG 治疗期间的患者是否应输注辐照的红细胞及血小板，迄今尚无确切定论。支持输注辐照血制品主要基于以下两点：①动物实验证明移植前输注辐照的红细胞和血小板可以降低次要组织相容性抗原（HLA）的敏感性，从而降低同种异基因移植后的排斥反应；② ATG/ALG 治疗期间及治疗后输注辐照血制品可能有助于预防输血相关性移植物抗宿主病，仅有欧洲的某一中心报道 1 例 ATG 治疗后发生了疑似输血相关性移植物抗宿主病（GVHD），但该病例输注的血制品未去除白细胞。尽管缺乏循证医学证据，现在临床上依旧常规输注辐照的血制品。此外，若拟行 SCT，应尽量避免家庭成员直接献血，且患者巨细胞病毒（CMV）检测结果回报前，如患者拟行骨髓移植，应仅输注 CMV 阴性血制品；如供者及受者的 CMV 检测均为阴性，则应继续予以患者输注 CMV 阴性的血液制品。

2. 感染的预防与治疗 NSAA 患者外周血中性粒细胞减少较轻，发生感染的机会较少。SAA（特别是 VSAA 患者）由于持续的严重中性粒细胞和单核细胞减少，发生细菌和真菌感染风险极高，入院后应行保护性隔离，预防应用抗生素和抗真菌药，常规口腔护理和低菌饮食。最好入住有空气层流设备的病室。

SAA 患者出现发热时，应以内科急诊患者对待，立即收入院治疗，有条件时应予逆向隔离，将患者置于层流病房或相对无菌的病区内。病区的空调不宜与其他病区相通以避免交叉感染。病房最好阳光充足，空气清新。病房每日紫外线照射 30 分钟或空气清洁气雾剂以达到空气消毒。墙壁地板每日用 1:200 氯己定或用来苏液擦洗，用 TD 消毒液擦床头柜及湿性扫床。患者一般常规每日 3 次用 1:2 000 氯己定溶液漱口，每日 2 次用高锰酸钾溶液坐浴，头发、指甲要剪短，食物需连同器皿一同加热蒸透或用微波炉加热消毒后食用，水果食用前必须经氯己定溶液浸泡并去皮。医护人员须具备相当的临床经验并具有严格的无菌观念，进行静脉穿刺时，除常规消毒外，为了保证充分的局部消毒时间，宜用浸过乙醇的无菌纱布覆盖局部皮肤 5 分钟再行穿刺。实施皮肤、咽喉、血、尿、大便等部位的病菌培养检查后，立即给予经验性广谱抗生素治疗。经验性抗生素治疗的原则是选用抗生素必须为杀菌剂、抗菌谱广、能减少耐药菌的发生、毒副反应小具有安全性。经验性治疗常用方案：①为单药治疗方案，可选用头孢类或碳青霉烯类抗生素；②为双药联用方案，可采用氨基糖苷类 + 抗假单孢菌青霉素 / 头孢类 / 碳青霉烯类抗生素；③如高度提示患者为 G^+ 菌感染，则选用万古霉素 + 头孢类 / 碳青霉烯类抗生素 ± 氨基糖苷类。病原菌明确患者，应根据药敏试验改用针对性窄谱抗生素。若未发现病原菌，但经治疗后病情得以控制者于病情治愈后仍应继续给予口服抗生素 7～14 天。若未发现病原菌，且经前述处理 3～5 天后病情无好转，对病情较轻者可停用经验性抗生素治疗，再次进行病原菌培养，若病情较重者应在原有治疗基础上加用抗真菌药，如两性霉素 B，卡泊芬净、伏立康唑等。在下列三种情况同时存在时可以考虑粒细胞输注：①粒细胞缺乏症（$<0.5 \times 10^9$/L）；②伴有严重感染；③高级抗生素治疗 48 小时无效。粒细胞输注的注意事项有：① ABO 血型相同，输前做交叉配血试验；②最好于制备后 6 小时内输注，最多不超过 24 小时；③输注前须经 15～30Gy 照射，以预防 GVHD；④每次输注量应 $>1\,010$/m²，每天一次，一般连用 4～6 天；⑤输注速度不宜过快（一般控制在 10×10^9/h），输注过程中应密切观察，如出现呼吸困难、肺水肿、休克等严重不良反应，应立即停止输注；⑥输注效果评判为感染控制情况（而非白细胞数增加）。粒细胞输注的主要不良反应有：①肺浸润和呼吸衰竭为其最严重的不良反应；②最常见的反应是发热；③由于同种抗体产生，可导致粒细胞和血小板无效输注；④如果粒细胞悬液未经照射灭活，免疫活性的 T 淋巴细胞则可引发 GVHD；⑤输后导致 CMV 感染等其他输血反应。静脉丙种球蛋白（推荐剂量为 5～10g，每周一次）和重组人粒细胞集落刺激因子 [rhG-CSF，2～5μg/（kg•d），皮下注射] 等辅助治疗亦有利于感染的控制。

3. 去铁治疗 AA 患者药物治疗起效相对较慢，在药物治疗起效前，或治疗无效的依赖红细胞输注的患者，输血导致的铁过载危害及去铁治疗以越来越引起关注。100ml 悬浮红细胞含铁 100～125mg，而正常生理情况下人体每天排铁量为 1～2mg，因此，大量输血（约 40U 红细胞）会致患者发生输血继发性铁过载，过量的铁沉积于心脏、肝脏等重要脏器细胞中会引起严重后果，如心力衰竭、肝硬化、肝癌、糖尿病等，并由此而增加患者的死亡风险，去铁治疗是红细胞输注依赖患者支持治疗的一个组成部分。常用方法是皮下注射去铁胺，但在使用该药时要考虑皮下注射去铁胺给患者带来局部出血及感染的危险，如果患者不能耐受皮下注射去铁胺则可以考虑静脉注射。接受去铁胺治疗的患者应该警惕耶尔森菌感染的风险。已上市的口服铁螯合剂有去铁酮和地拉罗司，去铁酮的剂量限制性不良反应包括严重的粒细胞缺乏症，因此再障患者不常规推荐使用。

一项地拉罗司去铁治疗 116 例 AA 的多中心临床实验（EPIC）证明，起始剂量 20mg/（kg•d）治疗 1 年后，血清铁蛋白可较治疗前基础水平降低约 56%，绝对数值可以降低 1 000～1 500μg/L。

主要不良反应有胃肠道不适（恶心、腹泻或腹痛等），皮疹及血清肌酐水平可逆性、非进行增高。72例AA去铁后的EPIC实验数据表明，地拉罗司单药治疗NSAA患者可以获得50%的血液学疗效反应；约40%的SAA患者接受地拉罗司联合IST治疗获得了进一步的血液学疗效。国内一项单臂、多中心、前瞻性研究，共入组了64例伴铁过载的AA患者，所有患者地拉罗司的起始剂量为20.0mg/(kg·d)，经12个月治疗后，中位血清铁蛋白（SF）水平由基线的4 924(2 718～6 765)μg/L（64例）降到3 036(1 474～5 551)μg/L（23例），降幅达38%。地拉罗司治疗期间最主要的不良反应有血肌酐增高（40.98%）和胃肠道不适（40.98%），其次为肝脏转氨酶增高（ALT：21.31%；AST：13.11%）、蛋白尿（24.59%）。血肌酐增高呈可逆性、非进行性。对于基线PLT水平低于$50×10^9/L$的患者，地拉罗司治疗期间中位PLT未降低。

那么，AA患者什么时候应进行去铁治疗？尽管缺乏确切依据，一般认为红细胞输注依赖患者应定期检测血清铁蛋白水平，当血清铁蛋白>1 000μg/L时应开始去铁治疗。尤其对于准备行异基因SCT的AA患者更应强调去铁治疗，以减轻肝脏、心脏及内分泌腺体的铁负荷，有助于降低移植相关病死率。此外，值得强调的是，对于ATG/ALG或成功SCT患者出现的铁过载，静脉放血应是去除铁的标准疗法。

4. 疫苗的预防接种 无对照研究报道显示接种疫苗会导致骨髓衰竭或AA复发，因此只有当非常必须时，才考虑疫苗接种（包括流感疫苗）。

（二）非重型再生障碍性贫血的目标治疗

1. 雄激素或/和CsA NSAA的理想治疗方案尚未能确定，国外一般仅予以密切观察，只有疾病进展患者需要血制品输注支持或进展为SAA才开始予以免疫抑制治疗或SCT。国内多采用雄性激素或/和CsA早期干预治疗。临床上常用雄性激素包括睾酮类的丙酸睾酮，50～100mg/d，肌内注射；十一烷酸睾酮，120～240mg/d口服；蛋白质同化激素司坦唑醇，6～12mg/d，分次口服。CsA，3～7mg/(kg·d)，分两次口服，或根据血药浓度调节CsA用量，使其维持谷值血药浓度150～250ng/ml，疗程至少4～6个月。CsA的主要不良反应为消化道症状、齿龈增生、色素沉着、肌肉震颤、肝肾功能损害，极少数出现头痛和血压变化，多数患者症状轻微或对症处理后减轻，必要时减量甚至停药。CsA减量过快会增加复发风险，一般推荐疗效达平台期后持续服药至少12个月。服用CsA期间应定期检测血压、肝肾功能。

郑以州课题组最近在国际上首次报道采用CsA与左旋咪唑（LMS）交替口服这一新型IST方案（CsA-LMS）治疗118例NSAA，病史超过6个月与初诊NSAA患者的总有效率分别高达87%和100%，2年无事件生存率分别为57%和87%，仅有5%～7%的患者疾病进展为SAA。随访期内有11例患者复发，未见1例进展为骨髓增生异常综合征（MDS）或典型阵发性睡眠性血红蛋白尿症（PNH）。作者认为这一新型IST方案不仅极大地降低了患者的治疗经费，且有效降低了CsA相关的不良反应。此方案对传统的采用CsA血药浓度检测调整CsA用药剂量提出了严重挑战，但值得注意的是该研究为单中心回顾性分析结果，尚待下一步多中心前瞻性研究来加以确认。

2. 中医中药 在我国，临床上还常采用中医中药治疗NSAA，尽管所采用的方剂和成药品种繁多，但多尚需经过严格临床试验以证实其疗效。中国医学科学院血液学研究所于20世纪60年代初提出再障属肾虚，并以补肾中药为主进行治疗并获得满意效果。治疗过程中观察到：凉润滋阴药能缓解症状，温热补阳药可改善造血功能，从而总结出"补肾为主，补气为辅""补阳为主，滋阴为辅""先减症，后生血"和"凉、温、热"等一系列治疗规律，这些规律适用于多数病例。NSAA初期常有出血、感染症状，需用清热、凉血、止血药。待上述症状好转后应改用苁蓉、巴戟等温肾药。治疗后期可加附子、肉桂等药，以加速造血功能恢复。筛选出的有效药味有：人参、黄芪、当归、熟地、首乌、苁蓉、巴戟、补骨脂、菟丝子、仙茅、鹿茸、附子、肉桂等。补肾中药的疗程应半年以上。本疗法的优点为疗效持久，无明显副作用。中国中医研究院西苑医院采用大菟丝子饮单用或与司坦唑醇片合用共治疗NSAA 189例，有效率高达83.4%。上海中医学院曙光医院观察到黄芪+白术；苁蓉+菟丝子；淫羊藿+丹参均可明显提高CFU-E及BFU-E的产率。天津中医学院附属医院发现人参、巴戟、补骨脂、鹿茸可增加 CFU-GM 的产率。以上结果不仅证明补肾中药对 NSAA 有较好的疗效，并初步阐述了其作用机制。

3. NSAA 治疗的经验教训　杨崇礼教授在我国 NSAA 研究领域曾做出过非常重要的贡献，她在 1991 年对中国医学科学院血液学研究所治疗 NSAA 的经验总结迄今仍对我们大有裨益，值得借鉴。

杨崇礼教授提出了 NSAA 治疗的以下五条经验教训。

(1) 早期诊断、早期治疗：这点对 NSAA 尤为重要，多次总结都发现 NSAA 的疗效与治疗前的病程有密切关系。20 世纪 60 年代我所分析补肾中药对 NSAA 的疗效时，发现有效组 18 例，平均病程 14 个月；无效组 24 例，平均病程 44 个月，有效组的病程明显短于无效组（$P < 0.05$）。70 年代又分析了多种方法治疗的 207 例 NSAA 的疗效，发现 131 例治疗前病程 < 2 年，97 例有效，有效率 74%；76 例治疗前病程 > 2 年，44 例有效，有效率 57.9%，前者有效率显著高于后者（$P < 0.05$）。1990 年又分析接受多种方法治疗的 NSAA 的疗效，病史 < 半年的患者 57 例，有效 53 例，有效率 93%。AA 为以造血组织脂肪化为基本病理改变的疾病，一般说来病程愈久，脂肪化愈严重，造血组织萎缩亦愈严重，已大部分脂肪化的造血组织的恢复自然要比少部分脂肪化的造血组织的更难恢复。

如何做到早期诊断？依据 AA 的根本病理变化，找到了一些观察方法：首先肉眼观察骨髓穿刺时吸出的骨髓液油滴增多，涂片时骨髓液膜的尾部油滴增多；低倍镜下观察片尾巨核细胞减少（正常人每片 30 个左右），骨髓小粒的脂肪细胞增多（正常人小粒细胞造血组织的面积多在 50% 左右），同时小粒中易发现组织嗜碱性粒细胞；油镜下红系中的晚幼红细胞增多。其中低倍镜下观察骨髓小粒造血组织的面积尤为重要，常常当涂片显示增生活跃或增生明显活跃难以诊断为 AA 时，小粒的造血组织面积已 < 50%，片尾部散在着较多的脂肪细胞，均对 AA 的诊断有重要意义。此外，外周血的网织红细胞计数也不能忽略，以百分比来表达时，多数病例 < 1%；但有相当部分病例网织红细胞高达 2%（甚至 5.7%），这显然高于正常值，但由于 AA 其红细胞总数减少，网织红细胞的绝对值均低于正常值（100×10^9/L），根据这些指标即使骨髓增生活跃也可诊断为 NSAA。

(2) 坚持治疗：一旦开始某种药物治疗，如无明显副作用，均应坚持半年以上疗程，因为 NSAA 的治疗不可能短期有效。我所曾对 20 例外院门诊长期治疗无效的患者继续应用补肾中药、丙酸睾酮联合支持疗法，治疗 5～10 年，其中 12 例获缓解，8 例明显进步；再维持治疗 5 年，全部患者基本治愈，且恢复了正常工作；但同样的患者或由于经济原因不得已停止治疗，或由于家属或医务人员对 NSAA 治疗的长期性不尽理解，治治停停，终致每况愈下，最后死于严重造血功能衰竭所致各种合并症（如脑出血、严重感染等）。

(3) 维持治疗：坚持治疗指血红蛋白低于正常值时，千方百计决不灰心，而不中途停顿，力图使血红蛋白达到正常。维持治疗指各项血象达正常值后不应即刻停止治疗，还须继续治疗至少 2 年，以防复发，由于多数患者缓解后骨髓的巨核细胞及外周血中血小板恢复迟缓，骨髓中粒 - 巨噬细胞形成单位（CFU-GM）长期低于正常水平，如不进行维持治疗，很易复发。我所初期应用雄激素治疗的病例未进行维持治疗，复发率 20%；1979 年以后，对司坦唑醇片治疗缓解的 24 例进行 2 年的维持治疗，至 1984 年仅 1 例复发，大大降低了复发率。

(4) 联合治疗：总结我所 30 年治疗 NSAA 的经验，中西医结合治疗比单用补肾中药、氯化钴、丙酸睾酮或脾切除效果均为好；并用一叶萩碱和司坦唑醇片比单用二者中的任意一个疗效为好，这可能源于一叶萩碱兴奋自主神经与骨髓神经，致小血管扩张及毛细动脉增加，骨髓血流加速，从而改善造血微环境；且司坦唑醇片具有造血干细胞（HSC）直接刺激效应。

(5) 合并症治疗：AA 常合并感染，如扁桃体炎、龋齿、鼻旁窦炎及中耳炎等。如不及时处理这些病灶，血红蛋白难以上升。我所曾对 21 例 NSAA 合并慢性扁桃体炎的患者做了扁桃体切除术，结果不同程度地改善了患者的病情。又如患者的出血趋势（如牙龈出血、鼻出血及月经过多等），必须给予各种止血药，甚至输注血小板，使之止血；此后，网织红细胞、血红蛋白方能上升。

（三）重型再生障碍性贫血的目标治疗

1. ATG 和 ALG 是 SAA 的标准首选药物 治疗意外的发现有时可以成就一个故事。1976 年 Thomas 和 Jeannet 研究发现，接受 ALG 单药预处理的 HLA 全相合同胞供者异基因 SCT 的 SAA 患者，移植物被排斥而其自身骨髓造血恢复。此现象提示 SAA 患者残存有正常 HSC，经 ALG 免疫抑制后可恢复自身骨髓造血功能，并据此推测异常免疫反应介导的骨髓造血功能衰竭可能为 SAA 主要病理机制。

1977 年 Speck 首次报道对 ALG 单药治疗的 15 例 SAA 患者与 ALG 预处理后半相合异基因 SCT 治疗的 14 例 SAA 患者的非随机对照研究，结果显示两组患者的有效率（约 40%）及 1 年生存率（约 55%）近似。20 世纪 80 年代初多个临床研究报道证实，单一 ALG/ATG 治疗 SAA 疗效（6 个月有效率 40%～60%）优于传统的支持治疗（6 个月有效率仅 15%～30%）。80 年代末欧洲骨髓移植协作组（EBMT）大系列临床研究证明：约 60% 的 SAA 患者单用 ALG/ATG 可获长期生存，略优于 ALG/ATG 预处理的半相合异基因 BMT（50%），与同胞相合异基因 BMT（63%）相当。该研究结果还显示：年轻（＜20 岁）、超重型 SAA（vSAA）患者更适合异基因 BMT；20 岁以上的 SAA 患者适合 ALG/ATG。至此，奠定了 ALG/ATG 作为 SAA 标准疗法的地位。

兔源 ATG/ALG（法国、德国产）剂量为 3～5mg/（kg·d），猪源 ALG（中国产）剂量为 20～30mg/（kg·d）。ATG/ALG 需连用 5 天，每日静脉输注 12～18 小时。先将单支 ATG/ALG 的 1/10 量（法国产兔源 ATG 2.5mg，德国产兔源 ALG 10mg，中国产猪源 ALG 25mg）加到 100ml 生理盐水中静脉滴注 1 小时行静脉试验，观察是否发生严重全身反应或过敏反应，若发生则停止 ATG/ALG 输注并及时抗过敏治疗，同时判定 ATG/ALG 静脉试验阳性，禁用 ATG/ALG；若静脉试验阴性则行正规 ATG/ALG 治疗。每日用 ATG/ALG 时同步应用肾上腺糖皮质激素防止过敏反应。每日糖皮质激素总量以泼尼松 1mg/（kg·d）换算为甲泼尼龙或地塞米松或氢化可的松，经另一静脉通道与 ATG/ALG 同步输注。急性期不良反应包括超敏反应、发热、僵直、皮疹、高血压或低血压

及液体潴留。患者床旁应备气管切开包、肾上腺素。治疗期间维持血小板（PLT）计数 ＞20×10^9/L，因 ATG/ALG 具有抗血小板活性的作用，故不能于输注 ATG/ALG 的同时输注血小板悬液。血清病反应（关节痛、肌痛、皮疹、轻度蛋白尿和血小板减少）一般出现于 ATG/ALG 治疗后 1 周左右，因此糖皮质激素应足量用至 15 天，随后减量，一般 2 周后减完（总疗程 4 周）。出现血清病反应者则静脉应用肾上腺糖皮质激素冲击治疗，每日总量以泼尼松 1mg/（kg·d）换算为氢化可的松或甲泼尼龙，根据患者情况调整用量和疗程。第 1 次 ATG/ALG 治疗无效或复发患者推荐第 2 次 ATG/ALG 治疗，两次间隔 6 个月（因为多数患者 6 个月左右才显示疗效）。第 2 疗程的 ATG/ALG 应选择另一动物种属来源的 ATG/ALG，以减少过敏反应的发生和严重血清病的风险。

老年患者是否应用 ATG 是一件难以决策的事情，需要仔细评估和讨论患者可能遇到的风险。ATG 治疗老年患者的有效率和生存率均低于年轻患者。患者年龄 ＞60 岁、50～60 岁及 ＜50 岁的有效率分别为 37%、49% 和 57%，5 年生存率分别为 50%、57% 和 72%。年龄 ＞70 岁的患者 10 年生存率仅为 33%，而年龄 50～70 岁之间的患者生存率可达 60% 左右。虽然 ATG 治疗没有年龄方面的限制，但是治疗前需要对患者进行医学评估排除严重合并症；同时行骨髓检查，包括骨髓活检和细胞遗传学检查（和／或 FISH）排除低增生性 MDS。告知患者使用 ATG 治疗增加出血、感染和心血管事件的风险。对于不适宜 ATG 治疗的老年患者应给予最佳的支持治疗。可以应用 CsA 治疗，但其在老年患者中有明显的肾毒性和引起血压升高的不良反应，建议其血药浓度维持于 100～150mg/L。男性患者应用司坦唑醇片可能有效，由于其有导致男性化的不良反应而使女性患者不易接受。循环衰竭、肝脏毒性、高血脂、不可逆行糖耐量受损和前列腺损害亦均为老年患者应用 ATG 治疗时需要考虑的事宜。

应密切随访接受 ATG/ALG 和 CsA 治疗的 SAA 患者，定期检查以便及时评价疗效和不良反应，包括演变为克隆性疾病，如 PNH、MDS 和急性髓细胞白血病（AML）等，建议随访观察点为 ATG/ALG 用药后 3 个月、6 个月、9 个月、1 年、

1.5年、2年、2.5年、3年、3.5年、4年、5年及10年。

2. 干细胞刺激治疗有望成为SAA的首选治疗　尽管ATG/ALG治疗可显著改善SAA患者的总体生存，但临床疗效依然不尽如人意，ATG/ALG联合雄激素、G-CSF、吗替麦考酚酯（霉酚酸酯）和西罗莫司等药物，均未显著改善有效率和长期生存。

艾曲波帕是一种TPO受体激动剂，艾曲波帕联合ATG可将疗效提高到80%，完全缓解率约50%，且起效快，骨髓增生程度、CD34$^+$细胞和造血祖细胞数量也得以提高，表明艾曲波帕是直接作用于骨髓造血干细胞。FDA已批准该药用于难治SAA，在不久的将来，有望成为SAA患者的一线首选治疗。

二代测序揭示20%～30%的AA患者可检出基因突变，尽管已有研究证实与历史ATG/ALG治疗患者相比，艾曲波帕联合ATG治疗方案并未增加SAA患者髓系肿瘤的发生率，但现今存在以下几个亟待回答的问题：米用艾曲波帕联合ATG治疗方案前是否所有患者均应进行髓系肿瘤相关基因突变筛查？随访过程中是否需要监测髓系肿瘤相关基因突变？笔者个人观点是现阶段如果患者进行了基因突变检测且有诸如JAK2V617F、KITD816V、FLT3 ITD、NPM1、KRAS、HRAS和TP53等致癌潜能的基因突变应慎用。

3. 环磷酰胺是否可以替代ATG/ALG成为SAA患者的首选治疗？　环磷酰胺（CTX）本身并无烷化作用和细胞毒作用，机体吸收后在肝中被细胞色素P450氧化酶氧化生成4-羟基环磷酰胺，后者自发开环生成醛磷酰胺，两者可维持动态平衡。4-羟基环磷酰胺经乙醛脱氢酶（ALDH）作用生成无毒性的羧基环磷酰胺通过尿排出体外，缺乏ALDH的细胞则降解生成活性产物丙烯醛和磷酰胺氮芥并产生毒性。HSC富含ALDH，而成熟血细胞及淋巴细胞则缺乏ALDH，因而CTX具有强大淋巴细胞杀伤作用，但对HSC影响很小。CTX对免疫系统的影响呈剂量相关性，大剂量CTX发挥免疫抑制作用，可诱导淋巴细胞核损伤，抑制T、B淋巴细胞增殖，现广泛应用于系统性红斑狼疮等各类自身免疫性疾病。

CTX用于SAA的治疗同ATG相似，同样源于SCT，1976—1977年有三篇文献报道了应用

CTX预处理行SCT，虽然供者HSC未能植入，患者却恢复了自身造血。1980年美国血液学会以邮件的形式咨询了二千多名成员，以征集CTX治疗SAA的经验。共401个成员回复咨询，其中50个成员治疗了73例患者，完全符合SAA诊断且治疗有效的患者仅3例。无治疗反应的患者中，88%符合SAA的诊断，25%患者CTX用量基本相当于BMT的剂量。据此认为CTX可能并非SAA的理想治疗手段。1996年Brodsky报告SAA患者接受45mg/（kg•d）连续4天大剂量CTX（HD-CTX）且不用BMT支持治疗，10例SAA患者中7例获得治疗反应，除1例44个月时死于免疫缺陷综合征，6例中位随访10.8年，血象完全正常，且无复发及克隆性血液学异常发生，该学者认为CTX治疗SAA有效，且可能消除恶性克隆，减少晚期克隆性血液学异常的发生。NIH随后开始随机对照的临床试验，比较ATG与CTX治疗SAA。总共入组了31例患者，15例患者接受了CTX 50mg/（kg•d），连续4天，16例进行了马ATG 40mg/（kg•d）连续5天，并且两组患者均同时给予CsA 12mg/kg。CTX组发生4例侵袭性真菌感染，且早期死亡3例，而ATG组无早期死亡，尽管6个月时两组的疗效反应无明显差异（46% vs 75%），因CTX组出现了过多死亡而提前终止了临床试验，该报道认为CTX用于SAA的治疗风险过大。2002年NIH发表了上述随机对照的长期随访结果，中位随访至38个月时，ATG组6/13（46%）患者复发，CTX组2/8（25%）复发，复发率无统计学差异。ATG组2例、CTX组1例出现克隆性血液学异常。因此英国血液学标准委员会指出，鉴于HD-CTX的毒性和较高的致死率，没有HSC支持前提下，不能推荐用于初治或复治SAA患者。随后Brodsky发表了个人意见，认为NIH的随机试验没有达到终止的标准，两组的死亡率亦没有显著性差异，并且指出了上述试验的缺陷，认为此试验是在无移植经验的单一中心进行，且方案中除CTX外尚联合使用CsA，CsA同CTX的联用可以增加毒性反应。Brodsky陆续报道了包括难治性SAA及肝炎相关性SAA的CTX治疗效果。5例肝炎相关性SAA患者，中位年龄14岁，静脉给予HD-CTX 50mg/（kg•d）连续4天，至少随访到1年，4例患

者得到治疗反应，中位中性粒细胞大于 $0.5×10^9/L$ 的时间为 51 天，中位脱离红细胞和血小板输注的时间分别为 109 天和 160 天。Audino 等报道 5 例 IST 无效的儿童患者，给予 CTX 45mg/d，12 个月后 2 例获得完全治疗反应。2009 年 Brodsky 报道了 CTX 治疗 SAA 的长期随访结果，1996—2008 年间共计 44 例初诊 SAA 和 23 例难治/复发 SAA 接受了 HD-CTX 的治疗，初治组共死亡 5 例，只有 1 例死于 2 个月，其余均死于 CTX 后 5 个月；难治组 8 例死亡，4 例死于 3 个月内。初治组 19 例完全缓解（CR），12 例部分缓解（PR），13 例无效（NR）；难治组 5 例 CR，6 例 PR，12 例 NR。初治组随访 58 个月，10 年的总体反应率 71%，总生存率 88%，无事件生存 58%；而难治组 10 年的反应率、生存与无事件生存分别为 48%、62%、27%。初治组 2 例 PR 复发，2 例 NR 转变为 MDS；难治组 2 例复发，1 例转变为 MDS，1 例转变为 PNH。

由于 ATG/ALG 药品价格昂贵，为了探索一条适合我国国情之路，中国医学科学院血液病医院贫血治疗中心从 2002 年起开始了 CTX 治疗 SAA 的临床研究。鉴于 CTX 用于 SAA/VSAA 治疗源于 Allo-HSCT 治疗供者细胞未植活而患者恢复自身骨髓造血，故而 Brodsky 及 NIH 的研究沿用了预处理剂量，即 $45～50mg/kg$，连续 4 天，缺乏对于 CTX 合理剂量的摸索。通过对此方案进行改良，首先将 CTX 减量至 $30mg/(kg\cdot d)$，其次联合 CsA 作为后续维持 IST 以弥补 CTX 减量后免疫抑制强度的不足，但避免 CTX 前后一周使用 CsA 以防止叠加毒性。具体用法为 CTX $20～30mg/(kg\cdot d)$，静脉滴注 2 小时，连续应用 4 天。CTX 应用前 30 分钟和用后 3 小时、6 小时、8 小时应用美司钠 10mg/kg 静脉滴注预防出血性膀胱炎。以此改良 CTX 方案治疗 48 例 SAA 患者，并且与同期 ATG 治疗的患者进行比较。CTX 组 48 例患者，ATG 组 74 例，两组患者在性别、年龄、治疗前时间等均无统计学差异。治疗前 CTX 组血红蛋白（Hb）低于 ATG 组，有统计学差异。治疗后 3 个月、6 个月、12 个月 CTX 组与 ATG 组的总反应率分别为 54% vs 58%，67% vs 70%，73% vs 78%（无统计学差异）。CTX 组 48 例患者中 2 例（4.2%）早期死亡，ATG 组早期死亡 6 例（8.1%），

早期死亡率无统计学差异。CTX 组 2 例患者复发，复发率 6%，1 例复发后死于肺出血，1 例复发后应用二次 CTX 获得 GPR；ATG 组共计 4 例复发，复发率 7%。CTX 组于 6 个月时出现 -7 染色体，12 个月复查时 -7 消失，并且持续 CR。ATG 组中 2 例 CR 患者分别于治疗后 9 个月和 12 个月出现 92XXYY 核型，并于 18 个月和 24 个月时消失，目前仍处于 CR。治疗后 CTX 组中 2 例发生 PNH 克隆，ATG 组 1 例，均为小 PNH 克隆，至今均无溶血发作。CTX 组患者中位随访 1203 天，ATG 组中位随访 975 天，预期 5 年生存率分别为 83% 与 85%（无统计学差异）。多数患者住院时间为 3～4 个月，对比其住院期间治疗费用，CTX 组平均费用 136 669 元，ATG 组平均 236 175 元（二者有统计学差异，$P = 0.000$）。据此认为这种改良的 CTX 方案与 ATG 方案疗效相当，亦与国际上多数医疗中心使用 ATG 联合 CsA 或 HD-CTX 治疗 SAA 疗效相当，副作用并未明显增加。与 Brodsky 报告 HD-CTX 治疗 SAA 患者复发及晚期克隆性血液学异常较少不同，本结果提示 HD-CTX 治疗 SAA/VSAA 并不能免除强烈 IST 固有的缺陷，其发生率可与标准的 ATG 联合 CsA 方案可能并无差异性。该方案有望成为由于经济原因不能使用 ATG/ALG 治疗的 SAA 患者的替代治疗。

4. 环孢素[环孢霉素 A(cyclosporin A, CsA)]在 SAA 治疗中的地位 CsA 很少单独用于治疗 SAA，常与 ATG/ALG 联合用于 SAA。CsA 每日口服剂量为 3～5mg/kg，可与 ATG/ALG 同时应用，或停用糖皮质激素后，即 ATG/ALG 开始后 4 周始用。中国医学科学院血液病医院应用 CsA-LMS 方案治疗 16 例难治、复发 SAA，5 例获得完全治疗反应，3 例达到部分治疗反应，总有效率 50%，仅有 2 例患者病死于感染。因此，对于不能负担二次 ATG/ALG 或异基因 BMT 的难治性 SAA 患者，CsA-LMS 方案是值得推荐的三线治疗选择。

5. 其他免疫抑制剂 近年来，国内外学者一直致力于开发和试验新型 AA 免疫调节或抑制剂。令人遗憾的是，以吗替麦考酚酯、西罗莫司和他克莫司为代表的免疫抑制剂并不能取代 ALG/ATG 和 CsA 的地位，相互间亦无协同效应。抗 CD52

单克隆抗体仅对于难治性及复发 SAA 患者有一定临床使用价值，但不能作为初诊 SAA 患者的治疗选择。

6. 羟甲烯龙依然可以作为 SAA 治疗的基础用药 ATG/ALG 和 CsA 应用之前的数十年里，羟甲烯龙广泛用于 AA 的治疗。羟甲烯龙特异性刺激部分患者红系生长，但大多数患者表现为三系增生。对雄激素敏感，尤其无 PNH 克隆的患者，其增加了原发性骨髓衰竭的风险。其与 ATG 联用优于 ATG 单用。羟甲烯龙有肝脏毒性，可以引起肝功能损害、黄疸、肝癌和紫癜样肝病。因此应慎重使用，并要定期检测肝功能和肝脏超声。由于可以引起女性男性化，因此常不被女性患者所接受。该药可以作为基础用药，可用于多疗程 ATG 和 CsA 治疗无效的患者或无条件接受标准 IST 的患者。

7. 免疫抑制治疗疗效标准 国际再障专家委员会于 2000 年制订了 SAA 和 NSAA 疗效标准（表 7-1-1）。疗效评价应依据 2 次或 2 次以上至少间隔 4 周的外周血细胞计数检查，并且最好在患者停用造血细胞生长因子治疗时进行。

表 7-1-1 再障免疫抑制治疗疗效标准

重型再障疗效标准
完全治疗反应（CR）：
血红蛋白达相应年龄正常值
中性粒细胞计数 > 1.5×10^9/L
血小板计数 > 150×10^9/L
部分治疗反应（PR）：
脱离血制品输注
不再符合重型再障标准
无治疗反应（NR）：
仍符合重型再障标准
非重型再障疗效标准
完全治疗反应（CR）：标准与重型者相同

部分治疗反应（CR）：脱离输血依赖（若先期依赖），
   或至少一系血细胞计数正常获增加 1 倍以上，
   或血红蛋白增加至少 30g/L（若先期 <60g/L），
   或中性粒细胞计数增加至少 0.5×10^9/L（若先期
      <0.5×10^9/L）
   或血小板计数增加至少 20×10^9/L（若先期
      <20×10^9/L）

无治疗反应（NR）：未达部分治疗反应标准，或疾病   更为严重

我国现行再障疗效标准如下：

（1）基本治愈：贫血、出血症状消失，血红蛋白达到男 120g/L、女 100g/L 以上，白细胞达到 4×10^9/L 以上，血小板达到 80×10^9/L 以上，随访 1 年以上无复发。

（2）缓解：贫血、出血症状消失，血红蛋白达到男 120g/L、女 100g/L，白细胞 3.5×10^9/L 左右，血小板也有一定程度恢复，随访 3 个月病情稳定或继续进步者。

（3）明显进步：贫血、出血症状明显好转，不输血，血红蛋白较治疗前 1 个月内常见值增长 30g/L 以上，并维持 3 个月不降。

（4）无效：经充分治疗后症状、血象不能达到明显进步者。

三、重症再生障碍性贫血的造血干细胞移植治疗

获得性重症再生障碍性贫血的主要治疗方式为造血干细胞移植（HSCT）和基于 ATG 的免疫抑制剂治疗（IST），两者主要的区别是后者纠正免疫异常而不能纠正造血干细胞本身的缺陷，而造血干细胞移植用健康的干细胞替代了可能有缺陷的造血干细胞，同时纠正了干细胞的本身的缺陷/不足和免疫功能的异常。

（一）造血干细胞移植是治愈再生障碍性贫血的重要手段

作为治愈重症再生障碍性贫血的有效手段，移植具有哪些特点？

1. 长期疗效更好、造血恢复率更高 治疗重症再生障碍性贫血，移植后患者长期存活率高于免疫抑制剂治疗患者。西雅图的研究报告，比较 1978—1991 年期间接受移植的重症再生障碍性贫血 168 例，免疫抑制剂治疗 227 例。在移植组（配型相合同胞供者和非血缘供者）包括免疫抑制剂失败后进入移植的挽救性治疗患者的情况下，移植患者的预后仍明显好于非移植组，15 年存活率分别为 69% 和 38%。同样来自西雅图的随访资料显示，基于初始治疗方案分组的连续重症再生障碍性贫血患者 2 479 例，移植患者 1 567 例（多为同胞相合移植供者和非血缘供者），免疫抑制剂治疗 912 例，10 年存活率移植组高于非移植组，分别为 73% 和 68%。如果根据移植年限将移

植病例分为 1997—2002 年和 1991—1996 年两个时间段，随年代临近移植疗效改善；在不同造血干细胞来源患者组也有类似趋势，同胞相合移植后存活率分别为 80% 和 74%，替代供者移植组存活率分别为 65% 和 38%。而免疫抑制疗法有效率较低，尤其是兔 ATG 疗效不如马 ATG。研究报道 120 例 2～77 岁连续患者随机应用马抗或兔抗联合环孢菌素 A 治疗，6 个月的有效率马抗组为 68%，兔抗仅为 37%，3 年克隆演变率马抗组为 21%，兔抗组为 14%；3 年存活率马抗组为 96%，兔抗组为 76%。从异基因移植原理及临床结果看，移植治疗 AA 的远期生存率基本上等同于原发病治愈率。而非移植手段的远期存活率则高于血液学反应率。因此可以推断，上述以远期生存率为指标的疗效比较是使非移植疗效被夸大了的。随着应用经验增加，免疫抑制剂的效果也有所改善，但不如移植改善显著。尤其在我国没有马抗只能用兔 ATG 的情况下，移植更显示优势。

新药艾曲波帕的问世，是否影响移植对于再生障碍性贫血的治疗地位？艾曲波帕是口服的 TPO 受体激动剂，美国 FDA 批准将艾曲波帕用于重症再生障碍性贫血的一线联合免疫抑制剂或二线用于既往疗效欠佳的治疗。在艾曲波帕联合用于一线 ATG 联合环孢素治疗的一项研究中，将患者分为三组，服用时间为艾曲波帕时间第一组为 ATG 治疗开始后 14 天～6 个月，第二组为 ATG 治疗开始后 14 天～3 个月，第三组第为 ATG 治疗开始后 1 天～6 个月，6 个月完全缓解率分别为 33%、26%、58%，有效率分别为 80%、87%、94%，2 年存活率 97%。艾曲波帕应用在再生障碍性贫血治疗对初始治疗的反应率有所提高，仍有 12 例患者具备了移植指征，其中 6 例为无效、3 例为复发、3 例为克隆演变。在中位随访 2 年时，发生克隆演变共 7 例（8%），其中 5 例为 -7，1 例为复杂核型，1 例为急性髓性白血病；克隆演变发生时间为 5 例在服药 3～6 个月，2 例在服药后 30 个月。为了减少疾病复发研究方案将环孢菌素 A 治疗时间从 6 个月延长到了 24 个月，比移植后免疫抑制剂应用时间还要长，而且仍然具有很高的克隆演变率。在用于免疫抑制剂治疗效果欠佳患者的挽救性治疗中，"有效"定义为三系中至少一系有效，随访期尚短，其长期疗效及复发率尚属未知。发生包括 7 号染色体单体异常在内的细胞遗传学异常达 19%，因此在艾曲波帕的安全性得到进一步证实之前有克隆演变或基因突变的患者宜慎用，应用的患者也要密切监测有无骨髓纤维化或克隆演变。迄今尚没有证据支持艾曲波帕的应用可以替代移植。

2. 移植后极少发生克隆造血 / 克隆演化和疾病　分子生物学技术尤其高通量二代测序技术的应用，可以精确评估再生障碍性贫血患者克隆造血的分子基础，深度基因测序结果提示免疫抑制剂治疗后的 AA 患者克隆演变和 MDS/AML 相关的基因突变发生率很高。Yoshizato T 等分析 439 例免疫治疗 6 个月后的再生障碍性贫血患者，采用二代测序技术基因异常检出率达 50%，1/3 患者具有可能与髓性肿瘤有关的基因，包括 DNMT3A、ASXL1、BCOR 等。ASXL1、DNMT3A、TP53、RUNX1、JAK2、JAK3 和 CSMD1 突变的再生障碍性贫血患者对免疫抑制剂反应率低，患者存活率也低。来自英国国王大学的研究，发现 19% 再生障碍性贫血患者具有获得性体细胞突变，最多见包括 ASXL1、DNMT3A 和 BCOR。随着再生障碍性贫血病程延长，检测到体细胞突变的概率增加、端粒体缩短，高危患者中进展为 MDS 的风险高达 40%。

文献报道免疫抑制剂治疗后再生障碍性贫血的复发率约 30%，克隆演变和 MDS/ 白血病转化率达 20% 以上，发生第二肿瘤可能性将近 30%。一项研究报告了 860 例免疫抑制剂治疗的再生障碍性贫血患者发生恶性肿瘤 42 例，而 748 例移植后发生恶性肿瘤患者仅 9 例，恶性肿瘤累计发生率在两类治疗组分别为 28.8% 和 3.1%；免疫抑制剂治疗后 8 年的 PNH、MDS、急性白血病累计发生率高达 57%，一旦进展为 MDS 和急性白血病则预后很差，移植效果也不如再生障碍性贫血期间早期移植的效果，也可能因一般情况变差而失去移植机会。

由此可见，再生障碍性贫血者免疫抑制剂治疗后由于复发、疾病进展和第二肿瘤等导致生存曲线持续下降，而移植患者 3 年后生存曲线已经进入相对平坦期，达到了治愈目的。

3. 移植后患者在生活质量上也显示出明显优势　移植后患者血象快速恢复正常，在生活质量上也显示出明显优势。一项研究回顾性比较了1976—1999年期间52例接受移植的患者和155例免疫抑制剂治疗患者的资料。尽管两组的总存活率和无事件存活率相似，但移植患者脱离药物治疗并完全康复的时间更长，无症状的持续时间更长，而免疫抑制剂治疗患者的药物毒性、输血依赖、血象部分缓解的持续时间更长。移植对生育能力的影响并不构成妨碍治疗选择的因素，只采用环磷酰胺和ATG方案预处理的患者卵巢功能通常可以恢复，移植时的年龄为卵巢功能衰竭的高危因素，年龄越大越不容易恢复。如研究显示在65例13~25岁期间接受环磷酰胺的女性患者全部恢复了卵巢功能；26~38岁期间移植的女性患者，原发卵巢功能衰竭发生为37%；14~41岁期间接受环磷酰胺和ATG预处理的男性患者大部分可以恢复睾丸功能。接受环磷酰胺和ATG方案的很多患者成功妊娠，移植后20年内，女性怀孕的机会为47%，而男性做父亲的机会50%。

4. 移植体系的技术改进使移植更加安全 移植的风险在于有一定的移植相关死亡率，包括感染、移植物抗宿主病等，随着技术的进步，移植安全性明显提高。各种细胞来源的移植进展如下：

（1）同基因供者移植：同基因移植无移植物抗宿主病的风险，是移植治疗再生障碍性贫血最佳的同种异体供者，但极少患者具备同基因同胞，所以相应报道极少。

同基因移植前是否需要预处理？西雅图和CIBMTR的早期资料显示，如果不进行预处理而直接输注同基因造血干细胞，约8/23和6/12得到完全和持久的骨髓造血恢复，其他患者则需要在环磷酰胺预处理后进行第二次同基因移植，二次同基因移植并没有影响患者存活。在首次移植进行预处理后再输注造血干细胞的患者，完全和持久植入的比例升至12/17，但这部分患者有4/17例移植后早期死亡，所以早期资料显示尽管首次移植后早期植入率高，10年的存活率反而低于直接输注的患者。随着移植技术进步，移植相关死亡率降低，目前主张预处理后直接进行移植。

同基因移植后是否需要免疫抑制？在应用同基因移植治疗恶性血液病时，采用清髓预处理方案，植入不成问题，也不会出现移植物抗宿主病，所以移植后不必采用免疫抑制剂；而在治疗再生

障碍性贫血时，采用的非清髓预处理方案，为了有助于持久和完全的供者植入，移植后应该采用环孢素进行免疫抑制剂治疗。

（2）同胞相合移植：同胞相合移植供者是最佳的异基因移植供者，移植治疗再生障碍性贫血的预处理方案经历了很长时间的筛选。

早期的预处理方案环磷酰胺60mg/（kg·d）2天联合照射淋巴结或胸腹部局部照射，临床效果较差。文献报道的1978—1992年期间移植治疗再生障碍性贫血患者100例，移植前接受环磷酰胺联合胸腹部照射方案，15年存活率仅为58%。将预处理方案加强，如环磷酰胺联合全身照射（TBI）可以有效降低移植排斥率，但移植相关死亡率（transplantation related mortality，TRM）和第二肿瘤发生率较高，对生长发育和生育能力的影响也比较大，所以也被弃用。基于动物试验的环磷酰胺联合ATG组合获得了成功。之后，西雅图癌症研究中心（FHCRC）报告了采用环磷酰胺联合ATG进行二次移植治疗再生障碍性贫血的存活率达83%，从1988年开始，这个方案成为同胞相合移植的标准预处理方案。

也有学者对环磷酰胺联合ATG方案提出优化建议，认为将患者分层后特定人群仍然适合单用环磷酰胺。一项来自GITMO和EBMT的旨在分析单用环孢素或甲氨蝶呤（MTX）预防移植物抗宿主病的前瞻随机多中心研究，71例再生障碍性贫血患者预处理方案单用了环磷酰胺，总的排斥率只有8%，优于同样是单用环磷酰胺的西雅图20世纪80年代的资料。推测其原因可能为：近期移植的患者在移植前输注的血制品经过了辐照或去除白细胞、年轻患者居多、既往未应用ATG治疗等。据此研究者认为，对于没有接受过免疫抑制剂的输血不多（或血制品经辐照并去除白细胞）的20岁以内的年轻患者，在接受配型相合的骨髓移植时，排斥率较低，可以不必加用ATG。一项历时7年的前瞻性多中心研究，也没有得到环磷酰胺联合ATG优于单用环磷酰胺的结果。研究将134例再生障碍性贫血患者随机分入环磷酰胺组或联合ATG组，大部分患者无既往应用免疫抑制剂治疗史。两组患者接受HLA相合的非去T骨髓移植，植入失败率相似，分别为18%和16%，5年存活率分别为74%和80%，这

个研究在 OS 率上没有达到统计学的检测效力。所以，有些移植中心进行配型相合的骨髓移植治疗年轻患者的 SAA 时预处理仍然采用环磷酰胺而没有加 ATG；而对于年龄大、输血多和免疫抑制剂治疗失败的患者，仍首选环磷酰胺联合 ATG 方案。研究显示这部分患者加用 ATG 具有重要作用，当输入骨髓细胞较多或应用外周血造血干细胞时 ATG 可以降低慢性移植物抗宿主病，当输入控制骨髓细胞数量时 ATG 可以避免移植排斥。

降低移植排斥的另一个尝试是将氟达拉滨加到减量的环磷酰胺 + ATG 中。研究中，氟达拉滨 180mg/m^2 联合环磷酰胺 120mg/kg，输入外周血造血干细胞，结果显示排斥率很低，但严重急性移植物抗宿主病发生率增高，总体疗效并不优于公认的标准环磷酰胺 + ATG。但来自 EBMT 的资料分析了 > 30 岁患者接受配型相合的同胞移植后，氟达拉滨 + 环磷酰胺 + ATG 预处理与传统环磷酰胺 + ATG 相比，5 年存活率增高，分别为 77% 和 60%；30～40 岁患者移植后的存活超过 80%，所以对于年龄较大的患者，尤其输血较多具有排斥和移植物抗宿主病高危因素的患者，应用氟达拉滨 + 环磷酰胺 + ATG 是可行的。

Campath-1 被认为可以清除耐放射线和耐环磷酰胺的受者 T 淋巴细胞，Judith C.Marsh 等报告多中心回顾性研究的结果，50 例患者接受了基于 Campath-1 的预处理方案，其中同胞相合移植 21 例，非血缘供者移植 29 例，预处理方案为氟达拉滨 30mg/m^2 4 天，环磷酰胺 300mg/m^2 4 天，Campath-1 中位剂量 60mg（范围：40～100mg）。患者年龄中位为 35 岁（8～62 岁）。在配型相合同胞供者移植组和非亲缘移植组都获得了很好的疗效，移植后 2 年存活率分别为 95% 和 83%，植入失败率分别为 9.5% 和 14.5%，急性移植物抗宿主病发生率 I～II 为 13.5%，III～IV 度 0%，慢性移植物抗宿主病 4%。影响存活的因素为移植合并症指数和年龄，合并症指数为 0～1 患者的 OS 率达 92%，合并症指数大于 2 患者的存活率为 42%，年龄 < 50 岁患者的存活率为 92%，> 50 岁的患者存活率为 71%。Campath-1 尚未见和包含 ATG 在内的标准方案比较研究的报告。

目前认为同胞相合移植的标准方案为预处理采用环磷酰胺 50mg/（kg·d）4 天加用 ATG，预防移植物抗宿主病采用短程甲氨蝶呤（methotrexate，MTX）联合环孢素（cyclosporine A，CsA）。非标准方案，尤其是 CTX 减量方案，预处理毒性减少带来的微弱优势很可能会被排斥、移植物抗宿主病带来的风险抵消，要仔细权衡。> 40 岁患者主张采用减低毒性的预处理方案，环磷酰胺 1 200mg/m^2，氟达拉滨 120mg/m^2 联合 ATG 或阿仑单抗。

（3）非血缘移植：近年非血缘移植治疗再生障碍性贫血获得了很大进步。

分子生物学技术用于 HLA 分型，选择更合适的供者提高了移植疗效。据 IBMTR 统计的非血缘移植治疗再生障碍性贫血的资料，1988—1998 年 181 例低分辨和中分辨相合移植，5 年存活率只有 39%，而 HLA 高分辨相合的移植可以达到和同胞相合移植相似的效果。

非血缘移植治疗再生障碍性贫血尚无标准预处理方案，通常在环磷酰胺 + ATG 基础上加强，EBMT 推荐环磷酰胺 + ATG + 氟达拉滨，也有加用 TBI 的报告。Deeg 报告 NMDP 资料，证明了应用环磷酰胺 + ATG + 2Gy TBI 方案进行非血缘供者移植治疗再生障碍性贫血可以获得可靠的植入和较低的脏器毒性。在 2Gy TBI 剂量组中，5 年存活率在年龄 <20 岁的相合的非血缘移植为 78%，年龄 >20 岁的患者组只有 50%。考虑对生长发育的影响，儿童和年轻患者适宜加用氟达拉滨，老年患者可以考虑将剂量 ATG 减半，加用 TBI 2Gy。多中心研究显示非血缘移植预处理方案马 / 兔 ATG（30mg/kg 或 3mg/kg，-4～-2 天），环磷酰胺（50mg/kg，-4 天），氟达拉滨（30mg/m^2，-5～-2 天），和 2Gy TBI（-1 天），急性移植物抗宿主病 23.7%，慢性移植物抗宿主病 22.5%，1 年存活率 97.4%。所以认为 ATG + 环磷酰胺（200mg/kg），+ FLU（120mg/m^2）+ TBI 2Gy，10/10 相合 HLA 骨髓移植是非血缘移植的最佳方案。

对于移植时机的把握也是移植疗效提高的因素。SAA WP-EBMT 报告非血缘移植治疗再生障碍性贫血 100 例，采用氟达拉滨 / 环磷酰胺 + ATG 与氟达拉滨 / 环磷酰胺 ± ATG ± 2Gy TBI，诊断后 2 年内移植与 2 年后移植的患者 5 年存活率分别为 87% 和 55%，前者明显好于后者。

在年轻再生障碍性贫血患者中非血缘移植获得了与同胞相合供者移植相同的疗效。H Yagasaki 比较了 61 例儿童和青少年再生障碍性贫血患者，其中配型相合的同胞移植 30 例，植入失败 1 例，非血缘移植 31 例，植入失败 3 例，10 年存活率分别为 100% 和 93.8%，10 年无失败存活率分别为 96.7% 和 84.7%，均没有出现统计学差异。

目前认为，随着移植的疗效改善，对于年轻患者，10/10 全合的非血缘移植推荐作为一线治疗。

（4）单倍体相合造血干细胞移植：单倍体相合造血干细胞移植治疗再生障碍性贫血更是经历了漫长的探索过程。对于配型不合的亲缘移植，早期预处理采用环磷酰胺 +ATG 方案预后极差。西雅图移植中心采用环磷酰胺 ±ATG 进行亲缘不合的移植治疗 15 例再生障碍性贫血，不植入率达 71%，Ⅱ～Ⅳ 急性移植物抗宿主病发生率 16%，慢性移植物抗宿主病发生率 100%，1 年存活率为 0。近年来，尤其是单倍型相合移植治疗恶性血液病取得成功后，单倍体相合移植治疗再生障碍性贫血也取得了快速进展。通过对移植各个技术环节的探索，包括：预处理方案改进、免疫抑制剂加强、植入物的选择和修饰等，改变了植入失败率高和无病生存率低的情况：

1）预处理方案：早期许多关于预处理方案的探索，旨在降低移植排斥率和提高生存，分别为：①在环磷酰胺 +ATG 基础上加用福达拉滨：EBMT 报告了只有 3～5 例患者而且均为 1 个抗原不合。②环磷酰胺 ±ATG 基础上加 TBI：Wagner 报告了 16 例 1～3 个位点不合的亲缘移植，预处理环磷酰胺 +TBI（2Gy/d，6 天），植入失败率 14%，但 Ⅱ～Ⅳ 急性移植物抗宿主病达 78%。西雅图报告了 31 例再生障碍性贫血患者的亲缘配型不合的移植，预处理采用了以足量 TBI 为基础的方案，患者获得了持久植入，但 TRM 仍然是主要问题。我国台湾学者 Tzeng 报告 6 例再生障碍性贫血患者采用环磷酰胺 200mg/kg + TBI 8Gy 进行预处理，所有患者植活，4 例患者存活（66.7%），移植后无病存活 8～48 个月，但 6 例患者中 4 例为 A、B 和 DR 位点中只有一个位点不合。③环磷酰胺 + 低剂量 TBI+Campath-1G 或 -1H：患者数量极其有限。④由北京大学人民医院北京大学血液病研究所黄晓军团队建立的 BuCyATG 单倍体移植方案：

预处理方案为白舒菲 Bu（iv）0.8mg/kg，1 次 /6h，2 天；环磷酰胺 50mg/kg，4 天；rATG 2.5mg/kg，4 天，将 BU 加入预处理中，提高了植入率。

2）移植物体外处理：为了降低移植物抗宿主病，早期尝试体外处理移植物，根据移植物中选择的细胞分为去除 T 细胞和保留 CD34$^+$ 细胞两种。Passweg 等报告登记组的资料，1 个位点不合的亲缘供者移植 66 例，>1 位点不合的亲缘移植 20 例，采用 CD34$^+$ 细胞纯化（阳性选择），100 天不植入率分别为 21% 和 25%，1 年植入失败率分别为 26% 和 25%，急性移植物抗宿主病发生率分别为 35% 和 15%，慢性移植物抗宿主病发生率分别为 18%～19% 和 23%，1 年和 3 年存活率分别为 49% 和 35%。临床结果并不理想。Kyung-Nam Koh 报告了一项前瞻性研究的结果，采用 CD3$^+$ 或 CD3$^+$/CD19$^+$ 细胞去除的移植物取代 CD34$^+$ 纯化，氟达拉滨 + 减量环磷酰胺 +ATG 方案用于 4 例患者，输注 CD34$^+$ 细胞 3～5×10^6/kg，CD3$^+$ 细胞 T 细胞减少了 1～3log。所有患者获得快速粒细胞和血小板植活，4 例中两例获得完全供者的持久植入，两例继发植入失败或植入不良，无移植物抗宿主病发生。韩国 Ho Joon Im 报告体外去 T 细胞和 B 细胞为 12 例儿童和青少年再生障碍性贫血患者进行 2～3 个位点不合的亲缘外周血造血干细胞移植，预处理方案为环磷酰胺 ±ATG± 氟达拉滨或环磷酰胺 +ATG+TBI，应用环孢素 /MMF 或他克莫司 /MMF 预防移植物抗宿主病。结果 12 例患者中 11 例粒细胞植活，中位时间 10 天（9～13 天），未植入 1 例，移植排斥 2 例，这三例患者接受了二次移植均获成功，患者最终植活率为 100%；9 例可评估的患者中 3 例发生急性移植物抗宿主病。中位随访 14.3 个月，12 例均存活。尽管这个方案获得了很好的存活率，但植入失败率较高，去 T 细胞和去 B 细胞需要特殊仪器和较高的试验室条件很少应用。总之，体外处理移植物的策略没有获得普遍推广应用。

3）基于 G-CSF 和 ATG 的新方案探索：黄晓军团队建立起基于 G-CSF 和 ATG 的单倍型相合移植平台成功用于治疗恶性血液病。受此启发，黄晓军探索出单倍型相合移植治疗再生障碍性贫血的新方案，预处理方案为白舒菲 6.4mg/kg（Bu 0.8mg/kg，1 次 /6h，2 天）+ 环磷酰胺 200mg/kg

（50mg/kg，4 天）+ATG 10mg/kg（2.5mg/kg，4 天），移植物为 G-CSF 动员的骨髓联合外周血造血干细胞；移植后免疫抑制剂为甲氨蝶呤 4 次、MMF 1～2 个月、环孢素有效浓度维持一年，之后 2～3 个月减停。2012 年报告了 19 例患者资料，显示所有患者 100% 供者髓系植入，粒细胞和血小板的中位植入时间为 12 天和 18 天。2012—2015 年，在全国 11 个中心通过 200 余例单倍体相合移植患者验证了此方案的效果，显示单倍体移植用于再生障碍性贫血，在一线治疗和免疫抑制剂无效患者移植后均取得了和配型相合移植相似的疗效，存活率和无事件存活率均在 80% 以上；用于成人和儿童患者疗效相似。

4）移植后环磷酰胺（PT-CY）：近年移植后环磷酰胺逐渐有用于单倍体移植治疗再生障碍性贫血的报道，但病例数很少；回顾性分析显示 PTCY 与基于 G-CSF/ATG 的方案比较，移植物抗宿主病并没有明显减少，存活率也没有进一步提高，而粒细胞和血小板的植入时间延长，尚无前瞻比较研究的资料。

5）脐带血移植：脐带血移植治疗再生障碍性贫血移植后排斥率很高。孙自敏报告采用减低毒性预处理方案进行非血缘脐带血移植治疗 18 例新诊断的再生障碍性贫血，患者年龄中位 17 岁，预处理方案为氟达拉滨（120mg/m^2）+ 环磷酰胺（1 200mg/m^2）+ATG（30mg/kg）；采用 CsA + MMF 预防 GVHD，2 例早期死亡，其余 16 例均植活。16 例患者中 15 例发生排斥，但排斥后的患者均自体造血恢复，3 个月和 6 个月反应率分别为 56% 和 81%，2 年存活率 88.9%。推测可能是脐带血输注和免疫抑制剂通过免疫调节作用促进了自体造血恢复，但缺乏长期随访的资料。脐带血移植治疗再生障碍性贫血因移植排斥率高和免疫重建不良，效果并不理想。

脐带血细胞数量也限制了其在成人患者中的应用。EBMT 回顾性分析 71 例脐带血移植治疗再生障碍性贫血的资料，57 例为单份脐血移植，14 例为双份脐带血移植，60 天的累计植入率仅 51%，TNC 高于 3.9×10^7/kg 的患者植入率高，180 天的血小板植入率仅 37%，3 年存活率 38%。脐带血的细胞数量有限，通过双份脐带血提高细胞数量进行移植治疗再生障碍性贫血的疗效尚待观察。

6）单倍型相合移植在指南中的位置到了应该提前的时候吗？

A. 单倍体供者在替代供者中具有优势：配型相合的非血缘供者需要至少 3～6 个月的查询等待时间，对于 SAA 患者并不一定来得及，检出率极低而且有一定悔捐率；单倍型相合供者因为快速可得，几乎 100% 的患者可以查到，在 SAA 移植上具有突出的时效性。

B. 单倍体移植的位置：在循证资料支持下，非血缘关系移植治疗再生障碍性贫血的时机在成人已经从第二次免疫抑制剂治疗失败后提前到第一次免疫抑制剂治疗失败后，在儿童患者甚至可以作为一线治疗选择。单倍体移植治疗重症再生障碍性贫血的时机在各个指南或共识中的位置介绍如下：

2015 年英国血液学会议制定的"再生障碍性贫血的诊断和治疗指南"：获得性重症再生障碍性贫血，①年龄 <40 岁的患者首选同胞相合移植；②年龄 >40 岁或 <40 岁但没有配型相合同胞供者的患者首选免疫抑制治疗，观察 4 个月无效患者，<50 岁或 50～60 岁一般情况良好的患者，首选配型相合同胞移植或非亲缘供者移植，如无前述供者，可再次应用免疫抑制剂，第二次免疫抑制剂无效后，可以进入临床试验或进行配型不合的亲缘供者移植或脐带血移植。

2017 年由中华医学会血液学分会红细胞疾病学组制定的"再生障碍性贫血诊断治疗专家共识"移植指征为① HLA 相合的同胞供者移植：<40 岁的重症再生障碍性贫血或极重症再生障碍性贫血患者，首选有 HLA 相合同胞供者移植；>40 岁的重症再生障碍性贫血患者，首选 ATG/ALG 联合 CsA 治疗，免疫抑制剂治疗失败后，可采用同胞相合移植；② HLA 相合非血缘移植：<50 岁（如 50～60 岁，须一般状况良好），诊断为重症再生障碍性贫血或极重症再生障碍性贫血，无配型相合同胞供者，经至少一次 ATG/ALG 和 CsA 治疗失败后可以接受高分辨全相合的非血缘移植。共识中没有详细提及脐带血移植或配型不合的非亲缘供者移植或单倍型相合移植。

2018 年发表的美国的临床实践：获得性重症再生障碍性贫血① <40 岁的患者，首选配型相合的同胞供者移植；② >40 岁或虽然 <40 岁但无配

型相合同胞供者的患者，首选马抗 ATG，如观察6个月无效患者，如为儿童或年轻患者进行配型相合的非血缘供者移植，如 >40 岁选择相合同胞供者移植，如果没有合适的供者，应用兔抗 ATG 再次免疫抑制剂治疗，如观察6个月无效，考虑应用配型不合的非血缘供者、配型不合的亲缘供者移植、脐带血移植；当不适合上述移植的患者进入临床试验。

2018 年黄晓军等在中国异基因造血干细胞移植共识：① < 50 岁的患者，首选配型相合的同胞供者移植；② > 50 岁或虽然 < 50 岁但无配型相合同胞供者的患者，首选 ATG，如观察4个月无效，年轻患者进行配型相合的非血缘供者移植或单倍体移植；某些年轻患者在有经验的医院可以将单倍体移植作为一线治疗选择。共识推荐基于大量中国的临床证据。黄晓军等基于 G-CSF/ATG 的非体外移植 BuCYATG 治疗 SAA 用于一线治疗，在儿童和成人均取得了和配型相合移植相似的疗效，回顾性比较显示单倍体移植后无病存活明显高于免疫抑制剂治疗。

上述指南或共识的初始治疗策略均基于发病年龄，以 40 岁或 50 岁为界，根据所具备的供者情况，推荐患者接受移植或免疫抑制治疗，并没有实现真正意义的精准治疗。越来越多证据支持指南需要更新，单倍体移植的时机可以提前。

（二）移植治疗再生障碍性贫血需要关注的特殊问题

1. 移植前为什么要除外先天性贫血？

先天性再生障碍性贫血如范科尼贫血和先天性角化不良等，在移植预处理和移植后随访方面具有特点，对于儿童和年轻患者，除外先天性贫血很重要。

儿童再生障碍性患者都应该行彗星试验或基因检测以除外范科尼贫血，因为范科尼贫血发病年龄不一，也有迟发病的患者，50 岁以下的 SAA 患者尤其有发育异常或皮肤色素沉着患者，也建议做彗星试验。造血干细胞移植是治愈范科尼贫血的唯一手段，但范科尼贫血患者对于烷化剂非常敏感，所以预处理方案中的烷化剂剂量需要降低以免产生严重的预处理相关毒性，如环磷酰胺最佳剂量即获得持久植活的最小毒性剂量 60mg/kg。范科尼贫血患者移植后非造血系统的恶性肿瘤发病率较高，需要长期监测。

先天性角化不良一半患者具有再生障碍性贫血，常规预处理方案效果差，晚期肺部和血管合并症尤其多发，在移植前病情评估和病情交代时对移植的预后要有充分的认识。

2. 移植治疗再生障碍性贫血，移植物真的是骨髓最好吗？

外周血造血干细胞因为具有细胞数高和采集方便等优点而广泛应用于移植，近年来，在恶性血液病移植中，外周血造血干细胞移植有取代骨髓移植的趋势，而在再生障碍性贫血移植时，更多主张选用骨髓，文献资料显示不同供者来源获取的结果并不完全一致：

（1）同胞相合移植：回顾性研究显示，在 < 20 岁的患者接受同胞相合的移植后，慢性移植物抗宿主病的发生率在外周血造血干细胞移植中高于骨髓移植（27% vs 12%）；在不分年龄段的资料分析中也得出同样的结论。因为再生障碍性贫血不能从慢性移植物抗宿主病中获益，所以在配型相合移植治疗再生障碍性贫血时一般建议骨髓。Roland Chu 分析 IBMTR 1997—2003 年期间移植的再生障碍性贫血患者资料，比较相合同胞移植患者，78 例配型移植物为 G-CSF 动员的骨髓为组Ⅰ，547 例采用骨髓为组Ⅱ，134 例采用外周造血干细胞为组Ⅲ。前两组相比，中性粒细胞和血小板植活率无区别，移植物抗宿主病也相似，组Ⅱ移植相关死亡率低。组Ⅲ与组Ⅰ比较，Ⅱ～Ⅳ度、Ⅲ～Ⅳ度急性移植物抗宿主病相似，慢性移植物抗宿主病发生率高，组Ⅲ与组Ⅱ相比，急性移植物抗宿主病（Ⅱ～Ⅳ度、Ⅲ～Ⅳ度）和慢性移植物抗宿主病发生率均高，移植相关死亡率高。上述资料显示骨髓是配型相合同胞移植治疗重症再生障碍性贫血的最佳细胞来源。

另外也有一些新的尝试，但没有大宗病例的比较研究。BS Cho 等报告在配型相合同胞移植治疗高危成年重症再生障碍性贫血时，采用骨髓联合 CD34+ 纯化的外周血造血干细胞，结果显示在不增加移植物抗宿主病的情况下促进了植入。G-CSF 动员的骨髓联合外周血作为移植物也有报道。孙自敏报告同胞相合移植治疗再生障碍性贫血 15 例，预处理方案为环磷酰胺/ATG 加氟达拉滨，采用骨髓联合外周血作为移植物，环孢素和

MMF 预防移植物抗宿主病,结果显示无急性移植物抗宿主病发生,慢性移植物抗宿主病发生率6.67%,3 年存活率79.8%。

(2)非血缘供者移植:在非血缘移植治疗再生障碍性贫血时,外周血造血干细胞是否也不如BM 呢? Mary Eapen 2011 年分析报告 296 例 8/8相合非血缘移植治疗再生障碍性贫血的资料,225例输注骨髓,71 例输注外周血造血干细胞,两组患者造血重建相似、Ⅱ~Ⅳ度急性移植物抗宿主后者高于前者(分别为 48% vs 31%)、经年龄校正后的慢性移植物抗宿主病没有出现统计学差异,移植相关死亡率在外周血造血干细胞移植组高于骨髓移植组,资料显示在非血缘移植治疗再生障碍性贫血时骨髓也是最好的细胞来源。尽管如此,因为外周血造血干细胞采集更容易被供者接受,在非血缘移植中越来越多采用外周造血干细胞。

(3)单倍型相合供者移植:在单倍体相合移植治疗再生障碍性贫血,因为早期按照常规方案进行的移植不植入率和移植物抗宿主病发生率高,预后极差,最佳的细胞来源应该不是静态的骨髓。为此,多种移植物曾被尝试应用,主要有以下几种:① G-CSF 动员的骨髓联合外周血干细胞应用:北京大学人民医院建立的非体外去 T 细胞移植治疗再生障碍性贫血方案获得了良好的植入和长期存活以及可以接受的移植无抗宿主病,并经前瞻多中心研究验证了方案的安全和有效性。表明单倍体移植北京方案治疗再生障碍性贫血,无论在儿童、成人、一线和挽救性治疗患者均获得了和同胞相合移植相似的疗效;②单用外周血造血干细胞移植治疗再生障碍性贫血也有报道,尚未见比较研究的资料。

单独评估移植物采用骨髓还是外周血造血干细胞是不全面的,应该和 HLA 配型、输注细胞数量、移植物抗宿主病的预防等作为一个集合来评估,因为彼此之间可能互相弥补。

3. 针对移植后排斥和植入失败,如何处置?

植活指移植后中性粒细胞连续 3 天大于 0.5×10^9/L,在不输注血小板的情况下连续 7 天大于 20×10^9/L,移植后植活还应该包括遗传学证实血细胞为供者来源。移植排斥指外周血没有达到植活的标准,分为原发性植入失败和晚期排斥两种形式:原发性植入失败指移植后 28 天(脐带血移植

后 42 天)从来没有达到植活标准(即中性粒细胞 $<0.5 \times 10^9$/L,血红蛋白 <80g/L,血小板 $<20 \times 10^9$/L)且供者成分 $<5\%$;晚期植入失败指初始植入后在患者移植 28 天后中性粒细胞 $<0.5 \times 10^9$/L,与复发、感染和药物毒性无关且供者成分 $<5\%$;植入功能不良指 28 天后又出现两三系血细胞严重低下但供者成分高于 5%;移植排斥指受者免疫细胞介导的供者免疫排斥导致了植入失败,指供者细胞成分丢失,出现患者自身的造血细胞或淋巴细胞。

植入失败是移植治疗再生障碍性贫血失败的主要原因之一,在 20 世纪 70 年代,移植排斥在单用环磷酰胺预处理的患者中达 32%~35%,采用环磷酰胺+ATG 预处理方案进行的同胞相合骨髓移植后排斥风险下降,一旦发生后果仍很严重,对于植入失败且造血功能不良的患者应积极进行二次移植。预防植入失败的措施如下:

(1)输注辐照血制品和去除血制品中的白细胞:供受者之间的遗传学差异是导致植入失败的主要原因,血液输注过多是导致 HLA 抗原致敏也是植入失败的危险因素。动物试验研究显示血制品中的树突状细胞对致敏次要组织相容性抗原起了主要作用。采用 20Gy 的射线辐照血液制品,或采用少白细胞的成分输血可以消除这种影响。所以,再生障碍性贫血一旦需要输血时,都应该输注经过辐照和去白细胞的成分血。

(2)增加移植时骨髓血的输注细胞量:20 世纪 70 年代,在环磷酰胺做预处理的骨髓移植中曾发现细胞数与植入失败呈负相关,输入的骨髓细胞数 $>3 \times 10^8$/kg 的患者植入排斥率低。早期曾经通过输入未曾照射的白膜细胞来提高细胞数,但在降低植入失败改善生存的同时增加了慢性移植物抗宿主病而被停用。移植采用外周血造血干细胞可以增加输入细胞量,同样增加慢性移植物抗宿主病,在配型相合的移植中不建议首选。

(3)加强移植后免疫抑制剂应用:移植后应用免疫抑制剂不但预防移植物抗宿主病,也控制宿主抗移植物方向的植入失败。EBMT 的回顾性资料显示,进行移植物抗宿主病预防时采用环孢素与单用甲氨蝶呤相比,前者植入失败率降低。但是,西雅图前瞻随机的研究并未发现长程甲氨蝶呤与短程甲氨蝶呤联合环孢素对移植排

斥的区别。来自西雅图的更新数据表明，环磷酰胺＋ATG预处理、移植后采用短程甲氨蝶呤＋环孢素预防移植物抗宿主病已经克服了移植植入失败问题。一项研究中移植治疗再生障碍性贫血81例，76例具有多次输血史，44例在移植前有免疫抑制剂失败史，1～7个月的植入失败率只有3.7%，中位随访9.2年存活率达88%。更近期资料显示吗替麦考酚酯联合环孢素在宿主抗移植物方向优于甲氨蝶呤联合环孢素。

（4）保持移植后环孢素有效浓度的持续时间：再生障碍性贫血患者异基因移植后晚期植入失败的主要因素是环孢素停药过早或血药浓度过低，所以再生障碍性贫血患者移植后一般保持环孢素有效浓度9个月以上，再历时3个月以上的时间减停。

（5）移植后嵌合体监测及处理：嵌合体的模式分为完全供者植入（供者型≥95%）、混合嵌合（供者≥5%～<95%）和排斥（供者<5%）三种情况，根据动态演变混合嵌合又分为短暂混合嵌合、稳态混合嵌合（MC稳态指混合嵌合患者随着时间变化受者比例波动幅度<5%）和进展型混合嵌合（指混合嵌合患者受者比例的升高幅度>15%）。

在再生障碍性贫血移植后的患者中，移植后早期短暂的供受者混合嵌合的情况比较常见，几乎60%的患者在移植后为混合嵌合，其中2/3最终转为完全供者嵌合。混合嵌合对临床预后的意义在不同研究中结果不同。Huss R报道在116例性别不合同胞配型相合移植，54%患者在外周血或骨髓中发现了混合嵌合，排斥发生率在混合嵌合组略高于完全嵌合组，分别为14%和9%，两组没有出现显著统计学差异。另一项研究报告45例再生障碍性贫血患者接受同胞相合骨髓移植，采用STRP连续监测，72%为完全供者，11%为混合嵌合，17%在移植后嵌合逐渐增加；移植后嵌合增加的患者中移植失败发生率达50%，存活率仅38%。

不同嵌合状态关注点不同，完全嵌合患者需要监测免疫抑制剂浓度以预防移植物抗宿主病发生，稳定嵌合比较常见并可能保持几十年，只要造血功能良好无论嵌合状态如何均无需干预，需要密切监测嵌合体和血象；进展型嵌合往往合并外周血细胞降低，需要减免疫抑制剂或/和输注供者淋巴细胞以逆转为供者T淋巴细胞为主，当进展型混合嵌合导致移植物排斥并造血功能不良时，需要二次移植。关于再生障碍性贫血二次移植的研究不多，CIBMTR的研究显示两次移植间隔时间短和患者一般情况差提示预后不良。

4. **移植物抗宿主病的预防**　配型相合同胞移植用于再生障碍性贫血的治愈率达75%～90%，尽管如此，移植物抗宿主病仍是一个问题。文献报道Ⅲ～Ⅳ度急性移植物抗宿主病发生率12%～30% 慢性移植物抗宿主病30%～40%。前瞻性研究表明环孢素联合甲氨蝶呤是急性移植物抗宿主病的最佳预防方案，优于单用其中之一。降低移植物抗宿主病的发生率的措施如：①控制输入的供者细胞数量，在配型相合的移植中，既往认为$2.5×10^8/kg$是最佳的骨髓细胞数量；②采用骨髓作为移植物；③延长环孢素预防时间；④加强移植物抗宿主病预防，如在环孢素和甲氨蝶呤基础上增加吗替麦考酚酯等。

（三）结语和展望

造血干细胞移植技术的不断优化使移植适用人群扩大，因为移植具有治疗周期短、血象恢复迅速完全、生活质量较好等优势，是治疗再生障碍性贫血的重要措施。

通过生物学或免疫标志筛选免疫抑制剂治疗失败率高的患者首选移植而不仅仅根据年龄实现初治患者分层是未来的方向；同样通过不断回顾性分析移植和免疫抑制剂治疗的数据，并设计将长期无病存活和生活质量纳入观察终点的前瞻性临床试验，根据临床证据不断更新治疗指南。

（肖志坚　许兰平）

第二节　免疫相关性血细胞/全血细胞减少症

免疫相关性血细胞/全血细胞减少症（immuno-related hemocytopenia/pancytopenia，IRH/IRP）是一种自身抗体破坏和/或抑制骨髓造血引发外周血一系、二系或全血细胞减少性疾病。

一、骨髓衰竭性疾病认识历程

骨髓衰竭性疾病是一组病理机制不同的一系或多系血细胞减少、伴不同程度骨髓细胞增生低下血液症候群，这组疾病极易误诊，且治疗耗费较大。对这组疾病认识早期，限于实验条件，只能通过细胞形态学及临床观察研究，基于全血细胞减少、骨髓衰竭的共性曾经被统称为"再生障碍性贫血（aplastic anemia，AA）综合征"，随着检测技术的发展和临床观察的深入，对骨髓衰竭性疾病的生物学特征（组织化学、免疫、细胞遗传学及分子遗传学等）、临床转归和治疗反应的深入剖析导致了"AA综合征"的"解体"，建立了相对独立的疾病概念，如细胞免疫异常引起的AA和体液免疫异常引起的IRH/IRP、造血干细胞异常引起的低增生性阵发性睡眠性血红蛋白尿症（PNH）、骨髓增生异常综合征（MDS）、意义未明克隆性血细胞减少（CCUS）、先天性骨髓衰竭、急性造血功能停滞（AHA）、意义未明的原发性血细胞减少症（ICUS）等。

骨髓衰竭性疾病的"解析"和"纯化"，保障了诊断的精准性，进而提高治疗的针对性和有效性，临床实践中各个独立疾病的再深入认识，为疾病"靶点"的治疗奠定了基础。如21世纪前把免疫异常介导的骨髓衰竭性疾病统称为"AA"，免疫抑制成为"AA"的治本治疗，但临床实践中发现，一部分"AA"患者对抗胸腺球蛋白（ATG/ALG）治疗反应良好，但另一部分"AA"患者对糖皮质激素或CD20单抗敏感。进一步研究发现，ATG/ALG有效的AA主要为T细胞免疫异常，细胞毒性T细胞（CTL）为效应细胞，CTL通过细胞毒作用凋亡造血干祖细胞，导致全血细胞减少；对糖皮质激素和CD20单抗反应良好"AA"主要为体液免疫异常，功能亢进的B淋巴细胞产生抗骨髓未成熟造血细胞自身抗体，这些抗体作为主要效应分子破坏或抑制骨髓造血，最后引起血细胞减少。据此，我国学者提出了IRH/IRP这一独立疾病概念，以区别于传统概念的"AA"，明确由T淋巴细胞异常介导的骨髓衰竭为真正的AA，而由B淋巴细胞分泌抗体介导的骨髓衰竭为IRH/IRP。这个概念提出，不仅"纯化"了AA，同时使免疫介导的骨髓衰竭性疾病的治疗现状发生了根本性改变，过去的回顾性尝试治疗：确诊"AA"后，先尝试ALG/ATG及CSA治疗，无效后再换用糖皮质激素或CD20单抗治疗；现在的前瞻性精准治疗：确诊AA，ALG/ATG及CSA治疗；确诊IRH/IRP，糖皮质激素及静注丙种球蛋白（IVIG）或CD20单抗治疗。精准免疫治疗不仅显著提高了疗效，而且为患者节省了大量治疗费用。

当然，目前还有新的未被认知的骨髓衰竭性疾病"混杂"于ICUS、CCUS中，人们对各种骨髓衰竭性疾病的本质还会有更深入的认识。骨髓衰竭性疾病认识历程诠释了由"综合征"→"独立疾病"→"靶点治疗"的精准诊疗临床思维体系。

二、免疫相关性血细胞/全血细胞减少症的提出

鉴别免疫介导的骨髓造血功能衰竭性疾病时，邵宗鸿教授带领的课题组发现了一类血细胞减少患者，其外周血中性粒细胞百分比不低，网织红细胞比例不低，骨髓红系细胞不低和/或巨核细胞不少，易见"红系造血岛"，多合并其他自身免疫性疾病或自身免疫指标异常（如类风湿因子、抗核抗体等），并排除了其他已知的骨髓衰竭性疾病（如PNH、MDS等），该类患者因不完全符合AA诊断标准，以往常被疑诊为"不典型AA""增生性AA""AA早期"，按"AA"给予ATG/ALG和/或CSA治疗，疗效不佳，迁延不愈，又冠之"慢性AA"，但这部分患者骨髓单个核细胞Coombs试验（BMMNC-Coombs）或流式细胞仪（FACS）可测得骨髓未成熟造血细胞（$CD34^+$/$CD15^+$/$GlycoA^+$）膜结合自身抗体（如IgG/IgM/IgA等），用糖皮质激素及IVIG或CD20单抗治疗有效，因此这种疾病暂定义为狭义的"IRH/IRP"。其区别于临床上表现为不同类型的广义的免疫相关的血细胞减少症，如T细胞功能亢进通过细胞毒（穿孔素）杀伤或凋亡导致的移植物抗宿主病（GVHD）和AA、成熟红细胞自身抗体导致的自身免疫性溶血性贫血（AIHA）、成熟粒细胞自身抗体导致的免疫性粒细胞减少或缺乏症、血小板自身抗体导致的免疫性血小板减少症（ITP）、血小板生成素（TPO）自身抗体导致的低巨核性血小板减少、抗vWF裂解酶（vWFcp）自身抗体导致的血栓性血小板减少性紫癜（TTP）、成熟红细胞和血小板自身抗体共同导致的Evans综合征、促红细胞生成素（EPO）自身抗体导致的纯红细胞再生障碍（PRCA）、同种抗体导致的ABO血型不合输血性溶血性贫血等。

三、免疫相关性血细胞／全血细胞减少症发病机制探索与思考

IRH/IRP 是从骨髓衰竭性疾病中"解析"出的一种血细胞／全血细胞减少症，有其完整、独特的发病机制。

1. IRH/IRP 发病机制探索

（1）血细胞减少源自骨髓造血功能低下或无效：首先，除外了成熟血细胞减少源于生成（造血原料缺乏或不能利用）、丢失（出血）、破坏（包括自身抗体破坏成熟血细胞，PNH 等机制导致的各类溶血）、分布异常（脾脏扣留）导致血细胞减少的可能性；其次，通过骨髓细胞骨髓造血干／祖细胞培养、免疫组化、细胞周期、髓系细胞免疫表型（如 CD34$^+$ 细胞等）、染色体（常规细胞遗传学和 FISH）及二代基因测序（NGS）均未发现造血细胞的异常克隆，排除克隆性血液病所致无效造血；最后，该类患者的骨髓细胞涂片及病理活检显示，骨髓或增生减低（甚至重度减低）或增生活跃（甚至明显活跃），均未见造血系统肿瘤性疾病及髓外肿瘤骨髓转移的任何异常形态学表现。骨髓增生减低者，髓系细胞总容量减少（百分数不低），非造血细胞相对增多，提示外周成熟血细胞减少源自骨髓造血功能低下。骨髓增生活跃者，髓系细胞总容量不少（甚至增多），与外周成熟血细胞减少形成明显"反差"，说明此类患者存在骨髓无效造血。

（2）骨髓造血功能低下或无效源自自身抗体破坏或抑制造血细胞：采用 BMMNC-Coombs 试验（凝集法）及 FACS（荧光法）两种方法均能测及该类患者骨髓造血细胞膜自身抗体。BMMNC-Coombs 结果显示，骨髓呈无效造血（增生活跃或明显活跃）者抗体阳性率更高；FACS 结果表明，骨髓粒系（CD15$^+$）、红系（GlycoA$^+$）及造血干／祖细胞（CD34$^+$）膜结合自身抗体阳性（对照阴性），造血功能低下（增生减低或重度减低）者多有 CD34$^+$ 细胞自身抗体，自身抗体阳性率与血细胞减少程度明显相关。

进一步研究发现：有些自身抗体（完全型温抗体，多为 IgM）通过激活补体原位溶解骨髓细胞（结合珠蛋白水平降低或／和游离血红蛋白水平升高）；有些自身抗体（不完全型温抗体，IgG 或 IgA）激活巨噬细胞通过吞噬（骨髓涂片易见"红

系造血岛"及"噬血现象"）破坏造血细胞；有些自身抗体（如 IgG）可封闭造血细胞膜功能蛋白（如 EPO 受体或 CD55/CD59 等），使这些蛋白"失能"，进而抑制造血细胞的增殖、分化、自我保护等，导致骨髓造血受抑脂或破坏增多。

（3）造血细胞自身抗体源自骨髓异常的 B 淋巴细胞：进一步追踪 IRH/IRP 患者骨髓造血细胞自身抗体产生机制。

首先，发现 IRH/IRP 患者骨髓中 B 淋巴细胞明显增多；而且增多程度与 IRH/IRP 病情呈显著正相关；采用糖皮质激素和／或 CD20 单抗治疗后，随着 B 淋巴细胞数量逐步恢复正常，骨髓造血细胞自身抗体转阴，骨髓及外周血细胞计数也恢复正常。进一步研究发现，B 淋巴细胞各亚群中 CD5$^+$ B 淋巴细胞所占比例显著升高，CD5$^+$ B 淋巴细胞主司自身抗体产生，CD5$^+$ B 淋巴细胞比例也与 IRH/IRP 病情呈显著正相关，经针对体液免疫抑制剂治疗后恢复正常。检测 IRH/IRP 患者骨髓 B 淋巴细胞凋亡指数（CD95/BCL2），明显低于正常人。

继之，检测 IRH/IRP 患者骨髓 B 淋巴细胞功能显示：IRH/IRP 患者骨髓 B 淋巴细胞胞质内 Ig 含量及含 Ig 的 B 淋巴细胞数量明显超过正常对照及 AA、MDS 患者，说明 IRH/IRP 患者骨髓 B 淋巴细胞不仅数量增多，而且功能亢进。

同时，通过对 B 淋巴细胞形态、免疫组化、免疫表型、IgH 重排及骨髓造血细胞自身抗体谱（呈多克隆性，多数患者可同时测及 IgG、IgA、IgM 型自身抗体或其中不同型之间的组合；同一患者可有针对骨髓不同系造血细胞的自身抗体，甚至有针对造血系统以外组织的自身抗体）、血清蛋白电泳（未见单克隆免疫球蛋白峰，免疫球蛋白定量及 κ、λ 链比值）检测，排除 B 淋巴细胞克隆性疾病。

复发 IRH/IRP 患者记忆 B 细胞及活化的记忆 B 细胞比例均明显增加，初诊 IRH/IRP 治疗后记忆 B 细胞水平越低，IRH/IRP 复发概率越低，且复发 IRH/IRP 患者 BMMNC-Ab 以 IgG 为主，提示记忆 B 细胞可能是复发 IRH/IRP 自身抗体产生的主要细胞。

至此，明确了 IRH/IRP 患者骨髓造血细胞自身抗体源自功能亢进的 B 淋巴细胞。

（4）骨髓功能亢进的 B 淋巴细胞与 T 淋巴细胞亚群的异常调控有关：深究 IRH/IRP 患者骨髓

B 淋巴细胞异常的机制，发现其所受正、负调控明显失衡。

研究结果显示，IRH/IRP 患者 Th1 与 Th2 亚群比例失衡，Th2 比例明显升高，Th2 途径的刺激性正调控增强，Th1 途径的抑制性负调控减低。Th2 型细胞因子（IL-4、IL-10）蛋白及 mRNA 水平的表达，均明显高过正常对照及其他非 IRH/IRP 的全血细胞减少患者，这些因子是 B 淋巴细胞的正调控因子，促进 B 淋巴细胞功能增强。

其他 T 淋巴细胞亚群结果显示，对 B 淋巴细胞有辅助作用的 Th17 细胞、滤泡辅助性 T（Tfh）细胞数量，其分泌的细胞因子（IL-6、IL-23、IL-17 和 IL-21）显著升高，促进 B 淋巴细胞增殖、分泌自身抗体。而控制体内自身免疫反应的 Treg 亚群细胞数量减少，功能分子 FOXP3 表达水平明显降低，自身抗体产生的抑制因素减弱。

这些说明 IRH/IRP 患者骨髓 B 淋巴细胞上游调控关键因素 -T 淋巴细胞亚群严重失衡，导致 B 淋巴细胞功能亢进。

（5）骨髓 T 淋巴细胞亚群失衡与骨髓树突状细胞（DC）调控有关：再向免疫反应上游追溯发现，初治 IRH 患者 pDC 数量、pDC/mDC 比值明显增高，而 pDC 允许 Th0 向 Th2 细胞分化，使得 IRH/IRP 患者 Th1/Th2 细胞平衡向 Th2 细胞增高漂移。

（6）启动自身免疫反应的自身靶抗原探索：用带有荧光抗红细胞生成素受体（EPOR）抗体标记部分 IRH/IRP 患者骨髓红系造血细胞膜上的 EPOR，发现 EPOR 检测水平明显减低，与自身抗体存在呈显著负相关；利用反转录 PCR 检测胞内 EPOR mRNA，发现其产生正常；进一步采用蛋白质印迹法检测发现 EPO/EPOR 下游信号转导蛋白 STAT5 数量明显高于正常对照，但其磷酸化水平却明显受抑制，提示下游信号通路被抑制；利用甘氨酸缓冲液洗脱自身抗体后发现红系造血细胞膜 EPOR 检测水平恢复正常，从而证实 EPOR 为该部分患者的自身抗体靶抗原。

采用荧光激活细胞分类术分选带有自身抗体的骨髓造血细胞，提取细胞膜蛋白，聚丙烯酰胺凝胶电泳及蛋白质印迹法分离膜抗原，质谱技术成分鉴定结果显示，自身抗体 IgG 可结合多种靶抗原成分：G 蛋白耦联受体 156 变异体及人红细胞带 3 蛋白胞内区域结晶体为抗原成分等。多种自身抗原成分的发现有力地证实了 IRH/IRP 是由自身抗体介导免疫性疾病的本质。

综上所述，IRH/IRP 的发病机制是由于自身骨髓造血细胞膜抗原异常，引发"瀑布激活"，由 DC 呈递后依次激活 Th2 淋巴细胞、B 淋巴细胞产生自身抗体，通过巨噬细胞和 / 或补体介导的 ADCC 和 / 或 CDCC 效应吞噬、破坏骨髓造血或封闭造血细胞膜功能抗原分子，最终导致骨髓衰竭、血细胞减少。这也是该病不同于 AA、MDS、CCUS、PNH 以及其他血细胞减少症的本质所在。骨髓造血细胞自身抗体直接介导 IRH/IRP 患者骨髓造血功能衰竭的发病机制为鉴别 IRH/IRP 与 AA、小克隆性 PNH、MDS 及其他血细胞减少性疾病提供客观的实验依据。

2. IRH/IRP 发病机制思考　IRH/IRP 发病机制相对清晰，但诱发 IRH/IRP 发生的病因尚不清楚，目前临床观察显示，可能与这部分患者的免疫易感背景、微生物感染（尤其病毒感染）、肠道菌群异常等有关，需进一步研究证实。

极少数 IRH/IRP 患者病程中或后查及肿瘤性疾病，其机制尚不明了。不除外以下可能：IRH/IRP 是隐匿性肿瘤本身的一种表现（如淋巴系统肿瘤性疾病），IRH/IRP 为免疫系统针对隐匿性肿瘤的一种误伤造血细胞的反应；淋巴细胞过度增殖转化为恶性增殖等。

四、免疫相关性血细胞 / 全血细胞减少症诊断及鉴别诊断

1. 诊断　IRH/IRP 诊断主要是三部分：①评价造血功能（骨髓造血和外周血血细胞计数及分类）；②评价自身免疫功能（包括骨髓免疫和全身免疫）及是否合并（或晚于或早于）其他自身免疫性疾病（如系统性红斑狼疮、类风湿性关节炎等）；③排除已知的其他骨髓衰竭性疾病（如 AA、MDS、CCUS、PNH、Fanconi 贫血、AHA、ICUS 等）。

拟诊标准：①血象三系或两系、一系血细胞减少，但网织红细胞或 / 和中性粒细胞百分比不低；②骨髓红系或 / 和粒系百分比不低，或巨核细胞不少，易见"红系造血岛"或嗜血现象；③除外了其他原、继发血细胞减少症。符合以上条件者可拟诊 IRH（一系或两系血细胞少）或 IRP（三系血细胞少）。

确诊标准：①符合拟诊标准者，测及骨髓造血

细胞膜结合自身抗体后确诊（治疗前确诊）；②未测及该类自身抗体但经足量糖皮质激素及 IVIG 或 / 和 CD20 单抗治疗有效（脱离成分输血且血细胞有不同程度恢复）后确诊（治疗后确诊）。

2. 鉴别诊断

（1）自身免疫相关的骨髓衰竭性疾病

1）AA：AA 为一类 CTL 直接杀伤或诱导凋亡介导骨髓造血功能衰竭性疾病。AA 免疫病理特征为：CTL 增多，T 细胞亚群失衡，Th1 细胞功能亢进，Treg 调节功能减弱，造血负调控因子如 IL-2、干扰素、肿瘤坏死因子等分泌增加，mDC 增多，I/II DC 比例升高，具有保护作用的自然杀伤细胞比例下降导致骨髓造血功能衰竭。外周血象显示网织红细胞及中性粒细胞百分数明显降低、淋巴细胞百分比显著升高；多部位骨髓穿刺及活检均提示骨髓增生减低或重度减低，红系、粒系、巨核细胞均减少。对 ATG/ALT 及 CSA 治疗有效。

2）AIHA 或 Evans 综合征：这两种疾病的病理机制均为体液免疫功能亢进产生抗成熟红细胞；另外，Evans 综合征还产生血小板自身抗体，介导血细胞减少。该两类疾病外周血网织红细胞比例明显升高，仅出现贫血，Evans 综合征还会出现血小板减少。骨髓增生均明显活跃，红系比例升高，巨核细胞增多。

3）ITP：ITP 是一种自身血小板抗原免疫失耐受，多种机制参与的免疫介导的血小板减少综合征，包括 B 淋巴细胞功能亢进产生血小板特异性自身抗体和 / 或 CTL 介导的血小板过度破坏和巨核细胞血小板生成不足。由抗体介导的 ITP 以糖皮质激素、IVIG 和 CD20 单抗治疗为主，由 CTL 介导的 ITP 以针对 T 淋巴细胞的 CSA 为主。

（2）克隆性骨髓衰竭性疾病

1）MDS：MDS 是一类恶性克隆性疾病，本质为"癌"。外周血细胞呈一系或多系血细胞减少，骨髓常可见病态造血，恶性克隆性指标明显（如骨髓原始细胞比例增高、造血细胞膜分化抗原表达及其组织化学染色异常、染色体核型异常（细胞遗传学或 FISH）、癌基因（抑癌基因）突变、同工蛋白单态现象、干 / 祖细胞培养集簇增多及集簇 / 集落比值升高）。由于其临床异质性很大，低危组以促造血为主，中高危组以去甲基化和 / 或联合化疗治疗为主。

2）ICUS 和 CCUS：国外学者鉴别骨髓衰竭性疾病时，把一类发病机制不明，且不能归为任何一种已知血液病的全血细胞减少统称 ICUS，以免混淆发病机制明确的已知骨髓衰竭性疾病的研究，之后随着对这部患者深入研究，鉴别出其中一部分患者伴有 MDS 相关基因，但又不能达到 MDS 最低诊断标准的 ICUS，独立称之为 CCUS。因此 ICUS、CCUS 均是人们认识骨髓衰竭性疾病中的过渡阶段，权且将其命名为一"独立病种"。ICUS、CCUS 的提出保证了其他骨髓衰竭性疾病诊断的准确性，也为认识新的骨髓衰竭提供了空间。再进一步研究，部分 ICUS、CCUS 会逐步显示出其典型特征从而或归入已知的疾病或独立成新病。

3）PNH：PNH 是一类 *PIGA* 基因异常导致血细胞的功能性锚链蛋白（如 CD55、CD59）缺失，丧失自我保护导致溶血发作、血栓形成。PNH 患者的骨髓和 / 或外周血可检测到锚链蛋白如 CD55、CD59（FACS）和膜锚蛋白（Flaer）缺失、*PIGA* 基因突变。但须注意少数"类 PNH"患者，该类患者能测及"CD55⁻/CD59⁻ 细胞"，但膜锚蛋白正常，经体外洗脱自身抗体后未能再测及 CD55⁻/CD59⁻ 细胞，亦无 *PIGA* 基因突变，提示为自身抗体封闭 CD55/CD59 所致，属 IRH/IRP。

（3）先天性骨髓衰竭性疾病：范科尼贫血（Fanconi anemia，FA）是一种先天性干 / 祖细胞质异常性疾病，该病多有阳性家族史，常见于儿童，主要表现为骨髓衰竭、血细胞减少、器官和组织的发育异常（如骨骼畸形、脏器发育不全或缺失、色素沉着等）及高风险转化为各类肿瘤性疾病。双花扁豆凝集素（DBA）或丝裂霉素试验阳性，可检出范科尼基因。对免疫抑制剂治疗反应不佳。

（4）AHA：AHA 是一种良性、获得性、自限性造血功能衰竭性疾病。多有发病前诱因（感染、药物、化学中毒、接触射线、疫苗接种等），发病急骤，进展迅速，重度全血细胞减少伴骨髓造血衰竭，去除诱因并予充足支持治疗后血象和骨髓在 2 个月内完全恢复正常且不复发。

（5）其他：反应性嗜血细胞综合征也可出现全血细胞减少及骨髓嗜血现象，但其多有感染诱因、高热、肝脾大，甚至黄疸、腹水，骨髓中成熟组织细胞明显增生且可见大量嗜血现象，临床及实验室表现类似恶性组织细胞增生症，给予充足支持治疗后多呈自限性。

五、免疫相关性血细胞/全血细胞减少症治疗策略

IRH/IRP 的治疗分两部分：治本治疗和对症支持治疗。

1. **治本治疗**　包括免疫抑制和促造血治疗。免疫抑制是治本治疗，在其基础上促造血疗效才能明显和持久。

（1）免疫抑制治疗分为早期治疗、巩固维持治疗：

1）早期治疗：目的是阻断自身抗体产生，清除、封闭已有自身抗体。方案包括非细胞毒免疫抑制剂治疗、细胞毒免疫抑制剂治疗和血浆置换。

非细胞毒免疫抑制剂治疗：主要有糖皮质激素、IVIG、CD20 单抗等。糖皮质激素，0.5～1.0mg/（kg·d）（泼尼松）；CD20 单抗 100mg/（m²·次），每周 1 次，每月一个循环，可以连续 2～3 个循环。IVIG 适用于糖皮质激素效果不佳、合并病毒性肝炎或其他感染、或血细胞重度减少者，冲击治疗可 0.4/（kg·d），连续 5 天，维持治疗可 1～2/（次·周），连续数周。

细胞毒免疫抑制剂治疗：非细胞毒免疫抑制剂治疗效果不好、有糖皮质激素禁忌证或无法耐受之，且骨髓增生明显活跃者，可用细胞毒免疫抑制剂治疗。常用药物包括长春新碱（VCR）、环磷酰胺（CTX）等。

血浆置换：血浆置换适用于自身抗体滴度较高，上述阻断和/或抑制抗体治疗效果不佳的患者，可尝试血浆置换治疗。但血浆置换需和抑制自身抗体产生的免疫抑制治疗联合应用，才能充分发挥疗效。

2）巩固维持治疗：目的是阻断异常免疫"瀑布链"激活、清除免疫紊乱病因。阻断异常免疫"瀑布链"激活的免疫制剂主要包括 CSA、西罗莫司、吗替麦考酚酯（MMF）及 FK506 等。其中 CSA 通过阻断 IL-2 产生而抑制 Th2 细胞，进一步抑制 B 淋巴细胞的正调控，原则为"小剂量长疗程"（待 Th2 细胞及其产生的因子持续恢复正常后停药）。IRH/IRP 合并其他自身免疫性疾病时，其巩固维持免疫治疗的疗程往往要更长，剂量调整更谨慎。

清除免疫紊乱病因才能治愈，诱发 IRH/IRP 发生的病因目前尚不清楚，可能与微生物感染，尤其病毒感染，肠道菌群异常等有关。目前唯有病因清除才有可能彻底停用免疫抑制治疗，避免进展或复发。

目前免疫抑制治疗主要控制或打断异常免疫活化，避免疾病进展或复发。免疫抑制治疗需长期、规律、早期免疫抑制和巩固维持免疫抑制治疗序贯结合，疗效才能持久和稳定，清除引发免疫紊乱病因是彻底治愈根本。

（2）促造血治疗：促造血治疗对 IRH/IRP 患者可能至少有三点益处：①继免疫抑制治疗解除造血负调控后，可有效地作用于造血干/祖细胞，刺激、加速骨髓造血功能恢复；②动员骨髓中成熟粒细胞向外周血释放并增强中性粒细胞功能，减少患者感染的机会或缩短其感染时间，进而避免感染诱发的造血负调控"抬头"；③通过作用于干/祖细胞及单核/巨噬细胞，进而影响 DC 及其对 Th 细胞的抗原递呈作用，间接调节 Th1/Th2 平衡，使亢进的异常免疫恢复"常态"。

目前促造血治疗主要包括促骨髓造血治疗和补充造血原料。促骨髓造血治疗包括雄激素和各种造血因子[粒/巨噬细胞集落刺激因子（GM-CSF）、粒细胞集落刺激因子（G-CSF）、EPO、IL-11 和 TPO 及其他 c-MPL 激动剂（如罗米司汀、艾曲波帕）]；骨髓造血恢复阶段消耗造血原料较多，酌情补充以叶酸、维生素 B_{12} 等。

2. **对症支持治疗**　对症支持治疗目的是维护患者重要脏器功能、预防治本治疗药物毒副作用，进而为实施治本治疗创造条件（前于治本治疗）或为治本治疗起效赢得时间（同行或后续于治本治疗）。其具体包括：纠正贫血、控制出血和感染、维护重要脏器功能、监测、预防治本治疗药物毒副作用。

总之，IRH/IRP 既有器官免疫紊乱导致骨髓造血组织损伤的特点，又有其他器官免疫和/或全身免疫异常介导单脏器或多脏器损害的自身免疫性疾病的共性，将其从骨髓衰竭性疾病中鉴别出来，有利于对患者因症施治并加深对不同血细胞减少症病理机制的认识，是科学发展的必然。要全面认知该类疾病的全貌、真貌，还需做很多工作。

（邵宗鸿）

参 考 文 献

[1] 储榆林，杨崇礼，杨天盈，等. 再生障碍性贫血的治疗研究——三十年治疗经验的回顾. 中华血液学杂志，1987，8(4)：193-196.

[2] 张莉，张凤奎. 大剂量环磷酰胺治疗重型再生障碍性贫血. 内科急危重杂志，2011，17(5)：269-272.

[3] 中华医学会血液学分会红细胞疾病（贫血）学组. 再生障碍性贫血诊断与治疗中国专家共识（2017年版）. 中华血液学杂志，2017，38(1)：1-5.

[4] Killick SB，Bown N，Cavenagh J，et al. Guidelines for the diagnosis and management of adult aplastic anaemia. Br J Haematol，2016，172(2)：187-207.

[5] Townsley DM，Scheinberg P，Winkler T，et al. Eltrombopag Added to Standard Immunosuppression for Aplastic Anemia. N Engl J Med，2017，376(16)：1540-1550.

[6] Young NS. Aplastic Anemia. N Engl J Med，2018，379(17)：1643-1656.

[7] George EG，Kris D，Rainer S，et al. Severe aplastic anemia: allogeneic bone marrow transplantation as first-line treatment. Blood Advances，2018，2(15).

[8] Andrea B. Alternative donor transplants for severe aplastic anemia. Hematology，2018，1：467-473.

[9] Killick SB，Bown N，Cavenagh J，et al. Guidelines for the diagnosis and management of adult aplastic anaemia. Br J Haematol，2016，172(2)：187-207.

[10] Xu L，Chen H，Chen J，et al. The consensus on indications, conditioning regimen, and donor selection of allogeneic hematopoietic cell transplantation for hematological diseases in China-recommendations from the Chinese Society of Hematology. J Hematol Oncol，2018，11(1)：33.

[11] Bacigalupo A. How I treat acquired aplastic anemia. Blood，2017，129(11)：1428-1436.

[12] Gupta V，Eapen M，Brazauskas R，et al. Impact of age on outcomes after bone marrow transplantation for acquired aplastic anemia using HLA-matched sibling donors. Haematol Hematol J，2010，95(12)：2119-2125.

[13] Bacigalupo A，Brand R，Oneto R，et al. Treatment of acquired severe aplastic anemia: bone marrow transplantation compared with immunosuppressive therapy--The European Group for Blood and Marrow Transplantation experience. Semin Hematol，2000，37(1)：69-80.

[14] Xu LP，Jin S，Wang SQ，et al. Upfront haploidentical transplant for acquired severe aplastic anemia: registry-based comparison with matched related transplant. J Hematol Oncol，2017，10(1)：25.

[15] Xu LP，Wang SQ，Wu DP，et al. Haplo-identical transplantation for acquired severe aplastic anaemia in a multicentre prospective study. Br J Haematol，2016，175(2)：265-274.

[16] Zeng Y，Wang S，Wang J，et al. Optimal donor for severe aplastic anemia patient requiring allogeneic hematopoietic stem cell transplantation: A large-sample study from China. Sci Rep，2018，8(1)：2479.

[17] Devillier R，Dalle JH，Kulasekararaj A，et al. Unrelated alternative donor transplantation for severe acquired aplastic anemia: a study from the French Society of Bone Marrow Transplantation and Cell Therapies and the EBMT Severe Aplastic Anemia Working Party. Haematologica，2016，101(7)：884-890.

[18] Townsley DM，Scheinberg P，Winkler T，et al. Eltrombopag Added to Standard Immunosuppression for Aplastic Anemia. N Engl J Med，2017，376(16)：1540-1550.

[19] Socie G，Henry-Amar M，Bacigalupo A，et al. Malignant tumors occurring after treatment of aplastic anemia. European Bone Marrow Transplantation-Severe Aplastic Anaemia Working Party. N Engl J Med，1993，329(16)：1152-1157.

[20] Rosenfeld S，Follmann D，Nunez O，et al. Antithymocyte globulin and cyclosporine for severe aplastic anemia: association between hematologic response and long-term outcome. JAMA，2003，289(9)：1130-1135.

[21] Passweg JR，Perez WS，Eapen M，et al. Bone marrow transplants from mismatched related and unrelated donors for severe aplastic anemia. Bone Marrow Transplant，2006，37(7)：641-649.

[22] Cheng Y，Xu Z，Zhang Y，et al. First-line choice for severe aplastic anemia in children: Transplantation from a haploidentical donor vs immunosuppressive therapy. Clinical Transplantation，2018，32(2).

[23] Xu LP，Zhang XH，Wang FR，et al. Haploidentical transplantation for pediatric patients with acquired severe aplastic anemia. Bone Marrow Transplant，2017，52(3)：381-387.

[24] 邵宗鸿，付蓉. 免疫相关性血细胞减少症——一种新认知的疾病（下）. 中国医刊，2005，40(2)：6-9.

[25] 邵宗鸿，付蓉. 免疫相关性血细胞减少症——一种新认知的疾病（上）. 中国医刊，2005，40(1)：5-8.

[26] 邵宗鸿. 免疫性血细胞减少症的分类及治疗原则. 中

国实用内科杂志（临床版），2006，26（7）：481-483.

[27] 邵宗鸿，付蓉，王化泉. 免疫相关性血细胞减少症发病机制研究. 中国免疫学杂志，2009，25（7）：587-590.

[28] Yue LZ, Shao ZH. Research progress on the red cell diseases in China. Chin Med J, 2012, 125（15）: 2746-2751.

[29] 齐薇薇，邵宗鸿. 免疫性骨髓衰竭症. 中华医学杂志，2015，95（15）：1189-1192.

[30] Fu R, Liu H, Wang Y, et al. Distinguishing Immuno-related Hemocytopenia from idiopathic Cytopenia of undetermined significance（ICUS）: a bone marrow abnormality mediated by autoantibodies. Clin Exp Immunol, 2014, 177（2）: 412-418.

[31] 邵宗鸿. 骨髓衰竭性疾病研究进展. 中华医学信息导报，2017，32（5）：21.

[32] 孙娟，曹增，付蓉，等. 骨髓单个核细胞抗人球蛋白163 例检测分析及临床价值. 中华检验医学杂志，2005，28（9）：940-941.

[33] 刘鸿，邵宗鸿，付蓉，等. 骨髓单个核细胞 Coombs 试验阳性免疫相关性血细胞减少症 72 例临床分析. 中国实用内科杂志，2007，16：1270-1273.

[34] 邵宗鸿. 我如何规范诊治重型再生障碍性贫血. 中华血液学杂志，2017，38（2）：89-91.

[35] 齐薇薇，邵宗鸿. 免疫性骨髓衰竭症. 中华医学杂志，2015，95（15）：1189-1192.

[36] 付蓉，邵宗鸿，刘鸿，等. 与免疫相关的血细胞减少患者骨髓造血细胞自身抗体的研究. 中华血液学杂志，2003，24（4）：177-180.

[37] Shao Y, Fu R, Liu H, et al. IgG autoantibody subclasses altered in immuno-related hemocytopenia. Cell Immunol, 2015, 294（1）: 13-20.

[38] 付蓉，邵宗鸿，刘鸿，等. 免疫相关性全血细胞减少症患者骨髓 B 淋巴细胞数量、功能及凋亡. 医学研究通讯，2003，32（11）：9-12.

[39] 王一浩，付蓉，刘惠，等. 免疫相关性全血细胞减少症患者 CD5⁺CD19⁺CD27⁺ 记忆 B 淋巴细胞的研究. 中华血液学杂志，2014，35（8）：719-723.

[40] Wang YH, Fu R, Shao ZH. A pilot study of memory B lymphocytes in relapsed immune-related pancytopenia patients. Clin Lab, 2014, 60: 729-733.

[41] 武晓静，邵宗鸿，阮二宝，等. CD22 信号异常在免疫相关性全血细胞减少症发病机制中的作用. 中华医学杂志，2015，95（26）：2066-2069.

[42] Wang YH, Fu R, Dong SW, et al. Erythroblastic islands in the bone marrow of patients with immune-related pancytopenia. PloS ONE, 2014, 9（4）: e95143.

[43] 付蓉，王一浩，董舒文，等. 骨髓单个核细胞 Coombs

试验阳性血细胞减少患者骨髓"红系造血岛"初步研究. 中华血液学杂志，2010，31（11）：763-766.

[44] 王一浩，付蓉，邵宗鸿，等. 骨髓单个核细胞 Coombs 试验阳性血细胞减少患者骨髓巨噬细胞活化抗原的表达及其临床意义. 中华内科学杂志，2010，49（2）：146-149.

[45] 王一浩，付蓉，邵宗鸿，等. 骨髓单个核细胞 Coombs 试验（+）血细胞减少患者骨髓巨噬细胞数量及功能研究. 中华血液学杂志，2009，30（8）：538-542.

[46] 王一浩，付蓉，刘惠，等. 免疫相关性全血细胞减少症患者自身抗体 IgG 对红细胞生成素受体封闭的作用. 中华血液学杂志，2011，32（11）：794-795.

[47] Liu H, Fu R, Li L, et al. Erythropoietin Receptors and IgG Autoantibody Expression on Nucleated Erythrocytes in Some Cases of Immuno-Related Pancytopenia. Clin Lab, 2015, 61（7）: 693-698.

[48] 陈瑾，付蓉，李丽娟，等. 骨髓单个核细胞 Coomb's 试验（+）血细胞减少患者骨髓液补体水平变化及其意义. 中华血液学杂志，2009，30（7）：544-547.

[49] 付蓉，邵宗鸿，刘鸿，等. 免疫相关全血细胞减少患者骨髓造血祖细胞增殖功能及辅助性 T 淋巴细胞功能观察. 中华血液学杂志，2004，4：213-216.

[50] 付蓉，王红蕾，陈瑾，等. 骨髓单个核细胞 Coombs 试验（+）血细胞减少症患者 Th17 细胞数量及功能研究. 中华血液学杂志，2010，31（10）：684-687.

[51] 付蓉，陈瑾，王红蕾，等. 骨髓 Coombs 试验阳性血细胞减少症患者调节性 T 细胞数量及功能状态. 中华医学杂志，2010，90（42）：2989-2993.

[52] Yu H, Zhang J, Fu R, et al. Increased Frequency of Bone Marrow T Follicular Helper Cells in Patients with Immune-Related Pancytopenia. Clin Dev Immunol, 2013, 2013: 730450.

[53] 滕广帅，付蓉，刘惠，等. 免疫相关性全血细胞减少患者树突细胞表面分子 CD80、CD86 的表达及其临床意义. 中华血液学杂志，2012，33（10）：865-868.

[54] 滕广帅，付蓉，刘惠，等. 免疫相关性全血细胞减少症患者树突状细胞亚群、数量及其临床意义. 中国实验血液学杂志，2012，20，（3）：722-726.

[55] Liu H, Fu R, Wang Y, et al. Detection and analysis of autoantigen targeted by autoantibodies in Immuno-related Pancytopenia. Clin Dev Immunol, 2013, 2013: 297678.

[56] 王一浩，邵宗鸿. 免疫相关性血 / 全血细胞减少症的精准诊疗. 中华风湿病学杂志，2017，21（5）：289-292.

[57] 邵媛媛，付蓉，王化泉，等. 环孢素 A 治疗免疫相关性血细胞减少症血药浓度与疗效关系的研究. 中国实用内科杂志，2011，3：211-212.

第八章　慢性淋巴细胞白血病诊治新热点

第一节　慢性淋巴细胞白血病的临床表现、诊断及思考

一、定义

慢性淋巴细胞白血病（CLL）/ 小淋巴细胞淋巴瘤（SLL）是 B 细胞慢性淋巴增殖性疾病（CLPD）最常见的一种类型，为成熟 B 细胞肿瘤，以单克隆、成熟的 CD5[+] 小 B 淋巴细胞在外周血、骨髓、肝、脾和淋巴结进行性积聚为特征。SLL 与 CLL 是同一种疾病的不同表现形式，主要累及淋巴结、脾及骨髓。

CLL 诊断标准需符合以下 3 条标准：①外周血单克隆 B 淋巴细胞计数$\geq 5 \times 10^9$/L；②外周血涂片特征性的表现为小的、形态成熟的淋巴细胞显著增多，其细胞质少、核致密、核仁不明显、染色质部分聚集，并易见涂抹细胞；外周血淋巴细胞中不典型淋巴细胞及幼稚淋巴细胞 <55%；③典型的流式细胞术免疫表型：CD19[+]、CD5[+]、CD23[+]、CD200[+]、CD10[-]、FMC7[-]、CD43[+] 和表面免疫球蛋白（sIg）（以检测 κ 或 λ 轻链表示）、CD79b、CD20 低表达。流式细胞术确认 B 细胞的克隆性，即 B 细胞表面限制性表达 κ 或 λ 轻链（κ:λ>3:1 或 <0.3:1）或 >25% 的 B 细胞 sIg 不表达。SLL 患者表现为淋巴结和 / 或脾肿大，外周血 B 细胞$<5 \times 10^9$/L，无血细胞减少。在 2016 版 WHO 有关造血与淋巴组织肿瘤分类中提出外周血单克隆 B 淋巴细胞计数$<5 \times 10^9$/L，如无髓外病变，即使出现血细胞少或疾病相关症状，也不能诊断 CLL。但 2018 年更新的国际 CLL 工作组（iwCLL）标准仍将此种情况诊断为 CLL。国内指南也认为这种情况在排除其他原因导致的血细胞减少后，其临床意义及治疗同 CLL，因此应诊断为 CLL。

二、流行病学及病因学

CLL 是欧美国家最常见的成人白血病，占所有白血病的近 30%，CLL 的年发病率为（2～6）/10 万，CLL 主要发生于老年人群，中位年龄 70 岁，国内年轻约 10 岁。发病率：男 > 女，白种人 > 黑种人 >> 西班牙人种 > 亚太人种。出生在美国的亚裔和出生在本土的亚洲人 CLL 发病情况相似，提示在 CLL 发病中遗传因素比环境因素起到更重要的作用。

CLL 的确切病因和发病机制不甚清楚。老年、男性、白种人、CLL 和其他 CLPD 家族史和单克隆 B 淋巴细胞增多症（MBL）是 CLL 发病的已知危险因素。

与正常 B 细胞不同，CLL B 细胞受体（BCR）呈现选择性的免疫球蛋白重链可变区（IGHV）基因片段使用及高度相似的抗原结合位点，称为同型模式（stereotype）BCR，提示某些特定抗原可能在 CLL 发生发展中起推动作用。一项多中心的包括 7 424 例 CLL 患者的研究发现，约 30% 的 CLL 具有同型模式 BCR。不同同型模式 BCR 亚组的 CLL 在疾病生物学特性及预后上均有差异。尽管抗原刺激导致 CLL 发生发展的具体机制尚未阐明，但 BCR 介导的免疫识别和选择在疾病发生中的作用得到多数研究的肯定。包括中国在内的亚洲 CLL 患者与西方患者的 IGHV 的使用片段和同型模式 BCR 的发生率均存在很人差异，这可能是东西方 CLL 发病率差异大的重要原因之一，是进一步研究东西方发病差异的热点问题。

三、临床表现

大部分 CLL 患者在初诊时无症状，仅因体检、其他疾病等检查血常规异常而被发现，因血

常规异常而得到诊断的患者比例由 20 世纪 50 年代的 10% 上升至 90 年代晚期的 80%，所以，诊断时患者常处于无症状的疾病早期（Rai 0 或 I）。

由于越来越多的患者在疾病早期得到诊断，贫血、血小板减少等血细胞减少（一般贫血出现早于血小板减少）以及头晕、乏力、瘀点、瘀斑等症状在诊断时越来越少见，但随着疾病进展，特别是治疗无效时，患者可能逐渐出现相关表现，由于不同原因所致的血细胞减少症的治疗及预后不同，因此首先应进行骨髓穿刺 / 活检、免疫相关检查等明确血细胞减少病因。

淋巴结肿大是 CLL 最主要的表现，以颈部、锁骨上淋巴结肿大最常见，腋窝、腹股沟等处亦多见，扁桃体肿大及腹腔淋巴结肿大相对少见。肿大淋巴结表面光滑、中等硬度、活动、无触痛。疾病进展时，淋巴结可明显肿大、融合，但大多仍活动。如单个部位淋巴结短期内明显快速肿大、发热、乳酸脱氢酶（LDH）明显增高，应考虑 Richter 综合征。

50% 的患者有轻至中度脾肿大，引起腹胀和饱满感，多出现于淋巴结肿大之后，脾梗死少见。疾病后期可出现腹水、胸腔积液，提示预后差。具有临床意义的心脏、肺、肾等其他器官受累少见，中枢神经系统浸润罕见。

诊断时 <2% 的患者出现 B 症状（无诱因持续两周或以上发热 >38℃；非减肥状态下，6 个月内体重下降 >10%；盗汗持续 1 个月以上无感染证据），<5% 的患者合并严重感染，<5% 的患者有疲乏、气促和头晕等贫血症状。瘀点、瘀斑及其他出血症状少见。可出现鼻、唇或生殖器疱疹。随疾病进展，特别是治疗无效或氟达拉滨为基础的治疗导致严重的免疫抑制及骨髓抑制时，常见软弱、发热、盗汗、体重下降及反复细菌、真菌或病毒感染。50% 的 CLL 患者出现皮肤损害，包括瘙痒、色素沉着、红斑、丘疹、结节等，远较其他类型白血病多见，为对蚊虫叮咬等过敏或白血病细胞浸润所致，可进行皮肤活检确诊。一些患者可出现非特异性皮疹。CLL 中常见 T 细胞亚群分布异常及中性粒 / 单核细胞功能异常。约 10% 患者存在单克隆免疫球蛋白升高。低丙种球蛋白血症在 CLL 患者中尤为常见，存在于约 30% 初诊患者中，且发生率随疾病进展进一步上升，

在进展期 CLL 中可高至 60%。CLL 相关的免疫失调并不因有效治疗而恢复，相反地，可能因为免疫化疗药物的使用而进一步加重。上、下呼吸道及泌尿道细菌感染最为常见。此外，CLL 患者包括 HBV、带状疱疹等（阿仑单抗治疗时巨细胞病毒）在内的病毒再激活风险增大。严重的感染及并发症是 CLL 致死的主要原因之一。

CLL 病程中常伴发自身免疫性疾病，特别多见于疾病晚期和接受治疗的患者。自身免疫性血细胞减少症（AC）是 CLL 最常见的自身免疫性疾病，发生于 4%～10% 的患者。其中自身免疫性溶血性贫血（AIHA）发生率最高，2%～5%；其次为免疫性血小板减少症（ITP），2%～3%。自身免疫性粒细胞减少症（AIG）和自身免疫性纯红细胞再生障碍性贫血（PRCA）相对少见，发生于 <1% 的患者中。

四、实验室检查

（一）外周血

CLL 的最低标准要求外周血单克隆 B 淋巴细胞 ≥5×10⁹/L，大多患者的淋巴细胞数 >20×10⁹/L，中位数为 30×10⁹/L，大多随病程持续增高。白细胞分类中以小淋巴细胞为主，一般 60% 以上。CLL 细胞与正常淋巴细胞难以区别，胞质少，胞核染色质呈凝块状，无核仁或核仁不清楚，血片中还可见到少量大 / 不典型细胞或者核裂细胞和幼淋细胞（PL），通常 <2%，PL 细胞的逐渐增多一般和疾病的侵袭过程相关。

血涂片常见到 CLL 特征性的涂抹细胞（smudge cell）或篮细胞（basket cell），可能原因为波形蛋白（vimentin）减少；涂抹细胞不仅具有诊断、鉴别诊断价值，还与预后相关，与 IGHV 基因有突变、CD38 及 ZAP-70 阴性等预后好因素相关，≤30% 涂抹细胞患者的 10 年生存率为 50%，明显低于 >30% 患者的 80%。

FAB 分型曾根据细胞形态特征将 CLL 分成 3 组。①典型 CLL：>90% 小淋巴细胞；② CLL/PL：PL 占外周血淋巴细胞的 11%～54%；③不典型 CLL：>15% 浆细胞样或有切迹淋巴细胞，且 PL <10%。80% 的 CLL 为典型 CLL，CLL/PL 及不典型 CLL 则占 20%。外周血淋巴细胞中 PL 比例≥55% 则诊断为幼淋巴细胞白血病（PLL）。

（二）骨髓

骨髓涂片显示有核细胞增生大多明显活跃，成熟小淋巴细胞比例显著增高（≥30%），粒系、红系增生不同程度减低。骨髓组织病理显示 3 种浸润类型：①间质型（interstitial）；②结节型（nodular）；③弥漫型（diffuse）。有些患者表现为混合型：结节型＋间质型、结节型＋弥漫型。弥漫型多为晚期患者、预后较差，非弥漫型（结节型和间质型）则为较早期患者、预后较好。

诊断 CLL 要求骨髓涂片中淋巴细胞≥30%，现在认为如外周血淋巴细胞有典型的形态学与免疫表型特征，CLL 的诊断无需骨髓穿刺/活检。骨髓穿刺/活检的主要目的：①评估残存的正常骨髓和明确 Rai Ⅲ 或 Ⅳ 期患者贫血与血小板减少的原因。贫血/血小板减少可由于 CLL 细胞浸润骨髓、化疗骨髓抑制、自身免疫、也可以由于治疗相关骨髓增生异常综合征（MDS）/急性髓细胞白血病（AML）或缺铁等因素所致。②对不典型病例诊断：骨小梁旁区（paratrabecular）浸润在 CLL 非常罕见，在滤泡淋巴瘤（FL）常见、淋巴浆细胞淋巴瘤（LPL）少见；窦内（intrasinusoidal）浸润在脾边缘区淋巴瘤（SMZL）常见，在套细胞淋巴瘤（MCL）、CLL 少见；CLL LEF1 常呈阳性；周期素 D1（cyclin D1，CCND1）及细胞核 SOX11 阴性，可进一步排除 MCL。③明确骨髓浸润类型。④评估治疗反应。

（三）淋巴结和脾脏

CLL/SLL 患者的肿大淋巴结因小淋巴细胞弥漫性增殖而结构完全消失。另外常含不同数量的幼淋细胞，常与副免疫母细胞（paraimmunoblast）聚集成增殖中心（PC），也称假滤泡（pseudofollicle），假滤泡中还含有大量的 CD4+T 细胞。SLL 需淋巴结或脾脏活检确诊。CLL 患者淋巴结活检限于确认是否有 Richter 转化或"加速期"CLL（见后）或对某些免疫表型不典型患者与其他 B-CLPD 鉴别诊断。在脾脏，常以白髓受累为主，但红髓也可受累；也可见到增殖中心，但不如淋巴结明显。免疫组织化学对各种 B-CLPD 具有重要的鉴别诊断价值。2016 年 WHO 分型中强调了 PC 的概念，PC 表达 CCND1、MYC 蛋白但缺乏相应的基因易位或拷贝数改变，较大/融合的 PC 或者具有高增殖指数通常提示着较差的预后，

具有较多 PC 的 CLL/SLL 通常具有更多的 del17p 或者 del11q 等不良遗传学异常，并且预后较差；2016 年 WHO 分型还提出了"加速期"CLL 的概念，相应的组织学标准：排除 Richter 转化的情况下，具有扩张的 PC 并且具有较高的增殖指数（PC 中 Ki-67＞40%）。"加速期"CLL 的临床预后显著差于"非加速期"CLL，临床上可能需要更加积极的干预。

（四）免疫表型

免疫分型是 CLL 诊断、鉴别诊断、预后评估及微小残留病（MRD）检测最重要的方法之一，目的是排除其他 B 或 T 细胞疾病，以及诊断标准要求单克隆 B 淋巴细胞≥5×10⁹/L，因此对所有形态学怀疑是 CLL 的淋巴细胞增多的患者，均应免疫分型。

CLL 白血病细胞的免疫表型特征：①表达 B 细胞相关标志。CD19、CD20^dim（dim：弱表达）和 CD23。②表面免疫球蛋白（sIg）弱表达，Ig 常为 IgM 或 IgM＋IgD；轻链限制性表达：即单纯表达 κ 或 λ 轻链，证实 CLL 细胞的克隆性。③共表达 CD5 与 B 细胞标志。不表达 CCND1 与 CD10。FMC7、CD22 和 CD79β 常阴性或弱表达。CLL 细胞常表达活化和成熟 B 细胞相关标志：CD38、ZAP-70、CD23、CD25、CD27、CD69 及高表达 HLA-DR。可根据英国 Royal Marsden Hospital（RMH）的 Matutes 等提出的免疫标志积分（称为 CLL 的 RMH 积分或 Matutes 积分）与其他 B-CLPD 鉴别（表 8-1-1），CLL 4～5 分，其他 B-CLPD 0～2 分。CD49d、ZAP-70 和 CD38 表达与 IGHV 无突变明显相关，均为 CLL 预后不良的标志。CD200 是一种表达在 B 细胞表面的跨膜分子，参与调节并抑制机体抗肿瘤免疫。CD200 高表达于 CLL 细胞表面，而不表达于 MCL 细胞，可用于两者鉴别。

表 8-1-1 慢性淋巴细胞白血病的 RMH 免疫标志积分系统

免疫标志	积分	
	1	0
CD5	阳性	阴性
CD23	阳性	阴性
FMC7	阴性	阳性
sIg	弱表达	中等/强表达
CD22/CD79β	弱表达/阴性	中等/强表达

（五）细胞遗传学和分子遗传学

由于 CLL 白血病细胞有丝分裂活性非常低，即使加丝裂原也可能难以获得分裂象，所以常规染色体分析进展缓慢。在成功进行染色体核型分析的患者中，40%～50% 具有染色体异常。CpG 寡核苷酸联合 IL-2 刺激 CLL 细胞，>90% 的患者可得到分裂象，且染色体异常率 >80%。间期荧光原位杂交（FISH）技术不受分裂象的影响，可敏感、特异地检测染色体异常，采用一组探针检出染色体异常率 >80%，是目前最广泛使用的 CLL 细胞遗传学研究技术。CLL 常见的染色体异常见表 8-1-2。一般来说，核型异常较正常核型患者预后差，多种克隆性异常的患者预后更差，异常克隆的比例越高预后越差。CLL 还可出现少见的 +8 等异常，其预后意义不明。根据 FISH 结果将以烷化剂为基础药物治疗的 CLL 的预后分成 5 组：del17p、del11q、+12、正常核型、单纯 del13q 的中位生存期（MS）分别为 32 个月、79 个月、114 个月、111 个月及 133 个月。由于复杂核型的预后意义不断得到认识，即使新药时代也是预后不好的标志，其预后甚至差于 del17p，所以 CpG+IL-2 刺激的核型分析越来越得到重视。

诊断几年后，16%～39% 的患者出现新的或额外的染色体异常，出现 del11q 或 del6q 与疾病进展相关。存在多种克隆、亚克隆及新的克隆性异常提示克隆进化是 CLL 常见的事件。化疗可进一步促进产生新的遗传异常，如 42% 的氟达拉滨耐药的患者存在 TP53 基因突变或缺失。所以，病情变化需要改变治疗策略前，应该复查染

表 8-1-2　慢性淋巴细胞白血病常见的染色体异常及其临床特征

染色体异常	常规细胞遗传学	FISH	累及基因	临床特征
正常	50%	18%	—	—
del13q	10%	55%	*Rb*，miR-15a/16-1	预后好
del11q	8%	18%	*ATM*	年轻、巨大淋巴结、预后差
+12	13%	16%	*MDM2*	不典型形态学
del17p	4%	7%	*TP53*	CLL/PL、耐药、预后最差
del6q	4%	6%	—	—

色体异常。del17p 的阳性标准目前国际上没有统一的规定，但一般认为需 ≥10%。

根据 *IGHV* 突变情况，可将 CLL 分成 2 种亚型：突变型和非突变型。约 50% 的 CLL 患者的 *IGHV* 基因发生体细胞突变，*IGHV* 基因突变状态是 CLL 患者一个最可靠的预后因素。*IGHV* 突变状态不随病程改变。无 *IGHV* 基因突变的 CLL 患者易出现不典型的细胞形态，临床分期多为晚期，患者的病情进展快速且生存期短；而有 *IGHV* 基因突变的患者多为典型成熟 B 细胞形态，临床分期多在早期，病程进展缓慢，生存期长。同型模式 #2 亚组使用患者预后差，且独立于 *IGHV* 突变状态。

五、诊断与鉴别诊断

（一）诊断

1. 外周血单克隆 B 淋巴细胞计数 ≥5×10^9/L。

2. 外周血涂片特征性的表现为小的、形态成熟的淋巴细胞显著增多，其细胞质少、核致密、核仁不明显、染色质部分聚集，并易见涂抹细胞；外周血淋巴细胞中不典型淋巴细胞及幼稚淋巴细胞 <55%。

3. 典型的流式细胞术免疫表型：CD19^+，CD5^+，CD23^+，CD200^+，CD10^-，FMC7^-，CD43^+ 和表面免疫球蛋白（sIg）、CD79b、CD20 低表达。流式细胞术确认 B 细胞的克隆性，即 B 细胞表面限制性表达 κ 或 λ 轻链（κ:λ>3:1 或 <0.3:1）或 >25% 的 B 细胞 sIg 不表达。

4. 排除其他一些易误诊为 CLL 的 B-CLPD。

SLL 的诊断要求存在淋巴结和 / 或脾脏肿大，外周血 B 淋巴细胞数 <5×10^9/L，且无血细胞减少。SLL 的诊断应尽可能经淋巴结活检等组织病理学证实。

（二）鉴别诊断

根据典型的外周血淋巴细胞形态及免疫表型特征，大多 CLL 患者容易诊断，最难诊断的 CD5-CLL 及免疫表型积 3 分或不典型（如 CD23^-、FMC7^+、CD200^+、CD20 或 sIg 强表达）的 CLL，这些患者需结合染色体、分子特征以及必要时淋巴结活检免疫病理检查才能诊断。CLL 与其他 B-CLPD（表 8-1-3）的鉴别见表 8-1-4、图 8-1-1。

表 8-1-3 慢性淋巴细胞白血病需鉴别的
B 淋巴细胞增多性疾病

良性淋巴细胞增多症
　　细菌感染（如结核）
　　病毒感染（如传染性单核细胞增多症）
　　持续性多克隆 B 淋巴细胞增多症
　　高反应性疟疾脾肿大
单克隆 B 淋巴细胞增多症（MBL）
恶性 B 淋巴细胞增多症
　　原发白血病
　　　慢性淋巴细胞白血病（CLL）
　　　B- 幼淋细胞白血病（B-PLL）
　　　毛细胞白血病（HCL）
　　　脾 B 细胞淋巴瘤 / 白血病，不能分类
　　淋巴瘤白血病期
　　　边缘区淋巴瘤（MZL）；
　　　滤泡淋巴瘤（FL）
　　　套细胞淋巴瘤（MCL）
　　　淋巴浆细胞淋巴瘤 / 华氏巨球蛋白血症（LPL/WM）

六、预后

　　CLL 患者的中位生存约 10 年，但不同患者的预后呈高度异质性，一些患者无明显症状、进展缓慢、长期生存，甚至可能自发缓解，另外一些则进展快，即使积极治疗，总生存（OS）期 < 2 年。患者因素，如年龄、体能状态及伴随疾病等是患者早期死亡的独立因素，在判断预后、决定是否治疗、以及采用何种治疗策略时必须给予考虑。早期用于判断 CLL 预后的参数主要为：疾病临床分期（Rai/Binet 分期）、外周血淋巴细胞计数、淋巴细胞倍增时间、骨髓浸润模式等。近年来，随着免疫学、细胞 / 分子遗传学及分子生物学的进展，CLL 预后因素的研究进展迅速，但到目前为止国际上还没有一个统一的预后标准。此外，预后评估的时间点也同样重要，肿瘤细胞可随着时间发生克隆进化，CLL 评估时间点一般分为：初

表 8-1-4 慢性淋巴细胞白血病与其他 B 细胞淋巴增殖性疾病的鉴别诊断

特征	CLL	B-PLL	HCL	MCL	SMZL	FL
形态学						
细胞大小	小	中	中 / 大	中	小	很小
染色质	成块	致密	疏松 / 棉絮状	斑点状	致密	致密
核仁	无 / 小	显著	无	无 / 小	无	无
核形	规则	规则	肾形	切迹	规则	核裂
细胞质	甚少	中	丰富 / 绒毛	中	少	甚少
免疫表型						
CLL 积分	4～5	0～2	0	1～2	0～2	0～1
CD5	++	-/+	阴性	++	+	-
CD23	++	-/+	阴性	-/+	-/+	-/+
sIg	弱表达	强表达	强表达	强表达	强表达	强表达
FMC7	-/+	++	++	++	++	++
CD79β	弱表达	强表达	中等表达	强表达	强表达	强表达
CCND1	阴性	阴性	弱表达	阳性	阴性	阴性
FISH						
del13q	40%～50%	存在	无	存在	存在	无
del11q	20%	存在	无	存在	存在	无
+12	15%	罕见	罕见 / 无	罕见	无	罕见
del17p	10%	50%	无	存在	罕见	无 / 罕见
t(11;14)	无			存在	无	无
t(14;18)	无			无	无	存在
del7q/+3	无			无	存在	无

注：-. 阴性或 <10% 的病例阳性；-/+. 10%～25% 的病例阳性；+. 25%～75% 的病例阳性；++. >75% 的病例阳性。

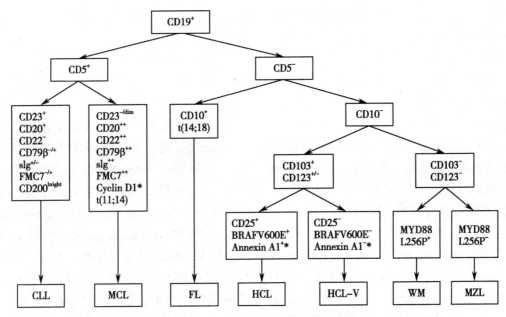

图 8-1-1　慢性淋巴细胞白血病与其他 B 细胞淋巴增殖性疾病的鉴别诊断

*：免疫组织化学

诊时、疾病进展需治疗时、复发时。因此，一旦 CLL 诊断成立，患者即需进行长期预后随访。

　　B 细胞受体（BCR）信号通路抑制剂（如伊布替尼、泽布替尼等）为代表的小分子靶向药物的不断开发及应用，显著改善了 CLL 患者的预后，老年患者的生存已同正常人群，其逐渐成为一种慢性病。

（一）临床分期系统

　　临床上评估预后的最早、最常用的方法是由 1975 年 Rai 等（1987 年改良）（表 8-1-5）和 1981 年 Binet 等（表 8-1-6）建立的临床分期系统。这两种分期主要反映了肿瘤负荷及骨髓衰竭，均基于常规体检（注意：不考虑 CT、B 超等影像学检查结果）时淋巴结肿大、脾肿大和肝肿大的程度，以及简单便宜的外周血细胞计数中血红蛋白和血小板减少的程度。Rai 分期系统主要在北美使用，欧洲则主要使用 Binet 分期。此两种分期系统简单、可靠预测预后，但存在以下缺陷：首先，每一个处于同一期的患者，他们在疾病的过程中有异质性；其次，不能预测早期患者疾病是否进展以及进展的速度。由于超过 80% 的患者在疾病早期已被诊断，所以需要新的预后指标判断预后。

（二）细胞遗传学异常

　　遗传学异常是 CLL 最重要的、最常使用的预后因素之一。

　　1. 单纯 del13q　近 50%CLL 患者有 del13q。

表 8-1-5　慢性淋巴细胞白血病的 Rai 临床分期系统

分期	改良分期	临床特点	中位生存期 / 年 **
0	低危	淋巴细胞增多 *	>10
I	中危	淋巴细胞增多 + 淋巴结肿大	7～9
II	中危	淋巴细胞增多 + 脾肿大	7～9
III	高危	淋巴细胞增多 + Hb＜110g/L	1.5～5
IV	高危	淋巴细胞增多 + PLT＜100×10⁹/L	1.5～5

　　*外周血淋巴细胞＞15×10⁹/L（持续 4 周）和骨髓淋巴细胞≥40%；

　　**烷化剂为主治疗患者的生存

表 8-1-6　慢性淋巴细胞白血病的 Binet 分期系统

分期	临床特点	中位生存期 / 年 ***
A	淋巴细胞增多 *+＜3 个区域的淋巴组织肿大 **	>10
B	淋巴细胞增多 +≥3 个区域的淋巴组织肿大	7
C	Hb＜100g/L 和 / 或 PLT＜100×10⁹/L	5

　　*外周血淋巴细胞＞4×10⁹/L 和骨髓淋巴细胞≥40%；

　　**5 个淋巴组织区域包括：颈、腋下、腹股沟（单侧或双侧均计为 1 个区域）、肝和脾；

　　***烷化剂为主治疗患者的生存

缺失部位多在 13q14.3，可影响到抑癌基因 *RB-1*（视网膜母细胞基因）、*DBM*（与阻止淋巴细胞恶变有关）、*LEV1*、*LEV2*、*LEV5*（与 CLL 发病有关），以及微小 RNA15a（miR15a）和 miR16-1。miR-15a 和 miR-16-1 通过调节 BCL2 抑制肿瘤形成，其缺失与 CLL 发病相关。

del13q 常于 CLL 早期出现，单纯 del13q 预后比正常核型患者好；若伴有其他染色体异常，则预后通常不好，但也存在异质性。西班牙的一组研究报道，单纯 del13q≥80% 的 OS（56 个月 vs 未达到）和至首次治疗时间（TTFT）（38 个月 vs 87 个月）明显差于 del13q<80% 的患者。Rodríguez 等将 del13q 患者分为两组：del13q 细胞比例大于等于 80% 定义为 del13qH 组，少于 80% 的定义为 del13qL 组。通过基因外显子测序发现，相对于 del13qL 组，del13qH 组凋亡、BCR 和 NFκB 相关信号通路异常更为常见。且 del13qH 组 CLL 患者 miRNA 显著失调，其中 miR-155 为上调最多的 miRNA，而 miR-223 则下调最为显著。进一步分析这些 miRNA 在 del13qH 组转录后的靶 mRNA，发现 BCR、PI3K 和 NFκB 信号通路基因均受显著影响。同时还发现 del13qH 组与细胞遗传学高危组具有部分相似的生物学特征，主要表现在特定关键信号通路的失调上。此项研究为 del13q 患者预后的异质性提供了新的证据，而 BCR 和 NFκB 信号通路过度激活及增殖和凋亡相关 miRNA 的失调可能是 del13q 细胞比例较高患者预后较差的机制之一。所以我们除了了解 13q 是否缺失外，还需关注其缺失的比例。

2. +12 +12 患者 50% 以上伴有不典型的淋巴细胞形态，sIg 和 FMC7 强表达，疾病进展，OS 短。其作用机制可能是通过对位于 12q13 和 12q22 之间的某些基因如鼠双微体（murine double minute 2, *MDM2*）基因的影响而体现。仅有 +12 改变，无复杂核型异常，细胞形态正常者，预后与核型正常者基本相似。但二代测序发现，+12 与 *NOTCH1* 基因突变的发生显著相关。此外，近期一项包括 3015 例 CLL 患者的研究发现，在 *IGHV* 有突变的 Binet A 期患者中，+12 与短 TTFT 显著相关，5 年 TTFT 率为 40%。

3. del11q（*ATM* 基因缺失） 5%～20% 的 CLL 患者有 del11q，最常见的 11 号染色体缺失在 11q14-24 之间，特别在 11q22.3-23.1 之间，在此部位有 *ATM*（遗传性共济失调 - 毛细胞血管扩张症突变基因），这种基因的功能与激活肿瘤抑制基因 *TP53* 有关。缺失患者发病年龄多较年轻，一般 <55 岁，常有广泛外周、腹部、纵隔淋巴结肿大，且病程常表现为侵袭性。MD 安德森癌症中心的 Tsimberidou 等报道 FCR（氟达拉滨 + 环磷酰胺 + 利妥昔单抗）、CFAR（FCR + 阿仑单抗）等化学免疫治疗可能克服或部分克服 del11q 患者的不良预后，新药 BTK 抑制剂（如伊布替尼、acalabrutinib）、PI3K 抑制剂（如 idelalisib、duvelisib）、BCL2 抑制剂（如 venetoclax）等对此类患者的疗效更优于上述化学免疫治疗。此外，长片段的 11q 缺失还可能影响其他 CLL 相关基因如 *BIRC3*（杆状病毒 IAP 重复 3 基因）。难治性 CLL 中，*BIRC3* 基因异常明显增多。

4. del17p（*TP53* 基因缺失） *TP53* 基因为一种重要的肿瘤抑制基因，位于 17p13.1，编码 53KD 的核酸磷酸蛋白。*TP53* 基因具有调节细胞周期和维持基因稳定作用，其表达产物可使异常细胞进入细胞周期时被阻滞在 S_1 期，便于异常细胞有更多的时间进行 DNA 修复，而细胞如不能自行修复受损的 DNA，则会自行凋亡。其突变或缺失可能为近半数肿瘤患者的致病原因。del17p，即 *TP53* 基因缺失，见于 10%～15% 的 CLL 患者。此外，还有 10%～15% CLL 患者有 *TP53* 基因突变，*TP53* 基因突变与缺失明显相关。del17p CLL 细胞形态多不典型（幼稚淋巴细胞 >10%），LDH 增高，多处于疾病晚期（Binet B/C 期），对多种治疗（包括烷化剂、嘌呤类似物）反应差，OS 短，各种细胞遗传学异常亚型中，del17p 患者预后最差。无 del17p 者用嘌呤类似物治疗的有效率较高，而有 del17p 的则无效，氟达拉滨治疗后复发的 CLL 患者常有 *TP53* 基因异常（缺失或突变）。因此 *TP53* 基因是否异常为临床治疗方案的选择提供指导。目前 BTK 抑制剂、PI3K 抑制剂及 BCL2 抑制剂单药或联合 CD20 单克隆抗体是 *TP53* 基因异常 CLL 患者的最佳治疗选择，副作用小、疗效佳，但复发 / 难治 *TP53* 异常的患者的长期疗效仍较差，一线治疗则疗效可以显著改善。也可选择不通过 TP53 途径发挥作用的大剂量甲泼尼龙 ±CD20 单克隆抗体。年轻患者应考虑异基因造血干细胞移植（allo-SCT），自体造血干细胞移植（auto-HSCT）不能克服 *TP53* 基因异常的不良预后。

然而，值得注意的是，del17p CLL 也存在临床异质性。对 67 例无症状的 del17p CLL 患者随访发现，53% 在 3 年内进展为有临床治疗指征的 CLL，而 3 年内未进展的 del17p CLL 患者病程则偏惰性，随访 70 个月时，仅 3 例进展。与惰性 del17pCLL 相关的预后因素有 *IGHV* 突变、早期疾病（Rai 0 期）。近来有研究发现，不携带亚克隆 *TP53* 突变、且拷贝数变化小（<10%）的 del17p CLL 临床可呈惰性病程，而携带亚克隆或克隆性 *TP53* 突变、拷贝数变化大（≥10%）的 del17p CLL 则与生存期缩短显著相关。

5. 14q+ 常表现为易位，累及 14q32 的 *IgH* 基因，*IgH* 易位的发生率为 4%～21%，不同的易位模式涉及不同的原癌基因，可能与疾病进展、与化疗的敏感性和预后有关。伙伴染色体可以是 1、2、4、6、8、10、12-19、22 和 Y，以 t（14;19）多见，导致 *IgH* 与位于 19q13 的 *BCL3* 并置，从而激活 *BCL3* 基因，年龄常常 <40 岁，淋巴细胞形态不典型，疾病进展迅速，预后差。

（三）复杂核型

复杂核型是指至少 2 个及以上的分裂象中存在 3 种或以上的染色体异常。无论是初诊还是复发/难治患者，复杂核型均为 CLL 的不良预后因素。在接受减低强度预处理的干细胞移植（RIC-allo-SCT）的复发/难治 CLL 中，携带复杂核型的患者 18 个月 OS、无事件生存率（EFS）、估计疾病进展率均显著差于复杂核型阴性的患者。此外，近期研究表明，复杂核型是使用包括 BCR 抑制剂、BCL2 抑制剂等在内的新型靶向治疗的不良预后因素，二者联合可能克服其不良预后，值得进一步探讨。

（四）CD38

大多研究认为 CD38 表达与 CLL 预后呈负相关，CD38+ 患者 PFS 较 CD38- 者明显缩短，病情进展迅速，对化疗药物反应差，完全缓解（CR）率低。CD38 还是疾病侵袭性的一个重要标志，无论患者的临床分期如何，即使处于 Rai 的 0 期，CD38+ 患者亦常具有明显的侵袭性。但 CD38 的表达仍存在一些不明确的问题：一方面是在疾病的过程中 CD38 的表达是否发生变化引起争议，

尤其是在疾病的进展过程中其表达水平是否增加，或者随时间的变化 CD38 的表达是否保持稳定。另一方面是关于最佳的 CD38 表达阳性和阴性的取舍点还没有取得一致意见。在文献报道中，多数作者把 ≥30% 作为 CD38 表达阳性的标准，还有以 ≥20%、≥7% 或 ≥5% 作为阳性的标准。

（五）ZAP-70

ZAP-70 的表达与 CLL 的预后相关，ZAP-70 高表达（≥20%）的 CLL 患者其生存明显短于 ZAP-70 低表达者。将 CLL 分为 ZAP-70+CD38+、ZAP-70-CD38-、ZAP-70+CD38- 或 ZAP-70-CD38+ 三组，TFS 分别为 30 个月、130 个月、43 个月，经多因素分析发现 ZAP-70 和 CD38 可作为独立的预后因素，且预后不好的染色体改变（del17p、del11q、+ 12）多出现于 ZAP-70+CD38+、ZAP-70+CD38- 或 ZAP-70-CD38+ 这两组中；而 del13q 常提示预后较好，则多出现于 ZAP-70-CD38- 组。ZAP-70 表达不随病情进展变化。目前 ZAP-70 作为常规临床应用的最大的问题是国际上缺乏统一的试剂和标准化的检测方法。*ZAP-70* 基因甲基化状态也是影响 CLL 患者预后的重要因素。

（六）CD49d

CD49d 是 VLA-4 整合素（α4β1）的 α4 亚单位。VLA-4 与其配体 VCAM-1、纤维连接蛋白结合，在肿瘤微环境中调控 CLL 细胞迁徙和黏附。以 ≥30% 作为 CD49d 表达阳性的标准，CD49d+ 患者预后明显差于 CD49d- 患者。一项包含 2 972 例 CLL 患者数据的 meta 分析显示，CD49d 是包括 CD38、ZAP-70 在内的所有基于流式细胞学的指标中对 CLL 预后影响最显著的因子。相较于 CD49d- 患者，CD49d+（CD49d≥30%）患者 5 年和 10 年 OS 率分别下降 7% 和 23%，同样地，5 年和 10 年 TFS 率也下降 26% 和 25%。多因素分析也证实 CD49d+ 是 OS 和 TFS 的差预后因素，且独立于 *IGHV* 突变状态和包括 *TP53*、*NOTCH1*、*SF3B1*、*BIRC3* 突变等在内的分子、细胞遗传学异常。

（七）*IGHV* 突变和同型模式 BCR

约 60%CLL 患者的 *IGHV* 基因体细胞突变率 >2%，定义为 *IGHV* 基因有突变，而另 40% 患者突变率≤2%，定义为 *IGHV* 基因无突变。在化学免疫治疗时代，*IGHV* 基因突变状态是 CLL 可靠

的预后因素。*IGHV* 突变状态不随病程改变。无 *IGHV* 基因突变的 CLL 患者易出现不典型的细胞形态，临床分期多为晚期，即使采取 FCR 等积极治疗，患者的病情进展快速且 OS 短；而有 IGHV 基因突变的患者多为典型成熟 B 细胞形态，临床分期多在早期，病程进展缓慢，OS 长。但是，在新药时代，*IGHV* 突变状态在 CLL 中的预后地位已经受到动摇。使用伊布替尼单药治疗复发 / 难治 CLL，*IGHV* 无突变组总缓解率（ORR）77%，显著高于 *IGHV* 有突变组（33%），且两组在 PFS、OS 均无显著差异，一线治疗具有同样的影响。同样地，idelalisib 联合利妥昔单抗治疗 *IGHV* 无突变的复发 / 难治 CLL 患者 ORR 可达 77%，venetoclax 单药 ORR 76%。基于以上数据，新药可能克服 *IGHV* 无突变带来的不良预后影响，但其疗效是否能够持续，是目前备受关注的问题。

除了 *IGHV* 突变状态之外，约 30% 的 CLL 选择性使用特定 IGHV 片段并具有高度相似的 HCDR3 序列，称为同型模式 BCR。不同同型模式 BCR 亚组的 CLL 在疾病生物学特性及预后上均有差异，例如：亚组 1 和 2 预后差，亚组 4 普遍年轻、预后好，而亚组 8 则倾向于发生 Richter 综合征。值得一提的是，同型模式 #2 亚组的使用独立于 *IGHV* 突变状态，是预后差的标志之一。

目前，Sanger 测序是检测 IGHV 突变状态的主要方法。但 Sanger 法仅能分辨 CLL 主要克隆 *IGHV* 的突变情况，难以探测 CLL 中可能存在的亚克隆的 *IGHV* 基因的异质性。随着二代测序的广泛应用，针对 CLL 亚克隆的 *IGHV* 深度测序逐渐成为研究焦点。一项来自英国牛津大学的研究显示，24% 的 CLL 患者存在相互无关的多克隆 *IGHV* 重排序列，据此将 CLL 分为五种：①存在多个克隆 *IGHV* 均有突变；②仅有一个 *IGHV* 突变的克隆；③ *IGHV* 突变、无突变的克隆兼而有之；④仅有一个 *IGHV* 无突变的克隆；⑤存在多个克隆 *IGHV* 均无突变，此五种类型的中位 TFS 分别为：>280 个月（a）、131 个月（b）、94 个月（c）、29 个月（d）、15 个月（e）；中位 OS 分别为 >397 个月（a）、292 个月（b）、196 个月（c）、137 个月（d）、100 个月（e），提示亚克隆 *IGHV* 的突变状态可进一步帮助精确判断 CLL 预后。该研究为二代测序时代 CLL 中 *IGHV* 突变的预后价值提供了新

的研究思路，而具有不同 *IGHV* 重排序列的 CLL 亚克隆的生物学差异仍有待研究。

（八）基因突变

TP53、*SF3B1*、*NOTCH1*、*BIRC3* 等基因突变均与不良预后相关。CLL8 临床试验中，*SF3B1* 突变是短 PFS 的独立预后因素，而 *NOTCH1* 突变则与利妥昔单抗无效相关。Rossi 等曾提出了利用突变及细胞遗传学模型（MUCY）划分 CLL 预后的设想。他们将 488 例初诊 CLL 分为 4 个预后组：高危组为有 *TP53* 缺陷和 / 或 *BIRC3* 缺陷的患者（10 年 OS 29.1%），中危组为有 *NOTCH1* 突变和 / 或 *SF3B1* 突变和 / 或无 *TP53* 和 *BIRC3* 异常的 del11q 患者（10 年 OS 37.1%），低危组包括 +12 和无任何遗传学异常的野生型患者（10 年 OS 57.3%），极低危组为仅有 del13q 的患者（10 年 OS 69.3%）。多因素分析显示，MUCY 模型与 Rai 分期和 IGHV 无突变一样，是 CLL 独立预后因素之一。MUCY 模型可更精确地划分 CLL 患者的预后，21.5%（105/488）仅靠 FISH 评判为低危患者（del13q、正常核型和 +12），在 MUCY 模型中因 *NOTCH1*（64/488，13.1%）、*SF3B1*（35/488，7.1%）、*TP53*（17/488，3.4%）突变或 *BIRC3*（14/488，2.8%）异常被划分至高危组。然而，另一项包括 364 例初诊 CLL 患者的研究则发现，*NOTCH1*、*SF3B1* 突变的危险比与 *TP53* 异常相似，因此应被归为高危组，而非中危组。国际上目前仍没有公认的包含 *SF3B1*、*NOTCH1*、*BIRC3* 等新基因突变的模型。这些基因突变在新药时代的预后意义也不明确。RESONATE 试验使用伊布替尼单药治疗 208 例复发 / 难治或具有 del17p 的高危初治患者，虽无统计学意义，但存在 *SF3B1* 突变的患者 PFS 40.6 个月，短于无 *SF3B1* 突变患者（PFS 未达到），而 *NOTCH1*、*BIRC3* 突变状态对疗效无显著影响。另外一个令人感兴趣的问题是随着二代测序等高敏感性检测技术的不断推广及应用，Sanger 测序检测不到的亚克隆基因突变是否具有预后意义？

（九）miRNA

miRNA 参与 CLL 的病理发生，并影响其临床病程。miR-34a 可作为 CLL 患者氟达拉滨耐药和 TP53 通路损伤的标志之一。在氟达拉滨敏感的 CLL 细胞中，miR-34a 表达水平明显上调。在 50 例应用 FCR 方案治疗的 CLL 患者的临床标

本中，miR-34a 的表达水平也有所上调（用药 d0
与 d3 比较）。进一步对 200 例 CLL 患者标本的
miR-34a 进行绝对定量 PCR 发现，miR-34a 小于
2 500 拷贝数与短 OS 显著相关（$n=47$，9.6 年 vs
未达到）。而各种预后不良因素中，低 miR-34a 水
平仅与 del17p 相关。值得注意的是，相对于野生
型 TP53 而言，13 例仅有 TP53 突变而无 TP53 缺
失的 CLL 标本 miR-34a 表达水平也较低（野生型
表达水平为其 2.7 倍），且这 13 例中的 10 例样本
miR-34a 水平都低于临界值（2 500 拷贝数）。此
外，对 12 例在 CLL 病程中产生获得性 TP53 异常
的配对标本分析显示，miR-34a 水平在 TP53 突变
发生后显著降低（野生型表达水平为其 6.1 倍），
支持以上观点。此研究提示，miR-34a 定量可用
于检测 FISH 无法检测的 TP53 突变的病例，且
miR-34a 下调可被用作病程中产生获得性 TP53
异常的监测标志。另有报道表明 miR-181 家族低
表达和 miR-155-3p 均与氟达拉滨耐药相关。为
了进一步建立氟达拉滨耐药相关的 miRNA 表达
印记，Ferracin 等比较了 17 例 CLL 患者氟达拉滨
单药治疗前和治疗 5 天后的 miRNA 表达谱变化，
他们发现，与治疗有效的患者相比，氟达拉滨耐
药患者 miR-148a、miR-221 和 miR-148a 显著高表
达。体外实验证实，敲除 miR-221 和 miR-21 可诱
导含半胱氨酸的天冬氨酸蛋白水解酶（caspase）
活性增高，提示这些 miRNA 可能参与调控氟达
拉滨耐药的产生。

（十）CLL-IPI

国际 CLL-IPI 工作组通过总结 3 472 例来自
13 个不同前瞻性 II～III 期临床试验的未治疗 CLL
患者（大多接受单纯化疗）的 27 项基线期指标（包
括 SF3B1、NOTCH1、BIRC3 等基因突变），建立
了 CLL-IPI 预后积分系统。CLL-IPI 积分系统包
括 5 个指标：TP53 存在缺失和 / 或突变（积 4 分）、
IGHV 无突变（积 2 分）、β_2- 微球蛋白（β_2-MG）
>3.5mg/L（积 2 分）、Rai I～IV 期和 / 或 Binet B/
C（积 1 分）、年龄 >65 岁（积 1 分）。依据积分将
患者分组：0～1 分为低危组，2～3 分为中危组，
4～6 分为高危组，7～10 分为极高危组。统计结
果显示，各组 5 年生存率分别为 93%、79%、63%
和 23%，且 CLL-IPI 也能很好地预测诊断首次治
疗时间，提示 CLL-IPI 是综合判断 CLL 预后的科

学模型。然而，CLL-IPI 也存在一些不足：与 CLL
患病群体相比，CLL-IPI 研究对象中位年龄偏小
（61 岁）、体能状态更佳（ECOG 0～1 分 96%）、早
期 CLL 所占比例偏小（Binet A 32%），且大部分
接受的是传统化疗（化学免疫治疗仅占 15%）。近
来一项来自丹麦的基于人群的 CLL 研究验证了
CLL-IPI 模型。该研究包括 1 514 例 2008 年后诊
断的 CLL 患者，患者基线期状态更接近于普遍
CLL 群体（中位年龄 69 岁，Binet A 80%，PS 0～
1 分 97%），CLL-IPI 低危组、中危组、高危组和极
高危组的 3 年生存率分别为 91%、86%、76% 和
62%，证实 CLL-IPI 在化学免疫治疗时代具有普适
性，但其在新药时代的预后价值仍需进一步探讨。

（十一）其他

一些研究显示在 CLL 中脂蛋白酯酶（LPL）
高表达，并且同预后相关。发现处于 Binet A 期的
患者，ZAP-70、IGHV 突变状态和 LPL/ADAM29
mRNA（L/A）比值都有预测无进展生存（EFS）的
价值；而 Binet B/C 期患者，L/A 比值是独立的预
后因素。LPL 高表达患者多伴有预后不良的染色
体异常（del17p、del11q、+12），而预后较好的染色
体异常（del13q）中则表达水平较低。CLLU1、血
清胸苷激酶 1（TK1）、血清单克隆免疫球蛋白等
也有重要的预后意义。

其他一些与 CLL 预后有关的指标，如 hTERT
阳性患者的 OS 均显著低于阴性者；HLA-G 表达
阳性患者 PFS（23 个月）明显短于阴性患者（120
个月）；Mcl-1 基因启动子区域有 6bp 或 18bp 的
插入者较无插入者疾病进展迅速，OS 短，对化疗
反应差。高血清血小板生成素（TPO）、sCD23、
β_2-MG、LDH、CD200、MDM2 SNP309 多态性、
Dicer、Puma、MDM4、DEK、PTEN、PDE7B、LYN
基因表达，Coombs 试验阳性、低 T3 综合征以及
HBV 和 EBV 感染等均与预后相关。

（十二）Richter 综合征

WHO 分型将 Richter 综合征（RS）定义为 CLL
转化为更具侵袭性的淋巴瘤，绝大多数为弥漫大
B 细胞淋巴瘤（DLBCL），少数为霍奇金淋巴瘤、
浆母细胞淋巴瘤或其他少见的淋巴瘤。RS 见
于 1%～10.7% 的 CLL 患者，在伊布替尼等新药
时代，RS 的发生率没有下降，为 3%～20%。RS
与 NOTCH1 突变、+12 及 11 号染色体异常有一

定相关性，CLL 诊断后发生此综合征的中位时间 4 年。临床表现为进行性淋巴结肿大、脾肿大、发热及体重下降，常有肾、肺和胃肠道等结外器官浸润。80% 的患者 LDH 增高。PET-CT 扫描显示 ^{18}F-FDG 摄取增高，但必须病理证实。对积极化疗及利妥昔单抗反应差，大多 1 年内死亡。PLT $< 100 \times 10^9$/L、肿瘤≥5cm 及接受过 1 种以上治疗的患者预后更差。同时，RS 与新药复发/耐药密切相关。在伊布替尼治疗后的第 1 到 2 年内，相当一部分患者出现 RS。近期一项研究中，167 例伊布替尼或 idelalisib 治疗后复发的 CLL 患者接受 PET-CT 检查并进行后续 venetoclax 治疗，若 $SUV_{max} > 10$ 或 SUV_{max} 4～10 存在高危因素（B 症状、LDH 升高、淋巴结 > 5cm）则需行活检明确是否存在 RS。35 例活检的患者中，23% 病理证实为 RS。尽管没有发现可预测 RS 的 PET-CT 或临床指标，但 $SUV_{max} > 10$ 的患者后续接受 venetoclax 治疗的 PFS 明显缩短（15.4 个月 vs 24.7 个月）。

第二节 慢性淋巴细胞白血病靶向药及其作用机制

一、肿瘤微环境与 BCR 信号通路抑制剂

（一）CLL 微环境

肿瘤微环境是指肿瘤组织中肿瘤细胞以外的一群辅助细胞，通过细胞间的连接和分子间"cross-talk"为肿瘤细胞生长、增殖提供功能性支架。血液肿瘤好发于骨髓和外周淋巴器官，其微环境由不同的辅助基质细胞和 T 细胞组成，与肿瘤细胞相互作用促进肿瘤生长和药物耐药。血液肿瘤细胞对微环境生长信号的依赖性差异较大。

CLL 细胞在体内能存活很长时间，但是分离纯化的 CLL 细胞在体外培养时会迅速发生自发性凋亡，提示 CLL 细胞的生存优势与体内微环境相关，肿瘤微环境促进 CLL 细胞的存活，阻止其凋亡。与 CLL 细胞共培养，无论是无选择的骨髓基质细胞，还是纯化的基质细胞如单核细胞来源的呵护样细胞（NLC）、间充质细胞（MSC）、滤泡树突细胞（FDC），均能保护 CLL 细胞免于凋亡。

CLL 微环境的分子途径包括 CXCR4-CXCL12 轴，CXCR5-CXCL13 轴，CCL3、CCL4 和 CCL22，黏附分子，CD40-CD40L 相互作用，BAFF 和 APRIL 等。CLL 细胞表面高表达 CXCR4 和 CXCR5，其相应的配体 CXCL12 和 CXCL13 则主要由骨髓基质细胞、NLC 和 FDC 分泌，CLL 细胞通过这些细胞因子介导的趋化作用向辅助细胞迁移。此外，CLL 细胞表面表达的黏附因子 VLA-4、CD44 和 CD62L 与微环境中相应配体 VCAM1、细胞外基质蛋白、CD34 的相互作用进一步诱导肿瘤细胞向微环境归巢。在微环境中，抗原激活 BCR 信号通路，使 CLL 细胞分泌 CCL3、CCL4 和 CCL22 等 T 细胞、单核细胞趋化因子，吸引支持细胞，促进肿瘤微环境的进一步形成。同时，微环境中 CLL 细胞也接受来自 T 细胞 CD40L 及来自 NLC、基质细胞的 CD31、APRIL、BAFF 等提供的生存、活化信号，保护 CLL 细胞免于凋亡。

因此，以肿瘤细胞微环境为靶向，通过药物干扰 CLL 细胞与其他细胞及细胞因子的相互作用，达到抑制肿瘤生长，不失为一种可尝试的新方法。临床上，以 BCR 相关激酶 SYK、BTK 和 PI3K 为代表的靶向药物以及来那度胺等，能干扰 CLL 细胞和他们的微环境相互作用，临床疗效明显。

（二）BCR 信号通路及其抑制剂

正常 B 细胞胞外段接受抗原刺激后，BCR 聚集，招募 CD79α 和 CD79β 并迁移至脂筏，使其与脂筏上密布的 LYN 激酶结合，LYN 激酶磷酸化 CD79α/β 异二聚体，导致 SYK 的招募和磷酸化。之后，活化的 SYK 和 LYN 进一步磷酸化免疫受体酪氨酸激活基序（ITAMs），导致下游 BTK 和 PI3K 的活化。BTK 一旦激活，即磷酸化磷脂酶 Cγ2（PLCγ2），进一步扩大 BCR 信号。以上这些 BCR 信号通路早期事件触发信号通路瀑布，从而活化包括 MAPK/ERK、AKT/mTOR、PKCβ、BCL10/CARD11/MALT1 及钙离子流等在内的激酶及信号通路，引起 NFκB、MYC、NFAT 等因子介导的转录激活，最终促进包括整合素活化、趋化因子介导的细胞迁移及 B 细胞增殖、分化、凋亡等在内的一系列细胞生理活动。因此，抗原介导的 BCR 信号通路活化是正常 B 细胞施行体液免疫的基础。

CLL 中，BCR 信号通路异常激活是导致肿瘤

细胞的生存和增殖的重要原因。然而，CLL 中并未检测到直接导致 BCR 信号通路激活的基因突变，因此 BCR 信号通路的激活到底是特定抗原刺激引起，还是与非抗原依赖的 BCR 信号通路活化有关，目前并无定论。相反，在弥漫大 B 细胞淋巴瘤（DLBCL）中，就可检测到此类激活性基因突变，例如：活化 B 细胞样（ABC）DLBCL 中常见 CD79α 和 CD79β 基因突变，但此类突变少见于生发中心样（GCB）DLBCL 中。在 DLBCL 中，这些 BCR 信号通路内的基因突变的存在与否与患者对 BCR 信号通路抑制剂的治疗反应密切相关，但在 CLL 中，无论是否存在此类基因突变，肿瘤细胞均高度依赖 BCR 信号通路，因此，BCR 信号通路抑制剂成为了 CLL 治疗的中坚力量。

1. BTK 抑制剂　如上所述，CLL 患者缺乏共同的遗传靶标，但是 BCR 信号转导是 CLL 细胞生存的驱动因素，而 BCR 下游包含起关键作用的 Tec 激酶家族成员 BTK。BTK 在促进 CLL 细胞存活的 AKT、ERK、NF-κB 信号通路的持续活化中发挥关键作用；同时，BTK 也在趋化因子介导的 B 细胞归巢和黏附中也发挥重要作用。由于 BCR 在 CLL 信号转导的重要作用及 BTK 在此通路中的中心作用，靶向抑制此酶自然成为诱人的策略。

杨森制药（Jassen）和 Pharmacyclics 公司的 ibrutinib（伊布替尼）为口服的选择性 BTK 不可逆性小分子抑制剂，IC_{50} 为 0.5nM，通过共价结合特异的活性位点（BTK 酶的半胱氨酸 -481 氨基酸）抑制 B 细胞的信号转导。对伊布替尼用药前、用药后 1 个月及 6 个月的 CLL 患者的 $CD19^+$ 肿瘤细胞进行 RNA 测序发现，与基线期相比，653 个基因表达水平发生了显著变化，且在用药 6 个月后基因表达水平变化更加明显，包括趋化因子、细胞黏附、p53 通路、MAPK 通路、细胞周期、钙流、Wnt 通路等在内的 9 个信号通路被显著抑制。但是体外试验中，经伊布替尼处理的外周血 CLL 细胞凋亡并不明显，且当外周血 CLL 细胞与基质细胞共培养时，由伊布替尼引起的细胞凋亡率更加降低。研究者利用重水同位素示踪技术，观察了 30 例 CLL 患者体内伊布替尼对肿瘤细胞增殖和死亡的直接效应，发现伊布替尼可有效降低 CLL 细胞的增殖率（用药前：每天 0.39%/ 克隆，用药后：每天 0.05%/ 克隆），同时提高外周血 CLL 细胞死亡率（用药前：0.18%/d，用药后：1.5%/d），而且组织中 CLL 细胞死亡率比外周血中更高，提示机体不同组织的微环境可能对伊布替尼的疗效产生一定影响。

在实际用药过程中，BCR 信号通路抑制剂见效的最初表现并非快速而直接的肿瘤细胞杀伤，而是使肿瘤细胞从淋巴结释放至外周血的再分布现象，提示此类药物可能通过影响肿瘤细胞与微环境的 cross-talk 发挥疗效。CCL3 和 CCL4 是 CLL 细胞分泌的趋化因子，CLL 细胞通过分泌 CCL3 和 CCL4 招募 T 细胞及其他辅助细胞，构建利于肿瘤细胞生存和增殖的微环境。BCR 信号通路活化可促进 CLL 细胞 CCL3 和 CCL4 的分泌，为肿瘤细胞提供生存信号。对伊布替尼用药过程中的 CLL 患者实时监测，发现伊布替尼可快速、显著并持续的降低患者血清中包括 CCL3、CCL4 等在内的多种趋化因子水平。Göckeritz 等在 B 淋巴细胞株内分别转染入伊布替尼耐药的 BTK-C481S 突变基因或野生型 BTK 基因，再分别应用伊布替尼处理，发现虽然用药前后两组细胞生长和凋亡率并无显著差异，但伊布替尼用药后 BTK 野生型细胞 CCL3 和 CCL4 的分泌显著下降，而 BTK 突变型细胞 CCL3、CCL4 的水平则不受影响，证明伊布替尼可通过调控 CLL 细胞因子的分泌达到治疗效果。此外，伊布替尼还可降低 CLL 细胞向淋巴结、骨髓中的基质细胞分泌的 CXCL12、CXCL13 的迁移，进一步阻断肿瘤细胞与微环境的 cross-talk。

BTK 除表达于 B 细胞之外，还广泛表达于除 T 细胞及浆细胞之外的多种血细胞。将 Eμ-TCL1 小鼠体内的 CLL 细胞移植至 BTK 缺陷和 BTK 野生型的小鼠体内发现，与 BTK 野生型小鼠相比，BTK 缺陷小鼠较晚发生白血病进展，且生存期较对照组延长，提示伊布替尼不仅可以直接作用于 CLL 细胞，还可以通过抑制微环境中的其他细胞功能从而发挥间接抗肿瘤效应。例如，BTK 表达于巨噬细胞，并在其分化过程中起重要作用。在 CLL 中，巨噬细胞呈 M_2 样表型并广泛分布于淋巴组织中。体外实验观察到，BTK 敲除的巨噬细胞对原代 CLL 细胞的保护显著减低。体内实验也证实，经伊布替尼治疗的 CLL 患者骨髓活检中巨噬细胞与 CLL 细胞的聚集现象消失，提示两者之间相互作用的降低。此外，还有研究发现伊布替尼可抑制 BTK 和 VLA-4 依赖的 CLL 细胞对基质细胞的黏附作用，从而促进 CLL 细胞从肿瘤微环境中的解离。

CLL 中，T 细胞常呈免疫抑制状态。T 细胞表达 ITK，而 ITK 结构与 BTK 相似，因此可被伊布替尼的"脱靶"效应抑制其功能。体外实验中，伊布替尼诱导 T 细胞向 Th1 细胞分化，同时耗尽 Th2 细胞，表现出一种潜在的抗癌效应。的确，在伊布替尼用药过程中，CLL 患者表现出包括外周血 CD4$^+$ 和 CD8$^+$T 细胞 PD-1 表达显著降低、Th17 细胞比例降至正常、T 细胞多样性增加等一系列免疫恢复的征象。Long 等报道的伊布替尼诱导的 T 细胞亚群变化包括：CD4$^+$ 和 CD8$^+$T 细胞数量增加，T 效应记忆细胞扩增，对 CLL 起促进作用的 T 调节细胞比例下降等，而初始 T 细胞和中心记忆 T 细胞绝对数没有减少。目前已有基于伊布替尼对于 T 细胞功能恢复作用的临床试验设计。伊布替尼与 PD-1/PD-L1 抑制剂的协同作用也初步在临床前试验中得到证实，相关临床试验正在开展之中。此外，伊布替尼与淋巴瘤领域备受期待的新型抗原嵌合受体 T 细胞（CAR-T）免疫疗法的联用也取得了良好的初步结果：CAR-T 对伊布替尼耐药的高危 CLL 患者有效，且在体外实验中，伊布替尼连续应用可促进抗肿瘤 CAR-T 细胞的产生。联合应用伊布替尼与抗 CD19 CAR-T 治疗复发/难治 CLL 的 NCT02640209 试验中，所有入组患者均获得了骨髓完全缓解。

CLL 中 NK 细胞功能同样受损。虽然 BTK 与 ITK 在 NK 细胞发育成熟及活化过程中起重要作用，但目前尚无证据表明伊布替尼对 NK 细胞活性产生影响。体外实验中，伊布替尼拮抗 CD20 单抗诱导的 NK 细胞 Fc 受体刺激及抗体依赖的细胞介导的细胞毒作用（ADCC），导致 CD20 单抗疗效降低。

除了伊布替尼以外，各类二代 BTK 抑制剂也不断地从实验室进入临床。Acalabrutinib、ICP-022、BGB-3111（泽布替尼）为与伊布替尼同样结合于 C481 位点的共价、强效 BTK 抑制剂。这些药物比伊布替尼具有更高的 BTK 选择性，对 EGFR、ITK、Tec 等激酶的抑制能力较差。另一种二代

BTK 抑制剂 SNS-062 则是 BTK 的非共价抑制剂，在体外实验中，SNS-062 对存在 *BTK* C481S 突变的细胞同样具有杀伤作用。目前，该药的 I 期临床试验正在进行中。

2. PI3K 抑制剂　PI3K 由 2 个亚单位组成，其中 p110 为催化亚单位，p55/85 为调节亚单位。p110 负责磷酸化下游 PIP2，进而激活 AKT 等下游信号通路。PI3K 家族包括 α、β、δ、γ 四个同性异构体。其中 PI3K p110α 和 β 广泛表达于人体各类细胞，而 p110 δ、γ 则主要表达于白细胞中。PI3K 在 B 细胞的活化、增殖、生长以及在淋巴组织的归巢和滞留等方面发挥关键作用。PI3K 通路在包括 CLL 在内的许多 B 细胞肿瘤中被异常激活。吉利德（Gilead）公司的 idelalisib（GS1101）是第一个口服的 PI3Kδ 选择性抑制剂。与 BTK 抑制剂伊布替尼同样，idelalisib 对 CLL 细胞的直接杀伤作用也不明显，而是通过抑制 CLL 细胞向 CXCL12、CXCL13 等的趋化，引起其从淋巴结向外周血的再分布，使它们离开保护性的微环境，最终导致死亡。此外，idelalisib 同样抑制 VLA-4 和 VCAM1 介导的 CLL 细胞与基质细胞的黏附作用，降低这些细胞对肿瘤的保护效应，也降低 T 细胞分泌的 CLL 细胞保护性炎症因子水平。但是，由于巨噬细胞也表达 PI3Kδ，idelalisib 的应用可能降低巨噬细胞对利妥昔单抗包裹的 CLL 细胞的吞噬作用。不过，与伊布替尼不同，idelalisib 不影响利妥昔单抗诱导的 NK 细胞脱颗粒作用和细胞毒效应。

Verastem 公司的 duvelisib（IPI-145）是首个 PI3Kδ 和 γ 双重抑制剂（商品名 Copiktra）。PI3Kδ 和 γ 在免疫细胞中起协同作用，但在激活模式上有所不同：PI3Kδ 通过酪氨酸激酶或细胞因子受体激活，而 PI3Kγ 则是通过 G 蛋白耦联受体或 RAS 信号通路激活。在血液系统肿瘤和炎症性疾病中，同时抑制 δ 和 γ 同型异构体比单独抑制其一能够更有效地阻断 PI3K 信号通路，相应地，duvelisib 在复发/难治 CLL 的治疗中也取得了良好的疗效。研究者发现，在肿瘤微环境中，PI3Kγ 在 CLL 迁移及黏附中起重要作用，PI3Kγ 表达增加 CLL 细胞对 CD40L、IL-4 的反应性，同时提高肿瘤细胞向 CXCL12 的趋化。δ 和 γ 双重抑制剂 duvelisib 比单纯 PI3Kγ 抑制剂抑制肿瘤细胞迁移

的作用更强,同时阻止 CLL 细胞向基质细胞的黏附。此外,duvelisib 还减少 CLL 细胞 CCL3、CCL4、IL-2、TNF-α、IFN-γ 分泌,从而进一步阻断微环境对 CLL 细胞的保护。

3. SYK 抑制剂　SYK 同样是 BCR 信号通路的重要组成分子,同时它也是包括 Fc 受体及黏附受体在内的其他免疫受体的关键信号转导分子,在 B 细胞、单核细胞、巨噬细胞、肥大细胞及中性粒细胞等多种血细胞中表达。吉利德公司的 entospletinib(GS-9973)是一种口服的 SYK 选择性抑制剂,经 entospletinib 处理的 CLL 细胞趋化因子 CCL3、CCL4 的水平显著下降,导致肿瘤细胞的再分布,使患者经历 BCR 信号通路抑制剂特有的淋巴结迅速缩小及短暂的外周血淋巴细胞增多过程。但是也有研究发现,entospletinib 可能损伤 CLL 中 T 细胞功能,并具有与 idelalisib 相似的降低巨噬细胞介导的利妥昔单抗抗肿瘤效应。

二、抗凋亡蛋白家族与 BCL2 抑制剂

凋亡是一类极复杂并受到精确调控的程序性死亡事件,凋亡受抑制是肿瘤重要的标志。BCL2 家族蛋白是凋亡调控的重要蛋白,在多种肿瘤中,包括 BCL2、BCL-X_L 在内高水平的抗凋亡蛋白不仅参与调控肿瘤的发生和进展,更对化疗耐药起到重要作用。

BCL2 家族由促凋亡蛋白和抗凋亡蛋白共同组成。根据其结构和功能,BCL2 家族蛋白可分为三类。抗凋亡蛋白亚家族蛋白均由 4 个 BH 功能域(BH1、BH2、BH3、BH4)构成,包括 BCL2、BCL-X_L、BCL-w、BCL-2 相关蛋白 A1(Bfl-1/A1)、MCL-1 和 BCLB/Boo;促凋亡家族则可被分为两个亚家族:具有多功能域的促凋亡效应因子(如 BAK 和 BAX)和仅含 BH3 功能域的 BH3-only 蛋白 BAD、BID、BIK、BIM、BMF、HRK、PUMA、NOXA 等。

BCL2 是一个分子量为 26kDa 的蛋白,定位于线粒体外膜、内质网膜及核膜。BCL2 过表达于包括滤泡淋巴瘤、CLL、套细胞淋巴瘤、华氏巨球蛋白血症等多种淋巴肿瘤中。在 CLL 中,miRNA15 和 miRNA16 的缺失导致 BCL2 过表达。在 CLL 细胞系中,通过 miRNA15a 和 miRNA16-1 转录后抑制 BCL2 可诱导肿瘤细胞凋亡。

venetoclax(ABT-199)是 BCL2 强效的选择性抑制剂,venetoclax 可在次纳摩尔浓度(Ki<0.001 0nM)中和 BCL2,且仅轻度作用于与 BCL2 具有高度相似 BH3 功能域的 BCL-X_L 和 BCL-W,因此避免了引起血小板数量减少。在临床前实验中,venetoclax 对包括急性淋巴细胞白血病(ALL)、NHL、急性髓细胞白血病(AML)等在内的多个肿瘤细胞系具有杀伤作用,在异种移植模型中,venetoclax 对肿瘤生长的抑制作用呈剂量依赖性。体外实验也表明,正常及恶性外周血 B 淋巴细胞均对 venetoclax 高度敏感,而 T 细胞和粒细胞则较少受累。venetoclax 在淋巴细胞中诱导的细胞毒效应依赖于 BAX 和 BAK 的激活。体外应用广谱 caspase 抑制剂 Z-VAD 的试验表明,venetoclax 介导的细胞杀伤也依赖于 caspase 活化。此外,缺乏 BIM 的淋巴细胞对 venetoclax 敏感性大大下降,提示 venetoclax 可能并非直接激活 BAX 和 BAK,而是通过 BIM 启动下游细胞杀伤作用。不同种类的淋巴细胞中,BIM 缺失也导致不同程度的 venetoclax 耐药。CLL 中,BTK 抑制剂可提高肿瘤细胞 BIM 水平上升及对 BCL2 的依赖性,因此可加强 venetoclax 对 CLL 细胞的杀伤。同样地,duvelisib 处理后的 CLL 细胞 BCL2 水平上升,对 venetoclax 敏感性增强。目前 venetoclax 在 CLL 中疗效突出,无论单药还是联合应用,均取得了深度而持久的缓解;特别是联合 BTK 抑制剂既促进凋亡又抑制增殖,不仅有效率高、MRD 阴性率及深度也高,很可能克服复杂核型、*TP53* 异常、*IGHV* 无突变、老年等不良预后因素,非常值得期待。

第三节　慢性淋巴细胞白血病治疗及思考

一、治疗时机

一旦 CLL 诊断明确,首要问题是判断是否需要治疗。一般来说,1/3 患者无需治疗,1/3 需要即刻治疗,1/3 患者诊断时无需治疗、随着病情进展需要治疗。CLL 无法治愈,Rai Ⅲ 和Ⅳ期或 Binet B 和 C 期的患者治疗能够改善预后。20 世纪 90 年代法国 CLL 协作组通过随机对照临床实

验已经证明，在无治疗指征的 Binet A 期患者中早期应用苯丁酸氮芥并不能延长患者的 OS，且可能促使上皮肿瘤、MDS 及 AML 等第二肿瘤的发生。CLL1 和 CLL7 临床试验则分别针对无治疗指征的早期高危 CLL 患者 [存在 ≥2 项以下异常：淋巴细胞倍增时间 <12 个月，血清胸苷激酶 >10U/L，*IGHV* 无突变，FISH 存在不良预后异常（del11q，del17p，+12）] 进行了氟达拉滨单药或 FCR 方案干预治疗，治疗组均未获得 OS 的受益。而早期使用包括伊布替尼等在内的新药是否能够改善生存，目前尚未有定论，临床试验（CLL12）对无治疗指征的患者给予伊布替尼及安慰剂对照，尽管伊布替尼组无事件生存、无进展生存及至下次治疗时间显著优于安慰剂组，但由于观察时间尚短，未显示总生存期差异，有待进一步观察，尚不能改变临床实践。因此，迄今为止，对于早期无症状的 CLL 患者，即使是高危患者，观察等待仍是最佳的处理方式。

CLL 开始治疗的标准至少应该满足以下一个条件：

1. 进行性骨髓衰竭的证据，表现为贫血和 / 或血小板减少进展或恶化。

2. 巨脾（左肋缘下 >6cm）或进行性或有症状的脾肿大。

3. 巨块型淋巴结肿大（如最长直径 >10cm）或进行性或有症状的淋巴结肿大。

4. 进行性淋巴细胞增多，如 2 个月内增多 >50%，或淋巴细胞倍增时间（LDT）<6 个月（不适用于外周血淋巴细胞基础值 <30×10⁹/L 的患者）。

5. 外周血淋巴细胞数（ALC）>（200~300）×10⁹/L，或存在白细胞淤滞症状。

6. AIHA 和 / 或 ITP 对皮质类固醇或其他标准治疗反应不佳。

7. 至少存在下列一种疾病相关症状：

（1）在以前 6 个月内无明显原因的体重下降 ≥10%。

（2）严重疲乏 [如 ECOG 体能状态（PS）≥2；不能工作或不能进行常规活动]。

（3）无其他感染证据，发热 >38.0℃，≥2 周。

（4）无感染证据，夜间盗汗 [特指湿透性出汗（dreaching night sweat）]>1 个月。

8. 临床试验。

低丙种球蛋白血症或单克隆、寡克隆副蛋白血症本身不是开始治疗的指征。对部分血红蛋白或血小板轻度减少，病情稳定的患者建议暂缓治疗、密切观察，有明显疾病进展时开始治疗。另外需强调的是骨髓衰竭所致血细胞减少是治疗指征，免疫性血细胞减少不是 CLL 治疗指征，需按免疫性减少治疗，所致需明确血细胞减少的原因。

常规化学（免疫）治疗起始治疗达 CR 或部分缓解（PR）的患者完成规范治疗（如 FC 或 FCR 方案一般 6 疗程，含苯丁酸氮芥方案一般 6~12 疗程）后随访观察，除非进行临床试验，否则无需进一步治疗；伊布替尼等 BCR 通路抑制剂由于缓解深度不够高，则需长期用药；但现在正在进行新药与新药联合、新药与化学免疫治疗联合的临床试验，对得到微小残留病（MRD）阴性的患者停药观察。观察过程中疾病进展的治疗原则同起始治疗。二线治疗需考虑缓解持续时间及首次用药。一线药物（可联合单抗）均可用于二线治疗。异基因造血干细胞移植可用于再诱导有效的患者。新型靶向药物是复发 / 难治 CLL 患者的最佳选择。

二、疗效标准

评估疗效应该包括仔细体检和外周血、骨髓检查。影像学检查，特别是 CT 扫描，除了临床试验监测治疗反应外，常不要求（表 8-3-1）。

1. CR　要求完成治疗至少 2 个月后进行评估，达到以下所有标准：

（1）ALC<4×10⁹/L。

（2）体检无显著淋巴结肿大（如淋巴结直径不应大于 1.5cm），临床试验时，如果治疗前异常，应该进行腹部、盆腔、胸部 CT 扫描，淋巴结直径不应大于 1.5cm。

（3）体检无肝或脾肿大。临床试验时，如治疗前异常或体检不肯定，疗效评估时应进行腹部 CT 扫描。

（4）无全身症状。

（5）外周血血细胞计数正常：中性粒细胞（ANC）≥1.5×10⁹/L（未用 G-CSF 等升白细胞药物），PLT>100×10⁹/L（未用 TPO 等升血小板药物），Hb>100g/L（未输血及未用 EPO）。

（6）对（1）~（5）符合 CR 的患者，再进行骨髓穿刺和活检。CR 患者骨髓增生正常、淋巴细胞比例<30%、无淋巴小结(lymphoid nodule,需骨髓活检免疫组织化学确认)。如存在淋巴小结(提示残存病灶),则诊断为结节性 PR(nPR)。

有些患者达到 CR 标准,但存在明显与 CLL 无关而与药物毒性相关的持续贫血或血小板减少或中性粒细胞减少,定义为骨髓未完全恢复的 CR(CRi)。

2. PR 至少持续 2 个月。

(1)ALC 较治疗前减少≥50%。

(2)淋巴结缩小(临床试验时 CT 扫描,一般临床实践时触摸),根据以下定义:淋巴结缩小≥50% 或任何淋巴结无增大及无新出现的淋巴结肿大。对于小淋巴结(<2cm),增大<25% 者意义不大。

(3)肝和/或脾缩小≥50%,临床试验时 CT 扫描,一般临床实践时触摸或超声确定。

(4)血细胞计数应显示以下一个结果:ANC≥1.5×10^9/L 或在不用 G-CSF 的情况下较基础值≥50% 的改善,PLT≥100×10^9/L 或较基础值≥50% 的改善,Hb≥110g/L 或在输红细胞或不用 EPO 的情况下较基础值≥50% 的改善。

伴淋巴细胞增高的部分缓解(PRL):除淋巴细胞增高外,其他均达到 PR 标准。见于 BCR 通路抑制剂(如伊布替尼、泽布替尼、ICP-022、idelalisib 等)治疗后。

3. 疾病进展(PD) 特征为至少以下一条:

(1)淋巴结肿大:具有以下三者之一。①出现任何新的病变,如淋巴结肿大(>1.5cm)、脾肿大、肝肿大或其他器官浸润。②任何原有肿大淋巴结,可检测直径≥50% 增加;1～1.5cm 的淋巴结必须增大≥50% 至其长轴>1.5cm;>1.5cm 的淋巴结必须增大至长轴>2.0cm。③多个淋巴结直径乘积之和≥50%。

(2)肝或脾增大≥50% 或新出现的肝或脾肿大。

(3)ALC 增加≥50%,且 B 淋巴细胞至少 5×10^9/L。

(4)转化为侵袭性更高的组织类型(Richter 综合征)。如果可能,应通过淋巴结活检诊断。

(5)出现 CLL 所致的血细胞减少(中性粒细胞减少、贫血或血小板减少)。

4. 疾病稳定(SD) 患者如未取得 CR、PR 或也不显示 PD,可考虑为疾病稳定[等同于无反应(NR)]。

5. 反应持续时间和 PFS 反应持续时间应该从最后治疗结束计算至 PD(定义见上)。PFS 定义为首次治疗的第一天至 PD 的时间。EFS 定义为治疗开始的第一天至 PD 或复发治疗或死亡(任何原因所致)。生存时间定义为治疗的第一天至死亡。

6. 复发 复发定义为既往按上述标准获得 CR 或 PR 的患者,但≥6 个月后,出现 PD。

表 8-3-1 慢性淋巴细胞白血病治疗后疗效标准

参数	CR	PR	PD
A 组	反映肿瘤负荷		
淋巴结肿大	无>1.5cm	缩小≥50%	增大≥50%
肝肿大	无	缩小≥50%	增大≥50%
脾肿大	无	缩小≥50%	增大≥50%
PB ALC	<4.0×10^9/L	较基线降低≥50%	较基线升高≥50%
BM	增生正常,淋巴细胞<30%,无淋巴小结 增生低下则为 CRi		
B 组	反映造血系统(BM)功能		
PLT	>100×10^9/L	>100×10^9/L 或较基线升高≥50%	CLL 所致较基线降低≥50%
Hb	>110g/L	>110g/L 或较基线升高≥50%	CLL 所致较基线降低>20g/L
ANC	>1.5×10^9/L	>1.5×10^9/L 或较基线升高>50%	

注:①CR,达到所有标准,无疾病相关症状;②CRi,除骨髓恢复不完全外,其他符合 CR 标准;③PR,至少达到 2 个 A 组标准+1 个 B 组标准;④SD,疾病无进展和不能达到至少 PR;⑤PD,至少 1 个 A 组或 B 组标准没达到;⑥复发,患者达到 CR 或 PR,≥6 个月后 PD;⑦难治,治疗失败(未获 CR 或 PR)或最后 1 次化疗后<6 个月 PD;⑧MRD 阴性,残存白血病细胞<10^{-4}。

7. **难治疾病（RD）** RD 定义为治疗失败或最后一次抗白血病治疗 6 个月内 PD。

8. **微小残留病（MRD）** 多参数流式细胞术（MFC）及实时定量 PCR 发现：许多根据 1996 年 NCI-WG 指南取得 CR 的患者，可检测到 MRD。尽管根除 MRD 可能改善预后，仍需要前瞻性临床试验，明确是否仅仅为根除 MRD 的额外治疗对临床结果有明显益处。对检测 MRD 的技术已进行决定性评估，并相对标准化。四色 MFC 或等位基因特异性寡核苷酸（ASO）PCR 非常敏感，可达到在 10 000 个白细胞中检测到 <1 个 CLL 细胞的水平（$<10^{-4}$）。这样，当血液或骨髓中 10 000 个白细胞中的 CLL 细胞小于 1 个时，定义为 MRD 阴性的临床缓解。外周血常可以用作此种评估，但是，完成治疗 3 个月内，特别是阿仑单抗、利妥昔单抗和其他靶向治疗的 CLL 患者不适合采用外周血进行评估。这些病例，可以先进行外周血 MRD 检测，如阴性，进一步骨髓 MRD 检测确认。所以，希望取得长期 CR 的临床试验应包括至少检测一次 MRD，因为采用这些敏感方法检测白血病持续阴性可能具有较强的、正性预后影响。MFC 检测 MRD 在 CLL 中得到了广泛地应用和认可，ERIC（European Research Initiative on CLL）分别于 2007 年、2013 年和 2016 年推荐了 CLL-MRD 检测的 4 色、6 色和 8 色方案，当采用 6 色或 8 色方案，获取白细胞总数达 2×10^6 时，检测灵敏度可达 10^{-5}。MRD 是 CLL 患者 PFS、OS 的独立预后因素。随着新药的涌现，CLL 患者的生存期不断延长，也使得临床试验获得有效差异的观察期越发漫长。因此，为了在较早的时间获得药物有效性的初步评估数据，2016 年 6 月，欧洲药品管理局（EMA）已经批准 MRD⁻（$<10^{-4}$, uMRD4）作为 CLL Ⅲ 期随机临床试验的中间终点（intermediate endpoint）。高通量测序可以进一步提高 MRD 检测的敏感性（$<10^{-6}$）。

三、初治 CLL 患者的治疗选择

（一）免疫化疗时代

免疫化疗时代，对于疾病累计评分（CIRS）≤6 分且内生肌酐清除率 ≥70ml/min 的年轻且体能状态良好的患者，FCR 是一线治疗方案，具体用法为：氟达拉滨 25mg/（m²·d），$d_{1\sim3}$；环磷酰胺 250mg/（m²·d），$d_{1\sim3}$；利妥昔单抗第 1 疗程 375mg/m²，以后疗程 500mg/m²，d_0；每 28 天 1 疗程，共 6 个疗程。CLL8 临床试验中，相较于氟达拉滨 + 环磷酰胺（FC）组，FCR 组患者 CR 率更高（44% vs 22%，$P<0.000\ 1$），中位 PFS 更长（52 个月 vs 33 个月，$P<0.000\ 1$），总生存时间（OS）的获益也更加明显（3 年 OS 率 87% vs 83%，$P<0.000\ 1$）。FCR 对存在 TP53 基因异常（del17p 和 / 或 TP53 基因突变）的患者疗效极差，中位 PFS 不足 1 年。另一方面，对 CLL8 试验进行亚组分析发现，IGHV 有突变的接受 FCR 治疗的患者，中位 PFS 未达到且在随访时间达 9 年后进入生存平台期，鲜少再有复发病例。来自 MD 安德森癌症中心的一项包含 300 例使用 FCR 一线治疗的 CLL 患者的数据也表明，IGHV 有突变的 CLL 患者一线使用 FCR 方案 12.8 年 PFS 可达 53.9%，远远高于 IGHV 无突变的患者（8.7%），其中 IGHV 有突变并在一线 FCR 后达到 uMRD4 的患者 12.8 年 PFS 率更高达 79.8%。另一项来自欧洲的回顾性分析则发现，IGHV 有突变并且不携带 del17p 或 del11q 的 CLL 患者经一线 FCR 治疗后 5 年预期生存率达到 91%，与同龄健康人群相似。但是，FCR 方案毒性较大，34% 患者出现 3～4 级中性粒细胞减少，25% 出现 3～4 级感染，更有报道高达 5% 患者出现治疗相关的 MDS/AML。CLL10 临床试验比较了 FCR 与苯达莫司汀联合利妥昔单抗（BR，苯达莫司汀 90mg/（m²·d），$d_{1,2}$；利妥昔单抗第 1 疗程 375mg/m²，以后疗程 500mg/m²，d_0；每 28 天 1 疗程，共 6 个疗程）的一线疗效，结果发现，尽管 FCR 组中位 PFS 长于 BR 组（54 个月 vs 43 个月），其 3～4 级中性粒细胞减少及感染的发生率也显著升高（88% vs 68%，40% vs 25%）。因此，在化学免疫治疗时代，FCR 是适合年轻、身体状态良好、IGHV 有突变且不存在 TP53 异常的 CLL 患者的一线治疗方案，而对于年龄 >65 岁的身体状态良好的患者，BR 方案毒性较小，可作为替代选择。

苯丁酸氮芥是治疗老年或身体状态差的 CLL 患者的经典药物。苯丁酸氮芥的用法有以下几种：① 0.4mg/kg，d_1，每 14 天一个疗程，每个疗程增加 0.1mg/kg，直到最大耐受剂量（0.4～0.8mg/kg）；② 10mg/（m²×d）$d_{1\sim7}$，每 4 周一个疗程，连续 6～

12 疗程；③间断给药：40mg/m²，每 4 周一次，缓解后或连续两个月病情无变化停药，最长应用一年；④小剂量连续给药：0.1mg/（kg×d），直到出现耐药；⑤大剂量连续给药：15mg/d，直到缓解、出现毒性反应或用药时间达 6 个月停药。缓解后 5～15mg，每周 2 次维持治疗。苯丁酸氮芥疗效呈剂量依赖性，剂量大者有效率及生存更佳。苯丁酸氮芥联合 CD20 单抗 ORR、PFS 及 OS 更佳，毒性也可控，所以 Clb 单药治疗逐渐减少。

CLL11 临床试验比较了两种 CD20 单抗［GA101（obinutuzumab）、利妥昔单抗］分别联合苯丁酸氮芥对照苯丁酸氮芥单药对老年、身体状态欠佳的 CLL 患者一线治疗的疗效。其中苯丁酸氮芥 0.5mg/kg d_1、d_{15}，每 28 天 1 个疗程，共 6 个疗程；GA101 第 1 疗程 100mg d_1，900mg d_2，1 000mg d_8、d_{15}；第 2～6 疗程 1 000mg d_1；利妥昔单抗第 1 疗程 375mg/m² d_1；第 2～6 疗程 500mg/m² d_1。GA101 联合苯丁酸氮芥（G-Clb，ORR：77%，CR：22%）无论在 ORR 还是 CR 率上优于利妥昔单抗联合苯丁酸氮芥（R-Clb，ORR：66%，CR：7%）及苯丁酸氮芥单药（Clb，ORR：31%，CR：0）。且 G-Clb 组 38% 患者外周血 uMRD4、20% 骨髓 uMRD4。生存方面，G-Clb 组 PFS 优于 R-Clb 组（中位 29 个月 vs 15 个月，$P < 0.000\ 1$），G-Clb 组 OS 优于 Clb 单药组（$P = 0.002\ 2$）。此外，COMPLEMENT 1 临床试验中，苯丁酸氮芥联合另一种 CD20 单抗 ofatumumab（O-Clb）也取得了良好的 ORR、PFS 和 OS，疗效介于 G-Clb 与 R-Clb 之间。

（二）新药时代

RESONATE-2 临床试验评估了伊布替尼对照苯丁酸氮芥对 269 例 65 岁以上初治不伴 del17p 的 CLL 患者的疗效。伊布替尼用法为 420mg，1 次 /d；苯丁酸氮芥 0.5～0.8mg/kg，d_1、d_{15}，每 28 天 1 个疗程，最多 12 个疗程。中位随访 5 年（最长 66 个月），伊布替尼组 ORR、PFS 均显著优于苯丁酸氮芥组［ORR：91%（CR 30%）vs 37%，5 年 PFS 率 70% vs 12%（中位 PFS 15 个月），P 均 $< 0.000\ 1$］，随访中 57% 苯丁酸氮芥组的患者更换为伊布替尼治疗，5 年 OS 率分别为伊布替尼组 83%，苯丁酸氮芥组 68%。伊布替尼可以克服 *del11q* 及 *IGHV* 无突变的不良预后。根据该实验的结果，伊布替尼被美国食品药品监督管理局（FDA）批准用于 CLL 一线治疗。

Alliance（A041202）试验前瞻性对比了伊布替尼单药或联合利妥昔单抗与化学免疫治疗在初治 65 岁以上老年 CLL 患者中的疗效。该试验将患者随机分为 3 组：183 例患者接受苯达莫司汀联合利妥昔单抗（BR）治疗，182 例接受伊布替尼单药治疗，182 例接受伊布替尼联合利妥昔单抗（IR）治疗。其中 BR 用法同 CLL10 BR 组，伊布替尼单药 420mg，1 次 /d，IR 为伊布替尼 420mg，1 次 /d，第 2 疗程开始 375mg/m²，1 次 / 周 ×4，后第 3～6 疗程 375mg/m² d_1，共 8 次）。2 年预估 PFS BR 组 74%，低于伊布替尼单药组（87%）及 IR 组（88%），而后两组之间无显著差异。中位随访 38 个月，三组之间 OS 无显著差异。BR 组 3～5 级血液学不良事件发生率 61%，高于伊布替尼单药及 IR 组（41% 和 39%），但是 3～5 级非血液学不良事件在含伊布替尼的两组方案中更常见，发生率均为 74%，而 BR 组为 63%。该试验提示，在老年初治 CLL 中，含伊布替尼方案 PFS 优于 BR，联合利妥昔单抗并不进一步改善伊布替尼单药疗效。

iLLUMINATE 试验结果显示伊布替尼联合新型 CD20 单抗 GA101（IG）疗效优于苯丁酸氮芥联合 GA101（G-Chl）。该试验入组年龄 ≥65 岁的老年 CLL 患者，或患者年龄 <65 岁并伴 ≥1 种以下情况：① CIRS 评分 >6 分；②内生肌酐清除率 <70ml/min；③ del17p 和 / 或 *TP53* 突变。入组患者中位年龄 71 岁，65% 具有至少一种高危因素（del17p、*TP53* 突变、del11q、*IGHV* 无突变）。113 例患者进入 IG 组，116 例患者进入 G-Chl 组。用药方案分别为 IG 组：伊布替尼 420mg，1 次 /d，GA101 第 1 疗程 d_1、d_2 共 1 000mg，1 000mg d_8、d_{15}；第 2～6 疗程 1 000mg d_1；G-Chl 组：苯丁酸氮芥 0.5mg/kg d_1、d_{15}，每 28 天 1 个疗程，共 6 个疗程；GA101 用法同 IG 组。中位随访时间 31 个月，IG 组 PFS、ORR 均明显优于对照组（未达到 vs 19 个月，$P < 0.000\ 1$；88% vs 73%，$P = 0.003\ 6$），30 个月 PFS IG 组 79%，对照组 31%。高危患者组 ORR 分别为 90%（14% CR）和 68%（4% CR）。在所有预后因素分层中，IG 方案 PFS 获益均更明显（*IGHV* 无突变组：未达到 vs 15 个月；del17p：未达到 vs 11 个月）。IG 组常见副反应包括肺炎（5%）、房颤（4%）、中性粒细胞减少伴发热（4%）等。

基于以上实验，美国国立综合癌症网络（NCCN）指南推荐伊布替尼作为年龄≥65 岁的老年或年轻但存在合并症的 CLL 患者的一线治疗方案，既往一线推荐的苯达莫司汀联合 CD20 单抗及苯丁酸氮芥联合 CD20 单抗方案则被列入其他推荐方案之中。

此外，2019 年 8 月 1 日 *The New England Journal of Medicine* 报道 E1912 试验的结果，在年龄≤70 岁且无 *TP53* 基因异常的患者中，伊布替尼联合利妥昔单抗（IR）方案疗效优于 FCR 方案。用药方案为 IR：伊布替尼 420mg，1 次 /d；利妥昔单抗：第 1 疗程 50mg/m^2 d$_1$，第 2 疗程 325mg/m^2 d$_2$，第 3～7 疗程 500mg/m^2 d$_1$；FCR：氟达拉滨 25mg/（m^2·d），d$_{1～3}$；环磷酰胺 250mg/（m^2·d），d$_{1～3}$；利妥昔单抗第 1 疗程 50mg/m^2 d$_1$，325mg/m^2，d$_2$，第 2～6 疗程 500mg/m^2，d$_1$，每 28 天 1 疗程，共 6 个疗程。中位随访 33 个月，IR 组 PFS、OS 均较 FCR 组延长（PFS：HR = 0.35，$P < 0.0001$；OS：HR = 0.17，$P = 0.0003$），尤其在 *IGHV* 无突变的患者中，IR 组 PFS 获益更加明显（HR = 0.26，$P < 0.0001$），但在 *IGHV* 有突变的患者中，IR 组与 FCR 组 PFS 无显著差异（HR = 0.435，$P = 0.07$）。不良反应方面，FCR 组 3～5 级中性粒细胞减少（44% vs 23%）、贫血（12% vs 3%）、血小板减少（14% vs 3%）、中性粒细胞减少性发热（16% vs 2%）和感染（8% vs 5%）的发生率高于 IR 组，但后者更易发生房颤（3% vs 0%）、高血压（7% vs 2%）和腹泻（3% vs 1%）。根据 E1912 试验结果，2019 年第 4 版 NCCN 指南中，伊布替尼已超越 FCR 成为年龄 <65 岁、身体状态良好的患者的优先一线治疗方案。但对于此类患者，尤其 *IGHV* 有突变的患者，FCR 仍是合适的一线治疗方案。

为了进一步清除 MRD、探究伊布替尼停药的可能性，同时减少化疗引起的毒副反应和第二肿瘤的发生，MD 安德森癌症中心进行了一项针对年轻、体能状态良好、*IGHV* 有突变且无 *TP53* 基因异常的初治 CLL 患者的伊布替尼联合氟达拉滨、环磷酰胺及 GA101（iFCG）的Ⅱ期临床试验。研究的主要终点是 3 疗程 iFCG 后骨髓 uMRD4 的 CR/CRi。达到主要终点的患者再接受第 4～6 疗程 iG 治疗，之后继续伊布替尼维持至 1 年后停药；未达主要终点要求的患者则第 4～12 疗程接受 iG 治疗，结束后复查骨髓达 uMRD（包括 CR、CRi 和 PR）的患者停止所有治疗；如骨髓 MRD 仍呈阳性，则伊布替尼继续维持直至疾病进展。该试验共入组 44 例患者，3 疗程 iFCG 后 ORR 100%，89% 达骨髓 uMRD4，17 例达 CR/CRi；患者缓解程度随时间延长加深，随访时间达到 12 个月的 28 例患者中，CR/CRi 率达 86%，100% 患者骨髓 uMRD4 并停药。停药后中位随访时间 10.1 个月，无人复发且均保持骨髓 uMRD4。

存在 *TP53* 基因异常的 CLL 患者预后差，且对化学免疫治疗耐药。近年来，随着作用机制不依赖 p53 信号通路的 BTK 抑制剂伊布替尼和 acalabrutinib 及泽布替尼等、PI3K 抑制剂 idelalisib 和 duvelisib 及 BCL2 抑制剂 venetoclax 的出现，该类患者的预后得到了改善。美国国立卫生研究院（NIH）的一项研究中，35 例存在 *TP53* 基因异常（del17p≥10% 和 / 或存在 *TP53* 基因突变）的初治 CLL 患者接受伊布替尼单药治疗，5 年预计 PFS 率 74.4%，5 年预计 OS 率 85.3%。上述 iLLUMINATE 试验也提示，伊布替尼联合 GA101 可显著改善 del17p 患者预后，随访 31 个月中位 PFS 未达到 vs 对照组 11 个月。

另一项来自 MD 安德森癌症中心的联合 BCL2 抑制剂 venetoclax 和伊布替尼（IV）的临床试验探索了初治高危 CLL（存在至少一种以下特征：del17p，*TP53* 突变，*IGHV* 无突变，del11q 或≥65 岁）中清除 MRD 及停止治疗的可能性。该方案使用伊布替尼单药治疗 3 疗程后，从第 4 疗程起联用 venetoclax 开始以周递增的方式（20mg、50mg、100mg、200mg、400mg）爬坡给药至最终剂量 400mg/d 并持续应用至第 27 疗程（IV 联合用药共 2 年）。2 年联合用药后骨髓 uMRD4 则停伊布替尼，否则一直使用至疾病进展。80 例患者入组，其中 92% *IGHV* 无突变、*TP53* 基因异常或 del11q。接受联合用药 6 个月后，75% 的患者达到 CR/CRi，45% 的患者骨髓 uMRD4；在用药 12 个月后，该比例更上升到了 92% CR/CRi 和 68% 骨髓 uMRD4。治疗反应不受 *IGHV* 无突变、del17p、del11q、*TP53* 突变、*SF3B1* 突变和 *NOTCH1* 突变等因素影响。治疗过程中，除 1 例出现 Richter 转化（RT）外，无患者疾病进展。更多包括复发 / 难治 CLL 患者的临床试验数据证明，伊布替尼、泽布替尼、acalabrutinib、idelalisib、duvelisib、venetoclax 等药物可提高存在 *TP53* 基因异常的 CLL 患者的治疗 ORR、PFS 及 OS（详见下述）。尽管如此，*TP53* 基因异常仍不能被完全克服（特别是复发/难治患者），是 CLL 最重要的不良预后因素之一。

此外，皮质类固醇激素不依赖 *TP53* 途径对 CLL 细胞杀伤作用，对烷化剂、嘌呤类似物耐药及 *TP53* 突变/缺失的患者有效，对耐药、巨块型、骨髓衰竭的终末期患者有较好疗效。笔者中心以单药大剂量甲泼尼松龙[甲泼尼松龙 $1g/(m^2 \cdot d)$ $d_{1\sim5}$，每 28 天 1 疗程]治疗 12 例氟达拉滨难治 CLL 患者，患者平均用药 4 疗程，ORR 达 83%，其中 3 例获 CR（2 例 MRD 阴性）；中位随访 13 个月，中位 OS、PFS 均未达到。大剂量甲泼尼松龙使用前后患者血清 IgG、IgA、IgM 水平无明显变化。失眠和兴奋是最常见的不良反应，其他不良反应包括水肿及血糖升高，未出现血液学毒性事件。同时，有试验证实大剂量地塞米松与大剂量甲泼尼松龙疗效相似。UCSD 癌症中心采用大剂量甲泼尼松龙（$1g/m^2$，连续静脉用 5 天）和利妥昔单抗（$375mg/m^2$，第 1 天）治疗 14 例氟达拉滨耐药的难治型 CLL，ORR 达 93%，CR 率 36%，中位 PFS 15 个月，3 级以上不良反应少见，主要为中性粒细胞减少和血小板减少。因此，大剂量甲泼尼松龙联合利妥昔单抗也是 *TP53* 基因异常患者可选择的治疗方案之一。

综上，选择一线治疗方案时，需综合考虑包括年龄、健康状况、合并症、*TP53* 基因状态等多种因素。目前针对不同个体，推荐的一线治疗方案如表 8-3-2 所示。

四、复发/难治 CLL 患者的治疗选择

复发/难治 CLL 患者的治疗指征与初治 CLL 患者相同。仅当患者出现治疗指征时，才考虑进行二线治疗。

（一）化学免疫治疗后复发

RESONATE 临床试验中，复发/难治 CLL 患者被随机分入伊布替尼组或 ofatumumab 组。伊布替尼 420mg，1 次/d，口服；ofatumumab 第 1 周 300mg d_1，第 2~8 周 2 000mg，每周 1 次，之后 2 000mg，每 4 周 1 次×4，共 12 次。伊布替尼组在 PFS 及 OS 上均显示了优势，伊布替尼组 3 年 PFS 率达 59%，且在 IGHV 有突变和无突变的患者中疗效无差异。在 *TP53* 基因异常患者中，单纯 del17p 与无 *TP53* 基因异常 PFS 无显著差异，但同时具有 del17p 和 *TP53* 突变的患者 PFS 较无 *TP53* 基因异常的患者短（$P = 0.038\ 1$）；伊布替尼组 18 个月 PFS 率 76%，其中 del17p 组 71%，del11q 组 83%，复杂核型组 72%。一项伊布替尼单药治疗 243 例存在 del17p 的复发/难治 CLL 患者的 mata 分析提示其 30 个月的 PFS 率为 55%，在同时存在复杂核型的患者中 PFS 缩短。这些研究表明，尽管伊布替尼单药在该类患者中疗效显著，但仍无法完全克服 del17p 的不良预后影响。因此在 CLL 复发时，需重新检测 del17p 及染色体核型，根据结果制订治疗策略。

在伊布替尼的联合用药方面，全球学者也进

表 8-3-2　CLL 患者的一线治疗方案（2019 NCCN V4）

无 *TP53* 基因异常		
	推荐	其他推荐
体能状态良好 年龄<65 岁 无明显合并症	伊布替尼	苯达莫司汀 + CD20 单抗；FCR（氟达拉滨、环磷酰胺、利妥昔单抗）；FR（氟达拉滨、利妥昔单抗）；大剂量甲泼尼松龙（HDMP）+ 利妥昔单抗；伊布替尼 + 利妥昔单抗
体能状态差存在明显合并症（无法耐受嘌呤类似物治疗）或年龄≥65 岁或年轻患者存在明显合并症	伊布替尼	苯达莫司汀 + CD20 单抗（不建议体能状态差患者使用）；苯丁酸氮芥 + CD20 单抗；HDMP + 利妥昔单抗；伊布替尼 + GA101；GA101；苯丁酸氮芥；利妥昔单抗
存在 del17p 和/或 *TP53* 突变		
	推荐	其他推荐
所有体能状态	伊布替尼	阿仑单抗 ± 利妥昔单抗；HDMP + 利妥昔单抗；GA101

行了广泛探索。尽管伊布替尼联合利妥昔单抗可以缩短治疗相关淋巴细胞增多的时间，但是与伊布替尼单药相比，其在 PFS 和 OS 上并无优势。相比之下，另一种 CD20 单抗 GA101 则可能更具有联合用药前景。体外实验表明，GA101 可以通过部分克服伊布替尼对 NK 细胞介导的抗体依赖的细胞毒效应的抑制，从而提高疗效，相关临床试验正在进行中。CD20 单抗 ublituximab 具有相似的增强抗体依赖的细胞毒效应的效果，GENUINE 试验中，与伊布替尼单药相比，ublituximab 与伊布替尼联用将复发高危 CLL（存在 TP53 基因异常或 del11q）的 ORR 从 45% 上升到了 78%，但是 CR 率仅 7%，且 PFS 并无获益（ublituximab 用法：900mg 第 1 疗程 d_1、d_8、d_{15}，第 2～6 疗程 d_1，之后每 3 疗程 1 次）。HELIOS 研究比较了苯达莫司汀联合利妥昔单抗（BR）与 BR 联合伊布替尼并伊布替尼终生维持治疗（IBR）对复发 / 难治 CLL 患者的疗效。具体为 BR 方案：苯达莫司汀 70mg/m² $d_{1、2}$，利妥昔单抗：375mg/m² 首疗程 d_1，以后每疗程 d_1 500mg/m²，28 天为 1 疗程）；IBR 方案：伊布替尼 420mg q.d. 联合 BR。IBR 组比 BR 组 PFS 显著延长（未达到 vs 14.3 个月，$P < 0.000\ 1$），36 个月 PFS 率分别为 68.0% 和 13.9%。随着随访时间及伊布替尼维持时间的延长，IBR 组 CR 率和 uMRD4 率显著上升，中位随访时间 17 个月时，IBR 组 uMRD4 率为 26.3%，而 BR 组仅 6.2%。但遗憾的是，HELIOS 研究无伊布替尼单药组，因此，与伊布替尼单药相比，IBR 是否能提高疗效仍是未知数。综上，目前尚无证据表明联合用药可提高伊布替尼疗效。

此外，二代 BTK 抑制剂 acalabrutinib（ACP-196）在复发 / 难治 CLL 中也显示出良好的疗效。一项包含 134 例复发 / 难治患者的 acalabrutinib Ⅱ期临床试验中，患者口服 acalabrutinib 100mg，2 次 /d，中位随访时间 20 个月，ORR 85%，中位 PFS 未达，18 个月 PFS 率达 88%。

BCL2 抑制剂 venetoclax 在复发 / 难治 CLL 中疗效同样显著。Ⅱ期临床试验中，共入组 116 例患者，其中 56 例高危作为剂量上升组，给药剂量自 150～1 200mg，患者在第 1 周 3 天或 7 天口服 ABT-199 1 次，之后自第 1 周第 1 天起每日口服 1 次，直至疾病进展或出现不能耐受的毒性；

另 60 例作为扩展组，首周每日给药剂量 20mg，若能耐受，之后每周逐渐加量至 50mg、100mg、200mg，最高至 400mg，1 次 /d。入组患者平均接受过 3 种以上针对 CLL 的治疗，89% 存在包括氟达拉滨耐药、del17p、del11q、IGHV 无突变、巨大淋巴结在内的不良预后因素。安全性方面，56 例剂量上升组患者中，3 例出现肿瘤溶解综合征（TLS），1 例在 4 级 TLS 的基础上猝死；60 例扩展组中无一出现 TLS。其他常见不良反应包括轻度的腹泻、上呼吸道感染、恶心和 3～4 级的中性粒细胞减少。中位随访时间 17 个月，截止最后随访时间，44% 仍在服用 ABT-199。退组原因包括：疾病进展（35%）、不耐受（11%）和进行 allo-HSCT（6%）。治疗反应方面，116 例患者总体 ORR 79%；各亚组 ORR 分别为：氟达拉滨耐药组 79%、del17p 组 71%、IGHV 无突变组 76%。20% 的患者获得 CR，5% 获得 MRD 阴性的 CR。del17p 组 CR 率 16%。另一项采用 venetoclax 治疗 107 例携带 del17p 的复发 / 难治 CLL 患者的Ⅱ期临床试验中，ORR 为 79%，CR 率 8%。MURANO 研究对比了 BCL2 抑制剂 venetoclax 联合利妥昔单抗（VR）和 BR 对至少经过 1 种免疫化学治疗的复发 CLL 患者的疗效。该试验中利妥昔单抗使用 6 个月，venetoclax 服用 2 年后停药。VR 组 PFS、OS 获益均明显，预计 3 年 PFS 率和 OS 率分别为 71.4% 和 87.9%，而 BR 组仅为 15.2% 和 79.5%。亚组分析中，VR 在所有亚组中疗效相似，不受不良预后因素的影响：存在 del17p 的患者 2 年 PFS 为 81.5%，而 BR 组仅 27.8%。根据患者外周血 MRD 水平进一步分组，uMRD $< 10^{-4}$，L-MRD $\geqslant 10^{-4}$ 且 $< 10^{-2}$，H-MRD $\geqslant 10^{-2}$。u-MRD 与长 PFS 显著相关。开始用药后 2 年 VenR 组 48% 患者保持 uMRD，16%L-MRD，5%H-MRD，BR 组仅 2% 为 uMRD，L-MRD、H-MRD 率分别为 7% 和 18%。VR 方案治疗耐受性良好，仅 3.1% 接受治疗的患者出现 3～4 级 TLS。尽管该方案 2 年随访期停药后的疗效是否能够持续还有待进一步数据证明，VR 仍是美国 FDA 第一个批准的不用终生服药的复发 / 难治 CLL 的新药方案。另一项联合 venetoclax 和 GA101 的临床试验也取得了类似的优秀结果，ORR 达 100%，CR 率 24%。

同样，为了进一步加深 MRD 清除并达到停药目的，CLARITY 试验研究了 venetoclax 联合伊布替尼（IV）在复发 / 难治 CLL 中的疗效。该方案应用伊布替尼单药治疗 8 周后，venetoclax 爬坡至最终剂量 400mg/d 并持续应用。如患者达到骨髓 uMRD4，则持续 IV 治疗至两倍的至骨髓 uMRD4 时间（患者第 8 个月达到骨髓 uMRD4，则完成 14 个月 IV 后停药；患者第 14 个月或第 26 个月达到骨髓 uMRD4，则完成 26 个月 IV 治疗），如患者至第 26 个月仍 MRD 阳性，则伊布替尼维持治疗。试验主要研究终点为 IV 联合治疗 12 个月后外周血和骨髓 MRD 清除率。历经 12 个月的 IV 治疗，ORR 100%，58% 达到 CR/CRi，87% 骨髓活检中未见 CLL 残留，58% 达到外周血 uMRD，41% 达到骨髓 uMRD。随着治疗时间的延长，uMRD 的比例和深度不断改善，提示 IV 方案可有效诱导 MRD 清除，并为停止治疗提供了有力依据。

PI3Kδ 抑制剂 idelalisib 联合利妥昔单抗被 FDA 批准用于存在合并症并适合利妥昔单抗治疗的复发 / 难治 CLL 患者。入组患者中位年龄 71 岁，中位 CIRS 评分 8 分，经 idelalisib 联合利妥昔单抗治疗（利妥昔单抗首剂 375mg/m² 1 次，之后 500mg/m²，1 次 /2 周，4 次，之后 1 次 /4 周，3 次，总计 8 次；idelalisib 150mg 2 次 /d），44% 患者位 PFS 为 19.4 个月，且不受 del17p、*IGHV* 无突变影响。其他两个 idelalisib 联合 ofatumumab 或 BR 的方案也得到了类似结论。另一种 PI3Kδ/γ 双重抑制剂 duvelisib 近期也被 FDA 批准用于复发 / 难治 CLL 的治疗。DUO 试验比较了 duvelisib 和 ofatumumab 对既往未接受过 BTK 抑制剂或 PI3K 抑制剂的复发 / 难治 CLL 患者的疗效。应用 duvelisib 25mg，2 次 /d，中位随访 22 个月，duvelisib 在淋巴结缓解率（肿大淋巴结缩小 > 50%：85% vs 16%）、ORR（74% vs 45%）和 PFS（中位：13 个月 vs 10 个月）上均显著优于 ofatumumab。然而，idelalisib 和 duvelisib 的不良反应包括细菌性、机会性感染和自身免疫性肠炎、肺炎、肝炎，且在年轻、未经多线治疗的患者中更为严重，在一定程度上限制了 idelalisib 和 duvelisib 的临床应用。

（二）激酶抑制剂治疗后复发

伊布替尼治疗复发的患者往往预后极差，突然停药可能加速疾病发展，这可能与疾病进展中停用伊布替尼引起的肿瘤燃烧效应（tumor flare）相关，因此应当持续应用伊布替尼直至开始挽救治疗。此外，在伊布替尼停药后的第 1 到 2 年内，相当一部分患者出现 RT。近期一项研究中，167 例伊布替尼或 idelalisib 治疗后复发的 CLL 患者接受 PET-CT 检查并进行后续 venetoclax 治疗，SUV$_{max}$ > 10 的患者后续接受 venetoclax 治疗的 PFS 明显缩短（中位：15.4 个月 vs 24.7 个月）。一项利用 venetoclax 单药治疗使用伊布替尼后进展的 CLL 患者的 II 期临床试验结果显示，venetoclax 治疗 ORR 达 65%，但 CR/CRi 的比例仅为 9%，中位 PFS 为 24.7 个月。尽管这项试验提示 venetoclax 对多数伊布替尼进展后的患者有效，但考虑到其他 venetoclax 试验中的高 CR 率和 uMRD 率，此项试验中的低 CR 率仍提示伊布替尼耐药是临床亟待解决的问题。迄今为止，伊布替尼治疗后进展后的挽救方案仅为 venetoclax，其他激酶抑制剂的疗效证据较少，且一项回顾性研究提示伊布替尼进展后的患者对 venetoclax 的反应优于其他激酶抑制剂。此类患者可考虑包括减低强度的异基因造血干细胞移植（RIC allo-HSCT）或嵌合性抗原受体 T 淋巴细胞（CART）治疗。

各类临床试验中，12%～25% 的患者因伊布替尼不耐受停药，而在真实世界研究中，这一比例高达 42%。伊布替尼常见不良反应包括关节痛、出血、感染和房颤。对于因伊布替尼不良反应而停药的患者，如既往未接受过免疫化学治疗且无 *TP53* 基因异常，可考虑给予免疫化学治疗；如患者既往接受过化学免疫治疗且缓解时间短，或存在高危细胞遗传学因素，则可考虑使用其他激酶抑制剂或 venetoclax 进行治疗。二代 BTK 抑制剂 acalabrutinib 治疗 33 例伊布替尼不耐受的患者，中位随访 10 个月，ORR 76%，中位 PFS 未达，提示 acalabrutinib 是此类患者的良好选择，但不应用于已证实存在 BTK C481S 突变的患者中。另一项包括 600 余例患者（大部分为非临床试验入组患者）的回顾性分析发现，其他激酶抑制剂和 venetoclax 对因不良反应而停止激酶抑制剂治疗的患者同样有效。

（三）异基因造血干细胞移植

异基因造血干细胞移植（allo-HSCT）通过建立外来免疫系统引发移植物抗白血病（GVL）反

应从而抑制并清除患者体内的肿瘤细胞。存在有效 GVL 效应的患者在免疫抑制剂撤除后可清除 MRD，因此 CLL 复发的可能性极低。在德国 CLL 工作组牵头的前瞻性 CLL3X 临床试验中，符合此种 GVL 介导的 MRD 清除效应的患者，移植后 10 年的复发风险仅为 12%。另一项来自单中心的数据也提示，存在 GVL 介导的 MRD 清除的患者移植后 5 年 MRD 再发的风险仅为 6%。目前 CLL 中 RIC allo-HSCT 的 2 年 PFS 率为 50%～60%，2 年 OS 率为 60%～75%，5 年 PFS 率 35%～45%，5 年 OS 率 45%～65%。长期随访 allo-HSCT 10 年 PFS 在 30% 左右。若患者在 alloSCT 后初始的 5～6 年后无复发，则 10 年 PFS 可达到 79%。总之，约 30% 的患者可从 GVL 效应中获益。

在大多数试验中 TP53 基因异常都不是 RIC allo-SCT 不良预后因素。复杂核型对 allo-HSCT 的预后影响有待进一步研究。与预后相关的最重要因素是 allo-HSCT 时疾病的缓解程度，缓解的患者预后好，而难治的患者预后差。其他一些包括年龄、体能状态、供者类型、T 细胞清除、治疗中心经验等都影响预后。由于移植较高的非疾病进展死亡率、慢性移植物抗宿主病（GVHD）影响生活质量等 allo-HSCT 不良因素，在新药时代，仅部分年龄、体能状态合适且有合适供者的患者在新药治疗无效时才考虑进行 RIC allo-HSCT。

（四）CAR-T 治疗

与 allo-HSCT 不同，CART 细胞仅具有针对特定抗原的单克隆免疫活性，因此可以防止 GVHD 反应的发生。美国宾夕法尼亚州立大学对 14 例经过多线治疗后复发的 CLL 患者（43% 存在 TP53 异常）进行了抗 CD19 的 CTL019 治疗，57% 患者治疗有效，29% 达到 CR。所有获得 CR 的患者均持续性 uMRD 并且存在永久性 B 细胞缺乏。18 个月 PFS 为 29%。50% 患者发生 3～4 级细胞因子释放综合征（CRS），且与体内 CTL019 细胞的扩增相关。另一项 24 例经伊布替尼治疗后复发 / 难治的 CLL 患者，抗 CD19 JCAR014 治疗，74% 有效，12 例接受检测的患者中，7 名为经深度测序证实的 uMRD，并且在中位随访时间 7 个月时仍无复发，≥3 级的 CRS 和神经学毒性分别出现于 2 例和 6 例患者中，其中 1 例患者死亡。尽管 CART 在 CLL 中的临床实践中数据尚少，但其诱导的深度、持续的 uMRD 缓解状态使其成为 CLL 的备受期待的挽救方案之一。

综上，二线方案的选择需结合：①一线治疗方案的类型、强度及副反应；②一线治疗的缓解程度及维持时间；③复发后是否存在 TP53 等基因异常等因素综合决定。对于无高危因素的一线治疗后缓解时间 >3 年的患者，可以选择重复原方案。一线治疗后持续缓解 <2～3 年的早期复发患者预后差，其治疗可参考表 8-3-3。

表 8-3-3　复发 / 难治 CLL 患者的挽救方案（2019 NCCN V4）

无 TP53 基因异常		
	推荐	其他推荐
体能状态良好年龄 <65 岁无明显合并症	伊布替尼；venetoclax + 利妥昔单抗；duvelisib；idelalisib + 利妥昔单抗	Acalabrutinib；阿仑单抗 + 利妥昔单抗；苯达莫司汀 + 利妥昔单抗；FC + ofatumumab；FCR；HDMP + 利妥昔单抗；idelalisib；来那度胺 ± 利妥昔单抗；GA101；ofatumumab；venetoclax；苯达莫司汀 + 利妥昔单抗 + 伊布替尼或 idelalisib
体能状态差存在明显合并症（无法耐受嘌呤类似物治疗）或年龄 ≥65 岁或年轻患者存在明显合并症	伊布替尼；venetoclax + 利妥昔单抗；duvelisib；idelalisib + 利妥昔单抗	Acalabrutinib；阿仑单抗 + 利妥昔单抗；苯丁酸氮芥 + 利妥昔单抗；减量 FCR；HDMP + 利妥昔单抗，idelalisib；来那度胺 ± 利妥昔单抗；GA101；ofatumumab；venetoclax；剂量密集型利妥昔单抗；苯达莫司汀 + 利妥昔单抗 + 伊布替尼或 idelalisib
存在 del17p 和 / 或 TP53 突变		
	推荐	其他推荐
所有体能状态	伊布替尼；venetoclax + 利妥昔单抗；duvelisib；idelalisib + 利妥昔单抗；venetoclax	Acalabrutinib；阿仑单抗 + 利妥昔单抗；HDMP + 利妥昔单抗；idelalisib；来那度胺 ± 利妥昔单抗；ofatumumab

五、感染防治

CLL 患者感染风险增高，原因为①疾病影响：CLL 可引起低丙种球蛋白血症、中性粒细胞减少、低补体血症及 T 细胞功能异常，随疾病分期增高及低丙种球蛋白血症严重程度的加重，感染发生率增高；②化疗影响：糖皮质激素、嘌呤类似物（降低 CD4$^+$ 细胞）、单克隆抗体及新药（正常淋巴细胞减少）。在强烈化疗（如 FCR）之后的 2 年内，细菌感染、病毒再激活的风险均明显上升。由于免疫系统缺陷，疫苗接种一般无效。

反复细菌感染的低丙种球蛋白血症患者应该输注静脉丙球（IVIG），如血清 IgG < 500mg/dl，则每月 IVIG 0.3～0.5g/kg，维持谷浓度 > 500～700mg/dl。细菌感染可减少 50% 左右（特别是肺炎链球菌与流感嗜血杆菌引起的感染），但是严重细菌感染及非细菌感染的发生率并没减少，而且不能延长患者的生存。较小剂量 IVIG 如每 4 周 250mg/kg 或每 3 周 10g 可能同样有效。氟达拉滨治疗后使用 G-CSF 可以减少中性粒细胞减少及肺炎的发生率。核苷类似物、单克隆抗体及激素治疗后预防性使用抗生素可能有益，如甲氧苄啶 - 磺胺甲基异噁唑（trimethoprim sulfamethoxazole）、耶氏肺孢子虫（pneumocystis jirovecii）肺炎、无环鸟苷预防单纯疱疹、缬更昔洛韦（valganciclovir）预防巨细胞病毒与单纯疱疹病毒以及氟康唑预防真菌感染。

六、自身免疫性血细胞减少症患者的治疗

自身免疫性血细胞减少症如 AIHA、ITP 患者首选皮质类固醇，泼尼松 1mg/(kg·d)，有效率约为 75%，几天至几周起效，AIHA 还需每天口服 5mg 叶酸，血小板或血红蛋白 / 网织红细胞正常后，逐渐减量，2～3 个月减完。如果 7～10 天无反应，加 IVIG 0.4g/(kg·d)×5 天，起效快而短暂，常需每 3～4 周重复使用。对激素及 IVIG 无效或激素难以减量的患者，换用环孢菌素 A（cyclosporin，CsA）约 2/3 的 ITP 或 AIHA 患者明显有效。CsA 治疗 PRCA 也取得很好疗效。一组研究报道采用 CsA 300mg/d，中位起效时间 3 周（1～13 周）、达到最佳疗效时间 10.5 周（1～48 周）、中位持续有效时间 10 个月（1～39 个月），部分氟达拉滨相关血细胞减少的患者又采用氟达拉滨得到了有效治疗。

AIHA 患者治疗过程中应密切观察，存在 AIHA 不能绝对排除氟达拉滨为基础的治疗；氟达拉滨引起者，停用氟达拉滨，今后避免使用氟达拉滨。部分患者也可选择 RTX 或脾脏切除。PRCA 患者可选择泼尼松、CsA 及抗胸腺细胞球蛋白（ATG）等免疫抑制剂。阿仑单抗可能是难治性免疫性血细胞减少症的有效选择。

七、随访

无症状患者的随访应该包括每 3 个月血细胞计数及肝脾、淋巴结触诊。应该特别注意免疫性血细胞减少症。CLL 继发恶性肿瘤的风险增加 2～7 倍，包括继发性 MDS、AML 及实体瘤。CT 及骨髓检查只有在疾病进展时才需进行。PET/CT 对判断 CLL 疾病状态并无帮助，仅在怀疑存在 Richter 综合征时可帮助定位最适合的淋巴结活检位置。

（李建勇）

参 考 文 献

[1] 中华医学会血液学分会白血病淋巴瘤学组，中国抗癌协会血液肿瘤专业委员会. 中国慢性淋巴细胞白血病 / 小淋巴细胞淋巴瘤的诊断与治疗指南（2018 年版）. 中华血液学杂志，2018，39（5）：353-358.

[2] 中华医学会血液学分会白血病淋巴瘤学组，中国抗癌协会血液肿瘤专业委员会，中国慢性淋巴细胞白血病工作组. B 细胞慢性淋巴增殖性疾病诊断与鉴别诊断中国专家共识（2018 年版）. 中华血液学杂志，2018，39（5）：359-365.

[3] Hallek M，Cheson BD，Catovsky D，et al. iwCLL guidelines for diagnosis，indications for treatment，response assessment，and supportive management of CLL. Blood，2018，131（25）：2745-2760.

[4] NCCN guideline：Chronic Lymphocytic Leukemia/Small Lymphocytic Lymphoma. Version 4，2019.

[5] Nguyen PH，Niesen E，Hallek M. New roles for B cell

receptor associated kinases: when the B cell is not the target. Leukemia, 2019, 33（3）: 576-587.

[6] Puente XS, Jares P, Campo E. Chronic lymphocytic leukemia and mantle cell lymphoma: crossroads of genetic and microenvironment interactions. Blood, 2018, 131（21）: 2283-2296.

[7] Jain N. Selecting Frontline Therapy for CLL in 2018. Hematol Am Soc Hemat, 2018, 2018（1）: 242-247.

[8] Brown JR. Relapsed CLL: sequencing, combinations, and novel agents. Hematol Am Soc Hemat, 2018, 2018（1）: 248-255.

[9] Dreger P, Ghia P, Schetelig J, et al. High-risk chronic lymphocytic leukemia in the era of pathway inhibitors: integrating molecular and cellular therapies. Blood, 2018, 132（9）:, 892-902.

第九章 淋巴瘤

第一节 概　述

淋巴瘤是一组高度异质性疾病，其发病率在全球逐年升高，占恶性肿瘤的 3%～4%。在我国肿瘤登记地区，淋巴瘤的发病率和病死率居恶性肿瘤的第 8 位和第 9 位，是严重危害人类健康的疾病之一。按照世界卫生组织（WHO）淋巴系统肿瘤病理分类标准，目前已知淋巴瘤有近 60 余种病理类型，大体可分为霍奇金淋巴瘤（Hodgkin lymphoma，HL）和非霍奇金淋巴瘤（non Hodgkin lymphoma，NHL）两大类。在我国，HL 占淋巴瘤的 9%～10%，NHL 约占 90%。

一、病理分类及演变

淋巴瘤细胞来源不一，临床表现多种多样，其病理分类历来比较复杂，争议较多。早年的淋巴瘤分类完全基于淋巴瘤细胞的形态学特征，主观性较大。随着免疫组化的应用，通过对细胞免疫表型的鉴定使淋巴瘤的分类更加客观。但各种分类的混乱及临床操作性不强，临床分类诊断十分棘手。为了避免恶性淋巴瘤分类的混乱，并统一欧洲和北美的分类，美国国家癌症研究所发起了 1 400 多家机构对恶性淋巴瘤的分类进行研究。直到 2001 年，WHO 在取得共识的 REAL 分类方案基础上，制订了新的淋巴瘤分类方案（WHO 分类方案第三版）。分类原则是：①依据形态学、临床及生物学特征，每个亚类均具有独特性；②将细胞起源作为分类的出发点；③尽管常规形态学检查能够鉴别某些淋巴瘤亚类，但免疫表型、分子遗传学与细胞遗传学在大部分淋巴瘤分类中起到重要作用；④以疾病为基础的分类方式促使分子病理学的发现；⑤发病部位和累及程度是了解生物学特性的重要线索，结外淋巴瘤

与其相应的结内病变存在许多不同；依据临床表现，许多淋巴瘤亚类因细胞分化和临床侵犯程度不同造成淋巴瘤分层诊断的困难，一些预后因素直接影响临床结果，如临床分期、国际预后指数（IPI）、细胞分化程度、基因表达谱（GEP）、继发遗传学改变及宿主环境等。2017 年经修订公布了 WHO 淋巴瘤分类第四版，见表 9-1-1。该分类集细胞形态学、免疫表型、遗传学和临床特征为一体，使得淋巴瘤分类更加完整和明确，尤其是认可了一些新型技术所带来的新的分类，为进一步深入认识和发现新的亚类提供了有利条件，如微阵列比较基因组杂交（aCGH）、GEP、单核苷酸多态性（SNP）微阵列以及全基因组测序等。

表 9-1-1　2017 年修订版 WHO 淋巴瘤分类

（一）前驱淋巴性肿瘤

1. B 淋巴母细胞白血病 / 淋巴瘤，非特殊类型
2. B 淋巴母细胞白血病 / 淋巴瘤伴频发基因异常
   B 淋巴母细胞白血病 / 淋巴瘤伴 t(9;22)(q34.1;q11.2)；*BCR-ABL*1
   B 淋巴母细胞白血病 / 淋巴瘤伴 t(v;11q23.3)；KMT2A 重排
   B 淋巴母细胞白血病 / 淋巴瘤伴 t(12;21)(p13.2;q22.1)；ETV6-RUNX1
   B 淋巴母细胞白血病 / 淋巴瘤伴超二倍体
   B 淋巴母细胞白血病 / 淋巴瘤伴低二倍体
   B 淋巴母细胞白血病 / 淋巴瘤伴 t(5;14)(q31.1;q32.3)；IL3-IGH
   B 淋巴母细胞白血病 / 淋巴瘤伴 t(1;19)(q23;p13.3)；TCF3-PBX1
   B 淋巴母细胞白血病 / 淋巴瘤，*BCR-ABL*1 样
   B 淋巴母细胞白血病 / 淋巴瘤伴 iAMP21
3. T 淋巴母细胞白血病 / 淋巴瘤
   早期 T 前驱淋巴母细胞白血病
4. 自然杀伤（NK）淋巴母细胞白血病 / 淋巴瘤
   成熟 B 细胞淋巴瘤
5. 慢性淋巴细胞白血病（CLL）/ 小淋巴细胞淋巴瘤（SLL）
   单克隆 B 淋巴细胞增多症（MBL）

续表

6. B 幼淋巴细胞白血病

7. 脾边缘区细胞淋巴瘤

8. 毛细胞白血病

9. 脾 B 细胞淋巴瘤 / 白血病，不能分类

　　脾弥漫性红髓小 B 细胞淋巴瘤

　　毛细胞白血病变异型

10. 淋巴浆细胞淋巴瘤

11. 意义不明的单克隆丙种球蛋白病（MGUS），IgM 型

12. 重链病

　　Mu 重链病

　　Gamma 重链病

　　Alpha 重链病

13. 浆细胞肿瘤

　　意义不明的单克隆丙种球蛋白病（MGUS），非 IgM 型

　　细胞骨髓瘤

　　变异型

　　无症状浆细胞骨髓瘤

　　非分泌性骨髓瘤

　　浆细胞白血病

　　浆细胞瘤

　　骨孤立性浆细胞瘤

　　骨外浆细胞瘤

　　单克隆免疫球蛋白沉积病

　　　　原发淀粉样变性

　　　　轻链和重链沉积病

　　伴副肿瘤综合征的浆细胞肿瘤

　　　　POEMS 综合征

　　　　TEMPI 综合征

14. 结外黏膜相关淋巴组织边缘区淋巴瘤（MALT 淋巴瘤）

15. 结内边缘区淋巴瘤

　　儿童结内边缘区淋巴瘤

16. 滤泡性淋巴瘤

　　原位滤泡肿瘤

　　十二指肠型滤泡性淋巴瘤

　　睾丸滤泡性淋巴瘤

17. 儿童型滤泡性淋巴瘤

18. 伴 IRF4 重排大 B 细胞淋巴瘤

19. 原发皮肤滤泡中心细胞淋巴瘤

20. 套细胞淋巴瘤

　　白血病性非淋巴结套细胞淋巴瘤

　　原位套细胞肿瘤

21. 弥漫性大 B 细胞淋巴瘤（DLBCL），非特指型

　　生发中心亚型

　　活化 B 细胞亚型

22. 富于 T 细胞 / 组织细胞大 B 细胞淋巴瘤

23. 原发中枢神经系统弥漫性大 B 细胞淋巴瘤

24. 原发皮肤弥漫性大 B 细胞淋巴瘤，腿型

25. EBV + 弥漫性大 B 细胞淋巴瘤，非特指型

续表

26. EBV + 黏膜皮肤溃疡

27. 慢性炎症相关弥漫性大 B 细胞淋巴瘤

　　伴纤维蛋白渗出的弥漫性大 B 细胞淋巴瘤

28. 淋巴瘤样肉芽肿

29. 原发性纵隔（胸腺）大 B 细胞淋巴瘤

30. 血管内大 B 细胞淋巴瘤

31. ALK 阳性大 B 细胞淋巴瘤

32. 浆母细胞性淋巴瘤

33. 原发渗出性淋巴瘤

34. HHV8 相关的淋巴组织增生性疾病

　　多中心 Castleman 病

　　HHV8 阳性弥漫性大 B 细胞淋巴瘤，非特指型

　　HHV8 阳性亲生发中心淋巴组织增殖性疾病

35. Burkitt 淋巴瘤

36. 伴 11q 异常的 Burkitt 样淋巴瘤

37. 高级别 B 细胞淋巴瘤

　　高级别 B 细胞淋巴瘤，伴 MYC 和 BCL2 和 / 或 BCL6 重排

　　高级别 B 细胞淋巴瘤，非特指型

38. 介于 DLBCL 和经典霍奇金淋巴瘤之间的不能分类的 B 细胞淋巴瘤

（二）成熟 T 和 NK 细胞淋巴瘤

1. T 幼淋巴细胞白血病

2. T 大颗粒淋巴细胞白血病

3. NK 细胞慢性淋巴增殖性疾病

4. 侵袭性 NK 细胞白血病

5. 儿童 EBV 阳性的 T 细胞和 NK 细胞增生性疾病

　　儿童系统性 EBV 阳性 T 细胞淋巴瘤

　　慢性活动性 EBV 感染（T 细胞和 NK 细胞型），系统性

　　种痘水疱病样淋巴组织增殖性疾病

　　严重蚊虫叮咬过敏症

6. 成人 T 细胞白血病 / 淋巴瘤

7. 结外 NK/T 细胞淋巴瘤，鼻型

8. 肠道 T 细胞淋巴瘤

　　肠病相关 T 细胞淋巴瘤

　　单形性嗜上皮性肠道 T 细胞淋巴瘤

　　肠道 T 细胞淋巴瘤，非特指型

　　胃肠道惰性 T 细胞增殖性疾病

9. 肝脾 T 细胞淋巴瘤

10. 皮下脂膜炎样 T 细胞淋巴瘤

11. 蕈样肉芽肿

12. 塞扎里综合征（Sézary syndrome）

13. 原发性皮肤 CD30⁺T 细胞增殖性疾病

　　淋巴瘤样丘疹病

　　原发性皮肤间变性大细胞淋巴瘤

14. 原发皮肤的外周 T 细胞淋巴瘤，罕见亚型

　　原发性皮肤 γδT 细胞淋巴瘤

续表

原发性皮肤 CD8$^+$ 侵袭性嗜表皮性细胞毒性 T 细胞淋巴瘤

原发性皮肤肢端 CD8$^+$T 细胞淋巴瘤

原发性皮肤 CD4$^+$ 小/中等大小 T 细胞增殖性疾病

15. 外周 T 细胞淋巴瘤,非特指型

16. 血管免疫母细胞 T 细胞淋巴瘤和其他滤泡辅助 T 细胞来源的淋巴瘤

血管免疫母细胞 T 细胞淋巴瘤

滤泡 T 细胞淋巴瘤

伴滤泡辅助 T 细胞表型的结内外周 T 细胞淋巴瘤

17. 间变性大细胞淋巴瘤,ALK 阳性

18. 间变性大细胞淋巴瘤,ALK 阴性

19. 乳房植入物相关的间变性大细胞淋巴瘤

(三)霍奇金淋巴瘤

1. 结节性淋巴细胞为主型霍奇金淋巴瘤

2. 经典型霍奇金淋巴瘤

结节硬化型(NS)

富于淋巴细胞型(LP)

混合细胞型(MC)

淋巴细胞消减型(LD)

二、临床表现

淋巴瘤最常见的症状是浅表淋巴结无痛性、进行性肿大,以颈部、腋窝和腹股沟等部位多见,早期可单个淋巴结或散在淋巴结肿大,晚期时多个肿大的淋巴结互相融合成团块状。由于淋巴组织遍布全身,因此可以出现咳嗽、气短、胸闷、胸腔积液;腹痛、腹部肿块、腹水、肝大、脾大、黄疸;骨痛、下肢瘫痪等。全身症状以长期的反复发热为特点,伴乏力、盗汗、消瘦,或表现为皮疹、瘙痒、贫血等。

三、诊断与鉴别诊断

淋巴瘤易被误诊,以浅表淋巴结肿大者为主,需要和慢性淋巴结炎、淋巴结结核、转移瘤、淋巴细胞白血病、免疫母细胞淋巴结病、嗜酸性淋巴细胞肉芽肿等鉴别。以深部纵隔淋巴结起病者,须与肺癌、结节病、巨大淋巴结增生等病相鉴别。以发热为主要表现者,须与结核病、败血症、风湿热、结缔组织症等鉴别。

确诊淋巴瘤必须依靠病理诊断,除了根据组织及细胞形态学特点,还要结合免疫组化或流式细胞技术检测免疫表型,有条件的还要进行细胞遗传学及分子学检测。目的是尽量明确病理类型,以指导临床及判断预后。以下是常见淋巴瘤病理学及遗传学特点:

(一)淋巴母细胞白血病/淋巴瘤

淋巴母细胞白血病/淋巴瘤(LBL)与急性淋巴细胞白血病(acute lymphoblastic leukemia,ALL)是属于不同临床表现及不同发展阶段的同一种疾病,WHO 分型将骨髓中原始和幼稚淋巴细胞比率≥25% 定义为 ALL。B-LBL 的免疫表型为 sIg$^-$、cIg$^+$、CD10$^+$、CD19$^+$、CD20$^-$ 或 $^+$、PAX5$^+$;T-LBL 的免疫表型为 CD3ε$^{+/-}$、CD2$^+$、CD4$^+$、CD8$^+$、CD1α$^{+/-}$ 和 CD7$^+$。

(二)霍奇金淋巴瘤

根据 2017 年修订版 WHO 淋巴瘤分类,HL 分为经典型和结节性淋巴细胞为主型两大类型,经典型霍奇金淋巴瘤(classical Hodgkin lymphoma,cHL)可分为 4 种组织学亚型,即结节硬化型、富于淋巴细胞型、混合细胞型和淋巴细胞消减型;结节性淋巴细胞为主型少见。HL 起源于生发中心的 B 淋巴细胞,形态学特征表现为正常组织结构破坏,在混合性细胞背景中散在异型大细胞,如 Reed-Sternberg(R-S)细胞及变异型 R-S 细胞。cHL 常表现为 CD30$^+$、CD15$^{+/-}$、PAX5 弱 $^+$、MUM1$^+$、CD45$^-$、CD20$^-$ 或弱 $^+$、CD3$^-$、BOB1$^-$、OCT2$^{-/+}$、部分病例 EBV-EBER$^+$。NLPHL 为 CD20$^+$、CD79α$^+$、BCL6$^+$、CD45$^+$、CD3$^-$、CD15$^-$、CD30$^-$、BOB1$^+$、OCT2$^+$、EBV-EBER$^-$。在进行鉴别诊断时需增加相应的标记物,以鉴别 ALCL 或 DLBCL 等。

(三)非霍奇金淋巴瘤

1. B 细胞淋巴瘤

(1)慢性淋巴细胞白血病(CLL)/小淋巴细胞淋巴瘤(SLL):外周血中特征性的成熟小淋巴细胞显著增多,典型的免疫表型为 CD19$^+$、CD5$^+$、CD23$^+$、CD20 弱 $^+$、CD43$^{+/-}$、CD10$^-$、CyclinD1$^-$。CD5 异常表达为其特征。

(2)滤泡细胞淋巴瘤:形态学上表现为滤泡中心细胞和中心母细胞的增生,多为滤泡样结节状生长。根据中心母细胞的数量,将 FL 分为 3 级:每个高倍镜视野 0~5 个中心母细胞为 1 级、6~15 个为 2 级、15 个以上为 3 级,FL3 级可以进一步分为 3a 级和 3b 级,其中 3b 表现为中心母细

胞呈片状分布且缺乏中心细胞。典型滤泡细胞淋巴瘤免疫表型 CD20、CD10、BCL2、BCL6 阳性，CD43、CD5、CCND1 阴性，偶有病例 CD10、BCL2 表达阴性，如出现 Ki67 高表达，则一般临床表现为高侵袭性。细胞遗传学或 FISH 检测可发现 t(14;18)。

（3）套细胞淋巴瘤（MCL）：MCL 的肿瘤细胞为形态一致的小至中~大的淋巴细胞，细胞核表面略不规则，生长方式多样，包括套区性、结节性和弥漫性。由于其预后差，所以鉴别诊断非常重要，需要与 CLL/SLL、FL 和 MZL 相鉴别。一般同时表达 Cyclin D1、CD5 和 B 细胞相关抗原，特征性的染色体异常 t(11;14)。部分病例不表达 Cyclin D1，甚至部分罕见病例 Cyclin D1 表达阴性且无 t(11;14) 易位，却呈现 Cyclin D2 或 Cyclin D3 过度表达。而 Cyclin D2 或 Cyclin D3 过度表达在其他 B 细胞淋巴瘤亦可出现，因此对 MCL 确诊帮助不大。研究发现 SOX-11 几乎在所有 MCL 均有表达，有助于 Cyclin D1 阴性 MCL 与其他淋巴瘤鉴别诊断。

（4）边缘区淋巴瘤：包括边缘区淋巴瘤（marginalzone-lymphoma，MZL）、脾边缘区淋巴瘤（spleen marginal zone lymphoma，SMZL）、黏膜相关淋巴组织（mucosa-associated lymphoid tissue，MALT）淋巴瘤。MZL 是起源于边缘区的 B 细胞淋巴瘤，属于惰性淋巴瘤。按照起源部位的不同，分为 3 种亚型：即结外 MZL（也称为黏膜相关淋巴组织淋巴瘤）、淋巴结 MZL 和脾 MZL。其中 MALT 淋巴瘤最常见，也是我国最常见的惰性淋巴瘤亚型。MALT 淋巴瘤的预后优于淋巴结 MZL 和脾 MZL。MZL 无特异性抗原表达，在 B 细胞相关抗原表达的同时可表达边缘区细胞相关抗原 CD21、CD35。CD20 广泛强阳性是其特征，SIg 阳性，一般不表达 CD43。

（5）弥漫大 B 细胞淋巴瘤（DLBCL）：DLBCL 的主要病理特征是体积较大的异常淋巴样细胞弥漫性生长，破坏正常淋巴结结构。DLBCL 包括多种变异型和亚型（表 9-1-1），无特征性免疫志和遗传特征。肿瘤性大细胞多表达 B 细胞相关抗原，但可能丢失部分全 B 标记。瘤细胞通常表达 CD19、CD20、PAX53 等。DLBCL 诊断后，需明确肿瘤细胞起源，即生发中心（GCB）或非生

发中心（non-GCB），GCB 亚型 CD10 表达阳性，或 BCL-6 阳性、IRF/MUM1 阴性，non-GCB 亚型 CD10 表达阴性、IRF/MUM1 阳性，或 BCL-6、IRF/MUM1 表达阴性。FISH 检测以鉴别伴 MYC、BCL2 和 / 或 BCL6 重排的高级别 B 细胞淋巴瘤。同时要评价 MYC 蛋白（> 40% 为界值）、BCL-2（> 50% 界值），称双表达（double express，DE）淋巴瘤，提示预后不良。另外预后和治疗的相关指标还包括 PD-1、PD-L1 和 P53 等。

（6）Burkitt 淋巴瘤：经典型 BL 形态学表现为较均一的中等大小肿瘤性 B 细胞弥漫增生，核分裂象及凋亡很明显，常见星空现象。肿瘤细胞起源于生发中心，免疫表型常表现为 sIgM+、单一轻链+、CD19+、CD20+、CD22+、c-Myc+、CD10+ 和 BCL-6+、BCL-2−、CD5−、CD23−、MUM-1− 和 TdT−。增殖指数非常高，Ki-67 阳性率近 100%。同时需采用 FISH 进行 MYC 检测，可出 t(8;14)、t(2;8) 和 t(8;22) 染色体异常。

2. T 细胞和 NK 细胞淋巴瘤

（1）成人 T 细胞白血病 / 淋巴瘤（ATLL）：表达 T 细胞相关抗原，绝大部分病例呈 CD4+/CD8−，通常不表达 CD7，特征为几乎全部病例 CD25 阳性，颗粒酶 B，TIA-1 阴性。

（2）NK-T 细胞淋巴瘤：瘤细胞表达 CD56、CD3，多数病例表达颗粒酶 B、穿孔素，约 90% 以上病例表达细胞毒性颗粒相关蛋白 TIA-1。一般不表达 CD4/CD8、CD25、CD57，B 细胞和组织细胞分化抗原阴性。

（3）血管免疫母细胞性 T 细胞淋巴瘤（AILT）：CD45R0、CD3 阳性，通常 CD4+ 细胞多于 CD8+，滤泡树突状细胞标记物 CD21 阳性，常可异常表达 CD5、CD7。

（4）外周 T 细胞淋巴瘤（PTCL）：T 细胞相关抗原阳性，但常有部分丢失，尤以 CD7、CD5 多见，以大细胞为主者，可见 CD30+/−，但 ALK、EMA 阴性可与间变性大细胞淋巴瘤（ALCL）区别。

（5）ALCL：特征性肿瘤大细胞表达 CD30，多数表达 EMA，10%~20% 表达 CD15，须注意与 HL 区别。60%~80% 表达 ALK，据报道此标记物阳性表达者 5 年生成率可达 80%，儿童常 ALK、EMA 共表达，成人多为 ALK+/EMA− 或 ALK−/EMA+。ALCL 在多数情况下仅表达少数 T 细胞相关抗

原，通常 CD45R0，CD2、CD4 阳性，而 CD3、CD5、CD7 常不表达。

四、临床分期及预后

淋巴瘤常用的分期依然采用 Ann Arbor 分期，该分期系统将淋巴瘤分为四期，并根据有无全身症状进一步分为 A、B 两组。2014 版 Lugano 会议对 Ann-Arbor 分期系统进行了修订见表 9-1-2，适用于 HL 和原发淋巴结的 NHL，而对于某些原发淋巴结外的 NHL，如慢性淋巴细胞白血病、皮肤 T 细胞淋巴瘤、原发结外鼻型 NK/T 细胞淋巴瘤和原发胃、肠道、中枢神经系统淋巴瘤等，则难以适用，这些原发于特殊结外器官和部位的 NHL，通常有其专属的分期系统。

表 9-1-2　Ann-Arbor(Cotswolds 修订)分期系统

Ⅰ期：侵及一个淋巴结区（Ⅰ），或侵及一个单一的淋巴结外器官或部位（ⅠE）

Ⅱ期：在横膈的一侧，侵及 2 个或更多的淋巴结区（Ⅱ）或外加局限侵犯一个结外器官或部位（ⅡE）

Ⅲ期：受侵犯的淋巴结区在横膈的两侧（Ⅲ）或外加局限侵犯一个结外器官或部位（ⅢE）或脾（ⅢS）或二者均有（ⅢES）

Ⅳ期：弥漫性或播散性侵犯一个或更多的结外器官，同时伴有或不伴有淋巴结侵犯

A 组：无全身症状

B 组：有全身症状，包括不明原因发热（>38℃，连续 3 天及以上）、盗汗（连续 7 天及以上）或体重减轻（6 个月内下降 10% 以上）

E：淋巴瘤累及淋巴结外器官。单一结外部位受侵，病变侵犯到与淋巴结 / 淋巴组织直接相连的器官 / 组织时，不记录为Ⅳ期，应在各期后记入"E"字母（如病变浸润至与左颈部淋巴结相连结的皮肤，记录为"ⅠE"）

X：大肿块，肿瘤直径 > 胸廓宽度的 1/3 或融合瘤块最大径 >7.5cm

国际预后指数（International Prognostic index，IPI）是目前国际上常用的弥漫大 B 细胞淋巴瘤预后评分系统（表 9-1-3）。此系统依据 5 个独立的不良预后因素，即年龄 >60 岁、Ⅲ～Ⅳ期、结外累及部位数目 >1、美国东部肿瘤协作组（Eastern Cooperative Oncology Group，ECOG）行为状态（performance status，PS）评分≥2、血清 LDH 水平 > 正常上限，每一个不良预后因素为 1 分。0～1 分为低危组；2 分为低中危组；3 分为高中危组；4～5

分为高危组。近年来在 IPI 基础上将年龄和 LDH 进一步分层形成的 NCCN-IPI 预后系统，更能准确预测患者预后。NCCN-IPI 也由上述 5 种不良预后因素构成，但年龄分为 3 个组，年龄 >40 岁而≤60 岁，积 1 分，年龄 >60 岁而≤75 岁，积 2 分，年龄 >75 岁，积 3 分；血清 LDH 水平分两组，>1 倍至≤3 倍，积 1 分，>3 倍，积 2 分；结外受累定义为骨髓、中枢神经系统、肝脏、消化道或肺的受累 ECOG 评分≥2 分；分期Ⅲ～Ⅳ期。最高积 8 分，NCCN-IPI 评分 0～1 分为低危组；评分 2～3 分为低中危组；评分 3～4 分为高中危组；评分≥6 分为高危组。另外根据不同淋巴瘤临床特征，制订了不同的预后评分系统，包括滤泡性淋巴瘤国际预后指数（folicullar lymphoma IPI，FLIPI），套细胞淋巴瘤国际预后指数（mantle cell lymphoma IPI，MIPI），外周 T 细胞淋巴瘤（非特指型）预后评分（PIT）等（表 9-1-3）。

表 9-1-3　国际预后指数(IPI)

危险因素[a]	所有患者：	年龄 >60 岁
		LDH> 正常
		一般状况（ECOG）≥2 级
		临床分期（Ann Arbor）Ⅲ或Ⅳ期
		结外器官受侵数目 >1 个
	≤60 岁患者：	LDH> 正常
		临床分期（Ann Arbor）Ⅲ或Ⅳ期
		结外器官受侵数目 >1 个危险因素得分
根据危险因素分为四组	所有患者	≤60 岁患者
危险程度		
低危组	0 或 1	0
低中危组	2	1
中高危组	3	2
高危组	4 或 5	3

a. 每个危险因素为 1 分

五、治疗

目前，淋巴瘤的主要治疗方法仍然是以化疗、放疗和生物免疫治疗的综合治疗方式为主，必要时可行造血干细胞移植治疗，除少数局限期惰性 NHL 可采用局部放疗外，多数患者应以联

合化疗为主，某些特殊部位的淋巴瘤，如原发胃肠道的淋巴瘤，急症等特殊情况下手术治疗也是治疗选择之一。治疗前应根据患者的全身状况、病理分型、原发病变部位、临床分期、预后分层、分子及基因标记物等因素进行评估，制订个体化治疗计划。首次治疗的目的应该是在尽可能减低毒性的基础上获得治愈，对于复发/难治的患者，也要根据患者的主、客观条件，既往治疗反应等因素制订综合治疗计划。近年来，淋巴瘤的治疗有了革命性的进步，以利妥昔单抗（抗 CD20 单克隆抗体）为代表的免疫治疗在 B 系淋巴瘤治疗中取得了巨大成功，引领了一系列生物免疫治疗的研发热潮，使得淋巴瘤的疗效进一步提高。

（一）单克隆抗体

单克隆抗体技术是将可以分泌单一抗体的 B 淋巴细胞与可以无限增殖的骨髓瘤细胞融合，获得兼具两种细胞特性的杂交细胞。这种细胞可以大量增殖并产生单一的抗体，即单克隆抗体。单抗具有高度特异性和均一性，为人类疾病的诊断和治疗提供了新的手段。目前，用于淋巴瘤治疗的主要单克隆抗体有：

1. CD20 单抗　利妥昔单抗（rituximab），是特异性针对 B 淋巴细胞的人-鼠嵌合性抗 CD20 单克隆抗体，1997 年美国食品药品监督管理局（FDA）批准用于治疗表达 CD20 的人类 B 细胞 NHL，成为世界上首个获准用于临床的单克隆抗体。利妥昔单抗已经成为过去 20 年里治疗侵袭性 NHL 的重要药物，全面提高患者总生存率，仅伴随极小的毒副作用。著名的 MInT 试验结果表明，利妥昔单抗联合 6 疗程 CHOP 显示生存益处，未增加化疗毒性，是年轻低危 DLBCL 患者的标准治疗方案。

在治疗惰性 NHL 方面，利妥昔单抗对于 FL、MCL 和其他的惰性 B 细胞淋巴瘤以及高度侵袭性的 Burkitt 淋巴瘤均有其临床应用价值。目前利妥昔单抗已成为治疗各种 B 细胞淋巴瘤的基本用药。近年，随着对 B 淋巴细胞及其作用机制认识的深入，利妥昔单抗的治疗范围已从 B 细胞恶性淋巴瘤扩展至 CLL 和多种自身免疫系统疾病，甚至在造血干细胞移植中也发挥重要的作用。

其他的新一代 CD20 单抗，如 obinutuzumab 于 2013 被美国 FDA 批准上市用于联合苯丁酸氮芥治疗初治 CLL，奥法木单抗（ofatumumab）于 2014 年美国 FDA 批准上市用于联合苯丁酸氮芥治疗初治 CLL。

2. CD22 单抗　依帕珠单抗（epratuzumab）为人源化 IgG1 抗 CD22 单抗。CD22 存在于所有 B 淋巴细胞，FL、MCL 和边缘区 B 淋巴瘤高表达 CD22，60%～80% 的 B-NHL 细胞表达 CD22。CD22 抗体与 CD22 结合后迅速内在化，因此该抗体与毒素或放射性核素耦联后具有抗淋巴瘤活性。迄今临床研究表明依帕单抗裸抗体单独应用效果欠佳，因此利用该抗体与化疗药物连接开发了一系列抗体靶向化疗剂。

inotuzumab ozogamicin（CMC-544）是由人源化抗 CD22 抗体共轭连接卡奇霉素组成的靶向化疗药物。临床试验表明，inotuzumab ozogamicin 对 DLBCL、FL 等 B 细胞性 NHL，主要毒性反应为可逆性血小板减少。与 Y90 反射性核素耦联的 CD22 单抗，在治疗 B 细胞淋巴瘤中疗效与 zevalin 疗效相似，很值得我们关注。

3. CD30 单抗　CD30 抗原在正常组织的表达较低，但在恶性肿瘤细胞上高表达，如经典 HL 和 ALCL。CD30 抗原的清除代表一种新的选择性治疗方法。

brentuximab vedotin（SGN-35）是一种 CD30 抗体-药物耦联物（antibody-drug conjugate，ADC），将微管蛋白抑制剂 monomethyl auristatin E（MMAE）通过酶可裂解的连接部分附着至 CD30-特异性单克隆抗体，产生抗体-药物结合物 brentuximab vedotin（SGN-35）。SGN-35 单药治疗复发难治 HL 和 ALCL 的客观疗效和完全缓解率分别为 75%、34% 和 86%、57%。该药不良反应可控，主要为 I～II 级周围神经病和粒细胞缺乏。因其突出的疗效，2011 年获美国 FDA 批准治疗自体造血干细胞移植后复发或至少二线化疗后复发的 HL 和复发难治 ALCL，SGN-35 随即也成为 30 年来第 1 个获批准治疗 HL 的新药。

4. CD52 单抗　CD52 表达于不同分化阶段的淋巴细胞，以及单核、巨噬和嗜酸性粒细胞。T 幼淋巴细胞白血病（T-cell prolymphocytic leukemia，T-PLL）表达 CD52 水平最高，其次为 B-CLL，正常 B 细胞 CD52 表达水平较低。

阿仑单抗（campath-1H）为人源性抗 CD52 单

抗，临床上用于治疗 B、T 细胞性恶性肿瘤。异基因造血干细胞移植中，阿仑单抗用于清除供者和受体的正常 T 和 B 淋巴细胞，预防和控制移植物排斥反应和 GVHD 的发生。近年，有不少阿仑单抗与常规化疗如 CHOP 等方案联合应用的临床研究，加上单抗后常规化疗的效果似有提高，但目前仍不能成为大多数 T 细胞淋巴瘤的标准治疗药物。另外，比较明确的是 CD52 对 17p- 初治或反复复发 CLL 患者有较好的疗效，可单用亦可联合利妥昔单抗，但必须注意其免疫抑制造成的不良反应。

5. 双特异性单抗 blinatumomab 是一种抗 CD3 及 CD19 的双特异性抗体，通过直接诱导 CD3⁺T 细胞作用于表达 CD19 的靶细胞发挥细胞毒作用。blinatumomab 与两个抗原结合位点结合，一端特异结合 T 细胞，另一端与 CD19⁺ 原始淋巴细胞结合，使 T 细胞可以杀伤静止期和增殖的淋巴瘤细胞。blinatumomab 用于进展复发 B 细胞 NHL 获得良好效果。

blinatumomab 不仅仅是一种单抗，也是一种细胞免疫治疗，更准确地说，它是单抗与细胞治疗完美结合的全新免疫治疗方法，发展前景广阔。

6. 其他单克隆抗体 包括抗 HLA-DR 人源化单抗（apolizumab，Huld10）、抗 CD19 单抗（HD37-dgRTA）、抗 CD23 单抗（IDEC-152）、抗 CD80 单抗（galiximab）等，已用于临床研究；抗 CD3（visilu-zumab）和抗 CD2（siplizumab；MEDI-507）用于治疗 T 细胞淋巴瘤取得满意疗效。

由新或旧的裸抗体衍生出的数种耦合抗体也已崭露头角。尤其是针对 B 细胞淋巴瘤的抗 CD79B 和抗 CD22 耦合抗体，两者均结合了抗微管蛋白药物 monomethyllauristatin E（MMAE），与抗 CD30 耦合抗体 brentuximab vedotin（SGN35）如出一辙，疗效也堪与其媲美。其他如组蛋白去乙酰化酶抑制剂（HDACi）联合化疗或联合其他靶向药物在 MCL 和 FL 中的临床应用也显示了良好的前景。

7. PD-1/PD-L1 单克隆抗体 正常免疫状态下，活化的 T 淋巴细胞通过表达 PD-1 与表达在抗原提呈细胞上（APCs）的配体 PD-L1 及 PD-L2 结合，抑制 T 淋巴细胞过度活化，诱导免疫耐受维持免疫平衡。研究发现在恶性淋巴瘤细胞及其肿瘤微环境中的肿瘤浸润 T 淋巴细胞（TILs）PD-1、PD-L1 及 PD-L2 过度表达。而 PD-1 抗体与 PD-1、PD-L1 及 PD-L2 结合，从而增强 T 细胞的细胞毒性及促进细胞因子的产生而杀伤淋巴瘤细胞。PD-1 抑制剂 nivolumab 和 pembrolizumab 在经典型霍奇金淋巴瘤（cHL）、弥漫大 B 细胞淋巴瘤（DLBCL）和滤泡细胞淋巴瘤（FL）治疗中显示出了非常好的疗效。Nivolumab 与 2016 年被美国 FDA 批准用于复发难治 cHL 的治疗。针对 PD-L1 的抗体 durvalumab、atezolizumab、avelumab 正在进行临床研究。

（二）B 细胞受体通路抑制剂

1. 布鲁顿酪氨酸激酶（Bruton's tyrosine kinase，BTK）抑制剂 在恶性 B 细胞中，B 细胞受体（BCR）信号通路过度活跃，从而抑制 B 细胞的正常分化和凋亡，促进异常增殖。已知多种 B 细胞类型的恶性肿瘤中经常存在 BCR 通路的异常调节，如弥漫性大 B 细胞淋巴瘤（DLBCL）、套细胞淋巴瘤（MCL）、慢性淋巴细胞白血病（CLL）、滤泡性淋巴瘤（FL）、华氏巨球蛋白血症（WM）、边缘区淋巴瘤（MZL）、B 淋巴母细胞性白血病（B-LBL）和伯基特淋巴瘤（BL）等。

BTK 是一种胞质蛋白，属于非受体酪氨酸激酶 Tec 家族，其表达于多数的造血细胞中，如 B 细胞、肥大细胞、巨核细胞等，但在 T 细胞、NK 细胞及浆细胞中不表达。BTK 对 B 细胞受体信号通路起非常关键的作用，对 B 细胞的增殖、分化和凋亡有重要影响。

针对 BTK 靶点设计的新药 BTK 抑制剂，如伊布替尼（ibrutinib），于 2013 年被美国 FDA 批准上市，用于治疗一线治疗失败的 MCL、CLL、17P 缺失的 CLL、华氏巨球蛋白血症。

2. PI3K 抑制剂 针对 BCR 通路下游靶点的磷脂酰肌醇 3- 激酶（PI3K）抑制剂 idelalisib（CAL-101 或 GS-1101）也已经成为一个新的靶向药物，于 2014 年被美国 FDA 批准用于联合利妥昔单抗治疗复发、二线治疗失败的 CLL 和 FL。Copanlisib 是一种选择性 PI3Kδ（磷脂酰肌醇 3 激酶）抑制，2017 年被美国 FDA 批准用于治疗于二线化疗失败 FL。

（三）组蛋白去乙酰化酶抑制剂

组蛋白去乙酰化与 T 细胞淋巴瘤发生和发展

密切相关，组蛋白去乙酰化酶（HDAC）抑制剂通过对特定 HDAC 亚型的抑制及由此产生的染色质重构与基因转录调控作用（即表观遗传调控作用），抑制淋巴及血液肿瘤的细胞周期并诱导肿瘤细胞凋亡，诱导和增强自然杀伤细胞（NK）和抗原特异性细胞毒性 T 细胞（CTL）介导的肿瘤杀伤作用及抑制肿瘤病理组织的炎症反应。HDAC 抑制剂作为一种新型抗肿瘤药物，已在复发或难治性 PTCL 治疗中取得了显著成果，近年来已有 3 个 HDAC 抑制剂上市用于此适应证，包括美国 FDA 批准的罗米地辛（romidepsin）和贝利司他（belinostat），以及原 CFDA 批准的西达本胺。

（四）BCL-2 抑制剂

细胞凋亡受阻是肿瘤发生、发展的重要因素之一，BCL-2 蛋白的过度表达使得肿瘤细胞能够逃避凋亡以及对多种抗肿瘤药物产生耐药。BCL-2 家族蛋白是细胞凋亡的重要调节器。BCL-2 抑制剂是针对肿瘤凋亡机制开发的促进肿瘤细胞凋亡的一种新型抗肿瘤药物。BCL-2 抑制剂（venetoclax）通过选择性与 BCL-2 蛋白直接结合，通过恢复细胞凋亡而杀伤肿瘤细胞。

（五）免疫调节剂

应用免疫调节剂如来那度胺等治疗某些特殊类型及复发难治性淋巴瘤，取得了一定效果。来那度胺是沙利度胺的一个重要衍生物，沙利度胺对多种肿瘤均具有抗肿瘤活性，但其长期毒性反应较多，如周围神经病、嗜睡、便秘以及血栓栓塞等。相比较来那度胺毒性反应较轻，通过其抗血管新生及免疫调节作用在多发性骨髓瘤、慢性淋巴细胞白血病、弥漫大 B 细胞淋巴瘤、套细胞淋巴瘤等均显示出明显的治疗作用。

（六）细胞免疫治疗

单克隆抗体作为被动免疫治疗已在临床上取得了巨大成功。能否利用主动免疫或过继免疫治疗，通过自身免疫反应杀伤肿瘤细胞，是当今肿瘤治疗研究的又一热点。细胞免疫治疗弥补了传统的手术、放疗、化疗的弊端或副作用，已经被公认为 21 世纪肿瘤综合治疗模式中最活跃、最有发展前途的一种治疗技术。目前用于过继免疫治疗的细胞主要有：细胞毒性 T 细胞（CTL）、NK 细胞、淋巴因子激活的杀伤细胞（lymphokine-activated killer，LAK）、肿瘤浸润性淋巴细胞（tumor infiltrating lymphocyte，TIL）、树突状细胞（dendritic cell，DC）和细胞因子诱导的杀伤细胞（cytokine-induced killer cell，CIK）。目前的临床试验主要集中在 DC 和 CIK。以 DC 为代表的细胞免疫治疗能够恢复免疫功能和纠正免疫失衡，因此有可能治愈肿瘤。从目前结果看，DC 治疗显示出潜在临床疗效优势和较少、较轻的毒副作用发生率，在 CAR-T 时代仍具有研究潜力和价值。

嵌合抗原受体（chimeric antigen receptor，CAR）是近 20 年来肿瘤免疫治疗领域兴起的一项新的生物技术。CAR 技术的基本原理是通过基因工程技术将识别某抗原分子的抗体可变区基因序列与淋巴细胞免疫受体的胞内区序列拼接后，通过逆转录病毒或慢病毒载体、转座子或转座酶系统或直接 mRNA 转导到淋巴细胞内，并表达融合蛋白于细胞表面，使淋巴细胞能通过非 MHC 限制性的方式识别特定抗原，增强其识别和杀伤肿瘤的能力。利用靶向 CD19 和 CD20 的 CAR 修饰的 T 细胞进行过继输注，在复发及难治性 B 系淋巴瘤治疗中效果良好，大部分患者对 CAR 治疗耐受性良好。针对性设计既能增加特异疗效又可减少细胞因子风暴的新一代 CAR-T 的临床试验正在进行中。

通过对其功能进一步改善、临床应用规范和标准化、机体免疫耐受去除等一系列深入研究，相信细胞治疗一定能成为包括淋巴瘤在内的有效的肿瘤治疗方法。

六、展望

淋巴瘤的本质是遗传性、免疫性疾病，化疗可以减低肿瘤负荷，而造血干细胞移植、单克隆抗体及细胞免疫治疗等技术能够恢复免疫功能和纠正免疫失衡，上述各种方法的联合应用有可能从根本上治愈淋巴瘤，但必须考虑到患者的自身状况，疾病的分型分期选择不同的联合方式。未来淋巴瘤的治疗趋势应该是联合化疗、单克隆抗体、新型靶向药物、抗血管生成药物、免疫调节剂以及造血干细胞移植等综合治疗手段，首先使疾病缓解，然后采用细胞免疫治疗等进一步清除微小残留病而获得治愈。各个研究中心之间应该加强合作，开展大规模多中心的临床研究，为优化治疗方案、实施分层治疗提供更多循证医学的依据。基础研究者和临床工作者更要紧密合作，加快实现由实验室发现到临床研究或临床发现到实验室研究的双向转化，合作开发更多更有效的治疗靶点，进一步改善淋巴瘤患者的预后。

（张连生）

第二节 弥漫大 B 细胞淋巴瘤的诊断和治疗进展

弥漫大 B 细胞淋巴瘤（diffuse large B cell lymphoma, DLBCL）是一种常见的、来源于 B 淋巴细胞的高度异质性的恶性肿瘤，包括临床表现、治疗效果、预后和转归截然不同的一组疾病。DLBCL 占非霍奇金淋巴瘤（non Hodgkin lymphoma, NHL）的 30%～40%，是其分类中的主要亚型。利妥昔单抗联合 CHOP 方案（R-CHOP）是目前 DLBCL 的标准治疗方案，能够治愈半数以上的患者，但仍有部分患者出现复发、难治，此类患者的治疗成为临床上面临的严峻挑战。现代科技的进步和高通量技术的发展进一步揭示了 DLBCL 的发病机制，新的抗体、靶向药物、免疫治疗及 CAR-T 治疗等治疗手段的出现为最终解决 DLBCL 中的难题带来了希望。

一、准确诊断和预后评估是治疗成功的关键

（一）病理分类诊断是基础

2016 年新的 WHO 分类根据疾病的临床表现、组织学、免疫学、分子遗传学特征将 DLBCL 分成近 20 种不同的亚型，每种亚型都具有独特的生物学行为，应该作为一种独立的疾病对待（表 9-2-1）。按照 WHO 分类准确诊断 DLBCL 是治疗成功的基础。通常情况下，DLBCL 的诊断需要切除完整的淋巴结进行病理学检查，而在一些特殊情况下如肿瘤部位较深、肿瘤侵犯部位广泛或患者一般状况差不能耐受切除活检时，粗针穿刺活检联合免疫组化、流式细胞术、PCR 技术检测免疫球蛋白基因和 T 细胞受体基因重排以及 FISH 检测 t(14;18)、t(3;V) 或 t(8;14) 等方法可完善对 DLBCL 的准确诊断。

DLBCL 诊断中足够的免疫表型分析是必需的。典型的免疫表型表达为 CD20+、CD45+ 和 CD3-，推荐的补充检测有 CD5、CD10、BCL2、BCL6、IRF4/MUM1、MYC、Ki-67、CD21 及 CD19 等，用于帮助初步判断预后、确定肿瘤细胞来源并指导治疗。为进一步确定淋巴瘤亚型推荐免疫组化检测 cyclin D1、κ/λ、CD30、CD138、EBV、ALK、HHV8、SOX11；及 FISH 检测 MYC，BCL2，BCL6 重排。2019 年 NCCN 指南建议有条件时，补充标记 GCET1 和 FOXP1 能够提供更准确的细胞起源信息。DLBCL 根据细胞起源目前最常用的分型方法是基于 CD10、BCL6、IRF4/MUM1 的 Hans 法进行 COO 分类。2016 版 WHO 分类中提到通

表 9-2-1　2016 年 WHO 分类弥漫大 B 细胞淋巴瘤的亚型和亚类

弥漫大 B 细胞淋巴瘤，非特指型
常见的细胞形态学变异
中心母细胞性
免疫母细胞性
间变细胞性
罕见的细胞形态学变异
分子亚型
生发中心 B 细胞样
活化 B 细胞样
免疫组织化学亚型
CD5+
生发中心 B 细胞样
非生发中心 B 细胞样
弥漫大 B 细胞淋巴瘤亚类
富于 T 细胞/组织细胞的大 B 细胞淋巴瘤
原发中枢神经系统弥漫大 B 细胞淋巴瘤
原发皮肤弥漫大 B 细胞淋巴瘤，腿型
EB 病毒阳性弥漫大 B 细胞淋巴瘤
其他大 B 细胞淋巴瘤
原发纵隔（胸腺）大 B 细胞淋巴瘤
血管内大 B 细胞淋巴瘤
EB 病毒阳性黏膜皮肤溃疡
慢性炎症相关的弥漫大 B 细胞淋巴瘤
淋巴瘤样肉芽肿
ALK 阳性大 B 细胞淋巴瘤
浆母细胞淋巴瘤
来源于 HHV8 相关多中心 Castleman 病的大 B 细胞淋巴瘤
原发渗出性淋巴瘤
高级别 B 细胞淋巴瘤，伴有 MYC 和/或 BCL6 重排
高级别 B 细胞淋巴瘤，非特指型
弥漫大 B 细胞淋巴瘤与经典型霍奇金淋巴瘤交界性

过基因表达谱（gene expression profile，GEP）对 DLBCL 进行细胞起源分类，即区分为生发中心来源（germinal center-like，GCB）、非生发中心来源（non-germinal center-like，non-GCB）和少部分不能分类型。

2016 版 WHO 分类中 EB 病毒阳性 DLBCL 非特指型（EBV positive DLBCL，not otherwise specified，EBV$^+$DLBCL，NOS）取代老年人 EBV$^+$ DLBCL（EBV positive DLBCL of the elderly），新分类的"EBV$^+$DLBCL"形态上具有较强异质性，多数为富含 T 细胞/组织细胞大 B 细胞淋巴瘤。免疫表型上多属 non-GCB（MUM1$^+$，BCL6$^-$，CD10$^-$），CD30$^+$，CD15$^-$。2016 版 WHO 分类中，将 EBV$^+$ 黏膜皮肤溃疡（EBV positive mucocutaneous ulcer，EBV$^+$MCU）从 EBV$^+$DLBCL 中区分出来，作为一个新的暂定分类。2016 版 WHO 分类中，伴有 BCL2（和/或 BCL6）及 MYC 重排的 B 细胞淋巴瘤被命名为高级别 B 细胞淋巴瘤（high-grade B-cell lymphoma，with MYC and BCL2 and/or BCL6 rearrangements），形态学介于弥漫性大 B 细胞淋巴瘤和 Burkitt 淋巴瘤之间的不伴有 BCL2（和/或 BCL6）及 MYC 重排的 B 细胞淋巴瘤被命名为高级别 B 细胞淋巴瘤非特指型（high-grade B-cell lymphoma，NOS）。

（二）全面系统检查，准确分期

DLBCL 可侵及全身各个淋巴组织或器官，临床表现多样，从单一淋巴结肿大到全身多组织脏器受累，确诊后正确分期对治疗非常重要。目前采用 Ann Arbor 分期系统将 DLBCL 分为 Ⅰ、Ⅱ、Ⅲ、Ⅳ期，各种原发结外 DLBCL 的最佳分期方法正在探索中。

初诊时应进行系统的体格检查，尤其要注意各个淋巴结区以及心脏、肺、肝脏、肾脏、腹部包块的检查，体能状况的评价至关重要。头、颈、胸、腹、盆腔在内的 CT 影像学检查是 DLBCL 准确分期的基础。正电子发射断层扫描（positron emission computed tomography，PET-CT）已经被广泛应用于 DLBCL 的准确分期和疗效评价。与传统的影像学检查比较，PET-CT 在 DLBCL 诊断、分期中具有更确切的临床价值。国外研究结果表明，对于结内病灶，PET-CT 发现率提高 35.5%，结外病灶则提高了 24.3%，分期更正率达到 17.4%。

PET-CT 扫描也用于治疗后疗效评估，区分是残留纤维组织还是含有活性肿瘤成分。为了最佳的疗效评估，初诊 PET-CT 资料尤为重要。

实验室检查包括血常规和白细胞分类、血生化检查，以及乳酸脱氢酶（lactate dehydrogenase，LDH）和 β$_2$ 微球蛋白、尿便常规、血沉。血清高 β$_2$ 微球蛋白、高 LDH 和高尿酸水平均提示患者肿瘤负荷较高，应评价治疗后发生肿瘤溶解综合征的风险，给予积极预防。由于行利妥昔单抗免疫治疗时增加肝炎病毒激活风险，必须进行乙型肝炎、丙型肝炎病毒相关检测，并完善 HIV、梅毒相关检查，胃淋巴瘤患者行幽门螺杆菌检查。初始分期评价中尚需包含足够标本的骨髓活检（≥1.6cm）及骨髓细胞学检查；而对于侵及特殊部位（如中枢、鼻咽、硬膜外、椎旁、骨髓、多发骨侵及、睾丸、乳腺、肾上腺、肾脏、卵巢子宫）；或者 IPI 4～5 分、Ⅳ期、伴有 B 症状、结外病灶≥2 个、LDH 明显升高、MYC 阳性者需要进行腰椎穿刺排除中枢侵犯，脑脊液流式细胞学检测可以提高中枢神经受侵的诊断率。具有这些危险因素的患者也应该采取预防性的鞘内注射。由于蒽环类药物对心脏功能的毒性，患者系统评估时还应加入对心脏功能的评价，最大程度降低治疗带来的心脏毒性。

（三）明确预后因素，指导个体化分层治疗

根据患者预后采取个体化分层治疗是 DLBCL 治疗的基础，能够最大程度地提高患者的治愈率。临床实践中已经采用一些临床预后指标指导 DLBCL 治疗的强度和疗程数，取得了较好的效果。随着对 DLBCL 分子机制的深入认识，又发现一些与预后相关的分子标志，有助于我们选择更为恰当的治疗方案。

1. **临床预后因素** 国际预后指数（International Prognostic index，IPI）评分是公认的 DLBCL 预后判断工具，由年龄、ECOG 评分、疾病分期、结外病变受累数目和 LDH 五个临床指标组成，将患者分为低危、低中危、中高危和高危四个危险度分层，5 年生存率从 26%～73% 不等。年龄调整的 IPI（age-adjusted international prognostic index，aaIPI）适用于年龄小于 60 岁的患者，由 ECOG、疾病分期、LDH 三个临床指标组成，也将患者分为低危、低中危、中高危和高危四个危险度分层。

NCCN-IPI 评分加大了年龄在评分系统的比重，对年轻患者和超高龄患者的预后得分进行了更大的区分。此外，相比 IPI 评分系统，NCCN-IPI 对 LDH 上升这一危险因素进行了更详细的危险分层。NCCN-IPI 在应用 R-CHOP 作为一线治疗的患者群体中更好地区分了最佳和最差预后的个体（表 9-2-2）。

近年来，研究者努力寻找其他与利妥昔单抗免疫化疗预后相关的临床特征。对于预后良好的 DLBCL 年轻患者，肿瘤直径大于 7.5cm 属于不良预后因素。骨髓受侵也被证实是独立的不良预后因素。血清游离轻链的含量与体内肿瘤负荷相关，同样显示是独立的不良预后因素。新的临床特征引入预后评分系统可能会优化对预后的判断。

2. 分子预后因素 DLBCL 中存在多种多样的分子异常，不同的分子异常表达构成了 DLBCL 的异质性，现代生物技术的进步使得研究这些分子异常成为可能。

BCL-2 是正常 B 细胞分化发育过程中重要的抗凋亡蛋白，早期研究显示 BCL-2 过表达发生在 40%~60% 的 DLBCL 患者中，与较差的预后相关。联合利妥昔单抗的免疫化疗能够改善 BCL-2 阳性患者的不良预后。深入的研究发现，该治疗仅提高基因扩增或 NF-κB 通路激活导致的 BCL-2 过表达患者的预后，而不能影响因 t（14;18）引起 BCL-2 过表达患者的预后。

MYC 基因重排发生在 5%~10% 的 DLBCL 患者中，MYC 癌蛋白表达增加可促进细胞生长和增殖。免疫组化可以检测到 33% 的 DLBCL 患

者高表达 MYC 蛋白，其负性预后作用只表现在与 BCL2 蛋白共表达的患者，此类患者的 5 年生存率小于 40%。MYC 重排与免疫化疗的不良预后相关，3~5 年的无进展生存率仅为 30%~35%。MYC 重排还与中枢神经系统高复发风险相关，尤其是具有 MYC[t（8;14）]和 BCL2[t（14;18）]双易位的淋巴瘤患者预后更差，中位生存期小于 1 年，约占 DLBCL 的 5%，MYC 和 BCL-2 双易位的淋巴瘤已被 2016 年 WHO 分类归入"高级别 B 细胞淋巴瘤"。

基因表达谱是 DNA 芯片检测技术，又称为 DNA 微阵列，反映组织标本中 mRNA 表达情况。按照细胞起源分类，GEP 检测可以将 DLBCL 分为 GCB 和 non-GCB 亚型，GCB 亚型预后良好，non-GCB 亚型预后不良，3 年无进展生存率分别为 75% 和 40%。免疫组化（immunohistochemistry, IHC）被用于模拟 GEP 的结果，多种免疫组化分型系统被报道，如 Hans、Choi、Tally 等。IHC 分型系统并不是 GEP 完美的替代方法，关于它们的预后意义，文献中出现了不一致的结果。需要指出的是，IHC 分型识别的 CD5+ 亚型与不良预后有关，值得高度重视。

最新研究发现，对淋巴瘤患者血清循环肿瘤 DNA（circulating tumor DNA, ctDNA）进行测序，可以预测 DLBCL 患者对初始治疗的反应，判断预后。在该项研究中，研究者通过追踪患者血清中 ctDNA 水平，在治疗开始后的 21 天内即可预测出无效患者。该项研究共纳入了 6 个治疗中心的 217 例 DLBCL 患者，研究者采用深度测序的肿瘤个体化分析技术在治疗过程中对早期 ctDNA 进行了动态分析，定义了 ctDNA 变化预测结局的最佳阈值：1 个疗程后 ctDNA 水平降低为原水平的 1/100（即早期分子反应，EMR），2 个疗程后 ctDNA 水平降低为原水平的 1/200（即主要分子反应，MMR）。接受一线化疗并达到 EMR 或 MMR 的患者 24 个月结局良好且 EMR 还能预测该队列中接受挽救治疗患者 24 个月的结局。这项研究结果证实了实时追踪 ctDNA 变化的价值，治疗前 ctDNA 水平和分子反应是侵袭性淋巴瘤结局的独立预测指标，未来，该项检测技术有望临床用于预测 DLBCL 患者接受治疗后的早期疗效评估及及时预测疾病复发。

表 9-2-2 NCCN-IPI 评分

年龄 / 岁	评分	风险分组	总分
>40 到 ≤60	1	● 低危	0~1
>60 到 <75	2	● 低/中危	2~3
≥75	3	● 中/高危	4~5
与 LDH 正常值上限的比值		● 高危	≥6
>1 到 ≤3	1		
>3	2		
Ann Arbor Ⅲ~Ⅳ期	1		
结外病变	1		
体能状态 ≥2	1		

二、弥漫大 B 细胞淋巴瘤的一线治疗

（一）治疗现状

20 世纪 70 年代 CHOP 方案成为第一个 DLBCL 的标准治疗方案。为提高 DLBCL 疗效，制订了增加化疗药物或增加化疗剂量的第二代和第三代方案，但是研究发现它们在增加毒性的同时，并未能增加疗效。因此，完全确立了 CHOP 方案在 DLBCL 治疗中的坚实地位。需要指出的是，该结论是在对 DLBCL 分子特征认识不清和个体化分层治疗理念尚未普及的背景下得出的。

1. R-CHOP 方案进一步提高了 DLBCL 的疗效 利妥昔单抗问世后，显著地改善了 DLBCL 患者的预后。根据 GELA 研究（LNH98-5）结果，R-CHOP-21 改善了老年进展期患者的无进展生存和总生存，R-CHOP-21 方案已被作为进展期 DLBCL 的标准治疗，这项研究中老年患者（60～80 岁）随机接受 8 个周期 R-CHOP 或 CHOP 方案治疗，中位随访 10 年，无进展生存率（36.5% vs 20%）、无事件生存率（64% vs 43%）和总生存率（43.5% vs 28%），联合利妥昔单抗组均显示生存优势。这些结论被另外的三项随机研究证实，MInT 试验（6 个周期 R-CHOP 比较 CHOP）将结论延伸到低危年轻患者，丹麦和挪威淋巴瘤组研究（8 个周期 R-CHOP-14 比较 CHOP-14）和 ECOG/CALGB 研究确认了在老年患者中的结果。因此，R-CHOP 方案成为目前 DLBCL 标准一线治疗方法。

2. 增加化疗密度不能显著改善 DLBCL 一线治疗的疗效 德国高度恶性淋巴瘤研究组证实一线 6 个周期 CHOP-14 优于 CHOP-21，提示增加治疗密度改善预后的可能性，但比较 R-CHOP-21 和 R-CHOP-14 方案的随机试验给出了不同结论。一项包括 1 000 名成人的大型随机 III 期试验中位随访 37 个月，未发现两者无进展生存和总生存的差异。2 年总生存率 R-CHOP-14 组 90%、R-CHOP-21 组 81%。毒性相似，由于 R-CHOP-14 组接受预防性粒细胞集落刺激因子治疗，因此 3～4 级粒细胞减少发生率低于 R-CHOP-21 组（31% vs 57%）。另一项正在进行的 III 期 LNH03-6B GELA 研究比较 8 个周期 R-CHOP-14 与 R-CHOP-21 治疗老年患者，2 年无事件生存率

（48% vs 61%）、无进展生存率（49% vs 63%）和总生存率（67% vs 70%）两组均无差别。3～4 级血液毒性 R-CHOP-14 组发生率高（90% vs 66%）。总之，这些研究都提示 R-CHOP-21 仍是 DLBCL 的标准治疗。国内中山大学肿瘤医院也开展了一项 30 个中心参与的前瞻性、开放性、多中心、随机 III 期临床试验，入组 CD20⁺ 初治 DLBCL 患者，分别给予 R-CHOP-21×6（212 例）、R-CHOP-14×6（212 例）、CHOP-14×6（212 例）化疗，R-CHOP-14 及 CHOP-14 组患者化疗后 48 小时常规应用预防性 G-CSF 治疗，初步分析结果显示，R-CHOP-14 与 R-CHOP-21 比较有提高高危患者 1 年无进展生存率的倾向。

3. 增加化疗强度改善 DLBCL 一线治疗的疗效存在争议 一项 III 期随机临床研究 CALGB 50303，比较 R-DA-EPOCH 与 R-CHOP 治疗初治 DLBCL 的疗效和毒性：共 491 名患者被纳入分析。74% 患者为 III 期或 IV 期；26% 的患者 IPI 评分 0～1，37% 患者 IPI 2 分，25% 患者 IPI 3 分和 12% 患者 IPI 4～5 分。中位随访 5 年，R-DA-EPOCH 组 2 年 PFS 率为 78.9%，R-CHOP 组为 75.5%，R-DA-EPOCH 组 2 年 OS 率为 86.5%，R-CHOP 组为 85.7%，PFS 及 OS 均无统计学差异。R-DA-EPOCH 组的 3 级和 4 级不良事件比 R-CHOP 组更常见（$P<0.001$），包括感染（分别为 16.9% 和 10.7%），发热性中性粒细胞减少（分别为 35.0% 和 17.7%），黏膜炎（分别为 8.4% 和 2.1%）和神经病变（分别为 18.6% 和 3.3%），R-DA-EPOCH 组有 5 例与治疗相关的死亡（2.1%）。在 50 303 研究人群中，与 R-CHOP 相比，更强烈的 R-DA-EPOCH 方案毒性更大，并且没有显著改善 PFS 或 OS。GELA LNH03-2B 研究比较了 R-ACVBP 和 R-CHOP 方案在 aaIPI 为 1 分的年轻患者中的疗效。该研究共有 380 例患者，可分析疗效患者 R-ACVBP 组 161 例、R-CHOP 组 165 例。结果显示，R-ACVBP 优于 R-CHOP，3 年总生存率分别是 92% 和 84%，差异有统计学意义；3 年无事件生存率也明显提高，分别是 81% 和 67%（$P=0.003\ 5$）；3 年无进展生存率分别为 87% 和 73%（$P=0.001\ 9$）。但是需要注意的是，R-ACVBP 方案毒性较大，两组 III/IV 度毒性反应发生率分别为 78% 和 64%，粒细胞缺乏性发热比

例分别为 38% 和 9%，而且 R-ACVBP 组有 2.6% 的治疗相关死亡率，R-CHOP 组为 1%。值得一提的是，部分 II 期研究显示年轻高危 DLBCL 患者应用 ACVBP 方案治疗长期生存可达 50%~60%，而 R-ACVBP 方案加超大剂量化疗的长期生存率可达 60%~70%；R-ACVBP 方案有可能改善年轻高危患者的生存期，尚需进一步临床研究证实。

综上所述，R-CHOP 方案仍然是现阶段 DLBCL 一线治疗的标准选择。目前临床上主要根据美国 NCCN 指南、欧洲 ESMO 指南、中国 CSCO 指南，依据患者的临床分期、症状和 IPI 评分以及新的分子预后指标对患者进行个体化分层治疗。

1. 美国国立综合癌症网络（NCCN）指南 NCCN 指南主要依据 DLBCL 患者临床分期进行治疗选择。局限期（I~II期）和进展期（III~IV期）DLBCL 的治疗策略不同，推荐进展期患者参加临床试验。指南推荐无大包块的局限期患者，3 个周期 R-CHOP 联合受累野放疗或 6 个周期 R-CHOP 加或不加受累野放疗。6 个周期免疫化疗后的受累野放疗优先推荐用于具有不良预后因素的患者，包括局部大肿块。单独受累野放疗推荐用于不能耐受化疗的患者。进展期患者推荐 6 个周期 R-CHOP，仅在选择性患者中应用放射治疗，包括大肿块。

R-CHOP-21 被推荐用于初始治疗，然而在某些情况下其他的蒽环类为基础方案也可以接受，推荐的选择包括 DA-EPOCH-R 和 R-CHOP-14。对于左心功能不全的患者，也推荐 R-CEPP（环磷酰胺、依托泊苷、泼尼松和丙卡巴肼）、R-CDOP（环磷酰胺、脂质体阿霉素、长春新碱和泼尼松）、R-CNOP（环磷酰胺、米托蒽醌、长春新碱和泼尼松）、DA-EPOCH-R 和 R-CEOP（环磷酰胺、依托泊苷、长春新碱和泼尼松）。

2. 欧洲肿瘤内科学会（ESMO）指南 ESMO 指南推荐按照年龄、年龄调整 IPI 和接受强烈化疗的可行性对 DLBCL 患者进行分层治疗。任何时间，优先选择临床试验。年轻低危患者（aaIPI=0）且无大肿块推荐 6 个周期 R-CHOP-21，不推荐此类患者行受累野放疗。年轻低中危患者（aaIPI=1）或低危患者伴大肿块患者，根据 MInT 研究结果推荐 6 个周期 R-CHOP-21 联合受累野放疗；另一强烈方案 R-ACVBP 显示改善 8 个周期 R-CHOP 的预后，因此也被推荐用于此类患者的治疗。年轻高危和中高危患者（aaIPI≥2）目前无标准治疗，优先选择临床研究；经常使用 6~8 个周期 CHOP-21/ CHOP-14 联合 6~8 剂利妥昔单抗的治疗；R-ACVBP 和 R-CHOEP 也经常被使用，尽管在该人群中无与 R-CHOP 的直接对照研究；或序贯自体造血干细胞移植。60~80 岁老年患者，6 个周期 R-CHOP-21+2R 是标准治疗。

3. 中国临床肿瘤学会（CSCO）指南 CSCO 指南指出应根据患者年龄、IPI/aaIPI 评分以及接受强烈化疗方案的可行性进行分层治疗，总体与 ESMO 指南相似。不同之处有：年轻低危（aaIPI=0）且无大肿块患者，亦推荐 3 个周期 R-CHOP-21 联合受累部位/受累淋巴结放疗（1A 类证据）；增加了 6 个周期 DA-EPOCH-R 在年轻中高危及 60~80 岁无心功能不全患者中的推荐（2B 类证据）。

（二）存在问题

NCCN 指南、ESMO 指南和 CSCO 指南均推荐以 R-CHOP 方案为基础的个体化分层治疗，保障了 DLBCL 患者治疗的规范化，但是仍然存在一些问题值得探讨。

1. 减少化疗周期是否影响疗效 2018 年美国血液学年会上 FLYER 研究回答了年轻、低危、预后良好的患者，是否可以在 6 个周期 R-CHOP 方案的基础上进一步降低治疗强度。该研究是一项随机、国际多中心、非劣效研究，入组了 592 例严格选择的年轻低危 DLBCL 患者（18~60 岁，aaIPI=0，无大肿块），随机分至 6×R-CHOP 组及 4×R-CHOP+2×R 组中。中位观察时间为 66 个月，结果显示两组患者生存获益相当，3 年 PFS 率分别为 96% 和 94%（P=0.760），3 年 EFS 率均为 89%，3 年 OS 率为 99% 和 98%，两组复发率分别为 4% 和 5%，均无明显统计学差异，而 4×R-CHOP+2×R 组的不良事件发生率均低于 6×R-CHOP 组。因此，对于年轻、低危、预后较好的患者，减少 2 个周期的 CHOP 方案化疗也能达到预期疗效，而化疗相关的毒副作用会进一步降低。

RICOVER 研究结果显示 8×14-R-CHOP 方案未优于 6×14-R-CHOP+2×R 方案，但是在标准 R-CHOP-21 方案中并未评估 6 个周期 CHOP

与 8 个周期 CHOP 疗效的差异。2018 年美国血液学年会上 GOYA 研究的报道显示,6 个周期与 8 个周期的 CHOP-21,均联合 8 剂利妥昔单抗治疗 DLBCL 疗效相当。该研究是一项开放、随机、Ⅲ期临床研究,入组既往未经治疗的 DLBCL 患者 712 例,随机分为 8×R-CHOP-21 组和 6×CHOP-21+2×R 组,中位随访时间 3.9 年。结果显示:两组患者 3 年 PFS 率相当(分别为 66.8% 和 68.7%),8×R-CHOP-21 组 3 年 OS 率更低(分别为 76.2% 和 83.2%);8×R-CHOP-21 组治疗的不良事件发生率更高,包括心脏毒性和感染。亚组分析未发现任何临床或生物学亚组从 8 个周期 CHOP 中获益,包括:巨大包块、高 IPI 分数、中期 CT 显示部分缓解、non-GCB 亚型等。表明 6 个周期 CHOP-21 联合 8 个周期利妥昔单抗具有更低的治疗相关毒性,亦可作为晚期 DLBCL 的标准治疗方案。

2. 年轻高危患者的治疗不足 6～8 个疗程 R-CHOP 方案是治疗年轻高危患者的常见选择,但长期生存率不足 50%,明显存在治疗不足的可能。由于尚无可靠预后因子准确识别其中的真正不良预后患者,也无充分的循证医学证据提示何种方案在疗效和毒性方面均优于 R-CHOP 方案,目前的治疗都处在探索中,优先推荐临床试验。目前临床试验围绕在提高化疗剂量密度和强度的方案、探索一线治疗后行大剂量化疗联合自体造血干细胞移植、放射免疫治疗巩固治疗等方面及探索维持治疗的价值。

3. 老年患者的个体化治疗 老年 DLBCL 患者的特征为合并较多的老年性疾病、重要脏器的功能或储备功能降低,部分患者生活自理能力较差、体力和脏器功能均明显减退,这些患者更需要个体化治疗。如何在减少治疗相关毒性的前提下,保证治疗的有效性是临床工作的巨大挑战。根据 GELA 的一项单臂Ⅱ期研究,减量的 R-CHOP 方案(R-mini-CHOP)取得了良好的疗效,治疗 149 例 80 岁以上的老年 DLBCL 患者,中位随访 20 个月后,中位 OS 和 PFS 分别为 29 个月和 21 个月。对于存在心功能不全的老年患者,可以考虑脂质体多柔比星替代多柔比星,或其他包含吉西他滨、依托泊苷的治疗方案。来自我国的一项前瞻性Ⅱ期临床研究提示利妥昔单

抗、吉西他滨、奥沙利铂的 R-GeMOX 方案对老年患者安全有效,完全缓解率为 47%,3 年 PFS 率和 OS 率分别为 49% 和 65%,提示该方案对老年患者也是较好的治疗选择。

4. 中期 PET-CT 的价值 PET-CT 能够准确区分治疗后影像学上残留肿块是肿瘤组织还是坏死、纤维化所致,已经成为评估 DLBCL 患者疗效的标准方法。有研究发现 2～4 个周期免疫化疗后 PET-CT 扫描阴性与较好的临床预后相关,但中期 PET 扫描存在假阳性情况。一项研究活检分析 PET 阳性病灶,37 例中仅有 5 例活检提示阳性。一项前瞻性研究也证实中期 PET-CT 的阳性预测值为 42%,阴性预测值为 77%,由于阳性预测值过低,故认为目前中期 PET 的预后价值尚无法确定,需要进一步的临床试验,并制订可靠的 PET 结果的评价标准。建议中期 PET-CT 阳性患者常规活检证实。

5. 中枢神经系统预防 一线治疗后,一些患者较易发生中枢神经系统复发,主要包括鼻旁窦、睾丸、乳腺、骨髓受累及伴随 LDH 升高或大于 2 个结外病变或伴有大肿块的患者。目前 NCCN 和 ESMO 指南均推荐对这些患者采用中枢神经系统受侵预防。推荐方法主要有 4～8 次鞘内注射或甲氨蝶呤 3～3.5g/m^2 的系统化疗。已有研究提示鞘内注射甲氨蝶呤可能不是最佳的方法,静脉大剂量甲氨蝶呤可能是有效的预防方案,尚需进一步研究证实。

(三)新型靶向药物治疗

随着对 DLBCL 分子发病机制研究的深入,不断涌现出新的靶向药物用于 DLBCL 的一线治疗,尤其中高危患者,早期临床研究显示了较好的应用前景。

1. 来那度胺 来那度胺(lenalidomide)是一种新型的免疫调节剂,通过抑制 IRF4 来下调 NF-κB 的活化,激活 IFN-β 的表达并激活干扰素 β 通路,诱导肿瘤细胞凋亡。与利妥昔单抗联用,来那度胺可增强 NK 细胞介导的肿瘤细胞杀伤作用,修复免疫突触形成,并可增强利妥昔单抗介导的抗体依赖细胞介导的细胞毒性作用(antibody-dependent cell-mediated cytotoxicity,ADCC)。MC078E 研究评估来那度胺联合 R-CHOP 治疗初诊 DLBCL 的疗效,分析在不同 DLBCL 亚型中的

结果。纳入初诊未治、Ⅱ～Ⅳ期、CD20⁺的DLBCL成人患者，接受来那度胺25mg/d，$d_{1\sim10}$，联合标准剂量R-CHOP，共6个疗程。DLBCL分子亚型由Hans法测定，分为GCB型和non-GCB型。结果与梅奥淋巴瘤数据库中相同入组标准并接受R-CHOP方案治疗的87例患者相比，R2-CHOP组2年EFS率和OS率分别可达59%和78%，R-CHOP组2年EFS率和OS率分别为52%和65%。亚组分析显示，对于non-GCB型的患者，R2-CHOP组和R-CHOP组2年PFS率分别为60%及28%，2年OS率分别为83%及46%，提示R2-CHOP使non-GCB型患者的预后得到显著改善。不良反应主要为中性粒细胞减少、血小板减少，可耐受。另一项Ⅱ期研究REAL07采用来那度胺15mg/d，$d_{1\sim14}$，共6个疗程的治疗方案。R2-CHOP组的ORR高达92%，CR率为86%，PR率为6%。2年PFS率为80%，2年OS率为92%。R2-CHOP诱导治疗后，non-GCB型与GCB型患者的预后无显著差异。MC078E和REAL07两项研究长期随访汇总显示R2-CHOP显著改善non-GCB型患者不良预后，生存获益持久。在维持治疗中，REMARC研究显示：R-CHOP治疗后CR或PR的患者，应用来那度胺维持可以改善患者的PFS，这是目前唯一证实在DLBCL维持治疗中获益的药物。

2. BTK抑制剂 布鲁顿酪氨酸激酶（Bruton's tyrosine kinase，BTK）是BCR信号通路的关键激酶，是B细胞恶性肿瘤发生发展的关键调控因子。BTK抑制剂通过阻断BCR介导的信号通路，抑制B细胞肿瘤的增殖、黏附及转移。PHOENIX是一项国际多中心、随机、安慰剂对照的Ⅲ期研究，比较一代BTK抑制剂伊布替尼（ibrutinib）+R-CHOP与安慰剂+R-CHOP方案在未经治疗的non-GCB型DLBCL患者中的疗效。研究结果显示：在<60岁患者中，Ibrutinib+R-CHOP显著改善了患者的EFS、PFS和OS，因此，年轻DLBCL患者一线在R-CHOP基础上联合BTK抑制剂有望进一步提高疗效。

3. bortezomib 硼替佐米（bortezomib）是蛋白酶体抑制剂，通过抑制NF-κB、CDK、P53等引起淋巴瘤细胞凋亡。Ruan等人设计研究，探索R-CHOP联合bortezomib治疗高危DLBCL的效果。该研究共有76例套细胞淋巴瘤（MCL）和DLBCL患者参与，其中DLBCL有40例，接受B-R-CHOP方案治疗。结果客观反应率达100%，其中CR/CRu的比例达88%，PR患者占12%，但有约10%的治疗相关死亡。进一步研究发现，bortezomib只在第1、4天使用能明显减低毒性，B-R-CHOP-21（bortezomib：d_1、d_4）使用安全，能提高non-GCB型DLBCL患者的疗效、特别是高危患者的疗效，但对GCB亚型无获益。

4. enzastaurin enzastaurin是一种口服丝氨酸-苏氨酸（serine-threonine）蛋白激酶抑制剂，通过抑制细胞增殖、提高细胞凋亡以及抑制肿瘤诱发的血管生成等多种机制抑制肿瘤生长。enzastaurin抑制了PKCβ和PI3K/AKT的信号转导途径，这些途径已被证明在多种癌症中被激活。一项研究显示：比较enzastaurin联合R-CHOP方案与R-CHOP方案治疗IPI 2～5分的DLBCL患者，耐受性可，两组有效率相当，IPI高危组（3～5分）加入enzastaurin能改善PFS，但由于没有公布两组患者标本PKCβ的表达情况，因此enzastaurin是否只能改善PKCβ过表达患者的生存尚不清楚。

此外，部分研究提示在R-CHOP基础上联合新型单抗、BCL-2抑制剂、PD-1等新药可能改善高危DLBCL患者的疗效，但仍需大样本试验证实。

三、复发难治DLBCL的治疗

（一）复发难治的概念

50%～60% DLBCL患者经R-CHOP方案治疗后可以得到治愈，但仍有15%～25%的患者对一线治疗原发耐药，5%的患者治疗后仅达到PR，20%～30%患者治疗后出现疾病复发。复发DLBCL定义为患者达到CR后出现新的病灶，分为早期复发和晚期复发，这两种复发患者的预后不同。一般认为从治疗结束12个月内复发为早期复发，大于12个月复发为晚期复发。难治DLBCL的定义指患者经过标准一线方案2周期后病情进展或者4周期后未能达到CR/PR。

复发难治DLBCL患者预后不良。该类患者的主要特征为：老年男性患者居多、合并症多、高肿瘤负荷、高LDH、高IPI评分等；多为non-GCB

细胞起源；并且具有高 *Ki-67*、*TP53* 突变、*MYC* 重排、双打击／三打击，双表达等分子特征，这些均是预后差的相关因素。复发／难治 DLBCL 患者需对肿瘤病灶再次活检和对患者状况进行全面评估，从而选择最佳的治疗方案。

（二）挽救方案的选择

1. 体能状况良好，能耐受高强度治疗　大剂量化疗联合自体造血干细胞移植(autologous hematopoietic stem cell transplantation，ASCT)在复发难治患者中具有重要地位。PARMA 研究中，复发难治患者 DHAP 方案再诱导治疗后随机分为继续行 DHAP 方案联合放疗组或大剂量化疗联合 ASCT 联合放疗组，5 年 EFS 移植组显著高于非移植组(46% vs 12%)，OS 移植组也高于非移植组(53% vs 32%)。这项研究开展于利妥昔单抗应用前，利妥昔单抗的使用对大剂量化疗联合自体移植作用的影响值得关注。近期一项来自 EBMT 登记处的回顾性研究评估大剂量化疗联合 ASCT 对获得第二次完全缓解患者的预后意义。这个研究中，25% 的患者移植前接受含利妥昔单抗的方案，移植后 5 年无病生存率和总生存率分别为 48% 和 63%，中位无进展生存时间为 51 个月。亚组分析，之前用过利妥昔单抗和 1 年内复发的患者也能从中获益。来自 GET-TAMO 和 ABMTR 的研究结果建议二线挽救治疗未获完全缓解的化疗敏感患者也应考虑移植。

对于这类患者，挽救性化疗的目的是在造血干细胞移植前最大程度地降低肿瘤细胞数量。几种化疗方案已被用于复发难治患者的再诱导治疗，如 DHAP(地塞米松、顺铂、阿糖胞苷)、ESHAP(甲基泼尼松龙、依托泊苷、阿糖胞苷、顺铂)、GDP(吉西他滨、地塞米松、顺铂)、GeMOX(吉西他滨、奥沙利铂)、ICE(异环磷酰胺、卡泊、依托泊苷)、MINE(米托蒽醌、异环磷酰胺、美司那、依托泊苷)。然而，目前没有证据支持哪一种是最佳方案。利妥昔单抗仍然被推荐用于联合挽救方案的治疗。一项 II 期研究中，R-ICE 在复发难治患者中的完全缓解率为 53%，显著高于 ICE 方案治疗的历史对照 27%。一项国际随机研究(CORAL 研究)评价复发难治患者的二线挽救治疗，比较 R-ICE 和 R-DHAP 治疗后的化疗敏感患者行 ASCT 的结果。两种治疗的预后无显著差异，反

应率均为 64%，4 年无事件生存率分别为 26% 和 37%，总生存率分别为 43% 和 51%，无统计学差异。因此，两种方案均是复发难治患者的可接受的选择。含吉西他滨的 GDP、GeMOX 方案作为挽救治疗，获得的总体反应率和生存率与其他挽救方案相当，但是毒副作用较小，联合 ASCT 后的结果尚需要临床研究证实。有趣的是，CORAL 研究亚组分析显示 GCB 亚型中 R-DHAP 较 R-ICE 改善 3 年无进展生存率(52% vs 31%)，而 non-GCB 亚型中无差别(32% vs 27%)。提示有希望依据不同的分子特征选择更为有效的二线挽救方案，相关的临床研究值得开展。注意的是，初次 R-CHOP 治疗 1 年内复发的患者预后尤其差，3 年无进展生存率仅为 23%。而且，*MYC* 重排的患者预后均差，4 年无进展生存率 18%，无 *MYC* 重排的为 42%，总生存率为 29% 和 62%。新的治疗方法尤其是新药如来那度胺加入到挽救治疗方案中能够进一步提高挽救治疗的缓解率，从而能够使更多的复发难治患者有机会进行自体造血干细胞移植。

关于移植后利妥昔单抗维持治疗的意义，CORAL 研究证实，利妥昔单抗维持并不能改善患者的 PFS 及 OS，且严重副作用更常见，因此移植后利妥昔单抗维持治疗尚不被推荐。

2. 体能状况不良，不能耐受强烈治疗　不适宜大剂量化疗的复发难治 DLBCL 患者的治疗是一个很大的挑战。目前的治疗策略有：参加临床试验、新药、姑息性放疗、挽救性化疗及免疫治疗。随着对 DLBCL 分子发病机制研究的深入，不断研究出新的靶向药物用于复发难治 DLBCL 的治疗，临床研究显示了较好的应用前景。

对于体能状况不良不能耐受强烈治疗的复发难治患者，苯达莫司汀联合利妥昔单抗获得令人鼓舞的效果。苯达莫司汀(bendamustine)是一种双功能基烷化剂，有研究表明，老年难治复发 DLBCL 患者，苯达莫司汀联合利妥昔单抗再诱导可获得 52% 总反应率(15% 完全缓解)，最常见的 3~4 级毒性为骨髓抑制。近期一项 II 期研究表明，苯达莫司汀联合利妥昔单抗治疗复发难治 DLBCL 的总反应率 63%、完全缓解率 37%，入组患者均接受过 1~3 种治疗，且不适合移植；几乎所有患者之前用过利妥昔单抗；中位无进展生存时间约

7 个月；最常见的 3～4 级毒性为骨髓抑制，粒细胞减少发生率 76%、血小板减少发生率 22%。

来那度胺联合利妥昔单抗（R2 方案）治疗复发难治 DLBCL 患者有较好效果。lvanov 等人以来那度胺 25mg/d，$d_{1～21}$，利妥昔单抗 375mg/m²，d_7，28 天／周期，最长 12 个月的化疗中，ORR 41.2%，CR 率 35.3%，2 年 OS 率为 45%，2 年 PFS 率为 38%，取得较好疗效。R2 联合化疗在复发难治 DLBCL 患者中具有更高价值。

近期有不少临床试验探索 BTK 抑制剂在复发难治弥漫大 B 的治疗中的作用。Wilson 等报告了在 80 例复发／难治性弥漫性大 B 细胞淋巴瘤患者中伊布替尼的疗效：non-GCB 亚型和 GCB 亚型患者均接受伊布替尼 560mg/d 直至进展，主要终点是按分子亚型分析的总体缓解率。结果显示：伊布替尼治疗复发难治 DLBCL ORR 为 37%，non-GCB 亚型的缓解率高于 GCB 亚型。在 non-GCB 亚型中，中位持续缓解时间是 4.83（1.02～9.26）个月。伊布替尼总体耐受良好，治疗期间出现的不良事件与既往研究类似。此外还有二代 BTK 抑制剂 acalabrutinib、tirabrutinib、zanubrutinib，均尚未在国内上市，但在 DLBCL 领域均有不同程度的探索。2017 ASH 报道 zanu-brutinib 治疗复发难治 DLBCL 总体反应率 31%；2018 年 ASCO 报道的 21 例复发难治 DLBCL 纳入 acalabrutinib 单药治疗，其中 11 例为复发，10 例为难治，所有患者 ORR 为 24%（CR 率为 19%）。

2018 年美国血液学年会（ASH）报告的 IR2 方案（伊布替尼、来那度胺和利妥昔单抗）在复发难治 DLBCL 的探索研究显示，55 例不适合移植的复发难治 non-GCB DLBCL 患者接受 IR2 方案治疗，中位 PFS 为 5 个月，6 个月、12 个月的 PFS 率分别为 44% 和 28%；中位 OS 为 17 个月，6 个月、12 个月的 OS 率分别为 85% 和 58%。报告的常见不良反应为中性粒细胞减少（33%）、皮疹（15%）和贫血（11%）。IR2 组合方案在不适合移植的复发难治 non-GCB 亚型 DLBCL 患者中具有一定的疗效且安全性可控。

蛋白酶体抑制剂硼替佐米能够间接抑制靶向 NF-κB 通路，硼替佐米联合 R-EPOCH 治疗复发 DLBCL 患者，non-GCB 亚型患者两组的总体反应率（83% vs 13%，$P < 0.001$）和中位生存时间（10.8 个月 vs 3.4 个月，$P = 0.000\ 3$）显著高于 GCB 亚型。

由于许多 B 细胞淋巴瘤生长依赖 B 细胞受体信号通路，针对该通路的另外几个靶向药物正在研究中。如 Syk 抑制剂 fostamatinib，Ⅰ期和Ⅱ期临床试验均显示其在复发难治 DLBCL 患者中的反应率超过 20%；还有 PI3K 抑制剂等也在包括复发难治弥漫大 B 在内的多种 B 细胞淋巴瘤中进行临床研究。鉴于信号通路的复杂性，多个靶向药物的联合使用或与化疗联合可能是未来的方向。

此外，一些新型抗体也显现了应用前景。polatuzumab vedotin 是第一个靶向 CD79b 的 ADC 类药物，GO29365 Ⅱ期临床试验评估了 Pola-BR 和单用 BR 在不适合移植的复发难治 DLBCL 患者中的疗效及安全性。其中，Pola-BR 组中位 OS 为 11.8 个月，而 BR 组为 4.7 个月，Pola-BR 组和 BR 组中位 PFS 分别为 6.7 个月和 2.0 个月。在不适合移植的复发难治 DLBCL 患者中，Pola 联合 BR 可获得更有效地缓解，延长生存，且安全可耐受。CD47 抗体是巨噬细胞免疫检查点抑制剂，可阻断 CD47，从而诱导肿瘤细胞被吞噬。CD47 抗体与利妥昔单抗具有协同作用，通过增强巨噬细胞介导的抗体依赖性细胞吞噬作用来消除 B 淋巴瘤细胞。2018 年 11 月 *The New England Journal of Medicine* 公布了 5F9（抗 CD47 单克隆抗体）联合利妥昔单抗在复发难治 DLBCL 和 FL 的临床Ⅰb/Ⅱ期结果。Ⅰb 期试验入组 22 例患者（15 例 DLBCL，7 例 FL）。既往接受过中位 4 线治疗。在所有 22 名可评估患者中，数据显示 ORR 为 50%，CR 率为 36%。其中，在 DLBCL 中，ORR 达到了 40%，CR 率达到了 33%。Mosunetuzumab 是 CD3 和 CD20 的双特异单抗，它可以使内源性 T 细胞杀伤恶性 B 淋巴细胞。一项针对 CD20/CD3 双抗 mosunetuzumab 的临床Ⅰ/Ⅰb 期研究共纳入 98 例患者，其中 55 例为 DLBCL，结果显示，DLBCL 患者的 ORR 为 33%，主要不良反应为细胞因子释放综合征（cytokine release syndrome，CRS），多发生在第 1 周期，大多为 1～2 级；3 级及以上中性粒细胞减少的发生率为 13%，1 例患者发生 3 级及以上的神经毒性。值得注意的是，所有获得 CR 的患者全部保持 CR。另一双抗 RG6026 是一种 2：1 形式的 CD20-T 细胞双特异性抗体（TCB），可以增强 T 细胞对肿瘤抗原的亲和性，迅速活化 T 细胞，增强其对肿瘤细胞的杀伤能力。接受治疗的 64 例患者多为接受 3 线治疗失败者，其中 47 例为 DLBCL。结果显示，ORR 为 38%，CR 率为 24%；最常见的毒性反应是发热、中性粒细胞减少和 CRS，未发现神经毒性。与 mosunetuzumab 相似，获得 CR 的患者均可获得长时间缓解。

CAR-T 治疗，即嵌合抗原受体 T 细胞免疫疗法（chimeric antigen recptor T cell immunotherapy），其基本原理是结合患者自身 T 细胞进行基因工程修饰，加上嵌合抗原受体（CAR），经过修饰的 T 细胞识别并攻击带有特异抗原的肿瘤细胞，激活机体自身免疫反应，从而达到抗肿瘤效果。CAR-T 治疗目前仍处于临床研究阶段，主要针对复发、难治的血液肿瘤，针对的肿瘤特异性抗原有 CD19、CD20、CD22、CD30、BCMA、CD123 等，CD19 是目前疗效最确切、研究最广泛、最受瞩目的 CAR-T 特异性抗原。JULIET 研究中共 93 名复发难治 DLBCL 患者接受 CAR-T（Kymriah）细胞的输注，研究结果显示，ORR 为 52%，CR 率为 40%。65% 的患者一年后仍无复发，其中 79% 为完全缓解患者。治疗主要副作用是 CRS，其他毒性反应包括感染、发热、神经系统事件以及肿瘤溶解综合征。此外，前瞻性多中心临床试验 ZUMA-1 中，108 名难治性大 B 细胞淋巴瘤患者接受 CAR-T（Yescarta）治疗，ORR 率为 82%，58% 的患者获得完全缓解，18 个月的总生存率为 52%。CAR-T 技术在复发难治 DLBCL 展现出较好的疗效和前景，是目前相对成熟的治疗手段，但安全和疗效仍然需要权衡，且 CAR-T 技术本身有很大继续改进的空间。

PD-1/PD-L1 单抗在实体肿瘤领域取得了诸多进展，在复发难治的经典型霍奇金淋巴瘤中也取得了卓越疗效，但在 DLBCL 治疗中，目前仅有少量尝试，其治疗价值有待进一步评估。

需要强调的是，由于 DLBCL 的高度异质性和发病机制的复杂性，靶向药物、新型单抗、化疗、移植、CAR-T 联合治疗才有可能真正提高复发难治 DLBCL 的疗效，但如何联合以上治疗手段才能获得最佳疗效需要进一步深入探索。

四、放射治疗

（一）传统放射治疗

早在 1901 年就报道放射治疗对 HL 有效，放射治疗产生很高的局部控制率。过去 10 年，放射治疗作为综合治疗手段在淋巴瘤治疗中的地位降低，甚至被认为是不必要的，可以被增加疗程的化学治疗简单替代，原因是长期生存患者由于旧的放射治疗技术和放射剂量较大导致的严重晚期并发症和第二肿瘤。但是随着新的放射治疗技术的出现，最大程度降低放疗毒副作用成为可能，在此前提下有必要探讨放射治疗在 B 细胞淋巴瘤治疗中的地位。

放射治疗在侵袭性 B 细胞淋巴瘤综合治疗中的地位有一个演变过程。20 世纪放疗用于早期 DLBCL 配合短疗程化疗的综合治疗和进展期 DLBCL 大肿块的巩固治疗，依据是 1998 年 SWOG 报道的随机试验证实早期 DLBCL 患者 3 疗程 CHOP 联合放射治疗优于 8 疗程 CHOP，后者除疾病控制率和总体生存率低外，还增加心脏毒性和血液毒性。对放射治疗热情降低源于 2001 年 ASH 会议报道上述研究随访 7 年和 9 年的结果，虽然放射治疗仍然显示很好的局部控制率，但是由于短程治疗组放射野外的疾病复发率高，两组的无进展生存和总体生存曲线开始重叠，提示未获得更长期的生存，足够疗程的化疗是非常有必要的。近期 MD 安德森癌症中心报道，DLBCL 患者 I/II 期多程 R-CHOP 治疗后巩固累及野放疗可以改善总体生存和无进展生存，5 年总体生存和无进展生存 R-CHOP 联合放射治疗组是 92% 和 82%，不加放射治疗组是 73%（$P = 0.0007$）和 68%（$P = 0.0003$），一部分接受放射治疗的 III/IV 期患者预后也有改善，且无一例患者放射治疗后发生局部进展。以上研究结果提示随机研究关于适形调强的精确放疗作为侵袭性 B 细胞淋巴瘤巩固治疗的意义值得期待。

（二）放射免疫治疗

放射免疫治疗（radio-immunotherapy, RIT）又称为"热"抗体治疗，由放射性同位素联合 CD20 抗体构成，杀伤靶向细胞和周围细胞层，仅对骨髓产生可耐受的短暂毒性，目前主要有 [90Y] ibritumomab tiuxetan（zevalin）和 [131I] tositumomab（bexxar）两类。一线单药治疗惰性 B 细胞淋巴瘤，zevalin 治疗 1 年后有效率 72%，中位随访 18 个月后 52% 患者仍然完全缓解，中位无进展生存时间 17.9 个月，分子水平缓解率 73%；bexxar 单药治疗初治滤泡淋巴瘤的有效率 95%，完全缓解率 75%，中位无进展生存时间 6.1 年，10 年总体生存率 83%。对于难治或复发惰性 B 细胞淋巴瘤单药放射免疫治疗的有效率也超过 60%，且显著延长无进展生存时间，即便对利妥昔单抗耐药的患者也仍然有效。放射免疫治疗还被研究用于惰性 B 细胞淋巴瘤诱导化疗后巩固治疗，结果发现放射免疫治疗组的完全缓解率、无进展生存率均显示明显优势，但是总体生存率两组无统计学差异。尽管有担心放射免疫治疗后有发生 MDS/AML 增高的风险，在特定情况下仍是一种有效的治疗方法。

放射免疫治疗目前正在研究扩展适应证，用于复发难治性 DLBCL 的治疗、DLBCL 的一线巩固治疗和联合用于 allo-ASCT 的预处理方案，初步研究均显示一定效果，确切结论需要大量临床研究和长期随访。

五、造血干细胞移植的临床价值

（一）自体造血干细胞移植（autologous hematopoietic stem cell transplantation，ASCT）

1. 首次缓解后大剂量化疗联合 ASCT 巩固 首次缓解后大剂量化疗联合 ASCT 巩固治疗在提高 DLBCL 患者疗效中的价值正在研究。随机 GELA LNH87-2 研究中，DLBCL 患者首次完全缓解后行 ASCT，虽然试验研究当时的预后差异未显示，但是回顾性研究发现中高危和高危组的 8 年无进展生存率（55% vs 39%）和总体生存率（64% vs 49%）均优于单独化疗组。这项研究开展于利妥昔单抗应用前。近期，几项随机研究探讨利妥昔单抗时代首次缓解后 ASCT 巩固治疗的意义。法国 GOELAMS 075 研究年龄小于 60 岁患者，随机接受 8 个周期 R-CHOP-14 联合或不联合 ASCT，3 年无进展生存率和总生存率分别为 76% 和 83%，两个治疗组未显示差异。德国高度恶性淋巴瘤研究组的随机研究比较 8 个周期 CHOEP-14 联合 6 剂利妥昔单抗和 4 个周期 CHOEP-14 联合 6 剂利妥昔单抗以及 ASCT，3 年无进展生存率（74% vs 70%）和总生存率（85% vs

77%）无显著差异，中高危患者中，化疗组总生存反而高于移植组。

来自意大利的一项随机研究 DLCL04 试验，年龄小于 65 岁的患者随机分为 6～8 个周期免疫化疗联合或不联合 ASCT，2 年无进展生存率移植组高于单独免疫化疗组（72% vs 59%），但总生存无显著差异。在 SWOG 9704 研究中，中高危/高危患者 5 个周期 CHOP 或 R-CHOP 后随机接受 3 个周期 R-CHOP 或 ASCT，2 年无进展生存移植组显著高于免疫化疗组（69% vs 56%），2 年总生存无显著差异（74% vs 71%）；回顾性亚组分析中，在高危患者中，总生存移植组获益更多，2 年无进展生存率分别为 75% 和 41%、2 年总生存率为 82% 和 63%。

总之，以上研究未发现首次免疫化疗缓解后大剂量化疗联合 ASCT 巩固治疗获得生存获益。优势限制在高危患者，但仍然需要前瞻性研究评估。目前，首次缓解后大剂量化疗联合 ASCT 巩固推荐用于选择性高危患者或临床研究。

2. 复发难治患者大剂量化疗联合 ASCT 复发难治性 DLBCL 是目前治疗的难点，大剂量化疗联合 ASCT 能够使约 30% 的复发患者获益，复发后挽救方案的疗效决定移植是否可行。DHAP±R、ICE±R、GDP±R 是最常用的挽救化疗方案，现有研究未发现它们之间的明显差异，但是有必要联合新型药物提高疗效，已有临床试验在挽救方案中加入来那度胺、CD22 单克隆抗体等，结果尚在观察中。研究总结出能够从大剂量化疗联合 ASCT 挽救治疗中获益患者的临床特征，包括既往没有使用利妥昔单抗、无进展生存时间大于 12 个月、IPI 评分 0～1 分；获益患者可能的生物学特征包括分子分型和 C-MYC 基因重排。在 R-DHAP 为挽救方案的患者中，GCB 型的预后优于 non-GCB 型；在 R-ICE 为挽救方案的患者中，C-MYC 阳性患者的预后显著差于阴性。利妥昔单抗被用于预防 ASCT 后的复发，使用方法包括采集前、移植后第 1 天和第 8 天应用利妥昔单抗以及移植后利妥昔单抗维持，研究结果均显示改善了无进展生存和总体生存。但是，利妥昔单抗应用后的复发率仍高于 40%，寻找其他预防复发的方法非常重要。

3. 联合 RIT 预处理的 ASCT 改善预处理方案也是提高移植疗效的方法，包括 RIT 与标准化疗方案的联合。已有研究采用了高剂量 ¹³¹I 联合 ASCT，后续的几项研究中采用了清髓 RIT，取得了可喜的结果。有研究评估了新型放射免疫治疗药物 ⁹⁰Y- 替伊莫单抗联合 BEAM 和 ASCT 的疗效。在 44 例患者中，RIT 剂量大 70mCi 是安全的，这个剂量是标准剂量的 2 倍。最近的一项随机研究中，对比了在 22 例患者中使用 ⁹⁰Y- 替伊莫单抗联合 BEAM 化疗与在 21 例患者中单一使用 BEAM，患者之后接受了 ASCT。2 年总生存率分别为 Z-BEAM 组的 91% 和 BEAM 组的 62%（$P=0.05$）。上述研究证实了 Z-BEAM 的安全性，在利妥昔单抗时代可能比 BEAM 单一治疗更为有效。也有研究报道，患者随机接受利妥昔单抗联合 BEAM 或 ¹³¹I/ 托西莫单抗联合 BEAM 方案治疗，随后进行 ASCT。结果发现，113 例患者接受利妥昔单抗联合 BEAM 化疗，2 年无进展生存率为 49%，111 例患者接受了 ¹³¹I/ 托西莫单抗联合 BEAM 方案化疗，2 年无进展生存率为 48%，两组间无明显差异。与利妥昔单抗相比，RIT 联合 BEAM 并未显示显著改善预后的结果。

（二）异基因造血干细胞移植（allogeneic hematopoietic stem cell transplantation，allo-HSCT）

与 ASCT 不同，allo-HSCT 后产生的移植物抗肿瘤效应可以降低移植后疾病复发的可能性。标准的清髓性预处理方案存在年龄限制，并且由于较高的治疗相关死亡率，因此限制了其在淋巴瘤中的应用。减低强度预处理（reduced intensity conditioning，RIC）方案减少了 allo-HSCT 的非复发死亡率，且保留了移植物抗肿瘤效应，适合老年和 / 或有合并症患者，尽管研究例数较少，但初步显示出较好的疗效。在一项研究中，48 例接受 RIC 异基因移植治疗的 DLBCL 患者（其中 18 例为滤泡淋巴瘤转化），4 年总生存率为 47%，其中 69% 的患者既往接受自体移植治疗后失败。也有研究报道，101 例 ASCT 后复发的患者，接受 allo-HSCT 后 3 年无进展生存率和总生存率分别为 41% 和 52%，对比在 allo-HSCT 前采用 RIC 和清髓性预处理方案，发现两者无显著差异，然而 RIC 异基因移植有降低移植非相关死亡率的趋势。此外，在非清髓性预处理方案中引入 RIT 已经开始了进行 Ⅱ 期临床试验。以提高抗肿瘤效果而不增加明显的毒性。

六、特殊类型 DLBCL 的治疗

（一）原发纵隔大 B 细胞淋巴瘤

原发纵隔大 B 细胞淋巴瘤（primary mediastinal large B-cell lymphoma，PMBCL）是一类组织学上有别于 DLBCL 的独特亚型，国外报告其发病占 NHL 中 2%～3%，占弥漫大 B 细胞淋巴瘤的 10%。但是我国南方 3 222 例 B 细胞 NHL 中，PMBCL 仅占 1%。30～40 岁的较年轻患者多见，女性更多见，男女比例约 1∶2。PMBCL 来源于胸腺 B 细胞，可以播散到锁骨上、颈部、肺门淋巴结，侵入纵隔和肺。诊断时广泛的结外病变并不常见，约发生于四分之一的患者，但在复发时较常见，进展期病变可播散到远处结外部位，包括肾脏、肾上腺、肝脏和中枢神经系统。临床症状主要是纵隔肿块的快速生长导致的，如上腔静脉综合征、心包积液和胸腔积液等。

GEP 研究揭示 PMBCL 不同于 DLBCL，而与经典型霍奇金淋巴瘤（classical Hodgkin lymphoma，CHL）相似。PMBCL 表达 B 细胞抗原标记，缺乏表面免疫球蛋白，免疫表型显示 CD19⁺、CD20⁺、CD22⁺、CD21⁻、IRF4/MUM1⁺、CD23⁺，BCL2 和 BCL6 表达多样，80% 患者 CD30 弱表达或异质性表达，CD15 偶尔表达，8%～32% 患者 CD10 表达，HLA-Ⅰ 、Ⅱ 类分子低表达。2008 年 WHO 分类已经区分出交界于 PMBCL 和 CHL 的交界性淋巴瘤。PMBCL 常见的细胞遗传学异常包括 9p24（50%～75% 患者涉及 JAK2）和 2p15（涉及 c-REL，编码 NF-κB 家族转录因子）增加和 1p、3p、13q、15q 和 17p 缺失。肿瘤细胞持续性激活 NF-κB 和 JAK-STAT 信号通路，导致 SOCS1 失活突变。这是 PMBCL 特征性的分子病理学特征。年龄调整 IPI 对 PMBCL 的预后价值有限。一项来自 MSKCC 的回归分析中，大于 2 个结外部位受累和初始治疗方案选择是无事件生存的预后因子，接受的初始治疗方案是总体生存唯一的预测因子。

回顾性分析中，强烈化疗方案较 CHOP 方案有效，联合累及野放疗改善无进展生存，这些结论得自利妥昔单抗前的时期。放疗的作用也需要前瞻性随机研究证实。另一项回顾性研究，利妥昔单抗联合 MACOP-B 或 VACOP-B 没有带来预后改善，但利妥昔单抗改善了 CHOP 方案的预后。一项小的 NCI 前瞻性研究 DA-EPOCH-R 不联合放疗获得令人鼓舞的结果，4 年无事件生存 91%。随后 NCI 的前瞻性 II 期研究评价 6～8 个周期 DA-EPOCH-R 不联合放疗治疗 51 例 PMBL 患者，随访 63 个月，无事件生存和总生存分别为 93%、97%，4 级粒细胞减少和血小板减少分别发生于 50% 和 6% 的治疗周期。感染性粒细胞缺乏造成住院治疗发生于 13% 的治疗周期。研究显示是治疗 PMBCL 理想的方案，在绝大多数患者中避免了放疗。这些结果将在大型前瞻性研究中得到确认。

由于缺乏随机试验，PMBCL 患者尚没有建立最佳的治疗方案，R-DA-EPOCH 是目前强烈推荐的治疗方案。治疗后 PET-CT 扫描是必要的，如果 PET-CT 阴性且无大肿块，治疗后可观察。残留纵隔肿块较常见。PET-CT 阴性进入观察，PET/CT 阳性需要活检证实再行后续治疗。高危或初次诱导化疗 PR 的患者鼓励 ASCT 作为一线治疗，难治性患者预后很差，需尝试其他治疗。

PMBCL 总体预后良好，但对于难治复发 PMBCL 预后并不理想，2 年 OS 率仅为 20%～30%。一项多中心、开放标签、单臂临床研究（KEYNOTE-170），入组了 53 例复发难治性 PMBCL，所有患者均接受了利妥昔单抗的一线治疗。患者接受每 3 周一次 200mg 剂量 PD-1 单抗（pembrolizumab）治疗，直至病情进展或不可接受的毒性。中位随访时间 9.7 个月，ORR 为 45%，CR 率为 11%，24 例获得缓解的患者中，中位 DOR 尚未达到，获得缓解的中位时间为 2.8 个月（2.1～8.5 个月）。基于上述研究结果，2018 年 6 月 18 日 FDA 批准 pembrolizumab 治疗难治复发纵隔大 B 细胞淋巴瘤。对于那些经历过大量、多次化疗的难治复发 PMBCL 患者来说，pembrolizumab 提供了一个很好的治疗选择，其潜在的治疗效果和可以接受的不良反应值得我们持续关注。

（二）原发中枢神经系统弥漫大 B 细胞淋巴瘤

原发中枢神经系统淋巴瘤（primary central nervous system lymphoma，PCNSL）是指发生于脑、脊髓、眼或脑膜的淋巴瘤，诊断时淋巴瘤不累及外周系统。DLBCL 是最常见的病理类型。PCNSL 患者中位年龄大约为 60 岁，男性略多于女性。国外部分患者合并 HIV 的感染，非免疫缺陷患者的预后较好。肿瘤呈现浸润性生长，CT 或 MRI 提示多发性病灶，90% 患者脑实质受累，30% 患者侵犯脑膜，10%～20% 患者侵及眼眶。临床表现多样，一项回顾性研究显示，43% 患者出现精神障碍，33% 患者出现颅压升高，14% 患者发生癫痫，4% 患者出现视觉障碍。

PCNSL 由于发病位置特殊，活检困难，影像学早期诊断十分重要。目前标准的影像学诊断及疗效评估主要依赖 T_1 加权增强磁共振成像（MRI）。尽管免疫正常 PCNSL 患者中约 50% 在 T_1 加权 MRI 上可见增强病灶，但有约 25% 的患者表现为 T_2/FLAIR 上的高密度非增强病灶，因此 T_2/FLAIR 有助于检测出一些无症状非增强的中枢神经淋巴瘤。代谢影像学如正电子发射计算机断层显像 PET-CT、波谱分析亦是新的研究方向。

年龄和体能状态是影响 PCNSL 患者预后的重要因素。一项多中心回顾性研究的结果提示预后较差的 5 个因素包括：①年龄 > 60 岁；②采用美国东部肿瘤协作组（Eastern Cooperative Oncology Group，ECOG）评分标准评价体能状态为 2～4 级；③血清乳酸脱氢酶增高；④脑脊液蛋白质含量增高；⑤脑实质深部受累。也有研究认为只有年龄和体能状态对预后判断有意义，在病理形态学方面，血管增生提示预后不良，反应性血管周围 T 细胞浸润提示预后良好。

激素的使用在原发中枢 DLBCL 的治疗中需谨慎。激素可以快速缓解患者的症状和体征，改善体能状态。然而，激素也可以显著缩小肿瘤、影响病理诊断。因此，推荐除非紧急状况，推迟使用激素直到获取活检组织是明智的选择。推荐创伤小、手术死亡风险小的立体定位活检获取肿瘤组织明确诊断。甲氨蝶呤是治疗原发中枢神经 DLBCL 最有效的药物，通常联合阿糖胞苷、依托泊苷、异环磷酰胺、利妥昔单抗等药物。ANOCEF 及 GOELAMS 协作组报道 HD-MTX + 替莫唑胺作为诱导方案，ORR 可达 71%，1 年 PFS 率为 36%，2 年 OS 率为 58%，副作用小，毒性可耐受。当患者耐受性差时也可以单药治疗。为透过血脑屏障，甲氨蝶呤剂量 ≥3.5g/m² 是必需的。鞘内注射作为预防不被推荐，但能够用于脑脊液细胞学检查阳性的患者。大剂量甲氨蝶呤应用过程中需要充分水化及碱化，并应用亚叶酸钙解毒，预防严重毒副作用发生。

目前一些新的靶向药物在 PCNSL 治疗中也取得了不错的疗效。2 项临床试验报道了依鲁替尼在 PCNSL 中的疗效，ORR 分别为 55% 及 68%。1 项来那度胺在复发 PCNSL 中的临床研究结果显示，ORR 可达 67%。4 名患者使用 PD-1 单抗治疗复发 PCNSL，ORR 100%，目前疗效持续均已达 1 年以上。

对于年轻、体能状况良好的 PCNSL 患者，一线诱导治疗达到 CR 后进行 ASCT 巩固能够进一步提高疗效，延长生存。鉴于其毒性及短暂的疗效，全脑放疗目前仅用于挽救治疗。

（三）原发睾丸弥漫大 B 细胞淋巴瘤

以睾丸及其附属结构为发病部位，同时伴或不伴其他淋巴结或结外器官受侵，占睾丸恶性肿瘤的 5%，占 NHL 的 1%～2%，中位发病年龄为 66～68 岁，6%～10% 双侧睾丸同时受累，具有结外侵袭性，可累及 CNS、肺、胸膜、皮肤、软组织和咽淋巴环等。检查：彩超高度敏感；增强 CT 主要检查睾丸外部位的病变。治疗方法：应行睾丸高位切除术及精索高位结扎，消除血睾屏障，起到治疗作用。6 个周期以上蒽环类药物为基础的免疫化疗提高了疗效。对侧睾丸放疗，预防性阴囊照射，照射剂量 30Gy，可显著降低对侧睾丸复发风险，并应常规进行腰穿鞘注射或联合大剂量甲氨蝶呤化疗进行中枢预防。

七、弥漫大 B 细胞淋巴瘤合并肝炎的治疗

（一）乙型肝炎

我国是乙型肝炎的高发区，普通人群乙肝病毒感染率为 7.18%，淋巴瘤患者中的感染率更高，李蔚冰曾报道 120 例 DLBCL 患者中 HbsAg 阳性率高达 34.17%，显著高于普通人群中的感染率。但 HBsAg 阳性的 DLBCL 患者在性别、临床分期、肝脾受侵、结外侵犯及疗效方面与 HBsAg 阴性患者无明显差异，这与 Soon 等的报道 HBsAg 阳性对 NHL 的临床特征及预后没有影响吻合。但 HBsAg 阳性的 DLBCL 在化疗过程中肝损害的发生率明显上升，包括环磷酰胺及蒽环类化疗药在内的药物对肝细胞的毒性及糖皮质激素的免疫抑制作用可导致乙肝病毒携带者病毒再激活，严重者可导致暴发性肝炎引起死亡，而利妥昔单抗更是促进了乙肝病毒再激活，加重肝损害，研究发现利妥昔单抗具有诱导乙肝病毒再激活和继发肝炎的高风险，再激活可发生在免疫化疗期间或整个疗程完成之后，甚至治疗结束后 1 年以上仍然可以发生再激活。可能的原因为免疫化疗时机体免疫功能低下造成病毒复制活跃，或者免疫化疗结束机体免疫功能重建时，淋巴细胞攻击病毒感染细胞导致肝细胞坏死和炎症反应。中国淋巴瘤联盟（UCLI）定义乙肝病毒再激活为在免疫化疗或免疫抑制剂治疗期间或之后，血清中病毒载量由不可测转为可测，或病毒载量较基线水平升高一个对数值以上；以谷丙转氨酶升高为主要表现的肝脏炎症损伤，并排除药物性肝损伤等其他原因导致的肝功能损害。乙肝病毒再激活时 HBsAg 可能不发生阳转，血清 HBV DNA 先于 HBsAg 出现。乙肝病毒再激活的临床表现轻重不一，轻者仅表现为无症状的血清谷丙转氨酶升高，部分患者可自行缓解；重者可出现黄疸、腹水、凝血异常及脑病等肝衰竭症状，病死率高。基于此，中国淋巴瘤免疫化疗 HBV 再激活预防和治疗中国专家共识建议：

1. 所有即将进行免疫抑制治疗和／或免疫化疗的淋巴瘤患者，都必须进行肝功能检测和 HBV 标记物筛查，包括乙肝血清免疫学标志物（"两对半"）和 HBV-DNA 检查。

2. 对于 HBsAg 阳性的患者，无论其 HBV-DNA 是否可测，都应该接受预防性抗病毒治疗，且最迟应在免疫化疗前 1 周开始。

3. 对于抗 -HBc 阳性 /HBsAg 阴性 / 抗 -HBs 阴性 /HBV-DNA 不可测患者，治疗方案中使用 HBV 再激活高风险的药物时，如糖皮质激素和／或利妥昔单抗以及蒽环类化疗药等，需要预防性抗病毒治疗；并持续监测乙型肝炎血清免疫学标志物、HBV-DNA 和肝脏生化学指标。

4. 早期的预防性抗病毒治疗的效果明显优于 HBV 再激活出现后的干预治疗。免疫化疗期间，需每月检测 HBV-DNA 定量，如果病情平稳，此后应每 3 个月检测 HBV-DNA 定量。

5. 预防性抗病毒治疗时，应优先选用抑制 HBV 作用强、作用迅速且耐药率低的核苷（酸）

类似物,目前推荐使用恩替卡韦及替诺福韦,尤其是对于免疫化疗前病毒载量高且预计抗病毒时间较长患者。需要指出的是:由于拉米夫定长期治疗的耐药性(1 年的累积耐药发生率为 16%~24%,5 年耐药发生率高达 70%),以及继而导致的病毒学突变、肝炎发作甚至肝病失代偿,可能会导致免疫化疗终止,从而影响淋巴瘤的预后,各国的慢性乙型肝炎处理指南已不再推荐拉米夫定为一线抗病毒药物。

6. 预防性抗病毒治疗的疗程,建议不少于 12 个月,至少也达到免疫化疗结束后 6 个月以上。应该根据免疫化疗前、后 HBV-DNA 水平、免疫化疗方案以及患者的具体情况等,确定个体化的预防性抗病毒治疗疗程。若化疗前 HBV-DNA 水平 $>10^4$ 拷贝 /ml(2 000IU/ml),为了避免病毒延迟再激活发生,应根据肝病和感染病专科医师的建议进行预处理,或参考中华医学会肝病学分会及感染病学分会制定的《慢性乙型肝炎防治指南(2010 年版)》中慢性乙型肝炎患者的治疗终点。

7. 如果患者已经发生 HBV 再激活,应及时与肝病和 / 或感染病专科医师取得联系,积极合作,共同处理。

(二)丙型肝炎

丙型肝炎病毒(HCV)是另外一种肝脏易感病毒,研究已证实 HCV 感染与 B 细胞淋巴瘤的发生密切相关,尤其与 DLBCL 和脾脏边缘区淋巴瘤的发生密切相关。意大利一项病例对照研究报道,与惰性淋巴瘤(OR 2.3)相比,DLBCL 与 HCV 关系更密切(OR 3.5),提示近 1/20 的 DLBCL 患者归因于 HCV 感染。与 HCV 阴性患者相比,HCV 阳性 DLBCL 患者有着特殊的表现,特别是残留有低危淋巴瘤征象,结外病变(如脾脏)较多见。但是目前有关 HCV 阳性 DLBCL 精确的预后知之甚少。抗病毒治疗在 HCV 阳性 DLBCL 一线治疗中并不像在惰性 B-NHL 中发挥核心作用,但在 DLBCL 化疗过程中出现的肝损害也提示着抗病毒治疗的重要性。法国一项 23 例 HCV 阳性 DLBCL 研究显示:52% 的肝损害出现在化疗过程中,显著高于 HCV 阴性患者。意大利一项研究报道,132 名 HCV 阳性 DLBCL 患者,4% 因严重肝毒性而中止化疗,11% 的患者需

要减低剂量或延长化疗间期。另一项研究报道,160 例 HCV 阳性 NHL(101 例 DLBCL 和已使用过利妥昔单抗 28 例),其中 93 例初诊时谷丙转氨酶正常的患者中有 16 例发展为 WHO 的 3~4 级肝损害,67 例初诊时谷丙转氨酶不正常者,8 例在治疗过程中谷丙转氨酶升高 3.5 倍。在 28 例使用过利妥昔单抗和化疗的患者,5 例(18%)出现肝脏毒性。已有研究在探索 HCV 阳性 DLBCL 在化疗基础上的抗病毒治疗,一部分小样本研究结果显示抗病毒治疗可以预防或治疗暴发性肝炎,Musto 对 4 例 DLBCL 患者初步研究显示,先抗病毒治疗后化疗的序贯治疗模式似乎在高危组患者显示出有效性并且耐受较好。这些初步研究的经验令人鼓舞,但仍期待大样本研究来进一步证实结果。NCCN 指南推荐 HCV 阳性的无症状惰性 B 细胞淋巴瘤患者,早期开始抗病毒治疗,病毒控制后部分肿瘤可消退。对于侵袭性 B 细胞淋巴瘤患者,应及时开始针对淋巴瘤的治疗,在治疗期间和治疗后密切监测肝脏功能和血清丙肝病毒 RNA 水平。淋巴瘤治疗结束获得完全缓解的患者,应该进行抗 HCV 治疗,可能起到减少复发率的作用。标准抗 HCV 治疗包括干扰素联合或不联合利巴韦林,特殊类型的感染可考虑 telaprevir 或 boceprevir 联合干扰素和利巴韦林的三联治疗方案。虽然并没有充分的证据证实抗病毒治疗在 HCV 阳性 DLBCL 中的有效性,但随着抗病毒治疗的改进、预后因子的完善和肝毒性监控的改善可能会提高 HCV 相关 DLBCL 的治愈率。

八、结语

进入 21 世纪以来,DLBCL 的基础和转化医学研究方面取得了长足的进步,对疾病本质认识日趋明晰,DLBCL 的诊疗热点包括 2016 年 WHO 更为精细化的分类、根据分子预后因素的分层治疗、新型靶向药物、新型单抗、免疫治疗等。近年高通量技术的应用能够更全面地了解患者的遗传特征,有助于制订真正意义上的个体化治疗方案。尽管目前 DLBCL 诊疗中尚存在许多难点,相信在不久的将来会取得突破性进展。

(宋永平)

第三节 外周 T 细胞淋巴瘤诊疗现状及挑战

一、概述

T 细胞淋巴瘤（T cell lymphoma，TCL）是一种来源于 T 淋巴细胞的恶性克隆增殖性疾病，占所有非霍奇金淋巴瘤（non-Hodgkin lymphoma，NHL）的 5%～15%，其发病率地域差别较大，亚洲地区包括中国、日本等地的亚裔人种占 NHL 的 15%～30%，明显高于欧美地区的 6%～7%。2017 版 WHO 造血与淋巴组织肿瘤分类中关于 TCL 的分类界定，主要基于疾病的临床特点、病理形态、免疫表型、分子遗传和预后因素等特点。

起源于胸腺后成熟 T 淋巴细胞的一类 TCL，称为外周 T 细胞淋巴瘤（peripheral T-cell lymphoma，PTCL），在全球范围内约占所有 NHL 的 10%，亚洲地区发病率约占 NHL 的 20%，明显高于欧美。正常自然杀伤细胞（natural killer cell，NK）的发生与 T 细胞关系密切，两者具有某些相似的免疫表型和功能特征，因此 NK 细胞恶性疾病也常包括在 PTCL 中。PTCL 分为四类：结内型、结外型、播散型 / 白血病型和皮肤型。结内型 PTCL 主要包括非特指型 PTCL（PTCL-not otherwise specified，PTCL-NOS）、血管免疫母细胞性 T 细胞淋巴瘤（angioimmunoblastic T-cell lymphoma，AITL）、ALK 阳性的间变性大细胞淋巴瘤（ALK-positive anaplastic large cell lymphoma，ALK^+ ALCL）、ALK 阴性 ALCL。另外，2017 版 WHO 将之前归为 PTCL-NOS 的结内外周 T 细胞淋巴瘤伴 TFH（T-cell lymphoma of T-follicular helper）表型（PTCL，TFH）、滤泡 T 细胞淋巴瘤（follicular T-cell lymphoma，FTCL）划分出来。结外型 PTCL 包含多种类型，由其所累及的组织 / 器官命名，如结外 NK/T 细胞淋巴瘤，鼻型（extranodal NK/T-cell lymphoma，nasal type，ENK/TCL），肠病相关性 T 细胞淋巴瘤（enteropathy-associated T-cell lymphoma，EATL），肝脾 T 细胞淋巴瘤（hepatosplenic T-cell lymphoma，HGTL）。白血病型包括成人 T 细胞白血病 / 淋巴瘤（adult T-cell leukemia/lymphoma，ATLL）、T 细胞型大颗粒淋巴细胞白血病（T-cell large granular lymphocytic leukemia，LGLL）和侵袭性 NK 细胞白血病（aggressive NK-cell leukemia）等。皮肤型 T 细胞淋巴瘤多数具有惰性的临床特征，主要有蕈样肉芽肿（mycosis fungoides）、原发性皮肤 gamma-delta T 细胞淋巴瘤（primary cutaneous γ-δ T-cell lymphoma）等。PTCL 中较常见的亚型是 PTCL-NOS（25.9%）、AITL（18.5%）、ENK/TCL 鼻型（10.4%）和 ATLL（9.6%）。

目前 PTCL 的病因仍不清楚，但病毒在其发病中可能起到重要的作用，如 ATLL 与人类淋巴瘤白血病病毒 1（human T-cell lymphotropic virus type 1，HTLV-1）感染，AITL、ENK/T 细胞淋巴瘤鼻型与 EB 病毒感染相关，而东亚地区 PTCL 部分类型与 HTLV-1 和 EB 病毒感染相关。此外，有文献报道 HTLV-1 病毒家族的其他成员，如 HTLV-2、猴嗜 T 淋巴白血病病毒（simian T-cell lymphotropic virus，STLV）和牛白血病病毒（Bovine leukaemia virus，BLV）也与淋巴瘤相关。另外，某些类型淋巴瘤被认为与自身免疫功能异常有密切关系，如 EATL。

大多数 PTCL 疗效差，5 年总生存（overall survival，OS）率小于 30%，目前尚无最佳治疗方案。PTCL 疗效的提高有赖于准确诊断、分型及预后评估，但大部分类型的遗传学和分子发病机制尚未阐明，缺乏靶向治疗所必需的分子靶标，与侵袭性 B 细胞淋巴瘤相比，更缺乏相应大规模多中心的临床试验为治疗提供依据，使疗效受到一定限制。但新药的探索将为 PTCL 的治疗提供更大的前景，包括针对 TCL 发生相关原癌基因和抑癌基因的靶向治疗以及针对其免疫表型的抗体治疗。另外，TCL 相关的病毒也可能成为潜在的治疗靶点。目前关于 PTCL，仍存在诸多问题尚待解决，比如临床表现的多样化为其诊断和鉴别诊断带来了困难，如何提高淋巴瘤诊断的准确率？如何根据不同病理类型选择合适的治疗方案？是否存在标准治疗方案？如何评价造血干细胞移植（hematopoietic stem cell transplantation，HSCT）在 PTCL 治疗中的地位？如何界定不同的预后评估体系，寻求新的预后因素，以指导 PTCL 的预后评估及合理治疗？

二、针对外周T细胞淋巴瘤临床表现的多样化,早期诊断是关键

PTCL 是一类极度异质性的疾病,可累及全身浅表或深部淋巴结,结外发病率高达 50%,明显高于 B 细胞淋巴瘤,几乎全身所有组织器官均可累及,极易误诊为其他疾病。PTCL 临床过程多呈高度侵袭性,疾病进展迅速,预后极差。因此,临床医师需要在复杂多样的临床表现中,掌握其临床特点,尽早给予影像学、细胞学、组织病理学以及分子生物学等有效方法进行检查,早期诊断,尽早治疗。

目前主要的诊断手段除了详细的病史询问和仔细的体格检查外,影像学检查是其必要的检查技术。除了传统的 B 超、CT,PET 可以通过肿瘤的代谢异常更早发现病变部位并精确肿瘤分期。通过仔细的体格检查和必要的影像学检查,能够发现肿大淋巴结等淋巴瘤可能浸润的病灶,行淋巴结、肿块或浸润病灶的活检术。浅表淋巴结活检一般应选择腋下或颈部淋巴结,不建议选择颌下或腹股沟处易受炎症干扰的淋巴结。淋巴结活检应尽可能完整或部分切除,如为深部淋巴结肿大,也尽可能选择腹腔镜或胸腔镜的手段,或者采用 B 超/CT 引导下的粗针穿刺活检;在必要时,甚至需权衡利弊,予剖腹探查。约有 50%的 PTCL 有结外侵犯,而超过 25% 的患者有骨髓的侵犯,当影像学检查未能发现明确病灶时,反复的多部位骨髓检查(包括骨髓活检及骨髓细胞流式细胞仪检测)是必要的。免疫表型对于病理上区分亚型尤为重要,一般选用 CD20、CD3、CD10、BCL6、Ki-67、CD5、CD30、CD2、CD4、CD8、CD7、CD56、CD21、CD23、EBER-ISH、TCRβ、TCRδ、PD1/CD279 和 ALK 作为标记。PTCL-NOS 一般表达不同的 T 细胞抗原,而缺乏 B 细胞相关抗原表达,然而少数也有异常 CD20 的表达。多数结内来源的淋巴瘤表达为 CD4$^+$/CD8$^-$,部分可见 CD4$^-$/CD8$^+$、CD4$^-$/CD8$^-$ 和 CD4$^+$/CD8$^+$ 表达组合。CD30 表达于许多亚型,但系统性 ALCL 始终强表达;CXCL13 可以帮助区分 AITL 和 PTCL-NOS。另外 βF1、CXCL13、ICOS、BCL6、TCRδ 和细胞毒性 T 细胞分子可以帮助进行 TFH 来源的 PTCL 亚型鉴别。流式细胞仪技术

在 PTCL 的诊断中也起到关键作用,尤其在诊断困难时,骨髓细胞、淋巴结或受累组织细胞悬液或浆膜腔积液采用流式细胞仪检出其中克隆性异常淋巴细胞也是诊断 PTCL 的有效手段之一,可以选择 CD45、CD3、CD5、CD19、CD10、CD20、CD30、CD4、CD8、CD7、CD2、TCRα、TCRβ 和 TCRγ 标记。近来基因表达谱(gene expression profile, GEP)的应用为 PTCL 亚型提供了精准诊断,例如 PTCL-NOS 没有特异的免疫表型,病理上经常与 AITL 或 ALCL 混淆,但三者 GEPs 有明显区别,通过 GEP 可以进一步提高诊断能力。PTCL 普遍的临床症状包括多发淋巴结肿大、结外组织器官受累以及发热、乏力和消瘦等全身症状,不同类型的 PTCL 往往有其特征性的临床表现。PTCL 常见临床表现如下:

(一)淋巴结浸润症状

无痛性、进行性淋巴结肿大是淋巴瘤最为常见的临床表现,PTCL 也多见浅表或深部淋巴结肿大,如 PTCL-NOS、ALCL 以及 AITL 均常见有明显的淋巴结肿大。其他类型 PTCL 在早期侵犯局部组织器官,在疾病晚期,也往往有局部或全身淋巴结肿大。受累淋巴结多发于颈部、腋下、纵隔以及腹膜后等。肿大淋巴结进展迅速时可互相融合成较大肿块,甚至可出现压迫邻近脏器症状,如上腔静脉压迫综合征,肠梗阻,也可压迫气管、食管、喉返神经等产生相应症状。以淋巴结肿大为主要表现的患者,病理诊断主要依赖于肿大淋巴结活检。

以肿大淋巴结为主要表现的 PTCL,需与其他导致淋巴结肿大的疾病相鉴别。

1. **感染性淋巴结肿大** 需积极寻找感染灶及病原菌,并给予抗感染治疗。但需要警惕的是部分淋巴瘤患者因免疫力低下而并发感染,在抗感染后亦可以有淋巴结缩小。尤其需注意排除淋巴结结核,结核患者以颈部淋巴结肿大多见,质地不均匀,可彼此融合,与周围组织粘连,晚期由于软化、破溃而形成窦道。结核病患者同时可有 PPD 试验强阳性,结核感染 T 细胞斑点试验(T-SPOT)阳性。

2. **非淋巴瘤性淋巴增殖性疾病** 包括结节病、Castleman 病、Rosai-Rorfman 综合征、组织细胞增生性坏死性淋巴结炎等。结节病全身所有组

织均可受累，超过 50% 的患者血清血管紧张素转换酶（ACE）水平增高，淋巴结病变也可自发缓解或再次出现。Castleman 病为原因不明的反应性淋巴结病，表现为局部肿大淋巴结，常伴发热、乏力、盗汗和体重减轻。Rosai-Rorfman 综合征又名窦性组织细胞增生伴巨大淋巴结肿大病，是一种病因不明的组织细胞增生性疾病。临床上主要表现为双侧颈部无痛性淋巴结肿大，可伴有发热、白细胞计数增多、血沉加快及自身免疫性疾病等。但需要警惕的是 Rosai-Rorfman 综合征可以与淋巴瘤共存于同一患者。组织细胞增生性坏死性淋巴结炎又名 Kikuchi 病，年轻女性多见，临床常表现为疼痛性颈部淋巴结肿大，多伴有发热、流感样症状，淋巴结活检显示有坏死性组织细胞灶。

3. 免疫刺激反应所致的不典型淋巴细胞增生 免疫刺激反应所致的不典型淋巴细胞增生，系统性红斑狼疮、类风湿关节炎等多种自身免疫性疾病引起淋巴结肿大和病变，该组疾病多有相应的自身抗体检出。

4. 淋巴结癌肿瘤转移 由原发肿瘤转移而来，多能找到原发灶。如颈部淋巴结肿大需考虑甲状腺癌或鼻咽癌转移而来，左锁骨上窝淋巴结肿大常由胃癌转移而来，腋窝淋巴结肿大可由乳腺癌或肺癌转移而来，腹股沟淋巴结肿大可由阴茎、睾丸或下肢肿瘤转移而来。

（二）结外脏器侵犯

PTCL 结外脏器侵犯率高于 B 细胞淋巴瘤，在中国人群较欧美国家更多见，几乎全身所有组织器官均可累及，常侵犯消化系统、皮肤、骨骼、呼吸系统、泌尿系统和神经系统等。不同疾病分类有其主要累及的部位，如 ENK/TCL，典型症状可表现为鼻部和面部中线的毁损性病变，早期主要发生于鼻腔内，表现为鼻腔肿块，鼻及鼻窦出血，鼻部异味，可伴头痛，嗅觉减退，颜面肿胀等；逐渐肿块可浸润相邻组织，如鼻窦、上颚和鼻咽部等，也可致脑神经瘫痪；晚期可播散至颈部淋巴结、胃肠道、骨髓等。ALCL 特点为侵袭性，除了有淋巴结侵犯外，约 20% 的患者有骨髓浸润。EATL 最常累及空肠和回肠，有肠道的多发溃疡而表现为腹泻、血便以及肠梗阻等。蕈样肉芽肿（Sézary 综合征）是最常见的亲表皮的原发性皮肤 PTCL，皮损好发于阳光遮盖的部位，表现为红斑、斑块和肿块等，表面常见有溃疡。SPTCL 是一种主要侵犯皮下组织的细胞毒性 TCL，常在四肢、躯干出现多发黄褐色至红色的皮下结节或斑块，一般无压痛，可出现坏死、溃疡。肝脾 T 细胞淋巴瘤（HSTL）因累及肝脾，表现为显著的肝脾肿大，可以出现血三系减少，多见累及骨髓。其他如骨骼、骨髓、肺部、泌尿道以及中枢神经系统亦均有可能被累及。PTCL 导致多浆膜腔积液也是一个常见的结外表现，部分患者可因肿大淋巴结或脏器压迫导致回流受阻引起，但大部分患者是由于局部侵犯，可行积液脱落细胞检查，并予流式细胞仪检测积液中克隆性异常淋巴细胞。

以结外原发病灶浸润为主要临床表现时，极易误诊为其他相关疾病，受累部位的组织病理检查是诊断的关键。① ENK/TCL 需与鼻部良性淋巴增殖性疾病，非淋巴细胞来源的恶性肿瘤如鼻咽癌以及 Wegener 肉芽肿相鉴别，后者是一种自身免疫性纤维素性坏死性血管炎，无异常细胞浸润。②累及胃肠道的 EATL 要与克罗恩病、溃疡性结肠炎以及伤寒等相鉴别。③累及皮肤的 SPTCL、Sézary 综合征要与良性皮肤病如银屑病、湿疹和药物性皮疹等相鉴别，这些疾病有时从临床表现上很难鉴别，病理组织活检是最有效的鉴别手段。④ PTCL 累及骨髓需与急性白血病相鉴别，淋巴瘤累及骨髓多为局灶性分布，在细胞形态和细胞表面标志上均与急性白血病有明显区别。

（三）全身性症状

PTCL 除了因淋巴结受累，侵犯组织脏器引起的淋巴结肿大以及组织脏器形态及功能异常外，尚可存在全身性症状，包括发热、盗汗、乏力、皮肤瘙痒和消瘦等，如侵袭性 NK 细胞淋巴瘤的典型表现为暴发性的全血细胞减少、肝脾肿大和弥散性凝血功能障碍；AITL 除了有发热、盗汗、体重减轻等表现，还可出现多克隆高免疫球蛋白血症、血嗜酸性粒细胞增多、自身免疫性溶血性贫血以及感染等。

有部分患者可以噬血细胞综合征（hemophagocytic syndrome, HPS）为首发表现，HPS 又称噬血细胞性淋巴组织细胞增多症（hemophagocytic lymphohistiocytosis, HLH），HPS 分为原发性 HPS 和获得性 HPS，前者主要由于基因的缺陷所致，多在 2 岁前发病，根据分子生物学检测到基因异常可诊断。淋巴瘤患者出现 HPS，称为淋巴瘤相关性噬血细胞综合征（lymphoma-associated hemophagocytic syndrome，LAHS），属于获得性 HPS。PTCL 较其他淋巴瘤更易出现 LAHS，据国内统计，约有 23% 的 PTCL 患者可表现为 LAHS。伴有 LAHS 的 PTCL 患者可出现反复高热、进行性血三系减少、肝脾肿大、多浆膜腔积液、中枢神经系统症状、凝血功能异常以及肝肾功能等多脏器功能损害，患者往往在短期内病情急剧进展，预后极差。

全身症状为主要临床表现的淋巴瘤，需与以下疾病相鉴别：

1. **感染性疾病** 如结核病、布氏杆菌病、感染性心内膜炎以及念珠菌等多种病原菌导致的败血症等相鉴别，这类疾病一般可在血液、痰液以及各种体液中寻找到病原菌，可找到定位感染病灶。

2. **风湿免疫性和变态反应性疾病** 如系统性红斑狼疮、干燥综合征和成人 still 病等，这类疾病可有特征性皮肤、血管和关节表现，结合血沉、类风湿因子、抗核抗体等系列免疫学检查可行鉴别。

3. **可导致发热的其他恶性肿瘤** 如霍奇金淋巴瘤、肝癌等实体肿瘤伴淋巴结转移等，有时候通过临床表现以及 CT、MRI 和 PET-CT 等辅助检查难鉴别时，唯有依靠明确的组织病理活检鉴别。

如上所述，PTCL 的临床表现异质性明显，临床诊断时，需结合患者病史及体格检查，并借助必要的影像学手段，而可靠的组织病理学依据是诊断和鉴别疾病的关键所在，随着 T 细胞研究的深入，细胞表面标志的发现，对诊断与分型具重要意义，必要时结合病原菌特异性抗原抗体、流式细胞术和细胞遗传学等检查结果。

三、以具体病理亚型为基础，选择合理的治疗方案

恶性淋巴瘤的治疗正在从非特异性的细胞毒性放疗或化疗向更加特异性的治疗转变，PTCL 也不例外，根据 WHO 分类和不同疾病特征的 PTCL 制订合理的治疗方案，具有重要意义。

（一）**传统治疗方案**

时至今日，侵袭性 PTCL 尚无一线标准治疗方案，尽管目前没有随机临床试验证实其为最佳治疗方案，CHOP 方案（环磷酰胺＋多柔比星＋长春新碱＋泼尼松），仍是最为推荐的方案。一项回顾性 meta 研究分析了 31 项以 CHOP 或 CHOP 样方案治疗 PTCL 的临床试验，2 912 例患者（不包括 ALCL）5 年 OS 为 37.3%，总体疗效低于 B 细胞淋巴瘤患者。由于标准的 CHOP 方案疗效差强人意，目前许多学者及医学中心尝试采取加强的化疗方案以期提高疗效。美国 MD 安德森癌症中心一项包含了 135 例 PTCL 患者的回顾性研究表明，应用 Hyper-CVAD（环磷酰胺＋多柔比星＋长春新碱＋地塞米松）、ESHAP（依托泊苷＋甲泼尼龙＋顺铂＋阿糖胞苷）和 MINE（米托蒽醌＋异环磷酰胺＋美司钠＋依托泊苷）等多种强化化疗方案的患者，其 CR 率及 3 年 OS 与采用 CHOP 方案者无显著差异（43% vs 49%）。2003 年报道的 GELA 试验比较了 ACVBP 方案（环磷酰胺＋多柔比星＋长春地辛＋博来霉素＋泼尼松）与 CHOP 方案治疗 PTCL 的疗效，发现 ACVBP 方案治疗患者 OS 和 EFS 均有轻度改善，同时该研究显示在巩固治疗中加入硼替佐米（bortezomib）并未带来长期生存获益。德国 NHL 工作组将 300 例 PTCL 患者随机分为 4 组，分别给予 CHOP-14、CHOP-21、CHOEP-14 和 CHOEP-21 方案治疗，结果显示，年龄大于 60 岁的老年患者缩短化疗间歇或增加依托泊苷，其 OS 和 EFS 均无显著改善，反而增加了化疗毒副反应；而在年轻患者中（尤其是 ALK 阳性的年轻 ALCL 患者），CHOPE 方案能够提高其 CR 率及 5 年 EFS，但药物毒性增加且 3 年 OS 并无显著提高。GOELAMS-LTP95 Ⅲ 期随机临床试验将 VIP 方案（依托泊苷＋异环磷酰胺＋顺铂）与 ABVD 方案交替的治疗与 CHOP21 方案相比较，发现两者的 2 年 EFS 无显著性差异。此外，LNH 98T8 试验也表明，在老年患者中，以铂类为主的方案不优于以蒽环类为主的方案。因此，总体来说，强化化疗方案治疗 PTCL 并不优于 CHOP 方案，并未改善 PTCL 的预后。

在各类型的 PTCL 中 ALK 阳性 ALCL 对化疗最为敏感。大部分 ALK 阳性 ALCL 患者采用以蒽环类药物为基础的化疗方案，ORR 达 75% 以上，5 年 OS 大于 60%，总体疗效优于其他类型 PTCL 患者。国际 PTCL 的研究分析了全球 22 个国家 1 000 余例 PTCL 的治疗情况，发现 ALK 阳

性 ALCL 患者疗效及预后高于 ALK 阴性患者，但同时他们也指出 ALK 阳性的 ALCL 患者之所以拥有更好的疗效很可能与这一人群的年龄因素有关。尽管目前 ALK 已经被认可作为一个评价预后的指标，但是有学者认为年龄因素起到了重要作用，因为年轻患者中出现 ALK 阳性的频率更高，并且不易出现突变。

综上所述，目前对于 ALK 阳性的 ALCL 患者，CHOP21 或 CHOPE21 可以作为一线治疗方案；而对于其他病理类型的患者，包括 PTCL-NOS 及 ALK 阴性的 ALCL 患者，仍无标准一线治疗方案。

局限/区域性的 I 期或 II 期 ENK/TCL 对放疗的反应较好，这也是唯一一种诱导化疗后联合放疗效果优于单纯化疗的外周 T 细胞淋巴瘤。既往的治疗方案主要采用蒽环类为主的化疗联合受累野放疗，放疗剂量及照射野对于患者的 ORR 及 OS 起到重要作用，放疗剂量大于 50Gy 一定程度上能够提高其 ORR 和 OS。也有研究者对 I 期患者进行单纯放疗，其 PFS 和 OS 分别为 63%、78%，提示局部放疗可能达到与全身联合化疗相同的效果。而对早期鼻型 NK/TCL 患者接受 4 个疗程 CHOP 方案联合受累野放疗，其 CR 率仅为 58%，3 年 OS 为 59%，并且有 65% 的患者在治疗期间疾病进展。而目前有两项前瞻性同步放化疗研究显示，对于 I/II 期患者，50Gy 放疗联合 DeVIC 方案化疗（地塞米松 + 依托泊苷 + 卡铂 + 异环磷酰胺）以及 40Gy 放疗联合 VIPD 方案化疗（地塞米松 + 依托泊苷 + 顺铂 + 异环磷酰胺）均能取得较好的疗效，CR 率 77%~80%，前者 5 年 OS 为 70%，后者 3 年 OS 为 86%。因此，对于初治的早期型 NK/TCL 患者，尤其是 I 期患者的最佳治疗策略目前仍存在一定争议，CHOP 方案可能不是最优化的化疗方案。近年来研究已证实，门冬酰胺酶（L-Asp）对于 NK/TCL 患者治疗有效，其中门冬酰胺酶/培门冬酶（PEG-Asp）联合 Gemox 方案（P-Gemox）对初治或复发难治（relapsed or refractory，rr）NK/T 细胞淋巴瘤均显示出较好的疗效。对于进展期的鼻型 NK/T 细胞淋巴瘤，最强的化疗方案是 SMILE 方案（甲氨蝶呤、异环磷酰胺、门冬酰胺酶、依托泊苷），该方案显示出了较好的疗效，但毒副作用显著。综合目前的各项研究数据，治疗进展期以及 rrNK/TCL 应该采用以 L-asp 为基础并包含非多药耐药性依赖药物的化疗方案。

多数 AITL 患者采用以蒽环类药物为基础的联合化疗方案，国际 TCL 工作组的分析表明，其 5 年 OS 与其他类型 PTCL 相似（32%）。目前没有证据显示有加强的化疗方案能够显著改善该类型患者预后。有相关报道免疫抑制剂如环孢素、甲氨蝶呤等能使部分患者达到缓解。还有病例报告显示，来那度胺单药治疗 1 例难治性 AITL 患者达到持续缓解（30 个月）。

（二）造血干细胞移植在外周 T 细胞淋巴瘤治疗中的地位

1. ASCT 目前研究表明 CHOP 方案治疗 PTCL 疗效欠佳。新的治疗方案包括吉西他滨为主的方案、联合靶向药物治疗等，可以提高一线方案的疗效。对于 PTCL-NOS、AILT 和 ALK 阴性 ALCL 亚型，若患者在 CR1 行移植，可能提高其预后。一项前瞻性研究表明，PTCL 患者接受 4~6 个周期 CHOP 方案，对获得 CR 或 PR 后行干细胞动员者予大剂量化疗联合 ASCT（HDT-ASCT），CHOP 方案诱导化疗的总有效率为 79%（其中 CR 39%，PR 40%），6 例患者予动员方案后进展，最终 55 例（66%）行 HDT-ASCT，其中 22 例（40%）复发；3 年 OS 和 PFS 为 48% 和 36%，HDT-ASCT 组 3 年生存率为 71%，与之相比，化疗组仅为 11%。其他小样本前瞻性研究也获得相似的结果，3 年 OS 为 34%~39%。尽管仍缺乏随机证据，但前瞻性研究结果支持 HDT-ASCT 用于一线治疗 PTCL。然而，以上研究中 25%~33% 的患者由于化疗耐药而未行 HDT-ASCT，因此更加有效的诱导方案仍是必需的。由于 HDT-ASCT 越来越多地被用于一线治疗，选择合适的移植患者是关键。既往研究表明，化疗耐药者不适合行 HDT-ASCT，但是诱导治疗后获 PR 的患者是否需立即行 ASCT 仍不明确。多因素分析表明，移植时的疾病状态可作为预后指标，获 CR 和 PR 者 3 年的 OS 分别为 72% 和 43%，差异显著。因此，对于诱导治疗未获得 CR 者早期予以挽救治疗有可能使移植的疗效更好。即早期挽救方案应用于诱导化疗未达 CR 者，能提高移植的疗效，但对 rrPTCL 患者行 ASCT 无明显获益。

ALK 阳性 ALCL 好发于儿童和青少年,男性多于女性,有可能治愈,且预后较好。因此对于 ALK 阳性 ALCL 患者,CR1 时并不推荐行 ASCT,对复发患者则可推荐 ASCT;对于 ALK 阴性 ALCL 患者,CR1 后可进行 ASCT。HDT-ASCT 在 ALCL 中的地位仍需进一步考证。ASCT 可作为对化疗敏感的 PTCL 复发患者的挽救治疗方案,但是否作为一线治疗方案仍有争议。

目前 HSCT 在治疗 NK/TCL 中的作用,因大多数研究纳入的患者数较少,且不同研究之间有不同的适应证、入选标准和移植流程,因此很难对试验结果进行阐述。对于早期的鼻部 NK/TCL 患者,联合放化疗相比 ASCT 依然有一定的疗效,移植是否可以用于该类患者的一线治疗尚有争论。移植前的疾病状态是重要的预后影响因素,在缓解期进行移植的效果明显优于对难治性患者的移植或在疾病未缓解期进行的移植。对于高危或进展期的淋巴瘤患者,在疾病达到缓解后,ASCT 的效果是否优于新的化疗方案(如 SMILE 方案)尚未明确,需要进一步通过临床试验得到证实。

2. Allo-HSCT 结合目前获得的较有限的数据,进展期或复发的 PTCL 患者,在疾病达到缓解后,可以考虑作为临床试验给予 Allo-HSCT。近年,随着骨髓库和脐血库的健全、扩大,非亲缘供者日渐增多,移植技术的改进以及新药的开发应用等,降低了移植相关死亡率(transplantation related mortality,TRM)和移植物抗宿主病(graft-versus-host disease,GVHD)的发生率,使 Allo-HSCT 在淋巴瘤治疗中的优势愈加明显。Allo-HSCT 可延长 PTCL 患者无病生存期,一般鼓励年轻的复发患者,在找到 HLA 配型完全相同供者的情况下行 Allo-HSCT,而对于预后不良类型 PTCL,如系统性 NK/TCL 及 γ/δTCL,若存在 HLA 相匹配供者,则患者应在 CR1 后行 Allo-HSCT。一项回顾性研究分析了 28 位接受 Allo-HSCT 治疗的 NK/TCL 的患者,2 年的 OS 和 PFS 率分别是 40% 和 34%,其中 14% 的患者发生了 3/4 级急性 GVHD。因此,Allo-HSCT 可能成为年轻高危患者的一种治疗选择,但目前对这方面的研究多集中于回顾性研究,尚需进一步开展前瞻性临床试验去验证。

降低预处理强度的 Allo-HSCT(RIC-Allo-HSCT)进一步扩大了 Allo-HSCT 在 PTCL 患者中的应用。RIC-Allo-HSCT 可缩短移植后的骨髓抑制期,降低粒细胞缺乏引起的感染,并更有利于发挥移植物抗白血病(graft versus leukemia,GVL)效应,有效地清除患者体内的微小残留病。有研究表明 RIC-Allo-HSCT 对 PTCL-NOS 患者有较高的治愈率。目前认为对化疗耐药的患者,不能从一线治疗及 ASCT 中获益的高危患者,IPI > 1 及 β_2 微球蛋白升高的患者均应考虑接受 RIC-Allo-HSCT。

由于接受移植的 PTCL 患者存在明显的异质性,如病理类型、缓解状态和既往接受治疗手段等各不相同,Allo-HSCT 用于 PTCL 患者治疗仍存在诸多问题,如移植最佳时机和方案的选择;并发症的预防;如何最大限度发挥 GVL 效应而防止 GVHD;如何降低 TRM 等等。因此,尽管 Allo-HSCT 在理论和临床应用上均取得了较大的进步,越来越多的 PTCL 患者从中获益,但仍需大量的前瞻性临床研究以进一步明确 Allo-HSCT 在各 TCL 亚型中的作用。

(三)新药的应用

上述数据充分表明尚无对 PTCL 有明确良好疗效的治疗方案,迫切需要研发新药并改进治疗方案,包括不同机制药物的联合应用。目前 FDA 批准了 4 个新一代药物用于 rrPTCL 的治疗:普拉曲沙(pralatrexate)、罗米地辛(romidepsin)、贝伦妥单抗-维多汀(brentuximab Vedotin)和贝林司他(belinostat)。然而,这些新药仅提高了治疗反应率并没有提高患者生存率。在欧洲,由于缺乏足够的临床获益证据,普拉曲沙和罗米地辛未被欧洲药品管理局(European Medicines Agency,EMA)批准上市,贝林司他虽然被 EMA 认为是孤儿药,但也无上市许可,贝伦妥单抗仅被批准用于 rrALCL。

1. 组蛋白去乙酰化酶抑制剂(histone deacetylase inhibitor,HDACi) 近年来研究表明表观遗传异常在部分 PTCL 发生发展中起重要作用,而 HDACi 可以诱导组蛋白乙酰化,调控细胞凋亡及分化相关蛋白的表达,诱导细胞凋亡及分化。罗米地辛是 FDA 第一个批准的用于 PTCL 及皮肤 TCL 的 HDACi 类药物。Piekarz 等报道,罗米地辛用于治疗 PTCL 患者(14mg/m^2, $d_{1,8,15}$,

每 28 天为一周期），ORR 为 38%，CRR 为 18%，中位持续有效时间 8.9 个月（2～74 个月），疗效可见于各个亚型的患者。另有一项针对 rrPTCL 的临床试验，纳入 130 例患者，ORR 为 25%，CR 率为 15%，中位持续有效时间 17 个月，在 19 例达到 CR 的患者中，17 例患者在达到中位随访时间（13.4 个月）前疾病没有进展；不同亚型的反应率分别为 PTCL-NOS（29%），AITL（33%），ALK-negative ALCL（24%）。最近更新的数据表明缓解持续时间为 22.3 个月，中位 PFS 及 OS 分别为 4 个月和 11.3 个月，28 个月 CR 患者的中位 DOR 仍未达到，值得肯定的是，对之前治疗无反应或有短暂反应的患者也可以获得较持久疗效反应。

贝林司他是一种小分子的广谱去乙酰化酶抑制剂，能与 I、II、IV 类 HDAC 高度结合，对锌依赖组蛋白去乙酰化酶均有抑制作用，2015 年批准用于 rrPTCL。一项纳入 129 例 rrPTCL 患者的研究显示，接受 1 000mg/m² 贝林司他（$d_{1～5}$，每 21 天为一周期），ORR 为 25.8%，其中 13 例（10.8%）获得 CR，18 例（15%）获得 PR，中位 PFS 为 1.6 个月，而中位 OS 为 7.9 个月。与其他 HDACi 相似，3/4 级不良反应主要是血三系减少和消化道反应。

目前我国药品监督管理局仅批准上市了新型 HDAC 抑制剂西达本胺（chidamide，爱谱沙）。西达本胺是苯酰胺类 HDAC 亚型选择性抑制剂，主要针对 I 类 HDAC 中的 1、2、3 亚型和 IIb 类的第 10 亚型，具有对肿瘤异常表观遗传功能的调控作用。在关键性临床 II 期试验中，共入组 83 例 rrTCL 患者，全部接受 30mg/ 次、2 次 / 周的西达本胺片治疗，直至疾病进展或出现不可耐受的不良反应为止。结果显示，ORR 为 28%，中位 PFS 和 OS 分别为 2.1 个月和 21.4 个月，3 个月的持续缓解率为 24%。最常见的 3/4 级不良反应为血小板减少（22%）、白细胞减少（13%）和中性粒细胞减少（10%）。

2. 叶酸拮抗剂　普拉曲沙是一种抗叶酸代谢药物，能够减少叶酸载体，也能够抑制叶酸多聚谷氨酰的合成，抑制二氢叶酸还原酶和胸苷酸的合成，从而抑制细胞增殖所需要的 DNA 和 RNA 合成。虽然具体作用机制仍未明确，有基因芯片结果分析显示接受普拉曲沙治疗的患者基因谱发生了根本性的变化，许多改变的基因与免疫调节通路相关。PROPEL 的多中心临床 II 期试验给予 11 位 rr PTCL 患者普拉曲沙治疗（30mg/m²，每周 1 次，持续 6 周，停用 1 周，7 周一疗程），ORR 为 29%，CR 率为 11%，第一个疗程结束后反应率为 69%，DOR 为 12.4 个月，中位持续有效时间 10 个月。多数患者对于该药物耐受性良好，主要不良反应为黏膜炎，超过 70% 的患者出现黏膜感染，21% 的患者出现 3/4 级不良反应，而亚叶酸钙能显著减少该不良反应。血液学毒性包括 3/4 血小板减少（33%），贫血（16%），其他不良反应有发热、乏力、恶心、呼吸困难，轻度的转氨酶和电解质异常。正是基于该项研究成果，FDA 于 2009 年批准了该药物的上市。最近一项研究显示 rrPTCL 患者接受普拉曲沙联合罗米地辛治疗方案，ORR 为 71%，这是第一个无蒽环类药物的两种新药组合的方案。

3. 激酶抑制剂　磷脂酰肌醇 -3- 激酶（PI3K）信号通路被异常激活时，往往会导致癌症的发生。靶向于 PI3K 信号通路关键分子的抑制剂有显著的抗肿瘤作用，现有几十种化合物正在进行临床试验。copanlisib 是广谱型 PI3K 抑制剂，对恶性 B 细胞中表达的 PI3K-α 和 PI3K-δ 两种亚型有很好的抑制活性，已被 FDA 批准上市。一项 II 期试验结果显示，17 例 PTCL 患者接受 copanlisib（0.8mg/kg，$d_{1,8,15}$，每 28 天一周期）治疗，14 例患者有效，ORR 为 21.4%。目前一项用于 rrPTCL 的 copanlisib 联合吉西他滨的 I/II 期临床试验正在进行中。

duvelisib（IPI-145）是一个靶向 PI3K-δ 和 PI3K-γ 的口服激酶抑制剂。PI3K-δ 和 PI3K-γ 在 T 细胞肿瘤的增殖和存活中起核心作用。一项 I 期临床试验纳入曾经接受过治疗的 17 例 CTCL 及 16 例 PTCL 患者，这些患者接受 75mg，每天两次的 duvelisib，约 1/3 的患者评估有效，ORR 为 42%（13/31），中位 OS 达到 36.4 周。

alisertib 是一种 Aurora A 激酶（AAK）抑制剂。AAK 是 Aurora 激酶家族中的重要成员之一，在细胞有丝分裂过程中发挥重要功能，其过度表达与多种恶性肿瘤紧密相关，在 PTCL 中表达明显增高，因此 alisertib 被用于治疗 PTCL。30 例 rrPTCL 患者接受该药治疗，ORR 和 CRR 分别为 30% 和 7%。

克唑替尼（crizotinib）是一种靶向 ALK 的口服小分子酪氨酸激酶抑制剂，被 FDA 批准用于肺癌。一项小规模研究显示 11 名难治 ALK 阳性淋巴瘤，其中 9 名为 ALCL 患者，接受 250mg 一天两次的单药至疾病进展。2 年的 ORR，OS 及 PFS 分别为 91%，72.7% 和 63.7%。另外，3 名患者的 CR 持续时间大于 30 个月。所有不良反应均为 1/2 级，包括水肿和白细胞减少。

索拉菲尼（sorafenib）是多靶点的激酶抑制剂，可以调控血小板衍生生长因子受体、血管内皮生长因子受体及 MAPK 等多个信号通路。最近一项小规模研究评估了索拉菲尼用于 TCL 的效果，其中包含 3 名 PTCL 及 9 名 CTCL，这些患者之前已接受平均 2 次的治疗。PTCL 的 3 名患者均达到 CR，其中 1 名随后进行了异基因造血干细胞移植。

4. 单克隆抗体和免疫耦联物 除了化疗药物的联合，单克隆抗体的应用也为疾病的靶向治疗提供了新途径。贝伦妥单抗 - 维多汀是一种由抗 CD30 单抗与抗微管蛋白药物（monomethyl auristatin E，MMAE）连接组成的抗体耦联药物。该药通过抗体结合至表达 CD30 的细胞，内化并释放 MMAE 破坏微管网络，导致细胞周期停滞和细胞凋亡。2011 年被 FDA 批准用于治疗霍奇金淋巴瘤和 ALCL。在一项针对 rrALCL 患者的多中心的 II 期研究中，58 例患者的 ORR 为 86%，CR 率为 66%，97% 的患者出现肿瘤体积变小，中位 DOR 为 12.3 个月。另一项研究纳入了 35 例 rrPTCL 患者（22 例 PTCL-NOS，13 例 AITL），ORR 为 41%，CRR 为 24%，且 CD30 表达越高治疗反应越好。一项 I 期临床结果显示，26 名未治疗过的 CD30 阳性的 PTCL 患者接受贝伦妥单抗 - 维多汀和 CHP（环磷酰胺 + 阿霉素 + 强的松）联合用药，ORR 为 100%，CR 率为 80%，5 年 PFS 为 52%。贝伦妥单抗 - 维多汀不良反应多数轻微，包括恶心、疲乏、胃肠道障碍、皮疹和白细胞减少。

阿仑单抗（alemtuzumab）是针对 CD52 的人源化单克隆抗体，已经被 FDA 批准用于 CLL 的治疗。有研究显示，42% 的 PTCL 患者表达 CD52，因此在一些医学中心或临床试验中，阿仑单抗被单药应用于复发的 PTCL 患者或联合其他化疗方案应用于一线治疗。Enblad 等报道了

14 例经标准剂量阿仑单抗（3mg d_1，10mg d_3，之后 30mg 每周 3 次，持续 12 周）单药治疗的复发 PTCL 患者，ORR 为 36%，CR 率 21%；但是，其中 5 例患者在治疗过程中死于血液学毒性反应和感染，导致这项研究在早期被终止。Kim 等人对 16 例 rrPTCL 患者给予标准剂量阿仑单抗联合 DHAP 方案进行挽救性治疗，ORR 达到 50%，有 4 例患者死于治疗相关事件。也有学者将阿仑单抗联合化疗药物用于一线，主要治疗未经过强预处理的 PTCL 患者，CR 率 71%，中位持续有效时间 11 个月，但是治疗过程中出现严重感染的概率同样较高，使得研究中途叫停。考虑到标准剂量阿仑单抗的血液学毒性及感染的风险较高，Zinzani 等探索了减剂量阿仑单抗（3mg d_1，10mg d_3，之后 10mg 每周 3 次，持续 4 周）单药对于疗效及副作用的影响，在 6 位 PTCL 患者中，ORR 为 50%，而在 4 位 CTCL 患者中，ORR 为 75%，所有患者均未出现 3/4 级血液学毒性反应，仅有一位患者出现巨细胞病毒感染。综上，阿仑单抗对于 rrPTCL 患者能够取得一定疗效，但是在治疗过程中需要有效的支持治疗和手段，从而将药物副作用和治疗相关死亡率降到最低。

扎木单抗（zanolimumab）是针对 T 淋巴细胞上 CD4 受体的完全人源化单克隆抗体。在一项 II 期多中心临床试验中，21 位 rrPTCL 患者接受了扎木单抗治疗（980mg，每周 1 次），药物剂量参考了相关的针对 CTCL 的研究中得出的最佳剂量。结果显示，总有效率为 24%，包括 2 例 CR，3 例 PR，其中 1 例获得了长期疗效（CR 维持超过 252 天）。患者对于扎木单抗的耐受性良好，其不良反应主要为注射相关疼痛。有学者认为对该单抗的下一步研究应注重于低剂量时的疗效。

西力珠单抗（siplizumab）是抗 CD2 单克隆抗体。在多数 TCL 和白血病患者中，CD2 分子在活化的 T 细胞及 NK 细胞表面高表达。在一项包含 29 例 T 细胞增殖性疾病患者的 I 期临床试验中，2 例 LGL 白血病患者获得 CR，3 例 ATL 患者及 1 例 CTCL 患者获得 PR，而在随后的剂量递增的研究中，又有 1 例 LGL 患者获得 PR，1 例 PTCL 患者获得 CR。尽管初期试验疗效显著，但目前有一种假说认为，大量清除 T 细胞而保留 B 细胞可能增加患者发生 EB 病毒相关 LPD 的风险。

此外，尚有其他一些单克隆抗体如 MDX-N60、SGN-35、SGN-30 等 CD30 单克隆抗体、CCR4 单抗 KW-0761、抗 VEGF 单抗贝伐单抗、抗 CD25 单抗 LMB-2 等等。

5. **免疫检测点抑制剂** 目前研究已明确肿瘤微环境在淋巴瘤形成、增殖和免疫逃逸中起重要作用，相当一部分 PTCL 表达程序性死亡受体 -1（programmed death-1，PD-1），PD-L1 也高表达于病毒相关的淋巴瘤，因此靶向免疫调定点成为一项新的治疗热点。纳武单抗（nivolumab），首款 PD-1 抑制剂，获美国 FDA 扩展批准治疗肺癌。在一项 I 期临床试验中，81 例淋巴恶性肿瘤患者（31 例 B 细胞性淋巴瘤，23 例 T 细胞淋巴瘤，27 例多发性骨髓瘤）接受了纳武单抗的治疗。5 例 PTCL 患者中，有 2 例获得 PR，中位 PFS 为 14 周。目前有关免疫检查点抑制剂单药或与贝伦妥单抗 - 维多汀联合治疗 PTCL 的多项临床试验正在进行中。

最近一项研究结果对治疗 rrNK/T 细胞淋巴瘤带来新的希望。NK/T 淋巴瘤细胞表达 PD-1，因此 7 名已接受过 L-asp 治疗及异基因干细胞移植的复发患者使用 PD1 抗体，经过 7 个疗程的治疗，ORR 达到 100%。5 名患者在中位随访 6 个月中持续 CR，一名移植后患者出现 2 级的皮肤 GVHD，其他患者没有出现治疗相关的不良反应。如果上述结果在更多的患者中证实，PD-1 阻断可能成为目前最有效的治疗 rrNK/T 细胞淋巴瘤的方法。关于 rrPTCL-NOS，许多不同免疫检查点抑制剂的 II 期研究的平均 ORR 为 30%，部分患者能够长期生存。这些新药与 CHOP 方案联合作为一线治疗的相关研究正在开展。

6. **蛋白酶体抑制剂** bortezomib 是 26S 蛋白酶体抑制剂，主要通过干扰 NF-κB 通路，阻断细胞周期从而引起细胞凋亡。Zinzani 等报道，在一项 II 期临床试验中，15 位 rrPTCL（$n=2$）或 CTCL（$n=13$）患者接受 bortezomib 治疗后（$1.3mg/m^2$ $d_{1,4,8,11}$，每 21 天为一周期），ORR 为 67%，其中 2 人达到 CR，6 人达到 PR，中位持续有效时间为 9.5 个月（7～14 个月），其中两位 PTCL 患者均达到 CR。而 Lee 等的一项 I 期临床试验表明，标准 CHOP 方案联合 bortezomib 治疗进展期、侵袭性 TCL 或 NK/TCL，CR 率为 62%，而 OS 和 PFS 的比较和研究仍在进行。也有学者将 bortezomib 与

一些 CHOP 样的加强化疗方案联用，如 ACVBP 方案。GELA 曾做过相关研究，在 57 位患者中，46 位患者完成诱导治疗，28 位患者完成巩固治疗，CR 率为 45%，与 ACVBP 方案单用效果相似。近来还有报道认为，有证据显示 bortezomib 与普拉曲沙有协同作用，可以联用治疗 TCL。

7. **核苷类似物** 嘌呤核苷类似物是一组能够有效对抗 TCL 的细胞毒性药物，这些药物主要通过抑制 DNA 合成、修复诱导细胞的凋亡，包括吉西他滨、克拉屈滨、氟达拉滨、喷司他丁等。目前这些药物已被应用于治疗 T 细胞淋巴瘤的研究中。

吉西他滨是天然脱氧嘧啶核苷酸的类似物，通过抑制核苷酸还原酶阻碍肿瘤细胞生长并诱导其凋亡。有研究显示对于复发的 PTCL 患者使用吉西他滨单药 3～6 疗程，患者总反应率为 55%，治疗有效时间自 15 个月至 60 个月不等，近 30% 的患者获得 CR。吉西他滨与其他化疗药物联合时同样取得良好的疗效。一项 II 期临床试验显示，对于初治 PTCL 患者，标准 CHOP 方案联合吉西他滨（$600mg/m^2$）及依托泊苷治疗 6 个疗程后，其 ORR 为 77%，中位 EFS 215 天。吉西他滨与其他新药如 bortezomib、HDACi 等联用的研究目前尚在进行中。喷司他丁单药作用于复发 TCL 患者，总体有效率达 54.8%，中位持续缓解期较短，仅 4.3 个月；但也有研究显示中位持续缓解可大于 5 年。氟达拉滨和克拉屈滨单药用于难治性 TCL 患者，ORR 分别达到 39% 和 21%。中性粒细胞减少和 $CD4^+T$ 细胞的抑制是该类药的主要毒性。

8. **免疫抑制剂和免疫调节剂** 环孢素是一种免疫抑制剂，可抑制活化 T 细胞转录复合体核因子，有研究报道其用于治疗 12 例 AITL 患者，8 例患者对治疗有反应。其他免疫调节剂包括沙利度胺、来那度胺等亦被用于 PTCL 的治疗。来那度胺是沙利度胺的衍生物，对许多淋巴系统的肿瘤有免疫调节功能。体内实验说明来那度胺有直接抗肿瘤效应，抑制血管生成并增加肿瘤组织中 NK 细胞的数量。一项临床 II 期实验对 rrPTCL 患者使用该药，总体有效率为 30%。对来那度胺作用于 PTCL 的具体分子机制的探索也是未来研究方向之一。

9. 信号通路抑制剂 地尼白介素(denileukin diftitox)是一类含有 IL-2 结合域的重组蛋白，主要作用于表达 IL-2 受体(如 CD25)的细胞，通过细胞毒作用对肿瘤细胞进行杀伤。aplidin/plitidepsin 主要来源于海洋中有被膜的 aplidium albicans，通过激活 NK 细胞、阻滞肿瘤细胞周期中 G1/G2 期细胞分化、抑制 VEGF 的功能等途径参与免疫调节，并通过 Rac1-JNK 信号通路的激活引起凋亡蛋白酶的活化诱导肿瘤细胞凋亡。

总之，PTCL 的最佳治疗方案目前尚未确定，一些新药在 PTCL 治疗中体现出一定疗效，目前研究的热点主要基于新药与常规治疗的联合应用，并提倡个体化治疗，鼓励患者进入临床试验。

四、准确评估 PTCL 患者预后，寻找合适的评估体系是核心

PTCL 患者临床表现多样化，侵袭性强，其疗效和预后较 B 细胞淋巴瘤差。国际 TCL 工作组研究指出仅有 10% 的 PTCL-NOS 患者的 FFS 及 OS 能达到 10～15 年。近年，免疫组化、细胞遗传学和分子生物学的应用一定程度上提高了该病诊断水平，并有助于疾病分型和预后评估，但疗效改善不明显。因此对 TCL 分子机制的进一步研究及准确分型，精确预后评估显得尤为重要。

IPI 评分是目前恶性 TCL 的最常用评分体系，IPI 评分高的患者预后差。IPI 评分 0～1 的 PTCL-NOS 及 AITL 患者 5 年 OS 分别为 56% 和 50%，IPI 评分 4～5 的 PTCL-NOS 及 AITL 患者 5 年 OS 分别为 11% 和 25%。IPI 评分也是 ALK 阳性患者的可靠预后评价指标。IPI 评分 0～1 的 ALCL⁻ALK⁺ 和 ALK⁻ 患者 5 年 OS 分别为 90% 和 74%，但 IPI 评分 4～5 的上述患者 5 年 OS 仅为 33% 和 13%。但这一评分系统并不适用于 ATLL、肠道相关及 HSTL 及鼻型的 NK/TCL。

2004 年，Gallamini 提出了 PTCL-NOS 预后指数(PIT)评分系统(表 9-3-1)，评估指标包括年龄、乳酸脱氢酶、体能状态及骨髓浸润。T 细胞淋巴瘤预后指数(prognostic index for T-cell lymphoma，PIT)可以将 PTCL-NOS 患者按更精确的预后评价进行分组，优于 IPI 评分。通过 PIT 评分发现，0 分为低危，5 年 OS 和 10 年 OS 分别为 62.3% 和 54.9%；1 分为中低危，5 年 OS 和

10 年 OS 分别为 52.9% 和 38.8%；2 分为中高危，5 年 OS 和 10 年 OS 分别为 32.9% 和 18%；3～4 分为高危，5 年 OS 和 10 年 OS 分别为 18.3% 和 12.6%。为进一步完善 PTCL-NOS 的预后，2006 年，Went 引入 Ki-67 替代骨髓侵犯，建立了修正的 PIT(mPIT)评分系统(表 9-3-2)。利用此评分系统，93 例 PTCL-NOS 中有 59 例处于低危组，约占 63%，中位存活 37 个月(1～135 个月)，23 例患者为中危组，约占 25%，中位存活时间为 23 个月(1～138 个月)，高危组 11 例，约占 12%，中位存活 6 个月(2～11 个月)。

最近，国际 PTCL 临床和病理审查计划(international PTCL clinical and pathology review project)建立了国际 PTCL 项目(International Peripheral T-cell Lymphoma Project，IPTCLP)评分系统(表 9-3-3)。2011 年，Weisenburger 指出 IPI 评分在预测 PTCL-NOS 的 OS 中仍具有重要意义，且优于 PIT 评分系统。而 Gutierrez-Garcia 等对上述四种评分系统进行比较，IPI、PIT、IPTCLP 可较好预测疾病的完全缓解以 IPI 系统为甚，而 IPTCLP

表 9-3-1 T 细胞淋巴瘤预后指数

指标	0 分	1 分
年龄	≤60 岁	>60 岁
体能状态	0 或 1	2, 3, 4
LDH	正常	高于正常
骨髓浸润	无	有

注：该评分系统提出时主要用于 PTCL-NOS，每一预后不良因素计数为 1 分：0 分为低危，1 分为中低危，2 分为中高危，3 分为高危。

表 9-3-2 修正的 PIT

指标	0 分	1 分
年龄	≤60 岁	>60 岁
体能状态	0 或 1	2, 3, 4
LDH	正常	高于正常
Ki-67	<80%	≥80%

表 9-3-3 IPTCLP 评分系统

指标	0 分	1 分
年龄	≤60 岁	>60 岁
体能状态	0 或 1	2, 3, 4
血小板计数	≥150×10⁹	<150×10⁹

注：每一预后不良因素计数为 1 分：0 分为低危，1 分为中低危，2 分为中高危，3 分为高危

评分系统在预测 OS 方面较其他评分系统更有意义。此外，目前针对 TCL 的预后评分系统还包括 Phillips 提出的针对 ATLL 的评分系统、韩国预后指数（Korean Prognostic Index，KPI）、Suzuki 等提出的针对 NK/TCL 的评分系统等。

而对于不同类型的 PTCL，不同预后指标对预后的评估具有不同的意义。由于 PTCL-NOS 异质性强，基于上述临床指标建立的预后评分系统仍不能精确的判断预后，因此，基于分子生物学的预后指标目前正在研究中（表 9-3-4）。TP53 及 BCL-2，BCL-X 过表达与预后不良有关；*TET2*（ten-eleven translocation 2）突变与疾病高分期、血小板减少、高 IPI 评分以及更短的 PFS 相关。最近研究发现，nm23-H1 阳性的 PTCL-NOS 其 OS 短，nm23-H1 可作为 PTCL-NOS 独立的预后因素。CXCR3 的预后意义目前尚不明确，但发现 CXCR3 阳性的患者多见 CCR4 阴性，在 PTCL-NOS 和 ALK-1 阳性的 ALCL 的表达与预后不良相关。Rudiger 等研究认为，PTCL（除外 AITL）肿瘤组织中存在 70% 以上的转化原始细胞，Ki-67 阳性率大于 25%，有 CD56、CD30 表达，EB 病毒感染，大于 10% 的 CD8$^+$ T 细胞均为危险预后因素。

疾病的免疫状态同样影响预后，最近研究发现，T 细胞转录因子 FoxP1 在 PTCL-NOS 中是独立于 IPI 的预后因子，表达 FoxP1 预后较好。Dupuis 等指出，PTCL-NOS 患者 EBV 相关的小 RNAs（EBER）阳性预后不良，而 EBV 感染在亚洲患者中较常见。T 辅助细胞表型影响预后，CD4$^+$/CD8$^-$ 预后较好；反之，预后差。Kitagawa 等报道 30 例 WHO 诊断 PTCL-NOS 的患者接受 CHOP 或者 THP-COP 治疗，治疗前高血清可溶性 IL-2 受体（sIL-2R）≥2 000U/ml CR 率更低，5 年生存率也更低（15.1% vs 100%），认为 sIL-2R 是 PTCL-U 的独立预后因素，高 sIL-2R 与不良预后有关。

对于 ALCL，IPI 评分仍然是比较好的预后评判工具。通过该评分，0～1 分的低危 ALK 阳性及阴性 ALCL 的 5 年 OS 分别达到 90% 和 74%，而 4～5 分的高危患者 5 年 OS 分别为 33% 和 13%。另外，疾病分期为 Ⅳ 期、贫血也是 ALK 阳性 ALCL 的不良预后因素。在分子学方面，survivin 过表达与 ALCL 不良预后有关；CXCR3$^+$/CCR4$^-$ 是 ALK

表 9-3-4　生物学因子在 PTCL 预后中的作用

因素	预后危险度
TP53	中 / 高危
Ki-67	中 / 高危
BCL-2，BCL-X	中 / 高危
CD26	中 / 高危
EBV	中 / 高危
MDR	中 / 高危
CCND2	中 / 高危
CCR4	中 / 高危
NF-κB	低危
CCR3	低危
CXCR3	不确定
PRDM1	中 / 高危
ALK-1	低危
TCR BF1	低危
TCR-γ1	中 / 高危

阴性 ALCL 重要的不良预后因素。最近研究发现，ALK 阳性 ALCL 虽高表达 miR-17～92 簇，但敲除 miR-17～92 簇并不影响细胞存活及增殖，其对患者生存预后的影响尚需进一步研究。此外出现较多小变异细胞，表达细胞毒性因子也常作为预后较差的标志。

AITL 约占 NHL 的 2%，其 7 年 OS 约 30%。意大利的一项回顾性研究发现，男性、纵隔淋巴结肿大、贫血是 AITL 的不良预后因素，而 IPI 及 PIT 评分对该类疾病的预后分层意义有限。日本的一项多中心回顾性研究发现年龄大于 60 岁、白细胞计数及 IgA 升高、贫血、血小板减少及大于 1 处的结外受累是与 OS 相关的重要预后分子；而 IgA 升高、贫血及纵隔淋巴结病是 PFS 相关的重要预后因子。疾病的免疫微环境同样影响患者预后，研究发现，AITL 组织中 CD68$^+$ 细胞的数量与 OS 无相关性，而 CD163$^+$ 细胞的数量在一定程度上与 OS 相关，提示巨噬细胞向 M$_2$ 型转化与预后差相关，M$_2$ 型巨噬细胞表达的比例可能是 AITL 的一个有效的预后标志。

ATLL 异质性较大，Suzumiya 等研究发现 IPI 评分仅适用于淋巴瘤型 ATLL，Beltran 等进一步证实该结果并认为 PIT 评分可作为侵袭性 ATLL 预后指标，而 Phillips 研究则发现，IPI 和 PIT 评分并不能很好地区分 ATLL 的预后分组。因此，

Phillips 等依据诊断时患者的行为状态、疾病分期、年龄和血钙水平提出新的评分系统，将 ATLL 分为低、中、高危三组。日本一项研究通过对 854 例成人 T 细胞白血病/淋巴瘤的多变量分析发现患者 PS、血清 LDH、年龄、病变部位数及血清钙水平可以作为预后评估的相关因素。此外，血小板减少、嗜酸性红细胞增多、骨髓浸润、低白蛋白水平及存在 B 症状、高 β_2-MG、高血清 IL-5 水平、CCR4 表达、肺耐药相关蛋白（lung resistance-related protein，LRRP）表达、P53 突变、P16 缺失也与预后不良相关。

结外 NK/TCL 的预后非常差，鼻外侵犯的更具侵袭性。不良的 IPI 评分、疾病 III～IV 期、高的 EBV-DNA 水平、原位杂交骨髓内检测到 EBV 是鼻型 NK/TCL 的不良预后因素。国内中山大学的一项研究显示，淋巴细胞绝对计数减少、B 症状、疾病 III～IV 期可以作为独立预测鼻型 NK/TCL 患者 OS 和 PFS 的指标。分子学方面的研究则发现，EBV 编码的潜在膜蛋白 1（LMP1）能够抑制 miR-15a 的表达，上调 MYB 及 cyclin D1 可导致细胞增殖，低表达 miR-15a 与结外 NK/TCL-鼻型患者不良预后有关。miR-146a 能够通过 TRAF6 下调 NF-κB 活性，发挥抑制肿瘤的作用，即低表达 miR-146a 及 miR155 与结外 NK/TCL 的不良预后有关。

不可否认，关于 TCL 我们仍然有太多未知的因素，这极大地阻碍了疾病诊断与治疗的进展。但随着遗传学和分子生物学新技术的开展，基于基因和蛋白组学的分型将有助于发现疾病的异质性，通过危险因素更好地对疾病进行分层，建立基于患者特异性的个体化治疗策略。例如 DNA 微阵列技术不仅可以区别不同预后的疾病亚型，而且可根据疾病亚型指导个体化治疗。抗体特异性靶向治疗为减少非特异细胞毒性，提高化学免疫疗效，提供了治疗的靶点。更多的基因、蛋白或分子靶向药物也正在不断问世，新药的应用、化学治疗与物理疗法的联合有着广阔的应用前景。未来的主要研究方向应着重于药物的联合及治疗方案的优化，识别最可能受益的患者、监测疾病状态和治疗反应、减少和预防疾病复发，提高淋巴瘤整体治愈率。

综上，目前对 TCL 分子发病机制的研究正在进行中，新的预后因素也在不断被发现，以病理学为基础，根据不同类型不同疾病特征的淋巴瘤制订合理的治疗方案，具有重要意义。而随着研究的深入和技术领域的拓宽，相信 PTCL 背后鲜为人知的遗传学和分子学致病因素将被逐渐揭开，将为其诊疗提供新的思路。

（杨 杨 蔡 真）

参 考 文 献

[1] 石远凯，孙燕，刘彤华. 中国恶性淋巴瘤诊疗规范（2015 年版）. 中华肿瘤杂志，2015，37（2）：148-151.

[2] Swerdlow S H, Campo E, Pileri S A, et al. The 2016 revision of the World Health Organization classification of lymphoid neoplasms. Blood, 2016, 127(20): 2375-2390.

[3] Cheson BD, Fisher RI, Barrington SF, et al. Recommendations for Initial Evaluation, Staging, and Response Assessment of Hodgkin and Non-Hodgkin Lymphoma: The Lugano Classification. Journal of Clinical Oncology, 2014, 32(27): 3059-3068.

[4] Pescovitz MD. Rituximab, an anti-cd20 monoclonal antibody: history and mechanism of action. American Journal of Transplantation, 2010, 6(5p1): 859-866.

[5] Traynor K. Obinutuzumab approved for CLL: Mono-clonal antibody product is first FDA-approved break-through therapy. AJHP, 2013, 70(24): 2162.

[6] Cheson BD. Ofatumumab, a novel anti-CD20 monoclonal antibody for the treatment of B-cell malignancies. Journal of Clinical Oncology, 2010, 28(21): 3525-3530.

[7] Richard R F, Morton C, John P L. Epratuzumab in non-hodgkin' lymphomas. Current Treatment Options in Oncology, 2004, 5(4): 283-288.

[8] Advani A, Coiffier B, Czuczman M S, et al. Safety, pharmacokinetics, and preliminary clinical activity of inotuzumab ozogamicin, a novel immunoconjugate for the treatment of B-cell non-Hodgkin's lymphoma: results of a phase I study. Journal of the American Society of Clinical Oncology, 2010, 28(12): 2085-2093.

[9] Claro R AD, Mcginn K, Kwitkowski V, et al. U.S.

Food and Drug Administration Approval Summary: Brentuximab Vedotin for the Treatment of Relapsed Hodgkin Lymphoma or Relapsed Systemic Anaplastic Large-Cell Lymphoma. Clinical Cancer Research, 2012, 18(21): 5845.

[10] Anders, Fassas AS, Anagnostopoulos A, et al. Humanized CD52 monoclonal antibody campath-1H as first-line treatment in chronic lymphocytic leukaemia. British Journal of Haematology, 2015, 93(1): 151-153.

[11] Hoffman LM, Gore L. Blinatumomab, a Bi-Specific Anti-CD19/CD3 BiTE® Antibody for the Treatment of Acute Lymphoblastic Leukemia: Perspectives and Current Pediatric Applications. Frontiers in Oncology, 2014, 4(4): 63.

[12] Chen L, Han X. Anti-PD-1/PD-L1 therapy of human cancer: past, present, and future. Journal of Clinical Investigation, 2015, 125(9): 3384-3391.

[13] Tam CS, Anderson MA, Pott C, et al. Ibrutinib plus Venetoclax for the Treatment of Mantle-Cell Lymphoma. N Engl J Med, 2018, 378(13): 1211-1223.

[14] Ramos CA, Heslop HE, Brenner MK. CAR-T Cell Therapy for Lymphoma. Annual Review of Medicine, 2016, 67(1): 165.

[15] Stimson L, Wood V, Khan O, et al. HDAC inhibitor-based therapies and haematological malignancy. Annals of Oncology, 2009, 20(8): 1293-1302.

[16] Deng J, Isik E, Fernandes SM, et al. Bruton's tyrosine kinase inhibition increases BCL-2 dependence and enhances sensitivity to venetoclax in chronic lymphocytic leukemia. Leukemia, 2017, 31(10): 2075-2084.

[17] Witzig TE, Nowakowski GS, Habermann TM, et al. A comprehensive review of lenalidomide therapy for B-cell non-Hodgkin lymphoma. Annals of Oncology, 2015, 26(8): 1667-1677.

[18] Golubovskaya V, Wu L. Different Subsets of T Cells, Memory, Effector Functions, and CAR-T Immunotherapy. Cancers, 2016, 8(3): 36.

[19] Ramos CA, Heslop HE, Brenner MK. CAR-T Cell Therapy for Lymphoma. Annual Review of Medicine, 2016, 67(1): 165.

[20] Steven H, Elias C, Stefano A, et al. The 2016 revision of the World Health Organization classification of lymphoid neoplasms. Blood, 2016, 127(20): 2375-2390.

[21] Pfreundschuh M, Kuhnt E, Trumper L, et al. CHOP-like chemotherapy with or without rituximab in young patients with good-prognosis diffuse large-B-cell lymphoma: 6-year results of an open-label randomised study of the MabThera International Trial(MInT)

Group. Lancet Oncol, 2011, 12(11): 1013-1022.

[22] Cunningham D, Hawkes EA, Jack A, et al. Rituximab plus cyclophosphamide, doxorubicin, vincristine, and prednisolone in patients with newly diagnosed diffuse large B-cell non-Hodgkin lymphoma: a phase 3 comparison of dose intensification with 14-day versus 21-day cycles. Lancet, 2013, 381(9880): 1817-1826.

[23] Delarue R, Tilly H, Mounier N, et al. Dose-dense rituximab-CHOP compared with standard rituximab-CHOP in elderly patients with diffuse large B-cell lymphoma (the LNH03-6B study): a randomised phase 3 trial. Lancet Oncol, 2013, 14(6): 525-533.

[24] Habermann TM, Weller EA, Morrison VA, et al. Rituximab-CHOP versus CHOP alone or with maintenance rituximab in older patients with diffuse large B-cell lymphoma. J Clin Oncol, 2006, 24(19): 3121-3127.

[25] Pfreundschuh M, Schubert J, Ziepert MA, et al. Six versus eight cycles of bi-weekly CHOP-14 with or without rituximab in elderly patients with aggressive CD20 + B-cell lymphomas: a randomised controlled trial (RICOVER-60). Lancet Oncol, 2008, 9(2): 105-116.

[26] Sehn LH, Congiu AG, Culligan DJ, et al. No added benefit of eight versus six cycles of CHOP when combined with rituximab in previously untreated diffuse large B-cell lymphoma patients: results from the international phase III GOYA study. Blood, 2018, 132: 783.

[27] Peyrade F, Jardin F, Thieblemont C, et al. Attenuated immunochemotherapy regimen(R-miniCHOP) in elderly patients older than 80 years with diffuse large B-cell lymphoma: a multicentre, single-arm, phase 2 trial. Lancet Oncol, 2011, 12(5): 460-468.

[28] Shen QD, Zhu HY, Wang L, et al. Gemcitabine-oxaliplatin plus rituximab(R-GemOx) as first-line treatment in elderly patients with diffuse large B-cell lymphoma: a single-arm, open-label, phase 2 trial. Lancet Haematol, 2018, 5(6): e261-e269.

[29] Bartlett NL, Wilson WH, Jung SH, et al. Dose-adjusted EPOCH-R compared with R-CHOP as frontline therapy for diffuse large B-cell lymphoma: clinical outcomes of the phase III intergroup trial alliance/CALGB 50303. J Clin Oncol, 2019: JCO1801994.

[30] Chamuleau MED, Nijland M, Zijlstra JM, et al. Successful treatment of MYC rearrangement positive large B cell lymphoma patients with R-CHOP21 plus lenalidomide: results of a multicenter phase II HOVON trial. Blood, 2018, 132: 786.

[31] Gisselbrecht C, Glass B, Mounier N, et al. Salvage regimens with autologous transplantation for relapsed large

B-cell lymphoma in the rituximab era. J Clin Oncol, 2010, 28(27): 4184-4190.

[32] Aukema SM, Siebert R, Schuuring E, et al. Double-hit B-cell lymphomas. Blood, 2011, 117(8): 2319-2331.

[33] Johnson NA, Slack GW, Savage KJ, et al. Concurrent expression of MYC and BCL2 in diffuse large B-cell lymphoma treated with rituximab plus cyclophosphamide, doxorubicin, vincristine, and prednisone. J Clin Oncol, 2012, 30(28): 3452-3459.

[34] Hu SM, Xu-Monette ZY, Tzankov A, et al. MYC/BCL2 protein coexpression contributes to the inferior survival of activated B-cell subtype of diffuse large B-cell lymphoma and demonstrates highrisk gene expression signatures: a report from The International DLBCL Rituximab-CHOP Consortium Program. Blood, 2013, 121(20): 4021-4031.

[35] Vose J, Armitage J, Weisenburger D. International peripheral T-cell and natural killer/T-cell lymphoma study: pathology findings and clinical outcomes. J Clin Oncol, 2008, 26: 4124-4130.

[36] Swerdlow SH, Campo E, Pileri SA, et al. The 2016 revision of the World Health Organization classification of lymphoid neoplasms. Blood, 2016, 127: 2375-2390.

[37] Cheson BD, Fisher RI, Barrington SF, et al. Recommendations for initial evaluation, staging, and response assessment of Hodgkin and non-Hodgkin lymphoma: the Lugano classification. J Clin Oncol, 2014, 32: 3059-3068.

[38] Kwong YL, Anderson BO, Advani R, et al. Management of T-cell and natural-killer-cell neoplasms in Asia: consensus statement from the Asian Oncology Summit 2009. Lancet Oncol, 2009, 10: 1093-1101.

[39] Jaffe ES. Pathobiology of peripheral T-cell lymphomas. Hematology Am Soc Hematol Educ Program, 2006, 1: 317-322.

[40] Dobay MP, Lemonnier F, Missiaglia E, et al. Integrative clinicopathological and molecular analyses of angioimmunoblastic T-cell lymphoma and other nodal lymphomas of follicular helper T-cell origin. Haematologica, 2017, 102: e148-e151

[41] Iqbal J, Wright G, Wang C. et al. Gene expression signatures delineate biological and prognostic subgroups in peripheral T-cell lymphoma. Blood, 2014, 123: 2915-2923.

[42] Simon A, Peoch M, Casassus P, et al. Upfront VIP-reinforced-ABVD(VIP-rABVD)is not superior to CHOP/21 in newly diagnosed peripheral T cell lymphoma. Results of the randomized phase III trial GOELAMS-LTP95. Br J Haematol, 2010, 151: 159-166.

[43] Kim SJ, Kim WS. Treatment of localized extranodal NK/T cell lymphoma, nasal type. Int J Hematol, 2010, 92: 690-696.

[44] Yamaguchi M, Tobinai K, Oguchi M, et al. Concurrent chemoradiotherapy for localized nasal natural killer/T-cell lymphoma: an updated analysis of the Japan clinical oncology group study JCOG0211. J Clin Oncol, 2012, 30: 4044-4046.

[45] Yamaguchi M, Kwong YL, Kim WS, et al. Phase II study of SMILE chemotherapy for newly diagnosed stage IV relapsed, or refractory extranodal natural killer(NK)/T-cell lymphoma, nasal type: the NK-Cell Tumor Study Group study. J Clin Oncol, 2011, 29: 4410-4416.

[46] Wang L, Wang ZH, Chen XQ, et al. First-line combination of gemcitabine, oxaliplatin, and L-asparaginase (GELOX) followed by involved-field radiation therapy for patients with stage IE/IIE extranodal natural killer/T-cell lymphoma. Cancer, 2013, 119: 348-355.

[47] Kim SJ, Yoon DH, Jaccard A, et al. A prognostic index for natural killer cell lymphoma after non-anthracycline-based treatment: a multicentre, retrospective analysis. Lancet Oncol, 2016, 17: 389-400.

[48] Fossard G, Broussais F, Coelho I, et al. Role of upfront autologous stem-cell transplantation in peripheral T-cell lymphoma for patients in response after induction: an analysis of patients from LYSA centers. Ann Oncol, 2018, 29: 715-723.

[49] Smith SM, Burns LJ, van Besien K, et al. Hematopoietic cell transplantation for systemic mature T-cell non-Hodgkin lymphoma. J Clin Oncol, 2013, 31: 3100-3109.

[50] Beitinjaneh A, Saliba RM, Medeiros LJ, et al. Comparison of survival in patients with T cell lymphoma after autologous and allogeneic stem cell transplantation as a frontline strategy or in relapsed disease. Biol Blood Marrow Transplant, 2015, 21: 855-859.

[51] Yin J, Wei J, Xu JH, et al. Autologous stem cell transplantation as the first-line treatment for peripheral T cell lymphoma: results of a comprehensive meta-analysis. Acta Haematol, 2014, 131: 114-125.

[52] Coiffier B, Pro B, Prince HM, et al. Romidepsin for the treatment of relapsed/refractory peripheral T-cell lymphoma: pivotal study update demonstrates durable responses. J Hematol Oncol, 2014, 7: 11.

[53] Pro B, Horwitz SM, Prince HM, et al. Romidepsin induces durable responses in patients with relapsed or refractory angioimmunoblastic T-cell lymphoma. Hematol Oncol, 2017, 35: 914-917.

[54] Foss F, Advani R, Duvic M, et al. A Phase II trial of

Belinostat(PXD101)in patients with relapsed or refractory peripheral or cutaneous T-cell lymphoma. Br J Haematol, 2015, 168: 811-819.

[55] O'Connor OA, Horwitz S, Masszi T, et al. Belinostat in Patients With Relapsed or Refractory Peripheral T-Cell Lymphoma: Results of the Pivotal Phase II BELIEF (CLN-19) Study. J Clin Oncol, 2015, 33: 2492-2499.

[56] Shi Y, Jia B, Xu W, et al. Chidamide in relapsed or refractory peripheral T cell lymphoma: a multicenter real-world study in China. J Hematol Oncol, 2017, 10: 69.

[57] Shi Y, Dong M, Hong X, et al. Results from a multi-center, open-label, pivotal phase II study of chidamide in relapsed or refractory peripheral T-cell lymphoma. Ann Oncol, 2015, 26: 1766-1771.

[58] Amengual JE, Lichtenstein R, Lue J, et al. A phase 1 study of romidepsin and pralatrexate reveals marked activity in relapsed and refractory T-cell lymphoma. Blood, 2018, 131: 397-407.

[59] Dreyling M, Morschhauser F, Bouabdallah K, et al. Phase II study of copanlisib, a PI3K inhibitor, in relapsed or refractory, indolent or aggressive lymphoma. Ann Oncol, 2017, 28: 2169-2178.

[60] Horwitz SM, Koch R, Porcu P, et al. Activity of the PI3K-delta, gamma inhibitor duvelisib in a phase 1 trial and preclinical models of T-cell lymphoma. Blood, 2018, 131: 888-898.

[61] Friedberg JW, Mahadevan D, Cebula E, et al. Phase II study of alisertib, a selective Aurora A kinase inhibitor, in relapsed and refractory aggressive B- and T-cell non-Hodgkin lymphomas. J Clin Oncol, 2014, 32: 44-50.

[62] Gambacorti Passerini C, Farina F, Stasia A, et al. Crizotinib in advanced, chemoresistant anaplastic lymphoma kinase-positive lymphoma patients. J Natl Cancer Inst, 2014, 106: djt378.

[63] Gibson JF, Foss F, Cooper D, et al. Pilot study of sorafenib in relapsed or refractory peripheral and cutaneous T-cell lymphoma. Br J Haematol, 2014, 167: 141-144.

[64] Fanale MA, Horwitz SM, Forero-Torres A, et al. Five-year outcomes for frontline brentuximab vedotin with CHP for CD30-expressing peripheral T-cell lymphomas. Blood, 2018, 131: 2120-2124.

[65] Lesokhin AM, Ansell SM, Armand P, et al. Nivolumab in Patients With Relapsed or Refractory Hematologic Malignancy: Preliminary Results of a Phase Ib Study. J Clin Oncol, 2016, 34: 2698-2704.

[66] Kwong YL, Chan TSY, Tan D, et al. PD1 blockade with pembrolizumab is highly effective in relapsed or refractory NK/T-cell lymphoma failing l-asparaginase. Blood, 2017, 129: 2437-2442.

[67] Lee SS, Jung SH, Ahn JS, et al. Pralatrexate in Combination with Bortezomib for Relapsed or Refractory Peripheral T Cell Lymphoma in 5 Elderly Patients. J Korean Med Sci, 2016, 31: 1160-1163.

[68] Morschhauser F, Fitoussi O, Haioun C, et al. A phase 2, multicentre, single-arm, open-label study to evaluate the safety and efficacy of single-agent lenalidomide (Revlimid) in subjects with relapsed or refractory peripheral T-cell non-Hodgkin lymphoma: the EXPECT trial. Eur J Cancer, 2013, 49: 2869-2876.

[69] Duvic M, Martin AG, Olsen EA, et al. Efficacy and safety of denileukin diftitox retreatment in patients with relapsed cutaneous T-cell lymphoma. Leuk Lymphoma, 2013, 54: 514-519.

[70] Ribrag V, Caballero D, Ferme C, et al. Multicenter phase II study of plitidepsin in patients with relapsed/refractory non-Hodgkin's lymphoma. Haematologica, 2013, 98: 357-363.

[71] Weisenburger DD, Savage KJ, Harris NL, et al. Peripheral T-cell lymphoma, not otherwise specified: a report of 340 cases from the International Peripheral T-cell Lymphoma Project. Blood, 2011, 117: 3402-3408.

[72] Gutierrez-Garcia G, Garcia-Herrera A, Cardesa T, et al. Comparison of four prognostic scores in peripheral T-cell lymphoma. Ann Oncol, 2011, 22: 397-404.

[73] Maura F, Agnelli L, Leongamornlert D, et al. Integration of transcriptional and mutational data simplifies the stratification of peripheral T-cell lymphoma. Am J Hematol, 2019, 94: 628-634.

[74] Niitsu N. The association of nm23-H1 expression with a poor prognosis in patients with peripheral T-cell lymphoma, not otherwise specified. J Clin Exp Hematop, 2014, 54: 171-177.

[75] Yamada S, Sato F, Xia H, et al. Forkhead box P1 overexpression and its clinicopathologic significance in peripheral T-cell lymphoma, not otherwise specified. Hum Pathol, 2012, 43: 1322-1327.

[76] Kitagawa J, Hara T, Tsurumi H, et al. Serum-soluble interleukin-2 receptor(sIL-2R) is an extremely strong prognostic factor for patients with peripheral T-cell lymphoma, unspecified(PTCL-U). J Cancer Res Clin Oncol, 2009, 135: 53-59.

[77] Asano N, Suzuki R, Ohshima K, et al. Linkage of expression of chemokine receptors(CXCR3 and CCR4) and cytotoxic molecules in peripheral T cell lymphoma, not otherwise specified and ALK-negative anaplastic large cell lymphoma. Int J Hematol, 2010, 91: 426-435.

第十章　出血性疾病

第一节　原发免疫性血小板减少症诊治要点与盲点

原发免疫性血小板减少症（primary immune thrombocytopenia，ITP），既往称特发性血小板减少性紫癜（idiopathic thrombocytopenic purpura，ITP），是一种获得性自身免疫性疾病，约占出血性疾病总数的30%，确切病因尚不清楚。欧美国家年发病率为（5～10）/10万，任何年龄阶段均可发病，儿童和成人各半，男女各半，仅在育龄期女性略多于男性。ITP的发病率随年龄的增加而增加，60岁以上人群的发病率为60岁以下人群的2倍。我国尚无ITP发病的流行病学资料。临床表现以皮肤黏膜出血为主，严重者可有内脏出血，甚至颅内出血，出血风险随年龄而增加。部分患者仅有血小板减少，没有出血症状。乏力和血栓是ITP患者易被忽视的常见表现。近年来ITP的基础及临床研究进展颇多，主要集中在ITP的发病机制及治疗等方面。在ITP发病机制方面除免疫机制介导的血小板破坏过多外，提出了巨核细胞血小板生成障碍即血小板生成不足是ITP发病的重要机制之一；为应用促血小板生成药物治疗ITP奠定了理论和实验基础。既往ITP的治疗多为经验性治疗，缺乏循证医学的证据；近年多项多中心双盲随机临床试验的开展，改变了ITP治疗缺乏循证医学数据的局面，更新了ITP治疗的策略。ITP国际工作组及美国血液学会先后更新了ITP的诊治指南，国内中华医学会血液学分会血栓与止血学组于2009年召集的"ITP诊断治疗专家共识会"，就成人ITP的诊断与治疗达成共识，并于2012年、2016及2018年进一步修订了该共识，规范了国内ITP的命名、诊断、治疗及疗效评价。

一、ITP疾病名称的演变及意义

原发免疫性血小板减少症（primary immune thrombocytopenia，ITP），既往亦称特发性血小板减少性紫癜（idiopathic thrombocytopenic purpura，ITP）、自身免疫性血小板减少性紫癜（autoimmune thrombocytopenic purpura，AITP）等；由于ITP的命名、诊断标准、疗效评价等方面存在差异，不利于临床试验结果的比较以及临床治疗经验的交流，尽管欧美等国先后提出了不同版本的诊治指南，但调查显示这些指南没能得到很好的遵守。2007年由来自意大利、美国、法国、英国、加拿大、澳大利亚、西班牙、奥地利和瑞士的20位知名专家组成ITP国际工作组，该工作组就规范ITP的命名、定义和疗效评价等问题达成共识，并发表工作报告。

1. ITP的命名　由于部分ITP患者仅有血小板减少没有出血的临床表现，故将原来病名中的"purpura（紫癜）"去掉，旨在说明本病患者不一定有出血的临床表现；同时为了强调本病由免疫因素介导，将过去的所谓"特发性"改为"免疫性"，所以将本病更名为"immune thrombocytopenia"（免疫性血小板减少症），"ITP"的缩写仍然保留。同时按病因将ITP分为原发性ITP和继发性ITP。原发性ITP，即特发性血小板减少性紫癜，是一种自身免疫性疾病，患者出现单纯性血小板减少，没有继发血小板减少的病因，所以原发性ITP的诊断仍然是一种排除性诊断。继发性ITP是指除了原发性ITP以外的所有形式的免疫介导的血小板减少症。在诊断继发性ITP时，应在括号内说明原因，比如：继发性ITP（药物诱导）、继发性ITP（狼疮相关）、继发性ITP（HIV相关）。国内"成人原发免疫性血小板减少症诊治的中国专家共识（第一版）"，正式将本病更名为"原发免疫性血小板减少症"。

2. **血小板减少的标准** 过去欧美文献一般将血小板减少定义为低于正常值，由于欧美血小板正常值的标准为（150～450）×10⁹/L，即低于150×10⁹/L，视为血小板减少。但研究发现血小板介于（100～150）×10⁹/L的无其他疾病的患者在10年内发生更严重的血小板减少（持续小于100×10⁹/L）概率很低，而非西方人群中健康人的血小板常介于（100～150）×10⁹/L之间；所以ITP工作组将血小板减少的阈值标准定为血小板小于100×10⁹/L，不再以各国的正常值范围为界限。该标准正好与国内诊断血小板减少的标准一致。

3. **ITP的分型与分期** 过去按ITP的病程将ITP分为急性ITP和慢性ITP，慢性ITP是指病程超过6个月仍未恢复的ITP患者。由于研究发现ITP患者尤其是儿童ITP患者在血小板减少持续1年后仍然有相当一部分能够自发缓解，因此将慢性ITP的病程从过去的6个月延长至12个月。取消了过去分期中的"急性ITP"，而代之以"新诊断的ITP（确诊后3个月以内的ITP患者）"和"持续性ITP（确诊后3～12个月血小板持续减少的ITP患者）"。明确定义了难治性ITP的诊断标准：指满足以下所有条件的患者：①进行诊断再评估仍确诊为ITP；②脾切除无效或复发。国内外诊断标准的统一，使得不同文献之间具有可比性，更有利于临床试验结果的比较以及临床治疗经验的交流，为ITP诊治的国际交流提供了统一的平台。

二、ITP是血小板破坏过多和血小板生成不足双重打击下的自身免疫性出血性疾病

经典的ITP发病机制认为ITP患者的血小板减少主要原因是患者体内产生血小板自身抗体，自身抗体致敏的血小板被单核巨噬细胞系统过度破坏，即自身抗体介导的血小板破坏。现代的研究发现，除了自身抗体介导的血小板过度破坏外，ITP患者细胞毒性T细胞可直接溶解血小板。最新研究发现，血小板膜糖蛋白Ib（GPIb）特异性自身抗体可介导血小板内溶酶体释放神经氨酸酶，使GPIb脱糖，脱糖后的血小板被肝内枯否细胞吞噬，这一新的发现，具有潜在的治疗价值。另外，研究发现介导血小板破坏的自身抗体或者细胞毒性T细胞，同时可损伤巨核细胞或抑制巨核细胞释放血小板，导致ITP患者血小板生成不足。所以，目前认为ITP是血小板破坏过多和血小板生成不足双重打击下的自身免疫性出血性疾病。

（一）血小板破坏过多

Werlhof于1735年描述了首例成人ITP患者，该患者为青年女性突然出现自发性出血点、瘀斑及黏膜出血，后自发缓解，Werlhof称之为morbus maculosus hemorrhagicus；但是直到20世纪50年代，ITP的免疫机制才逐渐为人们所认识。1951年Harrington发现，把ITP患者的血浆输注自己体内后，出现了一过性血小板减少；进一步研究发现健康志愿者在接受ITP患者的血浆输注后也会出现一过性血小板减少，证明了在ITP患者血浆中存在着一种可致血小板减少的血浆因子，Shulman等进一步研究发现ITP患者血浆中的活性物质为免疫球蛋白，随后确定为血小板自身抗体，建立了ITP的体液免疫发病机制。即由于患者体内产生血小板自身抗体，自身抗体与血小板结合，然后被单核巨噬细胞系统过度破坏，出现血小板减少。ITP患者血小板自身抗体针对的靶抗原主要位于GPIIb/IIIa和GPIb/IX。此外还有GPIa/IIa，较少见的还有GPIV、GPV及GMP-140、膜骨架蛋白等。大量研究显示，约75%的血小板抗原都位于血小板膜GPIIb/IIIa或GPIb/IX复合体上。侯明等通过血小板抗体IgG-F（ab'）2片段封闭试验发现在大多数慢性ITP患者，其GPIIb/IIIa上的自身抗原表位呈现高度的一致性，即ITP患者的抗GPIIb/IIIa抗体在轻链表型上呈克隆限制性。通过噬菌体抗体库技术发现，尽管ITP患者的GP特异性抗原具有显著多样性，但与血小板反应的抗原结合片段（Fabs）几乎只与单一的重链可变区基因（*VH3-30*）重排有关，自身抗原通过诱导亲和力选择和体细胞突变激活有限数目的B细胞克隆增殖，即产生自身抗体的B细胞是单克隆或寡克隆性的。

除体液免疫机制外，在ITP的发病中，细胞免疫起了非常重要的作用。ITP患者血小板自身抗体的产生需要T淋巴细胞及其分泌的细胞因子的作用。在ITP患者体内检测到针对GPIIb/IIIa的自身反应性T细胞，自身反应性T细胞存在明显的（寡）克隆性，识别GPIIb/IIIa上局限的区域。

针对 GPⅡb/Ⅲa 的自身反应性 T 细胞在接触血小板 GPⅡb/Ⅲa 后活化，分泌细胞因子，诱导 B 细胞分泌血小板自身抗体。T 细胞与 B 细胞之间的相互作用被 CD40、CD154 等共刺激因子加强，产生持续的免疫反应。另外活动期 ITP 患者，活化的 T 淋巴细胞对凋亡的抵抗，可能导致自身反应性 T 淋巴细胞通过 AICD 途径的清除减少，从而产生持续的免疫反应。

另外，研究发现细胞毒性 T 细胞（CTL）可直接溶解血小板，在 ITP 发病中起一定作用。CTL 是一类 CD8⁺、MHCⅠ类分子限制性，具有杀伤功能的 T 细胞。2003 年瑞典学者 Olsson 等将 ITP 患者及正常人的 CTL 与自身血小板共同孵育 4 小时后，ITP 患者组血小板的破坏率明显高于正常对照组。进一步利用基因芯片技术检测了部分基因的表达，结果发现 ITP 患者的 *Apo-1/Fas*、*granzyme A* 和 *perforin* 等参与细胞毒作用的基因表达明显升高，首次提出 T 细胞介导的细胞毒可能在 ITP 的发病中起重要作用，随后 Olsson 等应用同位素释放法发现 8 例活动期 ITP 患者中有 6 例可见 CTL 对自身血小板的杀伤。Zhang 等的研究发现 ITP 患者的自身血小板与 CTL 孵育后，其血小板凋亡明显增多，提示 CTL 介导的针对血小板的细胞毒作用可能是 ITP 患者血小板破坏的原因之一，进一步研究证明 FasL、TNF-α 与相应受体结合所介导的凋亡途径是 CTL 发挥其细胞毒作用的机制之一，另外穿孔素和颗粒酶 B 途径参与了 CTL 对血小板的细胞毒作用。虽然已证实 CD8⁺ 细胞毒性 T 细胞可直接溶解血小板，但相对于机体的血小板的数量，CD8⁺ 细胞毒性 T 细胞的数量非常少，其在 ITP 患者发病中的意义有待进一步研究。

血小板自身抗体以及自身反应性 CTL 的产生是由于患者对自身抗原的免疫失耐受。正常人外周血中也可检测到针对 GPⅡb/Ⅲa 的自身反应性 T 细胞，但免疫耐受机制可抑制这些自身反应性 T 细胞的活化。调节性 T 细胞（Treg）是一种 CD4⁺CD25⁺ 具有免疫抑制功能的 T 细胞亚群，该类细胞能抑制自身反应性 T、B 细胞的活化和增殖以及自身抗体的产生。ITP 患者 CD4⁺CD25⁺ Treg 细胞在淋巴细胞中的比例明显低于正常对照组，CD4⁺CD25⁺ T 细胞在培养 24 小时和 48 小时后分泌 IL-10 水平及表达 FOXP3 水平均明显低于正常对照组。由于 ITP 外周血 Treg 所占比例明显减少，功能减弱，抑制性细胞因子分泌减少，减弱了其抑制 Th 细胞功能的作用，使 Th1/Th2 平衡向 Th1 偏移，可能是导致 ITP 病的根本原因。

（二）血小板生成不足

血小板是由成熟巨核细胞生成的，经典的 ITP 发病机制认为，由于免疫介导的血小板破坏增加（主要在脾脏破坏），血小板寿命缩短，导致外周血血小板计数明显减少；此时患者血小板生成代偿性增加，表现为骨髓巨核细胞数明显升高，血小板更新增加。然而，核素标记的血小板动力学实验表明大部分 ITP 患者血小板生成正常或降低。对 ITP 患者骨髓形态学的研究发现，部分患者骨髓巨核细胞计数并不增多；并且巨核细胞数目的增多并不总意味着血小板生成的增多。早在 1915 年 Frank 等就报道了 ITP 患者巨核细胞的形态异常，如胞质空泡增多、颗粒减少、细胞膜光滑等。Houwerzij 等观察到 ITP 患者巨核细胞超微结构存在凋亡和副凋亡（para-apoptosis）现象，表现为线粒体和内质网肿胀形成的胞质内空泡增多、质膜变厚、核内染色质浓缩。大多数巨核细胞被中性粒细胞和巨噬细胞包围，有的正在被吞噬；经泼尼松和免疫球蛋白治疗，上述患者所表现的凋亡现象消失。应用 ITP 患者血浆孵育正常分化的 CD34⁺ 细胞可模拟出巨核细胞形态学凋亡。这些患者骨髓病理免疫组化显示 caspase-3 阳性，而正常为阴性。因此，ITP 患者体内自身抗体和巨核细胞结合有可能影响巨核细胞的成熟和血小板的释放并在触发 ITP 患者体内巨核细胞程序性死亡的级联反应中起重要作用。

McMillan 等体外观察发现，部分自身抗体阳性的 ITP 患者，其血浆能明显抑制巨核细胞生成，巨核细胞的数量和成熟度均受到明显抑制。Chang 等的研究也证实 ITP 患者自身抗体可明显抑制脐血来源的巨核细胞的生长。我们将慢性 ITP 患者血浆与正常脐血 CD34⁺ 细胞共同孵育，定向扩增巨核细胞，观察 ITP 血浆对巨核细胞生成数量和质量的影响，发现 14/49 例 ITP 患者的血浆可使巨核细胞生成减少，但 26/49 例血浆造成巨核细胞生成增加；巨核细胞成熟障碍并血小板生成减少；增多的巨核细胞凋亡减少，肿瘤坏死因子相关的凋亡配体（TNF-related apoptosis-inducing ligand，TRAIL）的表达降低而 BCL-xL（BCL-2 家族成员，抑制细胞凋亡）表达增高，提示患者巨核细胞的数量增多但血小板生成减少与巨核细胞凋亡受抑有关，巨核细胞 TRAIL、BCL-xL 的表达异常可能是巨核细胞凋亡异常的机制。该研究完美解释了 ITP 患者骨髓中巨核细胞正常或增多，但产板不良的临床现象。

除自身抗体介导的巨核细胞血小板生成不足外，Li 等体外试验发现，ITP 患者骨髓 CD8⁺T 细胞也可抑制巨核细胞的血小板生成：随着培养体系中加入 CD8⁺T 细胞数的增多，巨核细胞数增多；而巨核细胞产生血小板的数目减少，多倍体巨核细胞比例和巨核细胞凋亡比例也减少。并且发现随 CD8⁺T 细胞数的增多，巨核细胞 BCL-xL 的表达增高，而 Fas 的表达降低。提示 ITP 患者骨髓 CD8⁺T 细胞可能通过抑制巨核细胞凋亡而导致血小板生成减少，参与慢性 ITP 的发病。

血小板生成素（thrombopoietin，TPO）是造血调控因子之一，主要在肝脏、骨髓基质细胞和肾脏合成。血小板生成素与表达在巨核细胞、血小板和原始干细胞表面的血小板生成素受体（c-mpl）结合后，对巨核细胞生成的各阶段均有刺激作用，包括前体细胞的增殖和多倍体巨核细胞的发育及成熟，从而升高血小板数目。血小板数较多时，循环中大部分血小板生成素与血小板表面高亲和的受体结合，血清中游离血小板生成素水平正常；而当血小板计数显著降低时，血清血小板生成素水平显著升高，如再生障碍性贫血，其血清血小板生成素水平较正常升高 10～30 倍。侯明等研究发现在 ITP 患者，虽然血小板计数极低，其血清血小板生成素水平正常或仅轻度升高，说明血小板生成素水平相对不足，这也是 ITP 患者血小板生成不足的证据。血小板生成素检测对临床鉴别诊断 ITP 与不典型再障具有重要的参考价值。

总之，目前认为 ITP 是一种复杂的多种机制参与的免疫介导的血小板减少综合征，其发病是由于机体对自身血小板抗原的免疫失耐受，导致自身抗体和 / 或细胞毒性 T 细胞（CTL）介导的血小板过度破坏以及巨核细胞血小板生成不足的双重打击所造成的。因此减少血小板破坏和促进血小板生成是现代 ITP 治疗不可或缺的两个方面。

三、ITP 诊断中的关键问题

原发免疫性血小板减少症的诊断目前仍是临床排除性诊断，缺乏特异性的实验室检查指标。一般 ITP 的诊断并不困难，患者外周血除血小板减少外，红细胞及白细胞形态、数目基本正常，部分患者可因失血出现小细胞低色素性贫血，排除继发性血小板减少，即可诊断 ITP。在 ITP 的诊断时需要注意以下几个关键问题：

1. 详细的病史对 ITP 的诊断非常重要　询问病史时注意出血的类型、严重度、范围和时间。血小板减少所致的出血多表现为黏膜出血，而凝血因子障碍引起的出血多表现为血肿。在缺乏患者既往血细胞计数的证据时，既往手术、牙科和创伤后出血不止的病史可以帮助推测患者血小板减少的时间；询问患者是否存在其他可能导致血小板减少的疾病，如近期输血史提示输血后紫癜，血小板减少的家族史提示遗传性非免疫性血小板减少等；是否存在与自身免疫性血小板减少有关的情况，如药物（肝素、奎宁）、HIV 感染、丙型肝炎、其他自身免疫性疾病和恶性疾病（淋巴系统增殖性疾病）等；是否存在可能增加患者出血风险的情况，如胃肠道、泌尿生殖系统或中枢神经系统局部的异常。

2. 全面细致的体格检查有助于 ITP 的诊断与鉴别诊断　体格检查时注意出血的类型、严重度和范围。需要注意的是部分患者没有出血的临床表现。体格检查可以帮助医生发现可能引起血小板减少的临床情况，如严重的感染、血栓性血小板减少性紫癜、与先天性血小板减少有关的骨骼或其他组织器官的异常、淋巴结肿大（提示淋巴系统增殖性疾病）、脾大等。

3. ITP 的诊断缺乏特异性的实验室检查指标　ITP 的实验室检查包括三大类：

（1）确定患者血小板减少：至少需要 2 次以上化验血小板计数减少（血小板计数低于 100×10⁹/L）。

（2）排除其他原因所致的血小板减少：做血涂片检查血细胞形态，排除假性血小板减少（血涂片可见血小板聚集）、遗传性血小板减少（血小板形态异常）、血栓性血小板减少性紫癜及 DIC（可见破碎红细胞）、白血病（血涂片可见幼稚细胞）或其他恶性肿瘤相关的血小板减少等；自身抗体系列（如风湿系列）检测以排除其他自身免疫性疾病所致的血小板减少；对有危险因素的人群需检测 HIV 或丙型肝炎抗体；对幽门螺旋杆菌的检测尚有争议。另外还需要做网织红细胞计数以排除 Evans 综合征。

（3）诊断 ITP 的特殊实验室检查：包括血小板抗体的检测和血小板生成素（TPO）的检测。不作为诊断 ITP 的常规检测方法，一般在 ITP 的诊断遇到困难，或用于一线及二线药物治疗失败的 ITP 患者或 ITP 患者拟行脾脏切除前，对患者的诊断进行再评估。因为 ITP 的诊断是排除性诊断，在整个 ITP 的诊治中需要不断对患者的诊断进行评估，尤其在治疗效果欠佳，或诊治过程中患者出现新的症状体征，或实验室检查出现新的变化时，再次对患者的诊断进行明确是非常重要的。除了进行骨髓穿刺、骨髓活检以及其他相关的实验室检查外，推荐患者此时进行血小板抗体的检测和 TPO 水平的测定。血小板抗体的检测包括单克隆抗体特异俘获血小板抗原（monoclonal antibody specific immobilization of platelet antigens，MAIPA）法和流式微球法，可以鉴别免疫性与非免疫性血小板减少，但无法鉴别原发性 ITP 与继发性 ITP。血小板生成素的检测可以鉴别血小板生成减少（TPO 水平升高）和血小板破坏增加（TPO 正常），从而有助于鉴别 ITP 与不典型再障或低增生性 MDS。

四、ITP 的治疗时机

原发性 ITP 是一种良性疾病，目前尚无根治的方法，现有的治疗不能改变 ITP 的自然病程。调查发现血小板低于 $30 \times 10^9/L$ 的 ITP 患者发生致命性出血的概率只有 0.016 2～0.038 9，ITP 患者的死亡率与正常人群间无显著差异；更多的 ITP 患者死于感染而非出血。所以 ITP 的治疗应该用于伴有严重症状的 ITP 患者而不是所有的 ITP 患者。治疗的目的是使患者血小板计数提高到安全水平，降低出血风险，改善患者的生活质量，而不是使患者的血小板计数达到正常。对 ITP 患者应尽量避免过度治疗。所以原则上，对于原发性 ITP 患者，如果其血小板计数高于 $30 \times 10^9/L$，无出血表现，无血小板功能异常，无凝血功能异常，无手术、创伤，且不从事增加患者

出血危险的工作或活动，发生出血的危险性比较小，一般不建议治疗，可暂时予以观察随访。如果患者存在增加出血风险的因素（如年龄超过 60 岁等），则需提升患者血小板计数至 $50 \times 10^9/L$ 或正常值。如果患者有出血症状，无论血小板减少程度如何，都应该积极治疗。另外有严重乏力症状的患者，如果治疗确实可以改善患者乏力症状，则需要对患者进行治疗。

五、ITP 一线治疗选择常规剂量泼尼松还是大剂量地塞米松

肾上腺糖皮质激素仍是初诊 ITP 患者的一线治疗。包括常规剂量泼尼松与大剂量地塞米松。泼尼松一直是新诊断 ITP 的标准初始治疗方案，剂量从 1.0mg/（kg·d）开始，分次或顿服。有效后剂量快速（1～2 个月内）减少至最小维持量（<15mg/d），如不能维持应考虑二线治疗。泼尼松治疗 4 周，仍无反应，说明泼尼松治疗无效，应迅速减量停用，以避免长期应用糖皮质激素可能出现多种副作用如骨质疏松、股骨头坏死、高血压、糖尿病、急性胃黏膜病变等。2003 年香港 Cheng 等报道单臂研究，应用地塞米松 40mg/d × 4 天（high dose dexamethasone，HD-DXM），治疗初诊 ITP，初始反应率 85%，长期反应率（治疗后 6 个月血小板计数在 $50 \times 10^9/L$ 以上）42%。随后意大利的研究进一步验证了该结果。一项随机对照试验进一步证明，与泼尼松相比，HD-DXM 诱导的总体反应率（82.1% vs 67.4%）和完全反应率（50.5% vs 26.8%）更高，起效时间更短。因此，HD-DXM 是用于成人 ITP 一线治疗的优选方案，一般建议口服用药，地塞米松 40mg/d × 4 天，无效患者可在半月后重复一次，如果仍无效，考虑二线治疗。

六、一线治疗无效 / 复发的 ITP 怎样选择二线治疗药物

对于一线治疗无效 / 复发的 ITP，可以选择二线治疗。用于二线治疗的药物主要包括促血小板生成药物、利妥昔单抗、达那唑、长春新碱、硫唑嘌呤、CAS 及吗替麦考酚酯等。由于促血小板生成药物和利妥昔单抗治疗 ITP 的临床试验数据充分，因此在新的 ITP 指南中优先推荐这两类药物。

而达那唑、长春新碱、硫唑嘌呤、CAS 及吗替麦考酚酯等因缺乏循证医学证据,在优选二线方案治疗无效的情况下,可考虑应用。

1. **促血小板生成药物** 促血小板药物的临床应用是近年来 ITP 治疗最显著的进展,得益于 ITP 发病机制的进展。促血小板生成药物包括血小板生成素(TPO)、TPO 拟肽(罗米司亭)和非肽类 TPO 类似物(艾曲波帕)。2008 年底罗米司亭(romiplostim,Nplate,AMG531)和艾曲波帕(eltrombopag)经美国 FDA 快速通道获准上市,国内重组人 TPO(rhTPO)于 2010 年批准用于 ITP 的治疗。此类药物的耐受性良好,副作用轻微,但是要注意骨髓纤维化,以及血栓形成的风险。

(1)重组人 TPO(rhTPO):是利用基因重组技术由中国仓鼠卵巢细胞表达,经提纯制成的全长糖基化血小板生成素,氨基酸结构与 TPO 相同,分子量稍低(90kDa),半衰期为 30~40 小时,给予单一剂量 rhTPO,血小板计数呈剂量依赖性增加。国内的一项多中心随机对照临床试验,应用 rhTPO 治疗糖皮质激素无效的 ITP 患者,剂量 $1.0\mu g/(kg \cdot d) \times 14$ 天,血小板计数 $\geq 100 \times 10^9/L$ 时停药,共入组 140 例患者,有效率约 60%。rhTPO 对白细胞计数、血红蛋白、胆红素、凝血试验、抗 GPⅡb/Ⅲa 和 GPⅠb 自身抗体无明显影响。rhTPO 相关的不良事件发生率 13.6%,主要有轻度嗜睡、头晕、过敏样反应和乏力等,副作用轻微,患者可耐受。停用 rhTPO 后血小板计数逐渐下降,但停药 14 天时仍维持在 $50 \times 10^9/L$ 左右。

(2)罗米司亭:罗米司亭属 TPO 拟肽,在体内的生物学效应与 TPO 极为相似,但与内源性 TPO 没有同源性。它包含了一个能与 TPO 受体结合的 4 肽区域以及人类 Fc 受体结构域,二者通过二硫键连接在一起,人类 Fc 受体结构域延长了其半衰期。罗米司亭与巨核细胞表面的 TPO 受体有高度亲和力,激活其内源通路促进巨核细胞生成血小板,同时罗米司亭没有内源性 TPO 的同源系列,避免了交叉抗体的产生。美国 FDA 批准本品上市是基于其对慢性 ITP 成人(脾切除和脾未切除)患者 2 项关键的平行安慰剂对照的Ⅲ期临床研究有效性和安全性数据。治疗组总有效率为 83%,在治疗期间(6 个月)持续缓解。并且对未切脾和切脾患者的疗效相近(脾未切除患者 88%,脾切除患者为 79%)。罗米司亭治疗组患者的出血发生率显著低于安慰剂组。2010 年底,进一步报告了罗米司亭治疗 ITP 的长期安全性和有效性。观察周期为 2004 年 8 月至 2010 年 1 月,共 277 周,罗米司亭每周一次皮下注射,根据血小板计数调整用量,使得患者血小板计数维持在 $(50 \sim 200) \times 10^9/L$ 之间。共观察 292 例患者,其中女性 63%,诊断 ITP 的中位时间 4.9 年(0.6~46.4 年),接受过脾切除的患者占 32.5%。罗米司亭治疗的中位时间 78 周(1~277 周),治疗后大部分患者(94.5%)血小板计数高于 $50 \times 10^9/L$。经过了超过五年的观察,未见新的不良反应,大部分不良反应为轻到中度且与治疗无关。仍需关注的安全问题:血栓事件(但随观察时间的延长其发生率未增加);11 例患者出现骨髓纤维化;2 例出现罗米司亭中和性抗体,但抗体与内源性 TPO 无反应。

(3)艾曲波帕:艾曲波帕为非肽类 TPO 类似物,是一种小分子物质,可以与 TPO 受体的跨膜部分结合,促进巨核细胞增殖和分化。片剂,建议欧美人从 50mg/d 开始,一天一次,饭前 1 小时或饭后 2 小时口服,东亚人初始剂量减半,可以从 25mg/d 开始,根据血小板计数调整剂量,使血小板计数维持在 $\geq 50 \times 10^9/L$,最大口服剂量不超过 75mg/d。其随机对照的Ⅲ期临床试验结果显示,成人慢性 ITP(包括切脾以及未切脾的患者)的有效率为 59%,明显优于对照组。2017 年报告了有关艾曲波帕长期治疗慢性/持续性 ITP 安全性和有效性扩展研究的最终结果,该研究纳入患者 302 例,中位治疗时间 2.37 年,血小板升至 $50 \times 10^9/L$ 以上的中位时间为 2 周,并在整个治疗期间持续。总有效率为 85.8%,71% 的患者持续应答超过 25 周,67% 的患者持续应答超过 52 周($\geq 30 \times 10^9/L$),患者的出血症状及生活质量均明显改善。证明艾曲波帕能够有效地升高并维持 ITP 患者的血小板计数,副作用一般,长期耐受性良好。主要的副作用包括头痛、白内障、肝功能和胆红素的升高以及血栓事件,血栓事件的发生率是 2.69/100 人年。接受艾曲波帕治疗 7 年以上的患者,52% 的患者骨髓活检未发现纤维组织增生,41% 的患者骨髓纤维化 1 级,6% 的患者出现 2 级骨髓纤维化,不到 1% 的患者出现 3 级骨髓纤维化。

多个研究显示艾曲波帕或罗米司亭治疗后，20%～30% 的 ITP 患者可获得停药后长期缓解，因此英国 ITP 专家组建议，对于治疗反应充分（患者血小板计数稳定保持在 $50×10^9$/L 以上且无出血持续超过 6 个月），不太可能遇到高危出血情况的患者，可在治疗 6 个月后考虑逐渐减量；而对于治疗反应不充分、可能需要更多时间治疗和持续监测的患者，可在治疗至少 12 个月后考虑逐渐减量。

2. 抗 CD20 单克隆抗体（rituximab，利妥昔单抗） 利妥昔单抗是一种人鼠嵌合的抗 CD20 单克隆抗体，可与患者体内 B 淋巴细胞结合，引起 Fc 受体介导的细胞溶解，清除血液、淋巴结以及骨髓中的 B 淋巴细胞。标准剂量：$375mg/m^2$，每周一次，共四次。利妥昔单抗治疗后显效有两种方式：一种在给药 1～2 次后血小板即逐渐升高，在第 6～10 周达到峰值，称速发起效模式，一般认为是因补体依赖的细胞毒作用；另一种治疗开始后第 6～8 周血小板开始升高，此后迅速达到峰值，称迟发起效模式，可能与清除 B 细胞克隆后血小板自身抗体减少有关。利妥昔单抗清除循环中的 B 淋巴细胞的作用是暂时的，这可能和部分患者的复发有关。Hasan 等对利妥昔单抗治疗后复发的患者再予标准剂量利妥昔单抗治疗，结果患者的反应率、再次治疗起效时间均和首次相似，且耐受性良好。因此利妥昔单抗治疗有效后复发的患者可考虑再次使用利妥昔单抗治疗。

由于初步治疗取得了较好的效果，利妥昔单抗已经成为难治性 ITP 治疗的有效方法。Arnold 等对样本量≥5 的 19 篇回顾性研究共 313 例 ITP 患者资料进行 meta 分析，结果显示，完全缓解率（血小板计数大于 $150×10^9$/L）为 46.3%，总有效率（血小板计数大于 $50×10^9$/L）62.5%，中位起效时间为 5.5 周，疗效持续的中位时间为 10.5 个月，利妥昔单抗治疗获完全缓解的患者中，1/3 的患者缓解期超过一年，脾切除不影响 ITP 患者对利妥昔单抗的治疗反应。2003 年欧洲 ITP 诊治指南推荐利妥昔单抗用于对其他治疗无效并且确需提高血小板计数的 ITP 患者（如有活动性出血）。有研究显示，年轻女性、病史小于 1 年者应用利妥昔单抗疗效更佳。活动性乙型及丙型肝炎是利妥昔单抗治疗的禁忌证。

由于 ITP 患者的 B 细胞总数大多正常，明显低于 B 细胞淋巴瘤患者的 B 细胞数量，因此一些研究者尝试应用低剂量（100mg/ 次，每周 1 次，连用 4 周）利妥昔单抗治疗 ITP，取得了与标准剂量类似的疗效，但起效所需时间更长。最近法国一项多中心回顾性研究对比标准剂量的利妥昔单抗（$375mg/m^2$，每周 1 次，共 4 次）与大剂量利妥昔单抗 1 000mg 静脉滴注第 1 天和第 15 天（共 2 次）治疗成人 ITP 的有效性与安全性，在 3 个月末和 12 个月末时的反应率没有显著性差异；在 12 个月末的反应率分别为标准剂量组 36%，大剂量组 50%。因此，利妥昔单抗治疗 ITP 的适宜剂量尚需进一步摸索，由于利妥昔单抗价格昂贵，并且有一定副作用，所以将来需要进行关于利妥昔单抗治疗 ITP 剂量的对照研究，以寻找最佳剂量。

关于利妥昔单抗应用的时机，在脾切除前还是在脾切除后，目前尚无定论。最近的一项 meta 分析评价利妥昔单抗治疗可否使 ITP 患者避免脾切除，共有 19 篇文献包括回顾性和前瞻性研究，368 例未行脾切的患者反应率为 57%（48%～65%），完全缓解率 41%（346 例患者），所以认为利妥昔单抗治疗应在脾切除前应用，可以避免 ITP 患者行脾切除。

七、新的药物出现后，脾切除在 ITP 治疗中的地位

脾切除是治疗 ITP 的有效手段，文献报道的有效率约为 66%。在脾切除前，必须对 ITP 的诊断做出重新评价。手术相关的死亡率，开放手术为 1.0%，腹腔镜手术为 0.2%，主要的死亡原因有：手术后出血、感染、心血管系统并发症及静脉血栓等。致死性感染的发生率每年 0.73‰。总之脾切除治疗 ITP 是有效的，但是目前尚无可以预测脾切除效果的指标，另外还应考虑到手术相关的死亡率以及术后感染的发生率。对于切脾治疗无效或最初有效随后复发的患者应进一步检查是否存在副脾。ITP 患者选择脾切除的时机，目前仍有争论。一般认为脾切除应至少在诊断 ITP 6 个月以后。由于近期利妥昔单抗、促血小板生成素等新的安全有效的药物出现，目前认为可以在糖皮质激素及其他安全的药物治疗全部无效后再考虑脾切除治疗。

八、ITP 的多靶点联合治疗

ITP 是一种异质性疾病，除抗体介导的血小板破坏外，多种机制参与 ITP 发病过程，新发病机制的发现为 ITP 治疗提供了新的靶点。多靶点联合治疗可针对其发病机制的不同环节，从而达到尽快提高患者血小板至安全水平，同时提高患者持续反应率的目的。

根据药物的起效时间及作用机制，常用的联合方案有免疫抑制剂与促血小板生成药物联合，起效快的药物与起效慢的药物联合等。近年来的研究显示大剂量地塞米松联合艾曲波帕、利妥昔单抗联合艾曲波帕均取得较好效果，国内进行的 rhTPO（起效快，维持时间短，促进血小板生成）联合利妥昔单抗（起效慢，持续缓解时间长，抑制免疫，抑制血小板破坏）治疗糖皮质激素无效的 ITP 患者的多中心临床研究显示，联合治疗组完全反应率明显高于单用利妥昔单抗组（45.4% vs 23.7%），且起效时间明显缩短（中位起效时间 7 天 vs 28 天）；而应用艾曲波帕联合大剂量地塞米松治疗初诊及慢性 ITP 的 2 项研究显示，初始反应率达 100%；其他联合方案包括利妥昔单抗联合大剂量地塞米松治疗初诊 ITP，亦取得了较高的缓解率和持续缓解率，联合治疗组持续缓解时间较单用地塞米松组明显延长。

九、ITP 治疗的曙光

ITP 虽是良性疾病，但仍然有 20%～30% 的患者对目前的各种治疗无效，地西他滨是一种去甲基化的药物，目前主要用于骨髓增生异常综合征的治疗，近来研究发现小剂量地西他滨能够降低巨核细胞 TRAIL 启动子区甲基化水平，增加 TRAIL 表达，进而促进巨核细胞成熟和血小板生成，有望用于难治性 ITP 的治疗，目前临床试验尚在进行中。西罗莫司是哺乳动物雷帕霉素靶蛋白（mechanistic target of rapamycin，mTOR）抑制剂，已被证明对自身免疫性疾病和其他原发性或继发性自身免疫性细胞减少症有效。最近的临床实验显示，不管是单用还是联合糖皮质激素治疗 ITP 都取得了不错的疗效。fostamatinib 是一种脾脏酪氨酸激酶（Syk）抑制剂，在 2018 年 4 月，被美国食品药品监督管理局（FDA）批准用于治疗至少对先前一种治疗方案无效的慢性 ITP 患者，合并分析来自北美洲、澳大利亚和欧洲（FIT1 和 FIT2）的 3 期多中心随机对照临床实验数据显示：18% 的患者达到了稳定反应（在 14～24 周的治疗期间至少 4～6 周血小板计数 $>50×10^9/L$），安慰剂组仅有 1 例患者出现稳定反应，总体反应率 43%（治疗前 12 周内血小板计数维持在 $>50×10^9/L$），而安慰剂组总体反应率只有 14%，主要副反应为腹泻、高血压及恶心。

十、怎样评价 ITP 的治疗效果

ITP 的临床表现以皮肤黏膜出血为主，一般来说，患者出血的严重程度与其血小板计数负相关，即血小板计数越高，出血症状越轻；反之，出血越严重。但临床发现部分患者血小板重度减少（$PLT<20×10^9/L$），但其没有出血的表现或仅有轻度出血症状；另外 60 岁以上老年患者出血及严重出血的发生率明显高于年轻患者。所以仅用血小板计数来评价患者出血的严重程度，显然不够全面与客观。目前中华医学会血液学分会止血与血栓学组结合我国 ITP 诊疗现状正在积极推进出血评分体系的制定。根据客观的评分判断患者出血的严重程度，有助于临床医生选择适当的治疗措施。2013 年 ITP 国际工作组（IWG）制定了 ITP 特异性出血评价工具（ITP-BAT），目前已用于评估疗效，因该评分系统数据采集相对耗时，为简化评估流程，增加可操作性，我们参考 ITP-BAT 等评分系统拟定了 ITP 出血评分量表，目前正在进行前瞻性多中心临床试验对其可操作性进行验证。

虽然 ITP 是一种良性疾病，但因慢性 ITP 患者病情容易反复，迁延不愈以及对出血的担心及乏力的表现，严重影响了患者的生活质量。因此，ITP 患者健康相关生活质量（health-related quality of life，HRQoL）的改善越来越受到重视。许多学者认为除了血小板计数，出血症状的改善及 HRQoL 也应该作为评价 ITP 患者疗效的重要指标。目前公认的可用于 ITP 病史采集、病情风险评估、相关因素分析、药物临床试验疗效评估的评价工具是对于 ITP 患者健康相关生活质量的评估，除了通用的 SF-36 及 EQ-5D 健康评估量表，一个专门用于 ITP 患者的 HRQoL 评估量表 ITP-PAQ（ITP patients assessment questionnaire）已逐渐得到认可并被临床应用。

总之，近年来有关 ITP 的发病机制研究取得了较大进展，ITP 的发病机制不仅包括体液和细胞免疫介导的血小板过度破坏；而且包括体液和细胞免疫介导的巨核细胞数量和质量异常，血小板生成不足，但导致免疫失耐受的原因及机制仍然不清楚。随着对 ITP 发病机制的新认识，ITP 的治疗目的也由过去的免疫抑制为主，更新为现在的阻止血小板过度破坏（免疫抑制）和促血小板生成（促血小板生成药物）两个方面。随着我们对 ITP 发病机制研究的不断深入，更多针对不同发病环节的药物将陆续涌现。ITP 发病机制的判定以及基于发病机制的个体化治疗策略将是今后 ITP 研究重点方向。ITP 的治疗理念以及治疗方法的不断更新必将对 ITP 患者的生存及生活质量的提高产生积极的影响。

（侯　明）

第二节　ADAMTS13 与血栓性血小板减少性紫癜

血栓性血小板减少性紫癜（thrombotic thrombocytopenic purpura，TTP）是一类较为少见的血栓性微血管病，主要表现为微血管病性溶血性贫血、血小板减少以及微血管血栓形成，造成中枢神经系统、肾脏以及其他各器官的可逆性损害。1924 年由 Eli Moschcowitz 首例报道，1947 年被正式命名为 TTP。临床上主要表现为典型的三联征：血小板减少，微血管病性溶血性贫血，神经系统损伤；若同时伴有肾脏损害及发热，则形成 TTP 经典的"五联征"，临床少见完整的"五联征"。

近年来研究证实，TTP 的发生与金属蛋白酶 ADAMTS13 缺失有关。1982 年，Moake 首先提出了 TTP 与 vWF 水解蛋白酶缺失之间的联系。1996 年，Tsai 和 Furlan 同时发现了一种在高剪切力或蛋白轻度变性条件下可以裂解 vWF 蛋白 A2 区 1 605 位酪氨酸与 1 606 位蛋氨酸间肽键的金属蛋白酶。2001 年，Zheng XL 等人首次对 ADAMTS13 基因进行了克隆，并将其列为 ADAMTS 家族的新成员，称为 ADAMTS13。研究证实 ADAMTS13 活性的缺乏不仅是 TTP 发病的关键机制，而且也与其他一些血栓性疾病及炎症性反应、免疫系统疾病、恶性肿瘤等疾病发生发展有关。

根据具体发病机制不同，TTP 可分为遗传性与获得性。前者也称为 Upshaw-Schulman 综合征，与遗传性 ADAMTS13 缺乏相关；获得性 TTP 则是因为患者体内产生针对 ADAMTS13 抗体所致，此类抗体可分两大类：一类抗体直接抑制 ADAMTS13 酶活性，另一类抗体并不抑制 ADAMTS13 活性，但可与 ADAMTS13 形成抗原抗体复合物，加速 ADAMTS13 在体内的清除，从而导致 ADAMTS13 在体内含量剧减。TTP 的诱发因素包括恶性肿瘤、特定药物（如氯吡格雷）、病毒感染等，且相关感染病原菌种类繁多，其他危险因素有非洲人种、肥胖、妊娠等。血浆置换对大多数 TTP 有效，但是仍有部分患者会复发。继发性 TMA 常见于转移性肿瘤，感染，器官移植以及某些药物等疾病，继发性 TMA 血浆置换治疗效果不佳同时生存率较低。

一、ADAMTS13 及其在 TTP 中的作用与应用

（一）ADAMTS13 历史、结构与功能

1. 1924 年，Eli Moschcowitz 最初详述了 TTP，患者为 16 岁女性，严重贫血伴发热，白细胞计数增多，皮肤散在瘀点，轻度偏瘫等神经系统症状；肾功能尚未受损，但出现蛋白尿、透明管型和颗粒管型尿，症状出现两周后昏迷并死亡。尸检后在小动脉末端及毛细血管处发现弥散性透明血栓，尤以心脏和肾脏居多。此后多年相似疾病被称作 Moschcowitz 病。

1947 年，Moschcowitz 病被正式命名为 TTP 并沿用至今，Singer 等回顾了当时的 12 例患者（包括 Moschcowitz 曾经描述的患者），并分析了 TTP 与其他形式的血小板减少性紫癜的相同点与不同点。TTP 这个命名非常具有独创性，因为它不仅从组织病理学角度描述了小动脉和毛细血管广泛血栓形成，而且表明了血小板减少症最可能的病理生理机制：无数血小板血栓形成导致血小板消耗过多。

20 世纪 70 年代末，一些研究者报道了应用血浆置换或血浆输注疗法治疗急性 TTP 发作获得成功的一批案例。其中最杰出的描述当属 Upshaw，他的一位女性患者表现为周期性的微血

管性溶血和血小板减少症,而这些症状在输注包含血浆的血制品后得到缓解,Upshaw 认为该患者的症状与 Schulman 等在其 20 年前描述的遗传性血浆因子缺乏病相似。这也就是后来为人们熟知的遗传性 TTP,亦被命名为 Upshaw-Schulman 综合征。血浆置换或血浆输注疗法的应用使得 TTP 的死亡率从 90% 左右降至 20%。

1982 年,Moake 等基于对 4 名慢性复发性 TTP 患者血浆中出现易形成血栓的超大分子量 vWF 的研究中,首先提出了 TTP 与 vWF 水解蛋白酶缺失之间的联系。这些患者的血浆 vWF 多聚体明显大于正常对照组,且与内皮细胞分泌的 vWF 多聚体大小相似。因此考虑,TTP 患者体内可能缺乏一种解聚酶活性,该酶可使刚刚分泌的 vWF 多聚体裂解成较小的片段。正是因为这种酶的缺乏,导致超大分子量 vWF 持续存在,促使血小板黏附与聚集,形成微血管血栓。

1996 年,Tsai 和 Furlan 等报道了一种在高剪切力或蛋白轻度变性条件下可以裂解 vWF 的金属蛋白酶,可以特异性的裂解 vWF 蛋白 A2 区 1 605 位酪氨酸与 1 606 位蛋氨酸间的肽键。1997 年,慢性复发性 TTP 患者缓解期血浆中的超大分子量 vWF 多聚体与 vWF 裂解酶的缺失之间的联系正式确立。此后不久,遗传性 TTP 的患儿被证实血浆中遗传性缺乏此种蛋白酶,成人获得性 TTP 患者的血浆中也检测到此蛋白酶的自身抗体。

接下来的几年,研究者们将这种水解蛋白酶纯化,并测定了其局部氨基末端的次序,同时,对遗传性 TTP 家族成员进行了全基因组连锁分析。*ADAMTS13* 基因位于 9q34(9 号染色体长臂 3 区 4 段),长度为 37kb,包含 29 个外显子。

2001 年,Zheng XL 等首次对 *ADAMTS13* 进行了克隆,并将其列为 ADAMTS 家族的新成员,称为 ADAMTS13。*ADAMTS13* cDNA 序列全长 4.6kb,并通过 RNA 印迹法检测了肝脏的 ADAMTS13 全长 mRNA。ADAMTS13 包含 1 427 个氨基酸,包括一个疏水的信号肽,一个前导肽,一个金属蛋白酶区域,一个去整合素区域,八个凝血酶敏感蛋白重复基序区(TSP),一个富含半胱氨酸区域,一个间隔区以及两个 CUB 区。

2. ADAMTS 是一组锌指金属蛋白酶,其 19 个家族成员具有相似的结构域,包括一个疏水的信号肽,一个前导肽,一个金属蛋白酶区域,一个去整合素区域,多个凝血酶敏感蛋白重复基序区,一个富含半胱氨酸区域,一个间隔区。

ADAMTS13 的每一个区域都有相应的功能。前导肽区起到分子监控蛋白的作用,协助蛋白折叠并通过"半胱氨酸转换"机制来维持蛋白构型,但前导肽对 ADAMTS13 分泌及活性并不是必需的。金属蛋白酶域是 ADAMTS13 发挥酶切作用的核心部位,该部位含有两个钙离子以及一个锌离子结合区域,其中钙离子起着稳定金属蛋白酶构型的作用,而锌离子则在酶解底物中起着承接传递电子的作用。去整合素区对识别 vWF 底物起着辅助作用。富含半胱氨酸区(Cys-R)和间隔区(Spa)在 ADAMTS13 的底物识别过程中发挥着至关重要的作用。凝血酶敏感蛋白重复基序区(TSP1)的羧基末端与内皮细胞表面的 CD36 相互作用可提高 ADAMTS13 对 UL-vWF 的蛋白水解作用。CUB 区在血流缓慢状态下可自发结合 vWF 蛋白 D4-CK 区域。

3. **哪些环节影响 ADAMTS13 的生物合成与功能调节?** 研究证明 ADAMTS13 可在肝脏、内皮细胞和巨核细胞或血小板内合成,随后以活性酶的形式分泌到血浆中。*ADAMTS13* 基因突变或炎症细胞因子可导致 ADAMTS13 蛋白分泌减少或异常。

近年来,调节 ADAMTS13 酶活性的辅因子越来越被人们认识到。不同于其他凝血因子以非活性的酶原形式分泌,ADAMTS13 以一种持续具有活性的形式分泌,其功能调节归因于底物水平的调节。高流体剪切力作用下,vWF 蛋白 A2 区展开,利于 ADAMTS13 的水解。在流体剪切力基础上,FVⅢ对 vWF 也有高度亲和力,它与 vWF 结合能调节 ADAMTS13 对 vWF-A2 区的蛋白水解作用,推进了 vWF-A2 区的展开过程。血小板膜糖蛋白Ⅰbα(GP1bα)对 vWF 同样具有高度亲和力,GPⅠbα 与 vWF 多聚体的 A1 区结合,能够增加 ADAMTS13 对 vWF 的蛋白水解作用。

(二)ADAMTS13 与 vWF 在 TTP 中的致病机制

1. ADAMTS13 如何在 TTP 的发病过程中发挥作用?

(1)遗传性 TTP 又称"Upshaw-Schulman"综

合征(USS),在 TTP 病例中占比小于 5%,通常由于遗传性严重的 ADAMT S13 缺乏所致,这常与 ADAMTS13 基因突变有关。这些突变可以是纯合子的,也可以是混合杂合子突变。现已报道的 ADAMTS13 突变已超过 140 种,ADAMTS13 基因突变可波及整个 ADAMTS13 蛋白,无热点突变。突变主要是降低其分泌水平与酶活性。ADAMTS13 的突变存在遗传异质性,大多数突变局限于单个家族;纯合子突变的患者多在有亲缘关系的家族中发现。

(2)获得性 TTP:绝大多数 TTP 患者属于获得性 TTP,通常由于 ADAMTS13 自身抗体所致。这些抗体主要抑制 ADAMTS13 的活性,从而导致患者体内 ADAMTS13 酶活性缺乏,但有 10%~15% 患者体内的抗体不具有抑制 ADAMTS13 酶活性的功能,而是由于此类抗体与 ADAMTS13 形成抗体抗原复合物加速了 ADAMTS13 的清除,最终导致 ADAMTS13 活性严重降低。自身抗体主要是 IgG 型的,其中 IgG4 占绝大部分,余下依次为 IgG1、IgG2 和 IgG3。在复发 TTP 中可检测到高水平的 IgG4,这与 TTP 复发率增加有关。ADAMTS13 自身抗体主要是针对 ADAMTS13 的间隔区,大多数患者体内尚存在针对 ADAMTS13 其他区域的抑制性抗体。

(3)TTP 发病是多种致病因素共同作用的结果:在用志贺毒素诱发的内毒素血症小鼠的模型中,VWF 缺失、ADAMTS13 基因敲除的小鼠不会发生血小板减少症,而 VWF 及 ADAMTS13 基因均正常的小鼠却能够触发 TTP。ADAMTS13 基因敲除的小鼠模型证实,ADAMTS13 活性完全缺失只能形成一种前血栓状态,而不足以触发 TTP。因此,诱发患者发生 TTP 及其复发是基因和环境因素共同作用的结果,而并非单纯的 ADAMTS13 活性缺失所致。TTP 的发生需要在 ADAMTS13 缺乏的前提下,患者经过"二次打击"因素的刺激才最终导致症状的出现。

2. vWF 在 TTP 发生过程中的致病机制 vWF是由内皮细胞或巨核细胞合成的一种血浆大分子糖蛋白,是 TTP 发病机制中牵涉到的关键因素。内皮细胞一旦被激活,vWF 将以超大分子量 vWF(UL-vWF)多聚体的形式分泌,形成链状结构黏附于内皮细胞表面,促进富血小板血栓的形成,但并不意味着血栓的发生。在生理状态下,这些 UL-vWF 多聚体在一定的血流剪切力作用下,其紧凑的构型得以展开,ADAMTS13 作用于 vWF蛋白 A2 区 1 605 位酪氨酸与 1 606 位蛋氨酸之间的肽键,将 vWF 裂解为分子大小分别为 170kDa以及 140kDa 的片段,从而阻止血小板的过度黏附和聚集(图 10-2-1)。ADAMTS13 酶解 vWF 多聚体,对于阻止微血管血栓形成至关重要。

vWF 在一定的流体剪切力作用下或结合于特定的物质表面,其构型易发生改变,从而使其紧密地与血小板膜糖蛋白 Ibα 结合,最终被 ADAMTS13酶解。如果 vWF 对酶切割的敏感性增加,将导致

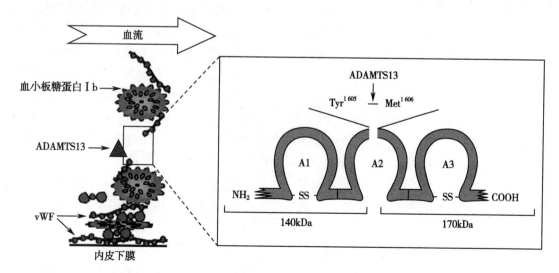

图 10-2-1 ADAMTS13 对内皮细胞、vWF 和血小板相互作用的影响

ADAMTS13 切割 vWF 单体中 A2 区 1 605 位酪氨酸与 1 606 位蛋氨酸之间的肽键,产生 140kDa 和 170kDa(对应二聚体中 280kDa 和 340kDa)裂解产物

2A 型血管性血友病。相反，如果因为遗传性的或获得性的 ADAMTS13 活性缺陷，导致从内皮细胞中新释放的 UL-vWF 得不到及时酶解，UL-vWF 可自发结合血小板，导致微血管血栓形成，进而形成 TTP。

（三）ADAMTS13 在 TTP 诊断治疗中的作用

1. ADAMTS13 活性测定与 TTP 诊断

（1）TTP 患者的疑似诊断：TTP 患者可表现为典型的血小板减少症（血小板计数通常 20×10^9/L 左右）与微血管病性溶血（血细胞比容较低，乳酸脱氢酶增高，外周血涂片可见破碎红细胞）。有些患者还可出现神经系统损伤和 / 或肾脏功能损害。

（2）ADAMTS13 活性与抑制物测定：健康成年人血浆中 ADAMTS13 的活性水平为 50%～178%，在遗传性 TTP 患者中，ADAMTS13 活性完全缺乏或严重降低（< 10%），在获得性 TTP 患者的发病起始阶段或后期复发阶段，可有 ADAMTS13 活性明显降低或缺乏。

为了测定 ADAMTS13 的活性或其抑制物，需要获得枸橼酸钠抗凝的血浆。近年来，多种方法被用于测定血浆 ADAMTS13 的活性与抑制物，这些方法主要可以分为三个类型：

1）在变性条件下测定 ADAMTS13 酶对 vWF 多聚体的酶解作用：在低浓度尿素或盐酸胍条件下 ADAMTS13 将 vWF 多聚体酶解，酶解产物可以直接通过 vWF 多聚体电泳测定，或间接地测定酶切后的 vWF 与胶原结合能力。这种方法费时费力，且只有专业的实验室可施行。此类方法的优点是稳定，缺点是敏感性有待提高，只能做定性分析。

2）将 vWF-A2 区 73 个氨基酸的肽段作为 ADAMTS13 的底物来测量其酶活性：常见的是基于上述肽段为基础的荧光多肽底物法，如 FRET-vWF73。此类方法的优点是能定量检测酶活性，缺点是此类荧光多肽底物加入血浆后，能否特异性地检测 ADAMTS13 酶活性有待商榷，且底物稳定性影响检测灵敏度。

3）模拟人体内循环系统的力学环境，用涡流方法在流体条件下测量其对 UL-vWF 的酶解作用，这种方法准确性更高，但实现流体条件往往比较困难。

4）另外，酶联免疫试验（ELISA），印记杂交技术与免疫沉淀法也用于测定 ADAMTS13 的活性与抑制物，此方法也可进行定量分析。

这些方法各有优缺点。例如，将变性剂加入到反应液中可能会引起 ADAMTS13 失活，也可能会使那些能够加速 ADAMTS13 裂解 vWF 的潜在辅因子失活，还可能会导致抗原 - 抗体复合物分离。再者，截断型的 vWF 肽段由于缺乏能结合 ADAMTS13 酶羧基末端结合区域，可能会影响其与 ADAMTS13 的相互作用。因此，如何方便、快捷而又准确地测定血浆 ADAMTS13 的含量仍有待进一步研究。

2. TTP 治疗过程如何通过 ADAMTS13 起作用 自 20 世纪 70 年代开始使用血浆置换疗法以来，近年来治疗 TTP 的方法也逐渐增多，如糖皮质激素的应用，以及重组 ADAMTS13 等新方法的应用，大大降低了 TTP 患者的死亡率。在这些治疗方案中，ADAMT13 在治疗中的作用也越来越受到重视。

（1）血浆置换与血浆输注：TTP 一旦被确诊，血浆置换无疑是首选的治疗方案。在 20 世纪 70 年代前，血浆置换或血浆输注疗法尚未应用时，TTP 的死亡率高达 90% 左右，多在发病 3 个月内死亡，仅有 10% 的患者存活 >1 年，而随着血浆置换疗法广泛应用于临床，大于 80% 的患者可获得生存。

血浆置换疗法治疗 TTP 的机制推测可能是补充了患者体内的 ADAMTS13 的活性，同时移除了抑制其活性的自身抗体。

血浆输注在血浆置换疗法开始前可以产生短暂的治疗效果，但是单独血浆输注治疗一般不主张采用，常用于血浆置换前或者无条件进行血浆置换者。常规使用新鲜冰冻血浆（FFP），FFP 无效者可用冷沉淀上清血浆，后者因无 vWF，效果更好。

（2）糖皮质激素：糖皮质激素可降低自身抗体对 ADAMTS13 活性的抑制作用，然而糖皮质激素治疗的潜在作用只局限于严重的 ADAMTS13 缺乏的患者，而对严重的肾脏功能衰竭，大肠埃希菌 O157：H7 菌株感染史或疑似药物相关的患者，糖皮质激素治疗无效。

（3）脾脏切除：有报道表明，脾脏切除术可延长难治性 TTP 患者的缓解期，并能够降低不能耐受血浆置换法或免疫抑制疗法的 TTP 患者的复发率，这可能与脾脏是抗 ADAMTS13 自身抗体产生的主要场所有关。

（4）抗 CD20 单克隆抗体：抗 CD20 单克隆抗体可耗竭患者体内 CD20$^+$ 的 B 淋巴细胞，减少抗 ADAMTS13 自身抗体的产生，对获得性 TTP 患者可起到加快缓解病情、减少复发的作用，临床使用广泛。现有临床资料提示在获得性 TTP 急性发作期，在联合血浆置换治疗时早期使用抗 CD20 单克隆抗体可明显提高治疗效果，血小板计数恢复速度和症状改善加快，已被多个指南推荐。

（5）TTP 治疗的新方法：血浆置换、血浆输注等方法对 TTP 患者治疗不可缺少，但是，血浆置换仍旧是一种过程复杂、价格昂贵的方法，不但增加了深静脉穿刺引发的风险，而且可引起非遗传性心脏停搏、全身性感染、导尿管感染、低血压、静脉血栓等并发症甚至死亡。近年来，通过动物实验不仅对 TTP 的发生机制有了很多研究进展，也为检验众多防治 TTP 的新疗法提供了可能。

1）重组 ADAMTS13 酶：Schiviz 等通过 vWF 诱发的 TTP 小鼠模型，检测了重组人 ADAMTS13 在 TTP 症状发展中的作用。通过预防性地给予人 ADAMTS13 重组蛋白，发现所有先天性 ADAMTS13 缺失的小鼠都未表现出病理方面的 TTP 表现。应用人 ADAMTS13 重组蛋白 3 小时后，TTP 症状的发生率及严重性均大大降低。这些数据表明，在这种小鼠模型中，ADAMTS13 重组蛋白能有效防止 TTP 的发生。

2）基因疗法：基因疗法是通过 *ADAMTS13* 基因敲除小鼠模型建立的另外一种新方法，基因敲除小鼠通过基因工程方法修复 ADAMTS13 的表达。通过转基因编码 ADAMTS13 使其获得持续表达的方法有以下几种：方法一是在子宫内转移慢病毒 *ADAMTS13* 基因，二是以慢病毒 *ADAMTS13* 基因在体外转导至自体移植的造血干 / 祖细胞，方法三则是通过腺病毒编码的 *ADAMTS13* 基因来实现。

二、ADAMTS13 在其他疾病状态中的异常

ADAMTS13 活性缺乏是否仅仅是 TTP 的主要发病机制？目前越来越多的研究表明 ADAMTS13 活性降低与其他一些血栓性疾病及非血栓性疾病也有关。血栓性疾病包括动脉血栓性疾病、深静脉血栓、移植相关血栓性疾病等；非血栓性疾病包括炎症性反应、弥散性血管内凝血、恶性血液病、肝脏疾病、免疫系统疾病等。

（一）血栓性疾病

除 TTP 外，ADAMTS13 在其他血栓性疾病发生过程中也起着重要的作用。

1. 动脉血栓形成　心脑血管疾病是威胁人类健康的一大类疾病，其发病率逐年增长。最多见的为冠心病和缺血性脑卒中，也是人类最常见的动脉血栓性疾病。近年来研究显示，心脑血管血栓性疾病的发生与 ADAMTS13 的下降和 vWF 的升高存在显著相关性。

Andersson HM 等对 175 位缺血性脑卒中（ischemic stroke, IS）和 205 位心肌梗死（myocardial infarction, MI）的年轻女性（年龄为 18 岁～49 岁）分析，发现低水平的 ADAMTS13 和高水平的 vWF 是发生 IS 和 MI 的危险因素。其中患者血浆均取自发病后 69 个月之后（中位时间），以确保 ADAMTS13 和 vWF 抗原不受急性期内皮细胞损伤的影响。vWF 抗原在 IS 组、MI 组和正常对照组分别为 11.4μg/ml、10.8μg/ml 和 8.6μg/ml；相对应的 ADAMTS13 抗原分别为 1.0μg/ml、1.0μg/ml 和 1.1μg/ml；同时具有高水平的 vWF 和低水平的 ADAMTS13 发生 IS 和 MI 的比值比（odds ratio OR）为 6.7 和 4.2，明显高于只有单因素的患者。可以说 ADAMTS13/vWF 之间的不平衡可以促进心脑血管血栓的形成。Bongers TN 等将心脑血管疾病分成三组，分别为冠心病组 218 名、缺血性脑卒中组 109 名、外周动脉疾病组 47 名，患者年龄均小于 55 岁，通过测定患者发病后 1～3 个月之间血浆 ADAMTS13 和 vWF 的水平，发现 3 组患者 ADAMTS13 的活性和抗原水平均低于正常对照组，vWF 抗原明显高于对照组，其中以冠心病组最为显著。其中低水平的 ADAMTS13 的患者发生心脑血管疾病事件的概率比正常 ADAMTS13 水平的患者高 5 倍。同时伴 ADAMTS13 降低和 vWF 升高的患者发生心脑血管疾病的概率最大。另外对 *ADAMTS13* 基因多态性进行分析，发现 *ADAMTS13* 基因多态性与心脑血管疾病事件无

关，说明 *ADAMTS13* 基因多态性在心脑血管疾病的发生发展过程中不起主导作用。

Matsukawa M 分析显示早期 ADAMTS13 的降低、vWF 和 VWF/ADAMTS13 的升高可以预测心肌梗死患者一年内再发血栓的概率，并提出 ADAMTS13 和 vWF 可以作为预测心肌梗死患者再次发病的检测指标。Kaplan-Meier 分析显示 ADAMTS13 下降和 VWF/ADAMTS13 比值升高的患者发生血栓并发症的概率较高。Gombos T 等对慢性心力衰竭的患者血浆进行 ADAMTS13 和 vWF 的检测，发现他们 ADAMTS13 活性减低，vWF 水平升高。ADAMTS13 活性与 vWF 抗原的比值越低患者心力衰竭的程度越严重。另外，Bongers TN 和 Crawley JT 等的研究具有同样的结果。有关对房颤和动脉瘤蛛网膜下腔出血患者的研究显示该类患者同样具有较低水平的 ADAMTS13 和较高水平的 vWF。

实验室体内动物研究与以上心脑血管血栓性疾病的临床研究存在一致性。Zhao BQ 等对卒中小鼠模型的研究发现野生型小鼠的梗死面积是 vWF$^{-/-}$ 小鼠梗死面积的 2 倍，vWF$^{+/-}$ 小鼠的梗死面积小于野生型小鼠约 40%。ADAMTS13$^{-/-}$ 小鼠的梗死面积要大于野生型小鼠，而通过向小鼠体内注射外源性的 ADAMTS13 可以使得梗死面积减小约 30%。这说明低水平的 vWF 可以保护小鼠免于血栓，而低水平的 ADAMTS13 增加了血栓形成的机会。并指出输注重组的 ADAMTS13 可以作为治疗卒中的一种有效方法。

尽管 ADAMTS13 是调节 vWF 分子大小的蛋白水解酶，但所有研究显示心脑血管疾病患者的血浆 ADAMTS13 和 vWF 之间并没有明显相关性。因此 ADAMTS13 和 vWF 在心脑血管疾病发病中的具体作用机制和临床意义尚待进一步研究。

2. 静脉血栓栓塞征　静脉血栓栓塞征主要包括深静脉血栓形成（deep venous thrombosis，DVT）和肺栓塞，以下肢深静脉血栓形成最多见，移植相关血栓性疾病（如移植相关血栓性微血管病、肝静脉闭塞性疾病、导管相关性血栓）也属于静脉血栓范畴。血流滞缓、血液高凝状态及血管壁损伤是静脉血栓形成过程中三大病因。在对动脉血栓进行研究的同时，对 ADAMTS13 和 vWF 在静脉血栓形成中的作用也进行了一些相关研究。

Mazetto BM 等对 77 位静脉血栓栓塞症的研究发现该类患者存在高水平的 vWF，不同的是他们同时伴 ADAMTS13 活性的升高，这提示了该疾病的 ADAMTS13 和 vWF 之间的不平衡关系，也可认为 ADAMTS13 的升高是长时间 vWF 升高的代偿补充作用。既往研究已证实 O 型群体发生静脉血栓的概率要低于其他血型群体，Muellner SK 等在对急性损伤相关静脉血栓形成与 ABO 血型差异的总结性研究中指出 VWF 在 O 型血患者体内生存期较短，导致 O 型血人群的 vWF 低于其他人群 25%～30%。从 vWF 的结构上看，在 ADAMTS13 剪切位点的旁边有 2 个 N-糖基化位点，而 ABH 抗原可以作用于这两个位点阻止 ADAMTS13 的结合及保护 vWF 不被酶解，O 型血群体的 ADAMTS13 较其他群体平均高 10%。此种差异造成了 UL-vWF 量的差异，从而减少静脉血栓形成。Smith NL 等对 7 种 *VWF* 的基因突变与发生静脉血栓的关系分析发现 rs1039084 和 rs1063856 两种突变核苷酸与静脉血栓的相关。Brill A 等在对小鼠血栓模型研究后发现 vWF$^{-/-}$ 的小鼠发生下腔静脉堵塞或狭窄的概率降低，vWF$^{+/-}$ 小鼠发生下腔静脉堵塞也相应减少，活检显示发生静脉栓塞的野生型小鼠的血小板和白细胞水平明显高于 vWF$^{-/-}$ 的小鼠。此研究明确了 vWF 与血小板在静脉血栓形成过程中的作用。Nossent AY 等在对 VWF 的合成及分泌的研究中发现 VWF 分泌的增多增加发生静脉血栓的概率。

近年来随着移植技术的应用推广，移植相关血栓性并发症受到关注，如移植相关血栓性微血管病（transplantation-associated thrombotic micro-angiopathy TA-TMA）、肝静脉闭塞性疾病（veno-occlusive disease VOD）、导管源性血栓形成等。TA-TMA 是造血干细胞移植后较为罕见的并发症之一，包括 TTP 和溶血性尿毒综合征（hemolytic uremic syndrome HUS）。TA-TMA 患者的临床表现与特发性 TTP 类似。其发病机制不完全相同，目前认为血管内皮细胞的损伤是 TA-TMA 发病的中心环节。TA-TMA 患者 ADAMTS13 活性缺乏者较少见，ADAMTS13 活性通常轻微降低。vander Plas 等报道了 8 例移植相关 TMA，其中 7 例 ADAMTS13 活性在正常水平，1 例轻微降低。Yue Han 等以涡流方案测得 6 例移植相关 TMA 血浆 ADAMTS13 活性，其中有两位患者的活性小于 10%。Peyvandi F 等对 46 例行造血干细胞移植的患者进行回顾性分析，其中 3 例并发 TA-TMA，3 位 TA-TMA 患者与非 TA-TMA 患者相比预处理后 ADAMTS13 活性已经有所降低（50%±22% vs 77%±32%，$P<0.0001$），其中 1 例患者的 ADAMTS13 活性只有 8%。vWF 抗原是显著升高的，并在移植后 15 天达到高峰，vWF 升高的原因系血管内皮细胞的持续损伤。TA-TMA 患者可以出现 ADAMTS13 的下降和 vWF 的升高，因此对患者检测 ADAMTS13 和 vWF 可以预测 TA-TMA 的发生，从而对 ADAMTS13 活性降低的患者输注血浆可以起到预防作用。血浆置换是 TTP 的首选治疗方案，治愈率较高，一方面可以补充 ADAMTS13，另一方面中和患者体内 ADAMTS13 抗体。而多数 TA-TMA 患者的 ADAMTS13 为正常水平，血浆置换对 TA-TMA 的治疗效果不明确，Laskin 等总结 27%～80% 的 TA-TMA 患者对血浆置换有反应。

肝静脉闭塞性疾病是造血干细胞移植后以肝脏肿大、黄疸、腹水为临床表现的一种严重并发症，以肝脏小静脉血栓形成为特征。Matsumoto M 等对 43 例行造血干细胞移植的患者分析，VOD 患者的血浆中可以检测到 UL-vWF，vWF 抗原量明显高于非 VOD 患者，ADAMTS13 活性也是明显降低的。另外输注新鲜冰冻血浆可以预防 VOD 的发生，其机制为补充了血浆 ADAMTS13。移植后发生 VOD 的患者不论是在预处理前后还是在移植过程中，ADAMTS13 活性都有明显的减低。Park YD 发现造血干细胞移植 VOD 患者 ADAMTS13 活性为 12%～32%，非 VOD 患者的 ADAMTS13 活性为 57%～78%。VOD 患者在预处理和移植过程中 ADAMTS13 活性都有明显的减低。指出 ADAMTS13 可以作为预测 VOD 的发生的一个指标，证明 ADAMTS13 在 VOD 的发病机制中有一定的意义。

（二）非血栓性疾病

1. **炎症性疾病** ADAMTS13 可以通过阻止白细胞过度趋化和外渗而抑制炎症反应，近年来的多项研究发现，系统性炎症性疾病和脓毒血症

患者血浆中 ADAMTS13 活性降低。其活性的降低可以归结于三个原因：ADAMTS13 合成相对不足；持续存在的 UL-vWF 过多释放，造成 ADAMTS13 相对不足；炎症过程中的细胞因子如 IL-6、IL-8、TNF-α 可以影响 ADAMTS13 活性。

Nguyen TC 等对 21 例儿童败血症患者的研究发现，这些患者都有 ADAMTS13 活性的降低，其中 31% 的患者为严重的缺乏，同时伴有 vWF 和 IL-6 的升高。Ono T 等发现在脓毒血症所致的弥散性血管内凝血患者血浆 ADAMTS13 抗原和活性显著降低，蛋白质印迹法（Western blot）显示其血浆中存在小分子量的 ADAMTS13，提示 ADAMTS13 的减少除了存在肝脏合成减少外还存在 ADAMTS13 的分解增加，凝血酶和纤维蛋白溶酶是降解 ADAMTS13 的主要的两种酶。重度 ADAMTS13 缺乏的患者急性肾功能损害的发生率明显升高。因此 ADAMTS13 水平的降低不但可以反映炎症疾病严重程度，而且可以作为其他器官功能障碍和预后不良的独立指标。

各种炎症因子在炎症性疾病中对 vWF 和 ADAMTS13 的作用是不一致的。细胞因子 IL-4、IFN-γ 和 TNF-α 可以抑制肝星状细胞和内皮细胞合成 ADAMTS13。Bernardo A 将细胞因子 IL-6、IL-8 和 TNF-α 作用于人脐静脉内皮细胞（human umbilical vein endothelial cell，HUVEC）发现，IL-8 和 TNF-α 可以刺激内皮细胞释放 vWF，并随着剂量的增加而增加。该实验研究发现 IL-6 单独不能刺激 HUVEC 释放 UL-vWF，可能是因为 HUVEC 缺乏 IL-6 受体，IL-6-s、IL-6R 可以刺激 HUVEC 释放 UL-vWF。同时 IL-6 可以促进血小板的黏附与聚集，在正常血流动力学作用下 IL-6 可以抑制 ADAMTS13 对 vWF 的切割，其作用机制可能为 IL-6 阻断了 ADAMTS13 对 vWF 的切割位点。向小鼠模型中注入精氨酸加压素可以出现 IL-6 短暂性升高，同时出现 UL-vWF 多聚物和 ADAMTS13 的降低。TTP 患者发病时多种细胞因子水平是升高的，细胞因子的升高提示预后不良。另外，冠状动脉血栓性疾病患者中检测到高水平的 IL-6。以上表明炎症过程中细胞因子的释放可以造成 UL-vWF 的分泌增加，引起 ADAMTS13 的相对不足或直接抑制 ADAMTS13 的活性。IL-6 只是部分抑制了 ADAMTS13 的活

性，因此单独炎症反应一般不会导致血栓的形成，但是反复炎症的出现最终有可能导致动脉硬化和血栓的形成。

体外实验显示，ADAMTS13 缺失小鼠梗死面积显著扩大，梗死面积与过氧化物酶、中性粒细胞计数和促炎细胞因子 IL-6、TNF-α 的升高呈正相关。相比之下，vWF 缺失小鼠显示出显著降低的 MPO、中性粒细胞水平和炎症细胞因子。同时有 ADAMTS13 和 vWF 缺乏的小鼠与只有 ADAMTS13 缺乏的小鼠表现相似，表明 ADAMTS13 作用的发挥依赖于 vWF 的存在。这项研究也显示炎症的形成与 ADAMTS13 的缺失有关。

2. 恶性肿瘤　血栓形成是恶性肿瘤患者常见的并发症之一，恶性肿瘤患者发生静脉栓塞性疾病的概率是正常人群的两倍以上，实体肿瘤中起源于肺、胰腺、胃肠道、卵巢、肾脏的发生率较高，恶性血液病中以多发性骨髓瘤、骨髓增殖性疾病、白血病、淋巴瘤多见。肿瘤细胞表达和分泌各种促凝血物质，血小板和血管内皮细胞异常活化造成患者高凝状态是诱发血栓形成的主要机制。近年来 ADAMTS13 在恶性肿瘤患者中也有相关研究。

Mannucci PM 等对 49 例实体肿瘤的研究，包括 29 例局部肿瘤和 20 例弥散性肿瘤，49 例患者均不合并弥散性血管内凝血（disseminated intravascular coagulation，DIC）和微血管溶血性贫血，49 例患者血浆中的 ADAMTS13 与正常对照组相比都是降低的，其中弥散性肿瘤组降低的程度更显著，但两组之间无统计学意义；vWF 抗原量水平是升高的。但是 Oleksowicz L 发现 15 例弥漫性肿瘤患者的 ADAMTS13 是都是小于 15% 甚至测不到，而局部肿瘤患者 ADAMTS13 活性都在正常范围 >88%。Al-Awadhi AM 对 8 例急性白血病患者 ADAMTS13 的检测发现有 1 例患者的 ADAMTS13 活性是小于 5% 的，其他白血病患者 ADAMTS13 活性都是中度降低的，其 vWF 抗原水平显著高于对照组。vWF 抗原与 ADAMTS13 活性负相关。Ohshiro M 等对 30 例恶性血液病合并 DIC 的患者分析发现，第 28 天生存的患者的 ADAMTS13 的活性明显高于 28 天内死亡的患者，ADAMTS13 活性小于 65% 的患者的明显预后差于 ADAMTS13 大于 65% 的患者，这项研究表明 ADAMTS13 可以作为恶性血液病合并 DIC 患者的一项预后指标。Hyun J 等对 97 例 DIC 患者的 ADAMTS13 活性进行检测发现，随着 DIC 的严重程度和 D-D 二聚体的升高，ADAMTS13 活性是逐步降低的，说明随着凝血功能的异常 ADAMTS13 逐步被消耗，活性降低（≤56.4%）的预后较差，说明 ADAMTS13 的降低可以反映凝血功能的紊乱，可以作为 DIC 诊断和预后的一项指标。

3. 肝脏疾病　ADAMTS13 主要在肝脏星状细胞合成，血管内皮细胞和巨核细胞也可合成少量的 ADAMTS13。肝硬化、肝炎等疾病均有该酶的活性降低。Uemura M 等对 33 名慢性肝炎和 109 名肝硬化患者，随着肝脏疾病严重程度的增加，ADAMTS13 逐级减少，vWF 逐级增加。其中慢性肝炎 ADAMTS13 均值为 87%，Child A 级肝炎为 79%，Child B 级肝炎为 63%，Child C 级肝炎为 31%，正常对照组为 100%，Child 评分是影响 ADAMTS13 活性的独立因素。其中有 5 名终末期肝硬化患者的 ADAMTS13 活性是小于 3% 的，83% 中重度 ADAMTS13 缺乏的肝病患者可以检测到 ADAMTS13 抑制物。总之肝硬化患者的 ADAMTS13 活性和抗原都有所降低。

Matsuyama T 对 24 例酒精性肝炎的患者研究，其中 5 例重症酒精性肝炎 ADAMTS13 活性的均值为 24%，其他酒精性肝炎（除外重症酒精性肝炎）的均值为 62%，肝硬化患者的均值为 76%，其中重症酒精性肝炎患者 vWF 抗原高达 806%，重症酒精性肝炎为 405%，肝硬化患者为 514%。vWF 与 ADAMTS13 的比值在重症酒精性肝炎、其他酒精性肝炎、肝硬化分别为 102.2、8.9、8.6。其中 3 例死亡的重症酒精性肝炎的 ADAMTS13 的活性极低（4.5%～16%），vWF 抗原极高（560%～1 202%）。随着患者病情的恢复，最终生存的患者 ADAMTS13 活性呈上升趋势，vWF 抗原呈下降趋势。死亡患者的 ADAMTS13 和 vWF 无明显变化趋势。多因素分析显示血清白蛋白水平和血小板计数是影响 vWF 的独立因素。暴发性肝衰竭患者的 vWF 抗原是极高的。

2006 年有报道首次发现肝脏移植患者出现 ADAMTS13 的严重缺乏和 vWF 的持续升高，

ADAMTS13值通常是小于10%的，患者的临床表现和相关实验室检查与TTP表现极其相似。Kobayashi T对81例肝脏移植患者进行ADAMTS13和vWF的分析有同样的结果，多数患者伴有血小板水平的下降，因此当患者出现不能解释的血小板下降时进行ADAMTS13的检测尤为重要，因为如果对该类患者进行血小板输注会加速病情发展。进一步分析显示ADAMTS13的变化反映了肝脏移植过程中肝脏的缺血性改变及急性排异反应。

4. 自身免疫性疾病 自身免疫性疾病如系统性红斑狼疮（systemic lupus erythematosus，SLE）、系统性硬化症（systemic sclerosis，SS）、抗磷脂综合征（antiphospholipid syndrome，APS），免疫性血小板减少症等与ADAMTS13的缺乏也有关系，Mannucci P对36例SLE和87例SS患者的血浆ADAMTS13和vWF分析发现，这123例患者的ADAMTS13都是降低的，但均未检测到ADAMTS13自身抗体，说明抗体不是造成ADAMTS13下降的原因，vWF抗原水平显著高于对照组。研究发现严重的抗磷脂综合征患者可观测到与TTP相似的微血栓形成，Austin SK等对68位抗磷脂抗体阳性的患者（其中52位为APS）的血浆ADAMTS13和vWF进行检测，68例患者的ADAMTS13活性平均为79%，明显低于正常对照组，其中有3例APS患者ADAMTS13活性小于10%。ADAMTS13活性降低的患者中有49%的患者可以检测到IgG型抗ADAMTS13抗体；ADAMTS13活性正常的患者中同样有46%可以检测ADAMTS13抗体。vWF抗原水平并没有显著的增加，表明ADAMTS13活性的降低与vWF的合成和分泌增加无相关性。另外，ADAMTS13活性与患者的临床特征和出血血栓并发症无统计学意义。Rieger M等在SLE和ITP患者体内检测到抗ADAMTS13抗体，进一步研究发现抗体阳性的SLE和ITP患者ADAMTS13酶活性都是正常的。以上ADAMTS13在自身免疫性疾病的影响作用尚存在争议，ADAMTS13和vWF在免疫性疾病中的发病机制及作用机制有待进一步研究。

综上可见，ADAMTS13活性的降低不仅是TTP重要特征，而且与其他一些血栓或非血栓性疾病发生发展存在一定的相关性。这些疾病的共同特征都涉及终末血管内皮细胞的改变，与血栓形成有关。因此，是否可以考虑通过ADAMTS13在这些疾病与血栓形成之间架起桥梁，为临床与基础的研究提供前景与方向。

三、血栓性血小板减少性紫癜

（一）血栓性微血管病分类与主要特征

血栓性血小板减少性紫癜（TTP）属于血栓性微血管病（TMA）的一种类型，主要表现为微血管病性溶血性贫血、血小板减少、神经系统损害、发热和肾损伤。在疾病早期，患者可能仅出现微血管性溶血性贫血和血小板减少，典型的"五联征"相对少见。1924年Eli Moschcowitz首次报道本病，患者系16岁女性，出现发热、贫血、瘀点及轻度偏瘫，发病两周后昏迷死亡。尸检发现在终末小动脉和毛细血管中存在弥散性透明血栓，大多见于心脏及肾脏。后该病被称为Moschcowitz病，1947年被正式命名为TTP并沿用至今。TTP年发病率（2～6）/100万，以女性患者为主（男:女=1:2），发病年龄高峰30～50岁。不经治疗的患者死亡率超过90%，死亡前平均住院日仅14天，症状发生后80%患者生存期不超过90天，死亡原因为器官栓塞及严重出血。随着血浆置换疗法和免疫抑制剂的使用，TTP疗效已显著改善，复发率也显著下降。TTP的诱发因素包括炎症反应、特定药物（如氯吡格雷）、病毒感染等；其他危险因素有非洲人种、肥胖、妊娠等。

近年来研究证实，TTP的发生与基质金属蛋白酶ADAMTS13缺乏有关。可分为遗传性TTP与获得性TTP；前者也称为Upshaw-Schulman综合征，系*ADAMTS13*基因突变导致血浆ADAMTS13活性缺乏；而获得性TTP是由于机体产生抗ADAMTS13自身抗体导致ADAMTS13失活或清除加快所致。由于对TTP及溶血尿毒综合征（HUS）发病机制和临床特征的深入了解，为将这两类疾病与其他原因导致的TMA相鉴别，目前对TMA的分类有所改变，即分为获得性TTP（自身免疫相关）、遗传性TTP、产志贺毒素大肠杆菌相关HUS（STEC-HUS）、不典型HUS（aHUS）、继发性TMA共五大类（表10-2-1）。

1. 获得性TTP 是最常见TTP类型，占TTP患者总数的90%以上。患者可自发产生抗

表 10-2-1　血栓性微血管病分类

血栓性血小板减少性紫癜（TTP）

自身免疫性，存在抗 ADAMTS13 自身抗体

遗传性 TTP（Upshaw-Schulman 综合征）

先天性 ADAMTS13 缺乏，*ADAMTS13* 基因突变

产志贺毒素大肠杆菌感染相关 HUS（STEC-HUS）

不典型 HUS（aHUS）

补体替代途径异常

二酰甘油激酶 ε（DGKE）缺乏

继发性血栓性微血管病（继发性 TMA）

弥散性血管内凝血（DIC）

感染（病毒、细菌、真菌）

肺炎链球菌

组织移植相关

化疗或放疗损伤

组织排异

GVHD

癌症

妊娠相关 TMA

子痫、HELLP 综合征等

自身免疫性疾病

SLE

血管炎

抗磷脂综合征

药物相关 TMA

免疫介导（奎宁，噻氯匹定）

毒性介导（环孢素、他克莫司、丝裂霉素 C、吉西他滨）

恶性高血压

维生素 B_{12} 代谢疾病

机械性溶血（如主动脉瓣或二尖瓣置换术后）

ADAMTS13 自身抗体，或在原有自身免疫性疾病（如系统性红斑狼疮、系统性硬化症）基础上产生抗 ADAMTS13 自身抗体。这类抗 ADAMTS13 自身抗体属于多克隆免疫球蛋白，常为 IgG、IgA 或 IgM。抗体结合区域通常为 ADAMTS13 结构的 Spacer 区、CUB 区和 TSP1 区。多数抗 ADAMTS13 具有抑制 ADAMTS13 活性，导致 ADAMTS13 活性缺乏；部分抗 ADAMTS13 可结合至 ADAMTS13 上，介导 ADAMTS13 加速清除引起 ADAMTS13 活性缺之。

　　获得性 TTP 常发病急骤，多数患者有上呼吸道感染、腹痛呕吐等前驱症状。半数以上或者有贫血症状，程度轻至中等。血小板减少所致的出血表现为皮肤出血点和紫癜、黏膜出血，严重者有消化道出血、泌尿道出血等。全身广泛微血管血栓形成累及几乎所有脏器如肾脏、心脏、脑、胰腺等，并引起相关临床表现。肾损伤常见，多为轻中度，表现为蛋白尿、血肌酐水平升高等，但急性肾功能衰竭少见。神经系统表现以发作性和多变性为特点，如头痛、眩晕、个性改变、谵妄、昏迷、抽搐等，部分患者可出现失语、偏瘫等定位体征。心脏受累表现为胸痛、心律失常、心肌梗死、充血性心功能衰竭等，心肌酶谱显著升高。胰腺受累可有腹痛、呕吐等，血尿淀粉酶显著升高，血糖升高等。临床上需要注意的是，获得性 TTP 患者的临床表现有显著的个体差异，多种临床表现并不具有诊断特异性，这与疾病发展所处阶段、脏器所累范围和程度有关。现今，临床上获得性 TTP 典型的"五联征"已相对少见，以微血管病性溶血性贫血、血小板减少和神经精神症状为主的"三联症"更为多见；但在实际工作中，如发现微血管病性溶血性贫血和血小板减少时，要高度警惕本病的可能，及时进行相关实验室检查，以期做到早诊断、早治疗。

　　获得性 TTP 患者实验室检查特征包括：①血红蛋白降低，多在 80g/L 左右；网织红细胞比例增加；血浆游离血红蛋白增加，血浆结合珠蛋白缺乏；血浆抗人球蛋白试验（Coombs' test）阴性。②外周血涂片上，破碎红细胞比例显著增加，有文献描述 TTP 患者外周血破碎红细胞比例在 $1.0\% \sim 18.4\%$ 不等。对可疑病例需积极反复进行此项检查。通常在慢性肾功能不全、产前子痫、心瓣膜置换、移植手术等情况下也可检出破碎红细胞，但比例一般 <1%，所以在判断检测结果时需要注意询问既往病史。③血小板计数显著减少且急骤，一般仅达 $20 \times 10^9/L$。④血浆 ADAMTS13 活性 <10%，大多数患者血浆中可以检测出 ADAMTS13 抑制物活性；如采用酶标法测定几乎可以在所有患者中检测出结合 ADAMTS13 的自身抗体。该项检测对 TTP 诊断有较高特异性，建议对可疑病例尽早完成此项检测。特别注意的是留取血样本时必须使用枸橼酸抗凝，必须在血浆置换前或大量血浆输注前留取血样本。⑤凝血功能相关指标，如 APTT、PT、纤维蛋白原等基本正常，不同于 DIC 时的显著改变，具有鉴别诊断意义。⑥生化检测指标可反映相关脏器损伤情况，如 LDH 显著升高，肝酶上

升，肾功能异常，心肌酶谱异常等。

2. **遗传性 TTP** 呈常染色体隐性遗传，发病率 1/100 万人口。新生儿期即可发病，常伴严重黄疸，血涂片可见裂细胞，红细胞体积大小不等，Coombs 试验阴性，ADAMTS13 缺乏（活性 <10%）。现已发现 ADAMTS13 基因 76 种基因突变，包括 45 种错义突变、10 种无义突变、10 种缺失突变、4 种插入及 7 种剪接位点突变；突变类型为纯合突变或双重杂合突变，基因突变可发生在 ADAMTS13 基因的各位点。大多遗传性 ADAMTS13 缺乏的儿童伴有新生儿黄疸及溶血，且无 ABO 及 Rh 血型不相合的证据。半数患儿在婴儿期即可见疾病反复发作，出现慢性血小板减少及微血管病性溶血性贫血；女性遗传性 TTP 患者常发生于首次妊娠，常发生在妊娠中后期，可能与妊娠后期 vWF 水平提高有关；因而对妊娠期妇女不明原因出现血小板显著减少伴微血管病性溶血性贫血时要高度怀疑本病，并做好与其他类型 TMA 的鉴别。遗传性 TTP 可由发热、感染、酗酒、妊娠、接种疫苗等因素诱发，可发生在任何年龄，新生儿期可伴重度溶血，幼儿反复发作血小板减少，部分患者常误诊为特发性血小板减少性紫癜。此外，感染、中耳炎、外科手术及其他炎性因素可加剧症状恶化。大多数遗传性 TTP 患者在应激条件下可出现蛋白尿、血尿或血清肌酐轻度升高等表现，长期反复发作导致慢性肾功能衰竭。多数遗传性 TTP 患者可通过输注新鲜冰冻血浆（fresh frozen plasma，FFP），补充缺乏的 ADAMTS13，可迅速缓解病情；但常在 2～3 周后再次出现病情反复，输注 FFP 后可再次病情缓解，这种规律性改变是遗传性 TTP 特征性变化。在发作间歇期血浆 ADAMTS13 活性 <10%，预示疾病将反复发作。

炎症因子可引起 vWF 过度释放，遗传性 TTP 缺乏 ADAMTS13，不能剪切超大分子量 vWF，在血管高剪切力作用下血小板加速聚集，形成微血管血栓，引起多器官的功能受损，以神经系统异常、肾损伤及心肌缺血表现显著，近来有报道急性胰腺炎的发生。在新生儿及幼儿期，诊断更易明确，主要表现血小板减少、微血管病性溶血性贫血，黄疸及 LDH 增高，也可仅表现为血小板减少，35% 病例出现神经系统症状，如偏瘫、癫痫。

出现以下情况应警惕遗传性 TTP：新生儿血小板减少及溶血性贫血、儿童 TTP、初次妊娠出现 TTP 等，需立即检测 ADAMTS13 活性及抑制物水平，测定 ADAMTS13 突变基因，以协助确诊。

3. **溶血性尿毒综合征（hemolytic uremic syndrome，HUS）** HUS 是指一类以肾脏损害为主要特征的血栓性微血管病，主要表现为少尿、无尿和肾功能衰竭。相较于 TTP，HUS 肾损伤表现更为明显，其次是神经系统、心脏、肺及胃肠系统累及表现。HUS 常与产志贺毒素大肠杆菌感染（Shiga toxin-producing Escherichia coli，STEC）相关，又称为 STEC-HUS，也曾称为腹泻相关 HUS（D+HUS）。

1955 年 von Gasser 及同事报道 5 名儿童患者出现肾小血管血栓、血小板减少及非免疫性溶血性贫血（Coombs 阴性），然而当时并不清楚是否与 STEC 相关。1965 年 Barnard 和 Kibel 首次报道大肠埃希菌可能参与 HUS 发病。目前研究证实，HUS 常继发于出血性结肠炎或血性腹泻后，婴幼儿和儿童多见，因食物或饮用水感染大肠埃希菌（Escherichia coli）。直到 1983 年首次证实 E.coli O157∶H7 可产生志贺毒素，引起局部流行或散发。现已证实 E.coli O157∶H7 是 STEC-HUS 最常见致病菌。90% 患者出现血性腹泻，是就诊的主要原因。细菌可损伤胃肠黏膜进而扩散入血液循环，分泌 Stx-1 及 Stx-2 毒素，炎症细胞及其代谢产物可介导志贺毒素定位于靶器官，同时增加靶器官对志贺毒素的敏感性，进而刺激血管内皮细胞分泌超分子量 vWF（UL-vWF），同时影响 ADAMTS13 剪切作用。肾血管及肾小球血栓形成，诱发肾脏损伤。多数患者无发热，仅半数病例可在排泄物中找到少量白细胞，且腹痛较其他感染性胃肠炎更为明显。HUS 肠道症状轻至水样腹泻，重至出血性肠炎，其严重程度具有预后意义，其预后差异较大，部分患者仅需短期住院治疗，也有患者需重症监护，进行血液透析或血浆置换。

STEC-HUS 可发生于任何年龄，但以 5 岁以下儿童多见；夏秋季是高发季节，与社会环境有关；年发病率 10～30/100 万儿童，并非罕见。STES 感染后潜伏期 2～12 天（平均 3 天），初发症状为腹痛、腹胀、腹泻；1～3 天后转变为血性腹泻，常无发热；部分腹泻患者发展成为 STEC-HUS。STEC-HUS 实验室检查异常包括血小板减少（平均在 $40 \times 10^9/L$）、MAHA、肾功能损伤（少尿甚至无尿，蛋白尿、血尿、高血压及水肿）；纤维蛋白原水平正常或偏高，凝血酶原时间轻度延长，纤维蛋白降解产物轻度升高。血浆 ADAMTS13 活性正常。90% 以上患者在发病初期的大便培养中可以检出 STEC，也可以通过血清学方法检测出患者体内抗 STEC 抗体，这些病原学检测结果对 STEC-HUS 最终确诊有决定作用。

4. 不典型 HUS（atypical HUS，aHUS） aHUS 是一种以肾损伤为主要特征的血栓性微血管病，与腹泻或 STEC 无关，且没有明显诱发因素。1965 年首次报道本病，患者无腹泻，不同于腹泻相关 HUS，故称之为不典型 HUS。20 世纪 70 年代报道本病家族遗传特征，提示本病是一种特殊类型的遗传性疾病。1993 年发现患者存在明显补体 C3 消耗增加和补体因子 H（CFH）缺乏。在 1998 年首次证实 aHUS 患者存在 *CFH* 基因致病性突变，随后多种补体活化调节因子突变被证实，如 CFI、MCP、CFB 等；临床上补体活化抑制剂被证明可有效控制病情。目前认为，aHUS 是因遗传性补体调节因子缺乏而导致的一种特殊类型 TMA，补体活化抑制剂治疗是主要治疗方法之一。

在三分之二的 aHUS 患者中可发现补体相关调节因子突变：功能丧失性突变包括补体因子 I（*CFI*）、补体因子 H（*CFH*）、膜辅因子蛋白（*MCP*）、CFH 相关蛋白（*CFHR*）等基因；功能增强性突变包括补体因子 B 和补体 C3。此外也发现抗 CFH 抗体也将导致本病发生。CFI、CFH 和 MCP 共同调节细胞膜表面补体 C3b 的自我活化过程，起到整体调节补体活化的作用；一旦这类调节因子遗传性或获得性缺乏，补体替代途径的异常活化将异常强烈，并最终导致补体膜攻击复合物的大量形成，主要攻击靶点包括肾小球小动脉血管内皮细胞和基底膜，并最终导致 TMA 发生。

aHUS 年发病率约 2/100 万人口，儿童多见。半数以上儿童患者首次发病在 2 岁以前，大多数成年患者首次发病年龄多在 20～40 岁。儿童男女发病比例无明显差异，而成人中以女性发病较多见。约半数 aHUS 由上呼吸道及胃肠道感染等

因素诱发，其中腹泻占 24%。部分女性在首次妊娠时发病，其中约 80% 于产后发病。多数患者起病急骤，出现血栓性微血管病典型表现和急性肾功能衰竭；但部分患者可呈现亚急性发病，临床表现程度相对较轻，需注意鉴别。此外，多达 20% 患者可出现肾外表现，累及中枢神经系统最为常见，表现为易怒、嗜睡、癫痫、复视、偏瘫及昏迷等；3% 患者可见心脏微血管病引起心肌梗死，甚至猝死，脏器衰竭占 5%。

aHUS 患者实验室检查特征与其他类型 TMA 相似，但血小板计数降低的幅度要比 TTP 时轻，平均计数在 $40 \times 10^9/L$ 左右。尿常规中可发现蛋白尿和血尿。血清肌酐水平显著升高，达肾功能衰竭程度。血清补体活性测定有助于诊断，血清 C3 活性常出现降低且有个体差异，与基因突变类型有关；C4 活性基本正常。有报道发现部分患者可检出抗 CFH 抗体；采用流式细胞仪可检出白细胞表面 MCP 蛋白缺乏。基因突变检测（现多采用二代基因测序技术）可在 70% 的 aHUS 患者中发现补体调节相关蛋白基因突变，涵盖 *CFH*、*CFI*、*MCP*、*C3*、*CFB* 和 *TM* 等基因。基因突变检测结果对确立诊断和指导治疗具有重要意义。以上四种主要类型 TMA 临床特征见表 10-2-2。

5. 继发性 TMA 继发性 TMA 是指在原发病基础上并发的以血栓性微血管病为特征的临床症候群，常常是疾病终末期的表现之一。常见的原发病包括转移性恶性肿瘤、恶性高血压、全

表 10-2-2 TTP 与 HUS 主要临床特征

疾病	临床特征
获得性 TTP	成人伴或不伴神经系统及肾脏功能损伤；儿童罕见；儿童不伴肾衰，可伴或不伴神经系统异常
遗传性 TTP	较获得性 TTP 少见；与 *ADAMTS13* 基因突变引起 *ADAMTS13* 重度缺失有关；任何年龄均可发病；可新生儿伴重度溶血，儿童出现反复发作血小板减少，及首次妊娠的妇女
STEC-HUS	儿童肾损伤前多伴有腹泻、血便前驱史，由产志贺菌属的 *E coli* 引起（多数为 *E coli* O157：H7）
aHUS	儿童肾衰不伴前驱腹泻史；10% 病例中可见主要家族成员发病；常见于成人或儿童，伴补体调节异常

身性感染、器官移植术后、造血干细胞移植术后、化疗、药物、重症 APS 等。继发性 TMA 确切的发病机制仍不十分明确，但血管内皮细胞受损是共同的致病途径，受损的血管内皮细胞大量释放 vWF 并超出 ADAMTS13 的清除能力，引发微血管内血栓形成；通常情况下，继发性 TMA 患者血浆 ADAMTS13 活性正常。此外，活化的中性粒细胞通过释放细胞内核酸成分，形成中性粒细胞外诱捕网（neutrophil extracellular traps，NETs）加重微血栓形成。

（1）药物相关 TMA：如他克莫司可诱发产生 ADAMTS13 抗体，环磷酰胺导致内皮细胞损伤，二者均引起内皮细胞过度分泌 vWF 多聚体，常在用药后 2～4 周及 2～12 周发作。奎宁、辛伐他汀、甲氧苄啶与干扰素等可诱发 ADAMTS13 抗体阳性 TTP，口服避孕药及血小板抑制剂，如噻氯匹定、氯吡格雷与获得性 TTP 相关，有 TTP 病史的妇女应避免使用含雌激素的避孕药。吉西他滨、博来霉素、丝裂霉素 C 可引起 HUS 的报道。相比遗传性或获得性 TTP，药物相关性 TMA 对血浆置换治疗反应差异较大。此外，由于各类酪氨酸激酶抑制剂在各类肿瘤性疾病中的广泛使用，近来不断有个例报道酪氨酸激酶抑制剂导致的继发性 TMA 的病例报道，在临床工作中要引起重视避免漏诊。

（2）各类细菌和病毒感染可导致继发性 TMA：肺炎链球菌通过释放神经氨酸酶清除细胞表面糖蛋白糖链末端的唾液酸，暴露 T 抗原，天然产生的抗 T 抗体可结合至 T 抗原上并激活补体，导致溶血和微血管病性该病，引起相关脏器功能受损。1987 年 Jokela 报道首例 HIV 相关性 TMA，其发病机制尚未明。HIV 感染引发炎性反应，细胞因子（TNF-α，IL-1，IL-6，IL-8）促使内皮细胞 vWF 合成和释放增加；HIV 感染可引起微量营养元素如锌的缺乏，直接影响 ADAMTS13 的活性，进而引起广泛微血管血栓生成，出现溶血性贫血及血小板减少。HIV 相关性 TTP 中 ADAMTS13 抗体可见于少数病例。HIV 患者 TTP 发病率较正常人高 15～40 倍，同样以五联征为特点。疑诊 TMA 时应进行 HIV 检测，同样伴严重贫血及血小板减少的 HIV 患者应考虑 TMA 可能。有报道 HIV 患者伴 CD4$^+$ 淋巴细胞计数 <250 个 /mm^3 易发生 TMA，致死率达 22%。

（3）1939 年 Gitlow 与 Goldmark 首次报道经典的 TTP 与系统性红斑狼疮密切相关，在 1999 年 Brenner 报道了 5 名 TTP 患者先后在 3～4 年时间里诊断为系统性红斑狼疮，但当时并无 ADAMTS13 的检测。SLE 患者可出现自身免疫性溶血性贫血、免疫性血小板减少以及微血管性改变如神经症状和肾脏损害，与 TTP 临床表现相似。伴 ADAMTS13 活性缺乏和抗体阳性的 SLE 患者应纳入获得性 TTP 诊治范畴。抗磷脂综合征（APS）、系统性硬化症进展期患者可发生继发性 TMA。

（4）妊娠相关 TMA：虽妊娠可诱发遗传性或获得性 TTP，但妊娠相关 TMA 更为常见。妊娠相关 TMA 包括产前子痫、子痫、HELLP 综合征、妊娠急性脂肪肝、胎盘早剥、羊水栓塞等。不经治疗，可致胎儿生长发育障碍、宫内死胎及子痫，再次妊娠有较高的复发率。

（5）近年来报道急性胰腺炎诱发 TMA 发生，胰腺炎是急性炎症反应，细胞因子 IL-1、IL-6、IL-8 及 TNF-α 过度释放，引起内皮细胞释放超分子量 vWF，引起 ADAMTS13 相对缺失；炎症反应通过激活补体系统引起微血管的损伤。有报道急性胰腺炎时内皮细胞 NO 合成低下，NO 具有强的抗血小板聚集作用，合成减少将促进血栓性微血管病的发生；此外，破碎红细胞释放精氨酸酶，精氨酸分解过多，NO 合成减少，加重疾病进展。急性胰腺炎诱发 TMA 可发生在胰腺炎急性期或恢复期，与胰腺炎严重程度无明显相关性。几乎所有的病例 PE 与皮质激素治疗均有效。

（6）移植相关血栓性微血管病（transplantation-associated thrombotic microangiopathy，TA-TMA）：TA-TMA 是继发性 TMA 中一种特殊类型，患者在进行骨髓移植后出现微血管病性溶血性贫血及血小板减少。TA-TMA 发生率为 0.5%～76%，常发生在骨髓移植后 100 天内，75% 患者在 3 个月内死亡。最早于 1980 年及 1981 年报道，Powles 与 Shulman 发现异基因造血干细胞移植后使用环孢素预防 GVHD，患者死亡后尸检可见肾小球动脉血栓、肾小球系膜硬化及严重肾间质性疾病。TA-TMA 通常不伴 ADAMTS13 缺失，发病机制与微血管内皮细胞损伤有关，发病危险因素包括女性患者、难治性疾病或移植前本病进展快、无关供体移植、高龄、ABO 血型不合、急性 GVHD、病毒或真菌感染（CMV，HHV-6，曲霉）、HLA 不合的移植、药物如他克莫司及高剂量白消安（16mg/kg）等。骨髓移植后环孢素联合激素预防 GVHD 是重要危险因素，环孢素可诱导肾产生 TxA2 并抑制内皮细胞产生 PGI2，进而引起血管收缩、血小板聚集。体内试验证实环孢素可致血管内皮细胞损伤，vWF 合成及分泌增加，接受环孢素患者体内可测得高浓度的 vWF。此外，环孢素还可通过二磷酸腺苷（ADP）、肾上腺素诱导血小板聚集。皮质激素抑制内皮细胞释放血管舒张剂 PGE_2 及 PGI_2，增加环孢素促血栓作用，诱导产生纤维连接蛋白，增加血小板膜糖蛋白 IIb/IIIa 与血管内皮黏附作用，加速血小板聚集。

TA-TMA 主要表现为贫血、血小板减少、血涂片见破碎红细胞、LDH 增高、急性肾衰（Cr>基线值 50%），50% 患者伴神经系统损害，易出现多脏器功能不全。肾活检可准确诊断肾微血管病，但并不适用于 TA-TMA 患者。目前虽已提出多种 TA-TMA 诊断标准，但相互之间可比性差，尚无 TA-TMA 的诊断"金标准"，需排除其他原因的血小板减少，LDH 增高，血涂片见破裂红细胞，凝血功能正常，伴 GVHD 及感染、用药史等。

TA-TMA 无特殊有效治疗手段，消除危险因素（如停用钙调磷酸酶抑制剂、强化 GVHD 治疗、加强控制机会性感染）并不能有效改善病情。PE 在 TA-TMA 疗效不确定，有个别病例报道在无 GVHD 时予 PE 疗效尚可，出现 GVHD 时，PE 疗效不佳且常伴严重并发症如导管源性感染等。PE 有效性可能与降低血清药物浓度及细胞因子引起的内皮细胞损伤有关。PE 治疗不能延长总体生存时间，约 57% 患者 TMA 可达缓解，但仅有 30% 患者获得 3 年生存率。对于环孢素诱发的 TMA，可替换他克莫司治疗。未来临床试验应着重评估新药如西罗莫司及麦考酚酯伴随的TMA 风险。此外，去纤苷可阻断 TNF-α 介导的内皮细胞凋亡，保护内皮细胞免受损伤，并降低内皮细胞释放的组织因子发挥抗血栓及溶栓作用，口服剂量为 40mg/（kg•d）。TA-TMA 预后较差，TMA 通常不是致死的直接原因，常因治疗相关并发症如 GVHD 及感染死亡。目前尚缺少普遍认可的诊断标准及治疗方案，需提高医务工作者对疾病的认识及警惕。

（二）TTP 发病机制

TTP 发病机制涉及 ADAMTS13 活性缺乏、血管内皮细胞受损及功能异常，此外 TTP 患者存在补体的异常活化，加重血管及其脏器损伤。

1. Moake 在 1982 年发现反复发作的获得性或遗传性 TTP 患者在缓解期可检出超大分子量 vWF（UL-vWF），提出这类患者缺少一种能剪切 vWF 大分子并抑制血小板聚集及血栓形成的裂解酶。1996 年，Tsai 与 Furlan 命名该酶为 ADAMTS13。ADAMTS13 主要由肝脏星状细胞、血小板、血管内皮细胞及肾脏足细胞产生。ADAMTS13 半衰期为 2~4 天。正常个体 ADAMTS13 活性在 50%~100%，肝硬化、尿毒症、急性感染、DIC 及播散肿瘤均可引起 ADAMTS13 活性降低；健康婴儿、妊娠妇女、术后患者也可出现 ADAMTS13 活性降低。TTP 患者由于遗传性 *ADAMTS13* 基因突变或由于抗 ADAMTS13 自身抗体导致血浆中 ADAMTS13 活性缺乏，不能有效降解血浆中异常释放的 UL-vWF，这是导致 TTP 发生最基本的病理基础。但动物试验和临床病例均发现，*ADAMTS13* 基因敲除小鼠及 ADAMTS13 缺乏患者并不一定发病，通常需要在一定强度的诱发因素触发下才能最终导致疾病发生。

2. **各种因素导致的血管内皮细胞受损和功能异常是 TTP 发生的重要辅助因素** 各种细菌、病毒感染可直接损失血管内皮细胞；各种炎性反应通过多种炎症因子释放而活化血管内皮细胞释放超大分子 vWF；去氨加压素通过肾上腺素能 V2 受体刺激血管内皮细胞大量释放 UL-vWF 可诱发本病；妊娠状况下血管内皮细胞释放功能增强，大分子和超大分子 vWF 释放增加。当过量释放的 UL-vWF 超出 AADAMTS13 清除能力时将会诱发本病。

3. **补体系统活化在 TTP 发生发展过程中的作用** 补体系统由存在于人体血清和组织液中的一组可溶性蛋白及细胞表面的一组膜结合蛋白和补体受体组成，在机体自然免疫中发挥重要作用，主要功能有炎症反应、细胞吞噬及细胞溶解清除外来或不能识别的细胞，放大炎症反应及止血过程。正常细胞有一系列补体调节因子，可抑制其异常活化；该机制功能不足，补体异常激活可致加重微血管血栓形成和脏器损伤。补体激活过程是一系列放大连锁反应,C3a 及 C5a 与其受体结合,引起 P- 选择素及 vWF 因子分泌增多。补体可上调黏附因子引起炎性反应作用,释放前列腺素、白三烯及细胞因子,引起白细胞聚集、活化并穿越内皮细胞层。补体活化产物上调 P- 选择素,可作为 C3b 受体,稳定旁路途径内皮细胞表面的 C3 转化酶。补体可直接作用于血小板,C3a 和 C5a 激动血小板活化,C5b-9 膜攻击复合物通过去极化膜电位,具有强的血小板激动作用,并引起促凝微颗粒的释放。

1977 年,体外实验证实 TTP 发病过程中存在补体活化,有报道一位年轻女性患者毛细血管及小动脉可见 C3 沉积,其补体活化机制尚不明,旁路途径中受剪切力或激动剂活化的血小板表面出现 C3b 及 C5b-9 沉积,同时伴过敏毒素 C3a 释放,C3b 受体刺激血小板 α- 颗粒分泌、活化血小板表达 P- 选择素。内皮细胞损伤及血小板血栓可引发凝血发生及纤溶启动,而凝血酶可通过剪切 C3 及 C5 放大补体活化作用。

补体系统的异常激活、炎性反应及血栓形成是 STEC-HUS、a-HUS 与 TTP 重要发病机制。三者 TMA 临床表现相似,但诱发损伤及补体活化机制各异。aHUS 中基因突变通过补体调节因子、C3 转化酶或 CFH 抗体致补体系统异常活化。STEC-HUS 发病中,Stxs 可上调 P- 选择素诱发补体沉积在内皮细胞表面。TTP 患者中,*ADAMTS13* 缺失致血小板血栓形成,引发补体活化。这三种疾病临床表现不同,伴共同的补体活化异常。eculizumab 在伴或不伴基因突变患者中均有效,在 TTP 对 PE、激素及其他免疫治疗无效时,eculizumab 可有效提高血小板计数,其补体抑制治疗显示良好的前景及安全性。可通过检测体内 C5b-9 膜攻击复合物水平,分析患者对 eculizumab 的疗效。

(三)TTP 诊断与鉴别

TTP 发病常伴前驱症状,如疲劳、关节肌肉痛、腹痛、腰痛等类流感症状。TTP 临床表现无特异性,可见乏力、厌食、恶心、呕吐及腹泻等,易误诊为胃肠炎、败血症等。50%~80% 患者可有头痛、癫痫、定位障碍、精神异常等神经系统症状。TTP 患者肾脏损伤常为轻中度,出现肾衰及神经系统损害则表示病情进展迅速。少数患者可以在患病的几天到数月里,出现视力障碍、胰腺炎、卒中或者是其他血栓改变。胃肠道症状较常见,包括腹痛、恶心、呕吐及腹泻。偶可见雷诺现象(raynaud phenomenon)、关节痛、肌肉痛及视网膜出血。

TTP 诊断不具特异性,常易误诊为播散性恶性肿瘤、全身感染、恶性高血压、SLE 及其他肾脏疾病等。目前观点提出微血管病性溶血性贫血(MAHA)伴血小板减少排除其他继发性原因,即可初步诊断 TTP,应立即开始 PE 治疗至缓解,无需等待 ADAMTS13 检测结果(ADAMTS13 检测需在 PE 治疗前留取标本)。同时进行其他实验室检查,包括血涂片找裂细胞、LDH、Coombs 试验,凝血系列、肝功能、溶血检查,尿常规,HIV 及肝炎病毒检测等。

中华医学会血液学分会血栓与止血学组 2012 版“血栓性血小板减少性紫癜诊断与治疗中国专家共识”中 TTP 诊断要点为①具备 TTP 临床表现,如“三联征”或“五联征”;②具备典型的血细胞变化和血生化改变,如血小板减少、贫血、破碎红细胞增加、LDH 显著升高、游离血红蛋白增加、凝血功能正常等;③血浆 ADAMTS13 活性显著降低,可检出 ADAMTS13 抑制物;④排除其他类型 TMA,如 HUS、DIC、HELLP 综合征、Evans 综合征、子痫等。

2017 年国际血栓与止血协会 TTP 工作组提出 TTP 诊断标准,即患者存在微血管病性溶血性贫血、中重度血小板减少、相关脏器功能受损,结合血浆 ADAMTS13 活性 <10% 即可确立诊断。2017 年日本 TTP 诊疗指南也采纳了相同的 TTP 诊断标准。由此可见,对临床可以病例及时检测血浆 ADAMTS13 活性对诊断和启动治疗方案显得尤为重要。同时,血浆 ADAMTS13 活性测定结果也是与其他类型 TMA 鉴别的主要依据。

由于血浆 ADAMTS13 活性检测的时效性,且患者病情变化复杂,为提高治疗效果,尽早开始血浆置换治疗,有学者提出 PLASMIC 评分方法(表 10-2-3)。该评分方法总分 7 分,6~7 分属于高危,5 分属于中危,0~4 分属于低危。建议对高危以及中危的可疑 TTP 患者尽早开始血浆置换治疗,这类患者可以从中获益。

表 10-2-3 PLASMIC 评分标准

项目	分值
血小板 < 30×10^9/L	1
溶血证据(Ret > 2.5% 或间接胆红素 > 34.2μmol/L 或结合珠蛋白消失)	1
无进展期癌症	1
无实体器官移植或干细胞移植史	1
MCV < 90fl	1
PT-INR < 1.5	1
肌酐 < 2.0mg/dl(176.8μmol/L)	1

(四)TTP 的治疗现状

1. **支持治疗** 包括保肾、抗癫痫治疗等,患者应进行心电监护,谨防心脏累及,出现溶血或心脏累及症状需输注红细胞,补充叶酸,维持血红蛋白 70～90g/L。维持体内水、电解质、酸碱平衡。对伴感染者需使用抗生素或抗病毒治疗。急性期不宜进行预防性输注血小板,可能加重病情;在威胁生命的严重出血时,在血浆置换的同时可以进行治疗性血小板输注。对继发于免疫性疾病患者需注意去除诱因。

2. **血浆置换(plasma exchange,PE)** 是目前 TTP 最主要的治疗方法。1924 年 Moschcowitz 报道首例 TTP 后 50 年内,TTP 死亡率超过 90%,平均住院日仅约 14 天。直到 1976 年,Bukowski 首次使用全血置换治疗 TTP,置换后 24 小时患者发热、精神错乱、偏瘫均有明显好转,约半数患者获得超过 13 年生存时间。临床研究表明,PE 通过清除血液中 ADAMTS13 抑制物,并补充 ADAMTS13,可使 78% TTP 患者生存时间达到 6 个月以上。目前,PE 已成为 TTP 治疗的基石。

PE 应于症状出现 24 小时内进行,目前推荐以新鲜冰冻血浆(fresh frozen plasma,FFP)置换为主。PE 推荐治疗量为 40～60ml/kg,根据病情每天 1～2 次,并维持到疾病缓解(PLT > 150×10^9/L,血红蛋白及 LDH 水平恢复正常)后 2 天。关于 PE 停止或减量问题尚存在争议,部分观点认为在疾病缓解后可立即停止 PE,如有反复或加重,则重新开始;另一观点为逐步减少 PE 频率,减量时间持续 1 周,避免疾病反弹。然而无论直接停止或逐步减量 PE,在缓解后达到稳定状态前,均需反复多次进行 PE。伴 ADAMTS13 抑制物

的 TTP,达到缓解所需 PE 时间更长,次数更多。60%～90% 原发性 TTP 进行 PE 可达完全缓解,约 20% 患者对治疗反应不佳,需及时联合激素及美罗华治疗。同时伴肾损伤、心衰及昏迷,提示预后不良,应立即进行 PE。发热是预后不良的指标,TTP 患者伴发热时,需延长 PE 疗程。TTP 可因累及器官不同而表现各异,其非典型临床表现如凝血障碍、难治性高血压及 LDH 异常增高为 PE 的适应证,此外 PE 治疗有效即可作为 TTP 诊断的重要依据。通常 TTP 患者同时接受含枸橼酸盐的 FFP 及抗凝剂,可导致枸橼酸盐过载,引起低钙血症、恶心、腹泻、感觉异常、手足抽搐等,可予相应补钙,维持电解质平衡。

有研究者提出可用冷沉淀上清血浆,由于不含 vWF,疗效优于 FFP。S/D(solvent/deterdent-treated)灭活血浆、亚甲蓝 FFP(MB-FFP)、补骨脂素 FFP 均含正常量 ADAMTS13,有研究证实补骨脂素 FFP 与标准 FFP 疗效性及安全性相当,UK 健康协会推荐 S/D 灭活血浆,以减少输血源性感染及免疫反应,然而以上观点均存在争议。

血小板计数及 LDH 水平是治疗有效最为敏感的指标,约 20% TTP 患者对 PE 疗效不佳,即血小板计数无明显上升或 LDH 水平未恢复。国际血栓与止血协会 TTP 工作组认为 TTP 患者经 5 次血浆置换和皮质激素治疗后血小板计数仍 < 50×10^9/L 且 LDH 持续升高则定义为难治性 TTP,血小板计数 < 30×10^9/L 则定义为重症 TTP。然而,PE 治疗达缓解的作用时间在 7～20 天。因此,标准 PE 治疗 1～2 周无效或临床症状恶化时可增加 PE 强度及频率(双倍血浆体积置换、每天两次),如持续无效或进一步恶化,则考虑免疫抑制或免疫调节治疗。

3. **血浆输注(plasma infusion,PI)** 因条件限制,无法立即进行血浆置换时,在患者可以耐受大量液体负荷条件下,应进行高剂量的 PI[30ml/(kg·d)],最常见的并发症为急性肺损伤(transfusion-related acute lung injury,TRALI),此外还可出现中心静脉置管(central venous catheters,CVC)相关并发症,如出血、气胸、静脉置管血栓等。在诊断尚不明确的患者行 PI,如果有效,则有助于明确诊断。

4. **糖皮质激素治疗** 除了 PE,标准一线治疗

还包括糖皮质激素,研究表明高剂量激素可提高TTP治疗效果,但其适应证仍有争议。急性发作时,推荐PE与激素联用,静脉用甲泼尼龙1g/d×3天,以后每两天逐渐减半量使用,直至维持剂量;或口服泼尼松1mg/(kg•d)。糖皮质激素的使用和剂量选择也应根据患者具体情况调整,如是否存在感染、糖尿病、高血压,血小板计数及病情缓解情况等。

5. **免疫治疗** 抗CD20单克隆抗体(利妥昔单抗)是一种嵌合鼠/人的单克隆抗体,可与B淋巴细胞膜的CD20抗原特异性结合,经ADCC反应引发B细胞溶解。FDA批准利妥昔单抗用于非霍奇金淋巴瘤及类风湿关节炎,也可以用于自身免疫性疾病。TTP中美罗华联合标准PE治疗可表现出长期有效性。约88%难治性TTP患者对利妥昔单抗治疗有效。利妥昔单抗可有效恢复ADAMTS13活性,降低抗ADAMTS13 IgG抗体滴度,诱导进入持续缓解期。在治疗早期即可发挥作用,使用后2周,血小板计数开始回升,PE联合利妥昔单抗平均在35天内可达到完全缓解。缓解后1年内利妥昔单抗可起到预防复发作用,但随着B淋巴细胞重建,疾病可出现复发。目前认为TTP急性发作期使用利妥昔单抗可减少复发率、延长缓解期,有效减少PE耐受发生,降低早期死亡率。目前建议早期PE治疗无效的难治性TTP患者要尽早进行PE联合利妥昔单抗治疗会提高治疗缓解率。利妥昔单抗使用耐受性好,副作用较少且大多出现在第一疗程,如恶心、头痛、皮疹、瘙痒等,予激素、抗组胺药物及镇痛药即可缓解。

目前,利妥昔单抗的临床使用仍存在一些问题:如利妥昔单抗对伴抑制物的获得性TTP有效,对ADAMTS13活性正常的TMA患者是否同样起效?利妥昔单抗使用剂量是否根据测定循环中残留B淋巴细胞计数调整,或是按照$375mg/m^2×4$次标准剂量治疗?缓解期TTP患者伴持续性ADAMTS13缺乏是否需预防性使用美罗华?血浆置换是否影响利妥昔单抗的疗效?等,这些问题有待临床进一步观察研究,寻找答案。

环孢素(CSA)可用于难治性或反复发作性TTP,减少疾病复发。CSA治疗TTP机制尚不明确,目前认为通过作用于T细胞活化,抑制IL-2R的表达及IL-2的合成,CSA还与CypA及CypB结合,与钙调磷酸酶形成三元复合物,抑制其磷酸酶活性,阻滞T细胞级联激活过程中的信号转导,发挥免疫抑制及免疫调节作用;CSA还可诱导内皮细胞释放NO,抑制血小板聚集。此外,有研究报道,CSA可抑制ADAMTS13抗体产生,提高ADAMTS13活性。然而ADAMTS13抑制物滴度对预测CSA治疗后的复发率无明显作用。

PE联合CSA(2~3mg/kg,2次/d)治疗,缓解率可达89%;33%在停药后6个月复发。此外,在初次缓解后使用可预防TTP复发。但停用后疾病可再次复发,且复发后使用CSA易引起肾损伤。随着疾病改善,在CSA减量或停药前即可见肾功能好转,目前认为多数轻至中度肾损伤为TTP本病所致。在缓解期ADAMTS13持续水平低下(活性<10%)、年幼是复发高危因素,预防性的使用环孢素可提高ADAMTS13活性,有效预防高风险TTP复发。

6. **脾切除** 在血浆治疗出现前,脾切除联合激素治疗作为TTP的一线治疗,有效率约50%,死亡率高达40%。目前选择脾切除治疗患者少,仅应用于难治性或反复发作伴ADAMTS13抗体阳性的TTP患者。脾脏是抗体产生和抗原抗体复合物清除的主要场所,在TTP发病中的具体作用机制尚不明确。伴ADAMTS13抗体阳性的TTP患者行脾切除可消除抗体、提高ADAMTS13活性水平并诱导缓解。此外,复发性TTP行脾切除可降低复发率及死亡率,但急性发作期手术风险较大。现提倡腹腔镜脾切除,可减少手术创伤。

7. **血小板输注** TTP患者血小板输注仍有争议,尚无研究直接证实血小板输注影响TTP治疗效果,有研究认为PE可减少微循环中血小板聚集及消耗,PE后进行血小板输注是安全和有效的。伴*ADAMTS13*缺失的TTP患者接受血小板输注相比于未接受血小板输注者,严重神经系统并发症发生率及死亡率并无明显差异。也有学者观察到血小板输注后可加剧TTP症状恶化,考虑与补充血小板后血栓形成增加有关。目前血小板输注安全有效性证据依然不足,只限用于极低的血小板计数和危及生命的重要脏器出血,或即将进行外科手术的患者。

8. 最新研究报道通过靶向性阻断vWF的A1

区与血小板膜糖蛋白 Ib 结合,可抑制血小板 -vWF血栓形成,阻断 TTP 病理过程,可减少红细胞破裂,缓解溶血症状,有效改善 TTP 临床症状。Caplacizumab 是一种针对 vWF A1 区的单克隆抗体,阻断 vWF 与血小板间的相互作用,在国外已获准应用于 TTP 临床治疗,并取得显著疗效。正在研发中的 vWF-GPIb 小分子抑制物也可发挥相类似效应。这类药物的使用可阻断疾病的病理过程,减少对血浆置换的过度依赖;但这类并不能阻断 ADAMTS13 抑制物的产生,及其上游的病理过程,故尚不能完全替代现有治疗。

9. 重组 ADAMTS13 的临床应用 已有多家公司研发重组 ADAMTS13(rADAMTS13),目前尚未进入临床。rADAMTS13 特别适合于遗传性 TTP 患者,通过定期输注 rADAMTS13 可以防止疾病发作。突变型 rADAMTS13,通过改变易被自身抗体识别的氨基酸残疾构建生产突变型rADAMTS13,可应用于有 ADAMTS13 自身抗体的获得性 TTP 患者,加速疾病恢复过程。

10. TTP 缓解后相关问题 TTP 患者在达到缓解 30 天后出现 TTP 再发,称为 TTP 复发。资料表明,经 10 年随访 TTP 复发率约为 36%。患者在缓解期 ADAMTS13 活性 <10% 或 ADAMTS13 抗体阳性,1 年内复发率增加 3 倍。研究表明 ADAMTS13活性 < 5%,复发率达 38.5%,ADAMTS13 活性> 15%,复发率仅 5% 复发。未来研究应着重于系统性检测 ADAMTS13,探究 ADAMTS13 缺失是否预示复发及干预性治疗是否起效。多数 TTP于发病第一年内出现复发,且发作频率逐年降低。但随着利妥昔单抗使用增加,TTP 复发率明显改善。TTP 复发与血栓性微血管病相关,感染、手术以及妊娠等均为诱发因素。妊娠是复发的高危因素,但并不鼓励节育,应充分做好妊娠前评估,妊娠过程中需实时监测血象。复发患者PE 治疗常为首选,疗效欠佳时可考虑免疫抑制治疗。因诊断明确,治疗通常无延误,缓解后复发死亡率较初诊时小。

TTP 恢复后最常见的后遗症是微小认知障碍,表现为乏力、注意力及记忆力异常,但并不影响正常工作和活动,部分 TTP 患者恢复后易抑郁和沮丧,也可引起肾脏疾病、高血压的发生,这些临床表现与器官功能损伤有关。其中肾脏损伤表现因年龄、种族、性别各异。肥胖发生率增加。ADAMTS13 活性重度低下的患者(主要为年轻女性),SLE 等自身免疫性疾病发生率增加。

(阮长耿　余自强)

第三节　弥散性血管内凝血诊断与治疗的思考

弥散性血管内凝血(disseminated intravascular coagulation, DIC)不是一个独立的疾病,是在某些严重疾病基础上、由特定诱因引发的复杂病理过程的中间环节。DIC 的临床表现有微血管血栓引起的微循环障碍、脏器功能衰竭、严重的多发性出血倾向及相关的实验室检查异常。大多数DIC 起病急骤、病情复杂、发展迅猛、预后凶险,如不及时诊治,常危及患者生命。

100 多年前,有学者以凝血活酶类物质注射于动物体内,诱发血管内血栓形成,对 DIC 的研究由此逐步开始。随着有关血小板、凝血因子、纤维蛋白溶解等方面研究的长足发展,对 DIC 本质的认识也得到了深化。近 30 年间以 DIC 为关键词的医学文献达上万篇,相继提出一系列有关DIC 的基础研究结果及诊治经验。近年来欧美和日本专家相继制定出 DIC 诊治指南或共识,而我国 DIC 的诊断与治疗中也在不断探索,但由于其临床表现多样、治疗个体化差异较大等因素,致使 DIC 的诊断标准和某些药物的疗效尚存在较大争议,DIC 的诊治依然是一项需要丰富专业经验和具有挑战性的工作。因而在面对 DIC 这一临床综合征时,我们不能满足于套用现有的诊断标准,而是因地制宜,综合比较并结合国内的共识,参照国内外诊断积分标准,做出及时而准确的诊断。同时在治疗策略中,也应根据不同的临床表现和特点、不同的疾病阶段,综合运用多种治疗手段,并密切监测疾病的发展变化。近年来与 DIC 诊断和治疗有关的需要关注和思考的问题如下:

一、什么是 DIC 的核心发病机制

DIC 的名称和定义是随着对其本质认识的深化而逐渐演变的,DIC 曾有过多种不同的名称,如消耗性凝血病(comsuption coagulapathy)、

继发性纤维蛋白溶解（secondary fibrinolysis）、一过性血友病（temporary hemophilia）、去纤维蛋白综合征（defibrinogenic syndrome）、血栓性出血症（thrombo-hemorrhagic phenomena）、凝血活酶中毒症（thromboplastin intoxication）、血管内溶血纤溶综合征（intravscular coagulated fibrinolysis，ICF）等；直至1973年，国内外逐渐统一将"弥散性血管内凝血"作为通用名称，并在"Index Medline"中单独列题。

1995年，Muller-Berghdus对DIC的定义为："DIC是一种获得性综合征，其特征为血管内凝血活化致使血管内纤维蛋白形成，此过程中可伴有继发性纤溶活化或纤溶受抑。"

2001年，国际血栓与止血学会（International Society on Thrombosis and Haemostasis，ISTH）DIC科学标准化分会，集17篇建议稿与3次会议之总结，由Taylor JrFB（美国）、Toh CH（英国）、Hoots WK（美国）、Wada H（日本）、Levi M（荷兰）5位专家撰写，由科学标准化委员会（Scientific and Standardization Committee，SSC）公布DIC的定义为："DIC是指不同病因导致局部损害而出现以血管内凝血为特征的一种继发性综合征，它既可由微血管体系受损而致，又可导致微血管体系的损伤，严重损伤可导致多脏器功能衰竭"。

国际血栓与止血学会科学标准化委员会对DIC的这个定义将微血管体系作为一个独立的功能体系，该功能体系由血液和接触血液的血管结构组成，强调了微血管体系在DIC发生中的地位，明确指出DIC为各危重疾病的一个中间病理环节，DIC的终末损害为多脏器功能衰竭；并指出纤溶并非DIC的必要条件，因DIC的纤溶属继发性，DIC早期多无纤溶现象。

为了提高我国临床工作者对该疾病的认识和指导临床诊疗，2017年中华医学会血液学分会组织更新并发布了《弥散性血管内凝血诊断中国专家共识（2017年版）》（以下简称"共识"）。该"共识"结合了国际上关于DIC的最新观念和我国DIC临床诊疗和实验室检测的现状，摒弃了过去不具备循证医学证据的内容，"共识"在国内原有定义的基础上，融入了"微血管体系损伤"的概念，将其定义为：DIC是在许多疾病基础上，致病因素损伤微血管体系，导致凝血活化，全身微血管血栓形成、凝血因子大量消耗并继发纤溶亢进，引起以出血及微循环衰竭为特征的临床综合征。

新的定义具有以下特点：①突出微血管体系在DIC发生中的地位；②重申DIC不是一个独立的疾病，而是众多疾病复杂病理过程中的中间环节；③阐述DIC的终末损害多为微循环障碍导致的器官功能衰竭；④指出DIC的发病机制虽然复杂，但始终是以机体凝血系统活化为始动因素，从而引发凝血因子的消耗以及纤溶系统活化等一系列病理生理过程。

二、如何迅速识别DIC复杂多变的临床表现

由于DIC是继发于一些诊断明确的严重基础疾病的综合征，多数患者更易表现出原发疾病的症状和体征，而不易想到DIC的诊断，而且，在极短的时间里，DIC患者经历高凝状态、消耗性低凝、弥散性纤维蛋白血栓形成及继发性纤溶亢进等一系列复杂的病理生理过程，这些病理生理过程互相交叉重叠，临床表现显得变幻莫测。根据目前对DIC的认识，DIC的临床表现可总结为以下与病理生理过程密切相关的四方面表现：

（一）出血

出血是DIC最常见的临床表现之一，其发生率据资料显示平均可以高达85%以上，但出血发生率与基础疾病的不同、DIC临床类型各异以及诊断时的病情不同有关。DIC早期（高凝期）可无出血，静脉采血常出现凝固现象，慢性DIC出血可不甚严重或无出血表现，如主要由肿瘤引起的慢性DIC，仅45%有轻度出血表现。

DIC时出血的原因可归纳如下：①原发病对血管壁、血小板、凝血及纤溶系统等的损害；②广泛血栓形成后，致使血小板及各种凝血因子消耗性减少，加之纤溶酶激活对各种凝血因子的降解作用，使凝血-抗凝平衡受到破坏，血液处于低凝状态，引起出血倾向；③DIC中、后期，纤溶酶原受因子Ⅻa、凝血酶及血管损伤时所释放的纤溶酶原活化素等作用激活，发生继发性纤溶亢进，已形成的纤维蛋白被其溶解，导致血管损伤部位再次出血；④继发性纤溶亢进形成的大量纤维蛋白（原）降解产物，可与纤维蛋白单体结合成可溶性复合物，阻止纤维蛋白单体的聚合，纤维蛋白

（原）降解产物还有拮抗凝血酶及抑制血小板聚集的功能，故也造成凝血活性降低，纤维蛋白（原）降解产物还可使血管通透性增高，加重血液的渗出；⑤DIC时休克、栓塞、缺氧、酸中毒等可致毛细血管损害，引起或加重出血倾向。

（二）休克及微循环衰竭

休克及微循环衰竭是DIC的又一主要表现，也是诊断DIC的重要依据之一。休克的发生有时比出血现象的发生还早，发生率也极高。

DIC时休克的临床表现与其他疾病引起的休克基本一致，主要症状和体征为：①循环功能不全；②神志异常；③呼吸衰竭：呼吸表浅而急促，发绀；④肾脏功能障碍：主要表现为少尿或无尿，严重者可产生氮质血症或尿毒症，此为休克极重要的症状，并且是观察治疗效果及预后的一项重要指标；⑤其他脏器功能不全，如胃肠道、肝脏、肾上腺等。

由于DIC是继发于基础疾病之上的，因而DIC时休克的表现易被基础疾病的临床征象所掩盖，有时较难识别甚至被忽视，临床实践中应仔细检查，敏锐地观察隐伏于DIC基础疾病症状和体征中的休克的主要表现，以求及早做出正确诊断。

（三）多发性微血管栓塞

DIC的基本病理变化是毛细血管内弥散性微血栓形成，因此多发性微血管栓塞引起的症状和体征必然是DIC的最早期和最常见的表现之一，但较出血倾向和休克表现而言，临床上栓塞的表现并不多见和突出，可能与微血栓多发生于深部脏器，临床上不易识别有关。

发生于不同部位的栓塞具有不同的临床表现，分述如下：

1. **表浅部位血栓**　表现为多发性皮肤、黏膜血栓栓塞性坏死。体表皮肤及黏膜的栓塞主要表现为四肢末端发绀、疼痛，皮肤点状或块状瘀点或瘀斑，中心可见高于皮肤表面之深暗红色血栓，其周围被大小不等的片状、颜色较浅的出血灶所包绕，随后在血栓周围可形成范围大小不等的缺血性坏死，好发于眼睑、四肢、胸背及会阴部等皮下脂肪较少、组织疏松的部位。皮肤损害还可表现为暴发性紫癜，多见于感染、败血症性DIC，主要特点为全身出血性皮肤瘀斑并进展为界限清楚的紫黑色皮肤坏死。

2. **深部组织、器官栓塞**　表现为脏器功能障碍。深部组织、器官的微血管栓塞，因呈弥漫性微血管病变，在临床上无法直接发现并做出定位诊断，只能通过栓塞发生的相应部位脏器功能障碍而间接判断。最易形成血栓的器官是肾、肺、胃肠道，其次是肝、脑、肾上腺、心等部位。这些器官组织的毛细血管、微静脉和微动脉内发生微血栓后的功能障碍，早期系缺血、缺氧、酸中毒所致，呈可逆性，但如不及时处理，则可因组织缺血性坏死而成为持久性损害，应注意在DIC复杂的临床表现中将其识别。

（四）微血管病性溶血

DIC时溶血较为轻微，发生率也较低，国内报道的发生率仅为7.0%～15.2%，且早期往往不易察觉。在DIC并发微血管病性溶血性贫血时，因红细胞大量破坏，出现明显溶血症状，可致寒战、高热、黄疸、血红蛋白尿等，如溶血程度较重，患者可出现不明原因的与出血程度不成比例的进行性苍白、乏力等急骤发展的贫血症状。实验室检查有相应的溶血的证据。据报道，在肿瘤转移、胎盘早剥等引起的DIC中，微血管病性溶血较多见，其发现有助于DIC的诊断。但未发现微血管病性溶血亦不能因此排除DIC。

三、DIC的实验室检查项目如何取舍

DIC实验室检查主要是针对DIC病理过程中血管壁（主要是血管内皮细胞）、血小板数量及质量、凝血和纤溶的变化进行监测，这对DIC的诊断及防治极为重要。有关DIC实验室诊断项目极多，特别是近20年来，血小板活化、凝血及纤溶激活等分子标志物的检测在诊断前DIC及DIC中的作用也日益受到重视。由于多数疾病发生DIC时病情复杂，发展迅猛，需要迅速确定诊断，以便采取有效的治疗措施。因此，选择合适的实验室检查项目尤为重要，现将这些实验室检查项目按照其所反映的意义，归纳于表10-3-1：

对于DIC的实验室检查的判读，应注意下列问题：

1. 不同临床类型的DIC，其实验室指标异常的阳性率不同。如慢性型、亚急性型DIC，由于肝脏的代偿，凝血酶原时间、活化部分凝血活酶时

表 10-3-1　DIC 实验室诊断主要指标

凝血因子和血小板消耗的筛选试验	凝血酶原时间（PT）
	活化部分凝血活酶时间（APTT）
	凝血酶时间（TT）
	纤维蛋白原定量（Fg）
	血小板计数（PLT）
	抗凝血酶含量活性（AT）
	凝血因子Ⅷ∶C 活性
继发性纤维蛋白溶解亢进的实验标志	D- 二聚体
	血浆鱼精蛋白副凝试验（3P 试验）
	纤维蛋白 / 纤维蛋白原降解产物（FDPs）
其他试验	纤维蛋白肽 A（FPA）
	凝血酶原片段 1＋2（F1＋2）
	优球蛋白或稀释全血凝块溶解试验
	凝血酶 - 抗凝血酶复合物（TAT）
	纤溶酶 - 抗纤溶酶复合物（PAP）
	α2- 抗纤溶酶测定
	凝血因子 V 测定，凝血因子Ⅶ测定
	外周血涂片，计数破碎畸形红细胞百分比

间、凝血酶时间可无明显延长，纤维蛋白原可能正常或增高，血小板降低亦可不明显，故对该类患者的诊断，反映继发性纤维蛋白溶解亢进的标志物的意义更大；而急性型 DIC 则常有凝血、血小板指标的异常，尤其是严重的纤维蛋白原减少（小于 1g/L），在无严重肝病时，多指示有急性 DIC。

2. 反映继发性纤维蛋白溶解亢进的指标中，临床最常用者为 D- 二聚体测定和血浆鱼精蛋白副凝试验，前者是绞链纤维蛋白单体被纤溶酶降解的产物，后者反映有纤维蛋白单体和纤维蛋白 / 纤维蛋白原降解产物的存在，故两者都是提示有凝血酶和纤溶酶的存在，是继发性纤溶的重要指标。值得注意的是血浆鱼精蛋白副凝试验和纤维蛋白 / 纤维蛋白原降解产物都不是特异性诊断试验。血浆鱼精蛋白副凝试验常有假阳性和假阴性，DIC 发展到中后期阶段，血浆鱼精蛋白副凝试验可假阴性，故血浆鱼精蛋白副凝试验阴性不能排除 DIC。D- 二聚体对诊断 DIC 更有特异性。

3. 凝血筛选试验的异常，亦可因其他因素所致，如无提示继发性纤维蛋白溶解亢进的实验指标，则 DIC 的实验诊断不能成立。

4. 外周血涂片红细胞形态观察，计数破碎畸形红细胞百分比，结合继发性纤维蛋白溶解亢进

指标的测定对慢性 DIC 的诊断较有意义。

5. DIC 时常见纤维蛋白 / 纤维蛋白原降解产物增高，但优球蛋白溶解试验异常的阳性率不高。后者的异常，常见于一些特殊病变相关 DIC，如急性早幼粒细胞白血病、前列腺癌、羊水栓塞等。相关研究表明，这些病变常同时有纤溶酶原激活物活性的增高，即同时有原发性纤溶存在。

6. 纤维蛋白肽 A、凝血酶原片段 1＋2、凝血酶 - 抗凝血酶复合物、纤溶酶 - 抗纤溶酶复合物的测定因试验费时、价格昂贵而限制了临床运用，此外该四项指标对凝血酶纤溶酶产生的敏感性过高，其阳性结果与临床 DIC 符合率差，目前主要用于前 DIC 的实验诊断。

四、什么样的 DIC 诊断标准更适合临床应用

1. **引起 DIC 的原发病**　DIC 的定义指出 DIC 是"危重疾病的一个中间病理环节"，因此诊断 DIC 的前提是确定导致 DIC 的原发病的证据，如感染、肿瘤、严重创伤、广泛手术和病理产科等是 DIC 的几大常见病因。无基础疾病的 DIC 诊断不能成立。

2. **临床表现**　DIC 原发病的复杂性决定了其临床表现多种多样，特别是在患者有严重基础疾病的情况下，临床医生在诊治专科基础疾病时，易忽视 DIC 的早期表现，错失 DIC 的黄金抢救时机，因而临床医生应在下列症状出现时提高警惕：不明原因的呼吸浅快、低氧血症；少尿、无尿；不明原因的心率增快；皮肤黏膜坏死；注射、穿刺部位大片瘀斑或出血不止；产科倾倒性大出血等。

3. **DIC 诊断的实验室依据**　在原发病和临床表现存在的前提下，实验室检查对于 DIC 的诊断有重要的支撑作用。由于 DIC 为一复杂的病理过程，目前尚无单一指标能完满解决患者的诊断，但不论国内外 DIC 实验诊断标准中包含怎样的检测指标，均包括以下几方面的证据：

（1）凝血因子消耗的证据：包括血小板计数，血浆纤维蛋白原水平等。

（2）纤溶亢进表现的证据：包括 D 二聚体、纤维蛋白 / 纤维蛋白原降解产物等。

（3）强调实验室检测指标的动态观察。

DIC 的病情是错综复杂的，相应的实验室检测指标都处在动态变化中，动态监测的临床价值更大。DIC 的诊断不能依靠单一的实验室检测指标，首先必须存在基础疾病，然后需密切观察临床表现，结合并分析实验室检测结果加以综合判断。在有基础疾病的前提下，往往需首先想到 DIC 的可能，再结合实验室检查才能做出正确的诊断。DIC 是一个动态的过程，检测结果只反映这一过程的某一瞬间，而且临床状况会影响检测结果。

国外对 DIC 的诊断以国际血栓与止血学会的 DIC 诊断标准为代表，国际血栓与止血学会科学标准化委员会将 DIC 分为两型：显性 DIC 与非显性 DIC。显性 DIC 包含了既往分类、命名的急性 DIC 与失代偿性 DIC；而后者包含了慢性 DIC 与代偿性 DIC，DIC 前期亦纳入在内。

国际血栓与止血学会科学标准化委员会（2001）推荐的显性 DIC 的计分诊断法，是首先进行危险性评估，在具有下列任何一种情况时，可认为 DIC 的危险性存在：①败血症/严重感染（任何微生物）；②创伤（多发性创伤，神经损伤，脂肪栓塞）；③器官毁坏（严重胰腺炎）；④恶性肿瘤（实体瘤，骨髓增殖/淋巴增殖性疾病，恶性疾患）；⑤病理产科（羊水栓塞，胎盘早剥）；⑥血管异常（大血管动脉瘤，Kasabach-Merritt 综合征）；⑦严重肝衰竭；⑧严重中毒或免疫反应（蛇咬伤，药物，输血反应，移植物排斥）。然后，根据国际血栓与止血学会科学标准化委员会推荐的凝血检测计分方案评分：

（1）血小板计数：$\geq 100 \times 10^9 = 0$ 分，$< 100 \times 10^9 = 1$ 分，$< 50 \times 10^9 = 2$ 分。

（2）纤维蛋白原（Fb）相关产物标记物升高（如可溶性纤维蛋白单体 sFb，纤维蛋白/纤维蛋白原降解产物 FDPs）：无升高 = 0 分，中度增加 = 2 分，明显增加 = 3 分。

（3）凝血酶原时间延长：$< 3s = 0$ 分，$\geq 3s$ 而 $< 6s = 1$ 分，$\geq 6s = 2$ 分。

（4）纤维蛋白原定量水平：$\geq 1.0g/L = 0$ 分，$< 1.0g/L = 1$ 分。

（5）总计分：≥ 5 分符合显性 DIC 的诊断，需每日重复计分一次；积分 < 5 而 ≥ 2，可能为非显性 DIC，应每日测定进行动态观察。

国际血栓与止血学会科学标准化委员会提出的 DIC 的诊断标准具有规范、标准和科学性强的优点，但在国内的临床实践中尚无法广泛应用这一诊断标准，因该诊断系统在非显性 DIC 诊断标准中对实验室检查要求较高，评分及判断相对烦琐，从临床的角度并不适用于我国多数基层医院。

国内早在 1986 年就首次提出了 DIC 的诊断标准，2012 年修订的《弥散性血管内凝血诊断与治疗中国专家共识》在全国各家医疗机构广泛应用，推进了 DIC 临床诊治水平的不断提高，但仍存在不能精确定量等缺陷。欧美和日本专家相继制订出多指标的 DIC 积分诊断系统，包括：国际血栓与止血协会标准、日本卫生福利部标准、日本急诊医学学会标准。但是，这三个标准诊断的准确性和实用性仍存在广泛争议。上述三大积分系统目前在国内临床使用较为混乱，尚无在中国人群中对上述三大积分系统进行验证的研究数据。为进一步推进中国 DIC 诊断的科学化、规范化，统一诊断标准，中华医学会血液学分会血栓与止血学组于 2014 年起通过多中心、大样本的回顾性与前瞻性研究，于 2017 年再次修订的《弥散性血管内凝血诊断与治疗中国专家共识》中提出了中国弥散性血管内凝血诊断积分系统（Chinese DIC scoring system，CDSS）（表 10-3-2），该系统突出了基础疾病和临床表现的重要性，强化动态监测原则，简单易行，易于推广，使得有关 DIC 诊断标准更加符合我国国情。此外，DIC 是一个动态的病理过程，检测结果只反映这一过程的某一瞬间，利用该积分系统动态评分将更有利于 DIC 的诊断。

尽管不同评分系统实用性与准确性仍存在一定的争议，但所有系统无一例外地是在重视原发病症的基础上，积极进行凝血项目的检测。鉴于 DIC 起病急骤、恶化迅速、预后差，所以早期、快速诊断可以为后续治疗赢得宝贵的时机。当出现疑似 DIC 病症，如严重感染、恶性肿瘤、病理产科、大型手术及重度外伤等，需在第一时间积极开展凝血项目检测。关于缩短 DIC 凝血实验监测间隔时限问题，目前还处于探索阶段，部分理论支持将 DIC 实验间隔时限适时缩短，这对危重症患者 DIC 的早期发现具有积极的促进意义。

表 10-3-2　中国弥散性血管内凝血诊断积分系统

积分项	分数
存在导致 DIC 的原发病	2
不能用原发病解释的严重或多发出血倾向	1
不能用原发病解释的微循环障碍或休克	1
广泛性皮肤、黏膜栓塞、缺血性坏死等，不明原因的肺、肾、脑等脏器功能衰竭	1
PLT 计数	
非恶性血液病	
≥100×10⁹/L	0
(80～<100)×10⁹/L	1
<80×10⁹/L	2
24h 内下降≥50%	1
恶性血液病	
<50×10⁹/L	1
24h 内下降≥50%	1
D- 二聚体	
<5mg/L	0
5～<9mg/L	2
≥9mg/L	3
PT 及 APTT 延长	
PT 延长 <3s 且 APTT 延长 <10s	0
PT 延长≥3s 或 APTT 延长≥10s	1
PT 延长≥6s	2
纤维蛋白原	
≥1g/L	0
<1g/L	1

注：非恶性血液病：每日计分 1 次，≥7 分时可诊断为 DIC；恶性血液病：临床表现第一项不参与评分，每日计分 1 次，≥6 分时可诊断为 DIC

五、DIC 的治疗是否需要肝素

DIC 是一种处于不断发展变化中的病理过程，故必须结合临床表现和实验室检测结果，有针对性地采取综合治疗措施。但原发病的治疗是终止 DIC 病理过程最为关键和根本的治疗措施，其后是根据 DIC 的病理进程即分期采取相应的干预，包括：阻断血管内凝血过程，恢复正常血小板和血浆凝血因子水平，抗纤溶治疗，对症和支持治疗。同时这一系列措施均是阻止或纠正 DIC 的凝血异常状态，减轻微血管体系的损伤，并为治疗原发病争取时间。

肝素自 1959 年即开始用于 DIC 抗凝治疗，肝素使用的适应证，目前比较一致的认识是：① DIC 早期，血液处于高凝血状态，采血极易凝固的情况时，凝血时间、凝血酶原时间、活化部分凝血活酶时间缩短；②血小板和血浆凝血因子急骤或进行性下降，迅速出现紫癜、瘀斑和其他部位出血倾向；③明显多发性栓塞现象，如皮肤、黏膜栓塞性坏死、急性肾功能和呼吸功能衰竭等；④顽固性休克伴其他循环衰竭症状和体征，常规抗休克治疗效果不明显。

DIC 的发病机制表明，肝素抗凝治疗是重要的手段之一，但近年的研究也表明，肝素的应用是存在争议最多的治疗手段，目前尚没有大样本前瞻性临床随机对照研究证实肝素的使用能够降低 DIC 患者的死亡率，有不少研究表明不恰当使用肝素甚至会增加出血风险，根据研究报道和文献分析，对肝素在 DIC 治疗中的作用的评价存在下列几点值得思考的问题：

1. 治疗的时间窗窄　DIC 的病程可根据所处的不同病理过程分为早期、中期、晚期，早期和中期是血栓形成为主型，主要病理过程是微血管内广泛血栓形成。临床以微循环障碍，皮肤、黏膜栓塞性坏死、脱落、溃疡形成、多器官功能衰竭等表现为主，出血相对较轻；实验室检查可见血小板、凝血因子水平重度减低、血小板活化、凝血因子激活标志物明显升高。

DIC 后期，特别是由恶性肿瘤等所致的 DIC 患者（亦称肿瘤性 DIC）是纤溶过程为主型。其主要病理过程为纤维蛋白溶解，临床表现以多发性出血，特别是再发或迟发性出血为主，微循环障碍、器官功能衰竭表现较轻或有所改善；实验室检查血小板、凝血因子降低程度较轻或有所改善，而纤溶酶原明显降低，纤维蛋白/纤维蛋白原降解产物及 D- 二聚体等水平明显增高。

DIC 的治疗也根据病程而进行分层，早期 DIC 是弥散性微血栓形成期，治疗以抗凝为主，不宜单纯补充血小板和凝血因子，不宜抑制纤溶；DIC 中期为消耗性低凝期，治疗主张以补充血小板和凝血因子为主，抗凝治疗尚存在争论；而 DIC 晚期为继发性纤溶亢进期，不宜使用抗凝治疗，宜补充血小板和凝血因子，慎用抗纤溶药物。

临床实践中，DIC 病情变化相对较快，高凝状态持续时间往往很短，目前可行的实验室指标对 DIC 早期诊断的敏感性不高，临床考虑 DIC 时多已处于中、晚期，因此实际需要应用肝素抗凝的时间很有限。

2. 适应证较少 原发病的治疗是终止DIC病理过程的最为关键和根本的治疗措施，在某些情况下，凡是病因能迅速去除或控制的DIC患者，凝血功能紊乱往往能自行纠正，可不需要使用肝素；对于不是以血管内凝血为主要病理异常的疾病，使用肝素治疗无益，甚至会加重出血。此外，下列情况是应用肝素治疗的禁忌证：①手术后或损伤创面未经良好止血；②近期有明显活动性出血；③肝病并发DIC；④蛇毒所致DIC。

3. 低抗凝血酶（AT）水平限制肝素发挥抗凝效应 肝素抗凝的主要作用机制是通过与AT-Ⅲ结合，而增强后者对活化的凝血因子Ⅱ、Ⅸ、Ⅹ、Ⅺ和Ⅻ的抑制作用，因此肝素发挥有效抗凝的先决条件是血浆中有足够量AT。但DIC时凝血酶的大量生成，消耗AT，80%急性DIC患者血浆中AT水平降低，标准肝素治疗又可加剧AT的减少；有学者在内毒素诱导的DIC兔模型中，联合应用AT和低分子量肝素（LMWH）较之单用LMWH能改善凝血参数，间接表明肝素发挥作用更有赖于AT的存在。虽然如此，但除日本外的其他国家，专家共识和治疗指南并未推荐使用AT，国内亦尚无AT浓缩制剂供应，因而在不能保证足够AT水平的情况下，肝素抗凝效应将受到限制，使用肝素的意义便也打了折扣。

4. 肝素固有的药物不良事件 肝素诱导的血小板减少症（heparin induced thrombocytopenia，HIT）和肝素诱导的血小板减少症和血栓形成（heparin induced thrombocytopenia and thrombosis，HITT）是肝素抗凝治疗中较常见的并发症，在应用肝素的人群中，肝素诱导的血小板减少症的发病率为1%～5%，与普通肝素相比，接受低分子肝素抗凝治疗的人群HIT发生率相对较低，但也达到0.6%。Takefumi、Matsuo等检测了80例DIC患者血浆中抗肝素-PF4复合物抗体的表达，发现11例使用肝素治疗且抗体阳性的患者中，有3例能够确诊为DIC合并肝素诱导的血小板减少症，且预后较差。Takaki、Sugimoto等报道2例腹主动脉瘤患者术后并发DIC，分别于使用普通肝素治疗后第11天和第13天出现血小板计数下降和动脉栓塞，同时抗肝素-PF4复合物抗体阳性，

最终诊断为肝素诱导的血小板减少症，停用肝素，换用阿加曲班抗凝治疗后好转。肝素治疗的这类不良事件需在抗凝治疗的同时引起足够的重视。

5. 肝素纠正急性早幼粒细胞白血病凝血功能异常的有效性存在争议 急性早幼粒细胞白血病是易发生DIC的血液肿瘤，治疗中肝素的应用需要十分谨慎。有研究回顾性分析268例未使用全反式维A酸诱导治疗的急性早幼粒细胞白血病患者，将其分为肝素治疗组、抗纤溶治疗组和仅进行支持治疗（输注血小板和新鲜血浆）组，发现三组间早期（诱导治疗10天内）出血死亡率、完全缓解率和生存时间无显著差异，但肝素治疗组在诱导化疗期间的血小板输注量明显高于其他两组，该研究表明肝素的使用并不能使APL患者获得生存获益，反而增加了血小板的消耗。

6. 低分子量肝素的疗效有待肯定 低分子量肝素（low molecular weight heparin，LMWH）是由标准肝素裂解或分离出的低分子碎片，分子量在3 000～6 000Da之间，与普通肝素相比，具有抑制FXa作用较强、较少依赖AT、较少诱导AT水平下降、较少引起血小板减少、出血并发症较少、半衰期较长、生物利用度较高等优点。但一项关于达肝素（dalteparine）治疗DIC的多中心、双盲、随机试验研究中，达肝素在改善出血症状和提高器官症状评分中均比普通肝素有效，但不能降低死亡率。因此低分子量肝素仍存在一些问题，包括不能降低DIC患者的死亡率，缺少大样本前瞻性随机对照研究加以证实其对DIC治疗的有效性，并亦可诱发肝素诱导的血小板减少症。

经过多年的不断探索和研究，目前大部分典型的DIC都能为临床医生所识别和诊断，但对早期DIC的诊断仍缺乏足够的认识和及时的治疗，建立一套易检测、特异性强的DIC早期诊断指标，是当今医者重点研究的项目之一。DIC治疗的首先是原发病的治疗，同时根据DIC的病理生理进程，DIC的治疗应从抗凝、补充消耗的凝血因子的替代治疗、维持生命体征的支持治疗等方面着手。随着对DIC诊治认识的深入，特别是DIC治疗措施的大规模临床试验的开展，将使得DIC的治疗更为科学化和个体化。

（胡　豫）

第四节 血友病基因治疗的挑战和前景

一、血友病治疗的现状和问题

血友病 A（hemophilia A）是一种 X 染色体连锁的机体出血紊乱性遗传病，其致病机制是由于编码凝血因子Ⅷ（又称抗血友病因子，简称 FⅧ）基因先天性异常而导致血浆中 FⅧ功能缺陷或含量减少。FⅧ是激活凝血因子Ⅸ的辅助因子，在内源性凝血体系中起重要作用，FⅧ数量不足或质量异常是导致血友病 A 的直接原因。*FⅧ* 基因定位于 Xq28，长 186kb，含 26 个外显子，其 mRNA 长 9 029bp，编码序列长 7 053bp，编码 2 351 个氨基酸。*FⅧ* 基因在肝、脾、淋巴结和人体其他组织细胞均广泛表达，而在骨髓、内皮细胞、外周血淋巴细胞不表达或极低水平表达，肝细胞和肝窦状隙上皮细胞是合成 FⅧ的主要场所。血友病 A 呈 X 性连锁隐性遗传，在人群中每 1/10 000～1/5 000 男性中就有一个血友病 A 患者，且没有种族和地域的差异，其中约 1/3 是由于基因自发突变引起的。

与经典的血友病 A 比，血友病 B（hemophilia B）发病率更低（1/50 000 男性），通常来讲症状也较轻一些，它是由缺乏凝血因子 FⅨ 所导致的。*FⅨ* 基因位于人类染色体 Xq27.1-q27.2，疾病为 X 连锁的隐性遗传病。研究人员成功克隆了 hFⅨ 的 cDNA 和基因组，完整 *hFⅨ* 基因长约 48kb，由 8 个外显子及 7 个内含子组成，cDNA 编码区长约 1.4kb。在生理情况下，hFⅨ 在肝细胞中表达并分泌到血液中，成熟的 hFⅨ 蛋白由 415 个氨基酸残基组成，经过一系列翻译后修饰，尤其是其中 Glu 残基的羧基化，为凝血活性所必需。

临床上，出血是血友病患者的重要临床特征，自发性、轻微外伤后出血难止或创伤、手术后严重出血多见。出血的部位常见于负重的大关节（如膝、肘、踝、腕、髂、肩等）和肌肉／软组织（腰方肌、上肢肌、下肢肌等）；内脏出血（如腹腔内、腹膜后、泌尿、消化、呼吸道等）；皮肤、黏膜出血（如皮肤淤血、鼻出血、口腔出血、牙龈出血等）。致命性出血有颅内出血、神经系统出血、咽颈部出血和无准备的创伤、手术出血等。

根据患者出血的严重程度及其血浆 FⅧ活性（FⅧ：C）/FⅨ活性（FⅨ：C）的水平，国内将血友病 A/B 分为 3 型（表 10-4-1）。

虽然只是近 50 年以来，血友病及其治疗才真正被了解，但其历史要长的多。但应当指出，治疗血友病的历史进程并非一帆风顺。在认识这种疾病，研发有效治疗手段的过程中，有过许多坎坷和曲折。1853 年，英国维多利亚女王的儿子莱尔庞德查明患有先天性血友病，她的两个女儿则是血友病携带者，并把这种被称之为"皇家病"的血友病传播到欧洲和俄国的皇室家庭。这是大家公认的血友病 A 的正式记载。之后对血友病 A 的诊治不断探索，直到 1936 年首次将血浆用于治疗血友病 A，血友病患者才得到有效治疗。1937 年美国医学家 A.J. 帕约克和 F.H.L. 泰勒发现静脉注射血浆蛋白可以缩短凝血时间，后来泰勒把这种提取物称之为抗血友病球蛋白，这是医学界第一次从血浆中提取出治疗血友病 A 的有效成分。在此基础上，美国医生凯斯·布林霍斯于 1939 年证实，血友病 A 患者的凝血因子有缺陷，并且他把所缺陷的成分称之为抗血友病因子，即凝血因子Ⅷ，从此，血友病 A 的病因有了明确的定义。至此，血友病 A 的治疗在正确的道路上飞速进步。1952 年在旧金山、纽约和牛津的研究人员同时发现了一种新型血友病，即Ⅸ因子缺乏症（血友病 B），来自英国牛津的罗斯玛丽·比格斯大夫把它称之为"克里斯病"，取名自第一位患者史迪芬·克里斯。1955 年美国医生罗伯特·兰格戴尔，罗伯特·沃格纳，凯斯·布林霍斯发明了凝血因子Ⅷ静脉注射法，这是治疗血友病 A 的第一种有效疗法。1957—1958 年人血凝血因子Ⅷ在英国、法国、瑞典相继问世，使得千千万万血友病患者有了稳定的治疗药物。但是这时的凝血因子Ⅷ非

表 10-4-1 血友病 A 和血友病 B 的临床分型

临床分型	因子活性水平/（IU·dl⁻¹）	出血症状
轻型	>5～40	大的手术或外伤可致严重出血，罕见自发性出血
中间型	1～5	小手术／外伤后可有严重出血，偶有自发性出血
重型	<1	肌肉或关节自发性出血

浓缩制剂，真正的目前使用的首支浓缩凝血因子Ⅷ制剂 1968 年问世，这种提纯的固体凝血因子Ⅷ使血友病 A 的治疗发生了革命性变化。在治疗理念上也不断更新，1958 年瑞典医生英格·玛丽·尼尔森开始对重型血友病 A 型患者进行了预防治疗，使患者的生存质量大幅度提高，但定期的预防性治疗直到 20 世纪 70 年代初期才开始实行。随着现代医学对基因的深入研究，已经完全揭开了血友病 A 的神秘面纱，随着基因工程技术的发展，1992 年首支重组凝血因子Ⅷ产品问世，使得血友病 A 的治疗发展到新的阶段。很快 1997 年首支合成的凝血因子Ⅸ产品也问世，使得血友病 B 的治疗同样发展到新的阶段。

近年来，随着血友病凝血因子生产工艺的成熟，血友病替代治疗的普及，以及目前治疗方案的改进，血友病预防治疗越来越得到推广，患者因子使用量不断增加，凝血因子暴露的越来越多，血友病患者合并抑制物均有增多的趋势。血友病抑制物是血友病患者接受外源性凝血因子产品输注后产生的抗 FⅧ/FⅨ同种抗体，这种抗体能够抑制凝血因子的活性，造成患者凝血因子输注无效。重型血友病 A 患者抑制物发生率约为 30%，非重型为 3%～13%，而血友病 B 患者为 1%～6%。能使正常血浆 FⅧ/FⅨ活性减少 50% 时，FⅧ/FⅨ抑制物的含量为 1 个 Bethesda 单位（BU），2001 年国际血栓与止血学会（ISTH）规定：抑制物滴度 >5BU/ml 为高滴度抑制物，抑制物滴度 ≤5BU/ml 为低滴度抑制物。出血是血友病抑制物形成最主要的并发症，临床观察到患者出血较以往增多、常规剂量 FⅧ/FⅨ制剂输注止血疗效下降或无效；轻/中型血友病患者出血表现加重（如出现严重的自发关节和肌肉出血），要考虑到抑制物产生的可能。低滴度患者（≤5BU/ml，约占 25%），无明显出血时可以继续观察，部分患者的抑制物可于 6 个月内自行消失。对于无重要脏器出血、出血量不大的患者，加大剂量的 FⅧ/FⅨ替代治疗仍有效。对于抑制物滴度 >5BU/ml（约占 75%）的患者或诱导免疫耐受治疗（ITI）失败或 ITI 治疗中的出血患者，需立即采用"旁路途径"的方式止血。可供选择的"旁路途径"药物（bypass agents）包括基因重组活化凝血因子Ⅶ（rFⅦa）及活化凝血酶原复合物（aPCC）。

近年来，生物技术突飞猛进，治疗血友病的在研药物形式也正在多样化，包括抗体、长效凝血因子等项目正处于各期临床阶段。emicizumab（ACE910）是一种同时对凝血因子Ⅸa 和凝血因子Ⅹ具有亲和力的 IgG4 双特异性抗体。它可能成为血友病治疗领域的首个抗体，而且还是双特异性抗体。它是通过双亲和作用发挥酶催化反应的辅因子作用，模拟凝血因子Ⅷa，使凝血因子Ⅸa 催化凝血因子Ⅹ形成凝血因子Ⅹa 发挥止血作用。一项相关药物临床试验纳入 152 名 12 岁以上、曾接受过因子Ⅷ间歇疗法的血友病患者参与研究，接受 1.5mg/kg 体重的 emicizumab 维持治疗（A 组）、3.0mg/kg 体重的 emicizumab 治疗（B 组）、安慰剂（C 组）或因子Ⅷ预防治疗（D组），A 组患者年均出血事件 1.5 起、B 组 1.3 起、C 组 38.2 起，A 组和 B 组患者的出血风险分别下降 96% 和 97%，A 组和 B 组分别有 56% 和 60% 的患者未发生出血事件。48 名接受 emicizumab 出血预防治疗的患者，其出血率较因子Ⅷ预防低 68%。最常见的不良事件为低级注射部位反应，未发生血栓、血栓形成性微血管病变事件、抗药物抗体或凝血因子Ⅷ抑制事件。研究认为，每 1～2 周 1 次 emicizumab 预防治疗可显著降低 A 型血友病患者的出血风险。

fitusiran 是以抗凝血酶为作用靶点的小干扰 RNA（siRNA）ALN-AT3。体内的抗凝血酶通过灭活 FⅩa 及凝血酶发挥抗凝作用。通过 RNA 干扰的方法沉默肝脏抗凝血酶基因表达的设想在前期的一系列动物实验中得到证实：对血友病模型的动物皮下注射 fitusiran 可以强有力且持续地降低血浆抗凝血酶的水平，并且呈剂量依赖性，从而促进血栓形成、恢复止血。目前正在进行药物临床试验。

组织因子途径抑制因子（TFPI）是组织因子凝血途径最主要的负性调控因子。在所有 TFPI 的抑制剂中，concizumab 的研究最为成熟。Concizumab 是一种针对组织因子途径抑制因子的人源性单克隆抗体，不但可以竞争性与 TFPI 的 KPI-2 区域高亲和力结合，阻止 FⅩa 与 TFPI 结合，还可以阻止 TFPI 对 TF-FⅦa 复合物的抑制作用，从而增加酶复合物和凝血酶的形成。在兔血友病模型中，静脉或皮下注射 concizumab 较使用 rFⅦa 可以明显减少皮肤出血。同样目前正在进行药物临床试验中。

经过近 70 年的发展，虽然批准用于血友病治疗的产品很多，但是目前的治疗药物存在以下几个痛点：

1. **半衰期短** 未经修饰的凝血因子Ⅷ（包括血浆来源及重组）的半衰期约为 12 小时，PEG 化及 Fc 融合可适当增加其半衰期，但是也都低于 20 小时，导致临床用药注射频率高（出血事件治疗一般 12 小时注射一次、日常预防治疗一般每周 2～3 次）、患者顺应性差并增加经济负担。

2. **需要冻干低温保存** 凝血因子Ⅷ在常温及溶液状态不稳定，需要制成冻干制剂并低温保存，导致药物的生产、运输、储存和使用成本较高，增加使用复杂性和患者经济负担。

3. **长期使用产生抑制物** 大约 30% 的重度甲型血友病患者及 10% 的中度 A 型血友病患者长期使用会产生凝血因子Ⅷ的抑制物，导致患者对凝血因子Ⅷ不再有效，对于抑制物滴度较高的患者需要使用极为昂贵的旁路途径药物（最常见的为重组凝血因子Ⅶa 及 aPCC）或者采用 ITI 治疗（耗时长、费用高）。

4. **给药途径患者顺应性差** 凝血因子的皮下注射生物利用度低，目前的产品都是静脉注射，导致用药不方便、患者顺应性差。

5. **治疗成本高昂** 血友病患者的出血事件及手术期都需要使用相应缺乏的凝血因子，每次治疗费用视严重程度数千至数万美元不等。日常预防性治疗可降低出血次数，而每年相应的预防费用将超过 20 万美元，而对于产生抑制物的 A 型血友病患者治疗费用更为昂贵。前 WFH 主席 Mark Skinner 为治疗他的 A 型血友病每年都会花去 75 万美元，由此可见一斑。虽然中国的重组凝血因子价格只有欧美国家的一半，血浆来源的凝血因子更是低廉，但是即使采用血浆来源产品每年按需治疗的费用也在 10 万～20 万元人民币，预防治疗的费用更是超过 30 万元人民币，即使医保会报销一部分，但是一般家庭难以承受。

综上所述，目前的血友病治疗药物存在一系列不足，严重影响血友病患者的生活质量，因此目前的血友病治疗领域还存在巨大的未满足的临床需求。

二、血友病基因治疗的回顾

基因治疗作为一种新的治疗方式，给血友病的治疗提供了新的思路。所谓基因治疗，是指将正常基因转入靶细胞代替遗传缺陷的基因，或关闭、抑制异常表达的基因，达到预防和治疗疾病目的的一种临床治疗技术。对于由基因缺陷而导致的疾病，理想的基因治疗策略就是要达到精确的基因修复，即将目的外源 DNA 片段引入细胞，在人基因组的特定部位上（目的基因的缺陷处）进行定点重组（即基因打靶），修复后的基因能稳定持久地正确合成有活性的目的功能蛋白；另一种策略就是基因替代治疗，即将有功能的正常基因转移到缺陷细胞中，合成出目的蛋白以代替缺陷基因发挥作用，亦即传统的基因治疗。目前血友病基因治疗多采用这种基因替代的治疗策略。

血友病是被公认为基因治疗的理想靶疾病。其主要原因：①转入的基因无需组织特异性表达，因此，靶细胞的选择是不严格的；②转基因表达的准确调控是不必要的，治疗的范围也是很宽的，从正常水平的 1%～150%，有关数据表明，进行注射治疗的患者即使体内凝血因子含量达到正常的 150% 时也未见病症，原因是该因子与抑制酶原一起在体内循环；③即使是因子水平只有正常的 1%～5% 就可以预防慢性关节炎和中枢神经系统出血症，因子水平为正常的 5% 的患者表现出的病症更加轻微，也很少有自发性出血；④在治疗人类血友病之前有许多大型或小型动物模型供研究，就血友病而言，存在着许多自然形成的犬类血友病模型，以及经基因工程处理后形成的血友病鼠、兔、猪等动物模型；⑤血友病的疗效判断是直接且明确的，因为血浆中 FⅧ/FⅨ 的含量容易测定且与血友病的临床发病的严重性有密切的关系。

（一）血友病基因治疗的载体

基因治疗能否取得成功的关键之一在于载体。用于基因治疗的载体应达到以下要求：①高滴度的生产能力（适于人体应用）；②外源基因的长期表达；③免疫原性低；④载体转移后对人体无毒性。基因治疗所用的载体目前分两大类：病毒载体和非病毒载体。病毒载体在传递目的基因和长效表达方面虽然都优于非病毒载体，但是会导致机体自身免疫反应、炎性反应、插入诱变等现象，威胁患者健康。非病毒载体最大优势在于其安全性，包括降低了致病性及插入突变的风险。另外，非病毒载体成本相对较低并且易于制备，但由于低下的细胞转化效率及转入基因的表达时间相对较短，使得非病毒载体在人类基因治疗中的应用受限。

1. 非病毒载体

（1）定点整合的基因载体系统：目前发现的定点整合系统包括噬菌体位点特异性整合酶定点整合系统（Cre/LoxP 重组酶系统、phiC31 整合酶系统）和 Rep 蛋白介导的定点整合系统。Olivares 等 2002 年将 25μg 携带 attB（bacterial attachment site, attB）位点的 FIX 表达质粒与 phiC31 整合酶共转入小鼠体内，获得了稳定长时间的 FIX 的表达，FIX 的表达量为 4μg/ml，接近正常血清水平，被认为可以用于 B 型血友病的治疗。根据 2010 年研究，phiC31 整合酶只需要一个 34bp 长的 attB 最短序列就可将携带 FIX 质粒整合到小鼠基因组整合位点 mpsL1，提高了基因治疗的安全性，但外来 DNA 进入细胞后，无论是否整合到基因组均被迅速沉默。

（2）裸质粒：用单纯的裸质粒进行基因治疗是目前最安全的基因治疗途径，但是问题存在于转导效率低、不能长时间表达。目前对裸质粒的优化主要从设计组织特异性的基因调控元件等方面入手。利用人类 α1- 抗胰蛋白酶启动子、载脂蛋白 E 肝特异性增强子、部分 FIX 第一个内含子及 FIX 多腺苷酸化信号构建的 FIX 的表达框实现了 FIX 在小鼠肝脏中的高表达。研究还显示，将线性 DNA（linear DNA, LDNA）转入老鼠体内，目的基因表达 FIX 的量增加了 10～100 倍，达到了持续 4μg/ml 的表达量。Minicircle DNA 是一种缺乏细菌骨架的 DNA，它由抗生素基因、复制起始点和内在炎性序列组成，将其应用于表达 FIX，并使得 FIX 在小鼠体内的表达量增加了 45 倍。

（3）SB（sleeping beauty）转座子：转座子又称可移动基因、跳跃基因，是一种可在基因组内插入和切离并能改变自身位置的 DNA 序列，这种元件可以高效整合进哺乳动物的染色体中。SB 转座子被研究应用于 B 型血友病的治疗，将编码 FIX 的 cDNA 以 SB 转座子的形式直接传递到小鼠肝脏中，实现了 FIX 持久的表达，但这种方法依赖于高压传递，对组织造成了严重损伤。有研究将 SB 转座子以裸质粒的形式尾静脉注射进 A 型血友病小鼠体内以改善症状，鉴于 FⅧ对小鼠而言是一种新抗原，抗体的产生会影响 FⅧ的表达，他们将新生的小鼠在 24 小时之内注射重组 FⅧ，以产生耐受，从而使 FⅧ得到了高表达（正常浓度的 10%～100%），小鼠的 A 型血友病表现性状也得到了改善。

（4）人工染色体：人工染色体可以在宿主细胞中复制并保持一定拷贝数，它的克隆容量大，可以插入很多大基因和调控元件。FⅧ的表达框长 7 055bp，病毒载体很难表达如此大的片段，人工染色体技术为 FⅧ的表达提供了可能性。2007 年研究显示，一个带有全长基因组位点的细菌人工染色体（bacterial artificial chromosome, BAC）可以表达 FⅧ。但 BAC 表达 FⅧ的功能还有待进行细胞系和老鼠内源表达的证实。

利用非病毒载体进行血友病的基因治疗具有制备成本相对较低、易于制备等优点。但是，非病毒载体的研究目前尚处于萌芽阶段，存在靶向性差、转导效率低、有效表达时间短等多方面问题，因此其在血友病基因治疗中的应用受到一定限制。此外，虽然病毒载体具有整合至基因组水平高、特异性高和在细胞内不易降解等独特性质，但是非病毒载体应用于血友病基因治疗的安全性却较病毒载体更高。究其原因，一方面是因为非病毒载体转导的外源基因不会整合到靶细胞的染色体中，可避免造成插入突变或基因失活；另一方面是因为非病毒载体可避免病毒载体导致的自身免疫反应、炎性反应。因此，非病毒载体具有逐步发展为血友病基因治疗载体研究重点的趋势，并且仍需不断改善其转导途径，提高目的基因在体内的表达水平，以实现非病毒载体应用于血友病基因治疗的更好发展。

2. 病毒载体

（1）腺相关病毒（adeno-associated virus, AAV）：自 1965 年腺相关病毒（AAV）作为一种缺损病毒被发现以来，目前已发现 12 种血清型和 110 多种突变型。与其他病毒载体相比，AAV 同时具有高稳定性、高靶向性、低致病性、低免疫原性、宿主范围广、能感染分裂与非分裂细胞、可长期表达等优点，使重组腺相关病毒载体（rAAV）作为基因药物载体的研发工作日益受到业界重视。与其他病毒载体相比，rAAV 是一种安全性较好的病毒载体。最近临床试验中 rAAV 基因药物的良好治疗效果及其安全性使人们对 rAAV 基因药物的研究和开发充满了信心。截至 2018 年 12 月，全球范围内已有 238 项以 AAV 作为基因载体的临床研究在进行之中。在各种 AAV 载体中，rAAV2 最早用于治疗血友病，但由于转基因表达的低效率而效果较差。8 型腺相关病毒（AAV8）因在肝脏等组织显示了高效稳定的基因转染而受到极大关注。2004 年，Sarkar 等通过尾静脉或门脉注射 rAAV8-FⅧ治疗小鼠血友病 A 模型（FⅧ缺乏），达到了完全纠正凝血功能障碍的效果，并且血清中 FⅧ活性达到了 100% 正常值的水平；与其他血清型比较的结果表明，不同剂量组 rAAV8 在肝脏表达 FⅧ持续时间和表达强度均好于 AAV2、AAV5 和 AAV7，并且通过尾静脉给药与门静脉给药一样有效，而且单链与双链载体同样有效。在血友病 B（FⅨ缺乏）基因治疗中，2007 年 Nathwani 等在灵长类动物研究了 scAAV8 携带肝脏特异性启动子 LP1 调控的 hFⅨ的表达情况，结果显示，恒河猴外周静脉注射 $1 \times 10^{12} \mu g/kg$ 的 scAAV8-LP1-hFⅨ后，血清中 hFⅨ的表达水平达到正常值的 22%，持续至少 9 个月。但 rAAV 在临床前以及临床研究过程中依然存在不同程度上的免疫性，目前研究表明 AAV 引起的免疫主要由 7 方面的因素组成：先前感染 AAV 而引起的免疫反应，给药途径，载体的剂量，AAV 血清型，宿主特异性，目的基因产物的免疫性，目的基因表达的动力学。

（2）腺病毒（adenovirus，AV）：腺病毒在自然界分布广泛，在许多哺乳动物和禽类中都发现其存在。自 1953 年第一次分离到腺病毒后，至今已有分离到 100 种以上不同血清型的各种腺病毒，其中人的腺病毒有 50 种以上，其中用于基因治疗的多为 2 型和 5 型腺病毒。腺病毒载体具有几个显著优点：①基因组大，因而可插入大片段外源基因（至多可达 35kb）；②感染效率和外源基因表达水平高，可转导人不同类型组织的细胞；③高滴度重组病毒的制备较简单；④进入细胞内，但不整合到宿主细胞基因组，仅瞬间表达，因而安全性较高；⑤可转导分裂和非分裂细胞，尤其是非分裂细胞，如肝细胞的转化效率大于 90%。截至 2018 年 12 月，全球范围内已有 541 项以 AV 作为基因载体的临床研究在进行之中。Andrews 等 1999 年就将携带 BDDhFⅧ的腺病毒载体在体外成功转染 50%～100% 人原代肝细胞，表达量达 $6\,000mU/(10^6$ 细胞·60h）。给 FⅧKO 小鼠注入 1.3×10^{11} 此表达载体后，血浆 hFⅧ浓度达 4 000U/L。以此载体在 FⅧKO 小鼠体内表达狗 FⅧ（canine FⅧ，cFⅧ），发现其表达量比 hFⅧ的表达量高 10 倍。但 cFⅧ的表达在 Hem-A 狗体内仅维持了 5～10 天。组织病理检查发现 4 只实验狗均出现肝脏双向毒性反应，并伴随血小板下降和抗 cFⅧ抑制物形成。在转导的细胞内腺病毒以 episomal 的形式存在，不会有插入突变导致的致癌风险，但是 episomal 在分裂的细胞中不断地丢失可导致目的基因表达的减少，而且人类体内存在着高滴度的腺病毒抗体，免疫反应较强，阻碍了腺病毒的感染，大量动物实验发现腺病毒载体治疗后可诱导针对载体和被转导的细胞的毒性反应。

（3）逆转录病毒（retrovirus，RV）：逆转录病毒属于正链 RNA 病毒，可高效地感染许多类型的宿主细胞，并稳定地整合到宿主细胞基因组中。它是最先被改造且应用最为广泛的基因治疗载体。采用复制缺陷型逆转录病毒载体，外源目的基因取代病毒的必需基因，借助包装细胞提供病毒复制所需的反式作用蛋白，包装产生子代重组病毒。这种子代重组病毒为复制缺陷型，从而避免了在人体细胞间扩散感染，也大为降低了病毒本身的致癌性与致病性。作为基因治疗载体，逆转录病毒载体具有感染率高、可稳定整合表达、宿主范围广泛（如成纤维细胞、成肌细胞、肝细胞、造血干细胞等）、对宿主毒性小等优点。截至 2018 年 12 月，全球范围内已有 514 项以 RV 作为基因载体的临床研究在进行之中。我国复旦大学遗传所薛京伦教授领导的研究小组在血友病 B 的研究起步较早，并进行了世界上首次采用逆转录病毒介导 hFⅨ体外转导人皮肤纤维母细胞后，自体移植，并取得安全并部分有效的结果，4 例患者中有 1 例 FⅨ水平最高达 245ng/ml，活性从 2.9% 提高到 6.3%。这是我国第一个成功的基因治疗临床实验，也是到目前为止有限的几个基因治疗成功的方案之一，4例患者1年的有效缓解期后，患者至今已经随访近20年没有发现肿瘤和免疫异常等病理情况。但同时逆转录病毒载体也存在仅感染正在分裂的细胞、整合可能致癌、包装外源DNA小于8kb等缺陷。

（4）慢病毒（lentivirus, LV）：慢病毒为逆转录病毒之一，属于二倍体RNA病毒，HIV-1是当今慢病毒中最具特征性、研究最成熟的一个病毒属类。第1个LV系统即以此病毒为基础构建的。慢病毒载体是以HIV-1为基础发展起来的基因治疗载体，与其他载体相比，LV具有以下特征：①既可转染有丝分裂期的细胞，又可以转染分裂缓慢及处于分裂终末期的细胞，包括肝细胞、脑细胞、造血干细胞、处于分化终末期的神经元等，并可使转基因细胞保持一个持久、稳定的表达，更适合长期诱导转移目的基因序列的需要。而逆转录病毒载体不能感染非分裂期细胞，腺病毒和腺相关病毒载体易引起炎症和毒性反应。②载体稳定、持久、高效，发生突变和畸形概率小，在体外和体内移植实验中，由LV携带导入的目的基因，可以在宿主细胞中得到长期而稳定的表达。在若干临床动物模型中的研究指出以HIV为基础构建的LV没有插入瘤变的倾向。且LV被拆分为三或四质粒系统大大减少了产生具有复制能力病毒的可能性。③可兼容多个转录启动子，转录多个目的序列片段，包括细胞特异性启动子和非特异性的管家基因启动子。最后，慢病毒能够容纳相对大的转移基因序列。尤其是相应改建后可具有容纳10kb左右的外源基因片段的能力，大多数的cDNA都可以被克隆入LV。Park等采用含EF1α增强子-hFIX的慢病毒载体经门静脉注入正常小鼠体内，血浆FIX达50～60ng/ml，伴一过性的肝功能异常，部分肝切除诱导肝细胞增生可

使血浆FIX达300ng/ml。相似的血友病B的基因治疗实验通过慢病毒载体介导门静脉注射SCID小鼠也获得了稳定的治疗水平的hFIX（2%～4%），所使用的病毒剂量较低为1.5×10^9IU/只，持续可达数月之久。慢病毒载体治疗血友病实验研究中常可发现正常鼠体内有FVIII/FIX抗体的产生，妨碍了FVIII/FIX的长期表达。有学者认为这是由于慢病毒可有效地转导脾巨噬细胞、Kupffer细胞和B细胞等抗原呈递细胞（APC），而APC呈递抗原可诱导机体产生中和性抗体。现在的LV主要是以HIV-1为病源学基础建立，鉴于在治疗过程中，对是否感染有复制力的HIV-1仍有顾虑，因此，在实际研究应用过程中应考虑到将外源性载体植入细胞后对其生物学特性的潜在影响的可能。截至2018年12月，全球范围内已有278项以LV作为基因载体的临床研究在进行之中。

常见病毒载体的特点比较见表10-4-2。

（二）血友病基因治疗的靶细胞

血友病基因治疗的关键之二在于靶细胞的选择。这里所指的靶细胞是指接受转移基因的体细胞。选择靶细胞的原则是：①必须较坚固，足以耐受处理，并易于由人体分离又便于输回体内；②具有增殖优势，生命周期长，能存活几个月至几年，最后可延续至患者的整个生命期；③易于受外源遗传物质的转化。理论而言，只要能够对FVIII/FIX合成后的蛋白质进行正确加工并能将其释放到血液循环中的细胞都可作为靶细胞。血友病治疗中可选择的靶细胞不局限于特异合成表达FVIII/FIX的肝细胞，HSC、内皮细胞、骨髓基质细胞、成纤维细胞、肌肉细胞等均可作为其靶细胞。

1. 成纤维细胞　皮肤作为人体最大且外在表露的器官，相对其他组织有以下优点：①易于获取并在体外培养增殖良好；②皮肤细胞具有自身分化调控性和分泌特性，研究表明：表皮分泌

表10-4-2　常用的病毒载体特点比较

病毒载体	病毒基因组	包装容量/kb	转染细胞类型	表达峰值	免疫原性
腺相关病毒载体	ssDNA	4.7	分裂与非分裂细胞	低	低
腺病毒载体	dsDNA	30	分裂与非分裂细胞	高	高
逆转录病毒载体	ssRNA	8～10	分裂细胞	高	低
慢病毒载体	ssRNA	10	分裂与非分裂细胞	高	低

注：ssDNA，单链DNA；dsDNA，双链DNA；ssRNA，单链RNA

蛋白除作用于局部，也可影响远处细胞、组织和器官，同时，皮肤组织中因富含抗原呈递细胞及辅佐细胞可产生共刺激因子，也可使转基因蛋白更好地产生基因免疫效果，为皮肤转基因应用提供优势；③皮肤位于体表使转基因操作简便，并可利用外在因素调控转基因表达及监控其对机体的影响。转基因可通过表皮细胞移植法或直接转基因质粒皮肤注射，在机体中发挥作用。目的基因转入体内后可经皮肤活检取材，通过 RT-PCR 法检测目的基因 cDNA 或免疫染色检测蛋白表达情况。其中真皮成纤维细胞易于获取，更适于体外基因转染的自体移植。早在 1987 年，Anson 等首次进行了血友病 B 基因转移的试验，他们将人 FIX（hFIX）cDNA 基因转移到大鼠、人皮肤成纤维细胞等细胞，首先提出了经皮肤成纤维细胞途径基因治疗血友病 B 的设想。我国复旦大学薛京伦等采用皮肤成纤维细胞作为靶细胞，对血友病 B 患者实施基因治疗的临床 I 期试验，用构建有 hFIX cDNA 的逆转录病毒载体转染血友病 B 患者皮肤成纤维细胞，并用胶原包埋细胞直接注射到血友病 B 患者腹部或背部皮下，取得了安全有效的结果。然而在基因转移途径中，采用逆转录病毒介导的经皮肤成纤维细胞的体外途径，每次基因治疗均需要基因转移、克隆筛选、安全性检验操作较为烦琐；逆转录病毒能随机整合，其基因转移的长期安全性仍是个首要问题；每个血友病 B 患者接受基因治疗均需要取皮肤，培养成纤维细胞，这种方法周期长，操作烦琐，不利于基因治疗的临床推广和产业化进程。基于以上原因，血友病 B 以皮肤成纤维细胞为靶细胞的研究逐渐减少。

2. **肝细胞** 由于多数凝血因子是在肝细胞中合成，因此肝细胞理所当然地成为血友病的基因治疗的靶细胞：①合成的 FVIII/FIX 在释放入血液前需要在肝细胞中经过适当的翻译及转录前修饰；②FVIII/FIX 在肝细胞中合成后能有效进入血液循环系统；③以肝细胞为靶细胞，FVIII/FIX 能将长期异位表达而引起的潜在的未知影响减到最低程度。肝脏在载体给予剂量上存在明显的优势，以 AAV 载体为例，达到同样水平的 FIX 浓度，肌内注射载体剂量是肝脏所需的 40 倍。腺病毒基因转移方法用于血友病 B 基因治疗研究后，肝细胞成

为感染率最高的靶细胞，肝细胞的转化效率大于 90%。1990 年，Armentano 等将带有 hFIX cDNA 的逆转录病毒载体转染原代兔肝细胞，hFIX 能在兔肝细胞表达，他们提出将转染肝细胞输入肝内的设想。2006 年，Manno CS 等在临床 I 期试验中采用 1/2 剂量递增式通过肝动脉输注 rAAV/FIX 发现，病毒剂量高达 $2 \times 10^{12} \mu g/kg$ 时没有产生急性或长期的毒性，输注剂量达 $2 \times 10^{12} \mu g/kg$ 时产生治疗水平的 FIX，并且持续时间达 8 周。此外，在肝细胞的非病毒载体转导方面，2010 年我国张磊等采用尾静脉高压注射将携带 attB 和 hFIX 的质粒与表达 phiC31 的质粒共同导入血友病 B 小鼠模型体内，结果显示，外源基因的表达主要集中于肝，其他部位未能检测到外源基因信号；注射后第 1 天小鼠血清 hFIX 表达水平显著升高并达到峰值，但随后 hFIX 表达水平急速下降，并在 10 天内降至基线水平。肝脏途径的不利因素是中和性抗体的存在、载体转导效率不高以及肝炎存在等，影响肝脏作为靶器官的治疗效果。因为 FVIII/FIX 是在肝细胞中合成的，经过适当的转录前及翻译后修饰就具有生物活性，有效地进入循环系统，而且在肝细胞中表达 FVIII/FIX 能将长期异位表达而引起的潜在的未知影响减到最低程度。因此许多学者以肝细胞作为靶细胞进行了大量的实验，获得了较为理想的结果。但是肝细胞多为非分裂细胞，需要部分切除肝脏或用药物刺激肝细胞增生来提高转导效率，体外处理后再植入需进行门静脉或肝动脉穿刺，术前需要输注凝血因子，为有创性治疗。85% 人群感染过野生型 AAV2，中和抑制性抗体和肝炎降低 AAV 转导效率，但只要提高转导效率，肝细胞似乎是合理的靶细胞类型。

3. **肌细胞** 首先，骨骼肌位于体表，便于操作，比将目的基因转移至内脏器官更具简便性；其次，肌肉组织体积大（约占体重的 30%），可容纳更多的外源基因，且肌肉组织血流丰富，FIX 很容易进入血液循环；第三，由于骨骼肌不属于生命的重要器官，当转入基因不适合或对机体产生有害影响时，可随时切除，增加了安全性；第四，肌细胞的结构特征也十分适合基因转移：细长的肌纤维不仅表面积大，而且具有多个细胞核，其浆膜又形成特有的 T 管系统，均有利于外源基因

的高效转移,肌纤维为高度分化的静止期细胞,转入的基因不易丢失;肌肉损伤时,存在于成熟肌纤维和肌膜之间的少量肌母细胞活化增殖,分化为新生的肌纤维。这种具有较强增殖能力的干细胞可以分离培养,在体外接受基因转移,再移植肌肉组织后可以相互或与原有肌纤维融合成为多核的成熟肌纤维,使外源基因稳定地存在于这些肌纤维中。并且已有大量实验证实应用合适的载体和 FⅧ/FⅨ 表达盒,可使 FⅧ/FⅨ 转入肌肉组织,并获得长期稳定表达。2003 年,费城儿童医院和斯坦福大学进行的重型血友病 B 患者 AAV 基因治疗临床 Ⅰ/Ⅱ 期试验采用剂量递增式肌内注射 rAAV2/hFⅨ 的方案。试验表明低剂量组($2×10^{11}$μg/kg)在治疗后 10 周仍然持续表达正常水平 1% 的 FⅨ,2 个月后肌肉活检,PCR 和 Southern blot 分析显示存在转移的基因,从免疫组化亦得到证实。低、中剂量组($6×10^{11}$μg/kg)和高剂量组($2×10^{12}$μg/kg)试验均未发现明显的载体抑制物形成和载体的种系转移。但以肌细胞为靶细胞进行基因治疗尚存在许多问题。成肌细胞在培养中极易融合并分化成肌管,因此进行大量的原代成肌细胞的体外培养比较困难,仅适用于病毒性载体直接注射。由于目前载体生产纯化技术的限制,为了达到治疗水平往往需要较高的注射剂量,故需多点注射,这样就增加出血风险和患者的痛苦,如何能够减少注射点并达到治疗浓度成为一个难题。

4. **造血干细胞** 造血干细胞(HSC)是一种"永生性"细胞,具有很强的增殖、分化与自我更新能力。造血干细胞及其子代细胞直接与血液相接触,或存在于血液循环之中,极利于转染细胞的表达产物释放入血液,并且 HSC 从采集、分离到体外培养、扩增以及自体或异体移植等已具备一套成熟的技术路线,并已为临床所普遍应用。从而为 HSC 基因治疗奠定了极好的细胞移植学基础。造血细胞可以直接回输入血,避免了手术创伤,尤其适合血友病患者的基因治疗。1997 年,Nelson DM 等在没有预处理的情况下,能产生逆转录病毒的细胞经照射后注入兔股骨骨髓腔,在注射后 1 周,在多个外周血细胞系中出现了载体标志细胞,直到 20 个月后动物被处死时,载体标记的细胞仍出现在不同的造血组织中,包括骨髓、脾脏、胸腺和淋巴结。在注射后的 14 个月分离所得的粒细胞体外培养的上清中,通过 ELISA 检测到 FⅨ 的表达。这个试验提供了一个体内转导造血祖细胞的基因治疗途径。

目前,在以 HSC 为靶细胞的血友病基因治疗领域的研究主要集中在 4 个方面:①基因转导过程的安全性;②FⅧ 的生产和优化;③降低移植前化疗方案的强度;④控制预先存在的免疫反应。在血友病 A 的基因治疗中,hFⅧ 呈低表达是亟待解决的难题。Bigger 等在正常小鼠和血友病 B 小鼠体内分别植入体外转染的小鼠 HSC,结果显示血友病 B 小鼠体内 FⅨ 持续表达时间 > 1 年;血友病 B 小鼠的部分凝血功能得到恢复,临床表型也得以纠正;再将受鼠的 HSC 进行第 2、3 次移植后发现,2、3 次移植的受鼠也可长期表达 FⅨ,并且其凝血功能得到显著改善。Moayeri 等研究结果亦显示,通过载体将 *FⅧ* 基因转导入有免疫活性的血友病 A 小鼠的骨髓 IISC 中,血友病 A 小鼠的临床表型亦得到纠正。另外,Doering 等在血友病 A 小鼠体内转导入携带 B 区缺失的猪 *FⅧ* 基因的载体并转染 HSC 的研究结果显示,FⅧ 的表达水平较治疗前显著升高和持续时间亦相对延长。该结果表明含有高表达猪 *FⅧ* 转基因的 HSC 可用于治疗携带 hFⅧ 抑制物的血友病 A。

但是造血干细胞基因治疗血友病尚处于探索阶段,有许多问题需要解决:如生物安全性问题,已经发现由于随机整合引起插入突变,进而出现白血病;还有转染效率低,外源基因不能长期稳定地表达或"沉默"现象,严重影响临床应用。

5. **骨髓基质细胞** 骨髓基质细胞(BMSCs)包含有间充质干细胞(MSCs)及多潜能成体祖细胞(MAPCs)。BMSCs 具有很强的可塑性、可调控性,在某些信号的影响下,锚定一类组织,并分化成该组织细胞,其细胞分化类型受其所处的组织微环境的影响,而且骨髓中成熟细胞能够反向分化。此外,它易于体外培养扩增,易于多种外源基因的转染和表达,回输体内后可定位于骨髓并长期存活,且在骨髓中能很好地表达目的基因,故被视为多种组织细胞移植的替代来源及细胞治疗、基因治疗的理想靶细胞。结合基因工程技术,BMSCs 可在体内外分泌不同蛋白,有望治愈血友病。1997 年 Gordon 等在携带 hFⅨ 目的基因的逆转录病毒载体的介导下转染 MSCs，体外检测到高水平的 FIX 蛋白（0.3～1.3mg/10^6 cells 24h），随后将这些转染的 MSCs 输入免疫力正常的小鼠体内，在短期内可检测到 hFIX 蛋白。2008 年，闫冬梅等构建了泛醌启动子（ubiquinone promoter，PUB）驱动的携带犬 FIX 基因的 LV，将其分别转导至骨髓基质细胞和 293T 细胞中，结果显示经病毒转染后的 2 种细胞均能表达 FIX，并且骨髓基质细胞的转导和表达效率优于 293T 细胞。Chuah 等将携带 B 区缺失的 FⅧ的 RV 转导至骨髓基质细胞后，可检测到较高表达水平的 FⅧ。这些临床前期研究表明，体外基因修饰的 BMSCs 回输受体后能表达治疗需要的蛋白 FIX，然而目前仍未实现目的基因在体内长期稳定表达，迫切期待研究者克服这一障碍。

6. **内皮细胞**　近年来的研究显示：内皮细胞可能是很有潜力的靶细胞，Powell 和 Banerjee 等最早发现将 hFⅧ基因导入体外培养的内皮细胞后，这些细胞能合成和分泌有活性的 hFⅧ。骨髓来源的内皮细胞参与新生血管的形成，合成分泌的 hFⅧ可直接进入血液循环。Rosenberg 等以 RV 载体转染人脐静脉内皮细胞后，发现 hFⅧ能与 vWF 因子共存于怀尔布 - 帕拉德体（weibel-palade body），形成可释放的凝血因子库。Herder 等将从脐带血中的 CD34$^+$ 细胞诱导分化为内皮祖细胞；这些细胞可被 HIV-1 转染，并能高效分泌 hFⅧ蛋白［7.0～7.8IU/（10^6 cell·48h）］；并且这些细胞在体外可扩增 5～9 个数量级，可轻易地从 10^6 细胞扩增到 10^{15} 细胞。Matsui H 等从狗和鼠的外周血中分离出内皮细胞，然后用携带狗 FⅧ的慢病毒载体转染该内皮细胞后，再将其植入到免疫缺陷的小鼠皮下，获得具有治疗水平的 FⅧ达 15 周之久。Jiang 等采用血液来源的内皮细胞（BOECs）表达 hFⅧ以治疗血友病 A。这些内皮祖细胞可以从外周血分离，经基因修饰和体外扩增后，然后回输体内。其优点是 hFⅧ能与 BOECs 中的 vWF 因子的共表达，并保持稳定，且转基因细胞经静脉回输体内，操作方便；但目前不确定的是：这些转基因细胞在体内能存活多久，会不会发生增殖失控。

7. **肠上皮细胞**　肠上皮细胞具有数量巨大、细胞更新速度快、周围具有丰富毛细血管网、合成的蛋白质易于分泌入血液，以及可通过口服完成基因转移等优点，也是一个很有希望的靶细胞。1989 年，Foreman PK 等证明了肠上皮细胞作为基因治疗靶细胞的可行性，他们把携带有 β-半乳糖苷酶的腺相关病毒载体注射到兔子和小鼠肠腔内，证实了肠上皮可以合成异源基因，产物分泌到肠腔或血液中。我国中南大学湘雅医院陈方平等在试验中通过灌肠途径灌注 rAAV2/hFIX 后血友病 B 小鼠体内可表达具有凝血活性的 hFIX，灌注后第 21 天血浆中 hFIX 含量仍为（12.98±1.16）ng/ml。但是以肠上皮细胞作为靶细胞仍存在不少问题，首先是表达时间短，体内体外试验最长的才 21 天，这可能和肠上皮细胞周期有关，肠上皮脱落周期是 10 天左右，把目的基因转染到肠干细胞或许能延长表达时间，但这需要进一步研究证明；其次，抗体的形成，影响治疗效果和再次基因治疗，改变载体类型或者应用免疫抑制剂或许能延长表达时间，这仍需要进一步的实验来验证。

8. **血小板**　血小板可分泌凝血因子，因而成为了血友病基因治疗的新型靶细胞。Wilcox 等通过一系列体外实验结果表明，异源性 FⅧ可在巨核细胞和血小板中异位表达并储存，并且只有受激动剂刺激后，FⅧ才能释放。Ohmori 等通过载体系统将转基因 FⅧ转导人血友病 A 鼠模型中，并且使其在血小板上有效表达的研究结果显示，无论有无抑制物，在血小板上异位表达的 FⅧ均可以有效治疗血友病 A。虽然血小板产生的 FⅧ尚未达到理想治疗水平，但在血友病 A 小鼠模型的凝血功能较治疗前得到极大改善，因此其在治疗血友病和其他出血性疾病方面具有重要价值。

在血友病 B 基因治疗方面，Zhang 等通过建立 2bF9 转基因小鼠模型，以测定血小板和血浆中 FIX 抗原及活性的研究结果显示，约 90% FIX 存储于血小板中，当血小板激活之后 FIX 立即释放至出血部位，发挥凝血功能；所有 2bF9 转基因小鼠在剪尾实验中存活。这表明血小板释放的 FIX 止血效果优于普通 FIX，并且具有更长的半衰期，转基因 2bF9 小鼠亦未发生肿瘤及血栓。但是与血小板 FⅧ不同，在 FIX 抑制物存在时，血小板 FIX 的功能受损。上述结果表明，靶向血小板异位表达 FIX 可能是血友病 B 基因治疗的新策略。

（三）正在进行的血友病基因治疗的临床试验

截至 2017 年 6 月，国内外已有 17 项血友病基因治疗临床试验获批。1998—2001 年血友病 B 基因治疗的早期试验为血友病的治疗带来了新希望，但安全问题仍是其发展的主要障碍。Nathwani 等在 2010 年对 10 例重型血友病 B 患者给予单次静脉滴注 AAV 的研究结果显示，FIX 可呈长期、持续、低水平的表达，这是血友病基因治疗第一次取得真正意义上的成功，并且引起了学术界的广泛关注。2017 年 12 月，George 等在 *The New England Journal of Medicine* 杂志发表了一项关于 SPK9001 的 I/II 期临床试验结果，是目前为止单次静脉注射基因治疗获得最稳定因子活性水平和最佳临床预后的报道。SPK-9001 是辉瑞和 Spark Therapeutics 合作研发的血友病 B 试验性新药，本质上是携带肝脏特异性启动子和高活性 FIX（Padua）单点突变基因（factor IX-R338L），其衣壳表达经密码子优化的、单链腺相关病毒（ss-AAV）载体。FIX-Padua 是一种 FIX 催化区发生错义突变的 FIX 变体，可以使 FIX 活性提高 8 倍。10 例患有血友病 B 的成年男性受试者单次注射 SPK-9001 后 12 周，测得所有患者的稳态 FIX 活性为正常值的 14%~81%。这个活性水平足以控制出血症状。年出血率（ABR）降低了 97%，从注射前每年平均出血 11.1 次到每年 0.4 次，而凝血因子 IX 的使用减少了 99%。试验过程中无明显的不良反应，未出现血栓及中和抗体，机体免疫反应导致的短暂的肝酶升高和 FIX 降低在短期应用糖皮质激素后可恢复正常。目前，血友病 B 领域的研究竞争激烈，而血友病 A 领域的研究进展相对缓慢。究其发展不一致原因，是因为相对血友病 A 中突变的 FVIII 基因，血友病 B 中编码 FIX 的基因更小，并且更容易插入到具有强表达的病毒载体中所致。

（四）CRISPR-Cas9 技术在血友病基因治疗中的研究进展

随着分子生物学理论与技术的发展，人们发现很多人类遗传性疾病与基因突变有关。目前，基因编辑技术如传统的锌指核酸酶、转录激活因子效应物核酸酶（transcription activator-like effector nuclease，TALEN）及最新的 CRISPR-Cas9[clustered regularly interspaced short palindromic repeats（CRISPR）/CRISPR associated endonuclease 9（Cas9）]技术在遗传性疾病基因治疗方面发挥了重要作用。CRISPR-Cas9 技术作为一种新型基因编辑技术，其操作便利性和适用性引起了普遍关注。探究 CRISPR-Cas9 技术的作用机制是一个长期探索过程，已有研究表明 CRISPR-Cas9 是细菌用以保护自身对抗病毒或噬菌体的一种防护机制，也是一种对付病毒或噬菌体的基因武器。与其他基因编辑技术相比，CRISPR-Cas9 设计更为简单，应用领域更为宽广。迄今，科学家们利用 CRISPR-Cas9 技术可对目标序列进行精确的定位操作，在生物医药领域有着广泛的应用前景，为遗传性疾病、癌症及病毒感染性疾病等提供了新的治疗手段。

CRISPR/Cas9 系统起源于从细菌和古生菌中的适应性免疫系统，是用来抵御病毒和噬菌体的入侵。CRISPR/Cas9 系统由 *Cas* 基因和 *CRISPR* 序列构成。CRISPR 序列是由前导区（leader）和一系列保守重复的序列（repeated sequences）以及彼此互不重复的间断序列（spacers）组成。在 CRISPR 序列的附近有可将入侵的外源 DNA 序列切割的 *Cas* 系列基因，而前者被分割为小 DNA 片段，成为 CRISPR 序列中的间断序列。在抵御外源入侵的病毒和噬菌体时，间断序列被转录成为 crRNA，后者引导 Cas 蛋白靶向切割外源的 DNA。*Cas* 基因则由 HNH 结构域（HNH domain）和 RuvC-like 结构域（RuvC-like domain）构成，前者切割 DNA 互补链，后者切割非互补链。CRISPR/Cas9 系统在抵御外源入侵的病毒和噬菌体时，一般分为 3 个阶段。①适应阶段：CRISPR 系统会将一段与细菌、质粒或噬菌体上基因片段（原间隔序列，proto-spacers）同源的短片段 DNA 插入到前导序列与第一段重复序列之间，每一次插入活动都伴随着重复序列的复制，进而形成一个新的 R-S 单元，这样使得 *CRISPR* 基因座中存在着此种质粒或噬菌体的序列信息，为适应性免疫奠定了结构基础。②表达阶段，*CRISPR* 基因座会被转录成 crRNA 前体（pre-crRNA），这一前体将会在重复序列处被剪切而被加工为成熟 crRNA。此外，在 pre-crRNA 转录的同时，与其重复序列互补的反式激活 crRNA（trans-activating crRNA，tracrRNA）也转录出来，并且激发 Cas9 和双链 RNA 特异性核酸酶对 pre-crRNA 进行加工，使其成熟为 crRNA，随后与 tracrRNA 和 Cas9 组成复合体（crRNA：tracrRNA/Cas9 复合体），在干扰阶段发挥作用。③干扰阶段：以 crRNA 为向导，将上述复合体引导至与其互补的 DNA 区域，识别紧随 *protospacer* 序列后的 PAM（*protospacer adjacent motif*）序列，当 crRNA 与目标序列互补配对完成时，Cas 蛋白上的核酸内切酶对 DNA 双链进行切割，产生 DNA 双链断裂（doublestrand breaks，DSBs），从而降解入侵的病毒或质粒 DNA。

基于 Cas 蛋白的同源多样性，可将 CRISPR/Cas 系统主要分为 TypeⅠ、TypeⅡ、TypeⅢ 3 种不同类型，其中Ⅰ和Ⅲ型系统的共性是需要特定的核酸内切酶对 pre-crRNAs 进行加工成熟，而成熟后的 pre-crRNAs 与 crRNA、Cas 蛋白结合成为蛋白复合物，后者可对靶向识别切割与 crRNA 互补配对的靶序列。而Ⅱ型系统仅需要 Cas9 核酸酶和向导 RNA（sgRNA）的结合就可对靶序列进行识别切割。sgRNA 通过 tracrRNA 和 crRNA 融合而成，sgRNA 与靶点 DNA 序列按照碱基互补配对紧密结合，Cas9 蛋白在 sgRNA 的引导下能够定点在靶序列形成双链断裂（double-strand break，DSB）。而靶序列必须在由 NGG 或者 NAG 构成的前间区序列邻近序列（PAM）的附近。在靶位点产生的 DSB，随后诱发同源重组修复机制（homologous recombination，HR）或非同源末端连接修复机制（non-homologousend joining，NHEJ）来修复，前者在外源 DNA 模板的存在的前提下，可触发定向重组修复机制，在靶点上实现精确的修复；而后者会导致插入或者删除突变，通常会导致基因功能丧失。

与锌指核酸酶（zinc-finger nucleases，ZFN）和转录激活因子效应物核酸酶（transcription activator-like effector nuclease，TALEN）基因编辑技术相比较而言，在 Cas9 核酸酶存在下，CRISPR/Cas9 基因编辑技术，只需设计与靶序列碱基互补配对的向导 RNA（sgRNA），就可靶向目标序列。较前 2 种基于蛋白介导的 DNA 双链断裂的技术，CRISPR/Cas9 系统易于设计、耗时短且可以应用于任意实验室。除此之外，在哺乳动物和人类细胞中，当同时存在多个不同的 sgRNA 的情况下，CRISPR/Cas9 可以同时靶向不同靶位点。

血友病 A 是 X 染色体相关的遗传性疾病，是由编码凝血因子Ⅷ的 *F8* 基因突变所引起的。有研究报道几乎一半的重型血友病 A 是由 *F8* 基因上内含子 1 和内含子 22 的倒位所引起。Chul-Yong Park 等从含有上述倒位基因突变的患者中诱导出多能干细胞（iPSC），在这些 iPSC 中利用 CRISPR/Cas9 系统将倒位基因修复为正常基因型。研究者们还发现在体外培养下，由修复后的 iPSC 分化而来的血管内皮细胞中表达 *F8* 基因，而且在血友病小鼠模型中成功修复了疾病表型。不仅如此，他们还证实了修复后的 iPSC，能够分化为 3 个主要的胚层，且均保持着正常核型。更为重要的是，通过全基因和靶序列测序并没有发现脱靶突变。这些研究结果为在患者 iPSC 中进行大型染色体重组提供了原则性的证据，并揭示了 CRISPR/Cas9 系统潜在的治疗应用。

血友病 B 是凝血因子 *FⅨ*（F9）基因的突变所导致的先天性出血性疾病。目前针对血友病 B 的治疗方法局限于输注凝血因子浓缩物。为了更好的治疗，基因治疗日渐成为治疗血友病 B 的又一选择。在 2011 年，圣裘德儿童研究医院和伦敦大学学院（UCL/SJCRH）的研究人员，单独使用携带优化密码子的 *FⅨ* 基因的双链腺相关病毒（scAAV）治疗血友病 B，6 位受试者在基因治疗 1 年后，接受最高剂量（$2 \times 10^{12} \mu g/kg$）治疗后，都检测到活化凝血因子Ⅸ稳定的表达，且平均活性维持在 $5.1\% \pm 1.7\%$。然而其中 4 位受试者中，在治疗后的 $7 \sim 10$ 周，都出现由病毒衣壳引起的特异性 T 淋巴细胞免疫反应，并同时伴有转氨酶的升高。尽管腺相关病毒（AAV）在治疗血友病上取得一定的成功，但其存在的肝脏毒性与其伴随的导入基因的减少或丧失成为其在临床应用中的阻碍。不仅如此，无法满足临床应用中的载体生产量同样限制了其在临床的应用。

与传统的基因治疗不同，2017 年 Ohmori 等首先将表达酿脓链球菌 Cas9 mRNA（Streptococcus pyogenes Cas9）和靶向小鼠的 *D* 基因的第 8 个外显子的 sgRNA 的腺病毒相关载体 8（AAV8）静脉注射到野生成年小鼠的肝脏中，在小鼠肝脏的 *D* 基因的靶位点产生了 DSB，十分有效地构建了血友病 B 模型。同时，在靶位点引入的同源重组修复（HDR），充分提高了 FⅨ 的活性，校正了疾病的表型。在内含子中插入 F9cDNA，再由 NHEJ

或者 HDR 修复均是更有效回复凝血功能的方法。这种治疗方法也治愈了患血友病 B 的新生幼鼠，这种效果是传统基因治疗所不能达到的。这些研究结果表明，CRISPR/cas9-AAV8 基因编辑技术将会成为治疗血友病的基因治疗的更好方案。

总之，CRISPR/Cas 9 基因编辑技术编辑的 iPSC 对人类疾病有巨大的治疗潜力，特别是血友病这类单基因突变引起的疾病。患者来源的 iPSC 通过 CRISPR/Cas9 基因编辑技术进行编辑后，在体外筛选之后再回输到患者的体内，可取代特异性病变的组织或者器官。CRISPR/Cas9 系统为构建更加安全高效的基因定点修饰技术提供了广阔的平台，虽然尚处于起始阶段，但已表现出巨大的应用潜力。

（五）血友病基因治疗的时机

血友病患儿越早进行基因治疗，疗效越好。Zhang 等以 RV 作为载体、以肝细胞作为靶细胞转染基因敲除的血友病 B 新生小鼠模型和血友病 B 新生犬模型的研究结果显示，所有动物的 FIX 促凝活性 > 10%，并且无 FIX 抑制物产生，但成年动物由于肝细胞不足，不仅需要对其进行肝切除手术或者使用药物处理等方法进一步刺激肝细胞增生，而且其治疗效果也较新生动物差。有研究结果显示，在血友病 A 新生小鼠模型中观察到载体产生的免疫反应较小，FVIII 持续有效表达时间为 22 个月，并且未产生抑制性抗体，因此罹患血友病 A 的早期新生儿可能更适合采用基因治疗。此外，Li 等观察在血友病 A 患儿的基因治疗过程中血清抑制性抗体的产生情况的研究发现，在 AAV 被应用 4 年以后，血友病 A 儿童中 AAV2、5、8 均已产生了抑制性抗体，并且 AAV2 抑制性抗体的产生与 AAV5、8 抑制性抗体的产生存在交叉反应，但由于血友病年轻患者产生的中和抗体较低，故 AAV 对其可能有更好的疗效。

三、血友病基因治疗的展望

目前基因治疗的研究进展迅速，旨在提高转染效率的基因以及载体选择的优化在不断进行。针对患者本身存在 AAV 抗体的检测策略也在不断完善。各项临床试验旨在监测给药的安全性和有效性，并探索最低给药剂量以减少不良反应。然而基因治疗仍面临一系列问题，包括如何解决整合基因毒性和脱靶效应、降低致瘤性、提高转染和编辑效率、控制免疫反应、提高抗病毒衣壳抗体检出率。伦理问题也是不可回避的，除此之外，基因治疗价格不菲。但 AAV 介导的基因治疗在临床试验中取得了里程碑式的突破，使血友病的完全治愈成为可能。

CRISPR-Cas9 技术在基因遗传病治疗领域有潜在优势，科学界为 CRISPR-Cas9 基因治疗从概念变为现实付出了极大的努力，但目前该技术发展还存在瓶颈，在临床应用上受到一定的限制。在理论上存在产生脱靶效应（off-target effects）的可能，实际应用也印证了其脱靶概率不低的事实。另外，CRISPR-Cas9 技术在不同物种间的稳定性和重复性存在较大差异。因此，有必要对 CRISPR-Cas9 技术进行深入研究和优化，进一步提高其临床应用的普遍性。但 CRISPR-Cas9 有其显著的优势，比如构建和设计方法简单快捷、对基因组的点突变编辑效率高、可同时编辑多个基因。CRISPR-Cas9 在血友病基础理论研究、临床治疗等领域具有光明前景。

（彭 捷 陈方平）

参 考 文 献

[1] 中华医学会血液学分会血栓与止血学组. 成人原发免疫性血小板减少症诊断与治疗中国专家共识（2016 年版）. 中华血液学杂志, 2016, 37（2）: 89-93.

[2] Provan D, Stasi R, Newland AC, et al. International consensus report on the investigation and management of primary immune thrombocytopenia. Blood, 2010, 115: 168-186.

[3] Neunert C, Lim W, Crowther M, et al. The American Society of Hematology 2011 evidence-based practice guideline for immune thrombocytopenia. Blood, 2011, 117: 4190-4207.

[4] Rodeghiero F, Stasi R, Gernsheimer T, et al. Standardization of terminology, definitions and outcome criteria in immune thrombocytopenic purpura（ITP）of adults

and children: Report from an International Working Group. Blood, 2009, 113: 2386-2393.

[5] Olsson B, Andersson PO, Jernas M, et al. T-cellmediatedcytotoxicity toward platelets in chronicidiopathic thrombocytopenic purpura. Nat Med, 2003, 9: 1123-1124.

[6] McMillan R, Wang L, Tomer A, et al. Suppression of in vitro megakaryocyte production by antiplatelet autoantibodies from adult patients with chronic ITP. Blood, 2004, 103: 1364-1369.

[7] Cheng Y, Wong RS, Soo YO, et al. Initial treatment of immune thrombocytopenic purpura with high-dose dexamethasone. N Engl J Med, 2003, 349: 831-836.

[8] Mashhadi MA, Kaykhaei MA, Sepehri Z, et al. Single course of high dose dexamethasone is more effective than conventional prednisolone therapy in the treatment of primary newly diagnosed immune thrombocytopenia. Daru, 2012, 20: 7.

[9] Auger S, Duny Y, Rossi JF, et al. Rituximab before splenectomy in adults with primary idiopathic thrombocytopenic purpura: a meta-analysis. Br J Haematol, 2012, 158: 386-398.

[10] Wong RSM, Saleh MN, Khelif A, et al. Safety and efficacy of long-term treatment of chronic/persistent ITP with eltrombopag: final results of the EXTEND study. Blood, 2017, 130: 2527-2536.

[11] Newland A, Godeau B, Priego V, et al. Remission and platelet responses with romiplostim in primary immune thrombocytopenia: finalresults from a phase 2 study. Br J Haematol, 2016, 172: 262-273.

[12] González-López TJ, Pascual C, Álvarez-Román MT, et al. Successful discontinuation of eltrombopag after complete remission in patients with primaryimmune thrombocytopenia. Am J Hematol, 2015, 90: E40-43.

[13] Chaturvedi S, Arnold DM, McCrae KR. Splenectomy for immune thrombocytopenia: down but not out. Blood, 2018, 131: 1172-1182.

[14] Gómez A. Eltrombopag-based combination treatment for immune thrombocytopenia. Ther Adv Hematol, 2018, 9: 309-317.

[15] Li J, Wang Z, Dai L, et al. Effects of rapamycin combined with low dose prednisone in patients with chronic immunethrombocytopenia. Clin Dev Immunol, 2013; 2013: 548085.

[16] Miano M, Rotulo GA, Palmisani E, et al. Sirolimus as a rescue therapy in children with immune thrombocytopenia refractory to mycophenolate mofetil. Am J Hematol, 2018; 93 (7): E175-E177.

[17] Connell NT, Berliner N. Fostamatinib for the treatment of chronic immune thrombocytopenia. Blood, 2019; 133 (19): 2027-2030.

[18] 中华医学会血液学分会血栓与止血学组. 血栓性血小板减少性紫癜诊断与治疗中国专家共识(2012年版). 中华血液学杂志, 2012; 33: 983-984.

[19] Scully M, Cataland S, Coppo P, et al. Consensus on the standardization of terminology in thrombotic thrombocytopenic purpura and related thrombotic microangiopathies. J Thromb Haemost, 2017; 15: 312-322.

[20] Sadler JE. Pathophysiology of thrombotic thrombocytopenic purpura. Blood, 2017, 130: 1181-1188.

[21] Matsumoto M, Fujimura Y, Wada H, et al. Diagnostic and treatment guidelines for thrombotic thrombocytopenic purpura(TTP)2017 in Japan. Int J Hematol, 2017, 106: 3-15.

[22] Bendapudi PK, Hurwitz S, Fry A, et al. Derivation and external validation of the PLASMIC score for rapid assessment of adults with thrombotic microangiopathies: a cohort study. Lancet Haematol, 2017, 4: e157-e164.

[23] Sadler JE. Thrombotic microangiopathies/ Williams Hematology. Kaushansky K, Lichtman MA, Beutler E.9 th.2016: 2253-2266.

[24] Kremer Hovinga JA, Coppo P, Lämmle B, et al. Thrombotic thrombocytopenic purpura. Nat Rev Dis Primers, 2017, 3: 17020.

[25] Joly BS, Coppo P, Veyradier A. Thromboticthrombocytopenicpurpura. Blood, 2017, 129: 2836-2846.

[26] Scully M, McDonald V, Cavenagh J, et al. A phase 2 study of the safety and efficacy of rituximab with plasma exchange in acute acquired thrombotic thrombocytopenic purpura. Blood, 2011, 118: 1746-1753.

[27] Page EE, Kremer Hovinga JA, Terrell DR. et al. Rituximab reduces risk for relapse in patients with thrombotic thrombocytopenic purpura. Blood, 2016, 127: 3092-3094.

[28] Jihoon Y, Joonyung H, Jaewoo S, et al. Machine learning-based diagnosis for disseminated intravascular coagulation (DIC): Development, external validation, and comparison to scoring systems. Plos One, 2018, 13 (5): e0195861.

[29] Satoshi G, Daizoh S, Hiroshi O, et al. A multicenter, prospective validation study of the Japanese Association for Acute Medicine disseminated intravascular coagulation scoring system in patients with severe sepsis. Crit Care, 2015, 17 (3): R111.

[30] 中华医学会血液学分会血栓与止血学组. 弥散性血管内凝血诊断中国专家共识(2017年版). 中国血液学杂志, 2017 (38): 361-362.

[31] Luo L, Wu Y, Niu T, et al. A multicenter, prospective evaluation of the Chinese Society of Thrombosis and

Hemostasis Scoring System for disseminated intravascular coagulation. Thromb Res, 2019, 173: 131-140.

[32] Mei H, Jiang Y, Luo L, et al. Evaluation the combined diagnostic value of TAT, PIC, tPAIC, and sTM in disseminated intravascular coagulation: A multi-center prospective observational study. Thromb Res, 2019, 173: 20-26.

[33] Wang M, Kou H, Deng J, et al. Retrospective Evaluation of New Chinese Diagnostic Scoring System for Disseminated Intravascular Coagulation. PLoS One, 2015, 10(6): e0129170.

[34] Levi M, Meijers JC. DIC: which laboratory tests are most useful. Blood reviews, 2011, 25(1): 33-37.

[35] Taylor FB, Jr., Toh CH, Hoots WK, et al. Towards definition, clinical and laboratory criteria, and a scoring system for disseminated intravascular coagulation. Thromb Haemost, 2001, 86: 1327-1330.

[36] Wada H, Gabazza EC, Asakura, et al. Comparison of diagnostic criteria for disseminated intravascular coagulation (DIC): diagnostic criteria of the International Society of Thrombosis and Hemostasis and of the Japanese Ministry of Health and Welfare for overt DIC. Am J Hematol, 2003, 74: 17-22.

[37] Gando S, Meziani F, Levi M. What's new in the diagnostic criteria of disseminated intravascular coagulation? Intens Care Med, 2016, 42: 1062-1064.

[38] Umemura Y, Yamakawa K, Kiguchi T, et al. Design and Evaluation of New Unified Criteria for Disseminated Intravascular Coagulation Based on the Japanese Association for Acute Medicine Criteria. Clin Appl Thromb Hemost, 2016, 22: 153-160.

[39] Taylor, FB, Toh, CH, Hoots, WK, et al. Scientific Subcommittee on Disseminated Intravascular Coagulation of the International Society on, Haemostasis. Towards definition, clinical and laboratory criteria, and a scoring system for disseminated intravascular coagulation. Thromb Haemost, 2001, 86: 1327-1330.

[40] Bernard, GR, Vincent, JL, Laterre, PF, et al. Recombinant human protein. Efficacy and safety of recombinant human activated protein C for severe sepsis. N Engl J Med, 2001, 344: 699-709.

[41] Singh, RK, Baronia, AK, Sahoo, JN, et al. Prospective comparison of new Japanese Association for Acute Medicine (JAAM) DIC and International Society of Thrombosis and Hemostasis (ISTH) DIC score in critically ill septic patients. Thromb Res, 2012, 129: e119-125.

[42] 中华医学会血液学分会血栓与止血学组、中国血友病协作组. 血友病诊断与治疗中国专家共识(2017年版). 中华血液学杂志, 2016; 37(5): 364-370.

[43] 中华医学会血液学分会血检与止血学组、中国血友病协作组. 凝血因子Ⅷ/IX抑制物诊断与治疗中国指南(2018年版). 中华血液学杂志, 2018; 39(10): 793-799.

[44] Vanden Driessche T, Chuah MK. Hemophilia gene therapy: ready for prime time?. Hum Gene Ther, 2017, 28(11): 1013-1023.

[45] Dunbar CE, High KA, Joung JK, et al. Gene therapy comes of age. Science, 2018, 359(6372): eaan4672.

[46] Arruda VR, Doshi BS, Samelson-Jones BJ. Novel approaches to hemophilia therapy: successes and challenges. Blood, 2017, 130(21): 2251-2256.

[47] Buchlis G, Podsakoff GM, Radu A, et al. Factor IX expression in skeletal muscle of a severe hemophilia B patient 10 years after AAV-mediated gene transfer. Blood, 2012, 119(13): 3038-3041.

[48] George LA, Sullivan SK, Giermasz A, et al. Hemophilia B gene therapy with a high-specific-activity factor ix variant. N Engl J Med, 2017, 377(23): 2215-2227.

[49] Chen XL, Dong CI, Feng XM, et al. Expression of hFIX gene transfected with retroviral vector in human umbilical cord tissue mesenchymal stem cells. Chin J Exp Hematol, 2009, 17(1): 184-187.

[50] Chen Y, Schroeder JA, Kuether EL, et al. Platelet gene therapy by lentiviral gene delivery to hematopoietic stem cells restores hemostasis and induces humoral immune tolerance in FIX (null) mice. Mol Ther, 2014, 22(1) 169-177.

[51] Kitazawa T, Esaki K, Tachibana T, et al. Factor Ⅷ a-mimetic cofactor activity of a bispecific antibody to factors IX/XIa and X/Xa, Emicizumab, depends on its ability to bridge the antigens. Thromb Haemost, 2017, 117(7): 1348-1357.

[52] Uchida N, Sambe T, Yoneyama K, et al. A first-in-human phase 1 study of ACE910, a novel factor Ⅷ-mimetic bispecific anti-body, in healthy subjects. Blood, 2016, 127(13): 1633-1641.

[53] Ling G, Nathwani AC, Tuddenham EGD. Recent advances in developing specific therapies for haemophilia. Br J Haematol, 2018, 181(2): 161-172.

[54] Prince R, Bologna L, Manetti M, et al. Targeting anticoagulant protein S to improve hemostasis in hemophilia. Blood, 2018, 131(12): 1360-1371.

[55] Hoban MD, Bauer DE. A genome editing primer for the hematologist. Blood, 2016, 127(21): 2525-2535.

[56] Wang HX, Li M, Lee CM, et al. CRISPR/Cas9-based genome edicing for disease modeling and therapy: challenges and opportunities for nonviral delivery. Chem Rev, 2017, 117(15): 9874-9906.

第十一章　血栓性疾病的早期诊断与靶向治疗

血栓性疾病是一类严重危害人类健康的疾病，它主要包括动脉血栓性疾病和静脉血栓性疾病，常累及全身多个脏器，涉及临床各学科。常见的动脉血栓性疾病主要包括冠心病、脑血栓形成，静脉血栓性疾病主要包括深静脉血栓形成和肺血栓栓塞症。世界卫生组织的资料显示：每年我国约 70 万人口死于缺血性心脏病，心肌梗死发病率为（32～64）/10 万人口，缺血性脑卒中是我国人民致残的首要原因和致死的第二大病因。静脉血栓形成也是世界人口致死和致残的主要疾病之一，在西方国家的发病率约为 100/10 万人口，总体死亡率为 22.7/1 000 人口。因此，血栓性疾病已成为我国与西方国家人口死亡和致残的主要原因。

血栓性疾病是复杂的多基因 - 环境因素疾病，能够破坏血液凝血与抗凝平衡的因素均可导致血栓性疾病的发生。遗传因素决定了不同个体对血栓形成有着不同的易感性，而这种易感性是终生伴随的，在一种或多种获得性因素的诱导下容易导致血栓形成。全面了解血栓性疾病的病因和危险因素，则有望实现对此类疾病的早期诊断。在血栓性疾病的治疗方面，虽然目前有关抗血栓药物的研究工作取得了较大进展，但出血和再狭等风险使得对抗栓药物的选择仍存争议，此外，当心脑血管病患者就医时，血栓往往早已形成并导致了血管栓塞，而这些脏器缺血后再治疗效果不佳。由此可见，血栓性疾病的诊疗重点在于早期诊断和靶向干预。本节将对血栓性疾病的常见危险因素、早期诊断、靶向治疗以及需要思考的问题进行介绍和讨论。由于遗传因素在静脉血栓性疾病中的作用更为突出，本节主要从静脉血栓栓塞症（venous thromboembolism，VTE）入手讨论早期诊断。

第一节　明确血栓性疾病的发病机制和危险因素

在血液高凝状态形成早期或者形成之前对血栓性疾病进行辨识、实现早期诊断需要明确血栓性疾病的各种常见危险因素。

在生理条件下，止血过程包括血小板激活、黏附、聚集以及血液凝固形成纤维蛋白血凝块。血液凝固的过程又涉及内源性和外源性凝血因子级联放大的瀑布式激活，最终形成局部高浓度的凝血酶。凝血过程受到体内多个抗凝系统的调节，及时反馈抑制凝血过程的无限扩大：①组织因子途径抑制物（tissue factor pathway inhibitor，TFPI）可以通过与组织因子 /FVIIa 复合物结合而抑制外源性 FX 的激活，在蛋白 S（protein S，PS）的辅助作用下，这一灭活过程的速率可以提高 10 倍。②凝血酶激活蛋白 C（protein C，PC）成为活化蛋白 C（activated protein C，APC），后者在辅因子蛋白 S 存在的条件下，反馈灭活凝血因子 FVa；同时，在未激活的凝血因子 FV 以及蛋白 S 的共同作用下，活化蛋白 C 可有效分解凝血因子 FVIIIa。需要注意的是凝血酶自身激活蛋白 C 的速率非常低，而在血栓调节蛋白（thrombomodulin，TM）的辅助作用下，蛋白 C 的激活速率可提高近 1 000 倍；此外，内皮细胞蛋白 C 受体也可以一定程度提高蛋白 C 的活化速率。③抗凝血酶（antithrombin，AT）在肝素或者硫酸乙酰肝素的辅助作用下抑制凝血酶、凝血因子 FXa、FIXa、FXIa 等活性。④在蛋白 Z（protein Z，PZ）的辅因子作用下，蛋白 Z 依赖的蛋白酶抑制物（protein Z-dependent proteasome inhibitor，ZPI）可抑制凝血因子 FXa 促凝活性。⑤血浆 β$_2$ 糖蛋白 I（β$_2$-glycoprotein I，β$_2$GPI）直接抑制凝血酶的促凝活性，而不影响凝血酶激活蛋白 C 的抗凝属性。在凝血和抗凝系统启动的同时，体内纤维蛋白溶解系统也会激活形成纤溶酶，清除已经形成的血栓，而纤溶酶的水平由纤溶酶原及其抑制物的水平调节。

1856 年 Virchow 提出了病理性血栓形成的 3 大要素：血管壁损伤、血流动力学改变以及血液成分（凝血、抗凝与纤溶系统）变化。因此，能够影响这些环节的任意因素都可能成为血栓性疾病的危险因素。作为一种典型的多因素疾病，血栓性疾病由多种遗传性因素和获得性因素或状态共同决定。家系研究和孪生子研究表明，静脉血栓栓塞症有 60% 的遗传因素控制，这些遗传因素决定了不同个体在相同环境下对血栓形成的易感性不同。表 11-1-1 列举了与静脉血栓栓塞症早期诊断密切相关的常见遗传危险因素。显而易见，欧美国家白种人常见的血栓形成遗传危险因素多为促凝因子基因变异，而我国人群多为蛋白 C 抗凝系统基因变异。

多种获得性危险因素也逐渐被人们所认识：

（1）高龄是动静脉血栓性疾病最常见的获得性危险因素：研究表明儿童静脉血栓栓塞症的发病率仅为 5/10 万，而 80 岁以上老年人静脉血栓栓塞症发病率高达（450～600）/10 万，多项队列研究提示 60 岁以上人群患静脉血栓栓塞症的风险显著高于 60 岁以下人群（相对危险度，1.8；95% 置信区间，1.2～2.7）。高龄的血栓易感状态主要与血管内皮功能下降有关。

（2）复合性外伤、外科手术尤其是神经外科和骨科手术是静脉血栓栓塞症的高危因素（优势比，OR～10）：未经抗凝预防者静脉血栓栓塞症发生率达 50% 以上，手术和创伤的血栓风险主要与组织因子释放、F Ⅷ和纤维蛋白原等急性时相蛋白表达增多以及肢体制动有关。

（3）恶性肿瘤是静脉血栓栓塞症的独立危险因素：MEGA 研究显示恶性肿瘤导致患静脉血栓栓塞症的风险增加近 7 倍，其中血液系统恶性肿瘤发生血栓的风险最大（OR 28.0），其次为肺癌和胃肠道肿瘤。恶性肿瘤导致静脉血栓栓塞症的机制主要包括肿瘤促凝物质以及组织因子的释放、抗凝血酶水平下降、肿瘤机械压迫和阻塞血管、活动减少、化疗与放疗、中心静脉置管等。

（4）有静脉血栓栓塞症病史的患者再次出现血栓形成的危险度增加近 5 倍，血栓事件 3 年内复发的比例为 15%～25%；有血栓性疾病家族史者，静脉血栓栓塞症风险也不同程度升高。

（5）妊娠期、产褥期、口服避孕药、雌激素替代治疗时，体内 F Ⅶ、F Ⅷ、F Ⅹ、纤维蛋白原、vWF 等促凝因子水平上升，而游离蛋白 S 等抗凝蛋白水平降低，也会引起血栓性疾病。

（6）抗磷脂抗体持续存在也是人群中常见的动静脉血栓形成的危险因素。常见的抗磷脂抗体主要包括抗心磷脂抗体、狼疮抗凝物（lupus anticoagulant，LA）和抗 β_2GPI 抗体，其中，多数研究表明抗心磷脂抗体仅仅是静脉血栓栓塞症的弱危险因素（OR 1.1），引起血液高凝的抗磷脂抗体主

表 11-1-1　静脉血栓栓塞症常见的遗传危险因素

基因突变或多态性	血栓形成机制	流行人群	正常人群携带率[a]	疾病优势比（OR）[b]
PROC p.Arg189Trp	错义突变引起Ⅱ型 PC 缺乏，PC 抗凝活性下降	中国汉族	约 0.8%	约 6
PROC p.Lys192del	确实突变引起 PC 缺少一个正常 Lys 残基，PC 抗凝活性下降	中国汉族	约 2.4%	约 2.8
THBD c.-151G＞T	点突变引起跨膜蛋白 TM 表达量下降，使激活 PC 速率下降	中国汉族	约 1.0%	约 2.5
F5 Leiden	错义突变引起 FV 第 506 位 Arg 变为 Gln，对 APC 灭活抵抗	欧美白人	2%～5%	3～7
F2 G2021A	3′UTR 点突变，mRNA 稳定性降低，凝血酶原表达量下降	欧美白人	2%～3%	2～3
遗传性 AT 缺乏症	各种罕见 *SERPINC1* 基因突变引起 AT 表达量或抗凝活性下降	各种人群	＜0.1%	8～10
遗传性 PC 缺乏症	各种罕见 *PROC* 基因突变引起 PC 表达量或抗凝活性下降	各种人群	约 0.3%	5～10
遗传性 PS 缺乏症	各种罕见 *PROS* 基因突变引起 PS 表达量或抗凝活性下降	各种人群	＜0.1%	2～10
遗传性 TM 缺乏症	各种罕见 *THBD* 基因突变引起 TM 表达量或抗凝活性下降	各种人群	未知	未知

PC：蛋白 C，APC：活化蛋白 C，PS：蛋白 S，AT：抗凝血酶，TM：血栓调节蛋白，FV 凝血因子 V

[a]：人群携带率指正常人群中突变杂合子的比例；[b]：OR 指突变杂合子患血栓风险

要是狼疮抗凝物和抗 β_2GPI 抗体（OR 6～11）。需要注意的是，狼疮抗凝物的具体结构和成分目前仍不明确，狼疮抗凝物的存在只是通过实验室检查对血液中存在抗凝物的功能判定。如今有研究发现，在病例 - 对照研究的统计学模型中校正抗 β_2GPI 抗体变量后，狼疮抗凝物导致静脉血栓栓塞症的风险消失，是否提示抗 β_2GPI 抗体就是狼疮抗凝物的主要类型是值得进一步探索。

（7）能够造成肢体长时间制动的因素，可直接影响血流动力学引起血液高凝，是公认的静脉血栓栓塞症危险因素。例如，研究表明长途飞行静脉血栓栓塞症发生的可能性增加 2～4 倍。然而目前对"制动时长"的界定尚未统一，不同研究所定义的"长期制动"从 4 小时到 3 天不等。

（8）过度肥胖（BMI > 30kg/m²）患静脉血栓栓塞症的风险增加约 2 倍，可能的解释是肥胖者 FⅧ、FⅨ 水平显著升高。

（9）慢性肾功能不全和肾病综合征时，血液多种凝血因子浓度显著升高而小分子抗凝蛋白如抗凝血酶相对缺乏出现高凝状态，长期使用糖皮质激素和中心静脉置管等因素可进一步增加血栓风险。

（10）一些急性疾病如急性心肌梗死、急性心衰（NYHA Ⅲ 或 Ⅳ 级）、急性感染性疾病（下肢蜂窝织炎）、急性呼吸系统疾病（呼吸衰竭）、急性风湿性疾病、急性脑卒中、自身免疫性疾病等也是静脉血栓栓塞症的获得性危险因素，可能与炎症因子和促凝物质释放有关。

第二节　血栓性疾病的早期诊断

一、早期诊断的筛查实验

为早期诊断而进行的血栓性疾病病因筛查需要思考 3 个问题：对哪些患者开展？进行哪些早期诊断实验？什么时候筛查最为合适？

哪些患者有必要进行进一步筛查？血栓性疾病危险因素复杂，检查项目繁多，全面的筛查将加重患者的经济负担，检查结果异常也会增加患者的精神压力。因此，哪些患者需要开展筛查一直存在争议，需要仔细斟酌。通常遇到以下指征之一时，需建议患者接受进一步的危险因素筛查：①缺血性脑卒中、急性心肌梗死、静脉血栓栓塞症初发年龄 < 45 岁；②无明显诱因反复发生的动静脉血栓形成；③罕见部位的静脉血栓形成（如腋静脉、肠系膜静脉血栓形成）；④有静脉血栓栓塞症家族史；⑤无明显诱因或者较弱的获得性因素（妊娠产褥期、口服避孕药、雌激素替代治疗、长时间制动）出现的静脉血栓栓塞症；⑥新生儿内脏静脉血栓、暴发性紫癜；⑦习惯性流产、死产；⑧口服华法林出现皮肤坏死。

需要开展哪些早期诊断实验？由于不同人种、民族之间遗传背景的差异，每个国家、地区人群常见的危险因素也不尽相同。这就需要首先明确哪些血栓危险因素在我国最为常见，筛查可根据危险因素常见与否顺序开展。例如，欧美白种人中常见的 *F5* Leiden 和 *F2* G20210A 多态性在我国极为罕见，无需常规检测和诊断已基本达成共识。表 11-2-1 列举了静脉血栓栓塞症的早期诊断筛查内容、方法和影响检查的常见因素。需要思考的是，筛查实验中发现了异常是否需要继续完成其他检查？越来越多的学者认为血栓性疾病危险因素筛查应尽可能的完善，尤其是对于无诱因血栓患者以及复发性静脉血栓栓塞症患者。当初始发现无法解释其反复出现的血栓形成表现时，要考虑是否存在着多个因素异常并存的可能性，进行其他因子检测。临床上有许多静脉血栓栓塞症反复发生的患者最后都被证实为联合缺陷（如遗传性蛋白 C 和遗传性抗凝血酶联合缺乏症）。全面筛查的另外一个原因在于不同的检测手段对某些遗传缺陷的敏感性不一。例如，基因多态性 *PROC* p.Lys192del 是我国人群静脉血栓栓塞症的常见变异，杂合子个体血浆蛋白 C 活性检测时，用发色底物法结果完全正常，而用目前基本废弃的凝固法检测才能发现其蛋白 C 抗凝活性下降。此外，需要注意如果在常见筛查实验中未见异常，根据条件可考虑检查血栓性疾病少见的病因，如遗传性异常纤维蛋白原血症、纤溶酶原异常、FⅨ 或 FⅪ 水平升高等。

何时开展病因筛查？除了分子遗传学检查以外，多数实验室检测项目均受到各种获得性因素影响，检测样本采集时间不适宜、检测方法不当、未考虑混杂影响因素（表 11-2-1）都可能对血栓性疾病的病因误诊。最佳的检测时间为血栓性疾

表 11-2-1 血栓性疾病早期诊断的优先筛查项目

优先筛查项目	检查方法	影响因素
LA	APTT 法和 dRVVT 法,需复查	普通肝素和华法林可延长 APTT F Ⅷ抑制物也可延长 APTT
PROC p.Arg189Trp	基因测序或酶切分型	无
PROC p.Lys192del	基因测序或酶切分型	无
THBDc.-151G>T	基因测序或酶切分型	无
PS 活性	凝固法(PT 法、APTT 法)	以下因素使 PS 活性下降或假性下降 　3～4 周内接受华法林治疗 　急性时相反应与血栓形成急性期 　肝功能不全 　DIC 　妊娠期或产褥期 　3 个月内口服避孕药或雌激素替代治疗 　肾病综合征 以下因素使 PS 活性假性升高 　凝血酶直接抑制剂治疗(阿加曲班、达比加群)
PC 活性	凝固法(PT 法、APTT 法)	以下因素使 PC 活性下降或假性下降 　3～4 周内接受华法林治疗 　血栓形成急性期 　肝功能不全 　DIC 以下因素使 APTT 法的 PC 活性假性升高 　凝血酶直接抑制剂治疗(阿加曲班、达比加群)
AT 活性	抗 FXa 肝素辅因子活性 抗 FⅡa 肝素辅因子活性	以下因素使 AT 活性下降 　肝素治疗 　血栓形成急性期 　肝功能不全 　DIC

病发生的 6 个月之后,停止抗凝治疗至少 4 周,产褥期过后 3 个月,激素治疗停止 3 个月。然而,这些条件是最理想的,临床实践中只要能够正确把握和分析检查结果,在患者入院时即开展筛查也有重要价值。例如,患者入院时筛查血浆蛋白 C、蛋白 S 活性,如果检测结果低于正常虽不能判定蛋白 C 或蛋白 S 缺乏症,但结果正常则可以排除遗传缺陷的可能性。有学者即使在患者无法停止抗凝治疗也进行蛋白 C 和蛋白 S 活性检测,同时辅以 FX 活性测定,结果分析时,比较蛋白 C、蛋白 S、FX 活性是否同等程度下降,若蛋白 C/FX 或者蛋白 S/FX 小于 0.5,可初步考虑蛋白 C 或蛋白 S 缺乏症。

二、早期诊断的评估流程

对于既定的入院就诊患者,较为全面的分析个体血栓危险因素后,可初步对静脉血栓栓塞症发生的可能性开展评估和预测,即早期诊断,以决定是否需要预防血栓形成。如何考虑?虽未达成共识,可以结合血栓性疾病常见的遗传性、获得性危险因素、住院患者疾病是否引起高凝状态以及出血风险做出早期诊断以及制订预防方案,图 11-2-1 简单列举了评估流程,有待进一步补充。

该评估流程分析了常见的静脉血栓栓塞症因素和出血风险因素,概括性较强,临床实践容易执行;不足之处在于把各种危险因素混合处理,未考虑各种因素的相对危险度。更理想的评估方法是对每种因素评分,最后以积分的形式评价静脉血栓栓塞症风险大小。当然,准确完成此类评估有赖于未来更多临床研究的开展。

三、血栓性疾病早期诊断应思考的问题

既然遗传因素在静脉血栓栓塞症的比重占有60% 以上,而现在我国和白种人群中仅有约 25%

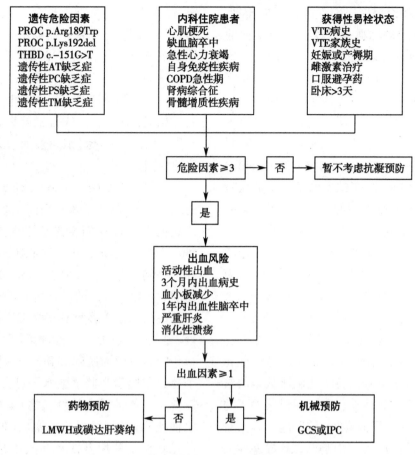

图 11-2-1 静脉血栓栓塞症的早期诊断评估流程
GCS：分级加压袜；IPC：间歇充气加压装置

的静脉血栓栓塞症是由遗传危险因素所决定，提示还有更多的血栓遗传因素需要深入研究和探索。血栓栓塞性疾病的病理生理机制复杂、涉及因素繁多，如何寻找未知的遗传因素、如何全面的筛查？近年来盛行的全基因组关联研究是分析这一复杂性疾病的有力工具。由于该研究的基础是对基因数据库中的标签单核苷酸多态性筛选和分型，而目前这些数据库中的遗传学信息主要来自欧美白种人群，所以需要格外注意血栓性疾病在不同地区和人群遗传背景的差异。例如，在欧美白种人群 *F5* Leiden 和 *F2* G20210A 是最常见的静脉血栓栓塞症遗传因素，而这些基因变异在其他地区包括中国都极为罕见。因此，在筛选标签单核苷酸多态性和初筛分型的环节，需要先建立我国人群的单核苷酸多态性资料库。其次，回顾至今所发现的血栓性疾病常见遗传因素，在正常人群中基因变异的微小等位基因频率（minor allele frequency，MAF）都不超过3%（*F5* Leiden 约2%），属于低频率变异；而目前的全基因组关联研究所

筛选的标签单核苷酸多态性都是 MAF > 5%（有些研究甚至 > 10%），难免遗漏关键的遗传信息。近期通过对静脉栓塞症患者进行了 82 个基因高通量测序基因检测，检测涵盖凝血系统、抗凝系统、纤溶系统、血小板系统、血管内皮系统及炎症因子，包括既往研究所发现优势基因变异，文献中目前已知的直接或间接影响出凝血的所有基因以及最近基因组学发现的血栓形成新候选基因，发现一批可疑致病突变，如 *C1orf167* A189V，引起血半胱氨酸升高；*PROCS*210fs，导致内皮细胞蛋白 C 受体异常，*PEAR1*A204P，改变血小板内皮细胞聚集性受体 1；*VWF*R507G，vWF 活性异常；*SERPINE* Q280R，损害纤溶酶原激活剂抑制物 1；*FGG* L92F，诱发异常纤维蛋白原血症。这些突变有望成为抗静脉血栓的潜在靶点。所以，未来的探索应更多地关注 MAF<5% 的低频率单核苷酸多态性。

静脉血栓栓塞症的遗传危险因素是否也是缺血性脑卒中和急性心肌梗死等动脉血栓性疾

病的危险因素？理论上这一论点是成立的，因为静脉血栓栓塞症和动脉血栓性疾病具有共同的病理生理过程（如内皮功能受损和血栓形成），也具有共同的获得性危险因素（如炎症因子和肥胖）。由于对血栓性疾病的易感性多表现为静脉血栓形成，因此国内外的血栓性疾病研究多集中于静脉血栓栓塞症。一项配对资料的病例 - 对照研究显示，女性吸烟者如果同时伴有 *F5* Leiden 或 *F2* G20210A 多态性，患缺血性脑卒中的风险分别为正常基因型吸烟女性的 8.8 和 6.1 倍；meta 分析表明，*F5* Leiden 携带者患缺血性脑卒中的风险为正常者的 1.4 倍，如果选择中青年卒中患者为研究对象，该变异的致栓风险更为明显，约为 2.7 倍；另有病例 - 对照研究显示，*F5* Leiden 携带者发生心肌梗死的风险也明显增加，为正常者的 1.7 倍；基因敲除的动物模型实验提示 *F5* Leiden 纯合突变可加速小鼠动脉硬化的病理过程引起动脉血栓性疾病，进一步支持上述临床数据的结论。因此，可以断定这些遗传因素同样增加了动脉血栓形成的风险。显而易见，这些遗传因素对动脉血栓性疾病的 OR 低于对静脉血栓栓塞症的 OR，提示这些遗传因素对动脉血栓形成的贡献较小，动脉血栓栓塞症的易感因素更为复杂。另一个需要明确的问题是，为何在某一特定的遗传危险因素存在情况下，有些人群易于出现静脉血栓栓塞症，而有些人群易于发生动脉血栓性疾病。例如，大部分蛋白 S 缺乏症患者以静脉血栓栓塞症为临床表现，而个别患者却发生缺血性脑卒中；血栓调节蛋白缺乏症者，部分患者表现为静脉血栓栓塞症，而有些表现为早发的心肌梗死。这一特点值得进一步研究，因为动脉血栓的易感者很有可能存在另一种（一些）遗传特质，根据现有的知识，这些遗传特性可能与控制血脂水平与血小板功能的相关基因有关。

FⅧ水平升高的遗传基础何在？20%～25% 的静脉血栓栓塞症患者血浆 FⅧ活性高于 150U/dl，其中一些是获得性或者继发性 FⅧ水平升高，例如妊娠期、慢性炎症、非 O 血型；而另一部分患者即使在非急性期（血栓形成之后 6 个月）检测 FⅧ水平仍在 150U/dl 以上，通常这类患者 FⅧ水平升高都有家族聚集现象，提示遗传因素控制，然而至今未检测出相应的 *F8* 基因突变。在这种情况下，不能仅怀疑 *F8* 基因变异，应该考虑到潜在的异常可能在于 FⅧ抑制物水平下降（如蛋白 C 抗凝系统异常）或者是 FⅧ清除物质表达下调（如低密度脂蛋白相关受体）所致；也可能是凝血因子 FV 的异常，因为未激活的完整 FV 分子具有辅助活化蛋白 C 灭活 FⅧa 的能力。因此，需要进一步探索这些因素才有可能揭示家族性高 FⅧ水平的原因。

同型半胱氨酸（homocysteine）水平轻微升高的遗传学机制是什么？高同型半胱氨酸血症是公认的血栓性疾病常见危险因素，研究认为有 5%～10% 的正常人血同型半胱氨酸水平都偏高，轻型高同型半胱氨酸血症（18～30μmol/L）可以使静脉血栓栓塞症的风险增加 2 倍。已知血同型半胱氨酸水平受多种获得性因素的影响，例如吸烟、维生素 B_6、B_{12}、叶酸缺乏、甲状腺功能减退；遗传因素主要为胱硫醚 β 合酶缺陷，基因突变的个体血浆同型半胱氨酸水平可大于 100μmol/L，出现早发的动脉血栓性疾病（缺血性脑卒中、心肌梗死）或者静脉血栓栓塞症，但这一缺陷较为罕见。由于亚甲基四氢叶酸还原酶也是叶酸代谢的关键酶，能够调节血同型半胱氨酸浓度，因此该酶的编码基因 *MTHFR* 受到了众多学者的关注，其中 *MTHFR* C677T 突变的研究备受争议。起初的一些研究认为 C677T 多态性可以影响同型半胱氨酸水平，表现为 CT 杂合型个体同型半胱氨酸水平显著高于 CC 野生型，TT 纯合突变型更高，病例 - 对照分析也观察到 *T* 等位基因是静脉血栓栓塞症的危险因素（OR 1～2）；而后续的研究大多不能证实 C677T 与高同型半胱氨酸浓度以及与静脉血栓栓塞症的关联。出现这一分歧的原因需要深思：由于同型半胱氨酸水平受多种获得性因素影响，而多数研究在评估关联性的时候，仅孤立考虑 C677T 单一因素未处理这些混杂因素，结论难免产生偏差；既往的研究多集中于 *MTHFR*，叶酸代谢的生化过程中还有另外两种关键酶 -5- 甲基四氢叶酸 - 半胱氨酸甲基转移酶和胱硫醚 β 合酶同样发挥重要作用，相应的编码基因定位于 MTR 和 CBS，因此，引起正常人群中高同型半胱氨酸血症的主要基因多态性是否存在于 MTR 和 CBS 值得进一步研究。

第三节　血栓栓塞性疾病治疗策略的演进

虽然获得性高凝状态有相关的危险因素可循，遗传性血栓性疾病可以进行相关的筛查；但是目前临床上还没有一种切实可行的手段在血栓形成前可以准确预测血栓必然形成。对于高凝状态的患者在没有禁忌证的前提下可以给予预防用药，一旦急性血栓性事件发生，就需要立即给予系统的抗栓治疗。目前常用的抗栓药物包括：抗血小板聚集、抗凝及溶栓治疗。为了保证在血栓局部具有较高的治疗浓度，必须保证抗栓药物的全身足量给药。所以，抗凝药物禁用于血栓伴活动性出血的患者和肝素诱导的血小板减少症（heparin induced thrombocytopenia，HIT）患者，溶栓药物除此之外还禁用于年龄大于 75 岁的患者。鉴于全身给药，药物仅在血栓局部发挥抗栓作用，其余部位的分布都可能造成出血风险；所以如果有一种策略可以只针对血栓局部给药，其余部位基本没有分布，在保证局部药效的同时将全身副反应降至最低，势必具有良好的研究与应用前景。

介入作为一种导管引导下的局部抗栓治疗，其可针对血栓栓塞局部给药并具有以下优势：①通过导管将抗栓药物直接输送到梗死的血管，保证了局部的高药物浓度的同时，其他部位基本没有药物分布从而可大大降低副作用发生；②作为一种微创手术，对机体损伤较小，大大扩展了适应证的范围；③配合造影技术，可以直观地判断血管是否再通，如未恢复有效灌注，可指导重复用药；④除输送药物外，还可完成安装支架、滤网及直接抽吸栓子等操作。虽然能够针对性抗血栓，但近年来介入抗栓治疗的发展还是受到一些瓶颈因素的限制：①介入抗栓治疗，需要昂贵的仪器和高昂的治疗费用，并且需要熟练的、有相应资质的医生才能完成，所以只能在大型医院才能开展，基层医院应用受限，使很多心、脑急性血栓事件丧失了最佳的治疗时机；②虽然是导管直接引导，但是也只能到相对较小的血管，对于微血管血栓及全身多部位血栓来说则不适用；③作为一种侵入性的操作，其仍然存在一定的诱发感染与出血的风险，治疗之后仍然有再栓塞的风险；④对于血栓栓塞同时伴有活动性出血、血小板减少及凝血功能异常的患者，介入操作因可加重出血风险而禁忌使用。针对存在的这些问题，研究者又把目光集中在可以通过全身给药就能选择性地分布到血栓区域，像介入一样在局部形成较高浓度的药物的研究上，这种血栓特异性的药物因给药方便和给药剂量减少而大大降低了出血与手术风险。

这一类药物被称为靶向性抗栓药，实际上有一些已经进入临床或临床前研究。大家比较熟悉的可能有：

1. **血小板膜糖蛋白（GP）Ⅱb/Ⅲa 受体抑制剂**　血小板膜糖蛋白（GP）Ⅱb/Ⅲa 受体抑制剂是一类新型的抗血小板聚集药物，如阿昔单抗（abeiximab）、替罗非班（tirofiban）、埃替非巴肽（eptifibatide）等，他们是与血小板表面的糖蛋白Ⅱb/Ⅲa 受体结合，以阻断纤维蛋白原、vWD 因子及其他有黏性的分子的受体结合位点，从而抑制血小板聚集，达到靶向抗血栓的作用。与传统的抗血栓药物相比，他们主要是直接作用于血小板聚集的最后通路，具有更直接、更有效的抗血小板作用。此类药物目前主要应用于心脏经皮冠状动脉成形术（PTCA）及支架置入术中。血小板聚集是冠心病介入治疗再狭的重要因素，急性闭塞的发生率为 4%～6%，半年内再狭率为 30%～40%。abciximab 的 EPILOG 和 EPISTENT 实验结果表明，支架置入合用 abeixilnab 的患者与安慰剂组相比，1 年内缺血并发症及需再次行血流重建术的发生率明显降低。

2. **FXa 抑制剂**　FXa 抑制剂可以直接抑制凝血瀑布中的 FXa 从而发挥抗凝作用，其使用方便，无需监测，已经用于预防深静脉血栓、骨折术后及急性冠脉综合征的治疗，比较有代表性的药物是利伐沙班。EINSTEIN-DVT Ⅲ期实验比较口服利伐沙班与标准治疗用于急性 DVT 中的疗效和安全性。通过对入选的 3 449 例急性症状性 DVT 的研究结果表明，口服利伐沙班治疗急性症状性 DVT 安全有效，不劣于皮下伊诺肝素后转换为华法林的标准治疗，可作为初发和复发 DVT 的简化方案。

3. **介入性超声靶向治疗血栓**　介入性超声靶向治疗血栓因为不会对其他部位造成损害，近年来临床应用证明其有效而且安全,近期还在治疗脑栓塞和支架内血栓方面有研究报道。超声波介入治疗血栓主要是应用低频高能的超声(19~45kHz),其装置由超声波发射器换能器和一个柔韧的超声导管构成。在血管内介入手术时,超声能量在体内沿导管传送到远端的金属探头,依靠"机械振动"和"超声空化效应"等,破坏与之接触的血管内病变组织如斑块或血栓。Drobinski 等最早相继在临床上对外周动脉完全阻塞的患者实施血管内超声消融。血栓的年龄似乎并不影响超声波治疗的效果。在 Drobinski 的研究中三个病变是比较新鲜的红色血栓,其余为慢性白色血栓,手术后 90% 病变的血管成功再通,手术人员随后顺利实施了辅助球囊扩张成形术,在术中和术后没有观察到远端栓塞和血管壁穿孔等并发症发生。

国内最近也报道超声血管成形术使 39 例完全栓塞动脉中 38 例成功再通,32 例患者的残余血管狭窄在 50% 以下,但出现 1 例血管远端栓塞并发症和 9 例血红蛋白尿。随后,相继出现介入性超声治疗冠脉血栓的临床报道。在对 15 个急性心梗患者采取超声血管成形治疗后,冠脉左前降支血流从术前的 TIMI 0~1 级恢复到正常 3级,辅助实施球囊扩张成形术使最终的血管狭窄下降到(20±12)%,在术中、术后 12 小时和 24 小时分别血管造影没有动脉壁损伤,远端血管栓塞等重要并发症改变,提示血管内超声消融冠脉血栓作为球囊扩张术的良好补充是可行和安全的。这个临床实验被学者们认为是超声导管消融血栓最重要的研究之一,其后又出现的很多应用研究基本做了相似的报道多次证实超声介入治疗冠脉血栓有可行性。

北美研究者在临床上初步观察了超声介入溶栓系统对急性脑栓塞的干预治疗。在病变血管再通的同时没有发现导管介入并发症如血管壁穿孔等发生。

4. 非介入性超声(微泡)靶向治疗血栓 微泡最早于 1968 年开始,作为一种超声造影剂,明显地提高了超声诊断的水平。目前,微泡超声造影剂已经广泛应用于临床超声诊断。这些微泡直径小于血细胞,并能穿越过管径最小的毛细血管壁,加上它们的声学特性,使得他们在超声成像中具备很好的局部成像效果。目前,越来越多的动物实验发现,超声联合微泡不仅在血栓诊断上具有很好的成像效果,并且在溶栓上也有很好的治疗效果(主要指空化效应)。

J.Slikkerveer 等首次在确诊为 ST 段抬高型心肌梗死患者中,进行了超声联合微泡溶栓实验,实验组患者给予超声及微泡联合治疗,对照组给予安慰剂(生理盐水),随后所有患者(根据病情需要)进行经皮冠脉成形术,同时进行 TIMI 分级及心电图等检查,结果显示两组在不良事件发生率及 TIMI 分级上并无差别,而治疗微泡组效果优于安慰剂组。初步证实了超声联合微泡溶栓治疗的可行性及安全性。

第四节 血栓性疾病靶向治疗研究进展

进入临床应用或临床前研究的靶向治疗模式,已经通过可喜的临床疗效及较少的副反应逐渐得到认可,与此同时对于抗血栓靶向性药物的研究近来也取得了很多进展。目前研究认为血管内皮细胞功能异常,血液细胞黏附功能异常及纤溶系统功能异常在血栓性疾病的发生和发展中起到了重要作用。和上述药物干预的正常靶点不同,目前研究多将引起这些病理生理反应的特异性元件或由在这些过程中所产生的特异性元件作为血栓性疾病治疗的靶点,使血栓特异性靶向治疗成为可能。

一、以血管内皮细胞为靶点的抗栓治疗

1865 年 His 首先提出内皮细胞(endothelial cell,EC)这一概念以来,尤其是血管内皮细胞舒张因子(endothelium-derived relaxing factor,EDRF)发现后,对内皮细胞功能的研究已成为心血管领域的研究热点。现已证明,内皮细胞与血栓形成密切相关,生理状态下,内皮细胞的非黏附的、抗凝的、纤溶的管腔内表面使其具有抗血栓形成特性。但其在理化及生物免疫因素影响下,内皮细胞具有促栓功能可产生组织因子(tissue factor,TF),合成 FV,与高分子量激肽原、因子 IX 和 X 相结合,且在血栓状态下,抑栓物质合成减少,t-PA、u-PA 及其受体系统功能降低;而促栓物质如 vWF、PAF、

PAI-1、TXA2 等合成增加或活性增强。由于内皮细胞介导引起的这一系列病理生理反应，从而使选择内皮细胞为靶点进行抗血栓治疗成为可能。

内皮细胞异常表达的组织因子在 DIC、缺血性脑卒中及动脉粥样硬化的血管内血栓生成病理过程中有不可忽视作用。组织因子是凝血瀑布的启动点，也是整个血栓形成过程的扳机点。而且组织因子的高表达和局部血栓形成往往相辅相成，因此选择内皮细胞上表达的组织因子作为抗栓治疗的靶点具有很好的血栓特异性。梅恒等基于大鼠 FⅦ 的 EGF1 区的结构制备了 EGFP-EGF1 融合蛋白，并与 PLA 纳米粒结合，通过体内外实验均证实其能靶向到表达组织因子的组织部位。石威等通过进一步的实验证实 EGFP-EGF1 蛋白结合的 PLGA 纳米粒不仅能够靶向到血栓形成部位，而且能直接靶向到表达组织因子的内皮细胞。胡豫等通过携带干扰 NF-κB 通路寡核苷酸的 EGFP-EGF1 蛋白纳米粒子，通过干扰组织因子的转录调控，进而抑制组织因子的表达，在脑卒中大鼠中起到抗血栓和明显降低梗死体积的作用。

二、以血小板膜糖蛋白及其配体为靶点的抗栓治疗

根据血栓形成机制，血管内皮细胞受到损伤时内皮细胞下胶原等细胞外基质暴露，与 vWF 结合，使 vWF 构型发生改变，或者在高剪切力条件下 vWF 构型发生改变，暴露了血小板膜糖蛋白（GP）Ⅰb 的结合位点，vWF 在血小板和血管壁之间形成桥梁介导血小板黏附到受损的血管壁或病变的血管部位，使血小板黏附、聚集和活化，引起活化血小板释放进一步放大，最终引起血液凝固和血栓形成。在此过程中血小板是血栓形成的主要成分，胶原 -vWF-GPⅠb 间相互作用是血小板黏附、聚集和活化的始动因素，也是研制抗血栓药物的理想靶点。研究表明，血小板膜糖蛋白受体 GPⅠb、GPⅡb/Ⅲa 与相应的配体 vWF、纤维蛋白原间的相互作用在血栓形成过程中发挥重要作用。随后研究发现在 vwF、纤维蛋白原双基因敲除的小鼠体内仍有血栓形成，由此可推论胶原在血栓形成过程中也发挥着重要的作用。针对胶原 -vWF-GPbⅠ 轴、胶原 -GPⅡb/Ⅲa 为靶点的抗血栓药物正处于兴起阶段。

1. 抗 GPⅠb 单抗 6B4-Fab 是识别 GPⅠbα（201-268 aa）单抗，体内外试验结果表明此单抗有很好地抑制血小板聚集的作用。在狒狒股动脉狭窄模型的体内实验中，6B4-Fab 剂量为 0.6mg/kg 时，可以明显控制循环血量下降，还能明显抑制血小板在Ⅰ型胶原上的沉积；剂量在 2mg/kg 时，则可以完全控制循环血量，而不会延长出血时间。

2. 以血小板膜糖蛋白为靶点的免疫治疗，因糖蛋白为血小板膜成分，因而可能造成血小板的破坏，相比之下，以细胞外基质成分（vWF、胶原）则无此不良反应。由此，以 vWF 功能结构域为靶点的免疫治疗在抗栓治疗中将具有很好应用前景。基因工程抗体 82D6A3 是抗 vWF2 A3 区单抗，能够阻断 A3 区与胶原的结合，抑制血小板黏附和聚集到受损的内皮下层。82D6A3 对狒狒动脉血栓形成的抑制效果表明，使用 82D6A3 0.3mg/kg，可完全抑制股动脉血管内血栓形成，vWF 与胶原结合能力抑制达 96%，且该抑制效果持续 5 小时；而且血小板数、凝血指标、vWF 水平和出血时间均无明显改变。由此提示，抑制 vWF 与胶原结合是抗黏附治疗的理想靶点之一，对生理性止血功能影响小。

3. 目前研究表明，纤维蛋白原（fibrinogen，Fg）α 链的 95～98 和 572～575 位氨基酸残基精 - 甘 - 天冬 - 丝氨酸（Arg-Gly-AsP-Ser，RGDS）肽段为 GPⅡb/Ⅲa 特异性配体，血小板活化后与 Fg 特异性结合是血栓形成的最后共同通路，有试验表明，人工合成的 RGD 肽类物质，通过与 Fg 竞争性抑制血小板积聚，阻止此共同通路而防止血栓形成。因此选择 RGDS 与 GPⅡb/Ⅲa 结合这一靶标，通过靶向制剂运载溶栓药物直接作用于血栓形成的最后共同通路将会大大提高溶栓制剂的特异性与疗效。

综上，以血小板膜糖蛋白及其配体为靶点的抗栓药物作用于血栓形成过程中的血小板及其所介导的一系列通路，可使传统药物更具有靶向性，减少防治血栓形成过程中的风险，具有良好应用前景。

三、以凝血酶及其受体为靶点的抗栓治疗

凝血酶是一种胰蛋白酶样丝氨酸蛋白水解酶，

具有多种生理活性,在止血和血栓形成中起着枢纽性作用。它是凝血瀑布中最终的关键酶,并能激活血小板和内皮细胞,引起血小板的聚集。凝血酶一旦少量生成便可通过正反馈作用加速凝血酶原转变为凝血酶,使凝血过程由渐进变成急进过程。凝血酶结构上可划分为催化活性部位、底物识别部位和纤维蛋白部位,当三者其一受到阻止时,将会阻断凝血酶的促凝功能,由此,目前以抑制凝血酶为机制的抗栓药物很多,大致可分为以华法林和肝素为代表的间接凝血酶抑制剂和以水蛭素为代表的直接凝血酶抑制剂,前者主要是通过影响凝血酶受体而作用,后者通过阻止凝血酶与其激活位点结合而起到抗凝作用,从广义上讲,这些药物都是基于以凝血酶及其受体为靶标的抗栓制剂,然而如何细化、精确化这些位点有待进一步研究,以期达到专一的抗凝效果。目前这一方面研究已经取得一定进展,低分子量肝素、重组肝素及重组水蛭素等一批制剂是采用化学方法或基因工程技术合成的小分子化合物或肽类物质,试验结果都证实它们较传统抗凝血酶药物更安全,引起的治疗终点事件也明显降低,为今后研究以凝血酶及其受体为靶点的抗栓治疗打下了基础。

四、以纤溶酶(原)为靶点的抗栓治疗

传统的尿激酶(urokinase,UK)、组织性纤溶酶原激活剂(tissue-type plasminogen activator,t-PA)等均是通过激活纤溶酶原而达到溶栓的作用。由于这些药物缺乏组织特异性,不能选择性地作用于血栓部位,大剂量用药极易诱发出血,因半衰期短早期停药后可能造成血管再闭塞。如果能采用特殊的载体将溶栓药物导向血栓部位,增加血栓局部药物浓度,势必可以特异、局部、高效地溶解血栓,这是溶栓治疗的一个研究热点。目前研究基本是利用不同的递药载体将溶栓药物,特异性靶向递送至血栓形成部位,发挥溶栓作用。相应的递药载体主要有脂质体、磁纳米材料、超声微泡等,多将其与血栓事件中的某些特异分子的配体结合,通过受体-配体特异性结合,从而增强这些载体靶向血栓的能力。

1.脂质体包载溶栓药物的递药系统 脂质体为磷脂双层分子层组成的环行封闭囊泡,对身体无明显的毒副作用、无免疫原性,作为药物载体携载多种药物和转基因,具有广泛临床应用前景。但普通脂质体特异靶向性差,在体内易被网状内皮系统所摄取。

(1)热敏脂质体又称为温度敏感脂质体。脂质体膜随着温度的不同存在"凝胶相"和"液晶相"。温度升高达到相变温度时,脂质体膜由"凝胶相"转变为"液晶相",其磷脂的脂酰链紊乱度及活动度增加,膜的流动性也增大,此时包封的药物释放速率亦增大。利用这一特性,热敏脂质体在外来热力的帮助下,可以保证其包封的药物仅在受热敷的部位释放药物,进一步增强其靶向性,提高药物治疗效果。自 YATVIN 等创制热敏脂质体以来,作为脂质体的一个很有发展前途的分支,热敏脂质体的研究应用取得了较大的进展。

(2)RGDS 肽修饰脂质体,作为溶栓药物载体靶向溶栓部位。纤维蛋白原(Fg)Aa 链的 95-98 和 572-575 位氨基酸残基 RGDS 肽是血小板膜糖蛋白(GP)Ⅱb/Ⅲa 的特异性配基,而且 RGDS 分子量小,是机体内源性存在的物质(Fg 降解片段),无免疫原性。因此用 RGDS 修饰的脂质体既能增强其靶向血栓的能力,又能避免免疫原性的问题。

2.纳米磁靶向药物载体 是近年来研究的一种新的靶向给药方法。该药物载体具有磁靶向药物载体的一般特性,结合固定磁场或交变磁场而具有靶向性,可以携带药物在靶位置聚集,提高栓塞部位药物局部浓度。另一方面粒径达到纳米级,并具有体内长循环等特性。在众多的靶向药物系统中,磁场导向的纳米磁性药物有可以直接静脉注射的药物,能通过磁场在靶位富集,且具有对机体的毒副作用小等明显的优点,因而逐渐受到重视。利用纳米磁性载体携载溶栓药制备磁性尿激酶,在阻塞的血管附近放置一小块强磁铁建立外磁场,可使磁性尿激酶在血管阻塞部位聚集,使局部药物浓度升高,从而有望实现磁靶向治疗血栓的目的。有研究通过建立体外流体模型,对携载尿激酶的磁性纳米药物载体进行溶栓实验观察,结果显示尿激酶组和磁性尿激酶组的溶栓率和再通量都基本接近,提示两者的溶栓效能基本一致,而建立了外加磁场的磁性尿激酶加外磁场组,其溶栓率和再通量均优于尿激酶组和磁性尿激酶组,显示了磁性尿激酶加外磁场组磁

靶向溶栓的优越性。

3. 超声微泡包载溶栓药物的递药系统　超声微泡和普通微泡一样,外壳带负电荷,而细胞表面带正电荷,这使得微泡具有与血管内皮细胞或血小板黏附的倾向,通过生物素 - 亲和素、聚乙二醇等方式可以将寡肽或是血栓因子耦联在微泡上,从而使微泡具有靶向性,并在一定强度和频率的超声作用下受空化效应影响发生破裂,释放所携带的抗栓药物,并产生休克波或射流,有利于血栓的溶解。在强的超声能量作用下,微泡的破裂还可破坏毛细血管的完整性,这一现象有利于靶向超声微泡所携带的抗栓药物进入血管腔隙,从而进一步提高微泡对血栓的靶向治疗作用,使之真正实现溶栓的作用。

靶向微泡主要有两种连接方式,一种是在微泡的表面结合 RGDS 寡肽,并使其突出于微泡表面,寡肽特异性识别血小板膜糖蛋白(GP)Ⅱb/Ⅲa 受体的结合位点并与之结合。另一种是微泡与血栓结合的方式是通过亲和素 - 生物素作为桥梁连接脂质微乳剂和纤维,从而使氟碳脂质乳剂微泡(含有生物素磷脂),在亲和素的作用下,附着于血栓。Ren ST 等制备了包载有尿激酶的超声微泡进行了体外及体内试验,结果显示,包载有尿激酶的超声微泡明显增强了血栓的溶解,而且降低了尿激酶的使用剂量。

五、血栓性疾病靶向治疗的思考

目前已经被批准进入临床上使用的所有血小板膜糖蛋白(GP)Ⅱb/Ⅲa 受体抑制剂,都有引起血小板减少至出血风险的副作用。其中阿昔单抗是其中一种比较独特的,是经过修饰的嵌合型单克隆(GP)Ⅱb/Ⅲa 受体抑制剂,可引起血小板的大量破坏。所以,在临床使用中还是需要做好密切的监测。

超声介入治疗血栓后一般需要辅助实施球囊扩张或支架植入术才能保证血管最终狭窄在20%以下,达到满意的治疗效果,同时对于小血管或冠脉远端分支来说超声治疗也不理想。这种治疗的不彻底性和选择性主要是由于目前有几个技术障碍,其原因可以归纳为以下几点:①达到病变处的超声波能量不足,因为体内导管长达 140cm 左右,能量在传递中逐步衰减,在冠脉血管尤其明显因为其解剖走向有很多弯曲,超声能量在弯曲处衰减更明显;②导管的柔韧性、顺应性不能满足要求,这主要是针对冠脉分支血管,它对介入导管的顺应性要求很高;③在提高柔韧度的同时需要进一步提高超声介入导管材料强度,避免提高能量和遇到抵抗时出现导管断裂。可以看出目前还没有一种导管能同时满足几个条件并保证足够能量到达远端的病变处,所以在超声介入消融血栓术成为常规的治疗方法前,还需要在导管材料等方面的研制有大的突破。

靶向超声微泡,提高了血栓性疾病的诊断与治疗,是一种新型、无创、简便易行的影像技术,值得我们更深入地去研究。但在研究与临床应用过程中,也存在一些问题,需要进一步探索解决:①靶向血栓微泡的构建还需要进一步的探索并完善,以实现靶向微泡的循环半衰期长,从而提高其在溶栓治疗时间窗上的操作时间,与血栓靶向结合更加牢固,使血栓显像所用的微泡量足够少,毒性最低;②掌握超声照射的时间、强度及微泡造影剂同组织细胞损伤之间的平衡关系,既能达到有效显像、治疗的效果,又不损伤正常组织;③靶向血栓微泡携带药物的研究还比较少,如何进一步提高载药量并保持其稳定性尚待时日。

其他的一些包载抗栓药物的材料如纳米粒、脂质体等,都在循环半衰期、靶向性及生物安全性等方面存在一定的问题。何时能够进入临床,还需要严谨科学的研究成果来判断。

(胡　豫)

参 考 文 献

[1] Connors JM. Thrombophilia Testing and Venous Thrombosis. N Engl J Med, 2017, 377(12): 1177-1187.

[2] Bates SM, Greer IA, Middeldorp S, et al. VTE, thrombophilia, antithrombotic therapy, and pregnancy: Antithrombotic Therapy and Prevention of Thrombosis, 9th ed: American College of Chest Physicians Evidence-

Based Clinical Practice Guidelines. Chest, 2012, 141 (2 Suppl): e691S-e736S.

[3] Tiwari A, Lester W, Tang TY. Varicose Veins and Deep Venous Thrombosis. JAMA, 2018, 320 (5): 509-510.

[4] Tang L, Wu YY, Lip GY, et al. Heart failure and risk of venous thromboembolism: a systematic review and meta-analysis. Lancet Haematol, 2016, 3 (1): e30-44.

[5] Roberts AB, Gu X, Buffa JA, et al. Development of a gut microbe-targeted nonlethal therapeutic to inhibit thrombosis potential. Nat Med, 2018, 24 (9): 1407-1417.

[6] Tang L, Zeng W, Lu X, et al. Common genetic risk factors for venous thrombosis in the Chinese population. J Thromb Haemost, 2014, 12 (10): 1616-1625.

[7] Zhang B, Wang H, Shen S, et al. Fibrin-targeting peptide CREKA-conjugated multi-walled carbon nanotubes for self-amplified photothermal therapy of tumor. Biomaterials, 2016, 79: 46-55.

[8] Xiao F, Tian X, Wang XF. Antiphospholipid syndrome causing reversible internal carotid artery thrombosis. Lancet, 2018, 391 (10140): 2641.

[9] Zhang B, Jiang T, Ling L, et al. Enhanced Antitumor Activity of EGFP-EGF1-Conjugated Nanoparticles by a Multitargeting Strategy. ACS Appl Mater Interfaces, 2016, 8 (14): 8918-8927.

[10] Nathan AS, Giri J. Reexamining the Open-Vein Hypothesis for Acute Deep Venous Thrombosis. Circulation, 2019, 139 (9): 1174-1176.

[11] Cheng Z, Gao W, Fan X. Extracellular signal-regulated kinase 5 associates with casein kinase II to regulate GPIb-IX-mediated platelet activation via the PTEN/PI3K/Akt pathway. J Thromb Haemost, 2017, 15 (8): 1679-1688.

[12] Shi W, Mei H, Deng J, et al. A tissue factor targeted nanomedical system for thrombi-specific drug delivery. Biomaterials, 2012, 33 (30): 7643-7654.

[13] Tang L, Lu X, Yu JM, et al. PROC c.574_576del polymorphism: a common genetic risk factor for venous thrombosis in the Chinese population. J Thromb Haemost, 2012, 10 (10): 2019-2026.

[14] Klok FA, Pruefer D, Rolf A, et al. Magnetic resonance direct thrombus imaging for pre-operative assessment of acute thrombosis in chronic thromboembolic pulmonary hypertension. Eur Heart J, 2019, 40 (11): 944.

[15] Tang L, Guo T, Yang R, et al. Genetic background analysis of protein C deficiency demonstrates a recurrent mutation associated with venous thrombosis in Chinese population. PLoS One, 2012, 7 (4): e35773.

第十二章　造血干细胞移植

第一节　造血干细胞移植的现状与挑战

过去的 10 多年，造血干细胞移植（hematopoietic stem cell transplantation，HSCT）取得了长足的进步，主要体现在三个方面：一是随着单倍型 HSCT 的进展、非血缘骨髓库的完善、脐血移植技术的改善，曾经困扰我们的供者来源的问题已经基本解决并呈现多样化。根据中国骨髓移植登记组的资料，因单倍型 HSCT 可取得与同胞全相合、非血缘相合 HSCT 相同的疗效且供者更易获得，单倍型移植自 2013 年已取代同胞相合移植成为主要的移植类型，目前占异基因移植（allo-HSCT）60%。二是移植模式的多样性使得不同年龄层的患者能够接受不同方式的移植。除了传统的清髓预处理方案外，对于高龄或者移植前合并症较多的患者，采用减低强度预处理（reduced intensity conditioning，RIC）可以扩大移植人群。三是 HSCT 技术的进步，如移植后白血病复发、移植物抗宿主病（graft-versus-host disease，GVHD）处理等相关技术的改进，进一步提高了移植的疗效，通过对微小残留病（minimal residual disease，MRD）的监测可以筛选高危患者并决定移植后干预的时机，与细胞治疗如 Car-T 细胞、CTL 细胞的结合进一步改善了移植疗效。所有这些进展使得 HSCT 进入了一个新时代：告别了供者来源的缺乏，可以对移植患者进行危险分层及个性化治疗，并日趋完善移植后并发症的处理技术。但与此同时，新的进展也带来了新的困惑与挑战。

一、移植还是不移植

供者来源的多样性使得接近 100% 的患者可以找到合适的供者；同时新药的出现使得移植之外的其他治疗方式的疗效也得到了明显提高。因此，移植还是不移植成了一个新的挑战。

（一）慢性髓细胞性白血病

自从 20 世纪末酪氨酸激酶抑制剂（tyrosine kinase inhibitor，TKI），如伊马替尼等应用于慢性髓细胞性白血病（chronic myelogenous leukemia，CML）患者的治疗，多数患者的疗效已经超越了 HSCT，TKI 逐渐取代 HSCT 成为 CML 治疗的一线治疗方案，因此 CML 患者接受移植的例数呈逐年下降的趋势。根据欧洲骨髓移植登记组（European Group for Blood and Marrow Transplantation，EBMT）数据提示每年接受 HSCT 的 CML 患者从 1999 年的 1 396 例 / 年下降到 2017 年的 355 例 / 年，而我国 allo-HSCT 中 CML 患者比例由从 2007 年的 26% 降至 2017 年 2%。北京大学血液病研究所针对 CML 第一次慢性期（chronic phase 1，CP1）前瞻队列研究发现，伊马替尼组均明显优于同胞全相合 HSCT 组，故国内外指南均不推荐 HSCT 作为 CML-CP1 患者的一线治疗推荐。但 HSCT 在某些情况下仍然有其 CML 的治疗地位。欧洲白血病协作网推荐对出现 T315I 突变，二代 TKI 治疗失败以及加速期或急变期的患者应选择 HSCT。北京大学血液病研究所前瞻队列提示 CML 加速期和急变期的患者接受 HSCT 后 4 年的无白血病生存率分别为 66.7% 和 61.5%，移植的疗效明显优于伊马替尼，中国 2018 年造血干细胞移植适应证共识推荐：二代 TKI 治疗失败、T315I 突变、急变或加速期 CML 患者建议选择 allo-HSCT。

（二）重型再生障碍性贫血

2009 版英国血液学会指南推荐，对于 40 岁以下且有同胞全相合供者的初治重型再生障碍性贫血（severe aplastic anemia，SAA）患者，如无活动性感染和出血,可将同胞全相合供者 HSCT 作为首选治疗;对于没有同胞全相合的供者或年龄大于 40 岁的患者,包括抗人胸腺细胞球蛋白(antithymocyte globulin, ATG)和环孢素(cyclosporine A, CsA)的免疫抑制治疗是首选,对于 4 个月治疗无效的患者,二线治疗为非血缘移植或重复第二次免疫治疗。单倍型 HSCT 等仅被推荐作为三线的治疗选择之一。Im 等人以体外去除 T 细胞(T-cell depletion, TCD)为预处理方案,对 SAA 患者进行单倍型 HSCT,12 例患者全部植活。北京大学血液病研究所以改良白消安 / 环磷酰胺 +ATG 为预处理方案(北京方案),进行单倍型骨髓加外周血 HSCT 治疗 SAA 也取得了 100% 植入率,随后进行的全国多中心临床试验显示,对于免疫抑制剂治疗失败的成人 SAA 患者,应用北京方案单倍型移植 3 年 OS 达到 89%,而对于初治患者的单倍型移植 3 年 OS 也达到 86%。安徽省立医院等中心应用脐血移植治疗 SAA 的 3 年生存率也达到 89%~92%。鉴于单倍型等替代供者 HSCT 治疗 SAA 的良好疗效及其他的循证医学证据,我国异基因造血干细胞移植适应证共识推荐 50 岁以下初诊 SAA 患者首选同胞相合 HSCT,无同胞供者可首选单倍型 HSCT,儿童可选择非血缘、脐血,免疫治疗失败患者推荐不考虑供者来源行异基因 HSCT,单倍型等替代供者 HSCT 由三线进入二线乃至 SAA 的一线治疗推荐。2016 版的英国血液学会指南也将单倍型、脐血移植纳入免疫治疗失败的 SAA 二线治疗推荐,并随后得到 Neal S. Young、Bacigalupo A 等学者在 *New Engl J Med*、*Blood* 发文支持。

(三)急性髓细胞白血病

对于第一次完全缓解(complete remission 1, CR1)期急性髓细胞白血病(acute myeloid leukemia, AML)患者,一般按照 NCCN/ELN 危险分层推荐移植指征。中、高危患者一般推荐首选同胞相合 HSCT,非血缘 HSCT 作为缺乏相合供者的主要替代供者,但单倍型移植在欧洲骨髓移植学会等共识中一直未得到充分肯定。近 5 年,我国应用"北京方案"单倍型移植治疗中高危 AML 患者取得了良好的循证医学证据:王昱等报道 263 例 AML CR1 或 CR2 患者接受单倍型相合 HSCT,3 年累积 OS 率和 LFS 率分别为 67.3% 和 63.2%。

北京大学血液病研究所前瞻性的单倍型 HSCT 和化疗巩固的比较研究显示,中 / 高危患者单倍型移植复发率明显降低(12% vs 58%, $P<0.01$),4 年 OS 和 DFS 率均显著优于单纯化疗组(DFS:73.1% vs 44.2%, $P<0.000\ 1$; OS:77.5% vs 54.7%, $P<0.001$)。考虑到高危患者对结果的影响,随后单纯中危 AML 患者 CR1 单倍型 HSCT 与化疗对比前瞻研究同样提示单倍型在降低复发(11.7% vs 49.0%; $P<0.000\ 1$)、延长 DFS(74.3% vs 47.3%; $P=0.000\ 4$)方面的优越性。2018 新版 NCCN 指南及中国异基因造血干细胞移植适应证共识对于中、高危 AML 已不区分供者来源,均推荐异基因 HSCT 作为一线治疗选择。

对于 CR1 期并 NCCN/ELN 预后良好的 AML 患者,NCCN/ELN 指南一般不推荐 HSCT 治疗。但是近期研究发现,这些患者化疗的预后却不尽相同,其中化疗后的 MRD 水平是影响预后的重要因素。Perea 等人的研究发现,预后良好的白血病患者化疗后 MRD 水平与复发明显相关。那么对于化疗后 MRD 水平下降不满意的患者接受 HSCT 是否能进一步改善预后?北京大学血液病研究所通过对含 t(8;21)易位的 AML 患者进行危险分层后发现,*RUNX1* 基因下降未达到 3log 的高危患者,HSCT 组患者无论是 OS、复发还是 DFS 率均明显优于单纯化疗组(OS:71.6% vs 26.7%, $P=0.007$; 复发:22.1% vs 78.9%, $P<0.000\ 1$; DFS:61.7% vs 19.6%, $P=0.001$),而在持续 MMR(低危)的患者中,HSCT 组与单纯化疗组相比不仅未减少复发(14.7% vs 5.3%, $P=0.33$),而且降低 DFS 和 OS(DFS:70.3% vs 94.7%, $P=0.024$; OS:75.7% vs 100%, $P=0.013$)。而对于 *CEBPA* 双突变的预后良好 AML 群体,异基因 HSCT 在 MRD 或 FLT3 阳性组取得了优于化疗的 DFS(88.9% vs 47.2%; $P=0.027$)。因此,对于预后良好的 AML 患者,基于化疗后 MRD 监测为基础的分层治疗对改善这些患者的预后尤为关键。中国异基因造血干细胞移植适应证共识推荐巩固 2 疗程后 *RUNX1* 基因未达到 3log 的 t(8;21)-AML,CBFB-MYH11≥0.2% 的 inv(16)或 t(16;16)-AML,推荐异基因 HSCT。

而对于难治 / 复发的 AML 患者,单倍型 HSCT 同样具有良好的治疗效果。王昱等人的研究发现,对于难治/复发的急性白血病患者单倍型 HSCT 的 2 年累积复发率明显低于同胞全相合 HSCT（26% vs 49%，$P=0.008$），而 3 年的累积 OS 率明显优于同胞全相合 HSCT（42% vs 20%，$P=0.048$）。美国骨髓移植学会、欧洲骨髓移植学会、中国异基因造血干细胞移植适应证共识均推荐 CR2 以上及难治/复发 AML 接受异基因 HSCT。

（四）成人急性淋巴细胞白血病

对于成人急性淋巴细胞白血病患者，在第一次完全缓解期给予足量巩固治疗往往能够获得良好的预后，而异基因 HSCT 在成人急性淋巴细胞白血病（acute lymphoblastic leukemia，ALL）诱导缓解后的巩固治疗中具有重要地位。MRC UKALL Ⅻ临床试验结果显示，在费城染色体阴性的 ALL（Ph⁻-ALL）患者中，有供者行异基因 HSCT 的患者 5 年的累积 OS 和 DFS 率均明显高于没有供者的患者（OS：53% vs 45%，$P=0.02$；DFS：50% vs 41%，$P=0.009$），高危组获益于降低复发率，标危组获益于降低复发率、改善生存。在费城染色体阳性的 ALL（Ph⁺-ALL）患者中，有同胞供者的患者 5 年和 10 年的累积 OS 率同样高于没有同胞供者的患者（5 年 OS：34% vs 25%；10 年 OS：30% vs 19.5%）。Dhédin N 等研究证实，对于巩固化疗后 MRD 阴性患者，异基因 HSCT 并未取得对化疗优势。因此，目前 NCCN、EBMT 等指南推荐对于 ALL-CR1 的成人患者如果具备不良预后的因素：如 MRD 持续阳性、不良核型、诊断时白细胞较高等推荐异基因 HSCT，但 EBMT 指南仅推荐同胞相合及非血缘 HSCT，单倍型 HSCT 地位如何呢？全国多中心临床试验显示，在全部 Ph⁻-ALL 患者中，单倍型 HSCT 可以取得与同胞相合 HSCT 一致疗效（3 年 DFS 61 vs 60%），标危 Ph⁻-ALL 单倍型与同胞相合、非血缘 HSCT 一致疗效（5 年 DFS 68.7%、67.3%、63.7%）。因此，中国异基因造血干细胞移植适应证共识推荐对于具备 NCCN、EBMT 移植指征的 Ph⁻-ALL 不区分供着来源。随着针对 CD19、CD20、CD22 的单克隆抗体和 Car-T 细胞治疗的进展，更多的难治、复发 ALL 有望获得缓解并有机会桥接异基因 HSCT，但是否异基因 HSCT 的时机可以延迟到 CR2，目前尚无充足证据。

二、干细胞来源的选择

骨髓和外周血是 HSCT 两个传统的干细胞来源，粒细胞集落刺激因子（granulocyte colony-stimulating factor，G-CSF）应用于供者体内诱导免疫耐受系统的研究发现，G-CSF 在体内应用后可使骨髓及外周血移植物内免疫细胞的构成发生改变，移植物中的 T 细胞增殖能力下降，并促使 Th1 极化为 Th2。动员后的外周血采集物及 G-CSF 激活的骨髓采集物按不同的比例混合，可以产生不同于单纯骨髓或动员外周血的移植物，骨髓和外周血联合，有利于免疫耐受的形成。那么骨髓加外周血 HSCT 与单纯外周血 HSCT 比较哪个更好？许兰平等报道，对于难治/复发未缓解急性白血病，单纯外周血 HSCT 后 30 天中性粒细胞植入率明显低于骨髓加外周血 HSCT（89.9% vs 100%，$P=0.04$）；OS 率前者低于后者（26.8% vs 43.2%，$P=0.052$）；全国多中心临床试验结果显示骨髓加外周血单倍型移植治疗恶性血液病在 OS、DFS 优于单纯外周血（65.0% vs 54.2%，$P=0.037$；59.9% vs 44.3%，$P=0.051$）。国外应用移植后环磷酰胺的单倍型移植结果显示，单纯骨髓可能增加复发风险（HR 1.49，$P=0.009$），单纯外周血增加移植物抗宿主病风险（Ⅱ～Ⅳ aGVHD HR，0.45；$P<0.001$；cGVHD HR，0.35；$P<0.001$），但尚无联合骨髓外周血的数据。因此，在我国除了推荐以骨髓联合外周血作为移植物，还可以针对不同患者类型，如恶性血液病复发高危患者选择外周血作为移植物组分。

三、方案的统一与个性化

在供者来源问题以及移植还是不移植的问题逐步解决之后，在各种移植方案中个性化地选择适合不同人群的治疗方式成为了新的挑战。清髓预处理是最常用的预处理方案，它可以最大限度地杀灭肿瘤细胞，有效降低肿瘤负荷；清除患者的自身造血细胞，为将要植入的供体细胞提供空间；抑制宿主免疫功能，降低宿主抗移植物反应，有利于供体细胞的植入。但清髓预处理毒性较大，年龄较大或者一般情况较差的患者往往难以耐受。EBMT 的资料显示，接受清髓预处理的患者中位年龄为 30 岁，但 AML 患者发病的中位年龄为 68 岁。RIC 移植最主要的优势为预处理相关毒性的减少，可以使更多的因为年龄或自身条件限制不能耐受标准预处理强度的患者接受移植。RIC 移植包括减低强度的预处理和移植前后的免疫抑制治疗，其中后者是目的和核心，通过植入的细胞和随后的供者淋巴细胞输注（donor lymphocyte infusion, DLI）诱发出移植物抗白血病（graft versus leukemia, GVL）效应，以清除受者残留的肿瘤细胞，其本质是特异性免疫耐受的形成。但 RIC 的抗肿瘤作用较弱，移植后复发率增加，临床疗效并未提高，因此对于临床进展不快的慢性淋巴细胞白血病和低度恶性淋巴瘤等，RIC 具有优势。

随着血液肿瘤患者发病年龄的增加，患者身上合并其他内科疾病的机会也大大增加，这些内科疾病的存在将对造血干细胞移植的结果产生重要的影响。Sorror 等人通过对 1 055 例造血干细胞移植患者的回顾性分析，提出了造血干细胞移植特异性合并症指数（HCT-CI），该指数涵盖心脏、肺、肝、肾等重要器官常见的内科疾病，并根据器官累计积分将患者分为低危（0 分）、中危（1～2 分）以及高危（≥3 分），低危组患者预后最好，而高危组患者预后最差。许多研究已经在不同疾病（AML、MDS、非霍奇金淋巴瘤等）、不同预处理方案（清髓预处理、减低强度预处理）中证实 HCT-CI 可以预测 HSCT 的预后，北京大学血液病研究所对 526 例单倍型移植患者的分析也发现，HCT-CI 积分 3 分及以上患者的移植预后明显劣于 0～2 分的患者（2 年 OS 率：54% vs 78%，$P < 0.001$；2 年复发率：23% vs 11%，$P < 0.001$；2 年 NRM 率：34% vs 15%，$P < 0.001$）。而通过对 HCT-CI 和移植前疾病状态进行联合分层发现，HCT-CI 0～2 分且疾病状态低危的患者预后最好，而 HCT-CI≥3 分且疾病状态高危的患者预后最差。有研究表明，跟传统的清髓预处理相比，RIC 移植似乎更能改善同时存在疾病状态高危和移植前合并症负担较重患者的预后。

CIBMTR 的资料显示，复发在非血缘和同胞全相合移植后的死因中占 33% 和 47%。移植前处于难治 / 复发状态（高危）的患者移植后复发率高达 50%～80%。DLI 治疗移植后复发的疗效肯定，但传统的 DLI 会带来严重的 GVHD（40%～60%）和骨髓抑制（20%～40%）。黄晓军等报道采用改良的 DLI 方案，即采用 G-CSF 动员后的外周血干细胞采集物治疗移植后复发，4 年 LFS 率可达 40%。为了减少 DLI 相关不良反应，黄晓军等报道应用 GPBSCI 结合 GVHD 短程预防方案（DLI 后 2 周～4 周）治疗同胞全相合移植后复发，DLI 相关急性 GVHD 发生率仅 7%，且不影响复发的治疗效果。由于此改良 DLI 方案治疗移植后复发的安全性得到显著提升，北京大学血液病研究所继而将之用于移植后复发的预防，黄晓军等首先报道在高危血液病患者中使用预防性 DLI 可以将患者的 OS 和 DFS 率提升到 69% 和 50%。王昱等报道在同胞全相合移植治疗高危白血病患者的多中心研究中，预防性 DLI 的应用使复发率从 66% 降到 46%，OS 率从 11% 提高到 36%；在单倍型相合 HSCT 中，预防性 DLI 的应用使复发率从 55% 降到 36%，OS 率从 11% 提高到 30%。国内目前正在进行预防性 DLI 的国际注册的多中心前瞻性研究以进一步证实其疗效。此外，对于移植前处于缓解状态（标危）的患者，以移植后 MRD 监测为指导的抢先性改良 DLI 也取得了较好的疗效。闫晨华等报道标危患者移植后 MRD 阴性、MRD 阳性应用抢先 DLI、MRD 阳性应用白细胞介素 2 的患者累积复发率分别为 18.1%、27.8% 和 64.4%（$P = 0.001$）。由此，根据患者移植前的缓解状态，北京大学血液病研究所对高危或标危患者移植后采取不同的治疗策略，即高危患者在移植后 30～60 天进行预防性 DLI，随后依据 MRD 决定是否进行抢先 DLI；而标危患者移植后依据 MRD 的监测决定是否进行抢先 DLI。

四、供者的选择

同胞全相合供者是造血干细胞移植的首选供者，但大部分患者往往缺乏同胞全相合供者。替代供者包括非血缘供者、单倍型供者、脐带血移植等，随着移植技术的发展，替代供者的移植效果获得了极大改善。如前所述，单倍型移植在 AML、ALL、MDS、SAA 等系列疾病中均可取得与同胞相合、非血缘相合一致的疗效。并且单倍型 HSCT 开展不需要查询和等待时间，后续供者方便再次提供干细胞以进行 DLI、Car-T、CTL 等细胞治疗，因此单倍型供者在我国已经取代同胞相合供者等成为排名首位的移植供者。由此带来了问题：3/6～5/6 相合亲属可以来源于父母、子女、堂表兄弟，究竟谁是最好的单倍型供者？

北京大学血液病研究所基于全球最大的单倍型 HSCT 队列（1 210 例）系统研究发现：①年轻、男性供者移植组"移植相关死亡率低、生存率高"；②父亲较母亲供者组"移植物抗宿主病发病率低、移植相关死亡率低、生存率高"；③子女较同胞供者组"移植物抗宿主病发病率低"；④父亲较姐姐供者组"移植相关死亡率低、生存率高"；⑤非母系遗传抗原（NIMA）不合同胞较父亲、非父系遗传抗原（NIPA）同胞供者组"移植物抗宿主病发病率低"，而旁系供者生存较直系亲属差。同时前瞻研究发现供者特异性抗体（DSA）阳性患者原发植入失败和植入功能不良发生率增加，从而增加移植相关死亡；基于以上从而建立了单倍型移植供者"优化选择法则"——优选年轻、男性、NIMA 不合直系亲属、DSA 阴性供者，上述原则已被纳入 EBMT 供者选择指南。

随着单倍型 HSCT 发展，目前面临的供者选择问题已经由"谁是最佳的单倍型供者"到"谁是最佳的供者"，即"同胞相合供者是否总是最优的供者"？北京大学血液病研究所前瞻研究发现，对于移植前 MRD 阳性的 AML 患者，接受单倍型 HSCT 较同胞相合 HSCT 可以降低复发率（19% vs 55%，$P<0.001$）并改善 DFS（74% vs 33%，$P<0.001$）；而北京大学血液病研究所包含 685 例单倍型和 514 例同胞相合 HSCT 的大型队列研究发现，移植预后与 3 个因素——年轻供者、女性供男性、ABO 血型相合相关，而与供者类型无关，提示对于异基因 HSCT 应该优选年轻、男性、ABO 血型相合供者，而不考虑 HLA 是否相合。因此，在许多异基因 HSCT 应用场景中，单倍型将有望超越经典的同胞相合 HSCT 地位，成为首选移植模式。

总之，移植技术的发展将使 HSCT 的应用彻底改变目前单一的治疗模式，同时新的困惑也随之而来，现阶段仍有许多问题需要解决。因此，未来中国 HSCT 的发展需要多中心协作研究和转化医学的应用，从而可能使部分困惑得到解决。相信随着这些难点的克服，有可能使 HSCT 发生革命性改变，HSCT 必将迎来一个发展的新纪元。

（黄晓军）

第二节 造血干细胞移植的并发症及共性科学问题

一、早期并发症的临床表现、诊断与思考

造血干细胞移植早期（通常指造血干细胞移植后 100 天以内），患者会发生一系列并发症，这些并发症有可能累及多个不同的器官，多与预处理大剂量化疗和 / 或放疗、免疫抑制剂应用等相关。在此阶段，无论是上皮系统还是血管内皮系统都受损。临床上表现为化疗相关的胃肠道黏膜上皮损伤（口腔黏膜炎、恶心呕吐、腹泻）、尿路上皮损伤（出血性膀胱炎）；而血管内皮系统受损亦可以引起一组临床表现多样的异质性疾病，主要包括如下的疾病类型：①肝窦阻塞综合征（sinusoidal obstruction syndrome，SOS），旧称肝静脉闭塞性疾病（veno-occlusive disease，VOD），发病率在 3%～54% 之间，主要临床表现包括黄疸、肝脏肿大和右上腹疼痛，腹水或水肿，体重增加；②血栓性微血管病（thrombotic microangiopathy，TMA），在 EBMT 的统计中，异基因移植后发病率大约为 7%，主要症状包括微血管性溶血性贫血、非感染性发热、肾功能不全以及中枢神经系统症状；③毛细血管渗漏综合征（capillary leak syndrome，CLS），主要发生在造血干细胞移植后前 15 天，主要临床表现包括体重增长（24 小时内增加大于 3%）、全身水肿且对利尿治疗无效、心动过速、低血压、肾前性肾功能衰竭以及低蛋白血症；④植入综合征（engraftment syndrome，ES），主要发生在中性粒细胞恢复后 72 小时内，临床症状包括非感染因素导致的高热、红皮样皮疹、毛细血管渗漏和非心源性肺水肿；⑤弥漫性肺泡出血（diffuse alveolar haemorrhage，DAH），多发生于移植后 30 天内，主要症状包括咯血、呼吸困难、多叶肺浸润阴影，并缺乏肺部感染的依据；⑥特发性肺炎综合征（idiopathic pneumonia syndrome，IPS），是造血干细胞移植后出现的广泛性肺泡损伤和间质性肺炎的综合征。临床表现为咳嗽、呼吸困难、两肺可闻及湿性啰音；血气分析提示低氧血症；影像学检查为多个肺叶的浸润；支气管肺泡灌洗（bronchoalveolar lavage，BAL）或肺组织

缺乏感染的证据。

上述各个疾病在移植后早期发病，虽然其发病率低于感染以及急性移植物抗宿主病（graft-versus-host disease，GVHD），但同样是造成造血干细胞移植后早期死亡的重要原因之一。在早期临床实践中，由于对这些疾病的发病机制认识不清，并没有把上述并发症统一在一个标准的病理生理学模式中。近来，人们逐渐认识到虽然上述这些疾病的临床表现各异，累及的器官也不尽相同，但都有一个显著的共同点，即血管内皮受损。由于内皮细胞在免疫反应中对组织的特殊保护机制，其损伤在急性、慢性 GVHD 中还扮演不可或缺的角色，反之，GVHD 则进一步加剧了血管内皮系统的破坏，使患者病情更为危重。本章节将重点介绍移植后 SOS 和 TMA，以期更科学地认识这类血管内皮损伤性疾病，并指导临床诊治。

（一）移植后早期并发症的共同特点——多种临床表现，相似的病理学基础

虽然上述这些疾病的临床表现各异，累及的器官也不尽相同，但随着对这些疾病的病理生理学研究发现，上述疾病的发病基础和血管内皮的损伤有着密切的关系，这些疾病均有类似的发病机制。

以 TMA 为例，目前普遍认为内皮细胞损伤是 TMA 发病的中心环节。在造血干细胞移植过程中的多种因素包括大剂量化疗、全身照射（total body irradiation，TBI）、免疫抑制剂（如他克莫司、环孢菌素 A）、感染、GVHD 等因素都可造成内皮细胞损伤，释放微颗粒，导致血小板激活，引起微血栓形成，进而出现相关的临床症状。

受体的内皮细胞可以是供者淋巴细胞（如效应 T 细胞及自然杀伤细胞）攻击的靶点，临床上 TAM 与 GVHD 往往同时发生，发生Ⅱ度以上 aGVHD 及糖皮质激素耐药的 aGVHD 患者更容易出现 TMA，提示免疫因素在 TAM 发生过程中起着重要作用。在 GVHD 的患者中，各种内皮损伤相关的生物学标记如内皮素、血管内皮细胞黏附因子-1（vascular cell adhesion molecule-1，VCAM-1）、血管性血友病因子（von Willebrand factor，vWF）的血清浓度都明显增高，GVHD 患者的 ADAMTS-13 水平也可以轻度降低（但通常 >5%，并没有达到诊断血栓性血小板减少性紫癜的程度）。因此，也有人认为 TAM 是内皮 GVHD 的一种表现形式。

而另一种常见的移植早期并发症 SOS 的发病机制，也和内皮细胞损伤密切相关，在正常情况下，肝脏通过细胞色素 P-450 途径代谢相关药物，其有毒代谢产物通过谷胱甘肽酶（glutathion，GSH）系统被还原为无毒产物并被清除。当患者有既往肝脏疾病或由于预处理损伤时，有毒代谢产物无法被及时清除，这些有毒物质堆积在肝小叶中心静脉周围（由于这一区域富含细胞色素 P-450，但缺乏 GSH），对肝脏细胞和血管内皮细胞造成了损伤。首先受到损伤的细胞是肝窦内皮细胞（sinusoidal endothelial cell，SEC），在 SEC 之间形成间隙，SEC 发生聚拢或肿胀。随后，红细胞进入了窦周隙并切断了肝脏细胞之间的联系，最终堵塞了肝窦并减少了肝静脉的血流，造成肝脏的损伤。

其他疾病的发病机制各有区别，但相关脏器的血管内皮细胞的损伤均在疾病的发病过程中起到了核心的作用。因此，上述这些疾病在诊断、预防和治疗过程中，有许多内在的共同点，通常被放在一起讨论。

（二）移植后早期并发症诊断及鉴别诊断标准——易于怀疑，难于确诊

移植后早期并发症虽然累及各个不同的器官，但是随着临床经验的积累，在发病时考虑到微血管相关的并发症并非难事，而由于其往往缺乏特征性的临床表现、实验室指标和影像学表现，要确诊微血管相关的并发症却变得困难重重。况且这些患者在移植后早期往往处于全血细胞减少状态，侵入性检查和活检有时无法进行，且许多疾病即使进行活检也没有特征性的病理学改变。

以最常见的肝静脉闭塞性疾病为例，其诊断主要还是基于临床表现，目前广为接受的诊断标准见表 12-2-1。

无论采用哪个诊断标准，均需排除其他原因引起的肝脏损伤，如 GVHD、感染等，但是需要注意的是，SOS 可能在肝脏急性 GVHD 之后发生，并不能因为既往诊断了肝脏急性 GVHD 就排除 SOS 的可能。对于 SOS 而言，任何在移植后早期可能对肝脏造成损伤的因素均需进行鉴别诊断，这些因素包括①感染：迁延性胆道炎（肝脓肿）、肝脏真菌感染、病毒性肝炎；②免疫攻击：肝脏急

表 12-2-1　肝窦阻塞综合征诊断标准

诊断标准	表现
Baltimore标准	造血干细胞移植后 21 天内,胆红素≥2mg/dl 且伴有以下症状中的 2 条: ①疼痛性肝脏肿大 ②体重增加 > 5% ③腹水
改良 Seattle标准	移植后 20 天内出现以下症状中的 2 条: ①胆红素≥2mg/dl ②肝肿大或肝区疼痛 ③体重增加 > 2%
迟发型 SOS	移植 21 天以后出现的典型 SOS 症状 或病理证实的 SOS 或符合 2 条以上典型诊断标准并有超声或血流动力学证据

性 GVHD;③药物毒性:环孢霉素 A、抗真菌药物、甲氨蝶呤、孕激素、复方新诺明、全胃肠外营养及其他;④容量增加:狭窄性心包炎、心功能不全、液体过多、肾功能衰竭;⑤其他:胰腺性腹水、乳糜性腹水、肝脏肿瘤浸润。

SOS 的诊断基于肝脏的损伤,而另一个常见的移植后早期并发症——TMA 的诊断则更多的基于其造成的微血管溶血的表现,目前主要应用于临床的诊断标准有国际工作小组(IWG)标准和血液、骨髓移植临床试验网络毒性委员会(BMT-CTN)标准。

国际工作组(IWG)标准:①外周血涂片破碎红细胞比例增加(≥4%);②新发的、进行性的血小板减少(血小板计数 < 50×10^9/L,或较前减少≥50%);③血清乳酸脱氢酶(LDH)突然、持续升高;④血红蛋白下降或需要输血量增加;⑤血清结合珠蛋白(HP)降低。

移植临床试验网络毒性委员会(BMT-CTN)标准:外周血涂片中每高倍镜视野至少出现 2 个破碎红细胞;LDH 升高;无法用其他原因解释的肾功能异常(血肌酐升高为正常 2 倍以上或肌酐清除率减少 50%)和 / 或中枢神经系统异常;直接、间接 coombs 试验阴性。

IWG 诊断标准的敏感性和特异性均为 80%,认为破碎红细胞和血小板减少是最为重要的诊断依据。而 BMT-CTN 认为患者移植后早期往往处于全血细胞减少状态,因而不以血小板的减少为

诊断依据;但加入 coombs 试验作为排除标准,同时加入全身各脏器系统的损伤(肾功能异常和 / 或中枢神经系统异常)作为诊断依据。

几乎所有的移植后早期并发症的诊断都是排除性诊断,例如特发性肺炎综合征和弥漫性肺泡出血需要排除感染、肺水肿、肺部出血、肺栓塞、白血病浸润等。如果为了"确诊"而进行等待,有可能导致疾病进展,甚至危及患者生命。因此对于这些并发症,当临床症状符合,初步排除诊断无法明确找到其他病因时,就可以进行诊断性的治疗。

(三)移植后早期并发症预防及治疗的思考——权衡利弊,综合考虑

造血干细胞移植前的预处理阶段,大剂量的化疗对患者的肝、肾、肺、心等脏器已经造成的一定的损伤,而在造血干细胞移植后,患者各个脏器将面对 GVHD 的免疫攻击、感染以及药物造成的损伤。在这一阶段,患者的各个脏器均处于非常脆弱的状态下,此时是否需要加用药物对微血管相关并发症进行预防就需要慎重的考虑,需要权衡药物预防所带来的收益和药物对各个脏器的损伤之间的平衡。

由于在这些并发症中,SOS 的发病率相对较高,使用药物预防这一并发症可能会获得更大的收益,因此对于这一疾病进行药物预防的临床研究较为多见,目前国际推荐的预防药物为去纤苷,熊去氧胆酸也取得了满意的效果,肝素、低分子肝素、抗凝血酶Ⅲ、前列腺素 E_1、己酮可可碱(PTX)等效果不佳不推荐使用。常见的治疗药物包括:①去纤苷:一种具有抗血栓和微血管保护作用的多聚寡核苷酸,在 1995 年首次被用于治疗重症 SOS,是目前唯一通过 FDA 及 EMA 批准用于严重 SOS 治疗的药物,完全缓解率约 50%,但尚缺乏大样本随机对照研究;②甲强龙:目前有部分研究,尚未形成一致的剂量标准和效果评估。

以 SOS 为例,在选择预防药物时,需要综合评估的即为风险及收益比,虽然在理论上说,肝素可以阻止血栓的形成,对微血管并发症的发生有着预防作用,但是由于其造成的出血风险同样可以是致命的,通过大宗临床研究的证实,其并不改善移植患者的预后,因此在预防 SOS 时便不会选择这一药物。

上述药物的研究，针对的是全体移植后患者，而事实上不同患者发生血管相关并发症的风险并不相同，对于高危患者而言，可以采取更积极的预防措施，即使面对相对较大的预防相关风险也是值得的，而对于低危患者而言，则在预防策略上需要更加保守，避免预防 SOS 的药物所带来的伤害。通常认为，SOS 发病的高危因素包括无关供者造血干细胞移植（unrelated donor hematopoietic stem cell transplantation，URD-HSCT）、HLA 不全相合的供者移植、使用骨髓作为移植物、没有进行 T 细胞去除、在未缓解状态移植、预处理方案使用 TBI、老年患者、既往有肝脏感染以及肝损药物的使用等。目前尚没有对于 SOS 分层预防的大宗病例报告及指南，在临床研究中，临床医生需要根据患者的情况进行权衡，选择最合适患者的治疗及预防策略。

二、移植后感染性疾病的诊断与思考

（一）为什么造血干细胞移植患者容易发生各种感染？——易感原因与病原学特点

按照移植时间，异基因造血干细胞移植（allogeneic hematopoietic stem cell transplantation，allo-HSCT）后分为早、中、晚三个阶段，在不同阶段患者的免疫功能低下的程度不同。①移植后早期：指移植后第一个月，患者粒细胞缺乏，预处理毒性导致黏膜屏障功能不全，中心静脉置管使皮肤完整性受损；②移植后恢复中期：植活后早期，为移植后第二个月和第三个月（100 天内），细胞免疫和体液免疫功能缺陷，GVHD 及其治疗对免疫功能进一步损伤，胃肠道受累的 GVHD 造成胃肠道黏膜屏障功能受损，中心静脉置管使皮肤完整性破坏；③移植后恢复晚期：指移植 3 个月之后细胞免疫和体液免疫逐渐恢复。配型相合的同胞移植后免疫功能恢复到基本正常大约需要 1 年，配型不合或 URD-HSCT 可能需要更长时间。同一时期的患者因为造血功能和 GVHD 的情况免疫功能状态也不同，造血恢复不良或广泛慢性 GVHD 的患者免疫功能比较低下。

在免疫功能低下的患者中，患者的感染具有感染重、进展快和混合感染等特点，在不同时期感染的致病原也有所不同。移植后早期：粒细胞缺乏期间发热的患者大部分为感染，首次感染患者 90% 以上为细菌，革兰氏阴性菌为主要病原体，最多见的为大肠埃希菌、肺炎克雷伯菌和铜绿假单胞菌。感染的门户通常为破坏的胃肠道黏膜，其次为肛裂或皮肤破损。静脉置管也可能成为革兰氏阴性菌的入侵门户。随着覆盖革兰氏阴性菌抗生素和肠道清除剂的应用，革兰氏阳性菌有增多的趋势。移植后恢复中期：本阶段中真菌和病毒感染多见，但当 GVHD 发生时，胃肠道的黏膜屏障破坏导致革兰氏阴性菌感染，另外一个发热的原因是深部静脉置管导致革兰氏阳性菌感染。移植后恢复晚期：如果没有 GVHD，随着免疫功能恢复，感染的机会明显降低。如果有慢性 GVHD，由于 $CD4^+$ 细胞低、网状内皮细胞功能差和抗体水平低下，反复的胞内菌感染多见，包括：肺炎链球菌、流感嗜血杆菌、奈瑟脑膜炎球菌等。

（二）造血干细胞移植后感染性疾病的临床表现、诊断与防治

1. **细菌感染**　细菌感染可发生移植后任一时期，而在粒细胞缺乏期，细菌感染最多见。临床表现可以为感染的症状体征如咳嗽、脓痰、肺部湿性啰音等，也可以仅表现为发热。胸片提示早期肺纹理增粗，后呈局灶性肺实变和肺结节影。常规进行血、痰、咽拭子培养，以明确感染及病原菌。进一步可行肺部 CT 甚至行支气管镜等检查，对患者进行全面评估。此外，需与其他疾病或感染相鉴别，如肺出血、白血病肺部浸润、真菌感染、病毒感染等。

造血干细胞移植后粒细胞功能和数量缺陷，故感染多较为凶险，发展快，病死率高，所以一开始即给予积极有效的经验性治疗极为重要。移植后中性粒细胞缺乏期间感染患者的诊治遵循"美国国家综合癌症网络（National Comprehensive Cancer Network，NCCN）指南"或"免疫功能低下 / 恶性肿瘤患者中性粒细胞缺乏发热的经验性治疗指南"，一旦患者出现发热症状，应立即进行血液、体液及分泌物培养以寻找病原学依据，并应及时应用抗生素治疗。药物的选择要根据患者的危险度、病区的流行病学资料、药物敏感性、脏器功能情况等综合考虑。重症感染患者选择抗生素应能覆盖移植后细菌感染的常见菌种，并一般选择降阶梯治疗方案：如三代或四代头孢菌素，碳青霉烯类抗生素（亚胺培南、美罗培南等）或选

用氨基糖类与上述一种抗生素联用，如上述治疗3～5天无效，可加用针对革兰氏阳性菌的糖肽类抗生素，如万古霉素；再观察48～72小时仍无效则应考虑真菌感染，并进行经验性抗真菌治疗。在治疗过程中，如获得病原学依据，则应及时调整针对性选用有效抗生素。对怀疑有支原体、衣原体所致的肺炎者可选用大环内酯类抗生素。一般应用至体温正常、症状和体征消失后72～96小时，由于造血干细胞移植后患者的免疫功能低下，疗程宜根据患者病情和免疫功能状态适当延长。

2. **真菌感染** 近年来造血干细胞移植后侵袭性真菌病（invasive fungal disease，IFD）有明显上升趋势，最常见的病原菌是念珠菌属和曲霉属，占所有真菌感染的90%以上，其中曲霉是IFD最常见的病原菌。除了念珠菌属和曲霉属外，近年来出现了许多其他机会性真菌感染，包括镰刀菌属、拟青霉属、接合菌属、塞多孢属、帚霉属、指状菌属、新生隐球菌、暗色真菌等，以及其他具有器官或组织特异性的真菌感染（如皮炎芽生菌、球孢子菌属、荚膜组织胞质菌属），这些真菌对许多抗真菌药耐药。

allo-HSCT后IFD的发病率在allo-HSCT高于auto-HSCT，在亲缘全相合HSCT约为6%，在URD-HSCT及非亲缘不全相合移植为8%～10%，在亲缘半相合及脐带血造血干细胞移植高达17%（EBMT数据），这一数据在中国的最新多中心大样本研究中分别为4.3%、12.8%及13.2%。移植后IFD的病死率高达50%，与下列因素有关：①确诊较困难，常规微生物培养耗时长，且敏感性及特异性均较差；②移植物植入前的中性粒细胞缺乏期及植入后免疫抑制剂的应用，使得机体炎症反应受限，真菌感染的症状及体征不典型；③早期治疗与预后密切相关，但由于上述两个原因，早期诊断困难；④目前批准临床应用的药物效果不理想，部分药物毒副作用大；⑤抗真菌治疗显效慢，耗时长，往往费用贵。

（1）肺部真菌感染诊断依据：造血干细胞移植后肺部真菌感染诊断参照中国侵袭性真菌感染工作组修订的《血液病/恶性肿瘤患者侵袭性真菌感染的诊断标准与治疗原则（第五次修订版）》的标准分为确诊、临床诊断、拟诊和未确定4个级别。确诊IFD需要组织学证据；临床诊断IFD

需具有至少1项宿主因素、1项微生物学标准和1项微生物学标准；拟诊IFD具有至少1项宿主因素、1项临床标准，而缺乏微生物学标准；未确定IFD具有至少1项宿主因素，临床证据及微生物结果不符合确诊、临床诊断及拟诊IFD标准。

尽管定义IFD的标准明确，但其诊断仍存在巨大挑战。肺部CT对于诊断IFD的价值有限，且诊断较延迟；纤维支气管镜及灌洗对于诊断肺部IFD只能起到辅助的作用，病理检查需进行有创操作，对于极度粒细胞缺乏患者具有很大的感染风险。目前血液标本曲霉半乳甘露聚糖抗原（GM）检测（ELISA法）、真菌细胞壁成分1，3-β-D葡聚糖抗原检测（G试验）、真菌核酸的PCR检测等尚未标准化应用。

（2）真菌感染的预防：包括初级预防与再次预防。HSCT治疗患者一般至少覆盖移植后3个月，合并急性或慢性GVHD接受免疫抑制药物治疗的患者则疗程应延长至GVHD临床症状控制，免疫抑制剂基本减停为止。

1）初级预防：指在IFD的高危患者无感染的症状及体征时，预先应用抗真菌药物以预防IFD发生的治疗，allo-HSCT治疗是IFD的高危因素，应行抗真菌预防治疗。预防药物包括泊沙康唑、米卡芬净、氟康唑、伊曲康唑、伏立康唑和卡泊芬净等。

2）再次预防：指对既往具有确诊或临床诊断IFD病史的患者，在IFD达到完全或部分缓解后再次接受化疗或HSCT治疗时，给予既往IFD治疗有效的抗真菌药物，以预防IFD再次发生。再次预防推荐的抗真菌药物首选既往抗真菌治疗有效药物，剂量与初级预防相同。明显降低了IFD的复发率。

（3）HSCT后IFD的治疗策略：allo-HSCT治疗患者属于IFD高危患者，推荐采用经验治疗，诊断驱动治疗则推荐用于低危患者。经验治疗以持续粒细胞缺乏、发热且广谱抗菌药物治疗4～7天无效作为启动治疗的主要标准。经验性抗真菌治疗药物一般选择覆盖曲霉的广谱抗真菌药物，目前可选择药物包括伊曲康唑、卡泊芬净、脂质体两性霉素B、两性霉素B、米卡芬净和伏立康唑。对于接受覆盖曲霉广谱抗真菌药物预防治疗的患者，IFD经验治疗药物选择仍不明确，一般推荐换用其他类型抗真菌药物,如棘白菌素类(卡泊芬净)或脂质体两性霉素 B。

3. 病毒感染　移植后细胞免疫和体液免疫功能低下,导致患者易于发生病毒感染,常见的为单纯疱疹感染、带状疱疹感染、巨细胞病毒(cytomegalovirus,CMV)感染和 EB 病毒(Epstein-Barr virus,EBV)感染,其中 CMV 感染发生率较高而引起广泛重视。

在发展中国家,几乎所有的成年人在幼年期都曾经感染过 CMV。一旦感染 CMV,便成为 CMV 隐匿感染着,病毒潜伏在白细胞中,但患者免疫功能受损是再次激活而表现为活动性 CMV 感染。活动性 CMV 感染分为 CMV 血症或 CMV 病。CMV 病累及范围广泛,可表现为视网膜炎、脑炎、肠炎、肝炎、肺炎和消耗综合征等,如果不及时治疗,可导致死亡。CMV 感染在不同的移植中发生率不同,在配型不合的移植和脐带血移植中,CMV 感染发生率高达 50%~70%,在 GVHD 患者中发生率也高,其中 CMV 所致的间质性肺炎(CMV-IP)是造成造血干细胞移植后死亡的主要原因之一。

(1)CMV 肺炎的诊断:CMV 肺炎多发生于移植后 100 天内,中位时间为 50~60 天,发生率为 10%~15%,多表现为间质性肺炎。临床表现为发热、干咳、逐步发展为胸闷、憋气、呼吸急促,进而出现进行性呼吸困难、发绀,偶有胸痛,肺部听诊一般无干、湿性啰音或偶可闻及少许干啰音。低氧血症是其主要的特征性改变,血气分析提示血氧分压和血氧饱和度降低,低氧血症往往早于胸部 X 线检查的异常。肺功能呈限制性通气功能障碍或弥散功能低下。胸片常显示肺间质性改变,表现为肺纹理增粗、弥漫性浸润。BAL 或肺活检提示肺间质水肿伴不同程度的纤维化,以淋巴细胞为主的炎性细胞浸润,肺泡内有纤维蛋白渗出,还可见 CMV 包涵体。

(2)CMV 感染的预防:CMV 感染的防治极为重要,因一旦发生活动性感染,出现病毒血症、CMV-IP 等,预后往往较差,所以造血干细胞移植受者应定期进行 CMV 抗原或核酸的检测,监测潜伏的 CMV 激活,早期诊断、早期治疗。防治措施包括:

1)一般预防:CMV 在人群中的检出率较高,应选择 CMV 血清学阴性的血制品或采用输血滤器有效去除白细胞以预防移植后 CMV 感染。

2)静脉输注免疫球蛋白(IVIg)或 CMV 高效免疫球蛋白(CMV-Ig):可防止 CMV 再激活,从而减少 CMV-IP 的发病率。此外,IVIg 同时具有预防 GVHD、抗感染的作用,副作用相对较少,目前许多中心在移植后常规应用 IVIg。

3)抗 CMV 药物的预防:移植患者在预处理时应用抗 CMV 药物,可降低 CMV 感染的发生并提高生存率。阿昔洛韦及更昔洛韦,能预防和控制人体内 CMV 的再活化,减少活动性 CMV 感染的发生及 CMV 病的发生率。

(3)CMV 感染的治疗策略:包括早期干预治疗和确诊后治疗。在移植后定期检测(一般每周 1~2 次)CMV 抗原、CMV 抗体(IgG 和 IgM)或 CMV-DNA,如有 CMV 激活的依据应立即进行早期干预,可用更昔洛韦加或不加 IVIg,并定期检测病毒指标,直至血清学指标转为阴性。早期干预治疗可明显降低 CMV-IP 的发生率及病死率。若发生 CMV 病,如 CMV 肺炎、CMV 肠炎等,治疗上可应用更昔洛韦联合膦甲酸钠,同时使用大剂量 IVIg(最好选用 CMV-Ig)。对间质性肺炎患者可加用大剂量糖皮质激素以减少渗出、改善通气功能,必要时可加以人工辅助通气。

(三)造血干细胞移植后患者感染的诊治进展与思考

造血干细胞移植后感染是移植最常见的并发症,也是移植相关死亡的主要原因之一。尽管近年来预防措施的加强、诊断技术的不断创新、新的有效抗生素应用等措施,在一定程度上使得感染发生率及严重感染的死亡率有所下降;但新的移植技术的开展,如半相合及 URD-HSCT 等,以及高强度免疫抑制剂的应用,增加了移植患者的易感性;同时,广谱抗生素的广泛应用导致了新的耐药菌的出现及流行病学的改变,给临床移植患者感染的预防与治疗提出了新的挑战。移植后患者的免疫状态如移植后 T 细胞亚群、NK 细胞功能与感染的关系、病原体的快速识别、病原特异性 T 细胞过继性免疫治疗、新型抗感染药物的研发等等都是目前研究的方向;而对于抗感染的防治新策略特别是新型抗感染药物的应用尚需要大量的临床试验进行验证。

三、急性移植物抗宿主病的特点与思考

随着 allo-HSCT 的广泛开展以及移植技术日益成熟，移植成功率及患者的生活质量不断提高，但移植相关并发症仍是引起患者死亡的重要原因。allo-HSCT 后，由于供受者间组织相容性抗原的差异，主要发生两类免疫反应，即移植物抗宿主反应（graft-versus-host reaction，GVHR）和宿主抗移植物反应（host-versus-graft reaction，HVGR）。GVHD 是目前移植后最严重和最难处理的并发症之一。

（一）移植物抗宿主病的认识过程

1955 年 Barnes 和 Loutit 在动物移植模型中发现，将供体小鼠的骨髓和脾细胞同时输注给经照射后出现骨髓抑制的受体小鼠，受体小鼠出现生长停滞、脱毛、腹泻、体重进行性减轻、甚至死亡的情况，他们称这一现象为继发病（secondary disease），以区别与因照射引起的原发病（primary disease）。之后研究者进一步证实了这一发现，由于该病以进行性消耗为特征，故有人称之为侏儒病（runt disease）或消耗综合征（wasting syndrome），并引发了有关其机制的研究。1957 年，Cohen 等提出继发病的发生是由于供体移植物中含有免疫活性细胞针对受体组织细胞发生的损伤，故其将这种疾病命名为"移植物抗宿主病"，其依据为：①该病严重程度与输注的脾细胞数量密切相关；②除去供体移植物中的淋巴细胞则不发生此病。Cohen 等的研究结果说明了免疫活性细胞在 GVHD 的发生、发展中起到了关键性的作用，对 GVHD 从现象到本质性认识具有重要意义，是 GVHD 认识史上的一次重大飞跃。

目前各造血干细胞移植中心就 GVHD 发生率的报道差别较大，HLA 相合的同胞供者 allo-HSCT 中急性 GVHD 发生率为 30%～60%，URD-HSCT 中急性 GVHD 发生率为 40%～90%，其中与急性 GVHD 直接或间接有关的移植相关死亡率高达 50%。一直以来，各造血干细胞移植中心都积极致力于急性 GVHD 预防及治疗的临床和基础研究，包括免疫抑制剂的有效预防、减剂量预处理方案的应用、选择性 T 细胞清除等。然而，急性 GVHD 仍是移植后的主要并发症及引起移植相关死亡的主要原因之一。

（二）移植物抗宿主病发病机制及病理生理过程

1966 年 Billingham 在 *Harvey Lectures* 杂志中提出造血干细胞移植中急性 GVHD 的发生必须具备以下三个前提：①移植物中含有足够数量的识别和攻击宿主异源性抗原的免疫活性细胞；②宿主应具有与移植物不同的同种异体抗原；③宿主处于免疫无能状态，对移植物不产生排斥。自此，人们对急性 GVHD 有了更全面更深刻的认识，并为预防及治疗急性 GVHD 提供了理论依据。如今，研究者一致认为组织相容性抗原的差异是引起急性 GVHD 的根本原因，而"免疫活性细胞"即供者成熟 T 淋巴细胞，它是参与急性 GVHD 发生、发展的主要细胞。

异体移植后引起强而迅速排斥反应的最重要个体特异性抗原被称为人类白细胞抗原（human leukocyte antigen，HLA），其编码基因是一组紧密连锁的基因群，具有高度多态性，称为主要组织相容性复合体（major histocompatibility complex，MHC）。供受者 HLA 是否相合与急性 GVHD 的发生与否及严重性密切相关，HLA 不相合位点越多，急性 GVHD 发生率越高，且程度越严重。但人们发现，即使采用高分辨 HLA 完全相合供者，仍有 40% 的受者出现全身急性 GVHD，这又如何解释呢？实际上，除了 *MHC* 基因，还有其他非 *MHC* 基因编码个体特异性抗原；它们在移植排斥反应中的作用较弱，被称为次要组织相容性抗原（minor histocompatibility antigen，mHag）。mHags 与 MHC 结合表达于受者抗原呈递细胞（antigen presenting cell，APC）表面，能被供者 T 细胞识别结合，激活 T 细胞，诱发级联反应。另外，一些细胞因子如肿瘤坏死因子 α（TNF-α）、白细胞介素（interleukin，IL）-10、γ 干扰素（INF-γ），以及固有免疫相关的一些蛋白如 NOD2 等的基因多态性，也是 GVHD 发生的危险因素。

人们对急性 GVHD 病理生理机制的认识大多源于小鼠模型。根据大量动物模型及临床研究的结果，研究者们还发现细胞因子是诱导和维持急性 GVHD 发生、发展的中心环节。Ferrara 等将其总结为急性 GVHD 的"三阶段模式学说"或称"细胞因子瀑布学说"来系统阐述急性 GVHD 发生、发展的病理生理学机制。该学说认为急性

GVHD 的发生由以下三阶段组成。

第一阶段：既往的治疗及预处理所致的组织细胞损伤。预处理方案中的超大剂量放/化疗，使组织严重受损（包括肠道黏膜、肝脏和其他组织），释放大量炎性细胞因子如 IL-1、IL-6、TNF-α 等，促进各种黏附分子、共刺激分子和组织相容性抗原表达升高，导致宿主 APC 活化，从而促进供者 T 淋巴细胞对宿主 MHC 和/或 mHag 的识别。另外，预处理使得肠道黏膜屏障的破坏，细菌和/或细菌内毒素进入血液循环，其裂解产物脂多糖（lipopolysaccharide，LPS）可引起 IL-1 和 TNF-α 等炎性细胞因子进一步分泌；和激活的淋巴细胞、巨噬细胞导致局部组织损伤和炎症反应进一步加重。

第二阶段：抗原呈提、供者 T 细胞的活化与增殖、细胞因子的分泌。在抗原呈提阶段，宿主抗原蛋白质被 APC 消化为小肽段，这些抗原肽以"肽-MHC 复合物"形式留在 APC 表面；在黏附分子及共刺激分子的协同作用下导致供者 T 细胞活化，引起 T 细胞内一连串反应，继而激活细胞因子基因的转录，如 IL-2、IL-12、TNF-α、INF-γ 及其受体。Th1 型细胞因子如 IL-2 和 INF-γ，对控制和增强针对同种异体抗原的免疫反应起关键性作用。另外，非 MHC 限制性 T 细胞，如 NKT 细胞、γδT 细胞、B 细胞、$CD4^+CD25^+$ 调节性 T 细胞（regulatory T cell，Treg）、NK 细胞及树突状细胞等，与急性 GVHD 的发生发展也有密切关系。

第三阶段：细胞及细胞因子介导的靶组织损伤。此阶段为效应阶段，在各种细胞介质（如细胞毒性 T 淋巴细胞，NK 细胞）及炎性介质（如 TNF-α、INF-γ、IL1 和 NO）构成的复杂网络的作用下，局部组织损伤扩大并形成恶性循环，最终导致宿主靶组织损伤及全身 GVHD。

（三）移植物抗宿主病的临床表现、诊断依据及分级标准

一般认为，急性 GVHD 是发生在移植后 100 天内的 GVHD，而慢性 GVHD 多发生在 100 天之后。这样的分类简便，但不尽满意，尤其是对移植 100 天后发生的具有典型急性 GVHD 表现的患者，以及同时具有急性和慢性 GVHD 特征的患者。因此，美国国立卫生院新的分类标准将急性和慢性 GVHD 作为一个连续谱，根据临床症状而不是移植后时间来判断是急性还是慢性 GVHD。在此，我们对急性 GVHD 的临床症状做一介绍。

急性 GVHD 多发生于移植后 20～40 天，常与造血恢复相伴发生。常常表现为皮疹、腹泻、肝功能异常；其累及的靶器官主要有皮肤、胃肠道、肝脏及免疫和造血系统。

（1）皮肤：皮肤损害（斑丘疹）往往是最常见和最早发生的临床表现，常最早出现于手掌、足底及头颈部，然后扩散到其他部位，从细小皮疹、斑丘疹发展至全身性红皮疹、严重可表现为大量的水疱、甚至出现中毒性表皮坏死溶解的表现。病理表现为基底细胞空泡形成，表皮细胞坏死，周围偶有淋巴细胞存在，严重者皮肤基底层细胞发生坏死。

（2）胃肠道：胃肠道 GVHD 往往出现在皮肤 GVHD 之后；主要表现为恶心、呕吐、分泌性腹泻（常大于 2L/d），腹痛，便血，严重者出现痉挛性腹痛甚至肠梗阻。病理表现为黏膜基底隐窝细胞坏死，周围有淋巴细胞浸润，炎性浸润可以弥散至整个黏膜，导致隐窝脓肿、炎性溃疡、上皮脱落。

（3）肝脏：肝脏累及出现较晚，常在移植 30～40 天之后，可以在皮肤和肠道 GVHD 缓解后出现，是第二个容易受侵的靶器官。可表现为淤胆型肝炎，血清胆红素和碱性磷酸酶明显升高而转氨酶仅轻度升高，肝功能（蛋白合成、凝血因子产生）损伤不明显。病理表现为胆管周围节段性坏死，小胆管退行性改变，门静脉区淋巴细胞浸润。

（4）免疫和造血系统：急性 GVHD 可引起全血细胞下降甚至骨髓衰竭，免疫功能低下，易致各种感染。免疫和造血系统的 GVHD 反映了疾病的严重性。

急性 GVHD 的诊断需要受累组织活检病理确诊，并排除其他非 GVHD 的移植并发症。尽管病理活检的特异性很高，但其敏感性仅 60%，目前对急性 GVHD 的诊断仍依赖于对现有临床信息的综合判断，无较好的客观指标。因而，寻找能准确诊断急性 GVHD 的实验室指标是当前研究的热点。一些细胞因子及其受体的浓度，如 TNF-α/TNFR1、IL-2/IL-2Rα、肝细胞生长因子（hepatocyte growth factor，HGF）等被认为能预测急性 GVHD 的发生，但这些指标往往特异性不高，在其他移植并发症中也会升高。随着高通量数据处理的发展，人们开始采用菌群分析、单细胞测序、蛋白组学的方法来遴选和验证急性 GVHD 的生物标志物，更为高速高效，颇具潜力。

对急性 GVHD 的分级，常用的是 Keystone 于 1994 年创立的分级标准，它对急性 GVHD 所累及的三个主要器官的严重程度分度，以此为依据进行急性 GVHD 严重程度的分级，分为 I～IV 级（表 12-2-2、表 12-2-3）。重度 GVHD 预后较差，III 度急性 GVHD 患者的 5 年存活率约 25%，IV 度患者 5 年存活率仅 5%。

急性 GVHD 的诊断应注意排除其他各种因素引起的类似临床表现：①急性 GVHD 出现的皮疹应与抗生素或其他药物、血清类引起的过敏反应、疱疹病毒感染相鉴别，一旦怀疑急性 GVHD，应尽早进行皮肤活检；②肠道 GVHD 应与病毒、细菌感染性腹泻、假膜性肠炎及药物性腹泻相鉴别，为明确原因，粪便培养、肠镜检查和肠黏膜活检对确立诊断有重要帮助，对疑为 CMV 肠炎的患者可通过检测 CMV 的 pp65 抗原以确诊；③肝脏 GVHD 与移植后其他原因引起的肝功能异常较难鉴别。在移植后，约 70% 的患者会出现一过性的胆红素增高，但仅有 15% 是由肝脏 GVHD 所致。因此应与 SOS、病毒性肝炎、败血症、铁过载以及药物或溶血引起的肝功能异常相鉴别。

（四）急性移植物抗宿主病的防治策略

根据 GVHD 发生的不同时期的病理生理学特点，采用相应的策略，以达到合理防治。

1. 针对组织损伤及细胞因子激活级联反应 急性 GVHD 的病理生理改变起始于异基因移植之前的化疗及预处理过程。预处理方案不可避免地引起宿主组织的损害，分泌多种前炎性细胞因子，如 IL-1、TNF-α 等，这些细胞因子的释放会上调黏附分子，共刺激分子，和 MHC 抗原的表达，激活宿主 APC，促进细胞因子风暴的形成。而采用减低强度的移植预处理方案，即应用低剂量的放/化疗药物，同时应用较强的免疫抑制剂，如人抗胸腺细胞球蛋白（anti-human thymocyte globulin，ATG）、氟达拉宾等，则可明显降低炎症细胞因子风暴强度，继而能减少急性 GVHD 的发生，特别是严重急性 GVHD 的发生。

胃肠道不仅是急性 GVHD 的主要靶器官，同时也是重要的 GVHD 放大系统。因此胃肠道黏膜的保护对降低急性 GVHD 的发病有很重要的作用。减少革兰氏阴性菌在肠道中的数量，一定程度上可减轻急性 GVHD 的严重程度。在预处理阶段使用 IL-11、HGF 和角化细胞生长因子（KGF）也可以保护胃肠道黏膜屏障，防治因预处理化/放疗所致黏膜损伤而触发的急性 GVHD。

TNF-α 是急性 GVHD 发生和发展中重要的炎性细胞因子，它能激活 APC 细胞，介导组织、细胞的溶解。用特异性抗体如抗 TNF 抗体英夫利昔（infliximab）或抗 TNF 受体抗体依那西普（etanercept）可分别与 TNF-α 或受体结合，不仅阻断 TNF-α 与其受体的结合，而且可溶解产生

表 12-2-2 急性 GVHD 累及器官严重程度法分级

分度	皮肤	肝脏[胆红素/(μmol·L⁻¹)]	肠道[腹泻量/(ml·d⁻¹)]
-	无皮疹	<34	<500
+	斑丘疹占体表面积<25%	34～51	>500
++	斑丘疹占体表面积<50%	51～102	>1 000
+++	全身广泛红斑丘疹占体表面积>50%	102～255	>150
++++	全身广泛红斑丘疹，伴水疱或皮肤剥脱	>255	>2 000 或腹痛、肠梗阻

表 12-2-3 急性 GVHD 严重程度分度法

分度	皮肤	肝脏	肠道	生活能力
I（轻度）	+～++	-	-	正常
II（中度）	+～+++	+	+	轻度降低
III（重度）	++～+++	++～+++	++～+++	明显降低
IV（极重度）	++～++++	++～++++	++～++++	极度降低

注：如果患者器官受损较轻，但活动能力极度低下，也应包括在 IV 度

TNF-α 的细胞。目前英夫利昔或依那西普已经用于急性 GVHD 的预防或一线及二线治疗，特别是用于肠道急性 GVHD 的预防及治疗，但感染仍是一个主要问题。

2. **针对供者 T 淋巴细胞的激活**　T 细胞为急性 GVHD 发展过程中的中心环节，因此抑制或清除活化的供者 T 细胞的药物和方法被广泛用于防治急性 GVHD。

(1) 防治急性 GVHD 的药物

1) 肾上腺皮质激素：皮质类固醇激素具有抗淋巴细胞及抗炎活性，是当前急性 GVHD 治疗的一线药物，但仅有 60% 的急性 GVHD 患者对激素有治疗反应，重度 GVHD 对激素反应往往较差。如果在 5~7 天的标准剂量 [2mg/(kg·d)] 甲强龙治疗后急性 GVHD 的症状未改善或在 3 天内进展，则被认为是激素难治性 GVHD。对于激素难治性 GVHD，是当前治疗上的难点，研究者们尝试联合 ATG、抗 IL-2R 抗体、抗 TNF 抗体、吗替麦考酚酯、喷司他丁、西罗莫司、间充质干细胞注射等方法，但目前尚无何种单药与激素联用可增强激素疗效的证据。如何发展新的策略来预测对激素一线治疗反应较差的人群也是未来研究的重要方向。

2) 钙调蛋白抑制剂：钙调蛋白抑制剂是最早用于防治 GVHD 的药物，常用的药物有环孢菌素 A（CsA）、他克莫司（FK506）。它们通过抑制钙调磷酸酶（calcineurin，CaN）的活性，使活化的 T 细胞核因子不能进入细胞核，抑制了 IL-2 和多种细胞因子的表达，最终抑制 T 淋巴细胞的增殖。"CsA + MTX" 及 "FK506 + MTX" 方案已成为当前急性 GVHD 的标准预防方案。但钙调蛋白抑制剂副作用较多，可能引起肾功能损害、高血压、高钾血症等，严重时引起 TMA、中枢神经系统毒性等。

3) 其他免疫抑制剂：除钙调蛋白抑制剂外，其他具有不同药理机制的免疫抑制剂在 GVHD 防治中也起着重要作用。小剂量甲氨蝶呤（methotrexate，MTX）联合钙调蛋白抑制剂在 GVHD 预防中使用广泛，但 MTX 具有引起粒细胞缺乏及口腔黏膜炎等毒性作用。吗替麦考酚酯因其毒副作用小，植入快，且联合钙调蛋白抑制剂使用时与联合 MTX 的疗效相当，被用于替代 MTX 预防 GVHD。西罗莫司是一种靶向于哺乳动物雷帕霉素靶蛋白（mammalian target of rapamycin，mTOR）的免疫抑制剂，它不仅能抑制 T 细胞活化，还能保存调节 T 细胞。它联合他克莫司在临床试验中显示了优越的疗效，但在应用时应注意 TMA 的风险。

(2) 防治急性 GVHD 的非药物途径

1) T 细胞去除：由于 T 细胞是急性 GVHD 中的关键细胞，自 20 世纪 80 年代起即有许多去除 T 细胞以减少 GVHD 的尝试。T 细胞去除的策略包括体内 T 细胞去除及体外 T 细胞去除。体外 T 细胞去除可使急性 GVHD 发生率明显降低，且严重程度减轻。尽管体外 T 细胞去除对预防 GVHD 的效果极为突出，但它易引起植入失败、白血病复发、感染及 EB 病毒感染相关的淋巴增殖性疾病，最终未能改善患者的无病生存；故近年来已较少应用此方法，但有学者采用选择性去除 T 细胞的某些亚群（如 CD8⁺）的方法，显示了一定的疗效。

近年来，采用 ATG 进行体内 T 细胞去除的策略得到了广泛应用。ATG 是经人类胸腺细胞或淋巴细胞免疫兔或马后产生的多克隆抗体。在清髓性 URD-HSCT 中，ATG 在减少 GVHD 发生上疗效肯定，且能缩短其他免疫抑制剂的应用时间，改善生活质量。同时 ATG 也是急性 GVHD 的二线治疗药物，多用于激素耐药的急性 GVHD 患者治疗。虽然 ATG 能对防治急性 GVHD 表现出有明显的作用疗效，但其预防和治疗急性 GVHD 的优势常常被其所引起的增加的移植排斥率、白血病复发以及免疫恢复延迟导致的感染等发生的增加而所抵消。

2) 阻断 T 细胞共刺激信号：通过阻断 T 细胞受体信号或 CD28 介导的共刺激信号以抑制 T 细胞活化是预防急性 GVHD 的另一策略。采用细胞毒 T 淋巴细胞抗原 -4（cytotoxic T lymphocyte associated antigen-4，CTLA-4）免疫球蛋白竞争性地与 CD80/CD86 结合，可阻断 APC 与 T 细胞 CD28 的结合，因缺乏共刺激信号，T 细胞处于无反应状态，从而起到预防急性 GVHD 的作用。

3) 阻断细胞因子信号转导通路：通过阻断细胞因子介导的信号转导通路上的关键步骤来阻断急性 GVHD 的发生，有望提供新的治疗选择。如蛋白激酶 C 抑制剂 AEB071、JAK2 抑制剂、酪氨酸激酶抑制剂伊马替尼、蛋白酶体抑制剂硼替唑米等。

3. **阻断效应细胞及炎性细胞因子的攻击** 急性 GVHD 的效应期，或被称为"细胞因子风暴"阶段，其特点是异常释放的细胞因子不断激活、放大供者 T 细胞针对宿主的免疫攻击。采用急性 GVHD 细胞因子中和抗体，如抗 CD25 单抗（daclizumab）、抗 TNF 抗体英夫利昔（infliximab）及抗 TNF 受体抗体依那西普（etanercept），不仅可以阻断 IL-2、TNF-α 与其受体的结合，而且可溶解产生细胞因子的细胞，临床已用于激素耐药的急性 GVHD 的治疗。细胞因子受体下游信号通路目前也成为治疗急性 GVHD 的新靶点，JAK1/2 抑制剂（ruxolitinib）治疗激素耐药的急性 GVHD 及慢性 GVHD 已进入Ⅲ期临床试验。这些药物相对于 CsA、FK506 毒副反应少，但仍然存在增加感染及白血病复发等危险。Fas/FasL 以及穿孔素/颗粒酶 B 途径是 CTL 和 NK 细胞溶解靶细胞的经典效应机制。研究表明在系统性 GVHD 中，Fas/FasL 途径起重要作用。因此，可采用"诱饵受体"（decoy receptors）如 DCR3 和 Fas-IgFc、金属蛋白酶抑制剂、或人源化 FasL 中和抗体阻断 Fas/FasL 途径。

4. **细胞水平防治急性 GVHD** 用于防治 GVHD 的化学药物一般都存在着一定的毒副作用，近年来，越来越多的免疫或非免疫细胞应用于 GVHD 的预防和治疗，并取得了一定的疗效。

（1）间充质干细胞（mesenchymal stem cell, MSC）：是多能干细胞，可分化为脂肪组织、骨组织、肌肉组织等。MSC 对固有及适应性免疫均具有免疫抑制及免疫调节作用。在动物实验中观察到，MSC 与造血干细胞共移植可以促进植入、减轻 GVHD；大规模临床试验显示 MSC 治疗激素耐药的急性 GVHD 反应率约 50%，但在各临床试验中心结果存在不一致性，这可能与不同中心 MSC 的培养过程，定义方式，表面标志表达等情况不尽相同有关。

（2）CD4⁺CD25⁺调节性 T 细胞（regulatory T cell, Treg）：Treg 细胞是抑制自身免疫反应、维持自身正常免疫功能的重要细胞，能够早期抑制供者 T 细胞的增殖、分化。在 allo-HSCT 的动物模型中，回输经扩增的供体 Treg 细胞能明显延迟或预防 GVHD 的发生，同时仍保留移植物抗白血病（graft versus leukemia, GVL）效应。

（3）NK 细胞：NK 细胞是另一个具有极大潜在研究价值的细胞，研究表明在 allo-HSCT 中，当供者 NK 细胞表面的杀伤细胞免疫球蛋白样受体（killer cell immunoglobulin-like receptor, KIR）抑制性受体与受者的 MHC-Ⅰ分子不合时，杀伤细胞活化性受体激活，使 NK 细胞活化，通过发挥其杀伤免疫效应细胞如 T 淋巴细胞和 APC 而有效地减少 GVHD 的发生。同时由于 NK 细胞活化性受体 NKG2D 的配体 MICA、MICB 等在 GVHD 受累的上皮组织低表达，因此供者 NK 细胞可在不引起 GVHD 的同时仍具有 GVL 效应。研究表明当供者 KIR 抑制性受体与受者 MHC-Ⅰ不相合时，GVHD 的发生率及移植后 5 年复发率远低于相合组；还有研究者通过体外扩增 NK 细胞后输注给受者，也取得了一定的疗效。

上述细胞水平调控防治 GVHD 的机制有待更深入的研究，并在临床实践中得以进一步证实。

四、移植后复发的思考和新策略

allo-HSCT 目前是急性白血病的唯一治愈途径，并且随着移植技术的发展和移植疗效的提高，以及社会经济水平的高速增长和人们健康观念的不断进步，造血干细胞移植已成为多数急性白血病患者的优先选择。但是，移植后白血病复发是导致移植病患死亡的首要原因。国际骨髓移植登记组织（center for international blood and marrow transplantation research, CIBMTR）对 2015—2016 年移植患者死亡原因（移植 100 天后）的数据分析显示，在 HLA 相合同胞供者移植中复发导致的死亡占 57%，在 URD-HSCT 中占 48%。尽管过去 30 年 allo-HSCT 治疗技术已取得令人瞩目的进步，但对如何减少 allo-HSCT 后疾病复发及提高复发患者生存率仍进展甚微。

（一）为什么造血干细胞移植后会复发——复发的分子生物学机制

allo-HSCT 后复发根据复发部位可以分为骨髓复发和髓外复发，根据复发白血病细胞的起源可以分为患者自身细胞来源的复发，这一类复发是移植后复发的主要类型，占 90% 以上，另一类复发的白血病细胞来源于正常的供者细胞，称为供者细胞白血病（donor cell leukemia，DCL），DCL是移植后较为少见的复发形式，发生率为0.13%～5%。DCL确切机制仍不明确，正常供者造血干/祖细胞的癌基因转化被认为是DCL发生的关键环节，浙江大学医学院附属第一医院黄河团队首次证实在移植后供者细胞来源的白血病复发中存在供者正常干/祖细胞动态获得关键功能基因——CEBPA基因多点突变，从而发生恶性克隆转化为白血病细胞，首次揭示allo-HSCT后供者细胞来源的白血病复发中存在多重基因突变打击机制。

白血病干细胞或放/化疗耐药白血病克隆残留理论被认为是移植后患者自身细胞来源的白血病复发的主要机制。白血病干细胞（leukemia stem cell，LSC）是一群具有自我更新潜能，并能在联合免疫缺陷（nonobese diabetic/severe combined immunodeficient，NOD/SCID）小鼠中重建白血病的一小群白血病起源细胞。处于静息状态和尚未进入活跃的细胞周期的LSC对放/化疗不敏感，被认为是白血病耐药/复发的根本原因。allo-HSCT不同于化疗的独特治疗机制在于移植后由供者T细胞和NK细胞触发的GVL效应清除残留白血病细胞，从而治愈白血病，因此，LSC在allo-HSCT后白血病复发中的作用不仅与LSC对化疗药物的不敏感性有关，还与LSC如何抵抗移植后的GVL效应有关，但是对LSC逃逸GVL效应的机制研究较少。供者、患者间HLA抗原等的差异是触发GVL效应的关键。但是，Luca Vago等发表在New England Journal of Medicine杂志的研究发现在HLA半相合异基因造血干细胞移植（haploidentical-HSCT）后发生复发的白血病患者中，复发时检测到与患者初诊白血病细胞不同的、变异的白血病起源细胞，这些变异的白血病起源细胞均丢失了与供者不相合HLA抗原表达，因此不能被供者T细胞识别杀伤，逃逸移植后GVL效应导致移植后复发。Villalobos IB等同样发现半相合HSCT后复发的白血病患者中，白血病细胞丢失与供者不相合HLA-I类抗原表达，但是在HLA相合同胞供者移植（HLA-identical sibling HSCT，Sib-HSCT）后发生复发的白血病患者中却并未检测到复发白血病细胞丢失

供者不相合HLA-I类抗原表达，进一步研究发现通过基因拷贝数异常、杂合性缺失，或者称为在6号染色体短臂上获得单亲二倍体等导致的与供者不相合的HLA抗原全部丢失，因此目前认为供者/患者HLA不相合抗原的丢失导致白血病细胞逃逸GVL效应是半相合HSCT后白血病复发的重要机制。此外，尽管供者/患者间HLA抗原的差异是触发移植后异体免疫反应的关键，越来越多的研究已证实供者和/或患者的非HLA基因的基因多态性，导致个体间异体免疫反应活性存在差异，最终影响移植后复发风险和移植疗效。浙江大学医学院附属第一医院黄河团队基于中国人群遗传背景，开展一系列参与GVL免疫反应重要分子的基因多态性与移植后复发风险的关系研究，发现NK细胞表面受体（KIR和NKG2D）、T细胞共刺激分子（CTLA-4）和效应分子（Fas）的基因型显著影响移植后白血病复发风险。

尽管白血病干细胞或放/化疗耐药白血病克隆残留理论被认为是白血病复发的主要机制，但是该理论并不能完全阐释白血病复发机制。Science杂志报道的一项研究中，利用全基因组单核苷酸多态性基因芯片（single nucleotide polymorphism arrays）比对分析61例儿童急性淋巴细胞白血病（acute lymphoblastic leukemia，ALL）患者初发和化疗后复发时的白血病细胞的全基因组基因拷贝数异常（copy number abnormalities，CNAs）与杂合性缺失（loss of heterozygosity，LOH）来判断复发白血病细胞的克隆起源，结果显示，仅有8%儿童ALL患者化疗后复发的白血病细胞克隆与初发克隆完全一致，34%的患者复发的白血病细胞克隆是由初发克隆进一步获得了新的基因缺失等突变后演变而来，52%的患者复发的白血病细胞克隆则起源于早期的正常前体细胞，6%的患者复发的白血病细胞克隆则与初发克隆具有完全不同的基因背景，是由更早期的正常干/祖细胞获得特异性基因突变演变而来。Szczepanski T等通过比对分析22例发生晚期（诊断后2.5年）复发的儿童T细胞性ALL患者的初发白血病细胞与复发白血病细胞的TCR基因重排、是否伴有SIL-TAL1融合基因以及全基因组拷贝数异常和杂合性分析，发现64%的患者初发白血病细胞与复发白血病细胞具有相同的克隆起

源，而 36% 的患者的初发白血病细胞与复发白血病细胞在 TCR 基因重排、全基因组拷贝数异常以及 NOTCH1 基因突变模式等方面均完全不同，提示这些复发白血病细胞克隆并不是原发白血病细胞克隆的再活化，而可以视为是全新起源的白血病。同样在另一常见白血病类型急性髓细胞白血病（acute myeloid leukemia，AML）中，Ding Li 等发表在 Nature 杂志上的研究利用全基因组测序技术比对分析了 8 例 AML 患者初发和化疗后复发时的白血病细胞，结果显示复发的 AML 细胞均获得了新的、复发特异性基因突变。

allo-HSCT 后白血病复发，具有比化疗后复发更为复杂的生物学机制，由于 90% 以上 allo-HSCT 后复发的白血病细胞仍来源于患者自身细胞，因此对这类复发普遍认为是患者残留放 / 化疗耐药白血病细胞克隆所致。但 Backer 等比较了 160 例 AML 患者初诊与复发时的细胞染色体核型，结果显示白血病 allo-HSCT 后复发比化疗后复发更容易获得新的细胞遗传学改变，53.8% 的 allo-HSCT 后复发 AML 患者获得了新的细胞遗传学改变，其中 50% 以上复发患者更是获得 3 个以上新的核型异常，而在化疗后复发患者中仅 12.2%。浙江大学医学院附属第一医院黄河团队利用全基因组外显子测序技术，对 Ph 正常核型的前体 B 细胞型 ALL 患者初诊、移植前处于化疗后完全缓解期和 allo-HSCT 后发生复发时的白血病细胞进行基因背景分析，发现 ALL 从初诊到 allo-HSCT 后复发过程中存在 3 种白血病细胞克隆演变模式，第一种模式中，患者移植后复发的白血病细胞与初发白血病细胞具有完全相同的基因背景，复发克隆来自原发克隆，是原发克隆的再活化。第二种模式中，患者移植后复发的白血病细胞与初发白血病细胞具有某些相同的基因背景，可能起源于初发克隆中少数克隆或亚克隆，进一步获得新的基因突变而成为优势克隆。第三种模式中，患者移植后复发的白血病细胞与初发白血病细胞具有完全不同的基因背景，可能是由正常干 / 祖细胞获得特异性基因突变后产生的新的、恶性克隆。白血病细胞克隆演化的机制仍需进一步深入的研究。

（二）如何预防、干预移植后复发

allo-HSCT 后复发患者的治疗效果仍然很差，因此有效监测和早期干预对于降低移植后复发率、提高复发患者生存率尤其重要。

1. 预处理方案选择与新型靶向药物的应用 allo-HSCT 的预处理过程对移植疗效具有重要作用，虽然是引起移植患者早期死亡的主要原因，但是具有清除患者造血细胞、免疫抑制避免移植物被排斥和清除患者残留白血病细胞的作用。近年，随着新型化疗药物和分子靶向药物的应用，更进一步增强了预处理过程对移植后疾病控制的作用。

白消安（busulfan，Bu）联合环磷酰胺（cyclophosphamide，Cy）和全身照射（total body irradiation，TBI）联合 Cy 是目前最常用的两种清髓性预处理方案（myeloablative conditioning，MAC）。含 TBI 的预处理方案由于导致较高的移植早期死亡率和晚期并发症，如引起儿童患者智力发育障碍、生长停滞，引发第二肿瘤、白内障和内分泌失调等并发症，目前不作为常规。Santos 等首先于 1983 年用大剂量 Bu 代替 TBI，联合 Cy 建立 Bu/Cy 方案，并得到广泛应用。来自美国国立骨髓捐赠者登记组（National Marrow Donor Program，NMDP）及欧洲骨髓移植登记组（European Group for Blood and Marrow Transplantation，EBMT）的数据均显示，髓系血液系统恶性肿瘤患者接受 Bu/Cy 及 Cy/TBI 或高剂量 Cy/TBI 预处理的 URD-HSCT，移植后无复发生存率（relapse-free survival，RFS）、无白血病生存率（leukemia-free survival LFS）和复发率等均无显著性差异。来自 CIBMTR 的回顾性分析表明，接受 allo-HSCT 的成人 ALL 患者中，移植后 3 年的复发率 Bu/Cy 组略高于 TBI 组（37% vs 28%，$P = 0.007$），但两组的 TRM、DFS 及 OS 等均无显著差异。提示对于血液系统恶性肿瘤，Bu/Cy、或标准剂量 Cy/TBI 或高剂量 Cy/TBI 预处理方案可以获得相同的移植疗效。

氯法拉滨（clofarabine）是嘌呤核苷类衍生物，氯法拉滨通过抑制核苷酸还原酶作用，降低细胞内脱氧三磷酸核苷储量，抑制 DNA 的合成；通过与 DNA 链结合，竞争性抑制 DNA 聚合酶，使 DNA 链的延长和修复中止和抑制 DNA 修复作用，具有潜在的广谱抗肿瘤活性。目前含 clofarabine 的预处理方案用于移植前未达到完全缓解的急性白血病患者取得了较好的疗效。clofarabine 联合 Bu 的清髓性预处理方案对于难治复发的高危白血病，尤其是移植前未获得完全缓解的患者，能有效控制白血病复发，并且具有良好的耐受性。

2. 移植后微小残留病的有效监测　白血病患者未缓解时体内白血病细胞大约达 10^{12} 个，经过化疗或造血干细胞移植达完全缓解后体内仍残留 $10^6 \sim 10^8$ 个白血病细胞，但临床传统方法已无法检测。利用高度敏感的分子检测技术监测造血干细胞移植后患者体内微小残留病（minimal residual disease，MRD），对预测疾病复发、早期干预治疗，提高移植病患的长期 DFS 具有重要作用。

目前常用的 MRD 检测方法有：

（1）多色流式细胞免疫分型技术：白血病细胞通常带有异常的、特定的白细胞分化抗原，利用标记有荧光素的单克隆抗体检测标本中所有细胞的不同表面分化抗原表达百分比及荧光强度，可作为 MRD 检测的标记。目前利用 4～6 色荧光标记抗体的流式细胞检测技术对细胞表面和细胞内抗原的检测敏感度达 $10^{-5} \sim 10^{-4}$。8～10 色荧光标记抗体流式细胞检测技术的应用还将进一步提高流式细胞检测技术对 MRD 检测的灵敏性、特异性和精确性，并实现高通量检测。但是，通过流式细胞术确定白血病细胞与正常细胞之间免疫表型的区别通常需要专业训练和经验。白血病细胞与正常细胞之间的免疫表型相差越大越有利于鉴定白血病细胞。Coustan-Smith E 等通过比对分析患者白血病细胞与正常细胞的基因表达谱，发现了一些特异性表达在白血病细胞上的免疫分子，如 ALL 患者白血病细胞上持续高表达的 22 个表面分子（CD44、BCL2、HSPB1、CD73、CD24、CD123、CD72、CD86、CD200、CD79b、CD164、CD304、CD97、CD102、CD99、CD300a、CD130、PBX1、CTNNA1、ITGB7、CD69、CD49f）及在 AML 细胞表面持续高表达的 22 个表面分子（CD9、CD18、CD25、CD32、CD44、CD47、CD52、CD54、CD59、CD64、CD68、CD86、CD93、CD96、CD97、CD99、CD123、CD20、CD300a/c、CD366、CD371、CX3CR1），具有在流式细胞检测中特异性区分白血病细胞的前景，研究进一步在 CD19 和 CD38 检测 ALL MRD 组合中加入 CD97 和 CD86 检测指标，发现可以将 MRD 检测敏感性由 0.01% 提高至 0.001%。虽然这些新的分子标记还需要进一步在大样本中验证，及在初诊和复发的样本中进一步观察这些分子标记检测在疾病进展变化过程中的作用，但是在现有的流式细胞术检测中加入这些新的特异性免疫分子可能将流式细胞术检测 MRD 的敏感度提高至 10^{-5}。

（2）基于 PCR 的检测技术：敏感度是评价 MRD 的检测方法的重要指标。因此，在 MRD 的分子生物学检测方法中，较具发展前景的为 PCR。检测 MRD 的 PCR 技术包括实时定量 PCR、数字 PCR 等，均是比较敏感特异的方法。

而在 allo-HSCT 中由于存在供者干细胞的植入，因此供者细胞的植入状态亦可以作为 MRD 检测的手段，不同性别配对的供受者可利用性染色体的 FISH 检测及染色体核型检测进行分析，但患者由于化疗等原因可能存在 X 或 Y 染色体丢失的情况，从而影响结果的精确性。此外 DNA 短串联重复序列（short tandem repeats，STR）检测是目前应用最广泛的判断供者干细胞植入状态的检测方法。

（三）如何攻克移植后复发的难题——移植后复发治疗新策略

目前对于 allo-HSCT 后白血病复发患者并无标准治疗方案，停用免疫抑制药物和供者淋巴细胞输注（donor lymphocyte infusion，DLI）是最常用的手段，但是 DLI 在慢性髓细胞性白血病（chronic myelogenous leukemia，CML）等髓性恶性肿瘤中能取得较好疗效，而在 ALL 等其他血液系统恶性肿瘤中的疗效欠佳，DLI 结合新型化疗药物或靶向药物、肿瘤特异性免疫活性细胞输注和二次移植等治疗手段有望提高移植后复发患者生存率。

1. 预防性与治疗性供者淋巴细胞输注　DLI 用于移植后复发白血病的治疗最早开始于 19 世纪 90 年代，在 CML 患者中取得了很好的疗效，而在其他血液系统恶性疾病移植后复发中的疗效尚待进一步提高。

Schmid 等分析了 EBMT 登记的 399 例发生 allo-HSCT 后第一次复发的 AML 患者，其中 171 例患者接受 DLI 治疗，228 例患者未接受 DLI 治疗，结果显示接受 DLI 治疗的复发患者 3 年总生存（overall survival，OS）率为 21%，而未接受 DLI 组仅 9%（$P < 0.001$），在接受 DLI 的复发患者中，

接受 DLI 治疗前已接受化疗达到完全缓解（complete remission, CR）的患者和具有预后好的细胞遗传学改变的患者 3 年 OS 率最高，可达 56%，若接受 DLI 治疗时尚未达到 CR，但是女性患者、复发时骨髓原始细胞 <35%，3 年 OS 率可达 21%，其他患者则接受 DLI 后疗效较差，3 年 OS 率仅为 9%。DLI 在 ALL 患者移植后复发中的治疗效果更加有限，复发 ALL 患者对 DLI 治疗反应率为 0~20%，总生存率 <15%。最近 EBMT 分析了该组织登记的 465 例发生 allo-HSCT 后第一次复发的 ALL 患者，复发后患者分别接受支持治疗、细胞减少性治疗、DLI 和二次移植，结果显示复发后 2 年的 OS 率在支持治疗组仅 4%，细胞减少性治疗未伴随后续细胞治疗组为 9%，化疗联合 DLI 治疗组为 26%，单纯 DLI 治疗组为 18%，二次移植组为 26%。上述研究均提示 DLI 对急性白血病 allo-HSCT 后复发具有一定的治疗效果，化疗联合 DLI 可以提高疗效，但目前 DLI 疗效仍有限，如何进一步提高 DLI 疗效是移植后复发患者治疗的关键。

北京大学人民医院黄晓军团队创立了一套改良的预防性与治疗性 DLI 方案，利用粒细胞集落刺激因子（granulocyte colony-stimulating factor, G-CSF）动员的外周血干细胞输注取代传统的外周血淋巴细胞输注，输注后使用 CsA 或 MTX 2~4 周预防 DLI 相关性 GVHD。对高危（进展期）白血病患者，移植后若无明确急性 GVHD 发生，早期（移植后 60 天内）接受预防性 DLI，对标危患者，基于 MRD 监测水平进行预防性 DLI，相比较未接受预防性 DLI 患者，预防性 DLI 能显著降低移植后复发率，使患者获得更好的总生存率和无病生存率。对移植后发生复发的患者，接受该项改良的治疗性 DLI 后，2 年的无病生存率达 40%，该团队进一步研究发现，相比较单纯化疗，化疗联合治疗性 DLI，可提高移植后复发患者缓解率达 64%，无病生存率达 36%。基于 MRD 监测的预防性 DLI 及 GVHD 引导的序贯 DLI 方案在难治 / 复发急性白血病患者移植后复发的预防也起到了积极作用，显著提高了这部分患者的整体预后。目前该项改良的预防性与治疗性 DLI 方案已成功应用于半相合和同胞供者 HSCT 后白血病复发的预防与治疗。

DLI 结合新型化疗药物或靶向药物有望进一步提高 DLI 疗效。Schroeder T 等对发生移植后复发的 28 例 AML 患者和 2 例骨髓增生异常综合征（myelodysplastic syndrome, MDS）患者，进行 5- 氮杂胞苷（azacitidine, Aza）联合 DLI 作为一线挽救性治疗，患者接受 8 疗程 Aza [100mg/(m²·d)，d₁~₅，每 28 天一疗程]，每 2 疗程后接受 1 次 DLI 治疗，总反应率为 30%，其中 23% 的患者获得 CR，7% 的患者获得部分缓解，5 例患者在随访 2 年后仍然处于 CR。另一项研究在 26 例移植后复发的老年 AML（23 例）和 MDS（3 例）患者中，应用低剂量 Aza（100mg/d×3 天），一周后接受 DLI，66% 的患者获得治疗效果，其中 16% 的患者持续处于 CR 达 525 天（450~820 天），50% 的患者疾病得到控制，处于稳定的供受者嵌合状态（平均维持 72 天）。从开始接受 Aza 治疗后的平均生存期为 136 天，2 年 OS 率 16%。

2. 二次造血干细胞移植　二次移植在移植后复发患者治疗中的应用有限，仅有 2%~20% 移植后复发患者接受二次移植，由于较高的 TRM 和有限的治疗效果，TRM 在清髓性二次移植后为 25%~45%，在非清髓性二次移植后为 0~30%，二次移植后的复发率与原发病相关，但是很少有报道 <40%。一项来自 EBMT 包括 2632 例在造血干细胞移植后复发的急性或慢性白血病患者的研究中，患者接受二次移植后 1 年及 5 年的 NRM 分别为 33% 及 40%，1 年及 5 年的累积复发率分别为 36% 及 45%，5 年的非复发生存率仅 15%，二次移植后的生存率与患者年龄，移植后复发的时间，首次移植后 GVHD，二次移植前的肿瘤负荷、供者类型及预处理方式等因素有关。

3. 免疫细胞治疗策略　GVHD 与 GVL 效应均由供者 T 细胞触发，活化的供者 T 细胞识别患者正常组织细胞，则发生 GVHD；如供者 T 细胞只针对异常细胞（白血病细胞或其他肿瘤细胞）则发挥 GVL 效应。临床上 GVHD 与 GVL 常相伴发生，但两者并不完全平行。如何有效控制 GVHD 的同时充分发挥 GVL 效应，提高 allo-HSCT 患者的生存率，是造血干细胞移植领域的热点与难点。

嵌合抗原受体 T 细胞（chimeric antigen receptor T cell, CAR-T）利用基因编辑技术，将嵌合抗

原受体分子导入 T 细胞，使其可以特异性识别某种肿瘤抗原从而靶向杀伤肿瘤细胞。靶向 CD19 的 CAR-T 细胞治疗难治复发急性淋巴细胞白血病 / 淋巴瘤的缓解率可达 90%，靶向 BCMA 的 CAR-T 细胞治疗多发性骨髓瘤完全缓解率也超过 80%。CART 细胞治疗造血干细胞移植后复发目前仅有少量报道，一项纳入 20 例移植后复发的血液系统恶性肿瘤（CLL，DLBCL，MCL 及 ALL）患者的研究，CART 输注后缓解率为 40%。开发有效识别肿瘤细胞的新靶点，改造 CART 结构增强杀伤效应，控制细胞因子释放综合征（cytokine release syndrome，CRS）、神经毒性、脱靶效应等副反应是 CAR-T 疗法的进一步推广需解决的问题。

此外，在体外经过磁珠包被的抗 CD3 和抗 CD28 单克隆抗体共刺激和扩增供者来源的 T 细胞，回输给异基因 HCT 后复发的患者的"活化 DLI"已经应用于临床研究，约有 35% 的患者对治疗发生反应，并无患者发生致死性的 GVHD。免疫细胞新的亚群的不断发现和功能的认识完善，以及 GVL 相关免疫细胞网络的研究深入，细胞免疫调控 GVHD 和 GVL 也受到了较多的关注。

五、思考与展望

随着现代生命科学和生物技术领域的飞速发展，对 allo-HSCT 后并发症的病理生理机制的研究进展不断更新，推动了临床造血干细胞移植事业的发展。在造血干细胞移植众多复杂的免疫学问题中，GVHD 仍将是影响异基因移植疗效的关键。我们期待移植后能尽量减少 GVHD 的副作用，而尽量最大化 GVL 效应，但 GVHD 与 GVL 两者相辅相成，在减少排异反应的同时面临着增加复发风险，两者矛盾始终存在。GVHD 研究和治疗的主要障碍是对 GVHD 的诊断及预后判断均依赖于临床症状，需要活检病理方能确诊。尽管急性 GVHD 的生物标志物研究发展迅速，但当前尚无较好的实验室指标预测 GVHD 的发生及治疗预后。具有高敏感性和特异性的生物标志物的发现和应用将大大增进我们对 GVHD 的认识，促进临床诊断治疗的进步。利用单细胞分析、菌群谱系分析、转录组等技术结合高通量测序技术筛选新的靶点，深入研究参与 GVHD 的细胞因子网络和炎症微环境调控机制，研制与开发有效、

低毒、靶向治疗的新药将成为急性 GVHD 防治工作的重点之一，而细胞免疫治疗作为防治急性 GVHD 的新途径，有可能会成为今后 GVHD 防治的重要手段。此外，从病理生理学角度综合考虑急性 GVHD 的防治策略，在有效控制 GVHD 的基础上增强 GVL 效应，研究 GVHD 与 GVL 效应分离的有效方法，将成为造血干细胞移植免疫问题攻关的重点。耐糖皮质激素的急性 GVHD 是治疗中的难点，尽管近年来各种新治疗策略不断涌现，尚无理想的治疗方法，这有待于对此类疾病的病理生理机制的进一步认识和研究。

allo-HSCT 后白血病复发是影响移植疗效的最大障碍，明确 allo-HSCT 后复发机制、寻找有效的预防、监测和治疗策略是进一步提高移植疗效的关键，亦是全球移植领域亟待攻克的难题。围绕白血病细胞与白血病干细胞微环境、耐受放 / 化疗机制、复发相关基因突变与表观遗传学异常、逃逸 GVL 机制等开展 allo-HSCT 后白血病复发机制研究，从而为有效监测和探索干预治疗靶点提供线索；研究如何提高 DLI、CAR-T 细胞治疗效果、开发针对白血病细胞尤其是白血病干细胞的靶向治疗药物、GVHD 和 GVL 有效分离策略、以及增强免疫活性细胞体内过继治疗效果等途径，必将为减少移植后复发和改善 allo-HSCT 患者预后提供全新思路。

（黄　河）

第三节　单倍型相合造血干细胞移植的进展

异基因造血干细胞移植（allogeneic hematopoietic stem cell transplantation，Allo-HSCT）仍是恶性血液病有效乃至唯一的根治手段。然而，不足 40% 的患者具有人类白细胞分化抗原（HLA）相合的同胞供者；随着我国独生子女社会的到来，寻找到 HLA 相合同胞供者的机会越来越少。即使在美国，无关供者库也仅能解决 50%～70% 的供者问题，但较长的寻找时间限制了无关供者移植（HLA-matched unrelated donor transplantation，MUDT）在急需接受移植的患者中的应用。脐血虽然具有容易获得、干细胞含有较长的端粒酶、对供者无任何风险等优点，但脐血有核细胞

数量少、不能满足大体重儿童和成人的需要，而且脐血移植（umbilical cord blood transplantation，UCBT）还有造血、免疫重建迟于 HLA 相合同胞移植（HLA-matched sibling donor transplantation，MSDT）等不足，这些都限制了其广泛应用。因此，国内外学者自 20 世纪 80 年代初就开始单倍型相合造血干细胞移植（haploidentical transplantation，HIT）治疗恶性血液病的探索研究之路。尽管 20 世纪 90 年代，意大利学者建立的体外去除 T 细胞（T-cell depletion，TCD）的 HIT 一度引起国内外移植领域的关注，但是该种移植模式未被广泛应用。迄今为止，在 HIT 领域形成了以非体外去除 T 细胞为主流的移植模式，包括基于粒细胞集落刺激因子（granulocyte colony-stimulating factor，G-CSF）诱导免疫耐受的骨髓和外周血混合移植体系（被世界骨髓移植学会称为"北京方案"）和基于移植后环磷酰胺（post-transplantation cyclophosphamide，PTCy）诱导免疫耐受的移植模式。目前，HIT 已经成为缺乏 HLA 相合同胞供者的移植候选者的重要供者来源之一，彻底解决了供者来源问题。

一、单倍型相合造血干细胞移植历史

20 世纪 60 年代，HLA 相合骨髓移植被成功用于原发性免疫缺陷病的治疗。考虑到 HLA 相合骨髓移植可以治疗原发性免疫缺陷、并无需预处理或仅需小剂量预处理药物，因此，国外学者尝试用 TCR 的单倍型相合骨髓移植治疗原发性免疫缺陷。20 世纪 80 年代，非去除 T 细胞的单倍型相合骨髓移植被成功用于严重联合免疫缺陷病（severe combined immunodeficiency disease，SCID）和维斯科特 - 奥尔德里奇综合征（Wiskott-Aldrich syndrome，WAS）。1985 年，美国弗莱德哈钦森癌症研究中心的 Beatty 等对 35 例接受单倍型相合移植的急性髓细胞白血病（acute myeloid leukemia，AML）和急性淋巴细胞白血病（acute lymphoblastic leukemia，ALL）患者进行了回顾性分析，这些患者应用传统的预处理方案（环磷酰胺 / 全身淋巴照射或环磷酰胺 / 美法仑）、并应用环孢素 A（CSA，$n = 20$）或 CSA 联合甲氨蝶呤（$n = 15$）预防急性移植物抗宿主病（graft-versus-host disease，GVHD）；移植物来自 HLA 1～

3 位点不合的同胞供者。25 例患者死于肺水肿、血管内溶血和急性肾功能衰竭，10 例患者发生原发性植入失败，这些急性或致命的综合征，可能是由于供受者之间 HLA 不合导致供受者之间免疫细胞发生同种反应、进而引发因子风暴所致。直到 20 世纪 90 年代前，非去除 T 细胞的 2～3 个 HLA 位点不合骨髓移植后移植排斥的发生率超过 20%，急性 GVHD 的发生率高达 80%。体外去除 T 细胞（T-cell depletion，TCD）的 HIT 虽然极大降低了 GVHD 的发生率，但移植排斥率高达 50%。这一时期患者接受 HIT 的生存率仅有 10%～30%。1994 年意大利学者利用 TCD 的移植模式对 17 例难治白血病患者进行了 HLA 3 个位点不合 HIT，结果 1 例患者发生移植排斥，仅 1 例患者发生Ⅳ度急性 GVHD，中位随访 230 天后，6 例患者存活，且卡诺斯基评分均为 100。

2000 年后，国内外学者相继建立了多种单倍型相合移植新方案，移植疗效也迈上了一个新台阶。2004 年，北京大学血液病研究所团队报道了非体外去除 T 细胞的 HIT 治疗 58 例恶性血液病患者的研究结果，标危和高危患者的 2 年无病生存率分别为 74.8% 和 69.3%。2006 年，该团队在国际上首次报道 HIT 治疗恶性血液病可以取得与 MSDT 相当的疗效。2007 年，北京大学血液病研究所团队首先将改良的供者淋巴细胞输注（donor lymphocyte infusion，DLI）用于 20 例白血病患者 HIT 后复发的治疗，2 年无病生存率为 40%。2008 年，美国约翰霍普金斯大学团队报道了基于 PT/CY 诱导免疫耐受的 HIT 治疗 68 例患者的 2 年总生存（overall survival，OS）率和无事件生存（event-free survival，EFS）率分别为 36% 和 26%。由于简便易行、疗效好等优点，非体外去除 T 细胞的 HIT 模式逐渐替代体外去除 T 细胞的 HIT 方案，成为该领域的主流移植模式。

二、单倍型相合造血干细胞移植进展

近十余年来，国内外学者建立的多种 HIT 模式已经被广泛用于多种良性和恶性血液病及其他疾病的治疗，成为 MDST、无关供者移植（HLA-matched unrelated donor transplantation，MUDT）及脐血造血干细胞移植（umbilical cord blood transplantation，UCBT）外的一种重要的移植手段。

HIT 模式大致可分为两种：一种是 TCD 的 HIT 移植模式，如意大利佩鲁贾研究小组建立的 TCD 联合"超大剂量 CD34$^+$ 细胞"的移植模式、德国图宾根大学研究小组采用体外去除 T 细胞和 B 细胞的方式进行单倍型相合移植；另一种是 TCR 的 HIT 模式，如北京大学血液病研究所团队建立"北京方案"、美国约翰·霍普金斯大学研究小组基于移植后应用 PT/CY 诱导免疫耐受移植模式（简称为"巴尔的摩方案"）等。目前，单倍型相合供者已成为 Allo-SCT 的另一个重要造血干细胞来源。几乎所有的患者至少有一个 HLA 半相合 / 单倍型相合的家庭成员，包括父母、兄弟姐妹等。与 MUDT 及 UCBT 相比，HIT 具有如下优点：①可以根据供者年龄、身体状况、供受者关系等选择最合适的单倍型相合供者；②可随时进行供者来源的细胞治疗；③可以获得适合数量和质量的移植物。

近年来，HIT 移植适应证的不断扩展、单倍型相合供者选择原则的提出和不断完善、复发防治新方法的建立以及对植入不良研究的深入使单倍型相合移植日趋完善、疗效进一步提高。根据国际骨髓移植登记处和欧洲血液和骨髓移植登记处的数据，HIT 占移植总体病例数的 6%～12%；在中国，HIT 病例数已经占到所有移植病例的 50% 以上。目前，我国的单倍体相合移植不仅在数量上，而且在疗效方面均跃居世界先进行列。

三、单倍型相合造血干细胞移植领域的困惑与解决之道

虽然在近十余年来，HIT 治疗血液病获得的巨大进展，但 HIT 并非尽善尽美，仍存在诸多需要完善的地方。例如，尽管存在多种 HIT 模式，但是每种模式都有各自的优缺点，还没有一种得到国内外学者一致认可的移植模式；关于是否体外进行 TCD，目前还存在争议；HIT 的成功使移植候选患者拥有多个供者，如何选择最佳供者？微小残留病（minimal residual disease，MRD）能否作为生物学指标指导 HIT 后的白血病复发防治；与 MSDT 相比 HIT 移植后存在早期重建延迟，如何促进 HIT 患者的免疫重建？如何处理 HIT 后的植入不良（poor graft function，PGF）等问题。这些问题和困惑亟待国内外学者寻找解决之道。

（一）是否体外去除移植物中的 T 细胞

HIT 成功的关键是如何跨越 HLA 不合的免疫屏障，供受者之间 HLA 不合引发的免疫反应主要导致两个问题：其一是移植排斥（graft rejection，GR）；其二是移植物抗宿主病（graft-versus-host disease，GVHD）。20 世纪 80 年代初期，国外学者主要采用 TCD 的方式进行 HIT，结果移植后 GR 发生率高达 30%～50%，GVHD 发生率高达 50%～80%。意大利佩鲁贾学者首先采用 TCD 联合"超大剂量 CD34$^+$ 细胞"的方式进行 HIT，结果取得了 91% 的患者获得造血植入、急慢性 GVHD 的发生率不足 10% 的临床疗效。然而，由于大量去除了移植物中的 T 细胞，移植后免疫重建延迟导致感染和白血病复发明显增加，患者并未因 GVHD 降低而获益；Aversa 等学者 2005 年发表在 *Journal of Clinical Oncology* 杂志结果显示移植前缓解状态的 AML 和 ALL 患者的预计 2 年无病生存率（disease free survival，DFS）分别为 48% 和 46%，移植前处于复发状态的白血病患者的 2 年 DFS 为 4%。2014 年，意大利团队报道了去除 T 细胞 HIT 过程中联合调节性 T 细胞（regulatory T cell，Treg）和 Tcons 回输促进免疫重建的报道，作者发现移植后自然杀伤（natural killer，NK）细胞恢复到 200/μl 和 400/μl 的中位时间分别为 25 天和 40 天，与历史对照相比，显著降低了白血病复发率（5% vs 21%，$P=0.03$）。遗憾的是，目前该方法仅局限于意大利部分中心应用，并未能被推广。

德国宾根大学的研究人员认为意大利学者采用阳性选择 CD34$^+$ 细胞的形式去除 T 细胞，于此同时移植物中的 NK 细胞、CD4$^+$CD25$^+$Foxp3$^+$ Treg 以及 γδT 细胞也被去除，因此导致移植后免疫重建延迟。图宾根大学的研究人员采用只去除移植物中 CD3$^+$ 和 CD19$^+$ 细胞的方式，这样就有效保留了移植物中的 NK、Treg 和 γδT 细胞，结果发现 5 例（5/61）患者发生 GR，中位随访 869 天（范围：181～1 932 天），2 年 CIR 为 31%，预计 1 年和 2 年的 OS 率分别为 41% 和 28%；无事件生存率分别为 34% 和 25%；其中 AML、ALL 以及非霍奇金淋巴瘤的 2 年 OS 率分别为 29%、0 和 50%。作者认为采用 CD3/CD19 体外去除 HIT 后免疫重建速度快于佩鲁贾研究小组采用的移植模式。

由于体外去除移植物中的 T 和 / 或 B 细胞需要技术熟练的分选专家、昂贵的设备及费用，而且过程繁杂。因此，近年来国内外许多移植中心采用 TCR 的移植模式。2013 年，王昱等在 Cancer 杂志上报道了北京大学血液病研究所采用"北京方案"治疗的 756 例白血病患者的临床结果，中位随访 1154 天（范围：335～3 511 天）后，480 例患者存活，3 年预计 LFS 和 OS 率分别为 67% 和 63%。在一项前瞻性比较研究中，常英军等发现接受 HIT 后 90 天内患者 CD4⁺、CD4⁺ 初始 T 细胞以及树突状细胞的重建慢于 HLA 相合同胞移植；但是明显快于意大利佩鲁贾研究小组采用的 TCR HIT 后的免疫重建，尽管北京大学血液病研究所和意大利佩鲁贾团队的移植模式间的比较缺乏可比性。目前，"北京方案"的适应证范围已经扩展到骨髓增生异常综合征（myelodysplastic syndrome，MDS）、多发性骨髓瘤（multiple myeloma，MM）、重型再生障碍性贫血（severe aplastic anemia，SAA）、遗传性球性红细胞增多症、代谢性病等疾病。2015—2016 年，北京大学牵头的三项多中心临床研究分别发表在 Blood、Leukemia、Clin Cancer Res 杂志上，上述研究结果显示"北京方案"治疗 AML、ALL 以及 MDS 不仅获得了与 MSDT 相当的疗效，而且还与 MUDT 疗效相当。此外，该方案治疗 SAA 也达到了与 MSDT 相当的疗效。令人欣喜的是，北京大学血液病研究所团队还发现，对于移植前 MRD 阳性的 AML 患者而言，"北京方案"治疗后的复发率显著低于 MDST、LFS 和 OS 显著提高，以上研究提示该 HIT 方案可能具有更强的移植物抗白血病（graft versus leukemia，GVL）作用。

2013 年，意大利和以色列学者借鉴北京大学血液病研究所的经验，建立了单纯应用 G-BM 作为移植物的 TCR HIT 模式，这项多中心研究是迄今为止样本量最大的来自欧美国家的基于 G-CSF 诱导免疫耐受的 HIT 治疗恶性血液病的报道，80 例患者中，73 例可评价急性 GVHD 的发生情况，其中 I 度 GVHD 14 例（19%）、Ⅱ度 GVHD 16 例（22%），移植后 100 天Ⅱ～Ⅳ度急性 GVHD 的累计发生率为 24%、Ⅲ～Ⅳ急性 GVHD 的累计发生率为 5%。在 59 例可评估的患者中，局限和广泛型慢性 GVHD 的发生率分别为 12% 和 6%。

18 例患者复发，复发的中位时间为 180 天（范围：56～467 天），1 年和 5 年预计累计复发率分别为 21% 和 28%。中位随访 18 个月（范围：6～74 个月）后，预计 3 年 DFS 为 38%±6%，标危组和高危组患者预计 3 年 DFS 分别是 44%±8% 和 30%±10%；OS 率分别为 54%±8% 和 33%±4%。这一令人鼓舞的临床结果提示"北京方案"不仅适合于我国人群，而且也适用于高加索人群，所以可能具有普遍意义。

美国约翰•霍普金斯大学医学院的研究小组采用基于 PT/CY 诱导免疫耐受的 HIT 方案治疗血液病，也取得了较好的疗效。最近，美国一项多中心研究比较了 TCD HIT 组和 TCR HIT 组疗效差异，结果发现移植后 1 年 TCR 组的移植相关死亡率（transplantation related mortality，TRM）显著低于 TCD 组（16% vs 42%，$P=0.02$），TCR 组患者 1 年的实际 DFS 和 OS 率分别为 30% 和 64%，而 TCD 组分别为 21% 和 50%，显示 TCR 组的生存显著好于 TCD 组。作者认为 TCR 组的良好预后可能得益于移植后的快速免疫重建，因为该组患者 T 细胞亚群的重建速度快于 TCD 组。继我国学者报道 HIT 治疗恶性血液病可获得与 MSDT 或 MUDT 相当的疗效后，近年来，欧美学者的研究也表明基于 PT/CY 诱导免疫耐受的 HIT 方案和 / 或 G-CSF 联合 ATG 诱导免疫耐受的 HIT 方案治疗恶性血液病可以取得与 MSDT、MUDT 相当的疗效。

尽管 TCD HIT 模式和 TCR HIT 模式各具优缺点，但是越来越多的资料表明后者具有移植方法简单、费用低、几乎在全世界所有的移植中心都可以开展等优点，而且免疫重建迅速。2012 年第 54 届美国血液学年会上，来自西班牙、美国、意大利、巴西、日本以及中国等地的学者报道的 TCR HIT 的论文数量明显超过 TCD HIT 的论文数；目前，以"北京方案"和"巴尔的摩方案"为代表的移植模式已经成为 HIT 领域的主流模式。然而，关于 TCD 和 TCR 方式的比较仅有回顾性的研究资料，缺乏前瞻性、随机对照研究结果来支持孰优孰劣。因此，前瞻性、多中心、随机对照研究比较接受 TCR HIT 和 TCD HIT 治疗的血液病患者的临床预后和免疫重建规律将会为"HIT 是否需要去除移植物中 T 细胞"这一问题提供强有力地循证医学证据。

（二）单倍型相合最佳供者选择原则

随着 HIT 在国内外的蓬勃发展，我们迎来了"人人都有 Allo-HSCT 供者"的新时代。对于因缺乏 HLA 相合同胞供者和 / 或无关供者而选择单倍型相合供者的移植候选者来说，父母、子女、同胞以及叔叔、姑姑、舅舅、姨和表兄妹等旁系亲属都是潜在的候选供者，问题的关键在于：这些候选供者中谁是最佳选择呢？北京大学血液病研究所团队的资料表明，对于接受"北京方案"治疗的恶性血液病患者而言，其移植预后与 HLA 不合位点数无关；该结论被国内任汉云教授团队、黄河教授团队以及美国约翰霍普金斯大学的 Luznik 教授团队的工作相继证实；这一系列研究表明根据 HLA 不合位点数选择最佳供者的传统观点已不再适用于 HIT 模式。

近 5 年来，国内外学者针对非 HLA 因素，如供者特异性 HLA 抗体、供者性别和年龄、供受者之间的血型、供受者家庭关系、非遗传母系抗原不合以及 NK 细胞同种反应性等在单倍型相合供者

选择方面的作用进行了大量研究，并基于上述研究成果提出了 HIT 模式下最佳供者的选择原则。鉴于国内移植中心普遍采用基于 G-CSF 诱导免疫耐受的 TCR HIT 模式，所以，笔者提出可按照如下原则选择最佳的单倍型相合供者（图 12-3-1）。此外，实际临床工作中进行 Allo-SCT 供者选择时还需要考虑如下问题：①影响移植预后的因素因 HIT 模式不同而异，选择供者时应充分考虑不同的 HIT 模式下供者特征对预后影响的差异；②随着移植新技术的建立以及原有合并症防治等手段的不断改进和完善，某些原来影响预后的供者特征可能会失去价值；③国内外学者还会发现新的影响 HIT 预后的供者特征。因此，我们应用发展的眼光看待单倍型相合供者的选择原则，且不断发展和更新之。

（三）微小残留病变能否用于指导 HIT 后的复发防治

移植后白血病复发的防治同样是提高 HIT 疗效亟待解决的关键问题之一。目前，Allo-HSCT 后白血病复发的防治手段包括化疗、停用免疫抑

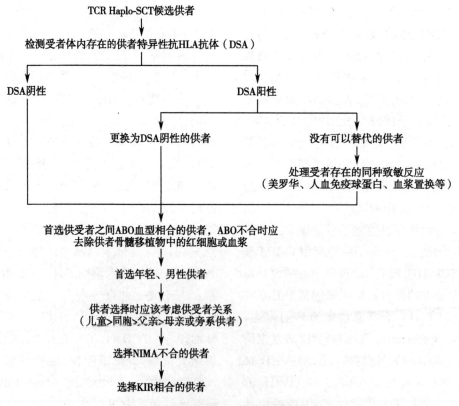

图 12-3-1　单倍型相合最佳供者的选择原则

TCR Haplo-SCT：非体外去除 T 细胞的单倍型相合移植；HLA：人类白细胞分化抗原；

NIMA：非遗传母系抗原；KIR：杀伤免疫球蛋白样受体

制剂、靶向治疗药物、DLI、白血病特异 CTL 回输等。单纯应用化疗或停用免疫抑制剂对复发的防治效果并不理想；传统的 DLI 虽然使部分移植后复发患者得益，但是 DLI 相关的 GVHD 和全血细胞减少，使传统 DLI 临床应用受到限制；而白血病特异性 CTL 主要用于临床试验、尚未常规用于临床。

近年来，北京大学血液病研究所团队利用 G-CSF 动员的外周血干细胞采集物代替稳态淋巴细胞进行回输，同时结合 DLI 后小剂量免疫抑制剂预防 GVHD，建立了国际原创的改良 DLI 防治体系（modified donor lymphocyte infusion，mDLI）。2007 年，黄晓军等发表了 mDLI 治疗 HIT 后白血病复发的资料，入组的 20 例患者接受 mDLI 治疗，采集物中 CD3$^+$T 细胞的中位（范围）数量为 2.07（范围：0.84～5.6）$\times10^8$/kg，中位随访 1118 天后，2 年 LFS 为 40%。随后，黄晓军等报道了 mDLI 预防高危白血病患者 HIT 后复发的资料，29 例入组患者中位接受改良 DLI 干预的时间为移植后 75 天（范围：33～120 天），3 年 LFS 为 37.3%。北京大学血液病研究所的系列研究证实该所建立的白血病复发防治体系不仅可用于 MSDT 后白血病复发的防治，而且也可用于 HIT 后白血病复发的防治，取得了良好疗效。然而，对所有患者普遍进行复发干预带来的结果可能是一些不需要进行干预复发低危人群也进行了 DLI 干预，由此带来的 GVHD 等并发症使这部分患者并没有获益。如何在移植后区分高危复发和低危复发患者群呢？近年来的研究发现借助 MRD 检测能发现具有高危复发风险的患者群。现有的 MRD 检测方法包括实时定量聚合酶联反应（RT-PCR）测定白血病特异基因（如 *RUNX1-RUNX1T1*、*PML/RARA*、*CBFB-MYH11*、*TLS-ERG*、*NPM1* 突变以及 *KMT2A*（lysine methyltransferase，赖氨酸甲基转移酶，以前称为 MLL）和非白血病特异基因（如 *WT1*、*PRAME*）以及多参数流式细胞仪（multiparameter flow cytometry，MFC）检测白血病异常免疫表型等，而数字 PCR 和二代测序技术还没有常规用于临床。北京大学血液病研究所建立的 WT1 和 MFC 单独或联合应用可有效检测 MRD，可用于移植后患者的复发危险分层，进而为 MRD 指导的复发干预奠定了基础。赵晓甦等发现移植后 WT1 高于 0.60% 的患者复发率显著高于 WT1 小于 0.60% 的患者；对于 ALL 患者而言，MFC$^+$ 患者的复发率显著高于 MFC$^-$ 患者；WT1 与 MFC 联合增加了复发预测的特异性。Hourfan 等在 *Nature reviews caner* 杂志上撰文指出在白血病干细胞群体中确定稳定的分子学标记用于 MRD 检测和靶向治疗可能较 WT1 等检测具有更大的优势，值得深入研究。

2012 年，闫晨华等报道了 MRD 指导的移植后白血病复发干预临床研究资料，该临床研究共入组 814 例标危白血病患者，其中 MSDT、HIT 以及 MUDT 的例数分别为 215、438 和 56；借助 WT1 和 FCM 检测 MRD 后，将 814 例患者分为 MRD 阴性 709 例（A 组），MRD 阳性 105 例，其中 49 例患者接受小剂量 IL-2 进行干预（B 组），另 56 例单独接受 mDLI 和 / 或 IL-2 进行干预（C 组），结果发现 A 组、B 组、C 组患者 3 年累积复发（cumulative incidence of relapse，CIR）率分别为 18.1%、64.4% 和 27.8%；3 年 LFS 分别为 61.6%、24.1% 和 55.1%。该研究提示 MRD 指导的复发干预可有效防治标危白血病复发。遗憾的是该研究没有对单独应用 HIT 的患者进行亚组分析。

北京大学血液病研究所另一项报道证实了利用 MRD 可以从标危 t（8;21）AML 患者中筛选出标危人群（巩固治疗后 AML/ETO 较初诊时下降大于 3log）和高危人群（巩固治疗后 AML/ETO 较初诊时下降小于 3 个 log）；作者发现与单纯化疗相比，Allo-HSCT 治疗标危者并不改善预后，但能显著降低高危患者的 CIR、提高 LFS 和 OS，该研究提示 MRD 指导的危险分层可用于筛选高危人群，Allo-HSCT 可有效改善这群标危 AML 患者中的高危人群的预后。上述研究结果还需要前瞻性、多中心研究，尤其是在 HIT 人群中观察 MRD 指导的白血病复发干预疗效。对于移植后 MRD 阳性的患者而言，干扰素 -α（interforen-α，IFN-α）干预为降低血液学复发率提供了另一种选择，IFN-α 干预后 MRD 转阴患者的 2 年 CIR 显著低于 MRD 持续阳性的患者（6.2% vs 23.1%，$P=0.003$）。可以预见，随访 MRD 检测手段的不断完善以及复发干预 / 治疗新方法的建立，MRD 指导的复发防治必将进一步降低 HIT 后复发率，改善移植预后。

（四）PGF 的免疫学机制及治疗

PGF 指移植 28 天后患者存在完全的供者嵌合，无血液学复发和重度 GVHD，外周血满足以下条件：中性粒细胞绝对计数 $<0.5\times10^9/L$、血小板 $\leq20\times10^9/L$ 或血红蛋白 $\leq70g/L$，同时需要成分输血。PGF 可以分为早发（原发性），指移植后 28 天骨髓造血功能不完全恢复；晚发（继发性）指骨髓造血功能恢复后再发生的 PGF。PGF 是 Allo-HSCT 后的合并症之一，也是影响移植预后的独立危险因素。

PGF 发生的高危因素有：①回输的 $CD34^+$ 细胞数量不足；②移植受者体内存在供者特异性 HLA 抗体（donor specific anti-HLA antibody, DSA）；③巨细胞病毒感染；④ GVHD；⑤其他因素。北京大学血液病研究所团队发现导致 PGF 发生的免疫学机制包括：①体液免疫异常，尤其是受者体内存在的 DSA 可以通过其介导的细胞毒作用和凋亡作用引发骨髓造血受抑；②骨髓微环境异常，尤其是血管内皮祖细胞损伤，ROS 水平增加，可通过活化 p38 及下游通路导致骨髓 $CD34^+$ 细胞功能耗竭；③细胞免疫异常，包括 Th1/Th2、Tc1/Tc2 以及 Th17/Treg 比例增加，Th1 型免疫功能亢进等。基于上述机制，孔圆等发现他汀类药物可以通过调控 p38 MAPK 通路，修复骨髓微环境达到治疗 PGF 的目的。其他治疗还包括应用促造血药物、免疫抑制剂、回输 $CD34^+$ 细胞、DLI 以及二次移植等。目前关于 PGF 的研究，问题仍然多于答案。

（五）促进 HIT 后免疫重建手段的选择

Allo-HSCT 后免疫重建延迟或长期免疫缺陷导致感染、白血病复发和第二肿瘤等各种并发症，严重影响患者的预后。HIT 后，尤其是采用 TCD HIT 的患者，早期免疫重建延迟是移植预后改善面临的主要障碍之一。北京大学血液病研究所的资料显示，HIT 后 90 天内 $CD4^+$、$CD4^+$ 初始 T 细胞以及树突状细胞的重建慢于 MSDT，这些可能导致移植后细菌、病毒和真菌感染的发生率增加。然而，由于以下原因：① HIT 后早期重建延迟伴随单核细胞和 $CD8^+$ 细胞毒性 T 细胞（cytotoxic T lymphocyte, CTL）的快速重建；②巨细胞病毒（cytomegalovirus, CMV）血症的抢先治疗以及对难治 CMV 血症患者采用积极的过继

CMV 特异性 CTL 治疗；③对于高危急性白血病或移植前 MRD 阳性的 AML 患者而言，HIT 较 MDST 具有更好的 GVL 效应；④ MRD 指导的 mDLI 干预有效降低率移植后白血病血液学复发率。这些综合因素的结果使得北京大学血液病研究所 HIT 和 MSDT 治疗恶性血液病取得了等同的疗效。然而，除了 mDLI 可能是促进移植后免疫重建的一种方法以外，其他措施并未从根本上加速 HBMT 后患者的免疫重建，进而降低感染、复发的发生率。目前，国外内学者对 HIT 后促进免疫重建的策略进行了深入研究。

鉴于 TCD 的 HIT 后免疫重建延迟，意大利佩鲁贾的学者采用移植后回输 Treg 的方法促进移植后免疫重建，28 例高危白血病患者预处理后回输 $2\times10^6/kg$ 的供者来源的 Treg，4 天后回输 $1\times10^6/kg$ 的 Treg 和 $10\times10^6/kg$ 的 $CD34^+$ 细胞；尽管没有应用免疫抑制剂预防 GVHD，但是移植后急、慢性 GVIID 的发生率很低，移植后免疫重建显著快于未输注 Treg 的历史对照，病原特异性的 CTL 比例增高和 T 细胞受体（T cell receptor, TCR）多态性恢复加速；28 例患者中 CMV 再活化的发生率显著降低，没有患者死于 CMV 病。最近的一项 I 期临床纳入 12 例接受 HLA 相合同胞供者和无关供者移植的患者，这些患者给予白细胞介素 -7（interleukin-7, IL-7）促进移植后的免疫重建，给药剂量分别是 $10\mu g/kg$（$n=3$）、$20\mu g/kg$（$n=6$）和 $30\mu g/kg$（$n=3$）；Perales 等发现与基线水平相比，IL-7 应用后 $CD3^+$T 细胞、$CD3^+CD4^+$T 细胞和 $CD3^+CD8^+$T 细胞数量分别增加了 4.3、6.1 和 4.3 倍，IL-7 还增强了 T 细胞的免疫反应性和 TCR 的多样性恢复。尽管上述研究中没有发现 IL-7 对 NK 细胞、B 细胞和 Treg 等重建的促进作用，Perales 等报道的结果仍提示应该在 HIT 患者中进行临床试验，探讨 IL-7 能否促进移植后的免疫重建。

过继回输纯化的 NK 细胞是促进单倍体相合移植后免疫重建的一个重要策略。Stern 等最近进行了一项前瞻性、II 期临床试验，该研究入组 16 例接受体外去除 T 细胞的 HIT 患者，这些患者总计接受了 29 次 NK 细胞回输，每次回输 NK 细胞的中位（范围）数量是 $1.21（0.3\sim3.8）\times10^7/kg$，中位随访 5.8 年后，4/16 患者存活。作者发现移

植后 100 天内淋巴细胞亚群快速重建，CD4$^+$ 和 CD8$^+$T 细胞的中位数量分别是 266/µl 和 181/µl；与没有采用促重建策略的 HIT 患者相比，该研究中令人印象深刻的发现是移植后 100 天，CD4$^+$/CD8$^+$T 细胞的比例没有倒置，遗憾的是该研究中没有提供 T 细胞功能（包括胸腺输出功能以及 TCR 多样性）恢复的相关数据。Ciurea 等报道的 I 期临床研究纳入 13 例高危髓系恶性肿瘤患者，这些患者分别在 HIT 过程中的 −2、+7、+28 天回输 mbIL-21 扩增的供者来源 NK 细胞[1×10^5～1×10^8/(kg•次$^{-1}$)]，结果发现 13 例患者均未出现剂量相关不良反应，54% 患者发生 I～II 度急性 GVHD，无 III～IV 度急性 GVHD 和慢性 GVHD 发生，中位随访 14.7 个月后，1 例死于 TRM，1 例死于复发，其他患者均无病存活；与对照组相比，NK 回输显著促进了免疫重建。这些研究提示过继回输 NK 细胞可能是促进免疫重建的策略之一。

除了 IL-7 和过继回输 NK 细胞外，还有角质细胞生长因子（keratinocyte growth factor-1，KGF）、IL-15、*TK* 基因修饰的供者 T 细胞以及 CMV、EB 病毒（EBV）、腺病毒（ADV）特异性 CTL 过继回输等都已经用于移植后促进免疫重建。然而，并非所有 HIT 患者移植后都发生免疫重建延迟。北京大学血液病研究所的常英军等发现 HBMT 后 30 天重建的淋巴细胞绝对数量（absolute lymphocyte counts-30，ALC-30）可预测移植预后，ALC-30 大于 300/µl 的患者移植后复发率和 TRM 显著降低、LFS 和 OS 显著增高。此外，还有移植后重建的 CMV 特异性 CTL、CD56^{bright}NK 细胞等都是能预测单倍体相合移植预后的生物学指标。最近，以色列学者 Shimoni 认为 ALC-30 可能是一个简单、可重复、能在所有移植中心应用的预测 HIT 患者预后的生物学指标。借助简单的预后相关免疫重建指标可将 HIT 患者进行分层，即免疫重建良好及免疫重建延迟组，对于免疫重建良好的患者可以继续监测其重建情况，无需进行促进免疫重建的干预；对于免疫重建延迟组的患者，及时采取相应的策略进行免疫重建干预，以促进重建、改善移植预后。目前促进 HIT 后免疫重建的策略主要存在以下两个问题：其一是 ALC-30 能否作为分层指标指导免疫重建干预，还需多中心、前瞻性研究去证实，此外，还有没有

其他更好的指标目前仍不清楚；其二是对于需要促免疫重建干预的患者，应该选择哪种方法促进免疫重建，IL-7、过继性 NK 回输、改良 DLI 还是某几种方法的联合？因此，预后相关免疫重建指标指导的干预可能代表的今后单倍体相合移植患者促免疫重建策略的方向，这样可以使患者避免促进免疫重建干预过度带来的不利影响。

（六）能否实现 HIT 的分层治疗

近年来，国内外学者对跨越 HLA 不合屏障的免疫学机制认知不断深入，跨越 HLA 不合屏障的本质就是诱导免疫耐受，目前用于 HIT 的免疫耐受诱导机制包括：

1. **供者来源的否决细胞**　这些细胞包括超大剂量的 CD34$^+$ 细胞、抗第三方的 CD8$^+$T 细胞以及未成熟树突状细胞（DC）等。

2. **NK 细胞同种反应性**　意大利佩鲁贾研究小组的 Ruggeri 教授借助小鼠单倍型移植模型发现，供者来源的同种反应性 NK 细胞可以通过杀伤白血病细胞发挥 GVL 效应、清除受者体内残存的 T 细胞促进植入、杀伤受者体内的抗原提呈细胞降低移植后急性 GVHD 的发生。

3. **CD4$^+$CD25$^+$Foxp3$^+$ 的调节性 T 细胞（Treg）**　在移植模型中，无论是天然 Treg 还是体外诱导的 Treg 都可诱导供者特异的免疫耐受，其机制涉及转化生长因子 -β、IL-10 以及 CTLA-4；小鼠模型已经显示 Treg 在降低 Allo-HSCT 后急性 GVHD 的同时可以有效保留 GVL 效应。

4. **克隆清除和免疫无能**　克隆清除是中枢免疫耐受和外周免疫耐受形成的重要机制。

5. **Th2 细胞极化**　Th1 细胞和 Th2 细胞是 CD4$^+$ 辅助 T 细胞的两个重要亚群，Th1/Th2 之间的平衡在免疫调节方面发挥重要作用。

基于上述免疫耐受诱导机制，国内外学者建立了一系列方法来跨越 HLA 不合屏障，包括：

1. **粒细胞集落刺激因子（G-CSF）**　G-CSF 可直接作用于 T 细胞表面的 G-CSF 受体，导致 T 细胞由 Th1 表型向 Th2 表型偏移，然而目前的观点认为 G-CSF 主要通过改变单核细胞、髓系来源的抑制性细胞（myeloid derived suppressor cell，MDSC）、调节性 B 细胞（regulatory B cell，Breg）、诱导调节性 DC 或耐受样 DC 产生等间接途径诱导 T 细胞产生免疫耐受。

2. 环磷酰胺　Cy 可以通过清除外周同种抗原反应性 T 细胞、在胸腺中克隆清除移植物中的反应性 T 细胞等诱导免疫耐受；约翰霍普金斯大学的研究人员发现 Cy 可以在清除同种反应性 T 细胞的同时，有效保留 Treg。

3. 西罗莫司　该药物可以通过阻断 $CD4^+CD25^-$ T 细胞的 PI3K 途径，并诱导 FOXP3 高表达，诱导 Treg 产生。

4. ATG　ATG 的免疫调节机制包括改变 T 细胞等细胞表面 VLA-4、CXCR-4、CCR-5 等的表达改变这些细胞与内皮细胞的相互作用特性；清除 T、B 和浆细胞；诱导免疫耐受样 DC 以及 Treg 的产生。

5. 体外选择性去除 αβT 细胞和 / 或 $CD19^+B$ 细胞。

6. AMD3100　也称为 Plerixafor（普乐沙福），是一种 CXCR-4 受体拮抗剂，可有效动员造血干细胞，与 G-CSF 相比，AMD3100 动员的采集物中含有大量的 $CD8^+$ 效应性 T 细胞（$CD28^-CD95^+$）和 $CD4^+CD25^{high}CD127^{low}FOXP3^+$Treg，Treg 可保护受者不发生 GVHD，而效应性 T 细胞也较少介导 GVHD 的发生，这就提示 AMD3100 可能是比 G-CSF 更好的一种免疫耐受诱导剂。当然，AMD3100 与 G-CSF 联合应用是否增强其免疫耐受诱导作用还需深入研究。

上述这些免疫耐受诱导机制和方法的不同组合构成了现有 HIT 模式跨越 HLA 不合屏障的基础。例如意大利佩鲁贾团队基于超大剂量的 $CD34^+$ 细胞的否决作用、NK 细胞的同种反应性、克隆清除以及 T 细胞免疫无能等免疫耐受诱导理论建立了 TCD HIT 模式；北京大学血液病研究所基于 NK 细胞的同种反应性、克隆清除、T 细胞免疫无能、Th2 细胞极化以及 Treg 等免疫耐受诱导理论借助 G-CSF、ATG 等方法建立了"北京方案"。不同的 HIT 模式背后跨越 HLA 不合屏障的机制不同，因此也有各自的优点和缺点。问题的关键在于能否将不同的免疫耐受诱导机制和 / 或方法进行组合建立一种普遍接受的 HIT 新模式，同时能否根据疾病类型选择不同的预处理方案、移植物来源以及 GVHD 预防方案实现 HIT 的分层治疗呢？目前仍无答案。

最近，在免疫耐受诱导新机制研究方面，MDSC、Treg 以及诱导免疫耐受新靶点分子的发现成为国内外学者关注的热点。笔者的观点是要实现 HIT 的分层治疗，不仅要优化不同免疫耐受诱导机制和 / 或方法的组合，而且还取决于患者疾病类型、疾病状态以及移植的目的。例如，对于难治 / 复发白血病患者而言，加强 GVL 作用防止复发是移植成功的关键，即便是牺牲生活质量也要保证以不复发为前提；因此这类患者应该选择 TCR HIT 策略及基于 TCR 免疫耐受机制和 / 或方法组合；对于标危患者而言，生活质量与生存同等重要，这类患者可以偏向 TCD HIT 策略及去除 T 细胞的免疫耐受机制和 / 或方法组合；未来借助细胞工程方法以及新的免疫耐受机制及方法，极有可能实现 HIT 的分层治疗，关键需要大量研究工作来证实不同免疫耐受机制和 / 或跨越 HLA 不合屏障方法孰优孰劣。

总之，HIT 的进展对移植专家、免疫学家和急需进行移植患者而言既是机遇也是挑战，机遇在于我们迎来了人人都有移植供者的时代，挑战是如何从优化移植模式、促进免疫重建、阐明 HLA 跨越背后的免疫机制以及移植后并发症机制等多个方面去完善 HIT 体系，改善患者的预后，进而找到临床上面临的困惑的解决之道。目前，HIT 已经成为国内外移植中心的常规疗法；随着 HIT 领域存在的临床和科学问题的逐步解决，HIT 体系必将日趋完善，并造福广大恶性血液病患者。

（常英军　赵翔宇）

第四节　无关供者及脐带血造血干细胞移植的进展

一、寻找无关供者的关键技术——HLA 配型

1958 年法国医生 Dausset 发现了人类第一个白细胞抗原，拉开了组织相容性抗原（histocompatibility antigen，HLA）研究历史的序幕。HLA 是目前所知人体最复杂的遗传多态性系统，在正常免疫功能和移植排斥中扮演着重要的角色。在近 50 年的时间里，HLA 的研究给基础与临床免疫带来了突破性进展，使器官移植成为一种有价

值的治疗手段。长期的临床实践证明，供受者间HLA配型是造血干细胞移植成败的关键。为减轻HLA不相合相关的移植并发症，提高移植后的生存率，人们正在不断探索更加精确的分型技术和更加合理的配型标准，HLA的生物学功能也有待进一步阐明。

（一）HLA研究简史

人们在进行组织移植的研究中发现，移植物能否存活是由供者与受者细胞表面抗原的特异性决定的，这种代表个体特异性的同种抗原称为组织相容性抗原或移植抗原。机体内与排斥反应有关的抗原系统多达20种以上，其中能引起强而迅速排斥反应者称为主要组织相容性抗原，其编码基因是一组紧密连锁的基因群，称为主要组织相容性复合体（major histocompatibility complex，MHC）。

小鼠的H-2系统是第一个被发现的主要组织相容性系统。1936年，英国科学家Gover在研究小鼠血型抗原与肿瘤移植的关系时发现，缺乏H-2抗原的小鼠在接受具有该抗原的供体来源的肿瘤移植物时，会发生排斥反应，并产生同种抗体。随后，他与美国科学家Snell合作，证实了编码小鼠组织相容性抗原的基因位于第17号染色体上，并具有多态性，称为H-2基因复合体。Snell还推论，在所有的脊椎动物内都有H-2基因复合体的类似结构，其编码组织相容性抗原。小鼠由于具有繁殖快、易于饲养等特点成为进行MHC研究的最重要动物。

人类MHC的发现始于临床研究。1958年，法国医生Dausset发现，肾移植后出现排斥反应的患者以及多次输血的患者血清中含有能与供者白细胞发生反应的抗体，命名为Mac抗体。后者所针对的Mac抗原即人类第一个被发现的主要组织相容性抗原，也就是现在所说的HLA-A2抗原。由于人类的组织相容性抗原首先在白细胞表面被发现且含量最高，因此人类的MHC系统又称为人类白细胞抗原系统。

HLA具有高度多态性，供受者HLA的差异决定了同种异体器官移植后几乎不可避免地会发生免疫排斥反应。在此认识基础上，1954年美国哈佛大学Merril为首的移植小组成功进行了同卵双生子之间的肾脏移植。1957年首例人类同卵双生子之间骨髓移植取得成功，为治疗白血病等血液系统疾病开创了新疗法。1968年HLA相合的同胞供者异基因造血干细胞移植（allogeneic hematopoietic stem cell transplantation，allo-HSCT）成功治疗重度联合免疫缺陷病，之后逐渐应用于急慢性白血病、再生障碍性贫血等疾病的治疗。供受体间HLA配型也由同胞间相合向其他有血缘关系亲属相合或部分相合及无关关系间HLA相合或部分相合发展。

（二）HLA系统的生物学功能和遗传学特点

HLA抗原又称HLA分子，1987年Bjorkman等借助X线晶体衍射技术首次阐明了HLA-A2分子的抗原肽结合槽结构。其后，其他HLA-Ⅰ、Ⅱ类分子结构的研究也取得了进展，HLA分子作为T细胞信使的免疫生物学功能逐渐被人们认识，从而较好地解释了其作为主要组织相容性抗原的生物学功能。

1. HLA分子的生物学功能 T细胞信使HLA-Ⅰ类和Ⅱ类分子均为糖蛋白，是由两条肽链组成的异质二聚体。HLA-Ⅰ类分子主要负责呈递内源性抗原给$CD8^+$T细胞，HLA-Ⅱ类分子主要负责呈递外源性抗原给$CD4^+$T细胞。还有一些相关的蛋白、补体成分、炎症因子等，同样由MHC编码，归为HLA-Ⅲ类分子。

（1）HLA-Ⅰ类分子：HLA-Ⅰ类抗原分子（HLA-A、-B、-C）在大多数有核细胞表面均有表达，包括血小板和网织红细胞。其由两条非共价结合的多肽链组成，一条是由HLA基因编码的重链或α链（44kD），另一条是位于15号染色体上的非HLA基因编码的轻链或β链（12kD），即$β_2$-微球蛋白（$β_2$-M）。α链远端的$α_1$和$α_2$结构域构成HLA-Ⅰ类分子的抗原结合位点（peptide binding site，PBS），其大小与形状适合于已处理的抗原片段，容纳8～10个氨基酸残基。稳定的抗原肽-HLA-Ⅰ类分子复合物通过高尔基体被运送到细胞膜表面，供$CD8^+$CTL识别。

（2）HLA-Ⅱ类分子：HLA-Ⅱ类分子（HLA-DR、HLA-DQ、HLA-DP）常见于树突状细胞、单核/巨噬细胞和B细胞等抗原呈递细胞（APC）表面。它们是由两条跨膜的多肽链（α链和β链）以非共价键连接组成的异质二聚体。与HLA-Ⅰ类分子不同，HLA-Ⅱ类分子的抗原结合位点分别由α链

和 β 链远端的 α₁、β₁ 结构域所构成。与 HLA-Ⅱ类分子结合的多肽来源于传统的内吞降解途径。外源性抗原在 APC 内被降解成 10～30 个氨基酸的免疫原性多肽,并与 HLA-Ⅱ类分子结合成稳定的复合物。表达在膜表面的抗原肽 -HLA-Ⅱ类分子复合物通常被 CD4＋辅助性 T 细胞(helper T cell, Th)识别。

2. *HLA 基因* HLA 由位于第 6 号染色体的短臂 6P21.3 的一系列紧密连锁的基因所编码,这些基因统称为 *HLA 基因复合体*。该区 DNA 片段全长约 4 000kb,约占人体整个基因组碱基数的 0.1%。对 allo-HSCT 有影响的基因主要是 *HLA-Ⅰ* 类基因(如 HLA-A、HLA-B、HLA-C)和 *HLA-Ⅱ* 类基因(如 HLA-DRB1、HLA-DQB1、HLA-DPB1)。

(1) *HLA-Ⅰ 类基因*: *HLA-Ⅰ* 类基因靠近染色体顶端,长约 1 500kb,编码 HLA-Ⅰ类抗原的 α 链。该基因区内存在多达 31 个相关的Ⅰ类基因座,其中与移植配型关系最密切的是 HLA-A、HLA-B 和 IILA-C 基因座,它们彼此在序列和结构上具有高度同源性和多态性。HLA-A、-B、-C 基因包括 8 个外显子和 7 个内含子,外显子 2 和 3 分别编码 HLA-Ⅰ类抗原的 α1- 和 α2- 结构域(抗原结合位点),决定了 HLA-Ⅰ类抗原的特异性。

(2) *HLA-Ⅱ类基因*: *HLA-Ⅱ*类基因位于复合体近着丝粒端,长约 1 000kb,分为 DR、DP、DQ 三个亚区,每个亚区至少具有 2 个基因座位(DRA、DRB;DQA、DQB;DPA、DPB),用来分别编码相应 HLA-Ⅱ类抗原的 α 链和 β 链,以构成异源二聚体。

(3) HLA 单体型和连锁不平衡:HLA 复合体是一组紧密连锁的基因群,这些连锁在一条染色体上的等位基因即构成一个单体型(haplotype),如:A1-B8-DR3 单体型。在遗传过程中,HLA 单体型作为一个完整的遗传单位由亲代传给子代。二倍体生物的每一细胞均有两个同源染色体,分别来自父母双方。故子女的 HLA 单体型也是一个来自父方,一个来自母方。在同胞之间比较 HLA 单体型型别就会出现下列三种可能性:二个单体型完全相同或完全不同的概率各占 25%;有一个单体型相同的概率占 50%。至于亲代与子代之间则必然有一个单体型相同,且只能有一个单体型相同。这一遗传特点在器官移植供者的选择

以及法医的亲子鉴定中得到了应用。

HLA 复合体各等位基因均有其各自的基因频率。基因频率是指某一特定等位基因与该基因座中全部等位基因总和的比例。随机婚配的群体中,在无新的突变和自然选择的情况下,基因频率可以代代维持不变。由于 HLA 复合体和各基因座是紧密连锁的,若各座的等位基因随机组合构成单体型,则某一单体型型别的出现频率应等于该单体型各基因频率的乘积;然而 HLA 连锁的基因并非完全随机地组成单倍型,部分基因总是较多地在一起出现,致使某些单倍型在群体中呈现较高的频率,从而出现连锁不平衡。例如,在北欧白人中 HLA-A1 和 HLA-B8 频率分别为 0.17 和 0.11。若随机组合,则单体型 A1-B8 的预期频率为 0.17×0.11＝0.019;但实际所测得的 A1-B8 单体型频率是 0.088,故 A1-B8 处于连锁不平衡,实测频率与预期频率间的差值(△0.088－0.019＝0.069)为连锁不平衡参数。在 HLA 复合体中已发现有 50 对以上等位基因显示连锁不平衡,产生连锁不平衡的机制尚不清楚。

(4) HLA 多态性: *HLA* 基因是迄今已知人类基因组中最复杂的基因位点,有高度的多态性(polymorphism)。由于它们的抗原呈递功能,HLA 的多态性使得 T 细胞能够最大限度地识别外界抗原肽,维持人类的生存。HLA 系统的多态性最初是通过血清学方法检测的,抗血清多来自经产妇的血清或接受多次输血的人群。在 20 世纪 80 年代早期,第一个 *HLA* 基因的分子克隆为完全理解 HLA 多态性的分子基础和 DNA 配型技术奠定了基础。*HLA* 高度多态性的最主要原因是 HLA 复合体的每一个基因座都有为数众多的复等位基因(multiple alleles),而每一个等位基因均为共显性(codominance),大大增加了人群中 HLA 表型的多样性。HLA 的高度多态性对维持种属的生存与延续具有重要的生物意义,但也对造血干细胞移植过程中寻找配型相合的供体带来很大的困难。

(三)HLA 分型技术进展

造血干细胞移植在血液系统恶性疾病治疗中取得的巨大成功与 HLA 分型技术的进步是分不开的。HLA 分型技术在最近几十年有了突破性的进展,经历了从血清学、细胞学到分子生物学

的演变。1991 年以前，HLA 分型使用血清学和细胞学方法，通过检测 HLA-A、HLA-B、HLA-DR 和 HLA-Dw 抗原来选择供者。1991 年和 1992 年，分子分型技术首次被用于 HLA-DRB1 和 HLA-DQB1 的分型。高分辨率的 HLA 分型技术为 HLA 精确配型提供了可能，在基础研究和临床应用上都有很重要的意义。

1. 血清学分型 HLA 抗原最早是通过血清学方法分型的，即使用 HLA 抗体鉴定淋巴细胞表面的 HLA 抗原。1956 年，Gorer 等创建了补体依赖的淋巴细胞毒试验检测方法，用于检测小鼠的同种抗体。1964 年，Terasaki 等将此法改良并应用于 HLA 血清学检测试验中，即补体依赖的微量细胞毒性试验（complement-dependent microcytotoxicity assay）。其基本原理是：HLA 标准分型血清中含有针对某种 HLA 抗原特异性抗体，能与待测细胞膜表面相应的 HLA 抗原结合，在有补体存在的情况下这些细胞膜通透性增强，伊红等染料渗入细胞使其着色，通过观察细胞的着色数量来决定待测细胞是否具有该特异性抗原。此方法简便易行、经济、结果可靠、重复性好，从方法学上为 HLA 的血清学研究敞开了大门。1970 年，美国国立卫生研究院（National Institutes of Health，NIH）将该方法确定为国际通用的标准技术，称为标准血清分型方法。20 世纪 90 年代之前，血清学分型在 HLA 配型中占据主要地位，并发挥了重要作用。

2. 细胞学分型 细胞学分型是指在体外测试 T 细胞识别 HLA 分子的能力，主要用于 HLA-Ⅱ类分子，特别是 DR 抗原的检测。早在 1964 年，Bain 和 Bach 等发现两个无关个体的淋巴细胞在体外适宜的环境下混合培养后可以互相激发，使细胞活化并向母细胞转化，产生分裂增殖现象。若将其中的一种细胞在体外通过放射性灭活，便可使刺激反应单向进行，从而达到分型目的。而后人们经过研究确认，混合淋巴细胞培养试验（mixed lymphocyte culture test，MLC test）是研究细胞免疫反应，尤其是移植免疫的良好模型。常用方法为纯合分型细胞（homozygote typing cell，HTC）及预致敏淋巴细胞试验（primed lymphocyte test，PLT），其基本原理均是通过单向混合淋巴细胞培养来判断淋巴细胞在识别非已 HLA 抗原决

定簇后发生的增殖反应以确定 HLA 型别。但由于分型细胞来源困难以及操作手续烦琐，细胞学分型技术正逐渐被淘汰。

3. 基因分型 20 世纪 80 年代后期，分子生物学技术的迅速发展与成熟，特别是 1985 年 PCR 技术的发明，为分子生物学技术应用于 HLA 研究领域提供了有效的方法。基因分型技术直接从基因水平对 HLA 多态性进行分析，方法准确、灵敏，可实现高分辨率分型，识别血清学、细胞学无法识别的基因型别。基因分型技术使 HLA 配型更加精准，并显著改善了移植效果，在国内外大多数实验室已经完全取代了传统的 HLA 分型方法。高通量、高自动化及高集成性技术将是未来 HLA 分型方法发展的趋势。

（1）常见 *HLA* 基因分型技术比较：基因分型技术是基于多态性 DNA 片段的核苷酸序列信息和 PCR 技术。目前较常见的基因分型技术主要有 PCR- 限制性片段长度多态性（PCR-RFLP）、PCR- 单链构象多态性（PCR-SSCP）、PCR- 序列特异性引物（PCR-SSP）、PCR- 序列特异的寡核苷酸探针杂交（PCR-SSOP）、PCR 指纹图（PCR-finger printing），以及直接测序分型（sequence based typing，SBT）。由于每种 HLA 检测方法各有其优缺点，不同的实验室应该根据各自的条件、要求和目的来选择合适的方法。

（2）RSCA 策略：1998 年，Argüello 等发明了双链构象分析技术，用于检测和分析等位基因中的变异位点和复杂的多态性基因位点，并在此基础上建立了参照链介导的构象分析系统（reference-strand-mediated conformation analysis，RSCA）。其基本原理是：根据不同基因扩增产物与荧光标记参照链杂交后产生具有不同构象的稳定 DNA 双链，经过非变性 PAGE 电泳或毛细管电泳后，采用激光扫描技术以及计算机软件分析技术来检测和分析 HLA 等位基因。RSCA 策略的最大特点是融测序与构象分析于一体，弥补了单测序或单构象分析的各自缺陷，是 HLA 分型技术发展过程中的重大突破。

（3）pyrosequencing 技术：Melamede 在 1985 年首先提出了合成测序的理论。当时用双酶系统，未修饰的核苷酸和缺乏核酸外切酶活性的 DNA 聚合酶，通过检测聚合酶的活性来监测 DNA 合

成（pyrosequencing）。1996 年 Ronaghi 等在反应体系中用 α- 硫代脱氧腺苷三磷酸（dATPαS）代替dATP，随后又在反应体系中引入腺苷三磷酸双磷酸酶（apy-rase），从而发展为今天成熟的技术。2003 年，美国 Pel-Free 公司优化了 pyrosequencing 技术，将其应用于 HLA 基因高分辨分型，成为继 RSCA 策略后第一个真正对基因进行高通量高分辨分型的系统。世界各移植中心目前普遍使用的 HLA 基因分型方法主要是 PCR-SSP、PCR-SSOP，而研究单位还使用以测序为基础的分型技术（SBT）和 RSCA 等。pyrosequencing 相对于这些 HLA 基因分型方法，由于可实现异相核苷酸掺入方式，因此能得到更高的分辨率结果。

（4）基因芯片技术：基因芯片技术（gene chip）或 DNA 微阵列技术（DNA microarray）由美国 Afymetrix 公司首先开发，并在短短数年中得到迅速的发展和广泛的应用。基因芯片技术的原理是将大量特定的寡核苷酸片段或基因片段作为探针，有规律地排列固定于支持物上，这些探针可与放射性标记物或荧光素标记的样品 DNA 或cDNA 互补核酸序列相结合，通过放射自显影或荧光检测，杂交结果通过计算机软件处理分析后获得杂交信号的强度及分布模式图，从而获得样品分子的数量和序列信息。与现有的分型技术比较，基因芯片分型有如下优势：①高通量，通常每平方厘米点阵密度高于 400，可以将成千上万的 HLA-A、HLA-B、HLA-C、HLA-DR、HLA-DQ、HLA-DP 的序列特异性探针点样在几平方厘米的微小芯片上，从而一次性获得个体 HLA 的全部信息；②简便高效，实验过程自动化程度高，结果判读通过荧光扫描，而不是凝胶电泳，大大简化了操作，缩短了时间，而且只需要 1 张芯片，1 次PCR，1 次杂交就可以对多个样本进行 HLA-A、HLA-B、HLA-DR 等位点 DNA 分型；③灵敏度高，芯片通过 2 级放大，第 1 级是在 PCR 扩增模板 DNA 时，第 2 级是在读取杂交结果时荧光素的2 级放大，大大提高了灵敏度；④结果判断更准确，Balazs 等用基因芯片和 PCR-SSO 对 768 份标本进行分型比较，发现芯片分型的灵敏度和特异性都很高，两种方法所得结果的吻合率达 99.9%。

（5）多荧光微珠免疫分析（Lumniex 技术）：多荧光微珠免疫分析是基于荧光流式细胞仪和免疫标记技术相结合的一项新的免疫学技术。所需仪器称为 LumniexTM100 Liquid Array 液相芯片分析平台，它有机地整合了有色微球、激光技术、应用流体学、最新的高速数字信号处理器和计算机运算法则。微球的颜色是通过两种荧光染料染色得到的，调节两种荧光染料的比例可以获得 100种不同颜色的微球，每种颜色的微球可携带一种生物探针，探针通过羧基结合到微球表面，因此 1个反应孔内可以完成 100 种不同的生物学反应。LumniexTM100 通过鉴定微球的颜色来确定反应类型，而对反应的定量分析是通过靶物质上的报告分子完成的，能够实现应用 1 个试剂同时检测1 份标本中 1~100 个指标，瞬间出结果，极大地简化了临床检测程序，减少了临床检测成本，同时保持了荧光流式细胞仪所具备的准确、敏感、特异和重复性好等优点。目前虽然所需的仪器比较昂贵，但已有较大的实验室将该技术作为常规方法用于 HLA 的分型。

二、全球协作的典范——造血干细胞供者登记中心的发展

无关供者造血干细胞移植（unrelated donor hematopoietic stem cell transplantation，URD-HSCT）的成功实施激起了人们对干细胞捐赠的热情，社会的积极响应促进了无关供者登记中心的成立。世界上最早的骨髓捐献志愿者登记中心——"Anthony Nolan"基金会成立于 1974 年，创立者是一位 Wiskott-Aldrich 综合征患儿（Anthony Nolan）的母亲 Shirley Nolan。Anthony 出生于 1971 年，在出生后不久就被诊断患有罕见的 Wiskott-Aldrich 综合征，骨髓移植是唯一的治疗方法，但是没有一个组织可以提供配型的资料。Anthony 母亲自此致力于建立 HLA 配型资料的登记中心，组织并联络干细胞捐赠并检测登记捐赠者的 HLA 资料和信息。遗憾的是，Anthony 一直未能找到合适的供者，并于 1979 年死亡。如今，"Anthony Nolan"基金会发展成为全球最大的几个干细胞登记中心之一。同期，一位身患急性淋巴细胞白血病的 10 岁女孩 Laura 与病魔抗争的故事推动了美国国家骨髓捐赠事业的发展。1979 年 Laura进行了无关供者骨髓移植，这也是全球首例无关供者异基因造血干细胞移植治疗白血病的病

例。1981 年 Laura 的父亲 Graves 建立了"Laura Graves"基金会,长期致力于骨髓捐赠的宣传与志愿者的募集工作,并成为美国 NMDP 的雏形。1986 年,NMDP 正式成立,目前已成为全球最大的国立骨髓登记中心之一。目前全球范围大约有超过 70 个国家成立造血干细胞捐赠登记处,随着"捐髓救人"概念的深入人心,越来越多的人加入到志愿者的行列,为解救患者的疾苦贡献自己的力量,成为无关供者登记中心建立和维持的坚实基础。

（一）造血干细胞供者登记中心的运作

无关供者造血干细胞登记中心的首要工作是招募并保证可获得的供者数量。此外,一个造血干细胞供者登记中心的建立必须具备几个主要的元素。首先,登记中心必须登记有完备的志愿者资料,并不断更新供者的地址、健康状况以及捐赠意向,确保在初配成功后能联系到供者本人并评估捐赠者的健康状况,以决定是否适合做干细胞供者。其次,是 HLA 分型。在过去的二十年里,HLA 分型技术有了极大的发展,之前多采用血清学分型技术,但目前各个登记中心已将分子生物学分型技术作为标准的方法来输入捐赠者的 HLA 资料。完整的 HLA 分型资料有利于寻找合适的供者,目前无关供者登记中心的标准方法是检测捐赠者 *HLA-A*、*HLA-B*、*HLA-DR* 和 *HLA-C* 基因位点,而在早期入库的捐赠者往往只有 *HLA-A* 和 *HLA-B* 基因位点的数据。自 2005 年始,HLA-C 位点也被纳入供受者 HLA 配型的检测指标,同时越来越多的研究显示 *HLA-DP*、*HLA-DQ* 位点与造血干细胞移植的疗效有密切的关系。最后,登记中心需要对供者资料有人口统计学信息分析。人种的多样性是保证造血干细胞库满足不同人群患者需要的重要前提,同时不同种族或是不同遗传背景的患者找到供者的概率是不同的,因此全球各国造血干细胞供者登记中心一直就增加"造血干细胞库"中不同人种和民族的供者做着不懈的努力。增加供者资料库中人种的分布,确保资料库中少数人群的比例,才能满足患者的需要。在过去的十年中,随着各种造血干细胞登记中心的建立和发展,患者找到至少一位合适供者的概率大大增加,而全球协作为寻找适合的供者提供了更多的机会,推动了造血干细胞移植事业的开展。

（二）全球造血干细胞供者登记中心的现状

随着全球经济发展和人们健康意识的提高,allo-HSCT 已成为多种血液系统恶性疾病治疗的首选方案之一。以全球 74 亿人口计算,目前全球每年新增白血病患者约 35 万人,但每年实施的 HSCT 仅约 5 万,仅有约 14% 的患者接受移植治疗。在我国,每年新增白血病患者约有 6.6 万人,但每年开展的异基因造血干细胞数仅 3 000 余例。造血干细胞的来源仍是制约移植开展的重要因素,造血干细胞供者登记中心的建立和全球协作网络的完善为更多的患者提供了可移植的机会。以下介绍几个主要的造血干细胞移植供者登记中心和协作组织。

1. 国际造血干细胞登记中心和造血干细胞移植协作组织

（1）世界骨髓捐赠协会（World Marrow Donor Association,WMDA）:1994 年正式成立,2007 年成为世界血液及骨髓移植协作组（Worldwide Network for Blood and Marrow Transplantation,WBMT）的创会成员组织之一。2017 年接管了全球骨髓资料库（Bone Marrow Donors Worldwide,BMDW）和国际脐血基金会（NetCord Foundation）的工作。WMDA 的宗旨在于建立全球化的供者库,促进全球合作,推动造血干细胞移植的发展。WMDA 的工作目标是:①扩大全球范围登记中心造血干细胞及脐血资料储备,推动全球范围寻找最佳供者的计划;②对成员中心进行指导培训,推动成员中心的发展;③完善供者的护理策略及权益保障措施;④推动全球标准化方案的建立,促进全球合作。WMDA 一直致力于全球造血干细胞及脐血 HLA 资料的收集,截至 2017 年 WMDA 共有超过 3 350 万份无关供者造血干细胞和 50 多万份脐血资料。尽管通过 WMDA 中检索到配型相合的供者并不意味着该供者一定适合捐赠或是能找到该供者,但 WMDA 为在全球范围内寻着适合的供者提供了可能的机会。

（2）美国国立骨髓登记中心（National Marrow Donor Program,NMDP）:创立于 1986 年,是目前全球最大的造血干细胞捐献志愿者登记中心。在经历了三十余年的运作后,美国 NMDP 现已有超过 2 000 万份骨髓捐赠者资料及近 30 万份脐血资料,其中大约有 300 万供者可以提供高分辨的 HLA 分型资料,并已为全球 30 000 余例造血干细胞移植提供了移植物。目前 NMDP 每年提供移植物约 5 800 余例,其中为其他国家提供的造血干细胞份数占 35%。2006 年 5 月,NMDP 与我国造血干细胞捐赠者资料库,即中华骨髓库(Chinese Marrow Donor Program, CMDP)正式签订合作协议,自此中美两国需要造血干细胞移植的白血病患者将拥有更多的配型成功机会。目前,NMDP 的信息系统每天能为 80 000 人提供 HLA 检索服务,并将寻求合适供者的时间缩短至 3～4 周,同时正努力增加库中不同种族的供者。NMDP 为推动造血干细胞捐赠事业做着不懈的努力,2009 年 NMDP 的供者登记中心又有了一个新的名称"Be The Match Foundation",旨在招募更多的供者和资金援助,建立全球协作网络,帮助更多等待移植的患者寻找适合的造血干细胞供者,目前已纳入了全球 473 个符合标准的中心。NMDP 与威斯康星医学院(Medical College of Wisconsin, MCW)共同成立的国际血液及骨髓移植研究中心(Center for International Blood and Marrow Transplant Research, CIBMTR)以改善移植患者生存为宗旨,向全球协作网络提供大样本数据及部分基金支持,为造血干细胞移植科学的发展做出了巨大的贡献。

(3)欧洲骨髓移植协作组织(European Group of Blood and Marrow Transplantation, EBMT):成立于 1974 年,也是 WBMT 的创会成员组织之一。EBMT 的宗旨在于从供者招募、组织配型、临床协作、科学研究、医学教育、标准化、质量控制等全方面推动造血干细胞移植事业的发展。目前 EBMT 共有 10 个协作组,分别为急性白血病、重度再生障碍性贫血、慢性恶性肿瘤、自身免疫性疾病、细胞治疗和免疫学、先天遗传缺陷、感染性疾病、移植并发症、淋巴瘤和儿童疾病。EBMT 的会员来自全球 60 多个国家,包括个人和组织会员。EBMT 每年会举行学术会议,总结各个协作组的经验,提出新的造血干细胞移植指南,并开展继续教育。EBMT 为科学家和移植医生提供交流和分享经验的平台,有利于促进相互协作。

(4)亚太国际骨髓移植协作组织(Asia-Pacific Blood and Marrow Transplantation Group, APBMT):成立于 1990 年,其成立之初主要为亚洲国家的移植医生提供一个交流和协作的平台,第一届 APBMT 年度会议在北京召开,目前参加 APBMT 的造血干细胞移植单位已覆盖到 21 个亚太地区的国家和地区。APBMT 促进了亚洲国家造血干细胞移植领域的学术交流和技术进步,也促进了亚洲国家和世界造血干细胞移植组织的协作和交流。自 2005 年开始 APBMT 的组织机构不断完善,于 2006 年建立了 APBMT 造血干细胞移植资料登记中心,2009 年成为 WBMT 的创会成员组织之一。APBMT 的工作宗旨在于促进造血干细胞移植领域的基础和临床研究,推动了亚太地区造血干细胞移植事业的发展。

2. 华人造血干细胞供者登记中心的发展 华人造血干细胞供者登记中心的起步相对较晚,目前主要有中国造血干细胞移植捐赠者资料库即中华骨髓库和台湾慈济骨髓干细胞中心。

(1)中华骨髓库(Chinese Marrow Donor Program, CMDP):我国大陆地区的造血干细胞捐赠事业始于 1993 年,中华骨髓库的前身是 1992 年经卫生部批准建立的"中国无关关系骨髓移植供者资料检索库"。1996 年 9 月首例无关供者外周血造血干细胞移植成功实施,上海分库志愿者孙伟为一位患有急性淋巴白血病杭州学生高某捐献了造血干细胞。2001 年在政府的支持下中国红十字会重新成立了"中国造血干细胞移植捐赠者资料库",统一管理和规范开展志愿捐献者的宣传、组织、动员,HLA 分型,为患者检索配型相合的捐献者及移植相关服务等。中心由分库、实验室、专家委员会、移植医院和采集中心构成。2002 年中国造血干细胞捐献者资料库管理中心覆盖全国的电脑网络系统开始正式运行,服务于广大患者的资料库建设迈上了一个新台阶。目前中华骨髓库在全国有 31 个省级分库,担负着宣传征集适龄健康公民报名加入资料库、组织采集志愿者血样、开展相关咨询服务、检索服务、志愿者再动员等工作。同时,中华骨髓库与全国范围内有 23 个 HLA 组织配型实验室、6 个高分辨确认实验室、1 个质量控制实验室、7 家公共脐血库及 130 余家移植/采集医院开展合作,共同构成全国工作网络。截至 2019 年 4 月,中华骨髓库入库资料已逾 265 万人份,并与美国、韩国、新加坡、日本国家的骨髓库建立了合作关系。目前中华骨髓库已实现捐献 8 300 余例，向国境外血液病患者提供造血干细胞近 300 例。随着"捐髓救人"风尚的深入人心，相信中华骨髓库的蓬勃发展必将挽救更多需要移植的病患的生命，造福于国家和人民，造福于全球华人。

（2）台湾慈济骨髓干细胞中心（Tzu Chi Stem Cell Center in Taiwan）：中国台湾地区的造血干细胞捐赠事业略早于大陆地区，在我国造血干细胞移植事业发展的起步阶段，慈济骨髓干细胞中心做出了重要的贡献。1993 年前，台湾地区法令规定骨髓移植捐赠必须在三代以内亲属之间，1993 年 5 月台湾地区立法机构通过了"人体器官移植条例"修正案，开放了非亲属间的骨髓捐赠，同时也唤起了专家、学者及社会各界人士对骨髓捐赠相关事宜的关注。台湾慈济基金会于 1993 年 10 月成立"台湾骨髓捐赠资料中心"，2002 年正式改制为"慈济骨髓干细胞中心"，并依台湾地区卫生管理部门建议，申请为非营利医疗机构，下辖免疫基因实验室、脐带血库、捐赠活动暨关怀组、资料库暨行政组等部门。截至 2019 年 4 月造血干细胞志愿捐赠者已超过 43 万份，提供造血干细胞 5 300 余份，提供骨髓区域总计达 31 个国家和地区，其中已向大陆地区提供造血干细胞 2 200 余份。

三、如何选择合适的无关供者

供受者间遗传免疫的差异是 URD-HSCT 成功与否的最关键的影响因素。在 URD-HSCT 中，供受者间的遗传差异越大，患者移植后并发症如移植物抗宿主病（graft-versus-host disease，GVHD）的危险性越高，并导致免疫重建的延迟、增加了移植相关死亡的风险。供受者 HLA 相合性是影响 URD-HSCT 临床结果的主要因素。在造血干细胞移植中，供受者间 HLA 等位基因完全相同被称为全相合（match），如果有基因位点不相同则被称为不相合（mismatch）。HLA 等位基因不全相合对造血干细胞移植的影响，供受者其他特征对造血干细胞移植的影响及如何选择最适合的不全相合供者等问题是当前 HLA 配型研究的焦点。此外，随着人类基因组计划宣告完成，对供受者基因配对的研究也日益丰富，目前 NK 细胞

的异基因活性、细胞因子和免疫应答基因的多态性成为影响移植疗效的研究热点。

（一）HLA 等位基因不相合与移植风险

国内外有大量的临床回顾性研究试图阐明 HLA 不相合与移植结果的关系，但由于疾病种类及疾病阶段、供者选择标准、HLA 分型的分辨率、移植前危险因素、GVHD 防治措施等差异造成所得结论差别较大。尽管如此，这些数据对 HLA 不全相合供者的选择和移植风险的评估有重要的参考价值。20 世纪 90 年代，HLA 分子生物学配型方法逐渐应用于临床，人们发现血清学检测相同的抗原可由不同的等位基因编码，而 allo-HSCT 中这些等位基因的差异增加了植入失败、急性 GVHD 和死亡的危险。随着 HLA 分型技术的进步，HLA 分型和供受者 HLA 配型的精确性均得到提高，截至 2019 年 4 月，IMGT/HLA 数据库中共登记了 22 362 种 HLA 等位基因。基于大样本量的回顾性分析也使得造血干细胞移植的安全性和疗效不断地提高。

1. HLA 等位基因不相合数量与移植风险　由于 HLA 基因的高度多态性与连锁不平衡，仍有部分患者只能接受 HLA 不完全相合的造血干细胞移植。大量研究表明，造血干细胞移植疗效与 HLA 等位基因不相合的数量有显著关系。植入失败、GVHD 发生的风险和移植相关死亡率均随着 HLA 等位基因不相合数量的增加而增加。日本骨髓库（Japan Marrow Donor Program，JMDP）对 7 898 例 URD-HSCT 进行了回顾性分析，结果显示急性 GVHD 随 HLA 等位基因不相合位点的增加而增高，而生存则逐渐降低（表 12-4-1）。HLA 等位基因 8/8、7/8、6/8 相合患者的一年生存率分别为 52%、43%、33%，即每增加一个 HLA 等位基因不合则患者的生存率约降低 10%。EBMT 对 2000—2014 年

表 12-4-1　HLA 等位基因不相合位点数与造血
干细胞移植临床结果的关系（JMDP）

HLA 不相合位点数	Ⅲ～Ⅳ度急性 GVHD 累积发生率	5 年总生存率
0	11%（9%～12%）	53%（51%～54%）
1	14%（13%～16%）	46%（44%～49%）
2	21%（19%～23%）	41%（38%～45%）
3	27%（23%～31%）	38%（30%～47%）
4	32%（20%～44%）	20%（3%～47%）

间 6 545 例第一次完全缓解（complete remission，CR）1 期接受 allo-HSCT 的高危 AML 患者的回顾性分析显示，HLA 等位基因 10/10 相合移植患者的 2 年总生存（overall survival, OS）率明显优于 9/10 相合移植患者，两组分别为 57% 及 49%。总之，HLA 等位基因不相合数量是造血干细胞移植的重要危险因素之一。

2. HLA 等位基因不相合位点与移植疗效 HLA 等位基因不相合的数量与移植结果的关系已得到了充分的证实，但 HLA-I 类位点和 HLA-II 类位点不相合对移植结果的影响尚有待深入研究。以往的观点认为，植入失败的发生主要与 HLA-I 类位点不合有关，而急性 GVHD 的发生与 HLA-II 类位点不合有关。近期多项临床研究表明，HLA-I 类位点不合在急性 GVHD 的发生中有重要的影响，而 DQB1 不相合则不增加 GVHD 发生率（表 12-4-2）。HLA-C 位点不相合的造血干细胞移植患者的复发率较低，并有研究认为 HLA-C 位点不相合与移植物抗白血病（graft versus leukemia, GVL）效应有关。因此，移植时供者配型选择必须仔细权衡 GVHD 和复发对患者生存率的影响。

3. HLA 等位基因的可允许不相合与造血干细胞移植 HLA 的高度多态性和连锁不平衡为合适供者的选择带来了很大困难。HLA 不相合对移植结果的影响除了与特定的基因位点有关外，还与等位基因的特点有关，即同一位点的不同等位基因不相合对移植可能造成不同的影响。多项回顾性研究表明，某些特定的等位基因不相合似乎不导致急性 GVHD 发生率或移植相关死亡率的增加，甚至还能引起 GVL 效应，起到降低移植后复发率的效果。于是引入了 HLA 等位基因可允许不相合（permissive mismatch）和不允许不相合（nonpermissive mismatch）的概念。在

HLA 等位基因可允许不相合的造血干细胞移植中，GVHD 的发生率及移植失败率无明显增加，可被临床移植所接受。虽然目前国际上对可允许不相合和不允许不相合等位基因的界定尚无一致的结论，但现有的一些大样本临床研究结果对供者的选择有一定的参考价值。无关供者 HLA 等位基因可允许不相合信息的完整化可使更多的患者从中受益。

（二）HLA 配型原则

供者的选择有赖于供受者间 HLA 的相合程度。无关关系供受者间等位基因的相合程度严格依赖于用高分辨率分型技术检测的 HLA 基因型，基因型相同的同胞供者在所有位点都有相同的等位基因。尽管关于 HLA 等位基因不相合对移植结果产生影响的相关机制尚未完全阐明，合适的造血干细胞移植供者的定义也随着 HLA 的研究进展而不断发生变化，供者的选择不仅受到当前对已知 HLA 基因分型技术的制约，也受移植术式和疾病特性的影响，但一些基本的观念已得到较普遍的认同：①高分辨率的基因分型技术是目前无关供者配型和选择的标准技术；②HLA 等位基因不相合的数量是影响 URD-HSCT 结果的重要危险因素；③HLA 等位基因不相合与移植排斥、GVHD、移植相关死亡等有关；④HLA 等位基因可允许不相合可能与结合抗原和 / 或 T 细胞受体的氨基酸残基的性质、数量及位置等有关；⑤非 HLA 因素对造血干细胞移植临床结果有一定影响。这些基本观点强调了基因分型在造血干细胞移植供者评估和选择中的重要性，同时也表明 HLA 配型应尽可能包括 HLA-A、HLA-B、HLA-C、HLA-DRB1、HLA-DQB1，甚至 HLA-DPB1 位点。此外，还应充分考虑到非 HLA 因素对供者选择和移植结果的可能影响。

表 12-4-2 HLA 不相合位点对无关供者造血干细胞移植临床结果的影响（JMDP）

HLA 不相合位点	II～IV 度急性 GVHD	慢性 GVHD	复发	植入	死亡
A	增加	—	—	降低	增加
B	增加	—	—	—	增加
C	增加	增加	降低	降低	增加
DRB1	增加	—	—	—	—
DQB1	—	增加	—	降低	—
DPB1	增加	—	降低	—	—

选择适合的无关供者必须进行 *HLA-I* 类和 *HLA-II* 类基因的高分辨率分型检测。目前的分型技术可以识别多种相合水平：12/12 相合（*A*、*B*、*C*、*DRB1*、*DQB1*、*DPB1*），10/10 相合（*A*、*B*、*C*、*DRB1*、*DQB1*），8/8 相合（*A*、*B*、*C*、*DRB1*）或 6/6 相合（*A*、*B*、*DRB1*）。*HLA* 10/10 相合是目前国际公认的标准，在无法找到 *HLA* 10/10 相合的供者时优先选择 9/10 相合的无关供者或半相合供者。不同移植中心的 *HLA* 配型标准会有所不同，但应尽可能选择等位基因匹配程度最高的供者。由于近年来 *HLA-DP* 在移植中的作用逐渐被人们所认识，在有多个 10/10 匹配的供者的情况下可考虑进行 *DPB1* 分型及非 *HLA* 遗传因素的检测，Fleischhauer 等建立的 T 细胞表位（T cell epitope，TCE）模型对不相合位点的评估可作为供者选择的参考。

HLA 配型对移植的成功与否至关重要，但患者方面的因素，如年龄、疾病类型、疾病进程、巨细胞病毒（cytomegalovirus，CMV）携带情况、种族等均为移植后生存率的预测因素。处于疾病早期的年轻患者（40 岁以下）生存率较高，一般其五年生存率为 50%～60%。慢性髓细胞性白血病（chronic myelogenous leukemia，CML）和骨髓增生异常综合征（myelodysplastic syndrome，MDS）移植患者的生存率要高于急性淋巴细胞白血病（acute lymphoblastic leukaemia，ALL）和急性髓细胞白血病（acute myeloid leukemia，AML）患者。此外，CMV 阴性受者的生存率较阳性高。在诸多患者因素中，疾病进程是移植医生可通过尽早实施移植而改变的唯一因素。CIBMTR 2018 年度报告显示，2006—2016 年接受 HLA 全相合的 URD-HSCT 的成人患者中，低危、中危及高危 AML 患者的 3 年生存分别为 52%、46% 和 26%，在低危、中危及高危 ALL 患者的 3 年生存分别为 58%、38% 和 27%；在早期和进展期的 MDS 患者分别为 49% 和 41%。Fürst 等对不同年龄组的 8/10 不相合的 3 019 例 URD-HSCT 的研究显示，在 18～35 岁、36～55 岁和大于 55 岁的患者，与同年龄的 10/10 全相合供者移植相比危险系数分别为 1.14，1.40 及 2.27。Shaw 等的研究显示，*HLA* 12/12 基因位点相合与 10/10 基因位点相合的疾病早期患者 5 年生存率分别为 63% 和 41%，

而在晚期患者，12/12 基因位点的优势不再显现。因此，患者应在疾病早期尽早选择移植治疗，而对于高危组的患者，在找不到 *HLA* 全相合供者的情况下，可选择 1～2 个 *HLA* 等位基因不相合的非血缘供者。在未找到适合的非血缘供者或时间不容许拖延，也可选择脐血干细胞移植，一般要求有核细胞 $> 2 \times 10^7/\text{kg}$，且不多于 2 个 *HLA* 基因位点不相合（4/6）。

（三）非 *HLA* 遗传因素与 URD-HSCT

尽管 *HLA* 配型是供者选择和决定造血干细胞移植疗效的主要因素，但即使在 *HLA* 全相合的 allo-HSCT 中仍有一定比例的患者发生 GVHD。随着人类基因组计划的完成以及后基因时代的到来，对 GVHD 发生发展的分子遗传学研究日益增多。目前发现杀伤细胞免疫球蛋白样受体（killer cell immunoglobulin-like receptor，KIR）、次要组织相容性抗原（minor histocompatibility antigens，mHag）、细胞因子基因及天然免疫相关基因等的多态性与 GVHD 发生风险和移植后非复发死亡密切相关，为研究 GVHD 的发病机制、探索 GVHD 的预防措施提供了新的线索。

1. KIR 不相合与 GVL 效应　GVL 效应主要归因于供者来源的同种异体反应性 T 细胞和 NK 细胞对受者白血病细胞的杀伤作用，KIR 表达在 NK 细胞和部分 T 细胞的表面，通过与靶细胞表面的 MHC-I 类分子结合，传导抑制或活化信号，从而调节 NK 细胞和 T 细胞的活性。KIR 分为抑制性 KIR 和激活性 KIR，抑制性 KIR 比激活性 KIR 对 HLA-I 类分子有更大的亲和力，当它们同时与其配体结合时，抑制性信号为显性，从而抑制 NK 细胞对靶细胞的杀伤作用。当抑制性 KIR 与其配体，如 HLA-C1、HLA-C2、HLA-Bw4 等结合时，NK 细胞被抑制保持静止状态。而当受者为 HLA-C1 或 -C2 纯合子、HLA-Bw4 缺失时，就有可能缺乏供者的某种抑制性 KIR 配体，从而激活供者 NK 细胞的反应性，产生 GVL 效应。

2002 年，*Science* 杂志首次报道了 HLA 半相合移植中供者抑制性 KIR- 配体不相合可以显著改善移植预后，并将该重大发现称之为"完美的不相合"。该项研究对接受 HLA 半相合同胞供者 allo-HSCT 的 AML 患者研究显示，当供者 KIR 与受者 MHC-I 类分子不相合时，GVHD 的发生

降低,移植后 5 年无复发生存明显延长。当存在移植物抗宿主方向的 KIR 不相合时,NK 细胞通过杀伤受者(宿主)体内的抗原呈递细胞(antigen presenting cell, APC),阻断了 APC 向供者 T 细胞呈递抗原,从而阻止了 GVHD 的发生。同时,NK 细胞的 GVL 效应可选择性杀伤肿瘤细胞。这种 GVL 效应,是由于肿瘤细胞表面 MHC-Ⅰ类分子的表达下调或缺失,NK 细胞因 KIR 不能识别相应的配体而杀伤靶细胞;此外,NK 细胞抑制性受体与 MHC-Ⅰ类分子的结合需要自身的肽,一些白血病细胞可能由于自身肽的改变而使 NK 细胞不能与 MHC-Ⅰ类分子正常结合而被杀伤。之前有关 KIR 不相合在 allo-HSCT 中的研究多集于 HLA 半相合移植,近年来 KIR 不相合在 URD-HSCT 中的研究也日益增多。

在 URD-HSCT 中,供受者 KIR 及其配体对移植结果的影响尚存在一定的争议。Giebel 等分析了 130 例 URD-HSCT 的预后,结果显示抑制性 KIR- 配体不相合和 KIR- 配体相合移植患者的总生存率分别为 87% 和 48%,无病生存率为 87% 和 39%,移植相关死亡率为 6% 和 40%,复发率为 6% 和 21%,该结果提示 KIR- 配体不相合所致的异源反应性 NK 细胞能改善预后。Gagne 等研究显示,当 KIR- 配体相合时,所有患者均发生 GVHD;当 KIR- 配体不相合时,仅 50% 的患者发生 GVHD。但 Miller 等对 2062 例无关供者移植的研究发现,KIR- 配体不相合虽然能减少髓系白血病患者的复发,但Ⅲ~Ⅳ度急性 GVHD 的发生率却显著增高。此外,在最近有关无关供者移植的研究中发现,KIR- 配体不相合引起的 NK 细胞异源反应性与移植后严重感染的发生及移植相关死亡率升高有密切的关系,其原因可能是 NK 细胞异源反应性阻碍了机体对移植后早期感染的有效免疫。此外,关于激活性 KIR,一般认为供者含有的激活性受体越多,则越容易激活 NK 细胞异源反应性,但有研究却得出相反的结论:供者含激活性受体基因越少,移植预后越好。其原因可能是移植物中供者来源的 NK 和 / 或 T 淋巴细胞表达较多的激活性受体,导致移植物异体攻击宿主,尤其是免疫系统,阻滞了宿主免疫系统的重建进而削弱了 GVL 效应。

在 URD-HSCT 中,这些不一致的结果可能与不同的患者人群、疾病类型、预处理方案、移植物组成以及免疫抑制方案等因素有关。URD-HSCT 的方案与 HLA 半相合移植有显著的不同,前者移植物一般采用非去 T 细胞骨髓或外周血干细胞,而之前报道的 HLA 半相合移植多采用去 T 细胞移植。当采用非去 T 细胞移植时,GVHD 的预防主要依靠移植后使用大量的免疫抑制剂,而移植后大量免疫抑制剂的使用将严重影响 NK 细胞的成熟。Farag 等对 1 571 例无关供者骨髓移植病例的研究发现,去 T 细胞移植后 GVHD 的发生率均明显低于非去 T 细胞移植。去 T 细胞移植可以产生较弱的或不产生由同种反应性 T 细胞介导的 GVHD,并有助于移植后供者异源反应性 NK 的重建;而非去 T 细胞移植中,由于在受者体内存在大量供者成熟的 T 细胞,可产生 T 细胞介导的异源反应性,影响移植排斥和 GVHD 的发生,并且抑制了 NK 细胞的重建。因此,供受者 KIR 基因及其配体在 URD-HSCT 中的作用仍有待进一步的临床研究。

2. 次要组织相容性抗原与造血干细胞移植 1990 年,研究者首次报道了 mHag 与 allo-HSCT 的关系:在一位女性再生障碍性贫血患者接受 HLA 全相合男性同胞供者骨髓移植后出现植入失败的病例中,研究证实患者来源的 T 细胞能够通过识别一种特异性表达于男性细胞的抗原而溶解供者血细胞,此类抗原即 H-Y 抗原。当患者接受性别不匹配的供者时,免疫反应可以直接针对 Y 染色体上基因编码的 H-Y 抗原,因此发生 GVHD 的风险较高。在 allo-HSCT 中,mHag 的组织分布决定了其免疫效应的方向和强度:表达广泛的 mHag(如 H-Y)同时参与 GVHD 和 GVL 效应;在非造血细胞上选择性表达的 mHag(如 CD31)可诱导 GVHD,但不诱导 GVL 效应;在造血细胞上选择性表达的 mHag(如 HA-1、HA-2)可诱导 GVL 效应,但不产生或仅产生轻度 GVHD;局限于单一造血细胞系的 mHag(如 HB-1)可诱导 GVL 效应,但不产生 GVHD。此外,GVHD 的发生是由宿主细胞表面 mHag 的密度和供者能识别 mHag 的 T 细胞受体共同决定。临床重度 GVHD 的发生要求供者 T 细胞识别多种不相合的受者 mHag 并发生免疫反应,单一 mHag 的不相合不能导致发生重度 GVHD。

近年来,供受者 mHag 不匹配成为 allo-HSCT 中 GVHD 与 GVL 效应的分离策略的研究热点之一。应用合成 HA-1/HA-2 多肽诱导产生 HA-1/HA-2 特异性细胞毒性 T 细胞(CTL),体外研究发现其对白血病细胞(ALL/AML)有选择性杀伤作用,对 GVHD 的靶细胞如纤维母细胞、内皮细胞和肝细胞等均无细胞毒作用,同时将体外诱导的 HA-1/HA-2 特异性 CTL 输入白血病小鼠,可发挥强大的 GVL 效应。局限表达于造血细胞起源细胞(如 HA-1、HA-2)或单一造血细胞系的 mHag 分子(如 HB-1)可在体内诱导产生特异性 CTL,其对白血病或淋巴瘤细胞发挥细胞毒作用,对非造血细胞无细胞毒作用,从而在增强 GVL 效应的同时不增加 GVHD 风险,实现 GVL 效应与 GVHD 的分离。

尽管 mHag 在 GVL 效应与 GVHD 的分离研究中具有广泛的应用前景,但迄今为止,尚不能确定人类有多少个 mHag,庞大的 *mHag* 基因信息将成为移植免疫的难题之一。另一方面,由于 mHag 的表达具有 HLA 限制性,而基于 mHags 的免疫治疗要求移植供受者之间 HLA 相合且特定的 mHag 不相合,因此目前可作为免疫治疗靶抗原而广泛应用于临床移植治疗的 mHag 数量极为有限。目前 mHag 相关的数据库已建立,而进一步发现新的局限性表达的 mHag 将是今后研究与应用的关键。随着临床试验的推进,基于 mHag 的免疫治疗,如 mHag 特异性 T 细胞输注、mHag 疫苗,将有望成为造血干细胞移植后复发白血病治疗的新方法。

3. 细胞因子基因多态性与造血干细胞移植 急性 GVHD 的组织损伤是由供者 T 细胞识别宿主细胞表面抗原,介导细胞毒作用引起,其中大量炎性细胞因子参与了 GVHD 的发生和发展,即"细胞因子风暴学说"。由于遗传基因的多态性,不同个体内细胞因子的表达高低不同。细胞因子基因上游区内,特别是启动子/增强子区内 DNA 序列的不同(即使是一个核苷酸的突变、插入或丢失)都可能显著改变转录因子和它的结合能力和/或结合方式,从而影响转录,最终表现为细胞因子水平的差异。近年研究发现,异基因移植供者和/或受者 TNF-α、IL-10、IL-6、IFN-γ、IL-1 家族和转化生长因子 β(TGF-β)等细胞因子编码基因的单

核苷酸多态性(single nucleotide polymorphism, SNP)与 GVHD 的发生有重要的关系。目前国内外不同移植中心对细胞因子基因多态性与移植并发症、移植疗效的研究报道存在不一致性,可能与种群差异、样本数量、预处理方案、移植方式、GVHD 预防方案等不均一性有关。进一步在大样本的移植患者中研究细胞因子多态性与移植的关系,对预测移植风险、优化供者选择、制订个体化的免疫预防和治疗方案具有重要意义。

4. 天然免疫及感染相关基因与造血干细胞移植 机体的天然免疫(innate immunity)最初被认为是一种通过巨噬细胞非特异性吞噬入侵病原微生物的反应,最近越来越多的研究证实天然免疫能特异性识别"自我"和"非我",可能通过宿主组织/细胞表面的病原微生物识别受体(pathogen recognition receptors, PRRs),如 Toll 样受体、NOD 样受体(nucleotide-binding oligomerisation domain containing receptors),识别病原微生物表面特异分子,激活抗原呈递细胞进而启动免疫反应。PRRs 在 GVHD 的发生、感染等移植并发症中的作用受到较多关注,其中 NOD2 主要在胃肠道免疫系统针对细菌细胞壁的反应中激活核转录因子 κB(nuclear transcription factor-κB, NF-κB),参与胃肠道的抗感染免疫反应。最近研究发现,*NOD2* 基因的三个单核苷酸位点(8, 12, 13)的变异在 HLA 相合无关供者和同胞供者移植中均与急性 GVHD 的发生风险及严重程度密切相关,当供者和/或受者具有 *NOD2* 基因单核苷酸位点突变时,受者重度急性 GVHD 的发生风险和移植相关死亡率均显著增加。其他天然免疫及感染相关基因,如 Toll 样受体基因、髓过氧化物酶(myeloperoxidase, *MPO*)基因、甘露糖结合凝集素(mannose-binding lectin, *MBL*)基因、Fcγ 受体基因等的单核苷酸多态性均发现与感染、移植相关死亡等并发症相关。

四、无关供者造血干细胞移植的发展

allo-HSCT 技术在近半个世纪以来快速发展,已广泛应用于血液系统恶性疾病的治疗。1973 年,一份来自丹麦血库的供者骨髓移植治疗遗传性免疫缺陷病疾病获得成功意味着全球首例 URD-HSCT 的成功实施。1979 年,美国 Hutchinson 医学中心首次成功对一位身患急性淋巴细胞白血病

的患者进行了 URD-HSCT。自此，URD-HSCT 应用日益广泛，扩大了异基因供者来源，在患者缺乏 HLA 配型相合的同胞供者的情况下，无关供者成为 allo-HSCT 的主要来源之一。

（一）无关供者造血干细胞移植的现状

在过去的二十年间，HLA 高分辨基因学配型技术及遗传免疫学的进展有效地指导了适合供者的选择，全球供者库和巨大协作网络的建立为寻求适合的供者提供了便利，URD-HSCT 的数量有了飞速增长。随着近年来移植技术方案的成熟和支持治疗的进步，移植现状已获得明显的改善，大量的临床研究显示 URD-HSCT 达到了与同胞供者移植接近的疗效，让患者、家属和移植医生均认为无关供者是在缺乏 HLA 配型相合的同胞供者时的可考虑的供者选择之一。

多项研究表明，URD-HSCT 较同胞供者移植有更强的 GVL 效应，使得疾病的复发率明显下降，但预处理毒性、GVHD 等移植并发症，在一定程度上抵消了这一优势。TRM 仍是影响 URD-HSCT 疗效的首要原因。但随着近年来移植技术方案的成熟，通过合理地选择患者、确定适当的移植时间以及在并发症的防治和支持治疗方面的进步，URD-HSCT 并发症的发生率和死亡率正逐年降低，患者的无病生存率（disease-free survival, DFS）逐渐提高，多项临床研究显示 URD-HSCT 达到了与同胞供者移植接近的疗效。此外，减低强度预处理（reduced intensity conditioning, RIC）方案在 URD-HSCT 中的应用日益增多，其显著降低了移植相关死亡的发生，随之越来越多的老年及有合并症的患者有机会获得移植治疗。CIBMTR 的报告显示，在美国 URD-HSCT 的移植数量逐年上升，在 2006 年超过了同胞相合供者移植数量，由于半相合移植的发展，在 URD-HSCT 的移植数量在 2012 年进入平台期，但始终远远超过其他类型供者的移植数量。在我国，由于半相合移植数量快速增长，URD-HSCT 例数增长则相对缓慢，占比逐渐减少。北京大学人民医院黄晓军教授联合国内多个中心对我国 2008—2016 年间的造血干细胞移植活动及趋势进行了分析，URD 的比例由 2008 年的 20.4% 降至 2016 年的 13.6%。

（二）无关供者造血干细胞移植临床疗效日益提高

URD-HSCT 主要用于血液系统恶性疾病的治疗，其中对白血病的治疗占绝大多数。CML 曾是应用 URD-HSCT 的主要疾病，美国 NMDP 对 1987—1998 年开展 URD-HSCT 的统计数字显示，CML 患者占 47%，AML 患者占 22%，ALL 患者占 12%，MDS 患者占 10%。20 世纪末，随着酪氨酸激酶抑制剂（tyrosine kinase inhibitor, TKI）——伊马替尼成为 CML 的一线治疗药物，AML 逐渐取代 CML 成为接受 URD-HSCT 治疗的主要疾病。NMDP 2012 年的统计数字显示，接受 URD-HSCT 的患者中，AML 约占 41%，ALL 约占 17%，MDS 约占 18%，淋巴瘤约占 14%，CML 约占 4%，其他类型白血病约占 6%。

1. **急性髓细胞白血病** 目前普遍认为 URD-HSCT 主要适用于缺乏同胞供者的中高危 AML 患者，其疗效接近同胞供者移植并显著优于大剂量化疗。以细胞遗传学的危险度分组是指导移植治疗的主要依据。CIBMTR 对 2005—2015 年期间接受清髓性 allo-HSCT 的 AML 患者进行分析，根据疾病进展状况，早期患者中同胞供者和 URD-HSCT 的 3 年 OS 率分别为 59% 和 52%，中期患者的 3 年 OS 率分别为 52% 和 49%，进展期患者 3 年 OS 率则分别为 27% 和 25%。NCCN 提出的针对不同危险组患者的移植时机的指南为①低危 AML 患者：有染色体 t(8;21)、inv(16)、t(16;16) 或正常核型伴核仁磷蛋白基因（nucleophosmin, NPM1）突变的患者预后良好，CR1 后复发的危险性约为 30%，OS 率可达 60%，一般认为 CR1 患者不一定要做 allo-HSCT，但初次诱导缓解失败或 CR2 的患者及挽救性治疗可以选择同胞/非血缘供者 allo-HSCT。②中危 AML 患者：有染色体 +8、t(9;11)、其他未列入低危/高危的异常核型或 t(8;21)/inv(16) 伴 C-Kit 基因突变的患者，CR1 后复发的危险性约为 50%，OS 率为 40%，推荐在 CR1 后行 HLA 相合同胞移植，若缺乏 HLA 相合同胞供者可以继续巩固化疗观察，若出现复发等疾病进展，即行非血缘供者移植。若中危 AML 患者初次诱导缓解失败可以立即选择同胞或非血缘供者移植。③高危 AML 患者：有染色体 5q-、7q-、-5、-7 等复合染色体异常、11q23 异常

（除 t（9;11）外）、inv（3）、t（3;3）、t（6;9）、t（9;22）或正常核型伴 *FLT3*-ITD 突变的患者，CR1 后复发的危险性约为 80%，OS 率仅为 10%～20%，推荐在 CR1 后立即行同胞或非血缘供者移植，若首次诱导失败可以立即选择同胞或非血缘供者移植。④由 MDS 转化的 AML 或治疗相关的 AML。⑤首次血液学复发的 AML 患者，经诱导治疗或挽救性治疗达到 CR2 后，争取尽早进行 allo-HSCT＞CR3 期的任何类型 AML 患者均具有移植指征。⑥难治及复发性各种类型 AML，如果不能获得 CR，有经验的单位可以尝试进行挽救性 allo-HSCT≥60 岁的 AML 患者行减低剂量移植的指征为：①诱导缓解后的治疗；②诱导失败但肿瘤负荷低患者的治疗。

2. **急性淋巴细胞性白血病** 复发是影响 ALL 治疗效果的主要因素，allo-HSCT 几乎是唯一的一种有望"治愈"ALL 的方法，URD-HSCT 后移植并发症及其高死亡率往往掩盖了移植的优势。我国 2008—2016 年期间行 allo-HSCT 治疗的血液病患者的临床研究显示，移植患者中 ALL 的例数呈逐年上升的趋势，至 2016 年占比 26%，仅次于比例最高的 AML。但是，迄今为止，对于 ALL 患者选择移植治疗的时机一直存在争议。目前普遍认为高危 ALL 患者 CR1 后有合适供者推荐行 allo-HSCT 改善长期生存。Thomas X 等人研究（LALA-94）表明，对于 Ph 阴性高危 ALL 患者，与单纯化疗相比，在 CR1 期进行 allo-HSCT 能改善 5 年 DFS 结果；而对于 Ph 阴性标危 ALL 患者，缓解后行 allo-HSCT 与单纯化疗比较结果无显著差异。MRC UK ALL XII/ECOG 2993 大型临床试验对接受与未接受移植的标危组 Ph 阴性 ALL 患者进行分析，有供者的患者 5 年 OS 显著增高，而高危组两者无显著差异。平衡复发和移植相关死亡的风险成为选择。中国异基因造血干细胞移植治疗血液系统疾病专家共识指出：原则上推荐 14～60 岁所有 ALL 患者在 CR1 期进行 allo-HSCT，尤其缓解后微小残留病（minimal residual disease，MRD）水平较高或具有预后不良预后特征的患者应尽早移植。≥CR2 患者均具有 allo-HSCT 指征。未获得 CR 的 ALL 可在有经验的单位尝试进行挽救性 allo-HSCT。

3. **骨髓增生异常综合征** 传统的 MDS 治疗以支持治疗为主，化疗 CR 率为 15%～64%，持续缓解时间较短。尽管新药的研发，如去甲基化药物、免疫调节剂等药物的使用，可以改善骨髓功能、减缓疾病的进程，但是同胞/无关供者 allo-HSCT 仍是"治愈"MDS 的唯一方法。2008—2016 年间我国 allo-HSCT 中 MDS 占所有移植的 9%，数量上呈逐年上升的趋势。与急性白血病不同是，迄今为止，在 MDS 治疗中，缺乏大宗的临床试验比较药物和移植治疗的优劣。由于多数 MDS 患者在诊断时年龄偏大，标准的清髓性预处理会引起较高的移植相关死亡的发生，同时由于患者年龄较大，很难找到合适的同胞供者；EBMT 关于近几年 MDS 移植的研究数据显示，在去除患者年龄和疾病状态因素影响，URD-HSCT 的疗效也已接近 HLA 相合同胞移植的水平。CIBMTR 公布的 2000—2010 年期间接受 allo-HSCT 的 MDS 患者，其中包括 HLA 相合同胞移植（2 157 例）和无关供者移植（2 550 例），疾病早期患者中同胞供者和无关供者的 3 年 OS 率分别为 51% 和 50%，疾病进展期患者的 3 年 OS 率分别为 48% 和 38%。中国异基因造血干细胞移植治疗血液系统疾病专家共识指出：allo-HSCT 适用于国际预后积分系统（International Prognostic Scoring System，IPSS）界定的中危Ⅱ及高危 MDS 患者。IPSS 低危或中危Ⅰ伴有严重中性粒细胞或血小板减少或输血依赖的患者也具有 allo-HSCT 指征。其中 MDS 类型、患者年龄、病程长短、CMV 血清学状态、原始细胞比例、中性粒细胞数量、铁负荷、IPSS 分值、细胞遗传学改变等被认为是影响 allo-HSCT 结果的相关因素。

4. **其他血液系统疾病** 在分子靶向治疗药物伊马替尼问世之前，allo-HSCT 曾是 CML 首选的一线治疗方案。随着伊马替尼在 CML 治疗中的广泛应用，allo-HSCT 治疗 CML 的例数呈现明显下降趋势。值得注意的是，对于加速期和急变期 CML，移植的例数无明显减少，甚至其比例呈上升趋势。非血缘 allo-HSCT 在其他的血液系统疾病中也得到了一定的应用和尝试，如重型再障、淋巴瘤、多发性骨髓瘤等，近年来应用例数呈不断上升趋势。在重型再障、复发难治再障的治疗中，非血缘 allo-HSCT 被证实是良好的治疗措施，治疗结果与同胞供者移植相比并无统计学差异。在淋巴瘤的治疗中，allo-HSCT曾作为淋巴瘤的挽救性治疗得到广泛应用，由于清髓预处理方案较高的移植相关死亡率，目前使用较多的是减剂量预处理方案；同时由于淋巴瘤的类型和分期繁多，因此移植治疗的结果差异较大。

五、脐血造血干细胞移植的发展

（一）脐血造血干细胞移植的发展历史

1988年法国Gluckman与美国血液学家进行同胞HLA相合脐血造血干细胞移植治疗一例五岁范科尼（Fanconi）贫血患儿获得成功，开创了脐血造血干细胞移植（umbilical cord blood transplantation，UCBT）临床应用的新纪元。1993年美国纽约血液中心以Rubinstein等为首率先建立了世界上的第一个脐血库。同年HLA相合的无关供者UCBT和HLA不全相合的同胞UCBT均获成功。1998年国内报道了首例UCBT，河南医科大学对一例患急性髓细胞白血病的11岁儿童进行了HLA相合的同胞UCBT并获得成功。目前全球130多家公共脐血库已冻存约78万份可供移植的脐血储备，全球已开展脐血移植超过30 000例次。我国2008—2016年移植统计资料显示，脐血造血干细胞移植数量呈逐渐上升趋势，占总移植数的3.7%。

（二）脐血的特征及脐血造血干细胞移植的优缺点

1. 脐血的特征 脐血具有干细胞丰富、体外增殖力强、淋系祖细胞含量少等独特的生物学特性。CD34分子是一种跨膜的唾液黏蛋白，表达于早期造血祖细胞（hematopoietic progenitor cell，HPC）、血管内皮细胞和胚胎原始纤维细胞上。体外检测发现，骨髓中的$CD34^+$细胞群承担了绝大部分的造血活力，并且移植免疫缺陷的小鼠后能够在受体内分化生成各种血细胞。因此，CD34分子被认为是造血干细胞的阳性标志。$CD34^+$细胞的含量以骨髓最高，其次是脐血，成人外周血最低。虽然脐血中$CD34^+$细胞含量少于骨髓，但其$CD34^+CD38^-$亚群在$CD34^+$中的比例显著高于骨髓及成人外周血，提示脐血富含更原始的造血祖细胞。其增殖分化能力亦明显优于相应的骨髓细胞，脐血$CD34^+CD38^-$细胞产生粒-单核细胞集落形成单位（colony forming unit granulocyte-monocyte，

CFU-GM）、混合细胞集落形成单位（colony forming unit granulocyte-erythroid-macrophage-megakaryocyte，CFU-GEMM）、暴增性红细胞集落形成单位（burst forming unit erythroid，BFU-E）的能力分别是骨髓$CD34^+CD38^-$细胞的7.6倍、2.5倍、10倍。

脐血的免疫系统亦具有特殊性，相对于骨髓及成人外周血淋巴细胞，脐血中T淋巴细胞在表型、功能上有明显的不成熟性，以抑制性亚群为主，免疫活性低，细胞毒效应缺陷，分泌多种细胞因子能力以及相应的细胞因子受体减少。在$CD4^+T$细胞中，$CD45RA^+/CD45RO^-$初始型细胞的比例较高，且$CD4^+CD45RA^+$细胞接受刺激后不能产生IL-2，而外周血细胞则能产生，表明脐血$CD4^+CD45RA^+$细胞较外周血功能更原始。脐血$CD8^+T$细胞中，抑制效应细胞（$CD11a^{dim}CD8^+$）明显增加，杀伤效应细胞（$CD11a^{bright}CD8^+$）明显减少。另外，脐血中NK细胞活性低下，B细胞产生抗体功能不成熟，单核细胞、树突状细胞呈递抗原能力减弱，这些综合因素形成了脐血免疫功能不成熟的特点，从而使脐血移植后GVHD的发生率和严重性均较低，但移植后早期并发严重感染的概率增高。

2. 脐血造血干细胞移植的优缺点 脐血已经成为除骨髓和外周血之外的造血干细胞的重要来源，脐血移植也已成为近年来细胞移植领域的研究热点。与骨髓及外周血干细胞移植相比，脐血造血干细胞移植具有以下优势：①脐血来源广泛，采集方便，采集过程对母亲和胎儿均无危害，也不存在应用胚胎干细胞相关的伦理问题；②脐血移植后GVHD发生率低，同时由于脐血免疫系统的原始性，可允许HLA 1～2个位点不合，几乎所有患者都能找到至少一份HLA 4/6不相合的脐血；③脐血携带巨细胞病毒和EB病毒概率低；④脐血能随时取用，避免了无关骨髓移植供者在整个查询和采髓过程中的时间延误和其他不确定因素，明显缩短了移植等待时间。据统计，从寻找合适的无关供者至移植的时间在脐血平均为25天，而骨髓移植为135天。同时脐血造血干细胞移植也具有以下缺点：①因脐血中含造血干细胞数量有限，可能造成移植失败，限制了其在成人和体重较重的儿童患者中的应用；②造血恢复

及免疫恢复延迟,感染出血机会增大;③如果移植失败或者移植后肿瘤复发,无备用的供者造血干细胞可用或无法进行供者淋巴细胞输注治疗;④具有潜在的发生遗传性疾病的可能。

(三)脐血造血干细胞移植的临床应用

1. **儿童及成人单份脐血移植** 单份脐血中有核细胞数和 CD34$^+$ 细胞数有限,因此亲缘与非亲缘供者的单份 UCBT 大多局限于儿童患者。与骨髓移植(bone marrow transplantation,BMT)或外周血干细胞移植(peripheral blood stem cell transplantation,PBSCT)相比,UCBT 的植入率低,植入延迟,中性粒细胞植入时间为 22~30 天,血小板植入时间为 2~4 个月。尽管多数 UCBT 患者有 1~2 个 HLA 位点不合,但急性 GVHD 发生率并没有增高,各移植中心 DFS 和 TRM 差异较大。UCBT 预后与年龄、输入细胞数、HLA 匹配度、移植前疾病状态等有关。

对于不能及时找到 HLA 配型相合的供者而又急需造血干细胞移植治疗的成人恶性血液病患者,亦可考虑选择无关供者来源的 UCBT。Rocha 等报道了一项无关供者单份 UCBT 和 BMT 的研究,患者均进行了清髓性预处理。结果显示 UCBT 组患者造血恢复延迟,急性 GVHD 发生率低于 BMT 组,2 年内慢性 GVHD、TRM、DFS 及复发率两组相近。因此对于成人白血病患者,若缺乏 HLA 匹配的骨髓供者,UCBT 也是一种可以接受的治疗手段。

2. **双份脐血移植** 由于单份脐血中干/祖细胞数量有限,在成人或高体重儿童的治疗中,植入失败或植入后造血和免疫重建缓慢增加了移植的风险。Barker 等最早报道了 HLA 部分相合的双份 UCBT(dUCBT)在 23 例成人恶性血液肿瘤的治疗中的安全性及可行性,并对 21 例接受 dUCBT 并获得植入的患者在移植后 100 天使用荧光标记的多 PCR 扩增短串联重复序列的方法,检测供受者嵌合状态,结果全部患者均显示 1 份脐血的优势植入,而另 1 份脐血被排斥。多数学者认为,在清髓性移植中,优势植入份脐血与 CD3$^+$ 的细胞数量高相关,而在非清髓性移植中,CD3$^+$ 的细胞数量与 HLA 的相合程度均是影响优势植入的因素。推测优势植入机制可能与免疫因素有关,但双份脐血之间相互作用的生物学机制尚

未完全探明。

尽管 dUCBT 受者输入的有核细胞数高于单份 UCBT,但累计中性粒细胞植入率并没有增加,植入时间也没有缩短。MacMilan 等对于移植后 GVHD 情况进行研究发现,dUCBT 后的 Ⅱ~Ⅳ度急性 GVHD 发生率高于单份 UCBT,主要是皮肤 Ⅱ度急性 GVHD 的发生率高,而两者 Ⅲ~Ⅳ度急性 GVHD 的发生率没有明显差异,慢性 GVHD 的发生率无差异,移植后 1 年 TRM 低于单份 UCBT。Verneris 等发现 dUCBT 患者复发率明显低于单份 UCBT 患者,提示 dUCBT 具有更高的 GVL 作用。

3. **非清髓性脐血移植** 非清髓性预处理方案强度减低,拓展了脐血移植在年老、体弱患者中的应用,对施行非清髓性移植(non-myeloablative allogeneic stem cell transplantation,NST)的患者年龄可放宽至 65~70 岁。但预处理方案强度的减低会导致 NST 时移植物易被排斥和肿瘤复发的风险增加。Duke 大学首先报道了 2 例脐血 NST 的临床结果,2 例患者均为复发 NHL,非清髓预处理方案为:氟达拉宾 + CTX + ATG,双份脐血回输,HLA 分别为 4/6、6/6 相合,有核细胞数分 2.9 × 10^7/kg、6.5 × 10^7/kg。3 个月时 2 例均 100% 脐血植入,缓解时间分别为 6 个月、12 个月。扩大病例到 11 例后,进一步证实这种方案毒副作用低,有可能达到稳定植入。说明 NST 方案在 UCBT 是可行的。多个临床研究显示,接受 NST 的脐血移植组的移植相关死亡(transplantation related mortality,TRM)较相合的无关供者组高,但复发率低,且移植后 GVHD 发生率无明显差异。

(四)改善脐血造血干细胞移植的新策略

1. **脐血收集质控** 脐血收集过程中的安全性(包括无菌环境和血液传播疾病的监测)、供者信息及 HLA 配型等信息采集需建立严格的程序及质控标准。与骨髓相比,脐血有核细胞数和 CD34$^+$ 细胞数约低 10 倍,因而植入率降低,造血重建延迟。有核细胞总数(total nucleated cell,TNC)是影响脐血植入的最重要因素,大部分脐血库已经设立了基于 TNC 的质控标准,如 TNC≥20 × 10^7 或更高标准。CD34$^+$ 细胞数也是评判脐血重建造血能力的重要指标。

2. **脐血 HSC/HPC 体外扩增** 目前,体外扩增的策略包括以下三种:

（1）液体培养扩增：分选出 CD34$^+$ 或 CD133$^+$ 培养于含有能使原始前体细胞增殖和自我更新的细胞因子的培养基中。脐血造血干细胞的体外扩增与其内在特性如细胞亚群的生物学特性和外在因素如培养条件、细胞因子均有关系。

（2）共培养扩增：未经处理的脐血与造血微环境的基质成分，特别是 MSC 在含有生长因子的培养基中共培养。研究发现，将脐血 CD34$^+$ 细胞与胎盘 MSC 共孵育培养后，可使每份脐血的有核细胞数达到 $60 \times 10^6 \sim 100 \times 10^6$，完全能够满足成年人移植的需要。CD34$^+$ 细胞与 MSC 一起输注后，能降低移植反应。

（3）持续灌注扩增：脐血 HPC 不是在静态的培养基中而是在含有生长因子的生物反应器中培养、扩增。细胞因子的联合应用可能会对 HSC 产生多种效应，使脐血 HSC 不能有效扩增。因此，更直接的干细胞扩增途径目前集中在能支持 HSC 增殖的特定信号途径上。其中 HSC 扩增中最有前景的细胞内靶位点为同源盒（homeobox，HOX）基因产物。HOX 基因中的一个家族成员 HOXB4 在干细胞扩增中最为引人注目。HOXB4 高表达在原始 HSC 中，随着细胞分化其表达水平下降。如通过逆转录病毒感染使 HSC 过表达 HOXB4 mRNA，则脐血 HSC 能扩增 100 倍以上。更有意义的是，如果给予纯化的 HSC 一种可溶性 HOXB4 改良蛋白（TAT-HOXB4）处理，能在数小时内提高细胞内 HOXB4 蛋白水平，也能使 HSC 扩增 100 倍。尽管迄今为止这种方法仅用于小鼠，还没有用于人骨髓或脐血造血干细胞扩增，但如用于人脐血扩增可能是一种非常直接的途径。

3. 促进免疫重建 无论何种干细胞来源，造血干细胞移植后都必须重建供者来源的免疫系统。通常移植后粒细胞、血小板和红细胞恢复相对较快，而淋巴细胞尤其是 T 淋巴细胞产生较慢，因此 HSCT 后 1～2 年内严重感染发生率高。与骨髓和外周血不同的是，UCBT 后过继的成熟 T 细胞少，所以 UCBT 后受者头几个月淋巴细胞更少，且过继的 T 细胞是 naive T 细胞，对特殊抗原的应答能力比成人移植物的记忆 T 细胞弱。随后淋巴细胞数的增加反映了脐带血中干细胞重新开始产生了大量新的淋巴细胞，但这一重建过程延迟。一般 UCBT 受者移植后第一年 T 淋巴细胞从头开始慢慢产生，到移植后两年，淋巴系统及胸腺功能才恢复正常。

对于促进 UCBT 后免疫重建，主要可通过加强过继免疫及加速胸腺前 T 细胞发育的途径。

（1）加强过继免疫：可采用体外扩增的针对 CMV、EBV 等抗原特异 T 细胞的混合移植，在 UCBT 中这种抗原特异 T 细胞可来自受者、第三者、或 UCBT 体外激活的 naive T 细胞。但脐血 T 细胞非特异性激活可能会增加 GVHD 的风险。

（2）加速胸腺前 T 细胞发育

1）联合移植定向干细胞：联合移植定向干细胞，如共同淋巴样祖细胞（common lymphoid progenitors，CLP）。小鼠接受致死量照射后联合移植 3 000 CLP 及 500 HSC 比单用 HSC 显著降低了 CMV 的感染率，与移植大量胸腺细胞相比，少量 CLP 就可显著提高小鼠抵抗 CMV 的能力。这一技术的难点在于获得足量的 CLP。近十年来，NOTCH-1 受体激活作为干细胞扩增途径之一常被提及。NOTCH 受体的配体可调节淋巴细胞的增殖和定向分化，可用于脐血扩增而产生更多的胸腺前祖细胞。

2）改善胸腺功能：①补充胸腺分泌的细胞因子，小鼠模型中给予 IL-7 可显著提高移植后胸腺细胞的生成，但大动物模型中未能观察到这种效应，IL-7 同时还可促进成熟 T 细胞扩增，有增加 GVHD 的风险，在临床 allo-HSCT 中，IL-7 应用只限于去 T 细胞移植的患者，直到确定对 GVHD 的确切作用后方可用于 UCBT；②减少预处理毒性以减轻胸腺微环境损伤；③应用胸腺保护剂，如重组角化细胞生长因子（keratinocyte growth factor，KGF），KGF 是来源于间充质细胞的纤维母细胞生长因子家族成员，与上皮特异性受体结合。在实验模型和临床试验中给予 KGF 可减少预处理毒性，如口腔炎，同时也减少了 GVHD 的发生，在鼠骨髓移植模型中，移植前给予 KGF 可保护胸腺上皮细胞（thymus epithelial cell，TEC），增加胸腺内 IL-7 的分泌。

4. 促进脐血造血干细胞移植归巢 归巢是指干细胞进入受体后经外周血循环到骨髓内与造血微环境相适应并识别和定植的一系列复杂的过程，涉及细胞因子梯度、细胞黏附、细胞周期刺激等。目前促进脐血 HSC 归巢的主要方法有：

（1）CD26 抑制剂：如 diprotin A，能在底物水平竞争性抑制 CD26 的蛋白水解活性，从而影响 HSC 的迁移，具有促进干细胞归巢的作用。

（2）前列腺素 E2：主要通过上调存活素（survivin）的表达抑制 HSC 凋亡，促进 HSC 增殖和分化；可增加 CXCR4 表达以增强对 SDF-1 的趋化性，促进 HSC 归巢定植于骨髓。

（3）MSC 联合移植：MacMillan 等在体外扩增培养 MSC 提高儿科患者接受非相关供体 HSC 的 I～II 期临床试验结果中证实体外培养扩增 MSC 与脐血 HSC 共移植的效果是安全、稳定的。MSC 不但能促进 HSC 植入减轻急慢性 GVHD，而且在治疗移植后其他并发症上也有良好的疗效，在 HSCT 中具有重要的作用。

（4）改善移植部位：直接将 HSC 注射入骨髓微环境可以提高其归巢和定植。与脐血静脉注射相比，HSC 骨髓内注射可以显著降低血小板再生延迟的发生，也可以降低 GVHD 的发生率。

（5）其他：提高干细胞的数量，减少 HLA 的差异等。

六、思考与展望

造血干细胞资料库的建立和完善为寻找适合的供者提供了前提和便利，高分辨率的分子生物学分型技术为精确配型奠定了基础，但 HLA 等位基因其他遗传免疫相关因素与造血干细胞移植临床结果的关系仍有待进一步明确。随着造血干细胞移植技术的发展，对供者的需求也不断扩大，全球范围的造血干细胞库及造血干细胞协作组织的建立与完善是人类的一个伟大进步，其目的在于建立一个全球化的移植资料检索和报告系统，为患者和移植医生提供快速、有效的移植相关信息的咨询和处理意见，并为研究者提供大样本量的科学分析数据，为推动造血干细胞移植事业的发展做出了积极的贡献。随着现代医学、生物学、信息学等发展，全球供者搜寻的网络系统、个体化的移植策略、全球协作研究的协调、供受者的教育及人文关怀是造血干细胞登记中心和移植组织的工作重点。移植相关死亡和复发是影响 URD-HSCT 的主要因素，针对不同的患者和疾病特征选择最佳的移植时机和移植方案以提高患者的长期无病生存和生存质量，以及对移植并发症和复发相关机制的深入探索将是移植医生要不断思考问题。

UCBT 是一种非常有潜力的造血干细胞资源，也为基因治疗载体带来了新的靶细胞。虽然 UCBT 在推广过程中仍有许多问题亟待解决，如单份脐血中 HSC 数量有限、移植后免疫重建延迟、移植相关死亡率高、急性 GVHD 等，但目前已有很多研究人员致力于上述问题并已取得了可喜的成果。随着免疫学、分子生物学等相关学科的不断发展，脐血造血干细胞的研究也将得到不断深入，使 UCBT 得临床应用更为安全有效，为患者提供更多的治疗选择，并在治疗恶性肿瘤、遗传性疾病及基因治疗等方面具有更广阔的应用前景。

（黄 河）

第五节 从常规移植到微移植：我们的启示和思考

一、造血干细胞移植的发展和沿革

造血干细胞移植最初的研究始于 1949 年，Leon Jacobson 等在研究全身照射致死机制时，发现屏蔽脾脏，可以使致死照射剂量后小鼠得以活存，由此开始了造血干细胞移植的历史。此后，1951 年 Lorenz 等证明输入同基因骨髓后，可延长经致死剂量后小鼠和荷兰猪的活存期。1956 年 Barnes 和 loufit 开始用照射和骨髓移植治疗白血病小鼠。1955 年始 E.D.Thomas 和 Joseph Ferrebee 等开始进行人的骨髓移植研究，Thomas 等对 2 例难治性儿童急性淋巴细胞白血病患者经致死性全身放疗后，回输同卵双生同胞骨髓，白血病缓解 4 个月，才真正开始了世界首例造血干细胞移植，并在此基础上形成了经典的清髓性造血干细胞移植（AST）。1958 年以后，随着人类主要组织相容性抗原发现及研究的不断深入，1968 年 Robert Good 等首先对一例患免疫缺陷的婴儿，进行了人类白细胞抗原（human leukocyte antigen，HLA）相合同胞供者的异基因造血干细胞移植（allogeneic hematopoietic stem cell transplantation，allo-HSCT）获得成功；1969 年，E.D.Thomas 等首次对一例急变期的慢性髓性白血病患者，以其人类白细胞抗原相合胞妹骨髓为供体进行异基因造血干细胞移植，此后陆续有人类白细胞抗原相合同胞供者进行异基因造血干细胞移植获得成功的报道。1986年第一例无关供者异基因骨髓移植获得成功，1989年第一例脐血造血干细胞移植成功，1989年第一例异基因外周造血干细胞移植获得成功。1990年，Thomas因其在此领域的卓越成就而获得了诺贝尔医学奖并极大地推动了造血干细胞移植的快速发展：人类白细胞抗原相合清髓性造血干细胞移植、无关供者异基因造血干细胞移植和脐血造血干细胞移植等均获得长足进步。并在基础上于1997年提出和开展了非清髓或减低预处理强度异基因造血干细胞移植（nonmyeloablative stem cell transplantation/reduced intensity conditioning transplantation，NST/RIC）一系列实验和临床研究。

众所周知，经典的清髓性移植，利用全身8～15Gy高剂量照射和大剂量骨髓杀伤性药物如白消安、美法仑、环磷酰胺等进行致死性清髓预处理，对受者的骨髓和免疫系统进行彻底的清除，一方面尽可能彻底地清除肿瘤和白血病细胞，同时腾空骨髓，让供体细胞完全、稳定的植入受者体内，并诱发强大的移植物抗白血病/肿瘤（graft versus leukemia/tumor，GVL/T）效应，大大地提高了对白血病、恶性肿瘤和自身免疫性疾病等的疗效，降低了白血病和肿瘤的复发率。但是，高强度的放化疗预处理不仅对年龄、身体状况等有较高的要求，而且移植治疗相关病死率高，同时严重的骨髓抑制、缓慢的造血恢复导致严重感染发生率高；而且，供体植入的同时也引起严重的移植物抗宿主病（graft-versus-host disease，GVHD），是移植患者死亡的主要原因。清髓性造血干细胞移植的上述毒副反应严重限制了其临床应用。

20世纪90年代后期进一步的研究发现，异基因造血干细胞移植最主要的作用依赖于供体细胞植入后的移植物抗白血病/肿瘤效应而非致死性放化疗。而处于细胞周期G0期（俗称冬眠期）的肿瘤干细胞，在体外照射30Gy的情况下，仍然存活。这一现象提示，一味地加大预处理强度，不但不能增加对肿瘤的杀伤性，反而更增加了治疗相关的死亡风险。在此基础上，Slavin和Storb教授等提出非清髓异基因造血干细胞移植。在保证足够骨髓杀伤的前提下适当降低预处理的细胞毒强度，通过重用氟达拉滨、人抗胸腺细胞球蛋白（anti-human thymocyte globulin，ATG）等免疫抑制药物，保证对受者进行彻底的免疫清除，形成供体细胞的完全植入（full donor chimera，FDC）或经过混合植入（mixed chimera，MC）转为完全植入。非清髓异基因造血干细胞移植相对减少了预处理的细胞毒性及移植相关并发症包括移植物抗宿主病等，但保留和诱导了较强的移植物抗白血病/肿瘤效应，保证了对肿瘤和白血病的杀灭和清除作用，扩大了移植适应证，让更多的患者受益。但是，非清髓异基因造血干细胞移植只是相对改善了移植的缺点，而且由于受者彻底的免疫清除和供体的植入等，其同样存在着较严重的移植物抗宿主病、严重感染等移植相关病并发症等问题，此外，其并未解决供者的来源问题等。

20世纪初期，随着免疫学和移植研究的进步，单倍体移植研究不断发展，尤其是北京大学人民医院等采用改进的预处理和移植物抗宿主病预防方案在非去T细胞的单倍体移植（简称"北京方案"）治疗白血病等方面取得很大成功，显著拓宽了供体来源，提高了疗效。与目前美、欧及部分亚洲正全面推广的PTCY单倍体移植方案相比，疗效更具优势，为恶性血液病和肿瘤及遗传性疾病等提供了新的治疗选择。

二、微移植与经典移植的异同

无论是传统的清髓性造血干细胞移植——髓系和淋巴系的彻底清除，还是近年来的非清髓异基因造血干细胞移植或低强度预处理方案——淋巴系的彻底清除及一定程度的髓系清除，均强调要对受体进行一定强度的预处理和免疫抑制，以保证供体细胞的稳定植入及诱导移植物抗宿主病效应。与传统的清髓方案相比，非清髓异基因造血干细胞移植等只是相对减轻了预处理相关的并发症，但预处理本身所包含的放化疗、移植后免疫抑制药的应用以及免疫功能低下所致的细菌、真菌及病毒等严重感染并发症依然存在。因此，研究探讨既能诱导高效的移植物抗肿瘤效应，又能避免移植物抗宿主病等并发症，并且拥有不受人类白细胞抗原配型限制的大量供者等理想移植模式成为国内外研究的最大关注点之一。

考虑到清髓性造血干细胞移植与非清髓异基因造血干细胞移植清除受者免疫功能带来的相关问题，特别是结合近年来免疫学和移植理论的发展，在经典的清髓性造血干细胞移植和非清髓异基因造血干细胞移植研究基础上，原解放军三零七医院艾辉胜、郭梅等原创性提出和开展了微移植（micro stem cell transplantation，MST）。与经典移植不同，微移植预处理的目的只是要最大限度地杀灭白血病和肿瘤细胞，但不对受者进行免疫清除，不采用全身照射（total body irradiation，TBI）、氟达拉滨或 ATG 等免疫抑制药物；此外，微移植强调供体细胞的微量植入（供体细胞 < 1%～2.5%），但不期望形成完全或混合供体细胞植入；更重要的是，微移植虽连续输注了较大量的人类白细胞抗原不相合供体细胞，但并不进行移植物抗宿主病预防，而且基本上避免了临床移植物抗宿主病和间质性肺炎等移植最严重和最常见的并发症。因此，微移植不但大大提高了移植的安全性，改善了患者的存活质量，而且，更加简便易行，安全可靠。据艾辉胜、郭梅等报告，微移植治疗 AML 最大年龄达 88 岁，30 例老年及 101 例中青年 AML 微移植治疗，老年 AML 造血恢复快、严重感染减少，完全缓解率达 80%，2 年无病生存率 38%；中青年低危及标危组 AML 6 年无病生存率达 59.2%～84.4%，此均明显高于国内文献。而且所有病例均未见确定的临床移植物抗宿主病。但是，与清髓性造血干细胞移植和非清髓异基因造血干细胞移植相比，微移植的白血病复发率相对较高，艾辉胜、郭梅等的研究报告也认为：微移植治疗中低危 AML 的白血病复发率约 29%，略高于国外文献非清髓异基因造血干细胞移植治疗同类患者白血病复发率 24% 的报告。说明进一步加强微移植的移植物抗白血病 / 肿瘤效应及降低白血病复发率是微移植重要的研究课题。

三、启示和思考

从 20 世纪 50 年代的脾细胞注射和骨髓细胞输注到世界首例同基因骨髓移植成功，又到 20 世纪 90 年代的非清髓移植问世，再到近年来微移植相关研究文章在国际上的连续发表，造血干细胞移植已经走过了五十余年的曲折发展历程，期间，以 Thomas 获诺贝尔医学奖为标志，异基因造血干细胞移植不但对血液病和肿瘤科学研究及对治疗水平的提高和进展起到了巨大的推动作用，尤其造血干细胞移植从大移植、小移植到微移植的发展给我们的启示和思考更是无可估量的。

（一）预处理模式的更新和发展

众所周知，经典的移植理念均认为预处理的主要目的包括抑制受者的免疫功能、为供体细胞植入腾出空间，以及最大限度地清除肿瘤细胞三大方面。因此，无论清髓性造血干细胞移植或非清髓异基因造血干细胞移植在强调要有足够强度的预处理等是一致的，不同的是，清髓性造血干细胞移植强调淋巴系和髓系的彻底清除，而非清髓异基因造血干细胞移植则更强调对淋巴系的彻底清除，但减弱了对髓系的细胞毒预处理强度。因此，非清髓异基因造血干细胞移植只是对清髓性造血干细胞移植预处理理念的改进或补充。而微移植则与此完全不同，微移植预处理的目的只是要最大限度地杀灭白血病和肿瘤细胞，它不但不要求对受者的免疫系统进行清除，而且还鼓励保留受者健康的免疫功能；此种移植理念和观念的改变，不但对降低移植的毒副反应、提高疗效及扩大受益患者群体有重要帮助，而且为未来移植的进一步创新发展提供了潜在的可能。

（二）供体细胞植入理念的改变

20 世纪 90 年代，供体细胞的完全稳定植入被认为是移植成功的根本标志，而供体细胞的混合植入往往是不被接受的；随着非清髓异基因造血干细胞移植的引入，供体细胞的混合植入虽被逐渐接受，并被视为非清髓异基因造血干细胞移植重要的植入模式之一，但是供体完全植入仍是移植成功的根本标志，而且供体细胞植入率 < 2.5% 曾被认为是移植失败或移植排斥。与清髓性造血干细胞移植和非清髓异基因造血干细胞移植不同，微移植不但不要求供体细胞的完全植入，甚至也不刻意追求供体细胞的混合植入，微移植要求的只是供体细胞的微量植入——即供体细胞 < 1%～2.5%。既往曾认为：如果不对受者进行免疫抑制预处理，输入的供体细胞将在 24～48 小时内排出体外。艾辉胜、郭梅等的研究报告已经证明：微移植后供体细胞可以微量嵌合体的形

式持续存留受者体内数周至数年并发挥相应的生物学效应。美国杜克大学的 Nelson Cao 教授等的研究也已重复证实。

（三）抗肿瘤/白血病效应观念的改变

由于清髓性造血干细胞移植完全稳定的供体植入，其诱导的移植物抗白血病效应也是最强的，非清髓异基因造血干细胞移植形成了 FDC 或经 MC 转为 FDC，因而也保留了较强的移植物抗白血病效应。但是，微移植仅有供体细胞的微量植入，艾辉胜、郭梅等的研究也证明微移植不但可以诱发脉冲式的移植物抗白血病效应，而且更可诱导较强的受者抗肿瘤/白血病效应（recipient-versus-leukemia/ recipient-versus-tumor，RVT/RVL）。他们的动物和临床研究已经证实，微移植后可诱导受者和/或供者来源的 CTL 细胞和 IL-2、IL-6 和 IL-10 等细胞因子的升高。此结果为微移植临床疗效的提高提供了机制上的强力支持。分析除了移植模式不同外，可能也与微移植保留了受者的免疫功能有关，而且通过输注大量人类白细胞抗原不全相合造血干细胞包括大量供体淋巴细胞等，在对受者免疫重新激活和重置以打破对肿瘤的耐受可能起到较为重要的作用。

（四）造血功能恢复观念的调整

众所周知，移植恢复造血功能的作用是非常明确的，不但恶性血液病或肿瘤患者移植后可快速恢复造血，即使是受到超大剂量辐射损伤的放射病患者接受移植后也可快速恢复造血。微移植虽然仅有供体细胞的微量植入，但也可以较快速的恢复三系血细胞。不同的是，微移植恢复的是受者造血而非供者造血。艾辉胜、郭梅等的实验研究证实：微移植快速恢复受者造血主要与供者细胞输注后引起了受者造血干祖细胞的大量扩增及细胞因子分泌有关。

（五）移植物抗宿主病的观念和理念的转变

文献报告，清髓性造血干细胞移植后Ⅱ～Ⅳ度急性移植物抗宿主病的发生率为 15%～25% 或更高，人类白细胞抗原不相合移植物抗宿主病的发生率更高达 30%～50% 以上。虽然多数文献认为非清髓异基因造血干细胞移植可减轻移植物抗宿主病，但也有文献认为，非清髓异基因造血干细胞移植的移植物抗宿主病并未减轻和减少。我国非清髓异基因造血干细胞移植协作组的

结果，Ⅱ～Ⅳ度急性移植物抗宿主病的发生率约占 20%。而且，移植物抗宿主病的发生时间相对延迟，国外文献已有所谓迟发性急性移植物抗宿主病的报告。但是，与清髓性造血干细胞移植和非清髓异基因造血干细胞移植不同，微移植虽然未做移植物抗宿主病预防，但是，老年 AML 和中青年 AML 移植后基本无明确的临床移植物抗宿主病发生，大大降低了移植相关的并发症及提高了移植的安全性。此外，微移植的供体虽然大多数来源于人类白细胞抗原半相合的家族供体，但也有 10%～15% 来源于人类白细胞抗原完全不相合、血缘完全不相关的供体，临床结果显示，两者的毒副反应并无明显区别。因此，微移植完全突破了人类白细胞抗原供体的限制，实现了人人有供体时代。艾辉胜、郭梅等的研究发现：微移植后个别病例在移植早期出现类似于移植物抗宿主病或细胞因子综合征（CRS）样表现，此类病例虽然极为罕见，但临床上进展快、病情重，尤其对微移植前曾进行过免疫抑制剂治疗的患者应予以高度警惕。总之，微移植采用人类白细胞抗原半相合或完全不相合供体，但却基本避免了临床移植物抗宿主病，不但具有重要的临床和科学意义，而且其对相关学科的潜在辐射作用及可能的"蝴蝶"效应更令人期待。

（六）移植和细胞免疫治疗概念的拓展

最初移植的概念是指将植物移动到其他地点种植。以后又引申为将生命体或生命体的部分通过手术或其他途径迁移到同一个体或另一个体的特定部位，并使其继续存活的方法。骨髓移植或造血干细胞移植简单地说就是将正常的骨髓或造血干细胞移植到不正常或失去造血功能的患者体内，使其恢复造血功能。因此，微移植既然具备了预处理、较大剂量供体细胞输入，而且有少量供体细胞持续存活，并恢复了患者造血功能及诱发了抗肿瘤/白血病效应，因此，微移植符合经典的移植定义。但是，如前所述，微移植毕竟与经典的清髓性造血干细胞移植和非清髓异基因造血干细胞移植有很多不同，而且，*N Engl J Med* 等虽然也报告了肾、肝等脏器移植后可以有微量的供体细胞持续存活的证据，但是微量的供体植入与大量和完全的供体植入毕竟还是有很多不同的。此外，无论是清髓性造血干细胞移植、非清髓异

基因造血干细胞移植或微移植虽然都属于细胞免疫治疗的大范畴，但是，它们与普通的细胞因子诱导的杀伤细胞（cytokine-induced killer cell，CIK）等所谓细胞免疫治疗仍有很大甚至根本的不同。过去，由于受移植本身的毒副反应的影响，清髓性造血干细胞移植和非清髓异基因造血干细胞移植受到很大限制，现在，随着微移植安全简便等优势的被临床接受，必将会对白血病和恶性肿瘤的细胞免疫治疗发挥极大的推动作用。实际上，老年 AML 和 MDS 患者微移植治疗所显示的初步良好治疗效果，已展示了微移植作为一种更加安全简便高效的移植免疫治疗良好前景。

长期以来，人们对异基因移植的关注点主要集中在预处理和供体植入，尤其是移植物抗宿主病。近年来，国内外对移植物抗白血病 /T 效应的研究虽已明显增多，但仍嫌不足。微移植即使输注大量人类白细胞抗原不相合甚至完全不合的供体细胞而且未用移植物抗宿主病预防，但却基本避免了临床移植物抗宿主病，此很可能将引导血液和移植专家更多甚至集中于对移植物抗白血病 /T 效应的研究。另一方面，微移植的白血病复发率要高于清髓性造血干细胞移植和非清髓异基因造血干细胞移植，从临床需求上也将进一步推动对加强抗白血病效应和降低白血病复发率的研究。不断研发新的增强移植物抗白血病 /T 效应和 / 或 RVL/T 效应的新策略、新产品和新方法，把白血病和肿瘤的治疗和治愈提高到新水平。

（七）微移植反映了医学科学发展的必然趋势

众所周知，不但植物学的嫁接技术早已完成了从整体嫁接到枝和花嫁接的转变，外科学也早已完成了从整体手术到微创手术的发展。而且，即使器官移植也早已发现了微量供体细胞可以在受者体内长期存活的证据。因此，移植五十年的历史，尤其从大移植、小移植到微移植的发展历程实际上与整个大科学甚至哲学理念的发展轨迹是一致的。此外，人类历史的发展是螺旋形的，科学的发展有时也是螺旋形的，异基因造血干细胞移植从最初的单纯骨髓输注到骨髓和免疫彻底清除的清髓性造血干细胞移植，再到减毒性预处理但强调免疫彻底清除的非清髓异基因造血干细胞移植，再到保留免疫的微移植，实际上也经历了类似的螺旋形发展。但应注意，此种螺旋形发展并不是简单的圆形回归或简单的历史重复，微移植的免疫不清除也完全不同于五十年前的单纯骨髓输注。而是在既往清髓性造血干细胞移植、非清髓异基因造血干细胞移植基础上，将移植与细胞免疫治疗和化疗有机结合的混合体，而且，微移植一方面用化疗或靶向治疗杀灭肿瘤和白血病细胞，另一方面通过输注健康的供体细胞诱发移植物抗白血病 /T 效应清除残留的白血病 / 肿瘤细胞，同时，又因保留了受者健康的免疫功能，诱发了 RVL/T 效应，构成了新的化疗和免疫治疗的体系。此外，艾辉胜、郭梅及韩卫东等最新的研究把微移植与 CART 细胞联合应用治疗难治复发急性淋巴细胞白血病并取得了初步成功。总之，从骨髓细胞输注到清髓和非清髓移植，再到微移植，此种科学研究的不断螺旋攀升、发展和升华，昭示着造血干细胞移植的未来和轨迹必将以更快的速度向更高更远的未来迈进！微移植也在不断更新和发展中。我们相信新的移植革命时代必将早日到来。

（艾辉胜）

参 考 文 献

[1] Xu LP, Wu DP, Han MZ, et al. A review of hematopoietic cell transplantation in China: data and trends during 2008-2016. Bone Marrow Transplant, 2017, 52 (11): 1512-1518.

[2] Lv M, Chang Y, Huang X. Everyone has a donor: contribution of the Chinese experience to global practice of haploidentical hematopoietic stem cell transplantation. Front Med, 2019, 13 (1): 45-56.

[3] Jiang Q, Xu LP, Liu DH, et al. Imatinib mesylate versus allogeneic hematopoietic stem cell transplantation for patients with chronic myelogenous leukemia in the accelerated phase. Blood, 2011, 117 (11): 3032-3040.

[4] Jiang Q, Xu LP, Liu DH, et al. Imatinib results in better outcomes than HLA-identical sibling transplants in young persons with newly diagnosed chronic-phase chronic myelogenous leukemia. Leukemia, 2013, 27(12): 2410-2413.

[5] Xu LP, Xu ZL, Zhang XH, et al. Allogeneic Stem Cell Transplantation for Patients with T315I BCR-ABL Mutated Chronic Myeloid Leukemia. Biol Blood Marrow Transplant, 2016, 22(6): 1080-1086.

[6] Xu L, Chen H, Chen J, et al. The consensus on indications, conditioning regimen, and donor selection of allogeneic hematopoietic cell transplantation for hematological diseases in China-recommendations from the Chinese Society of Hematology. J Hematol Oncol, 2018, 11(1): 33.

[7] Marsh JC, Ball SE, Cavenagh J, et al. Guidelines for the diagnosis and management of aplastic anaemia. Br J Haematol, 2009, 147(1): 43-70.

[8] Killick SB, Bown N, Cavenagh J, et al. Guidelines for the diagnosis and management of adult aplastic anaemia. Br J Haematol, 2016, 172(2): 187-207.

[9] Young NS. Aplastic Anemia. N Engl J Med, 2018, 379(17): 1643-1656.

[10] Xu LP, Liu KY, Liu DH, et al. A novel protocol for haploidentical hematopoietic SCT without in vitro T-cell depletion in the treatment of severe acquired aplastic anemia. Bone Marrow Transplant, 2012, 47(12): 1507-1512.

[11] Xu LP, Wang SQ, Wu DP, et al. Haplo-identical transplantation for acquired severe aplastic anaemia in a multicentre prospective study. Br J Haematol, 2016, 175(2): 265-274.

[12] Xu LP, Jin S, Wang SQ, et al. Upfront haploidentical transplant for acquired severe aplastic anemia: registry-based comparison with matched related transplant. J Hematol Oncol, 2017, 10(1): 25.

[13] Bacigalupo A. How I treat acquired aplastic anemia. Blood, 2017, 129(11): 1428-1436.

[14] Wang Y, Liu DH, Liu KY, et al. Long-term follow-up of haploidentical hematopoietic stem cell transplantation without in vitro T cell depletion for the treatment of leukemia: nine years of experience at a single center. Cancer, 2013, 119(5): 978-985.

[15] Wang Y, Liu QF, Xu LP, et al. Haploidentical vs identical-sibling transplant for AML in remission: a multicenter, prospective study. Blood, 2015, 125(25): 3956-3962.

[16] Huang XJ, Zhu HH, Chang YJ, et al. The superiority of haploidentical related stem cell transplantation over chemotherapy alone as postremission treatment for patients with intermediate- or high-risk acute myeloid leukemia in first complete remission. Blood, 2012, 119(23): 5584-5590.

[17] Lv M, Wang Y, Chang YJ, et al. Myeloablative Haploidentical Transplantation Is Superior to Chemotherapy for Patients with Intermediate-risk Acute Myelogenous Leukemia in First Complete Remission. Clin Cancer Res. 2019. 25(6): 1737-1748.

[18] Wang Y, Wu DP, Liu QF, et al. In adults with t(8;21) AML, posttransplant RUNX1/RUNX1T1-based MRD monitoring, rather than c-KIT mutations, allows further risk stratification. Blood, 2014, 124(12): 1880-1886.

[19] Zhu HH, Zhang XH, Qin YZ, et al. MRD-directed risk stratification treatment may improve outcomes of t(8;21) AML in the first complete remission: results from the AML05 multicenter trial. Blood, 2013, 121(20): 4056-4062.

[20] Tang FF, Xu LP, Zhang XH, et al. Monitoring of post-transplant CBFB-MYH11 as minimal residual disease, rather than KIT mutations, can predict relapse after allogeneic haematopoietic cell transplantation in adults with inv(16) acute myeloid leukaemia. Br J Haematol, 2018, 180(3): 448-451.

[21] Majhail NS, Farnia SH, Carpenter PA, et al. Indications for Autologous and Allogeneic Hematopoietic Cell Transplantation: Guidelines from the American Society for Blood and Marrow Transplantation. Biol Blood Marrow Transplant, 2015, 21(11): 1863-1869.

[22] Dohner H, Estey E, Grimwade D, et al. Diagnosis and management of AML in adults: 2017 ELN recommendations from an international expert panel. Blood, 2017, 129(4): 424-447.

[23] Lee CJ, Savani BN, Mohty M, et al. Haploidentical hematopoietic cell transplantation for adult acute myeloid leukemia: a position statement from the Acute Leukemia Working Party of the European Society for Blood and Marrow Transplantation. Haematologica, 2017, 102(11): 1810-1822.

[24] Terwilliger T, Abdul-Hay M. Acute lymphoblastic leukemia: a comprehensive review and 2017 update. Blood Cancer J, 2017, 7(6): e577.

[25] Wang Y, Liu QF, Xu LP, et al. Haploidentical versus Matched-Sibling Transplant in Adults with Philadelphia-Negative High-Risk Acute Lymphoblastic Leukemia: A Biologically Phase III Randomized Study. Clin Cancer Res, 2016, 22(14): 3467-3476.

[26] Xu LP, Liu KY, Liu DH, et al. The inferiority of G-PB to rhG-CSF-mobilized blood and marrow grafts as a stem cell source in patients with high-risk acute leukemia who underwent unmanipulated HLA-mismatched/haploidentical transplantation: a comparative analysis. Bone Marrow Transplant, 2010, 45 (6): 985-992.

[27] Zhao X, Gao F, Zhang X, et al. Improved clinical outcomes of rhG-CSF-mobilized blood and marrow haploidentical transplantation compared to propensity score-matched rhG-CSF-primed peripheral blood stem cell haploidentical transplantation: a multicenter study. Sci China Life Sci, 2016, 59 (11): 1139-1148.

[28] Bashey A, Zhang MJ, McCurdy SR, et al. Mobilized Peripheral Blood Stem Cells Versus Unstimulated Bone Marrow As a Graft Source for T-Cell-Replete Haploidentical Donor Transplantation Using Post-Transplant Cyclophosphamide. J Clin Oncol, 2017, 35 (26): 3002-3009.

[29] Estey E, de Lima M, Tibes R, et al. Prospective feasibility analysis of reduced-intensity conditioning (RIC) regimens for hematopoietic stem cell transplantation (HSCT) in elderly patients with acute myeloid leukemia (AML) and high-risk myelodysplastic syndrome (MDS). Blood, 2007, 109 (4): 1395-1400.

[30] Sorror ML, Maris MB, Storb R, et al. Hematopoietic cell transplantation (HCT)-specific comorbidity index: a new tool for risk assessment before allogeneic HCT. Blood, 2005, 106 (8): 2912-2919.

[31] Mo XD, Xu LP, Liu DH, et al. The hematopoietic cell transplantation-specific comorbidity index (HCT-CI) is an outcome predictor for partially matched related donor transplantation. Am J Hematol, 2013, 88 (6): 497-502.

[32] Chang YJ, Huang XJ. Donor lymphocyte infusions for relapse after allogeneic transplantation: when, if and for whom? Blood Rev, 2013, 27 (1): 55-62.

[33] Wang Y, Chang YJ, Xu LP, et al. Who is the best donor for a related HLA haplotype-mismatched transplant? Blood, 2014, 124 (6): 843-850.

[34] Chang YJ, Zhao XY, Xu LP, et al. Donor-specific anti-human leukocyte antigen antibodies were associated with primary graft failure after unmanipulated haploidentical blood and marrow transplantation: a prospective study with randomly assigned training and validation sets. J Hematol Oncol, 2015, 8: 84.

[35] Chang YJ, Luznik L, Fuchs EJ, et al. How do we choose the best donor for T-cell-replete, HLA-haploidentical transplantation?. J Hematol Oncol, 2016, 9 (1): 35.

[36] Chang YJ, Wang Y, Liu YR, et al. Haploidentical allograft is superior to matched sibling donor allograft in eradicating pre-transplantation minimal residual disease of AML patients as determined by multiparameter flow cytometry: a retrospective and prospective analysis. J Hematol Oncol, 2017, 10 (1): 134.

[37] Wang Y, Wu DP, Liu QF, et al. Donor and recipient age, gender and ABO incompatibility regardless of donor source: validated criteria for donor selection for haematopoietic transplants. Leukemia, 2018, 32 (2): 492-498.

[38] Billingham RE. The biology of graft-versus-host reactions. Harvey Lect, 1966-1967, 62: 21-78.

[39] Coustan-Smith E, Song G, Shurtleff S, et al. Universal monitoring of minimal residual disease in acute myeloid leukemia. JCI Insight, 2018, 3 (9): pii: 98561.

[40] de Lima M, Porter DL, Battiwalla M, et al. Proceedings from the National Cancer Institute's Second International Workshop on the Biology, Prevention, and Treatment of Relapse After Hematopoietic Stem Cell Transplantation: part III. Prevention and treatment of relapse after allogeneic transplantation. Biol Blood Marrow Transplant, 2014, 20: 4-13.

[41] Ding L, Ley TJ, Larson DE, et al. Clonal evolution in relapsed acute myeloid leukaemia revealed by whole-genome sequencing. Nature, 2012, 481 (7382): 506-510.

[42] Enric C, Carlo D, Mohamad M, Nicolaus Kröger. Berlin: Springer, The EBMT Handbook, 2019..

[43] Fasslrinner F, Schetelig J, Burchert A. Long-term efficacy of reduced-intensity versus myeloablative conditioning before allogeneic haemopoietic cell transplantation in patients with acute myeloid leukaemia in first complete remission: retrospective follow-up of an open-label, randomised phase 3 trial. Lancet Haematol, 2018, 5 (4): e161-e169.

[44] Fleischhauer K, Shaw BE. HLA-DP in unrelated hematopoietic cell transplantation revisited: challenges and opportunities. Blood, 2017, 130 (9): 1089-1096.

[45] Huang XJ, Wang Y, Liu DH, et al. Modified donor lymphocyte infusion (DLI) for the prophylaxis of leukemia relapse after hematopoietic stem cell transplantation in patients with advanced leukemia-feasibility and safety study. J Clin Immunol, 2008, 28: 390-397.

[46] Kebriaei P, Anasetti C, Zhang MJ, et al. Intravenous Busulfan Compared with Total Body Irradiation Pretransplant Conditioning for Adultswith Acute Lymphoblastic Leukemia. Biol Blood Marrow Transplant, 2018, 24 (4): 726-733.

[47] Kraft S, Bollinger N, Bodenmann B, et al. High mortality in hematopoietic stem cell transplant-associated thrombotic microangiopathy with and without concomitant acute graft-versus-host disease. Bone Marrow Transplant, 2019, 54(4): 540-548.

[48] Liu J, Zhong JF, Zhang X, et al. Allogeneic CD19-CAR-T cell infusion after allogeneic hematopoietic stem cell transplantation in B cell malignancies. J Hematol Oncol, 2017, 10(1): 35.

[49] Lorentino F, Labopin M, Bernardi M, et al. Comparable outcomes of haploidentical, 10/10 and 9/10 unrelated donor transplantation in adverse karyotype AML in first complete remission. Am J Hematol. Am J Hematol, 2018, 93(10): 1236-1244.

[50] Lorentino F, Labopin M, Bernardi M, et al. Comparable outcomes of haploidentical, 10/10 and 9/10 unrelated donor transplantation in adverse karyotype AML in first complete remission. Am J Hematol, 2018, 93(10): 1236-1244.

[51] Lund TC, Ahn KW, Tecca HR, et al. Outcomes after Second Hematopoietic Cell Transplantation in Children and Young Adults with Relapsed Acute Leukemia. Biol Blood Marrow Transplant, 2019, 25(2): 301-306.

[52] Morishima Y, Kashiwase K, Matsuo K, et al. Biological significance of HLA locus matching in unrelated donor bone marrow transplantation. Blood, 2015, 125(7): 1189-1197.

[53] Mullighan CG, Phillips LA, Su X, et al. Genomic analysis of the clonal origins of relapsed acute lymphoblastic leukemia. Science, 2008, 322(5906): 1377-1380.

[54] Nagler A, Rocha V, Labopin M, et al. Allogeneic hematopoietic stem-cell transplantation for acute myeloid leukemia in remission: comparison of intravenous busulfan plus cyclophosphamide(Cy) versus total-body irradiation plus Cy as conditioning regimen--a report from the acute leukemia working party of the European group for blood and marrow transplantation. J Clin Oncol, 2013, 31(28): 3549-3556.

[55] Oostvogels R, Minnema MC, van Elk M, et al. Towards effective and safe immunotherapy after allogeneic stem cell transplantation: identification of hematopoietic-specific minor histocompatibility antigen UTA2-1. Leukemia, 2013, 27(3): 642-649.

[56] Pedreira C, Costa E, Lecrevisse Q. Overview of clinical flow cytometry data analysis: recent advances and future challenges. Trends Biotechnol, 2013, 31: 415-425.

[57] Ruutu T, de Wreede LC, van Biezen A, et al. Second allogeneic transplantation for relapse of malignant disease: retrospective analysis of outcome and predictive factors by the EBMT. Bone Marrow Transplant, 2015, 50(12): 1542-1550.

[58] Schmid C, Labopin M, Nagler A, et al. Treatment, risk factors, and outcome of adults with relapsed AML after reduced intensityconditioning for allogeneic stem cell transplantation. Blood, 2012, 119(6): 1599-1606.

[59] Schroeder T, Fröbel J, Cadeddu RP, et al. Salvage therapy with azacitidine increases regulatory T cells in peripheral blood of patients with AML or MDS and early relapse after allogeneic blood stem cell transplantation. Leukemia, 2013; 27(9): 1910-1913.

[60] Tan Y, Xiao H, Wu D, et al. Combining therapeutic antibodies using basiliximab and etanercept for severe steroid-refractory acute graft-versus-host disease: A multi-center prospective study. Oncoimmunology, 2017, 6(3): e1277307.

[61] Vago L, Perna SK, Zanussi M, et al. Loss of mismatched HLA in leukemia after stem-cell transplantation. N Engl J Med, 2009, 361(5): 478-488.

[62] Villalobos IB, Takahashi Y, Akatsuka Y, et al. Relapse of leukemia with loss of mismatched HLA resulting from uniparental disomy afterhaploidentical hematopoietic stem cell transplantation. Blood, 2010, 115(15): 3158-3161.

[63] Xiao H, Li L, Pang Y, et al. Sequential treatment combining cladribine-based re-induction, myeloablative allogeneic HSCT, and prophylactic donor lymphocyte infusion: a promising treatment for refractory acute myeloid leukemia. Ann Hematol, 2018, 97(12): 2479-2490.

[64] Xiao H, Luo Y, Lai X, et al. Donor TLR9 gene tag-SNPs influence susceptibility to aGVHD and CMV reactivation in the allo-HSCT setting without polymorphisms in the TLR4 and NOD2 genes. Bone Marrow Transplant, 2014, 49(2): 241-247.

[65] Xiao H, Luo Y, Lai X, et al. Genetic variations in T-cell activation and effector pathways modulate alloimmune responses after allogeneic hematopoietic stem cell transplantation in patients with hematologic malignancies. Haematologica, 2012, 97(12): 1804-1812.

[66] Xiao H, Shi J, Luo Y, et al. First report of multiple CEBPA mutations contributing to donor origin of leukemia relapse after allogeneic hematopoietic stem cell transplantation. Blood, 2011, 117(19): 5257-5260.

[67] Xiao H, Cao W, Lai X, et al. Immunosuppressive cytokine gene polymorphisms and outcome after related and unrelated hematopoietic cell transplantation in Chinese

population. Biol Blood Marrow Transplant，2011，17：542-549.

[68] Xu LP，Wu DP，Han MZ，et al，A review of hematopoietic cell transplantation in China：data and trends during 2008-2016. Bone Marrow Transplant，2017，52（11）：1512-1518.

[69] Yan CH，Liu QF，Wu DP，et al. Prophylactic Donor Lymphocyte Infusion（DLI）Followed by Minimal Residual Disease and Graft-versus-Host Disease-Guided Multiple DLIs Could Improve Outcomes after Allogeneic Hematopoietic Stem Cell Transplantation in Patients with Refractory/Relapsed Acute Leukemia. Biol Blood Marrow Transplant，2017，23（8）：1311-1319.

[70] 中国侵袭性真菌感染工作组. 血液病 / 恶性肿瘤患者侵袭性真菌病的诊断标准与治疗原则（第五次修订版）. 中华内科杂志，2017，56（6）：453-459.

[71] 中华医学会血液学分会干细胞应用学组. 中国异基因造血干细胞移植治疗血液系统疾病专家共识（I）——适应证、预处理方案及供者选择（2014 年版）. 中华血液学杂志，2014，35（8）：775-780.

[72] Chang YJ，Huang XJ. Haploidentical stem cell transplantation：anti-thymocyte globulin-based experience. Semin Hematol，2016，53（2）：82-89.

[73] 常英军. 我如何选择异基因造血干细胞移植供者. 中华血液学杂志，2016，37（8）：643-649.

[74] Kanakry CG，Fuchs EJ，Luznik L. Modern approaches to HLA-haploidentical blood or marrow transplantation. Nat Rev Clin Oncol，2016，13（1）：10-24.

[75] Aversa F，Terenzi A，Tabilio A，et al. Full haplotype-mismatched hematopoietic stem-cell transplantation：a phase II study in patients with acute leukemia at high risk of relapse. J Clin Oncol，2005，23（15）：3447-3454.

[76] Mo XD，Lv M，Huang XJ. Preventing relapse after haematopoietic stem cell transplantation for acute leukaemia：the role of post-transplantation minimal residual disease（MRD）monitoring and MRD-directed intervention. Br J Haematol，2017，179（2）：184-197.

[77] Chang YJ，Zhao XY，Huang XJ. Immune reconstitution after haploidentical hematopoietic stem cell transplantation. Biol Blood Marrow Transplant，2014，20（4）：440-449.

[78] Yan CH，Liu DH，Liu KY，et al. Risk stratification-directed donor lymphocyte infusion could reduce relapse of standard-risk acute leukemia patients after allogeneic hematopoietic stem cell transplantation. Blood，2012，119（14）：3256-3262.

[79] Ciurea SO，Schafer JR，Bassett R，et al. Phase 1 clinical trial using mbIL21 ex vivo-expanded donor-derived NK cells after haploidentical transplantation. Blood，2017，130（16）：1857-1868.

[80] Kong Y. Poor graft function after allogeneic hematopoietic stem cell transplantation-an old complication with new insights. Semin Hematol，Available online 24 August 2018，https://doi.org/10.1053/j.seminhematol.2018.08.004

[81] Aldoss I，Stiller T，Tsai NC，et al. Therapy-related acute lymphoblastic leukemia has distinct clinical and cytogenetic features compared to de novo acute lymphoblastic leukemia，but outcomes are comparable in transplanted patients. Haematologica，2018，103（10）：1662-1668.

[82] Aversa F，Terenzi A，Tabilio A，et al. Full haplotype-mismatched hematopoietic stem-cell transplantation：a phase II study in patients with acute leukemia at high risk of relapse. J Clin Oncol，2005，23（15）：3447-3454.

[83] Batlevi CL，Matsuki E，Brentjens RJ，et al. Novel immunotherapies in lymphoid malignancies. Nat Rev Clin Oncol，2016，13（1）：25-40.

[84] Bersenev A. CAR-T cell manufacturing：time to put it in gear. Transfusion，2017，57（5）：1104-1146.

[85] Biffi A，Montini E，Lorioli L，et al. Lentiviral hematopoietic stem cell gene therapy benefits metachromatic leukodystrophy. Science，2013，341（6148）：1233158.

[86] Bleakley M，Heimfeld S，Loeb KR，et al. Outcomes of acute leukemia patients transplanted with naive T cell-depleted stem cell grafts. J Clin Invest，2015，125（7）：2677-2689.

[87] Bo C，Mei G，Huisheng A. Microtransplantation. Current Opinion in Hematology，2018，25（6）：1.

[88] Brunstein CG，Miller JS，Cao Q，et al. Infusion of ex vivo expanded T regulatory cells in adults transplanted with umbilical cord blood：safety profile and detection kinetics. Blood，2011，117（3）：1061-1070.

[89] Cai B，Guo M，Wang Y，et al. Co-infusion of haplo-identical CD19-chimeric antigen receptor T cells and stem cells achieved full donor engraftment in refractory acute lymphoblastic leukemia. J Hematol Oncol，2016，9（1）：131.

[90] Comoli P，Basso S，Riva G，et al. BCR-ABL-specific T-cell therapy in Ph+ ALL patients on tyrosine-kinase inhibitors. Blood，2017，129（5）：582-586.

[91] Crucitti L，Crocchiolo R，Toffalori C，et al. Incidence，risk factors and clinical outcome of leukemia relapses with loss of the mismatched HLA after partially incompatible hematopoietic stem cell transplantation. Leukemia，2015，29（5）：1143-1152.

[92] Di Ianni M，Falzetti F，Carotti A，et al. Tregs prevent

GVHD and promote immune reconstitution in HLA-haploidentical transplantation. Blood, 2011, 117(14): 3921-3928.

[93] Genovese P, Schiroli G, Escobar G, et al. Targeted genome editing in human repopulating haematopoietic stem cells. Nature, 2014, 510(7504): 235-240.

[94] Gratwohl A, Pasquini MC, Aljurf M, et al. One million haemopoietic stem-cell transplants: a retrospective observational study. Lancet Haematol, 2015, 2(3): e91-e100.

[95] Guo M, Chao NJ, Li JY, et al. HLA-Mismatched Microtransplant in Older Patients Newly Diagnosed With Acute Myeloid Leukemia: Results From the Microtransplantation Interest Group. JAMA Oncol, 2018, 4(1): 54-62.

[96] Guo M, Hu KX, Yu CL, et al. Infusion of HLA-mismatched peripheral blood stem cells improves the outcome of chemotherapy for acute myeloid leukemia in elderly patients. Blood, 2011, 117(3): 936-941.

[97] Kanakry CG, Fuchs EJ, Luznik L. Modern approaches to HLA-haploidentical blood or marrow transplantation. Nat Rev Clin Oncol, 2016, 13(2): 132.

[98] Krampera M, Glennie S, Dyson J, et al. Bone marrow mesenchymal stem cells inhibit the response of naive and memory antigen-specific T cells to their cognate peptide. Blood, 2003, 101(9): 3722-3729.

[99] Krishnamurthy P, Potter VT, Barber LD, et al. Outcome of donor lymphocyte infusion after T cell-depleted allogeneic hematopoietic stem cell transplantation for acute myelogenous leukemia and myelodysplastic syndromes. Biol Blood Marrow Transplant, 2013, 19(4): 562-568.

[100] Mei G, Kai-Xun H, Guang-Xian L, et al. HLA-Mismatched Stem-Cell Microtransplantation As Postremission Therapy for Acute Myeloid Leukemia: Long-Term Follow-Up. Journal of Clinical Oncology Official Journal of the American Society of Clinical Oncology, 2012, 30(33): 4084-4090.

[101] Nash RA, Hutton GJ, Racke MK, et al. High-dose immunosuppressive therapy and autologous HCT for relapsing-remitting MS. Neurology, 2017, 88(9): 842-852.

[102] O'Reilly RJ, Prockop S, Hasan AN, et al. Virus-specific T-cell banks for 'off the shelf' adoptive therapy of refractory infections. Bone Marrow Transplant, 2016, 51(9): 1163-1172.

[103] Pasquini MC, Devine S, Mendizabal A, et al. Comparative outcomes of donor graft CD34+ selection and immune suppressive therapy as graft-versus-host disease prophylaxis for patients with acute myeloid leukemia in complete remission undergoing HLA-matched sibling allogeneic hematopoietic cell transplantation. J Clin Oncol, 2012, 30(26): 3194-3201.

[104] Provasi E, Genovese P, Lombardo A, et al. Editing T cell specificity towards leukemia by zinc finger nucleases and lentiviral gene transfer. Nat Med, 2012, 18(5): 807-815.

[105] Sano H, Mochizuki K, Kobayashi S, et al. Two Occurrences of Leukemia Relapse Due to Mismatched HLA Loss After Haploidentical Stem Cell Transplantation From Different Family Donors With KIR Ligand Mismatch. J Pediatr Hematol Oncol, 2019.

[106] Tipanee J, Chai YC, VandenDriessche T, et al. Preclinical and clinical advances in transposon-based gene therapy. Biosci Rep, 2017, 37(6): pii: BSR20160614.

[107] Tsirigotis P, Byrne M, Schmid C, et al. Relapse of AML after hematopoietic stem cell transplantation: methods of monitoring and preventive strategies. A review from the ALWP of the EBMT. Bone Marrow Transplant, 2016, 51(11): 1431-1438.

[108] Warren EH, Fujii N, Akatsuka Y, et al. Therapy of relapsed leukemia after allogeneic hematopoietic cell transplantation with T cells specific for minor histocompatibility antigens. Blood, 2010, 115(19): 3869-3878.

第十三章 噬血细胞性淋巴组织细胞增多症

噬血细胞性淋巴组织细胞增多症(hemophago-cytic lymphohistiocytosis，HLH)，又称噬血细胞综合征(hemophagocytic syndrome，HPS)，是一种由遗传性或获得性免疫调节异常导致的过度炎症反应综合征。这种免疫调节异常主要是由淋巴细胞、单核细胞和吞噬细胞系统异常激活、增殖，分泌大量炎性细胞因子而引起一系列炎症反应。临床以持续性发热、肝脾肿大、全血细胞减少以及骨髓、肝、脾、淋巴结组织发现噬血现象为主要特征。这种临床征象于1939年被儿科医生Scott和Robb-Smith首次描述。1952年Farquhar以"家族性噬血细胞网状细胞增多症"为名报道了同胞兄妹在婴幼儿期先后出现发热、血细胞减少、肝脾肿大、凝血功能障碍的病例，通过两个孩子的尸检在淋巴结和脾脏内发现了噬血现象。直至1991年国际组织细胞协会正式命名"噬血细胞性淋巴组织细胞增多症"这一疾病。从严格意义上来说，这是一个欠完美的名称，因为"噬血现象"往往是不存在的，而"淋巴组织细胞增多症"又不够准确的描述疾病的特征。总的来说，HLH的本质是机体免疫系统在各种潜在致病原刺激下过度活化，导致严重的过度炎症反应和病态免疫，从而危及生命的过程。

第一节 诊 断

HLH具有典型但缺乏特异性的临床表现。最常见的是发热，患者往往体温升高持续超过一周，且抗感染治疗无效。同时伴有肝脾肿大和进行性的血细胞减少引起的一系列相应临床症状体征。HLH造成的过度炎症反应可能导致全身多脏器功能受累，肝脏是最常见的受累器官，其严重程度不等，可从非常轻度的转氨酶升高到暴发性肝功能衰竭。凝血功能障碍和多变的神经系统

症状，如昏迷、癫痫、脑膜炎、脑脊髓炎、海绵窦综合征和脑出血可在1/3以上的患者中观察到。部分患者可以出现皮疹、消化道病变等非特异性临床表现。正是由于HLH的表现错综复杂，临床认识不足易延误诊治，而疾病本身进展迅速，成为本病致死率较高的原因之一。近20年来的研究进展正在逐渐揭开HLH本质的面纱，HLH是一个广泛的临床条件下达到的过度病理性炎症反应的共同点。及时、准确、完整的诊断HLH需要遵循疑似诊断-确定诊断-病因诊断的三步骤原则。

一、疑似诊断——尽早发现噬血细胞性淋巴组织细胞增多症疑似病例

HLH是一种进展迅速的高致死性疾病，因此及时发现HLH疑似病例，及时正确的诊断至关重要。恰当的治疗应在机体受到高细胞因子血症的不可逆损伤之前开始。但是诊断HLH没有单一的特异性标准，很多情况下，诊断标准在初诊时并未能完全满足，因此可能延误诊断。发热是HLH患者最常见的临床表现，通常体温≥38.5℃，持续发热超过一周，且抗感染治疗无效，发热无法用感染或其他疾病原因来解释，而是由于高炎症因子血症所致。区分HLH和其他不明原因引起的发热比较困难，当患者接受常规的临床诊治仍无法解释发热的原因，并且同时出现外周血细胞的减少时，其发生HLH的可能性便在增加。脾脏肿大可见于大多数的HLH患者，但不包含其他可能引起脾脏增大的疾病所导致的脾大，这可能与淋巴细胞及组织细胞浸润有关。部分患者还伴有肝脏肿大以及全身多发的淋巴结肿大。血细胞减少表现为一系或多系血细胞减少，通常为两系以上血细胞减少。血红蛋白<90g/L(<4周婴儿<100g/L)，血小板<100×10^9/L，中性粒细胞

< 1.0×10^9/L，其中白细胞和血小板的变化更为多见。血细胞的减少并非由骨髓造血功能本身衰竭导致，而是由于 HLH 患者体内 CD8$^+$T 细胞持续抗原呈递导致的以干扰素 -γ（interferon-γ, IFN-γ）为核心的多种细胞因子过度产生，引起造血系统功能异常。

目前国际的主流学术观点认为，当患者出现持续发热、肝脾肿大和血细胞减少三联征应当怀疑 HLH 的可能。此外大多数 HLH 患者均有肝炎表现，这可能因为活化的巨噬细胞导致组织浸润引起肝脾肿大、转氨酶升高、乳酸脱氢酶升高和胆红素增高，并产生大量炎性细胞因子造成组织损伤，引起肝细胞功能的损害。其严重程度不等，可从非常轻度的转氨酶升高到暴发性肝功能衰竭。若患者存在发热、全血细胞减少合并不明原因的肝功能损伤也应考虑发生 HLH 的可能。由于活化的巨噬细胞分泌铁蛋白，使血清铁蛋白的水平持续升高。铁蛋白≥500μg/L 成为 HLH 的诊断标准之一，在诊断 HLH 的灵敏度是 84%。也有研究认为在儿童中血清铁蛋白高于 10 000μg/L 时对 HLH 的诊断有 90% 的敏感性及 96% 的特异性。作为一个临床检测方法简便，时效性高的诊断指标，当疑似病例同时合并铁蛋白显著升高时对 HLH 的诊断具有强烈的提示意义。因此，当患者出现不明原因的发热、血细胞减少、肝脾肿大和 / 或肝功能损伤时，通常提示应完善与确诊 HLH 相关的检查。如同时合并血清铁蛋白水平的升高，则即刻开展 HLH 的确诊诊断迫在眉睫。

二、确定诊断——噬血细胞性淋巴组织细胞增多症 -2004 诊断标准解读

从 1991 年国际组织细胞协会正式命名"噬血细胞性淋巴组织细胞增多症"这一疾病开始，诞生了首个 HLH 的诊断标准。这一标准在使用 10 年之后，于 2004 重新修订，并作为现在唯一国际公认，纳入国际共识和中国专家共识的 HLH 诊断标准，称为 HLH-2004 诊断标准。包括临床和实验室指标，满足以下两条中任意一条，HLH 诊断即可成立：

1. 分子诊断符合 HLH 在目前已知的 HLH 相关致病基因，如 *PRF1*、*UNC13D*、*STX11*、*STXBP2*、*RAB27A*、*LYST*、*SH2D1A*、*BIRC4*、*ITK*、*AP3B1*、*MAGT1*、*CD27* 等发现病理性突变。

2. 符合以下 8 条指标中的 5 条

（1）发热：体温 >38.5℃，持续 >7 天。

（2）脾大。

（3）血细胞减少（累及外周血两系或三系）：血红蛋白 <90g/L，血小板 <100×10^9/L，中性粒细胞 <1.0×10^9/L 且非骨髓造血功能减低所致。

（4）高甘油三脂血症和 / 或低纤维蛋白原血症：三酰甘油 >3mmol/L 或高于同年龄的 3 个标准差，纤维蛋白原 <1.5g/L 或低于同年龄的 3 个标准差。

（5）在骨髓、脾脏、肝脏或淋巴结中找到噬血细胞。

（6）NK 细胞活性降低或缺如。

（7）血清铁蛋白升高：铁蛋白≥500μg/L。

（8）sCD25（可溶性白介素 -2 受体）升高。

噬血现象是 HLH 的关键标志，骨髓是证实可疑的 HLH 的优先的解剖位点，84% 的成人患者穿刺后发现阳性。骨髓活组织检查的有效性比骨髓穿刺低（64%），但是可以对排除其他血液系统肿瘤有帮助。此外，脾脏、淋巴结或皮肤也可出现吞噬血细胞现象。在穿刺标本中加做 CD163 免疫组化有助于提高诊断的敏感性。噬血现象在 1991 年的首个诊断标准中是不可或缺的指标之一。但随着对 HLH 本质认识的加深，在 HLH-2004 诊断标准中，噬血现象不再是诊断 HLH 的充分必要条件。发现噬血现象并不代表 HLH 的诊断一定成立，因为噬血现象也可能由一些其他状况导致，包括输血、感染、自身免疫病和其他原因引起的骨髓衰竭或红细胞破坏。如果其他临床或生物学特点缺乏时，发现噬血现象不能过高评价其诊断 HLH 的意义。同样，没有噬血现象也不能排除 HLH 的诊断，因为 HLH 的本质已被证实是一种过度炎症反应和病态免疫。

铁蛋白≥500μg/L 是 HLH 的诊断标准之一，并与疾病变化密切相关。但有研究认为由于铁蛋白升高受很多因素的影响，发生在所有能够导致铁代谢异常的疾病，因此缺乏特异性。因此关于血清铁蛋白在疾病中的整体水平以及在诊断中的截断值的修订实质上是一件复杂而难以客观评价的工作。但是目前的研究均支持血清铁蛋白

<500μg/L 在儿童和成人中对诊断 HLH 都有很好的负性评价意义。铁蛋白快速下降提示经过治疗过度炎症反应得到控制和预后改善，而疾病恶化时，由于炎症反应不断放大，血清铁蛋白水平不断升高。研究认为铁蛋白下降不足 50% 相比于 96% 甚至更多的下降提示死亡可能性更大，而且最初 3 周内铁蛋白的最高值越高提示预后越差。因此，血清铁蛋白水平的下降或升高程度是评价 HLH 死亡风险的一个很有价值的指标。

肿瘤坏死因子 α(tumor necrosis factor α, TNF-α)高表达降低脂蛋白酶活性造成甘油三酯(triglyceride, TG)显著升高，巨噬细胞吞噬白细胞也可分解产生大量的甘油三酯。空腹 TG > 3.0mmol/L 是 HLH 的诊断指标之一。但由于其受影响因素较多，缺乏较好的敏感性和特异性。有研究发现，当 HLH 得到有效控制后，TG 水平也随之下降，认为 TG 水平对于诊断 HLH 和评估治疗反应是有用的。细胞因子 IL-1β 及活化的巨噬细胞均可激活纤溶酶原为纤溶酶，从而增加纤维蛋白原(fibrinogen, Fg)分解，引起低纤维蛋白原血症及 FDP 水平升高。当 Fg<1.5g/L 时具有诊断意义。此外，纤维蛋白原主要在肝脏内合成，肝功能受损导致凝血因子合成能力下降，同时清除活化的凝血因子及纤溶酶功能受损，平衡状态被打破后可导致低凝或高凝状态，故 HLH 患者可出现出血与血栓并存的凝血功能障碍。

HLH 患者的自然杀伤细胞(natural killer cell, NK)活性的降低或缺乏被认为是具有里程碑意义的发现，成为诊断 HLH 的重要指标之一。无论是原发性 HLH 还是继发性 HLH，在疾病过程中均有可能出现 NK 细胞活性的减低和缺失。在原发性 HLH 患者，即使 NK 细胞数量正常时，也可以出现细胞毒性颗粒成分、转运、释放的严重受损；继发性 HLH 的患者在疾病活动期可能 NK 细胞数量较低，NK 细胞功能下降，在治疗后可恢复正常。需要指出的是，NK 细胞活性降低是指 NK 细胞杀伤靶细胞的功能降低，不能简单的以 NK 细胞的数量或比例来替代。关于 NK 细胞活性的检测方法，国内外没有统一的规定，推荐使用荧光细胞构建与流式细胞技术相结合的手段检测 NK 细胞杀伤活性方法，该方法具有很好的准确性、简便的操作性和稳定的可重复性。对于疑似 HLH 的患者，及时送检 NK 细胞活性有助于早期确定诊断。

巨噬细胞活化引起可溶性白介素 2 受体(soluble interleukin 2 receptor, sIL-2)，又称 sCD25，其持续升高提示进行性加重的 T 细胞反应，是 HLH 病程中非常有意义的炎症标记物。儿童中，sCD25 升高对 HLH 诊断的灵敏度为 93%，较铁蛋白升高更为灵敏。成人患者中对 HLH 诊断的灵敏度为 90%，特异性为 77%。关于 sCD25 水平，国际组织细胞协会曾定义为≥2 400IU/ml，但很多研究以 pg/ml 作为检测单位，这与检测的方法不同有关。根据国内协作组研究结果和梅奥医学中心的结果推荐，sCD25 水平≥6 400pg/ml 也可以作为诊断标准之一。sCD25 与 HLH 严重程度的即刻状态密切相关，其通常在 HLH 临床明显恶化之前即可上升，而在炎症反应恢复过程中快速下降。研究发现，sCD25 升高对于判断预后的意义，患者 sCD25 水平<10 000U/ml 的 5 年生存率为 78%，而 sCD25 水平≥10 000U/mL 的 5 年生存率仅为 36%。

诊断原发性 HLH 需要依靠基因测序，检测方法包括传统的双脱氧 DNA 链合成终止法进行 PCR 产物直接测序，以及高通量 DNA 测序技术。常见的突变类型包括错义突变、无义突变、框架移码和剪接点序列变异。基因缺陷导致遗传型噬血细胞综合征、患者淋巴细胞毒性作用损伤、与基因突变相关的蛋白功能紊乱，因此细胞毒性作用的功能性分析和相关的免疫缺陷检查有助于快速筛选出需要进行基因测序的高危人群。但在一些罕见病例中患者表现近乎正常，因此，基因学检测是最终诊断原发性 HLH 的"金标准"。尽管原发性 HLH 在成人中罕见，一些 HLH 患病成人群体还是可以检测出疾病相关基因突变。因此，一些患者及亲属有类似疾病，包括 HLH、局部白化病、复发性疾病以及感染 EB 病毒或淋巴细胞增生，也应重视基因学检测；对诱因不明的 HLH 患者也应行进行检测。此外，目前有关 HLH 相关候选基因的研究仍是冰山一角，而全外显子测序和全基因组测序技术的应用无疑对鉴定和拓展新的有害基因突变较传统的 Sanger 测序突显优势。

无论在儿童还是成人患者，HLH-2004 诊断指南都是目前临床诊断 HLH 应该遵循的原则。新的检测手段将在 HLH 诊断中发挥作用。例如，NK 细胞和细胞毒性 T 细胞（cytotoxic T lymphocyte，CTL）的功能学检查，特别是脱颗粒功能检测（△CD107a）将成为诊断 HLH 的重要手段之一；穿孔素、颗粒酶 B、SAP、XIAP 等与 HLH 缺陷基因相对应的蛋白表达量的检测可以成为快速鉴别原发性 HLH 的可靠依据。由于 HLH 的很多临床表现和实验室发现都可以用淋巴细胞和组织细胞浸润组织器官及高细胞因子血症来解释，因此高通量检测 HLH 相关细胞因子谱，可以协助提高诊断 HLH 的敏感性和特异性。

由于制定 HLH-2004 诊断标准是基于大多数儿童患者群体，而事实上 HLH 可以影响各个年龄人群，与多种潜在疾病相关。因此，近年来关于 HLH-2004 诊断标准适用性的讨论日趋热烈，例如儿童和成人群体、不同类型 HLH 群体、各项指标的截断值等。目前有研究认为 HScore 比 HLH-2004 更适用于继发性 HLH。该积分系统由 9 个临床简单易得的参数组成（表 13-1-1）。

积分越高，发生 HLH 的概率就越大，HScore > 169 分被认为是最佳的截断值，研究认为该积分系统对 90% 的继发性 HLH 患者可以做出精准的诊断。但是 HScore 的研究结果来自于回顾性研

表 13-1-1　HScore 积分系统

参数	积分标准
已知潜在的免疫抑制[a]	无（0 分）；有（18 分）
体温 /℃	<38.4（0 分）；38.4~39.4（33 分）；>39.4（49 分）
器官肿大	无（0 分）；肝肿大或脾肿大（23 分）；肝脾肿大（38 分）
细胞减少[b]	1 系（0 分）；2 系（24 分）；3 系（34 分）
铁蛋白 /（ng/ml）	<2 000（0 分）；2 000~6 000（35 分）；>6 000（50 分）；
三酰甘油 /（μmol/L）	<1.5（0 分）；1.5~4（44 分）；>4（64 分）；
纤维蛋白原 /（g/L）	>2.5（0 分）；≤2.5（30 分）；
谷草转氨酶 /（IU/L）	<30（0 分）；≥30（19 分）；
骨髓穿刺发现噬血现象	无（0 分）；有（35 分）；

注：[a] 人类免疫缺陷病毒阳性或接受长期的免疫抑制治疗（糖皮质激素、环孢素、硫唑嘌呤等）；[b] 血红蛋白≤92g/L、白细胞 <5.0×10⁹/L、血小板 <110×10⁹/L

究，使得研究结果不可避免的存在偏倚。因此，HScore 对于 HLH 的诊断意义以及其与 HLH-2004 诊断标准的优劣有待更多的前瞻性研究的证实。

尽管关于 HLH-2004 在继发性 HLH 中的敏感性、特异性和适用性受到越来越多的挑战，国际研究团队对不同亚型 HLH 的诊断提出各自的建议。但 HLH-2004 在经过 10 年的临床试验的研究结果，每一条诊断指标都经过敏感性和特异性的研究，其可行性依然值得肯定。尽管不同亚型的 HLH 的确有各自的特点，但现阶段提出的关于不同疾病导致的 HLH 的诊断建议都基于有明确诱发因素前提下的回顾性研究结论。事实上，更多的 HLH 在临床初诊时，其潜在病因并不明确。因此过分强调不同亚型 HLH 的独有的诊断标准并不利于临床实际应用。而 HLH-2004 却依然可以发挥其诊断的前瞻价值。因此，HLH 作为一个有明确定义的疾病种类，在更优秀的诊断标准出台之前，HLH-2004 仍是被广泛应用的"金标准"。至于在明确原发病之后，可以参考相应疾病诱发的 HLH 诊断建议进一步发挥其排除和确诊的作用。

HLH 中枢神经系统受累（HLH with central nervous system involvement，CNS-HLH）是 HLH 的一种特殊存在形式，可作为 HLH 首发症状出现，也可发生于 HLH 后期病程中。表现为神经和 / 或精神症状（如：易激惹、惊厥、癫痫、脑膜刺激征、意识改变、共济失调、偏瘫等）、CNS 影像学异常（头颅 MRI 提示脑实质或脑膜异常改变）、脑脊液（cerebrospinal fluid，CSF）异常（脑脊液细胞 >5cells/μl 和 / 或蛋白质升高 >35mg/dl）等。当 HLH 患者出现上述一项或多项征象时，需考虑 CNS-HLH。

三、病因诊断——发现噬血细胞性淋巴组织细胞增多症背后的隐藏线索

HLH 由于触发因素不同，通常被分为"原发性 / 遗传性"和"继发性 / 获得性"两大类。原发性 HLH 具有明确的家族遗传和 / 或基因缺陷，多于婴幼儿和年幼时发病，被认为是有固定的细胞毒性功能缺陷。继发性 HLH 则无家族病史或已知的遗传基因缺陷，常常由感染、恶性肿瘤或风湿性疾病等潜在疾病触发。病因诊断对选择合

理的治疗手段，纠正潜在的免疫缺陷和控制原发病，达到防止 HLH 复发的目的至关重要。确诊 HLH 的患者需通过仔细询问病史、查体，以及相关实验室检查，确定导致 HLH 的可能原因。

1. 原发性 HLH 是一种常染色体或性染色体隐性遗传病　目前已知的明确与 HLH 相关的基因有 12 种，根据缺陷基因的特点将原发性 HLH 分为家族性 HLH（familial hemophagocytic lymphohistocytosis，FHL）、免疫缺陷综合征相关 HLH 和 EB 病毒驱动型 HLH。①FHL：共有 5 个亚型，包括 FHL-1、FHL-2、FHL-3、FHL-4 和 FHL-5。FHL-1 相关的缺陷基因及编码蛋白至今仍未被确定，而 FHL-2 至 FHL-5 则分别对应了 *PRF1*、*UNC13D*、*STX11* 及 *STXBP2* 基因及其相关编码的蛋白。②免疫缺陷综合征相关 HLH：主要包括 Griscelli 综合征 2（GS-2）、Chediak-Higashi 综合征 1（CHS-1）和 Hermansky-Pudlak 综合征 Ⅱ（HPS-Ⅱ），缺陷的基因分别为 *RAB27A*、*CHS1/LYST* 和 *AP3β1*。③EBV 驱动 HLH：X 连锁淋巴组织增生综合征（XLP），包括 XLP-1 和 XLP-2（XIAP）是最经典的 EBV 驱动 HLH，分别对应 *SH2D1A* 及 *BIRC4* 两种基因突变。其他 EBV 驱动 HLH 还包括 IL-2 诱导的 T 细胞激酶缺乏（IL-2-inducible T-cell kinase deficiency，ITK）、CD27

缺乏以及镁离子转运基因（magnesium transporter gene，*MAGT1*）的突变。（表 13-1-2）

无论儿童还是成人，都存在原发性 HLH 的可能。基因测序确定 HLH 相关缺陷基因是诊断原发性 HLH 的"金标准"。由于基因测序费时长、花费大，对于 HLH 患者排查原发性 HLH 可能的临床诊断思路可遵循以下原则选择进行：

（1）所有确诊 HLH 的患者都应进行功能学检查，包括 NK 细胞活性和脱颗粒功能检测（NK 细胞和 CTL 细胞膜△CD107a）、穿孔素、颗粒酶 B、SAP、XIAP 等与 HLH 缺陷基因相对应的蛋白表达量的检测。对于检测结果存在明确异常的患者应及时送检基因测序。

（2）发病年龄≤2 岁的患者，应送检基因测序。

（3）未找到明确病因的患者，应送检基因测序。

（4）反复发作的患者，应送检基因测序。

需要指出的是，关于 HLH 相关致病基因的研究仍在不断的发展中，对于未能在目前已知的 HLH 相关致病基因上发现异常突变，但功能学检查却持续异常的患者，不能除外原发性 HLH 的可能。

2. 继发性 HLH　与各种潜在疾病有关，是由感染、肿瘤、风湿性疾病等多种病因启动免疫系统的活化机制所引起的一种反应性疾病，通常

表 13-1-2　原发性 HLH 分类

分型	染色体定位	相关基因	编码蛋白	蛋白功能
FHL				
FHL-1	9q21.3-22	未明	未明	未明
FHL-2	10q21-22	*PRF1*	穿孔素	诱导凋亡
FHL-3	17q25.1	*UNC13D*	MUNC13-4	启动囊泡
FHL-4	6q24	*STX11*	突触融合蛋白	囊泡转运
FHL-5	19p13.2-p13.3	*STXBP2*	MUNC18-2	囊泡转运
免疫缺陷综合征				
GS-2	15q15-q21.1	*RAB27A*	RAB27A	囊泡转运；小 GTP 酶
CHS-1	1q42.1-q42.2	*LYST*	LYST	囊泡转运
HPS-Ⅱ	5q14.1	*AP3B1*	ADTB3A	囊泡的合成与转运
EBV 驱动				
XLP-1	Xq25	*SH2D1A*	SAP	信号转导和淋巴细胞激活
XLP-2	Xq25	*BIRC4*	XIAP	抑制细胞凋亡
ITK	5q31-q32	*ITK*	ITK	T 细胞的信号转导
CD27	12p13	*CD27*	CD27	淋巴细胞共刺激分子
XMEN	Xq21.1	*MAGT1*	Mg^{2+} 转运体	通过 T 细胞受体的 T 细胞活化

无家族病史或已知的遗传基因缺陷。对于未检测出目前已知的致病基因，但原发病因不明的患者仍归类与继发性 HLH。

（1）感染相关 HLH：是继发性 HLH 最常见的形式，包括病毒、细菌、真菌以及原虫感染等，可以表现为感染触发和/或宿主免疫损害时的机会致病。对于此类患者，因详细了解基础疾病、免疫功能状态、特殊药物使用情况以及仔细询问旅游史，特别是有无热带地区旅游史。无论是在健康人群还是在免疫抑制患者的再激活，病毒感染是最常见的诱因。疱疹病毒，尤其是 EB 病毒感染是最主要的诱因。EBV 既可以作为 HLH 的直接病因，也可以作为诱发因素与其他类型的 HLH 合并存在，推动病情的发展。无论是存在已知基因缺陷的原发性 HLH、恶性肿瘤相关 HLH 还是风湿免疫病相关 HLH 患者，EBV 感染都可能参与在复杂的疾病过程中。因此，对怀疑发生 HLH 的患者，在诊断过程中进行 EBV-DNA 检测和监测，对协助寻找 HLH 的病因或诱发因素以及判断病情变化具有重要意义。

（2）恶性肿瘤相关 HLH：恶性肿瘤患者容易罹患 HLH，主要是血液系统肿瘤，可见于淋巴瘤、急性白血病、多发性骨髓瘤、骨髓增生异常综合征等。HLH 也在少数实体肿瘤患者中发生，包括胚胎细胞肿瘤、胸腺瘤、胃癌等。有研究认为恶性肿瘤相关 HLH 在成人 HLH 中的发生率高达 45%。其中淋巴瘤相关 HLH 是最常见的类型，并且以 T 细胞来源多见。根据我国的统计资料显示，非霍奇金 T 细胞或 NK/T 细胞淋巴瘤是最多见的类型，占所有恶性肿瘤相关 HLH 的 69%，NK/T 细胞淋巴瘤和外周 T 细胞淋巴瘤占大多数，其他还包括血管免疫母 T 细胞淋巴瘤、皮下脂膜炎样 T 细胞淋巴瘤、原发皮肤 δT 细胞淋巴瘤、套细胞淋巴瘤、间变大细胞淋巴瘤等。B 细胞淋巴瘤以弥漫大 B 细胞淋巴瘤为常见类型，约占恶性肿瘤的 20%。朗格汉斯组织细胞增生症（Langerhans cell histiocytosis, LCH）诱发的 HLH 多见于儿童患者。肿瘤引起 HLH 的原因有多种，可先于恶性肿瘤诊断之前发生，也可在肿瘤的治疗过程中出现，可由淋巴细胞转化丧失抑制性免疫功能而直接引起免疫活化所致，也可由疾病本身或治疗诱发的骨髓功能衰竭所致。机制包括肿瘤与肿瘤细胞产生的细胞因子所致免疫功能异常及感染触发有关。根据典型病史，结合 PET-CT、免疫分型、染色体、病理活检等检查手段在鉴别肿瘤相关 HLH 中具有重要的临床意义。对于那些不明原因发生 HLH，临床提示淋巴瘤可能性极高且有可能隐藏在脾脏，可建议行脾切除术，以确保决定性诊断的准确性。

（3）巨噬细胞活化综合征（macrophage activation syndrome, MAS）：是 HLH 的另一种表现形式，目前认为超过 30 种系统性或器官特异性自身免疫性疾病与 HLH 相关。其中，全身性青少年特发性关节炎（systemic juvenile idiopathic arthritis, sJIA）是 MAS 最多见的病因，系统性红斑狼疮（systemic lupus erythematosus, SLE）和成人斯蒂尔病（adult onset still's disease, AOSD）也是常见病因。这些患者罹患 HLH 的主要诱因是感染，少数合并药物因素。区别于其他类型 HLH 的主要表现在于此类患者在疾病早期多表现为非感染因素的白细胞、血小板升高，C-反应蛋白升高，血沉增快，纤维蛋白原升高。但是随着疾病的进展，外周血细胞的进行性下降和炎症指标的异常是协助诊断的重要指标。

（4）其他类型的噬血细胞综合征：妊娠、药物、器官和造血干细胞移植也可诱发 HLH。罕见的 HLH 诱因还包括代谢性疾病，如赖氨酸尿性蛋白耐受不良、多种硫酸酯酶缺乏和脂质贮积病等。

总而言之，HLH 不是一个独立的疾病，而是一个广泛的临床条件下达到的共同点——过度的病理性炎症反应。了解 HLH 的临床特点，掌握 HLH 临床诊断的思路和手段并鉴别潜藏在 HLH 背后的原发病，做出及时正确的诊断，是制订合理治疗方案，提高生存预后的关键。

第二节　治疗研究进展

HLH 的治疗原则分为两个主要方面，短期策略以控制过度炎症状态为主，长期策略以纠正潜在的免疫缺陷为主。控制过度炎症状态通过以下几个方面实现：①控制和消除致病诱因；②阻止 T 细胞增殖和活化；③通过阻断过度的细胞因子生成及其功能来阻止和控制炎症进程。纠正潜在的免疫缺陷包括进行异基因造血干细胞移植

（allogeneic hematopoietic stem cell transplantation，allo-HSCT）来纠正缺陷基因（原发性 HLH）以及积极控制原发病（继发性 HLH）。

一、诱导治疗：选择 HLH-1994 还是 HLH-2004

国际第一个 HLH 治疗方案是由国际组织细胞协会于 1994 年首次提出，10 年的研究随访结果表明，该方案将儿童 HLH 的诱导缓解率从过去的不足 10% 显著提高到 70% 左右，随之进行的 allo-HSCT 更使得将近 50% 的患者获益。该方案以皮质类固醇、依托泊苷（etopside，VP16）为核心，用以消除活化 T 细胞，抑制炎症因子的产生。同时对于 CNS-HLH 患者鞘内注射甲氨蝶呤和地塞米松。依托泊苷被认为是治疗 HLH 的关键药物，可高特异性抑制小鼠体内的 T 细胞增殖和炎症细胞因子分泌。多项研究均支持在初始治疗阶段及时使用 VP16 能够使患者获益。HLH-2004 是基于 HLH-1994 的重新修订。其与 HLH-1994 方案的区别仅在于，HLH-2004 推荐从治疗初始就同时给予环孢素［环孢霉素 A（cyclosporin A，CsA）］治疗，HLH-1994 方案中则是在 8 周诱导治疗后才加入 CsA。将 CsA 提前至诱导期与 VP-16 同时使用的主要目的是在诱导治疗期增强诱导方案抑制活化的免疫细胞增殖并阻止细胞因子风暴的能力。2017 年国际组织细胞协会公布了 HLH-2004 的研究结果，其 5 年总生存达到 61%，略高于 HLH-1994 的 54%，但这一修正未对患病结局产生有统计学意义的促进。并且在 HLH-2004 研究中，患者接受 allo-HSCT 的比例高于 HLH-1994 研究，诱导缓解后桥接 allo-HSCT 的时间比 HLH-1994 研究缩短，但移植前的死亡率与 HLH-1994 研究相比并没有显著的改善。因此认为 HLH-2004 的总生存率的小幅提高获益于该研究中更多的患者积极接受 allo-HSCT，而非诱导缓解率的提高。考虑到 CsA 与一系列治疗初期副作用和禁忌证相关，因此 HLH-1994 方案仍作为目前的首选方案。即使患者的潜在病因可以明确从 CSA 治疗获益，但也不建议在 HLH 初始治疗首周与全剂量地塞米松联用环孢素 A，这会导致血压大幅升高及可逆性后部脑病综合征等并发症。（图 13-2-1，见文末彩插）

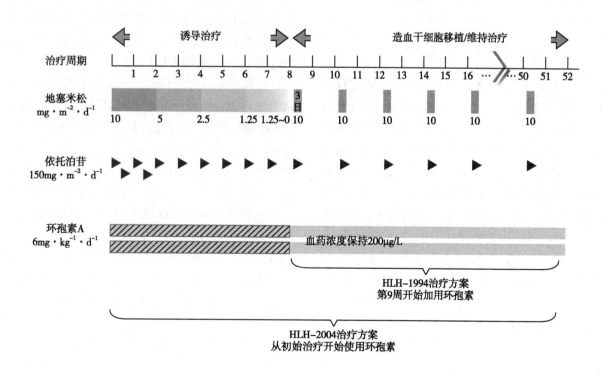

图 13-2-1 HLH-1994/2004 诱导治疗方案

需要指出的是，新的国际共识和中国专家共识都认为，根据临床情况（包括潜在病因、年龄、脏器功能）进行剂量调整的 HLH-1994 治疗方案更适用于临床实际应用。当使用 HLH-1994 方案时，VP16 的剂量即使在体重低于 10kg 的儿童患者也应按体表面积为单位计算。药理研究也支持 VP16 按照体表面积配量。HLH 的细胞因子风暴和 HLH-1994 的化疗过程都可以导致患者的器官损伤。成人患者尤其是老年患者可能还有其他合并症，因此更加脆弱。因此，继发性 HLH 推荐使用个体化制订的类 HLH-1994 方案。基于年龄调整的 VP16 使用剂量和给药间隔已逐步得到认可。继发性 HLH 患儿仍需 HLH-1994 方案治疗的温和临床病程可从 VP16 每周一次用量 150mg/（m²·剂）开始。年长一些的青少年和成人考虑每周一次减量 50~100mg/m² 的 VP16。由于 VP16 主要由肾清除，倘若患者存在肾功能损伤，应适当减量。肌酐清除率为 20~40ml/（min·1.73m² 体表面积）（BSA）时降低 25% 的 VP16 用量；肌酐清除率 <20ml/（min·1.73m²）时降低 50% 的 VP16 用量。血细胞减少和 / 或肝功能损伤不应成为初始 VP16 治疗的禁忌证，因为由疾病继发的骨髓和肝功异常都会在 HLH 针对性治疗后得到改善。

二、诱导治疗的时机和疗程

临床是否给予 HLH-1994 的决策并不仅仅依赖于满足 5/8 条及以上的 HLH 诊断标准，还依赖于临床进展的严重程度。有一些 HLH 病例未满足 8 条中的 5 条，但及时的 HLH-1994 治疗对其也有正面效应。与诊断标准的符合度相比，疾病临床表现的严重程度和进展才是决定何时开始 HLH-1994 方案的关键因素。它们包括一些不在 HLH-2004 范围内的非正式指标，例如神经症状、脑脊液细胞增多、高结合胆红素血症、转氨酶升高、低白蛋白血症、低钠血症或 D- 二聚体升高。在单独中枢神经系统疾病的病例中，患者通常无法满足 5 条以上的 HLH 标准。已发布及未发布的临床经验显示这些患者能够受益于得到及时的 HLH-1994 方案治疗。在那些怀疑或确诊 HLH 的患者中，由于各种原因需要推迟 HLH-1994 治疗方案的个体，必须至少每天重新评估一次病情。原发性 HLH 的分子诊断虽然是 HLH-2004 研究

中诊断标准的一部分，但并不是开始 HLH-1994 治疗方案的指征。如果没有临床症状，必须严格监测患者体征，一旦出现症状立即开始治疗。一些携带致病基因的临床无症状患者，例如对患者的兄弟姐妹，在出生时被检测为严重双等位基因突变的携带者，可以考虑使用环孢素 A 作为 HLH 发作前或 allo-HSCT 前的预防治疗方法。

针对的 HLH 常常在潜在疾病明确之前就开始，但治疗方式不能"一刀切"，全面的病因筛查将为 HLH 提供附加的治疗方案。淋巴瘤相关 HLH 的治疗应当在控制 HLH 和治疗肿瘤之间取得平衡。皮质类固醇经常作为抗炎的一线用药，若 HLH 高度活跃，或可能发生严重器官损害的情况下，调整剂量的 VP16 可以提前在肿瘤的针对性治疗之前使用，VP16 也可加入 CHOP⁻ 或类 CHOP⁻ 方案。DEP 方案不仅是难治 / 复发 HLH 的有效挽救治疗方案，更可以作为淋巴瘤相关 HLH 的一线治疗方案。EBV 相关 HLH 的严重程度不一，需要不同等级的强度和长度的治疗应对。临床情况的迅速恶化，尤其在 EBV 感染患者的初始治疗过程中出现的迅速恶化，需要立刻给予 VP16 治疗。短程皮质类固醇治疗（有 / 无静注免疫球蛋白）适用于症状没那么严重或临床表现有所缓解的患者。高于 10³ 拷贝数 /ml 的 EBV 水平被认为与 EBV-HLH 的发生相关。以单核细胞 - 巨噬细胞系统为靶点的病原体感染的患者可能会发生 HLH，但不需要类似 HLH-1994 的免疫抑制疗法，如利什曼原虫、结核分枝杆菌感染等，他们对特定的抗菌药应答良好。由于部分发病机制不同，MAS-HLH 的治疗方式和 HLH 的推荐治疗方案有所不同。推荐个体化、分级的治疗方案。按照惯例，皮质类固醇是一线用药。大剂量甲强龙推注（1g/d，连续 3~5 天）是常用的一种初始治疗。反应不充分的患者可加用 CsA[2~7mg/（kg·d）]，对于患有严重活动性疾病或累及中枢神经系统的患者，CsA 和 / 或减量 VP16 可能非常有效，应当经全面评估风险后不要拖延给药。

诱导治疗并不意味着必须给予 8 周的治疗。在原发性 HLH 中，8 周的初始治疗后序贯"维持治疗"作为通向 allo-HSCT 的桥梁。在继发性 HLH 中，"维持治疗"往往是不必要的。大部分继发性 HLH 患者也不是必须完成 8 周的诱导治疗，

而应根据患者的具体情况评估病情，在达到完全的临床应答后做出是否停止治疗的决策。"维持治疗"只作为通向 allo-HSCT 的桥梁，但并没有明确证据证明持续治疗是否能够防止 HLH 复发。

三、噬血细胞性淋巴组织细胞增多症治疗的新手段

尽管 HLH-1994 方案将这一致命性疾病的临床缓解率由过去的不足 10% 提高到 50%～70%，成为目前推荐的一线治疗方案。但是，HLH 依然是一种难治性疾病，新的治疗手段是目前国际研究的热点。这些新的治疗手段包括改进的化学免疫治疗方案，以及新的细胞因子生物靶向治疗等。

DEP 方案是一种由脂质体多柔比星、VP-16 和甲泼尼龙组成的联合化疗方案，首先在成人难治性 HLH 中开展临床研究。Wang 等报道的单臂研究结果显示，对 HLH-1994 治疗无应答的难治。使用 DEP 方案挽救治疗后，总应答率达到 76.2%，其中完全应答（complete response，CR）27%，部分应答（partial response，PR）49.2%。对 DEP 挽救方案无应答的 15 例患者均在开始挽救治疗后的 4 周内死亡；达到 PR 和 CR 的 48 例患者中有 29 例在 HLH 得到缓解后强化原发病治疗，病情得到持续缓解。接受 DEP 挽救方案后获得 CR 的患者总体生存时间较 PR 患者明显延长（$P = 0.027$）。这提示了 DEP 方案是一种有效的挽救治疗成人难治性 HLH 的手段，能够延长患者生存为寻找 HLH 原发病提供机会，可能成为诱导治疗向病因治疗过渡的桥梁。DEP 方案与 HLH-1994 的对照研究仍在进行中，被国际组织细胞协会评价为第一个成人 HLH 的前瞻性临床试验。经过反复的临床实践，改良后的 DEP 方案已被噬血细胞综合征诊治中国专家共识以及国际组织细胞协会的成人 HLH 的管理建议办法推荐，用于挽救治疗难治/复发 HLH，并可作为淋巴瘤相关 HLH 的初始诱导治疗。

L-DEP 方案治疗难治性 EB 病毒（Epstein-Barr virus，EBV）相关 HLH（EBV-HLH）的临床研究，是基于以 DEP 方案为核心，联合培门冬酶（pegaspargase），并调整了糖皮质激素的剂量和疗程。Wang 等报道了该研究的初步结果，针对 HLH-1994 无应答的难治性 EBV-HLH 这一亚型，L-DEP 可以将总体诱导应答率提高到 82%，这比 DEP 方案的应答率提高将近 10%。因此被噬血细胞综合征诊治中国专家共识推荐用于难治性 EBV-HLH 的挽救治疗。与此同时，将 L-DEP 提前至 EBV-HLH 初始诱导治疗的临床研究也在进行中。

ATG 是一种多克隆抗体，通过补体依赖方式溶解 T 细胞和其他目标细胞并修复失控的免疫系统，因其骨髓毒性弱，且对 T 淋巴细胞毒性强被认为是治疗 HLH 的药物选择之一。Mahlaoui 等曾回顾性研究了 38 例原发性 HLH 患者应用 ATG 治疗 [$5～10mg/(kg·d)$，持续 5 天]，结果显示 73% 的案例迅速达到完全缓解，24% 的案例达到部分缓解，1 人无应答；早期缓解即进行骨髓抑制的患者具有较高治愈率，整体存活率为 55.3%；10 人出现感染，其中 4 人将 ATG 作为一线治疗，6 人作为挽救治疗。这提示 ATG 在 HLH 治疗过程中可能起到积极作用，但是这些患者的早期复发率也非常高，并且在长期生存上并未体现优势。并且关于 ATG 导致严重输液反应、感染率增加甚至诱发 HLH 复发的报道也不少见。因此，2015 年开展的混合免疫疗法（HIT-HLH）治疗 HLH，入组 18 岁以下的儿童和青少年患者，将 ATG 与 VP16 和地塞米松联合应用观察其疗效和安全性，但研究结果至今尚未公布。

阿仑单抗是一种抗 CD52 单克隆抗体，可高效耗竭 T、B 淋巴细胞和巨噬细胞，但对表面低表达该标志物的 NK 细胞作用不明显，因而推测其有特异性治疗 HLH 的功能。Keith 等报道了首例阿仑单抗成功治疗系统性红斑狼疮（systemic lupus erythematosus，SLE）相关 HLH 的个案，治疗第 3、4 周时，血红蛋白与纤维蛋白原水平回归正常，且铁蛋白，C 反应蛋白等指标均有改善，治疗后 19 个月 HLH 及 SLE 均持续状态，并无明显感染。因此认为当常规治疗不佳或患者不耐受常规细胞毒性化疗时可考虑附加阿仑单抗。Marsh 等将阿仑单抗应用于 22 例难治性 HLH 儿童患者的挽救治疗，64% 的患者达 PR，另有 23% 的患者至少有 1 项指标改善超过 25%，77% 患者存活至 allo-HSCT。这些提示难治性 HLH 可能对阿仑单抗的治疗产生应答，创造向 allo-HSCT 过渡的机会。关于阿仑单抗用于初治的原发性 HLH

诱导治疗的前瞻性临床研究，以及阿伦单抗联合 HLH-1994 治疗成人 HLH 的临床研究正在进行中。

大量实验室检查结果显示 HLH 患者体内会过度产生包括 IL-1、IL-6、IL-12、IL-18 在内的多种细胞因子，并诱导一系列临床效应。目前已有不少通过阿那白滞素（anakinra）抑制 IL-1 受体并阻断其生物效应，从而成功控制 HLH 病情的案例。托珠单抗（tocilizumab）是一种 IL-6 受体单克隆抗体，可特异性结合 IL-6，抑制其信号转导并阻断其生理功能。Savage 等首次报道了托珠单抗成功治愈成人 Still 病继发巨噬细胞活化综合征（macrophage activation syndrome，MAS）的个案。以自身免疫性疾病为基础的 MAS 是继发性 HLH 的一种亚型，激活的巨噬细胞分泌过量炎症因子 IL-6 引发 HLH 临床症状，因此研究者推测托珠单抗可通过特异性抑制 IL-6 治疗 HLH。Teachey 等对博纳吐单抗（blinatumomab）治疗急性 B 淋巴细胞性白血病后诱发 HLH 的患者采用进行托珠单抗治疗，靶向抑制 IL-6 受体，患者临床症状迅速缓解，提示 IL-6 通道阻滞对 HLH 的治疗有重要作用，但早期应用托珠单抗是否可获得更好的效果仍缺少数据佐证。关于托珠单抗单药或联合 HLH-1994 方案治疗 HLH 的前瞻性临床试验正在进行中。

依帕伐单抗即 NI-0501，是一种高亲和力，非竞争性的全人源干扰素 -γ（interferon-γ，IFN-γ）单克隆抗体。动物模型试验证实由于 CD8$^+$T 细胞持续抗原呈递导致的 IFN-γ 过度产生，与造血系统功能异常及 HLH 的病情进展有密切联系，在 HLH 的发病机制中扮演了重要的角色，HLH 患者体内也常常能发现 IFN-γ 水平的提高，因此 IFN-γ 抗体被认为是一种具有很好的应用前景的治疗 HLH 的靶向药物。全球第一个关于 NI-0501 治疗原发性 HLH 有效性和安全性的临床研究已结束患者招募，初步研究结果显示在 27 名复发/难治或不能耐受常规 HLH 治疗的儿童原发性 HLH，63% 的患者对依帕伐单抗产生应答，70% 的患者能够过度到 allo-HSCT。常见副作用包括感染、高血压、输注相关反应、低钾和发烧。2018 年末，美国食品药物管理局（FDA）已批准了依帕伐单抗用于常规治疗效果欠佳的儿童（新生儿及以上）和成人复发/难治的原发性 HLH。此外，

依帕伐单抗用于治疗其他类型的 HLH，如恶性肿瘤相关 HLH，MAS-HLH 的临床研究以及依帕伐单抗治疗的长期随访研究和用于原发性 HLH 初始诱导治疗的临床研究正在进行中。

芦可替尼（ruxolitinib）是一种 JAK1/2 抑制剂，在小鼠原发性和继发性 HLH 模型中证实可以抑制 IFN-γ、IL-6 和 IL-12 的产生，并改善 HLH 相应的临床症状。Broglie 等应用芦可替尼治疗 1 例 11 岁男性难治性 HLH 患者，取得了很好的临床疗效，24 小时内体温降至正常，呼吸功能、肝功能和血流动力学快速改善，炎症标记物好转，输血需求减少。Sin 等报道了 1 例 38 岁难治性 EBV-HLH 女性患者，使用芦可替尼后血清铁蛋白、乳酸脱氢酶、纤维蛋白原和肝功能等明显改善。首例芦可替尼用于继发型 HLH 挽救治疗的个案报道，一位 38 岁女性 HLH 患者对常规治疗应答欠佳，血清炎症标志物持续上调，临床持续恶化，经芦可替尼挽救治疗后血清铁蛋白、乳酸脱氢酶、纤维蛋白原及肝功能检测均有好转，但最终转归死亡。Wang 等使用芦可替尼单药治疗难治/复发 HLH 患者 34 例，结果显示芦可替尼可以改善体温、铁蛋白和可溶性 CD25 等炎症指标，但对潜在病因无明显治疗作用。芦可替尼不能治愈 HLH，但有助于控制活动性的 HLH 炎症状态，为治疗潜在疾病或进行 allo-HSCT 提供机会。这些研究结果均表明芦可替尼虽然未观察到临床治愈的效果，但对难治/复发 HLH 可能存在积极疗效。目前关于芦可替尼治疗 HLH 的临床研究蓬勃开展，有待更多临床数据支持。

一些其他治疗手段也在进行尝试，例如脾脏切除术治疗原因不明的难治性 HLH，在这项已入组 19 例患者的研究中，7 例在脾脏找到淋巴瘤的证据。因此脾脏切除术可以考虑作为原因不明的复发难治 HLH 的诊断和治疗手段。而基因编辑治疗联合用于修复基因缺陷。将有功能的穿孔素基因转移到穿孔素基因缺陷小鼠的自体造血干细胞，可以恢复穿孔素的表达，部分修复细胞毒缺陷，改善 HLH 症状。SAP 基因转移的疗效在 XLP 小鼠模型中也得到证实，提示特异性的基因修复技术将可能成为治疗原发性 HLH 的有效手段。如果这些研究结果在 HLH 患者中能够成功复制，可能成为 HLH 治疗的重大进展。

四、噬血细胞性淋巴组织细胞增多症患者选择造血干细胞移植的关键要点

Allo-HSCT 是目前原发性 HLH 长期治愈的唯一选择。原发性 HLH 患者即使急性期已得到控制，但仍将终生面临复发的高风险。因此，通过 allo-HSCT 替换缺陷的免疫系统是目前唯一的治愈手段。移植的决策相当复杂，受很多因素影响，例如患者的年龄、基因型、HLH 疾病状态、干细胞来源以及供者的可用性。因此明确诊断的原发性 HLH 患者均应在确诊时进行 allo-HSCT 的准备。至于给无症状 HLH 致病基因携带者实施预防性的 allo-HSCT，这样的决策需要平衡治疗过程的风险和密切关注但不予治疗的风险。倘若有家庭成员在婴幼儿期出现 HLH 的临床表现，家族内的 HLH 相关基因双等位突变的无症状携带者应该考虑 allo-HSCT。其次，存在无法治愈的潜在疾病的复发/难治性 HLH 患者，以及患有某个特定恶性肿瘤的患者应考虑 allo-HSCT。淋巴瘤相关 HLH 以及 EBV-HLH 是成人 HLH 的主要病因。相当一部分复发难治型患者应考虑 allo-HSCT，即使只有半相合供者可用。对于那些持续高 EBV 拷贝数或慢性活动性 EBV 感染的患者，应接受 allo-HSCT。

对于潜在病因不明的 HLH 患者，allo-HSCT 并不作为首先考虑的手段。但如果患者表现出持续免疫缺陷，例如穿孔素或 SAP 基因低表达或 CD107a 表达降低，NK 细胞活性持续低下等，需考虑 allo-HSCT。因为这些患者可能存在潜在的基因缺陷，但现有的检测手段不足以明确支持。那么这些患者若存在疾病的复发，且没有可控的触发因素时，应考虑 allo-HSCT。伴有中枢神经系统症状的患者，尤其是在没有 MAS 证据或潜在中枢神经系统感染的患者出现，应考虑 allo-HSCT。因为中枢神经系统受累常常提示可能存在基因缺陷以及长期复发风险，而随着供者免疫功能重建的进行，中枢神经系统疾病随后可得到控制。

HLH 患者的供者筛选除了需要考虑年龄、HLA 相合度、供者健康状况等，还需要评价供者是否存在与移植受者相关的疾病风险，如细胞毒功能（包括 NK 细胞活性、CD107a、HLH 相关蛋白表达）、EBV-DNA 等。原发性 HLH 患者的兄弟姐妹或其他亲属在成为供者之前，应该检测体内是否存在 HLH 突变基因。杂合突变基因的携带者是可以成为供者的。目前，没有明确证据显示存在单等位基因杂合突变的兄弟姐妹或双亲患有发展成为 HLH 的风险升高。移植的疗效与移植前的疾病状态有密切关系，确证有 HLH 家族史的患者在出现系统症状之前，无家族史患者在药物治疗达到临床缓解后进行移植可以取得较高的总体生存率。

五、重视支持治疗是提高噬血细胞性淋巴组织细胞增多症疗效的基础保障

HLH 患者常常合并感染和多脏器功能的受累。支持治疗的准则应与正在进行 allo-HSCT 患者的标准相似，包括预防卡氏肺孢子虫肺炎及真菌感染、静脉补充免疫球蛋白和防范中性粒细胞减少症。任何新出现的发热，需考虑 HLH 复发以及机会性感染的可能，并经验性广谱抗生素治疗。

HLH 患者由于严重的血小板减少和凝血功能异常，自发性出血的风险很高。治疗期间的目标是将血小板计数维持在 50×10^9/L 以上。对于急性出血患者应输注血小板、新鲜冰冻血浆、凝血酶原复合物，必要时补充需要活化Ⅶ因子。重组人血小板生成素（recombinant human thrombopoietin，rhTPO）也可在 HLH 治疗期间用于提高血小板计数水平。国内有研究表明 HLH 患者血清 TPO 水平明显低于正常健康人群。在 HLH 治疗早期，联合使用 TPO 可以提高血小板计数水平、缩短血小板减少的持续时间，促进血小板恢复正常范围，减少输血次数和严重出血事件发生，并且对 HLH 治疗无任何负面影响。

由于炎症反应或可能的药物毒性损害，患者可能在疾病过程中出现或发展为心功能、肝功能、肾功能等多脏器不全。因此，在诊断时应充分评估患者的脏器储备功能，在治疗过程中注意水、电解质平衡，严密监测心脏功能，尽可能避免使用心脏毒性大的药物。

确诊 CNS-HLH 的患者应每周行鞘内注射甲氨蝶呤和氢化可的松治疗，直到脑脊液恢复正常和临床症状消失。对于无中枢神经系统症状的患者是否有必要进行鞘内注射目前尚无定论。可逆性后部脑病综合征在诱导治疗中发病风险较高，

其病因尚不完全清楚，但更常发生于高血压患者中，也与 CsA 的使用相关，因此诱导治疗过程中应积极监测及控制血压。

六、噬血细胞性淋巴组织细胞增多症疗效评价标准

中国专家共识一致推荐将以下 6 项指标作为临床疗效评价的参考依据：①血清 sCD25；②血清铁蛋白；③血细胞计数；④三酰甘油；⑤噬血现象；⑥意识水平（如有中枢神经系统症状的 HLH 患者）。

1. 完全应答　上述所有指标均恢复正常，定义为完全缓解。

2. 部分应答　≥2 项症状 / 实验室指标改善至少 25% 以上者定义为部分缓解，其中各单项指标还需符合以下特定标准：

（1）sCD25 下降 1.5 倍以上。

（2）铁蛋白和三酰甘油下降大于 25%。

（3）不输血情况下：中性粒细胞计数 <0.5×10^9/L 者，需增加 1 倍，并 >0.5×10^9/L；中性粒细胞（0.5～2.0）×10^9/L，需增加 1 倍并恢复正常。

（4）谷丙转氨酶 >400U/L 者，需下降 50% 以上。

初始诱导治疗后的 2～3 周应进行疗效评估，对于那些经初始诱导治疗未能达到部分应答及以上疗效的患者建议尽早接受挽救治疗。

无论是原发性 HLH 还是继发性 HLH，患者初诊时均以过度炎症反应为突出表现，其短期治疗策略是一致的，都以控制过度炎症状态为主，初始诱导治疗的应答率影响着患者的近期生存；而远期治疗策略以纠正潜在的免疫缺陷和免疫刺激，防治疾病本身进展和再活化，原发病的控制状况影响着患者的长期存活。迄今为止，HLH-1994 仍是国际专家共识和中国专家共识共同推荐的 HLH 一线治疗手段。但随着新的临床研究的不断开展，新药研发以及药物联合治疗新方案的制订必将进一步提高 HLH 这一难治性疾病的缓解率，改善生存预后。

（王　昭）

参 考 文 献

[1] Trottestam H，Horne A，Aricò M，et al. Chemoimmunotherapy for hemophagocytic lymphohistiocytosis：longterm results of the HLH-94 treatment protocol. Blood，2011，118（17）：4577-4584.

[2] Johnson TS，Terrell CE，Millen SH，et al. Etoposide selectively ablates activated T cells to control the immunoregulatory disorder hemophagocytic lymphohistiocytosis. J Immunol，2014，192（1）：84-91.

[3] Arca M，Fardet L，Galicier L，et al. Prognostic factors of early death in a cohort of 162 adult haemophagocytic syndrome：impact of triggering disease and early treatment with etoposide. Br J Haematol，2015，168（1）：63-68.

[4] Bergsten E，Horne A，Arico M，et al. Confirmed efficacy of etoposide and dexamethasone in HLH treatment：long-term results of the cooperative HLH-2004 study. Blood. 2017；130（25）：2728-2738.

[5] Stephan E，Itziar A，Tatiana BG，et al. Recommendations for the use of etoposide-based therapy and bone marrow transplantations for the teratment of HLH：consensus statements by the HLH steering committee of the histiocyte society. J Allergy Clin Immunol Pract，2018，6（5）：1508-1517.

[6] Miyahara M，Sano M，Shibata K，et al. B-cell lymphoma-associated hemophagocytic syndrome：clinicopathological characteristics. Annals of Hematol，2000，79（7）：378-388.

[7] Shin HJ. Treatment outcomes with CHOP chemotherapy in adult patients with hemophagocytic lymphohistiocytosis. J Korean Med Sci，2008，23（3）：439-444.

[8] Hu Y，Xu J，Wang L，et al. Treatment of hemophagocytic lymphohistiocytosis with cyclophosphamide，vincristine，and prednisone. Swiss Med Wkly，2012，142：w13512.

[9] Wang Y，Huang W，Hu L，et al. Multi-center study of combination DEP regimen as a salvage therapy for adult refractory hemophagocytic lymphohistiocytosis. Blood，2015，126（19）：2186-2192.

[10] La Rosée P. First prospective clinical trial in adult HLH. Blood，2015，126（19）：2169-2171.

[11] 王昭, 王天有. 噬血综合征诊治中国专家共识. 中华医学杂志, 2018, 98(2): 91-95.

[12] 王昭, 石远凯. 淋巴瘤相关噬血细胞综合征诊治中国专家共识. 中华医学杂志, 2018, 98(18): 1389-1393.

[13] Wang J, Wang Y, Wu L, et al. PEG-aspargase and DEP regimen combination therapy for refractory Epstein-Barr virus-associated hemophagocytic lymphohistiocytosis. J Hematol Oncol, 2016, 9(1): 84.

[14] Mahlaoui N, Ouachée-Chardin M, Saint BG, et al. Immunotherapy of familial hemophagocytic lymphohistiocytosis with antithymocyte globulins: a single-center retrospective report of 38 patients. Pediatrics, 2007, 120(3): e622.

[15] Matsuda K, Toyama K, Toyama T, et al. Reactivation of hemophagocytic lymphohistiocytosis triggered by antithymocyte globulin. Intern Med, 2018, 57(4): 583-586.

[16] Strout MP, Seropian S, Berliner N. Alemtuzumab as a bridge to allogeneic SCT in atypical hemophagocytic lymphohistiocytosis. Nature Reviews Clinical Oncology, 2010, 7(7): 415-420.

[17] Keith MP, Pitchford C, Bernstein WB. Treatment of hemophagocytic lymphohistiocytosis with alemtuzumab in systemic lupus erythematosus. J Clin Rheumatol, 2012, 18(3): 134-137.

[18] Marsh RA, Allen CE, McClain KL, et al. Salvage therapy of refractory hemophagocytic lymphohistiocytosis with alemtuzumab. Pediatr Blood Cancer, 2013, 60(1): 101-109.

[19] Wohlfarth P, Agis H, Gualdoni GA, et al. Interleukin 1 receptor antagonist Anakinra, intravenous immunoglobulin, and corticosteroids in the management of critically Ill adult patients with hemophagocytic lymphohistiocytosis. J Intensive Care Med, 2017, 1: 885066617711386.

[20] Divithotawela C, Garrett P, Westall G, et al. Successful treatment of cytomegalovirus associated hemophagocytic lymphohistiocytosis with the interleukin 1 inhibitor - anakinra. Respirol Case Rep, 2016, 4(1): 4-6.

[21] Savage E, Wazir T, Drake M, et al. Fulminant myocarditis and macrophage activation syndrome secondary to adult-onset Still's disease successfully treated with tocilizumab. Rheumatology (Oxford), 2014, 53(7): 1352-1353.

[22] Teachey DT, Rheingold SR, Maude SL, et al. Cytokine release syndrome after blinatumomab treatment related to abnormal macrophage activation and ameliorated with cytokine-directed therapy. Blood, 2013, 121(26): 5154-5157.

[23] Watanabe E, Sugawara H, Yamashita T, et al. Successful Tocilizumab Therapy for Macrophage Activation Syndrome Associated with Adult-Onset Still's Disease: A Case-Based Review. Case Rep Med, 2016, 2016: 5656320.

[24] Jordan MB, Hildeman D, Kappler J, et al. An animal model of hemophagocytic lymphohistiocytosis (HLH): CD8$^+$ T cells and interferon gamma are essential for the disorder. Blood, 2004, 104(3): 735-743.

[25] Canna SW, Wrobel J, Chu N, et al. Interferon-gamma mediates anemia but is dispensable for fulminant toll-like receptor 9-induced macrophage activation syndrome and hemophagocytosis in mice. Arthritis Rheum, 2013, 65(7): 1764-1775.

[26] Kiu H, Nicholson SE. Biology and significance of the JAK/STAT signalling pathways. Growth Factors, 2012, 30(2): 88-106.

[27] Das R, Guan P, Sprague L, et al. Janus kinase inhibition lessens inflammation and ameliorates disease in murine models of hemophagocytic lymphohistiocytosis. Blood, 2016, 127(13): 1666-1675.

[28] Maschalidi S, Sepulveda FE, Garrigue A, et al. Therapeutic effect of JAK1/2 blockade on the manifestations of hemophagocytic lymphohistiocytosis in mice. Blood, 2016, 128(1): 60-71.

[29] Broglie L, Pommert L, Rao S, et al. Ruxolitinib for treatment of refractory hemophagocytic lymphohistiocytosis. Blood Adv, 2017, 1(19): 1533-1536.

[30] Sin JH, Zangardi ML. Ruxolitinib for secondary hemophagocytic lymphohistiocytosis: First case report. Hematol Oncol Stem Cell Ther, 2017, pii: S1658-3876(17)30090-0

[31] Wang J, Wang Y, Wu L, et al. Splenectomy as a treatment for adults with relapsed hemophagocytic lymphohistiocytosis of unknown cause. Ann Hematol, 2015, 94(5): 753-760.

[32] Carmo M, Risma KA, Arumugam P, et al. Perforin gene transfer into hematopoietic stem cells improves immune dysregulation in murine models of perforin deficiency. Molecular Therapy, 2014, 23(4): 737-745.

第十四章　血液系统感染性疾病的诊疗进展

第一节　诊　　断

血液系统疾病如急性白血病等血液恶性肿瘤、再生障碍性贫血或造血干细胞移植受者等，因疾病本身或化疗导致中性粒细胞减少或缺乏、使用免疫抑制剂等因素使机体免疫功能下降而较易发生感染，中心静脉置管、皮肤黏膜及肠道屏障功能损伤等也增加了感染发生的机会。由于免疫功能低下，在粒细胞减少、缺乏和/或吞噬作用减弱时，感染部位的炎性细胞浸润减少或缺如，所释放的炎性介质 TNF-α、IFN-γ、IL-1、IL-6 等也相应减少，以致炎症反应不充分，炎性渗出不明显，感染的症状和体征常不明显，如皮肤软组织无局部红肿，脓液的形成缺乏或延迟出现，且病原菌及感染灶也不明确，发热可能是感染的唯一征象，而低体温、精神不振、肌肉酸痛或嗜睡也提示这些患者可能存在感染。如没有给予及时恰当的抗菌药物治疗，致病情进展迅速，是患者死亡的主要原因之一。

根据国内多中心流调数据，最常见的感染部位是肺，其后依次为上呼吸道、肛周、血流感染等。中心静脉插管也是较常见的感染部位。主要病原菌类型是革兰氏阴性菌（G⁻），其中以大肠埃希菌、肺炎克雷伯菌、铜绿假单胞菌、嗜麦芽窄食单胞菌、鲍曼不动杆菌为多见。常见革兰氏阳性菌包括表皮葡萄球菌、肠球菌（包括 VRE）、链球菌属、金黄色葡萄球菌（包括 MRSA）、凝固酶阴性葡萄球菌。近年来，耐药情况非常严峻，多重耐药菌甚至是碳青霉烯类耐药的肠杆菌科细菌（CRE）的分离率都呈逐渐增多的趋势。随着广谱抗生素的大量应用，并发侵袭性真菌病（IFD）的风险也显著增加。此外，患者还可能并发病毒、结核分枝杆菌和寄生虫等感染，而且常常表现

为二重感染或混合感染，多种微生物及条件致病菌同时存在，很难确定主要致病菌，加大了诊断和治疗难度。因此，充分认识这类患者的相关风险，做好血液系统感染性疾病的诊断，尽早查明病原和感染部位，及时开展经验性抗菌治疗，根据药物敏感试验结果合理选用抗菌药物，对于降低血液病患者合并感染的发生和死亡风险至关重要。

一、确定是否存在感染

发热经常是血液病感染早期唯一的临床表现，但鉴别其病因是感染性或非感染性，需要详细询问病史、全面查体和辅助检查。发热也可以是血液系统恶性肿瘤本身的主要表现之一。一些药物（包括少数的化疗药物）也会引起药物热，常表现为寒战、头痛、关节肌肉酸痛和消化系统症状等，部分患者还可出现皮疹、血管神经性水肿等，严重者表现为剥脱性皮炎。输液反应、输血反应也可表现为畏寒、寒战和发热，于输血过程中或输注数小时后发生，可伴恶心、呕吐、皮肤潮红、心悸、头痛、背痛等。造血干细胞移植术后急性移植物抗宿主病患者的发热，多伴有 GVHD 的其他临床表现，比如皮疹、食欲不振、腹泻、腹痛、肝功能损伤和全血细胞减少等。各器官系统的感染会有相应系统的临床表现。

二、如何确定感染部位

典型的感染症状、体征和影像学检查可以协助确定感染部位。查体针对感染常见的部位，特别注意口腔和牙龈。皮肤也应该作详细检查，一些看似无伤大雅的皮肤损伤可能是败血性细菌栓子或播散性真菌感染的表现。常规静脉穿刺或置管造成的轻微损伤可能发展成感染甚至败血症。对中性粒细胞减少的患者，其他部位如肛周感染

的发病率亦增加，直肠和会阴部检查可能会提供线索。应该说，为明确感染部位，还必须结合影像学和病原学等检查。传统的 X 线检查对于诊断粒细胞减少并发肺部感染的灵敏度较低，其临床应用价值有限。胸部 CT 扫描可显示常规摄片检测不到的病变，已作为常规检查。虽然不同致病微生物所致肺部感染的影像学表现通常是非特异性的，但仍有一些病原学特有的影像特征可以帮助早期诊断和经验性治疗。比如细菌性肺炎的影像学表现多是一个肺段或肺叶的实变，伴有空洞和胸腔积液，可呈局灶性或弥漫性肺浸润。侵袭性肺曲霉病（IPA）早期累及肺泡和气道，称气道侵袭期，影像学呈现支气管周围实变影、支气管扩张征、小叶中心型微小结节影、树芽征和毛玻璃样改变等非特异性表现。IPA 进展可累及肺部血管，称血管侵袭期，影像学呈现伴或不伴有晕征的结节病灶、空气新月征或空洞形成，具有相对较强的特异性。研究发现，IPA 的影像学特征与患者的疾病状态相关，如重度和 / 或长时间粒细胞缺乏为主的患者多表现为血管侵袭性，而因 GVHD 接受糖皮质激素等免疫抑制治疗的造血干细胞移植患者气道侵袭性表现更多见。此外病毒性肺炎通常表现为斑片状或弥漫性间质受累（有时是微小结节）或磨玻璃影。

既然感染有不同病原学的影像学特征，临床上如何选择影像学检查？ESMO 指南建议所有粒细胞减少伴发热患者常规行胸部 X 线检查（CXR），而 IDSA 指南建议 CXR 仅适用于有呼吸道症状或体征的患者。胸部 CT 对于肺炎征象的识别更为敏感，是确诊肺炎的"金标准"。近年来医学影像学发展迅速，提供了更多的感染诊断技术。高分辨率计算机断层扫描（HRCT）的敏感性和特异性接近 100%，比胸片或常规 CT 扫描提供更多诊断信息。正电子发射断层与计算机断层成像（PET/CT）对 IFD 的诊断、病灶定位及抗真菌治疗效果评价显示出传统影像学无法比拟的优势；肺部超声检查也有望替代甚至超越 X 线胸片或 CT 成为床旁无创、无辐射的动态监测手段。

对于胸部 CT 提示有肺部感染但初始治疗无效和初始微生物检测阴性的患者，支气管镜活检或 CT 引导下可疑病灶穿刺活检对诊断有一定帮助。

三、如何确定病原学

确定感染病原学十分重要和必要，病原微生物培养是明确病原微生物的"金标准"，通常需时较长、达数天甚至数周。根据临床表现，对可能出现感染的部位进行病原微生物学检查，标本需于抗菌药物治疗前采集并送检，尽量送检无菌部位的标本，有菌部位采集的标本需要排除正常菌群和定植菌的干扰。血培养至少同时行两套检查，避免标本污染，如有中心静脉置管（CVC），一套血标本从 CVC 的管腔采集，另一套从外周静脉采集；CVC 与外周血培养阳性的时间差对导管相关感染的诊断有意义。如导管血培养标本或导管尖端与外周血培养检出同种同源细菌，且导管血培养标本报阳时间比来自外周血培养标本报阳时间早 2 小时，或导管尖端血平皿的菌落计数 >15CFU，可诊断导管相关血流感染。对某些苛求培养条件的致病菌，连续送检 2～3 次可以提高检出率。在拔除潜在感染的静脉导管时应同时进行病原体培养。其他部位的培养，还应根据临床表现和危险因素进行。如患者有留置导尿管、怀疑有尿路感染或有泌尿系统症状，需送检尿培养。对于有呼吸系统症状或胸片异常的患者，痰培养可帮助诊断，但必须谨慎解读痰培养的结果，因为培养出来的细菌有可能仅是口咽部的定植菌，而非肺部感染病原体。常规培养方法可能难以检出肺部真菌和病毒感染，可送检支气管肺泡灌洗标本进行聚合酶链反应（PCR）和抗原检测等。腹泻患者应行粪便培养、虫卵和寄生虫检查、以及难辨梭状芽孢杆菌检测。对部分患者，还要检测轮状病毒、诺如病毒、腺病毒等。

免疫学技术是利用特异性抗原抗体反应，应用荧光标记的抗原检测针对病原体的抗体或应用荧光标记的抗体检测病原体的抗原，用于诊断一些病毒和真菌的感染。如半乳甘露聚糖抗原（GM）是广泛存在于曲霉细胞壁中的一类多糖成分，菌丝生长时，半乳甘露聚糖从薄弱的菌丝顶端释放，是最早释放的抗原。应用 ELISA 方法检测 GM 释放量不仅可以反映曲霉感染的严重程度，连续检测其动态变化可用于疗效评估。

随着微生物学技术的不断发展，病原学诊断不再局限于病原体水平，已经深入到分子和基因

表 14-1-1　血液系统感染性疾病常见的病原微生物及诊断方法

感染类型	细菌	病毒	真菌	寄生虫
诊断方法	细菌培养	病毒培养	真菌培养	寄生虫（卵）检测
	尿抗原检测	直接/间接免疫荧光法	G 试验	血清学检测
	分子学检测	分子学检测	GM 试验	
			分子学检测	

G 试验：(1,3)-β-D-葡聚糖；GM 试验：半乳甘露聚糖

水平，测定微生物特异性 DNA 或 RNA 序列，可以快速、准确、灵敏地鉴定病原微生物。血液系统感染性疾病常见的病原微生物及诊断方法见表 14-1-1。

宏基因组测序（metagenomic next-generation sequencing, mNGS）研究的对象是特定环境中的总 DNA，不是某特定的微生物或其细胞中的总 DNA，不需要在实验室中对微生物进行分离培养和纯化，这对 95% 以上未培养微生物的检测提供了一条新的途径。mNGS 直接从环境/临床样品中提取全部微生物的 DNA，利用基因组学的研究策略研究所包含的全部微生物的遗传组成及其群落，提供病原快速鉴定和溯源分析、混合感染、耐药及毒力相关基因、病原体与宿主相互作用等的全面信息，可一次性涵盖细菌、支原体、衣原体、螺旋体、立克次氏体、真菌、原虫、DNA 病毒等数千种病原体，还可以检测新发/罕见病原体，一般在 12～24 小时出结果。但不足之处是技术相对复杂，价格较高。

四、如何应用感染相关的生物标志物检测协助早期诊断、病情评估及指导治疗

感染相关生物标志物的检测对于感染的早期诊断、评价病情严重程度、判断预后、评估抗感染疗效和指导抗菌药物应用等方面具有重要的参考价值，并在一定程度上帮助鉴定病原体。C 反应蛋白（CRP）是一种急性时相反应蛋白，急性期反应引起的非特异性 CRP 水平升高提示有炎症反应，但并不能特异性识别发生炎症反应的部位。降钙素原（PCT）是在严重感染特别是细菌感染时所释放出的可溶性蛋白，通常在细菌感染引起的全身性炎症反应早期（2～3 小时）升高，感染后 12～24 小时达到高峰。PCT 浓度与感染严重程度呈正相关。当 PCT 浓度超过 10μg/L 时，高度

提示为严重细菌性脓毒症或脓毒性休克，并常伴有器官功能衰竭，具有高死亡风险，感染消失后恢复正常，可以指导抗生素的使用管理。IL-6 是固有免疫系统对感染最初反应所表达的重要细胞因子。在炎症反应中 IL-6 升高最早，可在 2 小时达高峰，其升高水平与感染的严重程度一致，可用来辅助急性感染的早期诊断和评价感染严重程度。但 IL-6 用于鉴别感染与非感染的特异性不如 PCT 和 CRP。IL-6 > 1 000μg/L 时提示预后不良，因此动态检测 IL-6 水平有助于了解感染性疾病的进展和对治疗的反应。

单一标志物的检测敏感性和特异性较低，某些非感染状态下也可以出现生物标志物的升高，比如手术、创伤、无菌性急性胰腺炎及自身免疫性疾病等。生物标志物的组合检测更能体现优势互补，对多种感染的诊断提供支持性证据。如 CRP 与 PCT 组合可以有效区分全身炎症和脓毒症；CRP 与 IL-6 组合有助于鉴别早期细菌感染和病毒感染；CRP、PCT 和乳酸等生物标志物组合可用于评价感染的严重性，并且提供与患者的临床病程相关的预后价值。

总之，血液系统感染性疾病的诊断，虽然综合目前临床检测手段，可判断感染部位及病原学，但尚待今后开发敏感性更好、特异性更高的检测方法，为及时诊断、及时干预、改善预后提供有力保障。

（胡建达　杨　婷）

第二节　治疗进展

血液病患者由于疾病本身因素所致白细胞质和量的异常及大剂量化疗、放疗和免疫抑制剂的应用造成机体免疫力低下，使这类人群成为医院及社区感染的易感人群。最常见的感染病原体为

革兰氏阴性菌，例如大肠杆菌、肺炎克雷伯菌和铜绿假单胞菌等，近年来革兰氏阳性菌感染有了明显增加，主要为金黄葡萄球菌、链球菌等。随着广谱抗生素的广泛应用，体内菌群失调，真菌感染也较常见，如念珠菌、曲霉和新型隐球菌等。非肿瘤性血液病患者及接受造血干细胞移植的患者由于免疫抑制剂的应用具有较多合并病毒感染的机会，如 EB 病毒、巨细胞病毒等。

随着菌谱的改变及制药业的发展，血液系统感染性疾病的治疗策略有了相应的变化。一些新药的上市，给医务工作者提供了更多的选择，患者也会受益，但同时也要注意耐药菌的出现所带来的危害，因此合理使用抗菌药物是每位血液科医师应该掌握的技能。

一、血液病合并细菌感染的治疗

（一）革兰氏阴性菌

目前，国内血液病患者感染的病菌仍以革兰氏阴性菌为主，占 50%～70%，特别是大肠埃希菌、肺炎克雷伯菌、铜绿假单胞菌、鲍曼不动杆菌及嗜麦芽窄食单胞菌，且均为易耐药菌株。

1. 非发酵革兰氏阴性杆菌　非发酵革兰氏阴性杆菌大部分都是条件致病菌，耐药率高，是引发院内感染的病原菌之一。铜绿假单胞菌、鲍曼不动杆菌以及嗜麦芽窄食单胞菌是最为常见的三种非发酵革兰氏阴性杆菌。

非多重耐药铜绿假单胞菌感染或病情较轻的患者，通常采用 β- 内酰胺类药物，如酶抑制剂复合制剂、头孢菌素类或碳青霉烯类；β- 内酰胺类药物过敏或其他原因不能使用时，可采用氟喹诺酮类和氨基糖苷类药物。重症铜绿假单胞菌感染与严重和长期粒细胞减少症患者的高发病率和死亡率相关。因此，2010 年美国传染病学会指南建议对患有粒细胞减少症的高风险患者进行经验性抗生素治疗，并加用对铜绿假单胞菌有效的药物。

非多重耐药鲍曼不动杆菌感染可根据药敏结果选用 β- 内酰胺类等抗菌药物。

磺胺甲噁唑 / 甲氧苄啶（sulfamethoxazole/trimethoprim，SMZ-TMP）是嗜麦芽窄食单胞菌感染的首选治疗药物，其他常见抗菌药物包括 β- 内酰胺类 /β- 内酰胺酶抑制剂合剂、氟喹诺酮类、四环素类等。对于出现严重脓毒血症、粒细胞缺乏、混合感染、无法耐受 SMZ-TMP、广泛耐药或全耐药的患者，可应用联合治疗，通常以 SMZ-TMP 为基础，联合 β- 内酰胺类 /β- 内酰胺酶抑制剂合剂、氟喹诺酮、氨曲南等。替加环素对嗜麦芽窄食单胞菌敏感性好，是广泛耐药株感染治疗的选择，可与其他抗菌药联合应用。

2. 发酵革兰氏阴性杆菌　发酵革兰氏阴性杆菌中以肠杆菌科细菌为主要致病菌，其中常见的引起人类感染的包括大肠埃希菌、肺炎克雷伯杆菌、产气肠杆菌、阴沟肠杆菌等 20 余种。

大肠埃希菌是人类和大多数温血动物肠道中的正常菌群，当机体抵抗力下降时可成为条件致病菌，引起人体各部位内源性感染。肺炎克雷伯杆菌为呼吸道感染的重要病原体，还可引起泌尿道感染、胆道感染、败血症和化脓性脑膜炎等严重疾病。大肠埃希菌和肺炎克雷伯杆菌已成为医院内感染的重要致病菌。

轻中度感染首选 β- 内酰胺类 /β- 内酰胺酶抑制剂合剂，次选氨基糖苷类与头霉素类联合治疗。在经验性治疗中，β- 内酰胺酶抑制剂复方制剂组与碳青霉烯类组死亡率无差别。

肠杆菌科细菌所致医院获得性肺炎治疗宜选二代、三代头孢菌素单用或联合氨基糖苷类，其他可供选择的药物包括氟喹诺酮类、β- 内酰胺类 /β- 内酰胺酶抑制剂合剂和碳青霉烯类。肠杆菌科细菌感染患者合并尿路感染、留置导尿管、腹膜透析伴腹膜炎等时易发生血流感染，可选择头孢吡肟或氟喹诺酮类，或选用碳青霉烯类及氨基糖苷类抗生素。肠杆菌科细菌所致下尿路感染，如 ESBL 阴性，首选呋喃妥因、磷霉素氨丁三醇或 SMZ-TMP，次选头孢氨苄或头孢拉定。ESBL 阳性时，可选用 β- 内酰胺类 /β- 内酰胺酶抑制剂合剂，呋喃妥因、磷霉素氨丁三醇可做备选。

3. 耐药菌的治疗

（1）耐药的定义：细菌耐药性指细菌对于抗菌药物作用的耐受性，耐药性一旦产生，药物的治疗作用就明显下降。多重耐药是指细菌对常用抗菌药物主要分类的 3 类或以上耐药。广泛耐药（extensively-drug resistant，XDR）是指细菌对常用抗菌药物几乎全部耐药，仅对 1～2 种抗菌药物敏感，革兰氏阴性杆菌仅对黏菌素和替加环素等敏感，革兰氏阳性球菌仅对糖肽类和利奈唑胺等敏感。XDR 常发生于革兰氏阴性杆菌。全耐药（pan-drug resistant，PDR）指对所有分类的常用抗菌药物全部耐药。

（2）耐药的机制：耐药机制复杂，通常同时具有多种耐药机制，包括产生多种 β- 内酰胺酶、碳青霉烯酶、膜通透性降低、外排泵表达升高、靶位改变和生物膜的形成等。

（3）耐药的治疗原则：①临床标本中分离到耐药菌，特别是痰标本中培养出多重耐药鲍曼不动杆菌或嗜麦芽窄食单胞菌时，首先应结合临床表现区分是感染还是定植，或为混合感染的病原菌之一；②尽量根据药敏试验结果选择敏感抗菌药物，或选择呈中介或接近中介敏感或虽然耐药但 MIC 最接近折点的药物；③联合用药；④根据药动学 / 药效学原理优化给药方案；⑤肝、肾功能异常或老年患者，抗菌药物的剂量应适当减少；一些高血流动力学导致排泄快、高血容量患者需适当增加剂量；⑥消除感染危险因素，积极处理原发疾病；⑦抗菌药物治疗的疗程长短取决于感染的严重程度、患者的基础疾病、抗菌药物对多重耐药菌株的杀菌作用等多方面因素。

（4）耐药菌治疗的药物选择：多重耐药铜绿假单胞菌感染或重症患者常需要以敏感的 β- 内酰胺类药物为基础的联合治疗；耐药鲍曼不动杆菌根据药敏选用头孢哌酮 / 舒巴坦、氨苄西林 / 舒巴坦或碳青霉烯类抗生素，可联合应用氨基糖苷类抗生素或氟喹诺酮类抗生素等；耐药嗜麦芽窄食单胞菌感染常选用联合治疗，以 SMZ-TMP 为基础，联合 β- 内酰胺类 /β- 内酰胺酶抑制剂合剂、氟喹诺酮、氨曲南等。

产超广谱 β- 内酰胺酶（extended-spectrum beta-lactamase，ESBLs）菌株感染治疗首选碳青霉烯类。β- 内酰胺酶复合制剂可作为碳青霉烯类的替代药物，但不作为产 ESBLs 菌株严重感染患者治疗的首选。

产 AmpC 酶的革兰氏阴性菌已逐渐成为医院感染的流行菌，并呈上升趋势，最佳的治疗是碳青霉烯类。四代头孢菌素如头孢吡肟与 AmpC 酶的亲和力低，能够迅速穿过细胞壁，与多种青霉素结合蛋白亲和力极高，也可作为经验用药。

目前耐碳青霉烯类肠杆菌（carbapenem-resistant enterobacteriaceae，CRE）感染的治疗选择仍然非常有限，多黏菌素（黏菌素或多黏菌素 B）和替加环被认为是 CRE 感染的首选药物，偶尔也使用磷霉素和氨基糖苷类。

两项迄今为止最大的回顾性国际队列研究均显示，联合用药治疗 CRE 感染可显著降低死亡率。从 PK/PD 观点或临床观察中，可以考虑对患有 CRE 感染和有限治疗选择的重症患者进行基于大剂量替加环素的联合治疗。当没有其他治疗方案时，也可以考虑使用高剂量、长时间输注碳青霉烯组合方案治疗碳青霉烯类 MIC≤8mg/L 的 CRE 分离株。一些小的研究显示，厄他培南和美罗培南在体外协同对抗其他类型的产生碳青霉烯酶的肠杆菌科细菌。一项 ICU 患者研究分析，双碳青霉烯治疗与较低的死亡率相关。由于潜在的负面生态影响，并且在获得更多数据之前，只有在没有其他合理选择时才应考虑这种组合。

最近，新型 β- 内酰胺酶抑制剂组合为 CRE 感染提供了新的治疗选择。plazomicin、eravacycline、cefiderocol、aztreonam-avibactam、relebactam 等新型药物的研发，有望解决部分耐药菌治疗的困境。

广泛耐药或全耐药细菌感染可选择抗菌药少，就体外敏感性而言，替加环素及多黏菌素的敏感率相对较高，但临床研究显示单药的临床治疗失败率较高，应尽量避免单药应用。嗜麦芽窄食单胞菌感染推荐以 SMZ-TMP、喹诺酮类或多黏菌素为基础的两药联合。

（二）革兰氏阳性菌

血液系统常见感染的革兰氏阳性菌有葡萄球菌属、肠球菌属和链球菌属等。

1. 葡萄球菌属　对于甲氧西林敏感葡萄球菌感染首选苯唑西林或氯唑西林，也可选用第一、二代头孢菌素，及 β- 内酰胺酶抑制剂合剂如氨苄西林 - 舒巴坦，严重感染时可联合氨基糖苷类如阿米卡星；对于耐甲氧西林金葡菌（methicillin-resistant staphylococcus aureus，MRSA）血流感染首选万古霉素或去甲万古霉素，联合磷霉素，也可选用达托霉素治疗。

2. 肠球菌属　肠球菌属以粪肠球菌常见，屎肠球菌较少见。肠球菌属对头孢菌素天然耐药，粪肠球菌对氨苄西林等抗菌药的敏感性较高，而屎肠球菌的耐药性高。对氨苄西林敏感者，首选氨苄西林或青霉素联合氨基糖苷类药物；对氨苄西林耐药或对青霉素过敏者，可选用万古霉素；对万古霉素耐药（vancomycin-resistant enterococcus，VRE）可选用利奈唑胺。

3. 链球菌属　链球菌属包括肺炎链球菌、草绿色链球菌及化脓性链球菌。链球菌属多对青霉素敏感，首选青霉素 G 联合氨基糖苷类如阿米卡星，对青霉素过敏或耐药者，可选用三代头孢菌素、万古霉素等。

（三）非典型病原菌

1. 厌氧菌　厌氧菌感染近年来呈下降趋势，病原菌主要为脆弱拟杆菌等。脆弱拟杆菌等厌氧菌常与肠杆菌科细菌混合感染，尤见于腹腔、盆腔感染为原发灶者，故应用甲硝唑、克林霉素等药物时常需与广谱青霉素类、第三代头孢菌素类或氨基糖苷类等联合应用，也可选用覆盖革兰氏阴性菌的碳青霉烯类、β- 内酰胺类 /β- 内酰胺酶抑制剂合剂单用。

2. 结核分枝杆菌　对于恶性血液病患者抗肿瘤治疗有效时出现不明原因发热、常规抗细菌感染及抗真菌治疗无效时，应警惕结核感染可能。血液病合并结核感染临床表现多不典型，根据临床表现、胸部 CT 检查、PPD、结核抗体、痰涂片抗酸染色等检查，对高度怀疑结核的患者，进行试验性抗结核治疗是必要的。只要无抗结核治疗禁忌，按照三联或者四联标准剂量的一线抗结核方案（或者三联 +1 种氟喹诺酮类）行初始抗结核治疗，若无效则换成二线抗结核药物继续治疗。恶性血液病患者抗结核治疗的疗程暂无定论，有研究者认为根据结核病是否播散，抗结核疗程一般需 9～12 个月。

二、血液病合并真菌感染的治疗

侵袭性真菌病（invasive fungal disease，IFD）指真菌侵入人体，在组织、器官或血液中生长、繁殖，并导致炎症反应及组织损伤的感染性疾病，是血液系统恶性肿瘤患者重要死亡原因之一。国内一项前瞻性、多中心流行病学研究显示在化疗患者中真菌病原菌仍以念珠菌为主。在造血干细胞移植患者中，曲霉感染率超过念珠菌，接合菌属、镰刀菌属也呈现增多趋势。

（一）抗真菌药物分类及特性

抗真菌药物按结构可分为多烯类、唑类、棘白菌素类、嘧啶类、抗生素类和环丙烯类，主要应用于血液系统侵袭性真菌感染的药物为前 3 类。

1. 多烯类　包括制霉菌素和两性霉素 B。两性霉素 B 具有更广的抗真菌谱，通过与真菌细胞膜磷脂双分子层上的甾醇发生交互作用，导致细胞膜产生水溶性的孔道，使细胞膜的通透性发生改变，最终导致重要的细胞内容物流失而造成菌体死亡。目前临床普遍使用两性霉素 B 脂质体（amphotericin B liposome，L-AmB）、胶质分散体或相关纳米制剂等。

2. 唑类　根据化学结构分为咪唑类和三唑类，通过抑制真菌细胞膜麦角甾醇合成，使真菌的细胞膜合成受阻，导致真菌细胞破裂死亡。三唑类半衰期长、药物动力学特性好、抗真菌作用强、毒性低，现临床上应用较多，代表药物有泊沙康唑、伏立康唑等，但要注意药物的相互作用。

3. 棘白菌素类　棘白菌素类药物作为 1，3-β-D- 葡聚糖合成酶的非竞争性抑制剂，使 1，3-β-D- 葡聚糖缺乏导致真菌细胞壁通透性增加，细胞溶解，真菌死亡。此类药物抗真菌谱广、毒性低、安全性高、无交叉耐药性、不良反应率较低，对多种念珠菌、地方性真菌、曲霉及卡氏肺孢子菌均有效，但对隐球菌无效，并且对耐唑类抗真菌药物的菌株具有较好的抗真菌作用。主要代表药物为卡泊芬净、米卡芬净以及阿尼芬净。

（二）真菌感染治疗原则

抗真菌治疗可分为预防治疗、经验治疗、诊断驱动治疗和目标治疗。

1. 预防治疗　初级预防是指在具有发生 IFD 高危因素的患者中，在出现感染症状前应用抗真菌药物以预防感染。预防性治疗的疗程长短不一，主要取决于宿主危险因素的改善，如造血干细胞移植后患者造血重建且停用免疫抑制剂、接受化疗或重型再生障碍性贫血患者中性粒细胞恢复，可终止预防。初级预防推荐的抗真菌药物：①化疗中粒细胞缺乏患者可选用氟康唑、伊曲康唑、泊沙康唑；②异基因造血干细胞移植患者推荐应用伊曲康唑、米卡芬净、卡泊芬净、泊沙康唑、氟康唑。

再次预防的疗程应涵盖患者粒细胞缺乏期、移植后超过 3 个月或至停用免疫抑制剂。再次预防首选既往抗真菌治疗有效的药物，包括伊曲康唑、伏立康唑、卡泊芬净、米卡芬净或两性霉素 B 及其脂质体。

2. 经验治疗　经验治疗药物一般选择覆盖曲霉的广谱抗真菌药物，目前可选择药物包括伊曲康唑、卡泊芬净、L-AmB、两性霉素 B、米卡芬净和伏立康唑。对于接受覆盖曲霉广谱抗真菌药物预防治疗的患者，经验治疗一般推荐换用其他类型抗真菌药物，如棘白菌素类或脂质体两性霉素 B。

3. 诊断驱动治疗　诊断驱动治疗既能够使患者尽早接受抗真菌治疗以保证疗效，又能够减少抗真菌药物的过度应用，因而受到了多数学者的支持。与经验治疗相比，更适合于发生 IFD 风险较低的患者。诊断驱动治疗的疗程应至少至体温降至正常、中性粒细胞恢复且临床状况稳定，同时 IFD 的微生物学指标转阴。诊断驱动治疗的推荐药物与经验治疗基本相同，但对于真菌感染的病原菌更具有针对性，可以选择的药物包括伊曲康唑、伏立康唑、卡泊芬净、米卡芬净、两性霉素 B 及其脂质体。

4. 目标治疗　由于感染真菌的病原菌较明确，可依据真菌种类、药物抗菌谱、感染部位、性价比及患者的具体情况选择用药。

（三）几种常见真菌的治疗

1. 侵袭性念珠菌病　血液系统恶性肿瘤患者中，侵袭性念珠菌病主要致病菌为白色念珠菌。随着新一代抗真菌药物的临床应用及大剂量化疗及器官移植的广泛应用，白色念珠菌和热带念珠菌感染较前有所减少，而光滑念珠菌和克柔念珠菌感染的病例增多，并且出现耐药。

发生念珠菌血症时，对于非粒细胞缺乏患者，卡泊芬净、米卡芬净均为初始治疗的推荐药物；病情较轻或未感染氟康唑耐药的念珠菌属的患者，氟康唑也可供选择。L-AmB 和伏立康唑可作为备选药物。若病情严重或有唑类预防史，则首选为棘白菌素类药物，可序贯氟康唑治疗。粒细胞缺乏患者推荐棘白菌素类和 L-AmB 为首选用药；若无唑类预防史，氟康唑、伏立康唑也可作为初始治疗药物。光滑念珠菌感染推荐首选棘白菌素类药物，其次为 L-AmB。近平滑念珠菌感染推荐首选氟康唑和 L-AmB。克柔念珠菌感染可选择药物为棘白菌素类、L-AmB、伏立康唑。中心静脉导管导致的侵袭性念珠菌病应及时拔除导

管。念珠菌血症患者抗真菌治疗应持续至临床症状和体征恢复且确认血培养转阴性后 2 周以上。

中枢神经系统念珠菌感染可选两性霉素 B 脱氧胆酸盐，L-AmB 应用数周后改为氟康唑，氟胞嘧啶可作为挽救治疗，伏立康唑或棘白菌素类药物可作为备选。对于脓肿患者可手术干预。治疗应进行至所有体征、症状、脑脊液和影像学异常（如果存在）都恢复后至 4 周。

2. 侵袭性曲霉病　在侵袭性曲霉病（invasive aspergillosis，IA）的粒细胞缺乏患者中，侵袭性肺曲霉病（invasive pulmonary aspergillosis，IPA）占 90%。

发生侵袭性肺曲霉病时，首选药物为伏立康唑，两性霉素 B 及其脂质体、伊曲康唑、卡泊芬净、米卡芬净、泊沙康唑也可作为备选药物进行初始或挽救治疗。严重病例可考虑使用伏立康唑和棘白菌素的联合抗真菌治疗。不建议使用棘白菌素作为主要治疗用药。建议持续治疗至少 6～12 周。

伏立康唑穿透血脑屏障能力强，推荐作为中枢神经系统曲霉病的主要治疗用药。对于伏立康唑不耐受或耐药的患者，可使用 L-AmB 治疗。

3. 侵袭性接合菌病（毛霉菌病）　侵袭性接合菌病的发病率明显低于念珠菌及曲霉，并且影响下呼吸道、鼻旁窦和中枢神经系统。推荐应用 L-AmB、泊沙康唑或两者联合治疗。若累及皮肤软组织、鼻窦、眼眶、脑等部位，可考虑手术切除。

4. 肺孢子菌病　免疫功能低下伴肺孢子菌肺炎患者，推荐治疗药物为复方新诺明。对于不能口服复方新诺明（如对磺胺过敏）的患者，可口服伯氨喹加克林霉素，或静脉注射喷他脒治疗。对于中重度肺孢子菌肺炎伴低氧血症患者可加用糖皮质激素进行辅助治疗。目前也有证据表明棘白菌素类药物亦对肺孢子菌有杀菌作用。

5. 隐球菌病　对隐球菌脑膜炎、中重度非中枢神经系统感染或播散性感染、重度隐球菌肺炎建议联合使用 L-AmB 和氟胞嘧啶治疗至少 2 周，症状控制后口服氟康唑治疗 2 个月，再序贯口服氟康唑维持治疗 6～12 个月，或伊曲康唑维持治疗，疗程长短应考虑患者的免疫状态。

三、血液病合并病毒感染的治疗

血液病患者由于应用免疫抑制剂，具有较多

合并病毒感染的机会。异基因造血干细胞移植（allogeneic hematopoietic stem cell transplantation, allo-HSCT）后病毒感染是影响移植患者预后的主要因素之一。巨细胞病毒（cytomegalovirus, CMV）与EB病毒（Epstein-Barr virus, EBV）感染最常见。

（一）巨细胞病毒感染

造血干细胞移植后的患者，由于移植前应用预处理方案、体内去T细胞处理以及为预防移植物抗宿主病（graft-versus-host disease, GVHD）使用大量免疫抑制剂，使得患者在免疫重建前会出现免疫低下的现象，各种机会性感染增加，其中CMV感染是移植后患者最常见的感染并发症之一。

CMV属于β-疱疹病毒，其在人群中的感染率为40%～100%，我国达90%以上。CMV可长期潜伏于人体的唾液腺、乳腺、肾脏等器官和造血系统的CD34$^+$和外周血CD13$^+$/CD14$^+$的单个核细胞中，一旦机体免疫功能下降，如造血干细胞移植、获得性免疫缺陷综合征（acquired immune deficiency syndrome, AIDS）等，潜伏病毒即可激活从而发生CMV感染。CMV激活后可以引起多个器官的CMV疾病，如肺炎、胃肠炎、脑炎等。此外，CMV感染也可影响移植后干细胞及前体细胞的分化和增殖，导致植入失败。组织侵袭性CMV疾病还与GVHD、骨髓抑制和侵袭性细菌、真菌感染有关。

1. CMV感染的预防与抢先治疗　对于高危受者（尤其是CMV D$^+$/R$^-$者），预防常用药物是口服缬更昔洛韦和静脉使用更昔洛韦。采用抢先治疗方案需要定期实验室监测CMV病毒血症，在明确病毒复制时立即开始抗病毒治疗。

2. CMV肺炎的治疗　造血干细胞移植患者CMV肺炎通常发生于移植后100天以内，近年来随着预防性抗病毒药物的应用，延迟到移植后100天发病的患者逐渐增多。CMV肺炎发生后，即使给予了积极的抗病毒治疗，病死率仍高达30%～50%，是患者移植失败及死亡的重要原因。

（1）抗病毒治疗：当今临床上最常用的抗CMV药物有更昔洛韦及膦甲酸钠。更昔洛韦是CMV肺炎的一线治疗用药。如果伴有白细胞<1.5×10^9/L，或应用更昔洛韦后出现Ⅲ～Ⅳ度骨髓抑制，或临床考虑耐药（治疗2周后CMV DNA仍阳性、伴

或不伴临床表现的进展），可选择膦甲酸钠。对于难治性或者重症患者，也可考虑更昔洛韦联合膦甲酸钠治疗。CMV肺炎患者通常需要接受至少3周的诱导治疗（2次/d给药）和2周的维持治疗（1次/d给药）。诱导治疗是指从开始治疗至症状缓解并且外周血CMV转阴，此后为维持治疗。

（2）免疫球蛋白：静脉应用免疫球蛋白可增强患者免疫功能，通常建议免疫球蛋白200～500mg/kg，1次/d，连续给药3～5天，或隔天一次给药，共2周。

（3）糖皮质激素：CMV肺炎的病理主要表现为弥漫性肺泡渗出和间质性肺炎。研究结果显示糖皮质激素可减少肾移植后CMV肺炎的肺泡渗出，降低毛细血管通透性，对伴低氧血症的重症CMV肺炎，尤其是疾病早期具有一定疗效。目前造血干细胞移植术后CMV肺炎中糖皮质激素的使用多为个人经验，尚缺乏临床试验、专家共识和指南性文献推荐。

（4）过继免疫治疗：是指将移植供者或无关第三方的CMV特异性细胞毒性T淋巴细胞（CMV-CTL）在体外分离后回输入患者体内，以提高机体的抗病毒能力，对移植后抗病毒药物治疗无效的CMV感染总体有效率可达70%，且未明显增加移植物抗宿主病的发生。但该方法因实验室设备要求高、制备周期长等原因使其不能广泛施行，且关于细胞输注剂量及应用频率，目前无统一定论，尚需进一步研究。

3. CMV胃肠感染的治疗　胃肠道移植物抗宿主病是同种异体干细胞移植后发病率和死亡率最常见的原因之一，胃肠道CMV感染可使这些患者的移植后病程复杂化，这两种情况可出现类似症状，常常难以区分。结肠CMV感染和胃肠道移植物抗宿主病之间的组织学区别很大程度上依赖于鉴定病毒包涵体和阳性CMV特异性免疫组织化学染色。

患有CMV胃肠感染患者的管理应包括营养支持、尽可能减少免疫抑制剂，以及静脉使用更昔洛韦、缬更昔洛韦或磷甲酸钠进行经验性治疗。必要时也可施行手术用于危及生命的胃肠道出血和/或穿孔。

4. CMV中枢神经系统疾病治疗　CMV中枢神经系统疾病的危险因素包括延迟免疫重建、

半相合造血干细胞移植、T 细胞耗竭和 GVHD 的发展，即所有造成严重和长期 T 细胞免疫缺陷的疾病。HSCT 后 CMV 中枢神经系统疾病的发生可能是在病毒血症发作期间 CMV 迁移到大脑，大脑成为血清阳性患者潜伏性 CMV 的主要储库，通常表现为脑室 - 脑炎，伴有认知功能障碍、意识障碍和缄默症的快速进展，常伴有颅神经麻痹和眼球震颤。使用 PCR 检测脑脊液中的 CMV 可能是中枢神经系统疾病的有用诊断手段；然而，由于这种感染的罕见性，该测试的敏感性和特异性仍有待确定。

CMV 脑炎的治疗主要包括减停免疫抑制剂、抗病毒以及细胞免疫治疗。减停免疫抑制剂是首要措施。抗病毒药物主要包括阿昔洛韦、更昔洛韦、膦甲酸钠及西多福韦等，可采用静脉和 / 或鞘内注射联合给药。细胞免疫治疗是保护患者对 CMV 疾病或晚期 CMV 再激活的抵抗能力。CMV-CTL 治疗难治复发性 CMV 感染的安全性和有效性已得到证实。输注供者 CMV-CTL 过继性细胞免疫预防性治疗的有效率接近 100%，对已发生 CMV 感染患者进行抢先治疗的有效率为 70%～85%，但要掌握输注的数量及质量，以免诱发 GVHD。

（二）EB 病毒感染

EB 病毒（Epstein-Barr virus，EBV）属于 γ 疱疹病毒的一种 DNA 病毒，主要侵袭人 B 细胞与口咽部上皮细胞。在实体器官移植和造血干细胞移植后，强效免疫抑制剂的使用使机体 T 细胞免疫应答受损，机体免疫功能重建缓慢，EBV 随移植物进入受者体内，或原本处于潜伏状态的病毒因受者免疫功能减低而激活，刺激 B 细胞使其进行不受控制的增殖，并使其突变增加，导致 EBV 相关疾病，如移植后淋巴细胞增殖性疾病（post-transplant lymphoproliferative disorder，PTLD）、病毒血症及终末器官损害（脑炎 / 脊髓炎、肺炎、肝炎等），成为移植后常见的感染并发症，也是造血干细胞移植失败的重要原因之一。

1. EBV-PTLD 的治疗 EBV-PTLD 的治疗大致分预防治疗、抢先治疗和目标治疗三个阶段，即对高危者采取预防治疗，对 EBV 血症者行抢先治疗，对拟诊或确诊者进行目标治疗。第二届欧洲白血病感染会议制定的指南中推荐了三种预防和治疗 EBV-PTLD 的方法：减停免疫抑制剂、利妥昔单克隆抗体及细胞免疫治疗。

（1）减停免疫抑制剂剂量：减停免疫抑制剂可使部分早期病变、病变局限的病例获得完全缓解，但多数仍需联合其他治疗方法；如受者未获得完全缓解，应进行下一步治疗。对于不能减少免疫抑制剂剂量或进展迅速的病例应及时施行其他治疗。

（2）手术切除或局部治疗：对单一病灶 PTLD（Ann Arbor 分期 I 期）的实体器官移植受者，手术切除和 / 或放疗联合减少免疫抑制剂剂量是一种有效的治疗方案。若病变属于高侵袭性，如 Burkitt PTLD，仍首选化疗。肠穿孔、肠梗阻、难以控制的消化道出血等并发症则需要紧急手术干预。

（3）抗 B 细胞单克隆抗体（抗 CD20 单抗）：多数 EBV 相关 PTLD 患者 B 淋巴细胞稳定高表达 CD20 抗原，为抗 B 细胞单克隆抗体的治疗提供了靶点。大部分患者在接受利妥昔单抗治疗后，血液中 EBV-DNA 定量水平可出现大幅下降。研究表明，利妥昔单抗单药治疗免疫抑制剂减量无效的 CD20 阳性 PTLD 的总缓解率为 44%～79%，完全缓解率为 20%～55%，与标准 CHOP 方案疗效相似，但耐受更好，无严重感染相关的不良反应及治疗相关的死亡。虽然多中心大样本的研究证实了其较好的临床疗效，但是利妥昔单抗的使用会影响正常 B 淋巴细胞的功能，引起严重感染等副作用，并且停药后容易复发；对高肿瘤负荷、多个结外部位受累、EBV 阴性及晚期发生的 PTLD 疗效较差。

（4）化疗：化疗多用于利妥昔单抗治疗失败的 EBV-PTLD 患者。其不仅能杀伤异常增殖的淋巴细胞，且具有免疫抑制作用，能够防治移植物排斥反应。对抗 CD20 单抗治疗反应差的病例以及病理类型为 T 细胞淋巴瘤、Burkitt 或霍奇金淋巴瘤的病例均应积极考虑化疗，或抗 CD20 单抗联合化疗。化疗以 CHOP 方案为主，也采用 ACVBP 等方案，缓解率为 42%～92%。

（5）抗病毒药物联合静脉用免疫球蛋白：由于 EBV 的感染大多以潜伏感染为主，干扰病毒复制的传统抗病毒药物都不被推荐作为预防及治疗 EBV 感染的药物。有研究将静脉注射用免疫球蛋白联合更昔洛韦或阿昔洛韦作为一种辅助治疗手段治疗早期 PTLD。

（6）过继免疫治疗：通过输注自体或异体的 EBV 特异性细胞毒性 T 淋巴细胞（EBV-CTL）从而杀伤过度增殖的 B 细胞，同时使患者恢复自身免疫功能，以达到治疗肿瘤的目的。细胞免疫治疗的有效率高达 50%～88%，复发率非常低。

EBV 病毒载量监测：病情稳定以后，前 6 个月 EBV 病毒载量可每 1～2 周监测 1 次，影像学可每 2～3 个月监测 1 次，半年后可适当延长监测时间。

2. 中枢神经系统 EBV 疾病　allo-HSCT 后 EBV 相关性中枢神经系统疾病是一种急性并发症，如果诊断治疗不及时，死亡率高达 90%。迄今为止，尚无任何标准疗法。可能的治疗选择包括：化疗 ± 利妥昔单抗、单药利妥昔单抗、全身或鞘内用药、EBV 特异性 CTL 的细胞治疗、放射治疗。

（三）肝炎病毒感染

多种类型的血液病如再生障碍性贫血、溶血性贫血、粒细胞减少症、急性造血功能停滞、白血病等病可合并毒性肝炎。病毒性肝炎也可引起血液病，其机制可能包括：病毒直接损害骨髓造血干细胞；引起骨髓微环境障碍或通过细胞免疫及生长因子损伤骨髓造血干细胞；肝炎病毒介导的自身免疫性损伤；肝功受损时，对有毒代谢产物降解能力减退，使造血功能受抑等。

1. 血液病合并乙型病毒性肝炎　所有患者在接受血液病治疗或造血干细胞移植前需筛查肝炎病毒。抗 HBc⁻ 和抗 HBs⁻ 的患者需在移植前后进行接种；免疫功能低下的患者可能需双倍剂量（40μg）以便达到抗 HBs 效应（第 0、1 个月、2 个月和 6 个月）。抗 HBc⁻ 和抗 HBs⁻ 的移植供体在采集干细胞之前需进行接种；加速单次剂量（20μg）3 周（第 0、10 周和 21 周）的给予方案可替代常规的 6 个月方案。

治疗的适应证：所有 HBsAg⁺ 患者、所有使用生物制剂的抗 HBc⁺ 患者、接受干细胞移植的抗 -HBc⁺ 患者、所有接受抗 HBc⁺ 移植物的 HBsAg⁻、抗 HBc⁻、抗 HBs⁻ 的受者，这一类患者也可考虑接种和额外的乙肝免疫球蛋白。开始免疫抑制治疗的同时开始选用替诺福韦或恩替卡韦抗病毒治疗，治疗持续直到血液学明显治愈和终止免疫抑制治疗后 1 年。对于存在慢性移植抗宿主病的患者和应用消耗性抗体的患者，可长期接受抗病毒治疗。

2. 血液病合并其他病毒性肝炎　对于接受化疗、消耗性抗体或 HSCT 的患者，需严密监测肝功能和 HCV RNA。若不能选择其他供体时，可考虑接受 HCV RNA 阳性供体的 HSCT。这种情况下，专家应迅速评估供体，并考虑给予新的直接抗病毒药物治疗。对于 HCV 感染的受体，HSCT 后应进行肝功检测。一旦血液病得到了控制，所有 HCV RNA 阳性患者均可考虑抗病毒治疗。

对于 B 细胞非霍奇金淋巴瘤患者，不管是否进行化疗，均需筛查 HCV RNA。若是 HCV 相关性 B 细胞非霍奇金淋巴瘤，应尽量根除 HCV。

四、血液科混合感染的治疗

混合感染是两种或两种以上病原体对同一宿主共同感染的现象。血液科患者由于本身罹患恶性肿瘤、住院时间长、大剂量及长期化疗、粒细胞减少或缺乏、使用抗生素干预等因素，常常发生混合感染。应根据患者临床症状、查体等早期识别，如粒细胞缺乏患者在规范抗细菌治疗仍持续发热的情况下应考虑合并真菌感染等。通过完善实验室及影像学检查寻找更多的感染证据。在感染危险度和耐药评估后应当立即经验性使用抗菌药物。初始经验性抗菌药物治疗应覆盖可引起严重并发症或威胁生命的最常见和毒力较强的病原菌，抗菌用药应早期、规范、足疗程，并根据病原学证据调整用药。

（何爱丽）

参 考 文 献

[1] 胡付品, 朱德妹, 汪复, 等. 2015 年 CHINET 细菌耐药性监测. 中国感染与化疗杂志, 2016, 16（06）: 685-694.

[2] 胡付品, 郭燕, 朱德妹, 等. 2016 年中国 CHINET 细菌耐药性监测. 中国感染与化疗杂志, 2017, 17（05）: 481-491.

[3] 胡付品, 郭燕, 朱德妹, 等. 2017 年 CHINET 中国细

菌耐药性监测. 中国感染与化疗杂志, 2018, 18(03): 241-251.

[4] 闫晨华, 徐婷, 郑晓云, 等. 中国血液病患者中性粒细胞缺乏伴发热的多中心、前瞻性流行病学研究. 中华血液学杂志, 2016, 37(3): 177-182.

[5] Gudiol C, Bodro M, Simonetti A, et al. Changing aetiology, clinical features, antimicrobial resistance, and outcomes of bloodstream infection in neutropenic cancer patients. Clin Microbiol Infec, 2013, 19(5): 474-479.

[6] KaraÖ, Zarakolu P, Aşçioğlu S, et al. Epidemiology and emerging resistance in bacterial bloodstream infections in patients with hematologic malignancies. Infect Dis, 2015, 47(10): 686-693.

[7] 中华医学会血液学分会. 中国中性粒细胞缺乏伴发热患者抗菌药物临床应用指南(2016 年版). 中华血液学杂志, 2016, 37(5): 353-359.

[8] Yan CH, Wang Y, Mo XD, et al. Incidence, Risk Factors, Microbiology and outcomes of pre-engraftment bloodstream infection after haploidentical hematopoietic stem cell transplantation and comparison with HLA-identical sibling transplantation. Clin Infect Dis, 2018, 67: S162-S173.

[9] Mo XD, Yan X, Hu W, et al. Perianal infections in the phase before engraftment after allogeneic hematopoietic stem cell transplantations: a study of the incidence, risk factors, and clinical outcomes. Acta Haematol, 2018, 139(1): 19-27.

[10] Sun Y, Meng F, Han M, et al. Epidemiology, management, and outcome of invasive fungal disease in patients undergoing hematopoietic stem cell transplantation in China: a multicenter prospective observational study. Biol Blood Marrow Transplant, 2015, 21(6): 1117-1126.

[11] Wang L, Wang Y, Hu J, et al. Clinical risk score for invasive fungal diseases in patients with hematological malignancies undergoing chemotherapy: China Assessment of Antifungal Therapy in Hematological Diseases (CAESAR) study. Front Med, 2019. [Epub ahead of print]

[12] Janzen DL, Padley SP, Adler BD, et al. Acute pulmonary complications in immunocompromised non-AIDS patients: comparison of diagnostic accuracy of CT and chest radiography. Clin Radiol, 1993, 47(3): 159-165.

[13] Heussel CP, Kauczor HU, Heussel GE, et al. Pneumonia in febrile neutropenic patients and in bone marrow and blood stem-cell transplant recipients: use of high-resolution computed tomography. J Clin Onco, 1999, 17(3): 796-805.

[14] Gerritsen MG, Willemink MJ, Pompe E, et al. Improving early diagnosis of pulmonary infections in patients with febrile neutropenia using low-dose chest computed tomography. PLoS One, 2017, 12(2): e0172256.

[15] Choi MH, Jung JI, Chung WD, et al. Acute pulmonary complications in patients with hematologic malignancies. Radiographics, 2014, 34(6): 1755-1768.

[16] Tang FF, Zhao XS, Xu LP, et al. Utility of flexible bronchoscopy with polymerase chain reaction in the diagnosis and management of pulmonary infiltrates in allogeneic HSCT patients. Clin Transplant, 2018, 32(1): e13146.

[17] Chavez MA, Shams N, Ellington LE, et al. Lung ultrasound for the diagnosis of pneumonia in adults: a systematic review and meta-analysis. Respir Res, 2014, 15(1): 50.

[18] Long L, Zhao HT, Zhang ZY, et al. Lung ultrasound for the diagnosis of pneumonia in adults: A meta-analysis. Medicine, 2017, 96(3): e5713.

[19] 中华预防医学会医院感染控制分会. 临床微生物标本采集和送检指南. 中华医院感染学杂志, 2018, 28(20): 3192-3199.

[20] Castagnola E, Lortholary O, Richardson M, et al. Third European Conference on Infections in Leukemia (ECIL-3). β-Glucan antigenemia assay for the diagnosis of invasive fungal infections in patients with hematological malignancies: a systematic review and meta-analysis of cohort studies from the Third European Conference on Infections in Leukemia (ECIL-3). Clin Infect Dis, 2012, 54: 633-643.

[21] Deck MK, Anderson ES, Buckner RJ, et al. Multicenter Evaluation of the Staphylococcus QuickFISH Method for Simultaneous Identification of Staphylococcus aureus and Coagulase-Negative Staphylococci Directly from Blood Culture Bottles in Less than 30 Minutes. J Clin Microbiol, 2012, 50(6): 1994-1998.

[22] Didelot X, Bowden R, Wilson DJ, et al. Transforming clinical microbiology with bacterial genome sequencing. Nat Rev Genet, 2012, 13(9): 601-612.

[23] Simner PJ, Miller S, Carroll KC. Understanding the Promises and Hurdles of Metagenomic Next-Generation Sequencing as a Diagnostic Tool for Infectious Diseases. Clin Infect Dis, 2018, 66(5): 778-788.

[24] Prat C, Sancho JM, Dominguez J, et al. Evaluation of procalcitonin, neopterin, C-reactive protein, IL-6 and IL-8 as a diagnostic marker of infection in patients with febrile neutropenia. Leuk Lymphoma, 2008, 49: 1752-1761.

[25] 降钙素原急诊临床应用专家共识组. 降钙素原（PCT）急诊临床应用的专家共识. 中华急诊医学杂志，2012，21（9）：944-951.

[26] Luo X，Chen S，Zhang J，et al. Procalcitonin as a marker of Gram-negative bloodstream infections in hematological patients with febrile neutropenia. Leuk Lymphoma，2019，60（10）：1-8.

[27] 周华，周建英，俞云松. 中国鲍曼不动杆菌感染诊治与防控专家共识解读. 中国循证医学杂志，2016，16（1）：26-29.

[28] 中华医学会呼吸病学分会感染学组. 铜绿假单胞菌下呼吸道感染诊治专家共识. 中华结核和呼吸杂志，2014，37（1）：9-15.

[29] 中国嗜麦芽窄食单胞菌感染诊治和防控专家共识. 中华医学杂志，2013，93（16）：1203-1213.

[30] 国家卫生计生委合理用药专家委员会，全国细菌耐药监测网. 2017 年全国细菌耐药监测报告.

[31] Chinese XDR Consensus Working Group. Laboratory diagnosis，clinical management and infection control of the infections caused by extensively drug-resistant Gram-negative bacilli: a Chinese consensus statement. Clin Microbiol Infec，2016，22：s15-s25.

[32] Jesús RB，Belén GG，Isabel M，et al. Treatment of Infections Caused by Extended-Spectrum-Beta Lactamase-，AmpC-，and Carbapenemase-Producing Enterobacteriaceae. Clin Microbiol Rev，2018，31（2）：e00079-00117.

[33] Chau CS，Chang YT，Lin SY，et al. Infections Caused by Carbapenem-Resistant Enterobacteriaceae: An Update on Therapeutic Options. Front Microbiol，2019，10：80.

[34] Markus R，Renate A，Petra G. Infection control issues in patients with haematological malignancies in the era of multidrug-resistant bacteria. Lancet Oncol，2014，15：606-619.

[35] James AM，Jamie PD，George HT，et al. Plazomicin for Infections Caused by Carbapenem-Resistant Enterobacteriaceae. New Engl J Med，2019，380：8.

[36] Tumbarello M，Trecarichi EM，De Rosa FG，et al. Infections caused by KPC-producing Klebsiellapneumoniae: differences in therapy and mortality in a multicentre study. Antimicrob Chemother，2015，70：2133-2143.

[37] Gutierrez-Gutierrez B，Salamanca E，de Cueto M，et al. Effect of appropriate combination therapy on mortality of patients with bloodstream infections due to carbapenemaseproducing Enterobacteriaceae（INCREMENT）: a retrospective cohort study. Lancet Infect Dis，2017，17：726-734.

[38] 邢宏运，卞铁荣，景丽，等. 2000～2010 年 20 例血液病合并结核感染临床分析. 医学综述，2012，18（10）：1604-1605.

[39] 李军，牛挺. 恶性血液病合并活动性结核病的临床研究进展. 中华血液学杂志，2013，34（12）：1076-1079.

[40] Groll AH，Castagnola E，Cesaro S，et al. Fourth European Conference on Infections in Leukaemia（ECIL-4）: guidelines for diagnosis，prevention，and treatment of invasive fungal diseases in paediatric patients with cancer or allogeneic haemopoietic stem-cell transplantation. Lancet Oncol，2014，15（8）：327-340.

[41] 中国侵袭性真菌感染工作组. 血液病/恶性肿瘤患者侵袭性真菌病的诊断标准与治疗原则（第五次修订版）. 中华内科杂志，2017，56（6）：453-459.

[42] 胡炳. 未确定侵袭性真菌病的诊断和治疗：血液病/恶性肿瘤患者侵袭性真菌病的诊断标准和治疗原则解读. 中华内科杂志，2017，56（6）：395-397.

[43] 葛鹏. 血液系统恶性肿瘤患者侵袭性真菌感染的诊断与治疗进展. 中国肿瘤临床，2018，45（16）：854-858.

[44] Pappas PG，Kauffman CA，Andes DR，et al. Clinical Practice Guideline for the Management of Candidiasis: 2016 Update by the Infectious Diseases Society of America. Clin Infect Dis，2016，62（4）：409-417.

[45] Patterson TF，Thompson GR 3rd，Denning DW，et al. Practice Guidelines for the Diagnosis and Management of Aspergillosis: 2016 Update by the Infectious Diseases Society of America. Clin Infect Dis，2016，63（4）：433-442.

[46] Erard V，Guthrie KA，Seo S，et al. Reduced mortality of cytomegalovirus pneumonia after hematopoietic cell transplantation due to antiviral therapy and changes in transplantation practices. Clin Infect Dis，2015，61（1）：31-39.

[47] Boeckh M，Ljungman P. How we treat cytomegalovirus in hematopoietic cell transplant recipients. Blood，2009，113（23）：5711-5719.

[48] Teira P，Battiwalla M，Ramanathan M，et al. Early cytomegalovirus reactivation remains associated with increased transplant-related mortality in the current era: a CIBMTR analysis. Blood，2016，127（20）：2427-2438.

[49] Boeckh M，Nichols WG，Papanicolaou G，et al. Cytomegalovirus in hematopoietic stem cell transplant recipients: Current status，known challenges，and future strategies. Biol Blood Marrow Transplant，2003，9（9）：543-558.

[50] Vigil KJ，Adachi JA，Chemaly RF. Viral pneumonias in immunocompromised adult hosts. J Intensive Care Med，2010，25（6）：307-326.

[51] Torres HA，Kontoyiannis DP，Bodey GP，et al. Gas-

trointestinal cytomegalovirus disease in patients with cancer: a two decade experience in a tertiary care cancer center. Eur J Cancer, 2005, 41(15): 2268-2279.

[52] 邹秉含, 张斌, 陈虎. 细胞毒性 T 淋巴细胞治疗人巨细胞病毒感染在造血干细胞移植中的应用. 中国实验血液学杂志, 2016, 24(2): 616-621.

[53] 徐郑丽, 黄晓军, 孙于谦, 等. 巨细胞病毒特异性细胞毒的临床分析. 中华内科杂志, 2015, 54(2): 101-105.

[54] Allen UD, Preiksaitis JK. AST infectious diseases community of practice. Epstein-Barr virus and post-transplant lymphoproliferative disorder in solid organ transplantation. Am J Transplant, 2013, 13(Suppl 4): 107-120.

[55] Green M, Michaels MG. Epstein-Barr virus infection and posttransplant lymphoproliferative disorder. Am J Transplant, 2013, 13(Suppl 3): 41-54.

[56] Tomblyn M, Chiller T, Einsele H, et al. Guidelines for preventing infectious complications among hematopoietic cell transplantation recipients: a global perspective.

Biol Blood Marrow Transplant, 2009, 15(10): 1143-1238.

[57] 张钦, 张斌, 陈虎. 造血干细胞移植后 EB 病毒感染的细胞免疫治疗. 中国实验血液学杂志, 2015, 23(6): 1763-1768.

[58] Campo E, Swerdlow SH, Harris NL, et al. The 2008 WHO classification of lymphoid neoplasms and beyond: evolving concepts and practical applications. Blood, 2011, 117(19): 5019-5032.

[59] Rsache L, Kapp M, Einsele H, et al. EBV-induced posttransplant lymphoproliferative disorders: a persisting challenge in allogeneic hematopoetic SCT. Bone Marrow Transplant, 2013, 49(2): 163-167.

[60] Mallet V, van Bömmel F, Doerig C, et al. Management of viral hepatitis in patients with haematological malignancy and in patients undergoing haemopoietic stem cell transplantation: recommendations of the 5th European Conference on Infections in Leukaemia(ECIL-5). Lancet Infect Dis, 2016, 16(5): 606-617.

中英文名词对照索引

D

E

F

G

H

J

O

P

Q

X

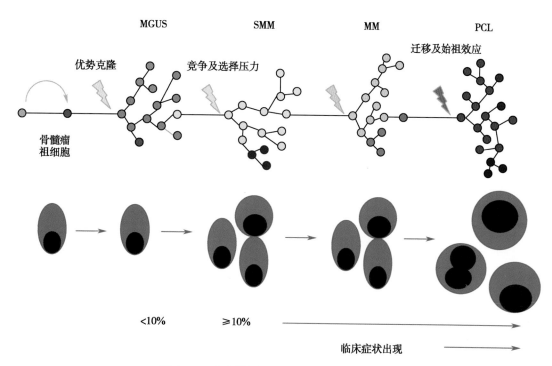

图 5-3-1　多发性骨髓瘤的分支状克隆演变过程

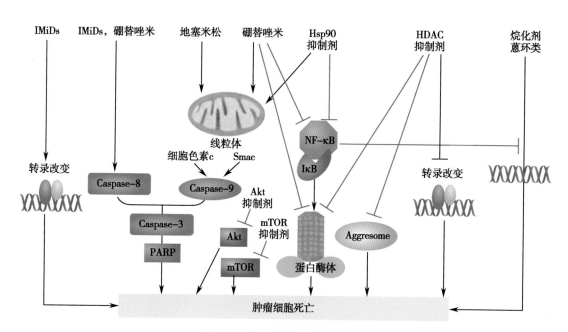

图 5-3-2　抗 MM 药物作用靶点

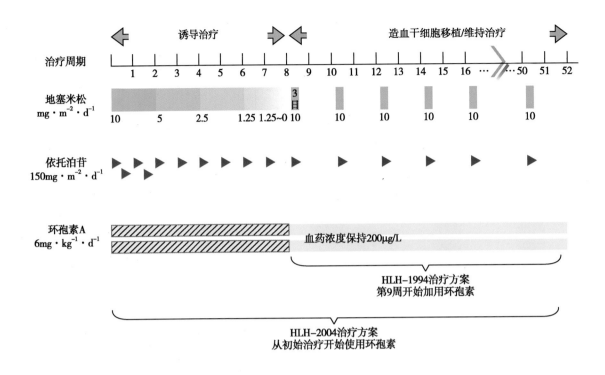

图 13-2-1　HLH-1994/2004 诱导治疗方案